U0620372

口腔执业医师历年考点精编

编　写　医师资格考试试题研究专家组

编　委　（以姓氏笔画为序）

丁　雷　王　丹　王　浩　王雪丽　王清明

韦毅华　方　艳　卢瑞华　叶康杰　齐彩芝

李　娟　杨　刚　杨秀芳　杨晓琴　肖　然

吴苗君　吴春虎　谷兴坤　宋俊霞　陈　玮

陈　翠　陈世君　陈聪意　赵希平　姜　海

夏文丽　顾连强　彭德志　董茜茜　董浩磊

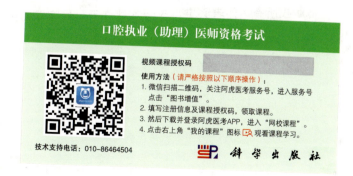

口腔执业（助理）医师资格考试

视频课程授权码

使用方法（请严格按照以下顺序操作）：
1. 微信扫描二维码，关注阿虎医考服务号，进入服务号点击"图书增值"。
2. 填写注册信息及课程授权码，领取课程。
3. 然后下载并登录阿虎医考APP，进入"网校课程"。
4. 点击右上角"我的课程"图标观看课程学习。

技术支持电话：010-86464504

科学出版社

科学出版社

北京

内 容 简 介

本书是国家执业医师资格考试推荐辅导用书。全书按照口腔执业医师最新考试大纲的要求，在认真分析、总结历年考试的命题规律后精心编写而成。在编写结构上分为重点提示和考点串讲两部分。重点提示部分提示了应该掌握的重点内容，可帮助考生把握好复习的大方向。考点串讲部分按照考试大纲的要求展开，既考虑到知识点的全面性，又突出重点，对常考或可能考的知识点详细叙述，对需要重点记忆的知识点用波浪线的形式加以突出。两部分内容结合在一起，既能紧扣考试大纲，全面而有重点地准确把握考试的命题方向，又能掌握重要的考试要求和考试细节，是复习应考的必备辅导书。

本书在编写上打破了常规的编写顺序，依据考生对最开始复习的内容用功最深、效果最好这一复习特点，全书按照历年考点出题频率的顺序编写，便于考生应试复习，从而达到事半功倍的效果，使考生能够做到有的放矢，用有限的复习时间冲刺最好的成绩。

此外，与本书配套出版的口腔执业医师资格考试辅导用书还有《口腔执业医师模拟试卷及解析》《口腔执业医师考前冲刺必做》《口腔执业医师考前预测卷》等，考生可参考选用。

图书在版编目（CIP）数据

口腔执业医师历年考点精编 / 医师资格考试试题研究专家组编写. —北京：科学出版社，2018.2

国家医师资格考试推荐辅导用书

ISBN 978-7-03-056524-2

Ⅰ. 口… Ⅱ. 医… Ⅲ. 口腔科学-资格考试-自学参考资料 Ⅳ. R78

中国版本图书馆 CIP 数据核字（2018）第 025512 号

责任编辑：王海燕 纳 琨 / 责任校对：张小霞
责任印制：赵 博 / 封面设计：吴朝洪

科 学 出 版 社 出版

北京东黄城根北街 16 号
邮政编码：100717
http://www.sciencep.com

天津市新科印刷有限公司印刷
科学出版社发行 各地新华书店经销

*

2018 年 2 月第 二 版 开本：787mm×1092mm 1/16
2018 年 9 月第二次印刷 印张：32 1/2
字数：913 000
定价：118.00 元
（如有印装质量问题，我社负责调换）

出版说明

国家医师资格考试是评价申请医师资格者是否具备从事医师工作所必需的专业知识与技能的行业准入考试。考试分为两级四类，即执业医师和执业助理医师两级，每级分为临床、中医、口腔、公共卫生四类。中医类包括中医、民族医和中西医结合。

医师资格考试分为实践技能考试和医学综合笔试两部分，考试具体时间以国家卫计委医师资格考试委员会公告时间为准。医学综合笔试部分采用选择题形式，共有 A1、A2、A3、A4、B1 五种题型（其中，中医和中西医结合为 A1、A2、B1 三种题型）。执业医师资格考试总题量为 600 题，执业助理医师资格考试总题量为 300 题。

为了帮助广大考生做好考前复习，我社组织了权威专家，联合历届考生，对考试的命题规律和考试特点进行了潜心分析和研究，严格按照考试大纲的要求，出版了国家医师资格考试推荐系列辅导用书，包含了"历年考点精编""实践技能通关指导""模拟试卷及解析""考前冲刺必做"和"考前预测卷"等系列，覆盖了除民族医、公共卫生以外的 3 大类 8 个考试专业。

"国家医师资格考试推荐辅导用书"紧扣最新考试大纲，以历年考点为编写的基本依据，内容的安排既考虑知识点的全面性，又特别针对历年考试通过率不高的现状，重点加强复习的应试效果，使考生在有限时间内扎实掌握大纲要求及隐含的重要知识点，从整体上提高考试的通过率。

"历年考点精编"系列是在分析了数千道考试题的基础上，紧紧围绕历年考点编写，提示考试重点；以条目式的简洁叙述串讲考试命题点，重点、易考点一目了然。

"实践技能通关指导"系列重点突出，条理清晰，编写内容模拟真实的实践技能考试的框架，所选例题接近真实情景，为考生呈现最大化的考试场景还原度。

"模拟试卷及解析"系列，每个考试专业有 3~5 套卷。本系列的突出特点是试题质量高，考点全面，题量适中，贴近真实考试的出题思路及出题方向，附有详尽解析，通过做题把握考试复习的重点和方向。

"考前冲刺必做"系列，每个考试专业有 3~4 套卷。此系列的突出特点是在分析历年考题的基础上总结历年必考重点，抽选高频考点组卷，通过冲刺练习，使考生熟悉考试，轻松应考。

"考前预测卷"系列包含临床和口腔两个考试大类 4 个考试专业，每个考试专业有 3 套卷。剖析历年真题，总结必考重点，试题安排贴近真实考试的出题思路及出题方向。

科学出版社医学考试中心团队由原人民军医出版社医学考试中心的骨干核心力量组成。经过十余年的努力，我们在全国护士执业资格考试、全国卫生专业技术资格考试、国家医师资格考试、国家执业药师资格考试等医学考试用书的策划、出版及培训方面积累了宝贵的理论和实践经验，取得了较好的成绩，得到了考生的一致好评。我们将秉承"军医版"图书一贯的优良传统和优良作风，并将科学出版社"高层次、高水平、高质量"和"严肃、严密、严格"的"三高三严"的要求贯彻到图书的编写、出版过程，继续为考生提供更好、更高标准的服务。

本套考试用书对考试知识点的把握准确，试题与真实考试接近，对考生通过考试一定会有很大的帮助。由于编写及出版的时间紧、任务重，书中的不足之处，恳请读者批评指正。

更多本书相关免费学习资料，请下载 App

目　录

第一部分

口腔临床医学综合

第1章 口腔颌面外科学

第1单元 口腔颌面外科基本知识及基本技术

本单元内容是外科学的基础，所以相对比较重要。知识点亦比较多，考试经常出现。重点应该掌握张口度判断、唾液腺检查手法；消毒和灭菌在本部分亦是重点，可以结合预防医学、微生物学相应部分一起复习；手术基本操作对于止血、缝合和引流考得较多，要认真掌握，其他内容适当了解。

══════════════ **考点串讲** ══════════════

一、口腔颌面外科病史记录

1. 入院病史　一般项目；主诉；现病史；既往史；个人史；婚姻、月经及生育史；家族史；体格检查；实验室与影像学检查；诊断、治疗计划；小结和签名。

2. 入院志

（1）一般项目和主诉：同住院病历。

（2）现病史：基本内容与住院病历相同。

（3）既往史及系统回顾：个人史，婚姻、月经及生育史，家族史。

（4）体格检查：记述阳性体征及有鉴别诊断意义的阴性体征。

（5）实验室和器械检查：记录重要的阳性结果或有鉴别诊断意义的阴性结果。

（6）诊断：同住院病历。

（7）其他：记录者签名。

3. 门诊病史

（1）封面内容逐项填写；强调药物过敏情况。

（2）初诊患者病历中应含主诉、病史、体格检查、实验室检查、初步诊断、处理意见和医师签名。

（3）复诊患者应重点记述前次就诊后各项诊疗结果和病情演变情况。

（4）每次就诊均应填写就诊日期。

（5）请求其他科室医师会诊时，应将请求会诊目的、要求及本科室初步意见在病历上填清楚，并由本院高年资医师签名。

（6）被邀请的会诊医师（本院高年资医师）应在请示会诊病历上填写检查所见、诊断和处理意见。

（7）门诊患者需要住院检查和治疗时，由医师填写住院证。

（8）门诊医师对转诊的患者应负责填写病历摘要。

（9）法定传染病应注明疫情报告情况。

4. 急诊病史　同门诊病历，急诊患者加填具体时间。

二、临床检查

1. 口腔检查　遵循由外到内、由前至后、由浅入深的顺序。主要包括口腔前庭检查、牙及咬合检查。

张口度检查：正常，上、下切缘间3指距离，约3.7cm；轻度，仅2指，2～2.5cm；中度，仅

1 指，1.0～2.0cm；重度，不足 1 指，1cm 以内；完全性，牙关紧闭、固有口腔及口咽检查。

2. 颌面部检查　①表情与意识神态检查；②外形与色泽检查；③面部器官检查；④病变部位和性质检查；⑤语音及听诊检查：语音及听诊检查对某些疾病有诊断性意义。

3. 颈部检查

（1）一般检查：颈部外形，色泽，轮廓，活动度有无异常，有无肿物等。

（2）淋巴结检查：有无肿大，部位，数目，大小，活动度，压痛，有无粘连。

4. 颞下颌关节检查

（1）面形及关节动度检查：面部是否对称，髁突有无异常活动度，压痛。

（2）咀嚼肌检查：两侧肌肉收缩力是否对称，有无压痛。

（3）下颌运动检查：开闭、侧方、前伸运动是否正常，有无弹响，偏斜，开口度，开口型。

（4）咬合关系检查：咬合关系是否正常，有无紊乱。

5. 唾液腺检查

（1）一般检查：两侧对比，形态大小，分泌物色、质、量观察分析。

（2）分泌功能检查：定性检查（酸性刺激分泌量增加），定量检查（正常每日 1000～1500ml）。

三、辅助检查

1. 病理学检查

（1）穿刺针头选择：脓肿——8 号或 9 号粗针头；血管瘤——7 号针头；唾液腺肿瘤——6 号针头。

（2）切取活体检查：11 号手术刀，肿瘤边缘与正常组织交界处 0.5～1cm 楔状；血管瘤和恶性黑色素瘤不宜采用。

2. 影像学检查

（1）超声检查：唾液腺、下颌下腺和面颈部肿块。

（2）X 线检查：牙体、牙髓、牙周、唾液腺结石（下颌横断殆片）及颌骨病变。

（3）CT 检查：颌面部肿瘤，特别是深部肿瘤较好。

（4）MRI 检查：肿瘤、血管性病变及颞下颌关节疾病。

（5）数字减影血管造影 DSA 检查：颌面颈部血管，动、静脉瘘，以及血供丰富的良、恶性肿瘤的检查。

3. 实验室检查　临床检验、生化检验、免疫学检验、血液学检验和微生物检验等。

四、消毒和灭菌

1. 手术器械消毒和灭菌

（1）灭菌：杀灭一切活的微生物。

①高压蒸汽灭菌法：应用最普遍，效果可靠。用蒸汽压力 104.0～137.3kPa 时，温度可达 121～126℃，维持 30min，即能杀死包括芽胞在内的一切细菌。多用于一般能耐受高温的物品灭菌，如金属器械、敷料、橡胶类、药物等。

②干热灭菌法：适用于玻璃、陶瓷等器具，以及不宜用高压蒸汽灭菌的明胶海绵、凡士林、油脂、液状石蜡和各种粉剂。一般 160℃持续 120min，170℃持续 90min，180℃持续 60min。

（2）消毒：杀灭病原微生物和其他有害微生物，并不要求清除或杀灭所有微生物（如芽胞等）。

①煮沸消毒法：适用于金属器械、玻璃及橡胶类等物品，在水中煮沸后，持续 15～20min，一般细菌可被杀灭，但带芽胞的细菌至少需要煮沸 1h 才能杀灭。如水+碳酸氢钠，配成 2%碱性溶液，沸点可提高至 105℃，灭菌时间缩短至 10min，并可防止金属物品（5min 即可达到要求）生锈。

②化学消毒法：锐利器械、内镜、腔镜等不适于热力灭菌的器械。

1∶1000 新洁尔灭溶液：浸泡 30min，常用于刀片、剪刀、缝针的消毒。1000ml+医用亚硝酸钠 5g，配成"防锈新洁尔灭溶液"，有防止金属器械生锈的作用。

70%乙醇：浸泡 30min，用途与新洁尔灭溶液相同。

10%甲醛溶液：浸泡 30min，适用于输尿管导管、塑料类、有机玻璃的消毒。

2%戊二醛水溶液：浸泡 10～30min，用途与新洁尔灭溶液相同，但灭菌效果更好。浸泡 4～12h，可杀灭包括细菌芽胞在内的各种微生物。

1∶1000 氯己定溶液：抗菌作用较新洁尔灭溶液强。浸泡 30min。

③甲醛蒸气熏蒸法：电钻直机头、电动骨钻机头用此法灭菌。

2．术者消毒　更换手术室的衣裤鞋帽、洗手浸泡、穿手术衣、戴橡皮手套等，均与外科手术的要求一致。

3．手术区消毒

（1）灭菌前的准备：术者术前理发、沐浴、备皮。

（2）常用药物

①碘酊：颈部用 2%，口腔内用 1%，头皮部用 3%；

②氯己定：皮肤用 0.5%，口腔内或者创口用 0.1%；

③碘伏：0.5%皮肤及口腔；

④75%乙醇：与碘酊先后使用。

（3）消毒方法：应从术区中心开始，逐步向四周环绕涂布，但感染创口相反。与口腔相通的手术及多个术区的手术应分别消毒。

（4）消毒范围：头颈部手术消毒范围应至术区外 10cm，四肢、躯干则须扩大 20cm，以保证有足够的安全范围为原则。

五、手术基本操作

1．组织切开　良好的显露情况下，可使术野内解剖关系清楚，不但操作容易、方便，也更安全。口腔颌面部术野的显露好坏与手术切口设计、患者体位及照明有直接关系，术野显露还可使用牵引拉钩和张口器等器械。

2．止血　常用的止血方法有下列几种。

（1）钳夹、结扎止血：为术中最基本、最常用的止血方法。对于大块的肌束应采取先钳夹，再剪断，最后缝扎，才能安全可靠，常用的缝扎方法为贯穿缝合法。

（2）阻断止血：为临床上止血效果最明显、最可靠的方法。

（3）压迫止血：使用外力压迫局部，可使微小血管管腔闭塞，从而达到止血效果。对于广泛渗血，可用温热 0.9%氯化钠注射液纱布压迫止血。对局限性出血又查不到明显出血点的疏松组织出血区，可用荷包式或多圈式缝合结扎压迫止血。骨髓腔或骨孔内的出血则用骨蜡填充止血。腔窦内出血及颈静脉破裂出血而又不能缝扎时，则可用碘仿纱条填塞压迫止血，以后再分期逐渐抽除。对急性动脉出血，可选用手指立即压迫出血点或压迫供应此区知名动脉的近心端，继而再用其他方法止血。

（4）药物止血：使用药物止血，可分为全身和局部用药两类。

①全身用药止血：常用氨甲苯酸、酚磺乙胺等。

②局部用药止血：常用明胶海绵、淀粉海绵、止血粉等药物。

（5）电凝止血：使用电刀或光刀手术，可显著减少术中出血量。

（6）低温止血：低温降血压麻醉（体温降至 32℃左右）可减少机体周围组织的血容量，从而有效地减少术中出血。

（7）降血压止血：术中使收缩压降至 10kPa（80mmHg，1mmHg=0.133kPa）左右，即可有效地减少术中出血量。但时间不能过长，一般以 30min 左右为宜，且对有心血管疾病的患者禁用。

3．解剖分离

（1）锐性分离：用于精细的层次解剖或分离粘连坚实的瘢痕组织。

（2）钝性分离：用于正常肌肉和疏松结缔组织的分离和良性肿瘤的摘除。相对安全但创伤较大。

4. 打结　要求打方结、外科结，从而防止打滑结。口腔颌面外科手术以单手打结和持针钳打结最为常用，前者一般缝合时使用，后者多用于口腔内及深部缝合。

5. 缝合

（1）原则：在彻底止血的基础上，自深而浅逐层进行严密而正确的对位缝合，以期达到一期愈合的目的。

（2）基本要求：①切口两侧组织要接触良好，避免留有无效腔；缝合应在无张力或最小张力下进行。②缝合顺序应是先游离侧，后固定侧。③缝合应包括皮肤全层，进针时针尖与皮肤垂直，并使皮肤切口两侧进针间距等于或略小于皮下间距，才可达到满意效果。切口两侧进出针间距大于皮下间距，造成皮肤创缘内卷；相反，进出针间距小于皮下间距则皮肤创缘呈现过度外翻。④皮肤缝合进针点离创缘的距离（边距）和缝合间隔密度（针距）应以保持创缘接触贴合而无裂隙为原则。⑤缝合的组织之间不能夹有其他组织，以免影响愈合。⑥打结松紧适度。⑦在功能部位（如口角、下睑等）要避免过长的直线缝合，否则愈后瘢痕直线收缩，导致组织器官移位，临床上常以对偶三角瓣法换位呈"Z"形曲线缝合。⑧选用合适的缝线。⑨张力过大的创口应做潜行分离和减张缝合。

6. 引流　口腔颌面外科常用的引流方法：片状、纱条、管状引流方法，创口是开放的，故称开放引流；负压引流方法创口是封闭的，称闭式引流。

（1）片状引流：引流物由废橡皮手套剪成条状制成。主要用于口外创口少量渗液的引流。

（2）纱条引流：多用特制的油纱条和碘仿纱条作为引流物。主要用于脓腔引流；碘仿纱条的防腐、杀菌、除臭作用强，常用于重度和混合感染的创口引流。

（3）管状引流：由普通细橡皮管或导尿管剪成引流物，因系管状，故具有引流作用强和便于冲洗及可注药的特点，多用于颌面颈部较大创口和脓腔的引流。现临床上亦常应用半管引流。

（4）负压引流：此引流法优点较多，具有较强的引流作用，而且不需要加压包扎伤口，患者感觉舒适；因创口内是负压，组织间贴合紧密，利于创口愈合，也不易继发感染。主要用于颌面颈部较大手术的术后引流。

（5）引流时间：24～48h 去除引流，负压引流在 24h 内引流量不超过 20～30ml。

（6）引流部位：开放引流放置创口最低处，负压引流避开大血管神经附近。

六、创口处理

1. 创口分类及处理原则

（1）无菌创口：指无菌手术的切口，缝合后一般都达到一期愈合。意外创伤的创口经过处理也可是无菌创口。

处理原则：严密缝合，可放置 24～48h 引流；不轻易打开敷料；面部严密缝合的创口可早期显露并清除渗出物；面部可早期拆线（5d），颈部为 7d。

（2）污染创口：指沾有细菌但尚未发展成感染的创口。一般认为伤后 8h 以内处理的创口属于此类。

处理原则：初期缝合；一般不打开敷料观察，除非高度感染；可早期显露；面部拆线时间 5d，口腔内创口 7d，腭裂 10d；预防性抗感染治疗；口腔内创口可给予漱口液含漱。

（3）感染创口：指创口发展成感染。

处理原则：不做初期缝合；定期换药；有肉芽组织或化脓，创口应湿敷；脓腔引流要通畅，进行药物冲洗，瘘管可进行搔刮或烧灼；处理缝合的创口 1 周拆线；全身抗感染治疗。

2. 愈合

（1）一期愈合：创口经过缝合或本来裂隙很小，其边缘对合良好，上皮迅速再生连接，愈合时间一般是 1 周左右。局部只有很少量的瘢痕组织，功能良好。

（2）二期愈合：创口较大（未做处理）或并发感染等，主要是通过肉芽组织增生和创口收缩达到愈合，又称瘢痕愈合，愈合时间较长。外观和功能 （出汗、感觉、弹性等）均不及一期愈合。

3. 换药的基本原则及注意事项

（1）严格执行无菌操作技术：凡接触创口的物品，均须无菌。防止污染及交叉感染。

（2）换药次序：先无菌创口，后感染创口，对特异性感染创口，如气性坏疽、破伤风等，应在最后换药或指定专人负责。

（3）特殊感染创口的换药：如气性坏疽、破伤风杆菌、铜绿假单胞菌等感染创口，换药时必须严格执行隔离技术，除必要物品外，不带其他物品，用过的器械要专门处理，敷料要焚毁或深埋。

4. 换药技术

（1）移去外层敷料，将污敷料内面向上，放在弯盘内。

（2）用镊子或血管钳轻轻揭去内层敷料，如分泌物干结黏着，可用 0.9%氯化钠注射液润湿后揭下。

（3）一只镊子或血管钳直接用于接触创口，另一只镊子或血管钳专用于传递换药碗中物品。

（4）75%乙醇棉球消毒创口周围皮肤，0.9%氯化钠注射液棉球轻拭去创口内脓液或分泌物，拭净后根据不同创口选用药或适当安放引流物。

（5）用无菌敷料覆盖并固定，贴胶布方向应与肢体或躯干长轴垂直。

5. 绷带包扎的目的 保护术区和创部，防止继发感染，避免再度受损；止血并防止或减轻水肿；防止或减轻骨折错位；保温、镇痛；固定敷料。

6. 口腔颌面部常用绷带类型及应用

（1）交叉十字绷带：适用于颌面和上颈部术后和损伤的创口包扎。

（2）四头带：用于颏部、面颊部、鼻旁伤口的加压包扎。

（3）单眼包扎法：用于半侧头部、眼部、耳部创口的包扎。

（4）面部绷带：用于上颌骨、面、颊部手术后的创口包扎。

第2单元　麻醉与镇痛

═══ 重点提示 ═══

本单元内容不多，但考试经常出现。重点应该掌握各种麻醉药的性能、应用条件，每年都有题目；麻醉方法要掌握局部麻醉和阻滞麻醉的区别，麻醉不同神经的麻醉效果；对于麻醉并发症要求掌握几个重点反应（晕厥、过量反应、变态反应）；掌握口腔颌面外科手术全身麻醉的特点，其他内容适当了解。

═══ 考点串讲 ═══

一、常用局部麻醉药物

1. 普鲁卡因、利多卡因、布比卡因、阿替卡因和丁卡因的临床药理学特点

（1）普鲁卡因：酯类偶能产生变态反应，穿透性差，不做表面麻醉。临床常用 2%普鲁卡因阻滞麻醉，0.5%～1.0%普鲁卡因浸润麻醉，一次用量 0.8～1.0g 为限。

（2）利多卡因：常用含 1:10 万肾上腺素的 1%～2%利多卡因行阻滞麻醉，也可做表面麻醉（2%～4%利多卡因）。还具有抗室性心律失常作用。

（3）布比卡因：麻醉持续时间是利多卡因的 2 倍，强度是利多卡因的 3～4 倍。

（4）阿替卡因：组织穿透性和扩散性较强，给药后 2～3min 出现麻醉效果。含 1:10 万肾上腺素的阿替卡因牙髓的麻醉时间 60～70 min，软组织麻醉时间可达 3h 以上。适用于成年人及 4 岁以上儿童。

（5）丁卡因：穿透性强，临床做表面麻醉，2%丁卡因不超过 2ml，毒性大不做浸润麻醉。

2．局部麻醉药液中加入血管收缩药的作用及使用方法　延缓吸收，加强镇痛效果，延长局部麻醉时间，降低毒性反应，减少术区出血，使术野清晰。一般肾上腺素以1：（5万～20万）的浓度加入局部麻醉药中，即含肾上腺素5～20μg/ml。正常人1：10万肾上腺素的利多卡因每次最大剂量是20ml（肾上腺素0.2mg），心血管病者为4ml（肾上腺素0.04mg）。

二、常用局部麻醉方法

1．表面麻醉、浸润麻醉

（1）表面麻醉：将麻醉药涂布或喷射于手术区表面，常用2%～5%利多卡因和0.25%～0.5%盐酸丁卡因。适用于表浅黏膜下脓肿切开，拔除松动乳牙或恒牙，气管内插管表面麻醉。

（2）浸润麻醉：麻醉药作用于神经末梢，常用0.5%～1.0%普鲁卡因或0.25%～0.5%利多卡因。

①软组织浸润法：配合口腔颌面部较大手术，将局部麻醉药注入皮肤和黏膜内。

②骨膜上浸润法：针头触骨面后退0.2cm，然后注入麻醉药0.5～2ml。

③牙周膜注射法：短而细针刺入牙周膜，深约0.5cm，适用于有出血倾向患者。

2．上牙槽后神经、眶下神经、腭前神经、鼻腭神经、下牙槽神经、舌神经、颊神经的阻滞麻醉

（1）上牙槽后神经阻滞麻醉（上颌结节注射法）：上颌第二磨牙远中颊侧根部口腔前庭沟作为进针点。患者坐位，头微后仰，上颌牙殆平面与地面成45°，注射针与上颌牙长轴成40°，向上后内方刺入；进针针尖沿上颌结节表面滑动，深约2cm，回抽无血，注入麻醉药1.5～2ml。

麻醉区域：除上颌第一磨牙近中颊根外的同侧磨牙、牙槽突及其颊侧牙周膜、骨膜、牙龈黏膜。

（2）眶下神经阻滞麻醉（眶下孔法）：左手示指扪及眶下缘，注射针自同侧鼻翼旁1cm处刺入皮肤，针与皮肤成45°，向上、后、外进针约1.5cm，刺入眶下孔，注入麻醉药1～1.5ml。

麻醉区域：同侧下眼睑、鼻、眶下区、上唇、上颌前牙、前磨牙。

（3）腭前神经阻滞麻醉（腭大孔法）：患者头后仰，大张口，上颌殆平面与地面成60°，注射针在腭大孔表面标志稍前处刺入腭黏膜，往上后推进至腭大孔，注入麻醉药0.3～0.5ml。

麻醉区域：同侧磨牙、前磨牙腭侧黏骨膜、牙龈及牙槽突。

（4）鼻腭神经阻滞麻醉（切牙孔法）：患者头后仰，大张口，注射针自腭乳头侧缘刺入黏膜，然后将针摆向中线，使之与中切牙长轴平行，向后上方推进0.5cm，进入腭前孔，注入麻醉药0.25～0.5ml。

麻醉区域：两侧尖牙腭侧连线前方的牙龈，腭侧黏骨膜及牙槽突。

（5）下牙槽神经阻滞麻醉（翼下颌注射法）：患者大张口，下颌牙殆平面与地面平行，注射针放对侧口角第一、二前磨牙之间，与中线成45°，高于下颌平面1cm并与之平行。在翼下颌韧带和颊脂垫间（翼下颌皱襞外侧3～4cm）注入，推进2.5cm左右，达骨面，回抽无血后注入麻醉药1～1.5ml。

麻醉区域：同侧下颌骨、下颌牙、牙周膜、前磨牙至中切牙唇颊侧牙龈、黏骨膜及下唇部。

（6）舌神经阻滞麻醉：行下牙槽神经阻滞口内法注射后，将针退出1cm，注入麻醉药0.5～1ml。

麻醉区域：同侧下颌舌侧牙龈、黏骨膜、口底黏膜及舌前2/3处。

（7）颊神经阻滞麻醉：下牙槽神经阻滞麻醉过程中，针退至肌层、黏膜下时注入麻醉药0.5～1ml。

麻醉区域：同侧下颌磨牙颊侧牙龈、黏骨膜、颊侧黏膜、肌肉及皮肤。

3．各类牙拔除术的麻醉选择

（1）上颌前牙拔除术的麻醉选择：上颌中切牙、侧切牙，唇、腭侧局部浸润麻醉，也可选择眶下孔和切牙孔等阻滞麻醉。上颌尖牙，唇、腭侧局部浸润麻醉。

（2）上颌前磨牙拔除术的麻醉：颊侧局部浸润麻醉+腭侧局部浸润或腭大孔麻醉。

（3）上颌磨牙拔牙术的麻醉：上颌结节及腭大孔麻醉。

注意：拔除上颌第一磨牙时还应在其颊侧近中做浸润麻醉。

（4）下颌前牙拔除术的麻醉：下颌前牙的拔除可选择下牙槽神经阻滞麻醉+舌神经阻滞麻醉或

唇、舌侧浸润麻醉。因两侧神经在中线有交叉，故下颌中切牙拔除应采用局部浸润麻醉。

（5）下颌前磨牙、磨牙拔除术的麻醉：同时使用下牙槽神经阻滞麻醉、舌神经阻滞麻醉和颊神经麻醉。

三、局部麻醉的并发症及其防治

1. 晕厥

（1）表现：头晕、胸闷、面色苍白、全身冷汗、四肢厥冷无力、脉快而弱、恶心、呼吸困难。

（2）处理：停止注射，放平座椅，置患者于头低位；松解衣领，保持呼吸道通畅；乙醇或氨水刺激呼吸；针刺人中穴；氧气吸入和静脉注射高渗葡萄糖。

2. 过量反应

（1）表现

①兴奋型：烦躁不安、多话、颤抖、恶心、呕吐、气急、多汗、血压上升。

②抑制型：迅速出现脉搏细弱、血压下降、神志不清，随即呼吸、心搏骤停。

（2）处理：用药前了解最大用量，要坚持回抽无血后再缓慢注射麻醉药，一旦发生中毒立即停止注药，轻微者平卧位松解衣扣，重者给氧补液、抗惊厥，应用激素及升压药。

3. 变态反应

（1）表现

①延迟反应：血管神经性水肿。

②即刻反应：突然惊厥、昏迷、呼吸和心搏骤停而死亡。

（2）处理：仔细询问病史，皮内试验。轻症给予脱敏药物，严重者立即注射肾上腺素，给氧，迅速注射地西泮控制惊厥，呼吸和心搏骤停按心肺复苏流程抢救。

4. 感染

（1）表现：注射后 1～5d 局部红肿热痛明显，甚至有张口受限或吞咽困难及全身症状。

（2）处理：消毒严格，避免污染，发生感染者按炎症治疗原则处理。

5. 血肿

（1）表现：注射刺破血管所导致血肿，出现紫红色瘀斑。

（2）处理：注射针尖不能有倒钩，避免反复穿刺，出现血肿立即压迫并冷敷，出血停止后热敷。

6. 感觉异常

（1）表现：注射针穿刺或注入有乙醇的溶液，可造成神经损伤。

（2）处理：针刺、理疗，早期给予激素、维生素 B_1 或维生素 B_{12} 等。

7. 暂时性面瘫

（1）表现：麻醉药注入腮腺内麻醉面神经而发生。

（2）处理：不需要特殊处理。

8. 暂时性牙关紧闭

（1）表现：麻醉药注入翼内肌或咬肌内。

（2）处理：不需要特殊处理，2～3h 自行恢复。

四、口腔颌面外科手术全身麻醉

1. 常用的全身麻醉方法 吸入麻醉，静脉麻醉。

2. 全身麻醉的特点及全身麻醉后的处理

（1）全身麻醉特点：麻醉和手术相互干扰；维持气道通畅比较困难；小儿、老年患者多；手术失血多；麻醉恢复期呼吸道并发症多。

（2）全身麻醉后的处理：①气管导管拔除不宜过早。②麻醉苏醒所需时间和苏醒质量常与麻醉药种类、剂量，以及患者体质、手术时间有关。③口腔外的手术麻醉后，许多患者不同程度呼吸阻塞，必须配备预防工具和措施。④其他不良反应，如呕吐、呼吸抑制，术后应给予药物。

3. 镇静与镇痛

（1）镇静：通过药物作用使患者紧张情绪、恐惧感得到消除，达到精神放松、生命体征平稳，有利于配合手术过程进行的方法。

特点：患者意识存在；用药后呼吸、循环变化比全身麻醉小；没有镇痛作用；深度镇静可达浅麻醉效果。

方法：口服给药，肌内注射给药，静脉内给药，氧化亚氮吸入。

（2）镇痛：采用药物治疗等措施消除疼痛。

方法：药物，放疗和化疗，针刺疗法，电刺激，神经阻滞，手术，射频热凝，其他。

4. 重症监护要点 呼吸功能监测；心电、血压监测；中心静脉压监测；酸碱及水、电解质平衡监测；血糖监测；肝肾功能监测；神经系统监测；预防感染；脉搏、血压饱和度监测。

第 3 单元 牙及牙槽外科

重点提示

本单元内容比较重要，是考试出题的重点，结合历年真题，我们总结考试的重点大致如下：拔牙的禁忌证必须掌握；拔牙器械主要是牙挺的使用，可以结合病例掌握；关于牙根拔除和阻生牙拔除是重点，应该着重掌握；牙拔除的并发症是考试重点，需要结合所划重点掌握，最后是牙槽突手术，可以了解。

考点串讲

一、牙拔除术的基本知识

1. 拔牙的适应证 严重龋坏不能有效治疗的牙；根尖病变不能保留的牙；晚期牙周病及松动牙；隐裂牙、牙根纵裂、骀创伤性磨牙根折无法保留时；牙外伤牙根折断线与口腔相通者；髓壁内吸收牙；埋伏牙引起的症状；阻生牙引起的症状；额外牙影响发育美观；融合牙及双生牙影响恒牙发育；滞留乳牙影响恒牙发育者；错位牙引起软组织创伤又不能矫正者；治疗需要去除牙；骨折累及牙，在不影响骨折愈合时尽量保留。

2. 拔牙的禁忌证

（1）心脏病：6 个月内发生过心肌梗死；近期心绞痛频繁发作；心功能Ⅲ～Ⅳ级或有端坐呼吸、发绀、颈静脉怒张、下肢水肿等症状；心脏病合并高血压，血压≥180/100mmHg（1mmHg=0.133kPa），应先治疗高血压后拔牙；有三度或二度Ⅱ型房室传导阻滞、双束支阻滞、阿-斯综合征史者。

（2）高血压：血压必须低于 180/100mmHg 才可以拔牙。

（3）造血系统疾病：贫血，一般血红蛋白 80g/dl 以上，血细胞比容 30%以上，可以拔牙。白细胞减少症和粒细胞缺乏症，如果中性粒细胞低于 $1×10^9$/L 以上避免拔牙。急性白血病为拔牙的禁忌证。高度恶性淋巴瘤拔牙要慎重。出血性疾病最好在血小板计数高于 $100×10^9$/L 时进行。

（4）糖尿病：血糖控制在 8.88mmol/L（160mg/dl）以下，且无酸中毒症状时为宜。

（5）甲状腺功能亢进：拔牙应在病情控制后，静息脉搏 100 次/分以下，基础代谢率+20%以下方可进行。

（6）肾病：急性肾病暂缓拔牙。如处于肾功能代偿期，内生肌酐清除率＞50%，血肌酐＜133μmol/L（1.5mg/dl），临床无症状则可以拔牙。

（7）肝炎：急性肝炎期间应暂缓拔牙，慢性肝炎术前应做凝血酶原时间检查。

（8）妊娠：妊娠 4～6 个月期间进行拔牙或手术比较安全。

（9）月经期：暂缓拔牙。

（10）急性炎症期：根据炎症的性质、发展阶段、细菌毒性、手术难易程度和全身健康情况决定。

（11）恶性肿瘤：<u>患牙位于恶性肿瘤中或累及，一般应与肿瘤一同切除。放疗前 7～10d 拔牙或治疗、放疗后 3～5 年不拔牙。</u>

（12）长期抗凝药物治疗：停药待凝血酶原时间恢复至接近正常时可以拔牙。

（13）<u>长期肾上腺皮质激素治疗</u>：此类患者术后 20h 容易发生危象，拔牙应与专科医师合作。

（14）神经、精神疾病：解决合作问题，不能合作患者除非使用全身麻醉方可进行拔牙。

3．拔牙前的准备

（1）患者术前的思想准备：消除恐惧感、树立信心。

（2）术前检查：详细询问病史，必要时做相应检查；口腔情况全面检查，确定所拔牙并告知患者以取得患者同意。

（3）患者体位：<u>拔上牙时，患者头稍后仰，张口时上颌平面与地平面成 45°，高度为患者上颌与术者的肩部在同一水平；拔下颌牙时，患者大张口时下颌牙平面与地面平行，下颌与术者的肘关节在同一高度或稍低。</u>

（4）手术区准备：器械和敷料均应消毒灭菌。口腔外可用 75%乙醇消毒，口腔内用 2%碘酊消毒。

（5）器械准备：所拔牙选择牙钳或牙挺，并准备牙龈分离器、刮匙。

4．拔牙器械及用法

（1）拔牙钳：由钳喙、钳柄、关节组成。钳柄由术者握持，钳喙与柄相对平行用于上牙，垂直者用于下牙，作用主要为夹持牙冠及牙根。

（2）牙挺

①组成：由刃、柄和杆组成。

②分类：根据用途，可分为牙挺、根挺、根尖挺。根据形状，可分为直挺和三角挺。

③<u>工作原理</u>：杠杆原理，轮轴原理，楔原理。

④<u>注意事项</u>：不以邻牙为支点；龈缘水平处颊侧骨板一般不作为支点；龈缘水平处舌侧骨板一般也不作为支点；必须以手指保护，以防止牙挺滑脱；用力必须控制，方向必须准确。

（3）刮匙：刮除碎片、残渣、肉芽组织、囊肿等，牙周膜应保留。有急性炎症（如根尖周炎）不用刮匙，有脓不使用，乳牙拔除后不使用。

（4）牙龈分离器：拔牙前分离牙龈，避免拔牙时牙龈撕裂。

5．系统疾病对牙拔除术的影响

（1）心脏病

冠心病：患者可因拔牙而诱发急性心肌梗死、心房颤动、心室颤动等。

心血管瓣膜受损疾病：患者拔牙操作可能使细菌进入血液循环，引起一过性的菌血症，绿色链球菌菌血症是引起细菌性心内膜炎的重要因素之一。

肺源性心脏病：患者拔牙时应预防发生心肺功能衰竭，可用抗生素预防肺部感染。

先天性心脏病：患者拔牙时应注意预防细菌性心内膜炎的发生。

病毒性心肌炎：患者拔牙时应注意预防心脏性意外。

心律失常：心律失常三度不宜拔牙，慢性心房颤动有发生栓塞性并发症的可能，应控制病情后拔牙。

其他：以下情况视为拔牙禁忌证或暂缓拔牙，有近期心肌梗死病史；近期心绞痛频繁发作；心功能Ⅲ～Ⅳ级或有端坐呼吸、发绀、颈静脉怒张、下肢水肿等症状；心脏病合并高血压，应先治疗高血压后拔牙；有三度或二度Ⅱ型房室传导阻滞、双束支阻滞、阿-斯综合征史。

（2）高血压：术前血压较高，可能导致高血压脑病或脑血管意外等危象。血压高于 180/100mmHg，应先控制血压后再行拔牙。

（3）造血系统疾病

①再生障碍性贫血：经治疗已缓解且血红蛋白在 80g/L 以上者，可以拔牙。巨幼细胞性贫血不严

重，对拔牙耐受性良好者可以拔牙。溶血性贫血术中或术后有发生溶血危象或肾上腺皮质危象的可能，应与有关专家合作拔牙。

②白细胞减少症：中性粒细胞低于 $1 \times 10^9/L$ 时，易引起严重感染和影响创口愈合，应避免拔牙及手术。

③急性白血病：为拔牙的禁忌证。

④原发性血小板减少性紫癜急性型：不可拔牙，慢性型血小板低于 $50 \times 10^9/L$ 时，拔牙或手术后伤口渗血常见。

（4）糖尿病：一般拔牙或小手术用局部麻醉者，尤其术后能进食者，对糖尿病影响较小，原有治疗方案不必改变，拔牙时空腹血糖控制在 8.88mmol/L 以下为宜。未控制而严重的糖尿病应暂缓拔牙。

（5）甲状腺功能亢进：毒性弥漫性甲状腺肿手术的精神刺激及感染可能引起甲状腺危象，拔牙应在本病控制后进行。

（6）肾病：各类急性肾病均应暂缓拔牙。

（7）肝炎：急性肝炎期间应暂缓拔牙。慢性肝炎肝功能有明显损害者，拔牙后易出血。

（8）妊娠：妊娠期前 3 个月，口腔内操作困难；妊娠期后 3 个月，有可能早产，不宜长时间坐在手术椅上。拔牙时应解除患者顾虑及恐惧，麻醉药中不加肾上腺素。

（9）月经期：此期间拔牙有可能发生代偿性出血。

（10）急性感染期：拔牙应根据感染部位、波及范围、病程发展、细菌种类和毒力、拔牙创伤大小、医师所能使用抗生素水平、患者全身情况、有无并发症等综合考虑。

（11）恶性肿瘤：牙位于恶性肿瘤或已被肿瘤累及，单纯拔牙可能激惹肿瘤并引起扩散，视为禁忌，一般与肿瘤一同切除。

（12）长期抗凝药物治疗：长期服用小剂量阿司匹林者拔牙前常可以不停药；长期使用肝素者，通常肝素静脉注射 6h 后，皮下注射 24h 后，可进行手术。

（13）长期肾上腺皮质激素治疗：此种患者机体应激反应能力及抵抗力降低，可导致危象的发生，拔牙前应与专科医师合作。

（14）神经、精神疾病：主要为合作问题。癫痫患者拔牙时，术前应给予抗癫痫药。

6. 拔牙创的愈合过程

（1）拔牙创出血及血凝块形成：15min，具有保护创口、防止感染、促进愈合作用。

（2）凝血块机化：24h 开始，3d 形成结缔组织纤维，20d 才完成。

（3）骨组织修复：6d 新骨形成，4 周充满拔牙创，3 个月完全形成骨组织。

（4）上皮覆盖拔牙创：3～4d 开始长，8d 上皮愈合完成。

二、牙拔除术

1. 步骤　分离牙龈，挺松患牙，安放拔牙钳，拔除患牙，拔牙创的检查与处理。

注意事项：拔牙后 30min 弃去棉卷，当日不可刷牙、漱口，2h 后可进食，饮食不可过热，不宜反复舔吮拔牙创口，勿用拔牙侧咀嚼。

2. 基本方法

（1）安放拔牙钳注意：正确选用，正确安放，夹紧牙体，钳喙在运动中不伤及邻牙，核对牙位。

（2）拔牙方法：用力主要为摇动力（扁根）、扭转力（圆锥形根）、牵引力。

（3）拔牙后检查：牙是否完整，牙龈有否撕裂，牙槽窝有否异物，牙槽窝应复位，过高骨嵴应去除。

3. 各类恒牙及乳牙拔除术的特点

（1）上颌切牙：唇腭侧向摇动加近远中向扭转，𬌗向牵引。

（2）上颌尖牙：摇动加扭转，注意保护唇侧骨板。

（3）上颌前磨牙：颊侧多用力，避免扭转力。

（4）上颌磨牙：拔前观察 X 线片，先用牙挺挺松，再颊舌向摇动力，不能扭转力，注意上颌窦。第三磨牙可用牙挺向下后方挺出。

（5）下颌切牙及尖牙：充分摇松后用牵引力，向上、唇向牵引，下尖牙可用点扭转力。

（6）下颌前磨牙：主要为颊舌向摇动。

（7）下颌磨牙：摇动力，向颊向牵引拔除。

（8）乳牙：拔除与同上（下）颌恒牙的拔除相同，注意不要遗漏碎片，拔牙创不可搔刮。

三、牙根拔除术

1．手术指征

（1）对于残根、断根，特别是根周组织有各种病变者，原则上都应拔除。

（2）断根短小（5mm 以下），根周组织无明显病变，继续取根创伤过大或可能引起神经损伤、上颌窦穿孔等并发症，可考虑不拔除，注意观察即可。对于全身状况不良、耐受性差、手术复杂时间长者，可考虑暂缓拔除断根。

2．牙根拔除术的手术方法　根钳拔除；牙挺拔除；翻瓣去骨法；上颌窦牙根拔除可采用翻瓣去骨法或冲洗法。

四、阻生牙拔除术

1．阻生牙的概念　由于各种原因（骨或软组织障碍）只能部分萌出或完全不能萌出且以后也不能萌出的牙。常见于下颌第三磨牙、上颌第三磨牙和上颌尖牙。

2．下颌阻生第三磨牙的临床分类

（1）牙和下颌支及第二磨牙关系分为 3 类

第Ⅰ类：在下颌升支和第二磨牙远中面之间，有足够间隙能容纳阻生第三磨牙牙冠和近远中径。

第Ⅱ类：下颌升支和第二磨牙远中面之间隙小，不能容纳阻生第三磨牙牙冠的近远中径。

第Ⅲ类：阻生第三磨牙全部或大部分位于下颌支内。

（2）根据牙在骨内的深度分为高位、中位、低位

高位：牙的最高部位平行或高于牙弓殆平面。

中位：牙的最高部位低于殆平面，但高于第二磨牙的牙颈部。

低位：牙的最高部位低于第二磨牙的牙颈部。

（3）根据阻生智齿长轴与第二磨牙长轴关系分为垂直阻生、水平阻生、近中阻生、远中阻生、舌向阻生、颊向阻生、倒置阻生等。

（4）根据在牙列中的位置分为颊侧移位、舌侧移位、正中位。

3．下颌阻生第三磨牙拔除术的适应证　反复引起冠周炎；本身有龋坏或引起第二磨牙牙体、牙周病变；因压迫导致第二磨牙牙根或远中骨吸收；已引起牙源性囊肿或肿瘤；可能为颞下颌关节紊乱病诱因；因正畸需要保证正畸治疗效果时；引起第二磨牙与第三磨牙之间食物嵌塞；因完全骨阻生而被疑为某些原因不明的神经痛病因或可疑为病灶牙。

4．下颌阻生第三磨牙拔除术的手术设计和方法

（1）阻力分析：主要考虑牙冠部阻力、牙根部阻力、邻牙阻力、软组织阻力等。

（2）手术方案：麻醉方法及麻醉药选择，黏骨膜瓣的设计，选用解除阻力的方法，估计需要去除骨质的量和劈开部位，估计牙脱位的方向。

（3）手术步骤

①麻醉：2%利多卡因+肾上腺素下颌阻滞及近中角和远中三点黏膜下注射，拔牙前冲洗盲袋。

②切开及翻瓣：远中切口由距离第二磨牙远中面约 1.5mm 处开始，直抵达第二磨牙远中面中央，转向颊侧，沿第二磨牙颈部龈缘切开，向下直到第一、二磨牙的牙间隙处。颊侧切口从远中切口末端向下，并与之成 45°，切至前庭沟上缘处。远中切口勿过分向舌侧；颊侧切口不宜超过前庭

沟底，以免引起颊侧肿胀。

③去骨：如𬌗面、颊侧及远中皆有骨质覆盖，皆需要去除至颈下。

④劈开：解除根部骨阻力，常用的是正中劈开。

5. **上颌阻生第三磨牙拔除术的适应证** 牙本身龋坏；与邻牙间食物嵌塞；无对颌牙而下垂；部分萌出，反复产生冠周炎；咬颊或摩擦颊黏膜；有囊肿形成；妨碍下颌冠突运动；导致第二磨牙龋坏或疼痛；妨碍义齿的制作及戴入。

五、牙拔除术的并发症

1. **术中并发症及其防治**

（1）软组织损伤：牙龈撕裂、黏骨膜瓣撕裂应缝合；注意对软组织的保护。

（2）骨组织损伤：多见于尖牙、上颌第一或第三磨牙拔除。无骨膜附着去除，有骨膜附着复位。

（3）口腔上颌窦交通：小的穿孔（＜2mm）拔牙后常规处理；中等大小（2～6mm）将两侧牙龈拉拢后缝合；大于7mm需用邻近骨膜瓣关闭创口。

（4）下颌骨骨折：主要阻生第三磨牙。按照下颌骨骨折处理原则处理。

（5）颞下颌关节脱位：预防方法为拔牙时左手支持下颌骨。已发生脱位常规复位。

（6）邻牙或对颌牙损伤：牙挺不能以邻牙为支点，保护并控制用力。

（7）神经损伤：受损用预防水肿药，如地塞米松；促进神经恢复药，如维生素（维生素 B_1、维生素 B_6、维生素 B_{12}）。

（8）断根或牙移位：技术原因力求避免，牙本身原因应在术前向患者明确交代。

（9）晕厥：术中恐惧、疼痛等原因。

2. **术后并发症及其防治**

（1）拔牙术后出血：压迫止血，全身因素以预防为主。

（2）拔牙术后感染：术后彻底清创，除去一切异物，并冲洗创口。

（3）拔牙后疼痛：常规牙拔除一般不需镇痛药物，阻生牙拔除用点镇痛药物。

（4）面颊部肿胀反应：设计瓣大小适当，切口不过严密，术后给予冰袋、加压包扎等。

（5）干槽症：拔牙后 3～4d 仍有剧烈疼痛，向耳颞部、下颌下区、头顶部放射，一般镇痛药不能镇痛，拔牙窝内空虚或有腐败血坏死物，有恶臭。麻醉下彻底清创，0.9%氯化钠注射液冲洗，填入碘仿纱条。

六、牙槽外科手术

1. **牙槽突修整术** 去除妨碍义齿就位及承受𬌗力的畸形，如骨尖、锐利骨嵴及倒凹等的手术称为牙槽突修整，拔牙 1 个月后进行。

（1）麻醉：一般局部浸润。

（2）黏骨膜切口：单个用弧形切口，范围较大用梯形切口。

（3）翻瓣：防止黏骨膜撕裂。

（4）去骨修整：适当去骨，两侧上颌结节肥大只去除一侧。

（5）缝合：间断或连续缝合，1 周拆线。

2. **舌系带矫正术**

（1）唇系带：发育异常或牙槽突吸收导致附着过低，一般采用局部浸润麻醉，横向切断纵向缝合。

（2）舌系带：手术最好在 1～2 岁进行，切断舌系带直达根部，切口纵向拉拢缝合。

3. **口腔上颌窦瘘修补术** 颊侧滑行瓣修补术；腭黏骨膜旋转瓣修补术。

4. **牙移植术** 将自体的或异体的牙移植到刚拔除的其他牙的牙槽窝内。自体牙移植术主要用下颌第三磨牙移植到不能保留的第一磨牙处。异体牙移植术是指同种异体牙移植，是将他人的牙，经过一定处理后移植入拔除的牙槽窝内。

5. 牙再植术　适应证：因外伤引起牙齿脱位，而牙体未缺损，牙周情况良好者。根管治疗时器械折断，根管穿孔或阻塞等须做牙再植术。根尖病变甚大或慢性根尖感染的磨牙，须做根尖刮治术者。错位、扭转的牙拔除后再植入正常位置。

第4单元　牙种植术

━━━━━━ 重点提示 ━━━━━━

本单元内容相对比较新，因此考试出题还不是很多，但是种植是一个结合各科的新领域，以后出题肯定会越来越多。需掌握其概念、分类、种植的流程和禁忌证。

━━━━━━ 考点串讲 ━━━━━━

一、概论

1. 概念　应用生物或非生物材料制成的人工牙根，置入牙槽骨内的过程。

2. 种植体分类　骨内种植体，临床常见；骨膜下种植体；牙内骨内种植体；黏膜内种植体。

3. 种植材料　金属类（钛，目前应用最广）；陶瓷类；碳素材料；高分子材料；复合材料。

4. 生物学基础

（1）植体与骨组织间的界面：纤维骨性结合；骨结合。

（2）种植体与牙龈软组织间的界面：上皮细胞黏附在种植体表面形成生物学封闭，又称为袖口。

（3）影响种植体骨结合的因素：手术创伤；患者自身条件；种植体材料的生物相容性；种植体外形设计；种植体应力分布；种植体过早负载。

二、牙种植手术

1. 适应证　上、下颌部分或个别缺牙，邻牙不宜作基牙或为避免邻牙受损伤；磨牙缺失或游离端缺牙的修复；全口缺牙，尤其是下颌骨牙槽突严重萎缩，传统义齿修复固位不良；活动义齿固位差、无功能、黏膜不能耐受；对义齿修复要求较高，而常规义齿又无法满足；种植区应有足够高度及宽度的健康骨质；口腔黏膜健康，种植区有足够厚度的附着龈；肿瘤或外伤所致单侧或双侧颌骨缺损；耳、鼻、眼-眶内软组织及颅面缺损的颌面赝复体固位。

2. 禁忌证　全身情况差或因严重系统疾病不能承受手术；严重糖尿病，血糖过高或已有明显并发症者，因术后易造成感染，应在糖尿病控制后手术；口腔内有急、慢性炎症者，应在治愈后手术；口腔或颌骨内有良、恶性肿瘤；某些骨疾病，如骨质疏松症、骨软化症及骨硬化症等；严重习惯性磨牙症；口腔卫生差；精神病患者。

3. 治疗程序

（1）第一期手术：种植体置入缺牙部位牙槽骨内，7d拆线。

（2）第二期手术：3～4个月（上颌4个月，下颌3个月）后安装基桩，二期手术后14～30d取模制作义齿。

（3）复诊：第一年每隔3个月1次，以后每年至少复查2次。

4. 种植体置入原则　手术微创性；牙种植体表面无污染：细菌污染，脂类及异种蛋白污染，异种金属元素污染；牙种植体早期稳定性；种植体愈合的无干扰性；尽量保留健康的附着龈。

5. 种植体置入并发症　创口裂开；出血；下唇麻木；窦腔黏膜穿通；感染；牙龈炎；牙龈增生；进行性边缘性骨吸收；种植体创伤；种植体机械折断。

三、效果评估

成功标准应从长期效果来综合判断，包括医师的客观检查和患者的主观感受两方面。

1995年中华医学会标准　功能好；无麻木、疼痛等不适；自我感觉良好；种植体周围无射线透射区，横行骨吸收不超过 1/3，种植体不松动；龈炎可控制；无与种植体相关的感染；对邻牙支持组织无损害；美观；咀嚼效率达 70% 以上；均达到上述要求后，5 年成功率 85% 以上，10 年成功率 80% 以上。

第 5 单元　口腔颌面部感染

重点提示

本单元内容十分重要，需掌握的重点：①概论中的解剖特点和感染途径，每年必考；②治疗原则，结合病例出题；③冠周炎病因、临床表现及治疗全面掌握；④间隙感染要了解各间隙的范围，分析理解；⑤骨髓炎要求掌握各型骨髓炎的病因、临床特点及治疗；⑥疖痈是考试的重点，需要认真仔细掌握，其他内容适当了解。总体来说，本单元出题很多，许多内容趋向综合性，考生应认真分析加以掌握。

考点串讲

一、概论

1．解剖生理特点与感染的关系

（1）通过口腔和鼻腔与外界相通。

（2）特殊解剖结构和温度、湿度适合细菌寄居。

（3）牙和牙周的特殊结构。

（4）颜面及颌骨周围存在较多间隙和筋膜，易于蔓延。

（5）血液循环丰富，静脉无瓣膜，形成危险三角（鼻根至两侧口角区域）。

（6）面颈部有丰富淋巴结。

2．常见致病菌及感染途径

（1）致病菌：金黄色葡萄球菌、溶血性链球菌、大肠埃希菌等。

（2）感染途径：牙源性（主要来源）；腺源性（淋巴结）；损伤性；血源性；医源性。

3．临床表现

（1）局部症状

①急性期：红肿热痛和功能障碍，引流区淋巴结肿痛，可形成脓肿，不同细菌脓液不同。

②慢性期：局部炎性浸润块，出现不同程度的功能障碍。可能有开口受限或长期排脓的瘘口。

（2）全身症状：畏寒、发热、头痛、全身不适、乏力、食欲缺乏，严重可发生中毒性休克。

4．诊断与鉴别诊断

（1）诊断

①炎症初期：感染区红、肿、热、痛是主要表现，也是诊断的基本依据。

②炎症局限形成脓肿后：浅表脓肿波动感是诊断浅部脓肿主要特征。

③深部脓肿：则有压痛点并形成凹陷性水肿。

（2）鉴别诊断：可采用穿刺法或借助超声、CT 等辅助检查。

5．治疗原则

（1）局部治疗：保持局部清洁，减少局部活动度，避免不良刺激，急性期局部外敷。

（2）手术治疗

①脓肿切开引流

切开引流目的：使脓液和腐败物迅速排出体外以消炎解毒；解除局部疼痛、肿胀及张力，防止发生窒息（如舌根部、口底间隙脓肿）；颌周间隙脓肿引流，以免并发边缘性骨髓炎；预防感染向颅内和胸腔扩散或侵入血液循环，发生海绵窦血栓，脑脓肿、纵隔炎、败血症。

切开引流指征：搏动性跳痛，炎性肿胀明显，触诊压痛点、波动感，凹陷性水肿，深部穿刺有脓液；抗生素控制感染无效，出现全身中毒症状者；儿童颌周蜂窝织炎，出现呼吸困难或吞咽困难；结核性淋巴结炎，抗结核治疗无效出现寒性脓肿。

切开引流要求：切口位置在重力低位，便于自然引流；切口在瘢痕隐蔽位置，长度以保证引流通畅为准则，首选口内引流，颜面部要顺皮纹切开；切开至黏膜下或皮下即可，血管钳钝性分离至脓腔；手术操作准确轻柔，严禁在危险三角挤压。

②清除病灶：炎症好转，注意清除病灶，拔出病灶牙，清除死骨。

（3）全身治疗：支持治疗并有针对性地给予抗菌药物。

二、下颌智齿冠周炎

1. 概念　智齿萌出不全或阻生时，牙冠周围软组织发生的炎症。

2. 病因　智齿阻生；牙冠为龈瓣覆盖，龈瓣与牙冠之间形成较深的盲袋，食物及细菌容易嵌塞其内；咀嚼时易损伤龈瓣，形成溃疡；机体抵抗力下降、细菌毒力增强时。

3. 临床表现　初期无明显反应，自觉患侧磨牙后区胀痛不适，进食、咀嚼、吞咽、开口活动时加剧，病情继续发展，局部呈自发性跳痛或沿耳颞神经放射性痛，炎症侵及咀嚼肌可引起张口受限，甚至"牙关紧闭"，患牙龈袋有咸味分泌物流出。可有畏寒、发热、头痛、全身不适等。

4. 扩散途径

（1）磨牙后区扩散，形成骨膜下脓肿，穿破骨膜发生皮下脓肿，穿破皮肤形成面颊瘘。

（2）下颌骨外斜线向前的下颌第一磨牙颊侧黏膜转折处骨膜下形成脓肿或破溃成瘘。

（3）沿下颌支外侧或内侧向后扩散，引起咬肌、翼下颌间隙感染。

5. 治疗　局部冲洗；选择抗菌药物及全身支持疗法；切开引流术；冠周龈瓣切除术；下颌智齿拔除术。

三、间隙感染

1. 概念　口腔颌面部间隙感染均为继发性，常见为牙源性或腺源性感染扩散所致。多为厌氧菌和需氧菌的混合感染。

2. 眶下间隙感染

界限：上界为眶下缘，下界为上颌骨牙槽突，内界为鼻侧缘，外界为颧骨。

来源：感染多来源上颌尖牙、第一前磨牙和上颌切牙根尖化脓性炎症和牙槽脓肿。

表现：肿胀区皮肤发红、张力增大、眼睑水肿、睑裂变窄、鼻唇沟消失。感染形成眶内蜂窝织炎，并发海绵窦血栓性静脉炎。

治疗：局部外敷，脓肿形成切开引流，常在口内上颌前牙及前磨牙唇侧口腔前庭黏膜转折处做切口。

3. 咬肌间隙感染

界限：前界为咬肌前缘，后界为下颌支后缘，上平颧弓下缘，下以咬肌在下颌支附着为界。

来源：下颌智齿冠周炎，下颌磨牙根尖周炎，牙槽脓肿等。

表现：典型症状为以下颌支及下颌角为中心的咬肌区肿胀、充血、压痛伴明显张口受限。

治疗：全身应用抗生素，局部外敷，脓肿形成，切开引流，一般口外切口（下颌支后缘绕过下颌角，距下颌下缘2cm处切开，切口长3～5cm）。

4. 翼下颌间隙感染

界限：前界为颞肌及颊肌，后界为腮腺鞘，上界为翼外肌下缘，下界为翼内肌附着于下颌支处，呈底在上、尖在下的三角形。

来源：常见下颌智齿冠周炎及下颌磨牙根尖周炎扩散所致。

表现：先有牙痛史，后张口受限、咀嚼和吞咽疼痛，口腔检查见翼下颌皱襞处黏膜水肿，下颌支后缘稍内侧轻度肿胀、深压痛。向邻近间隙（颞下、咽旁、下颌下、颌下）扩散。

治疗：初期全身用足量抗生素，口内切口下颌支前缘稍内侧（翼下颌皱襞稍外侧）做纵行切口2～3cm，口腔外切口，与咬肌间隙切口类似。

5．颞下间隙感染

界限：颞骨下方，颅中窝低。

来源：从相邻间隙，如翼下颌间隙感染扩散而来，也可因上颌结节、卵圆孔、圆孔阻滞麻醉带入或由上颌磨牙的根尖周感染及拔牙后感染引起。

表现：深压痛，伴张口受限，常存在相邻间隙感染。向颅内扩散，引起海绵窦血栓性静脉炎。

治疗：大剂量抗生素治疗，口腔内在上颌结节外侧前庭黏膜转折处切开，口腔外沿下颌角下做弧形切口。

6．下颌下间隙感染

界限：下颌下三角内，有下颌下腺、下颌下淋巴结、面动脉、面前静脉、舌神经、舌下神经。

来源：多见下颌智齿冠周炎或下颌下淋巴结炎扩散。

表现：早期表现下颌下淋巴结炎，后期下颌下蜂窝织炎，出现下颌下三角肿胀，下颌骨下缘轮廓消失，皮肤紧张、压痛，按压有凹陷性水肿，脓肿形成可有波动。易向舌下间隙扩散，伴口底后份肿胀，吞咽不适等。

治疗：一般在下颌骨体部下缘以下 2cm 做与下颌骨下缘平行切口。

7．颊间隙感染

界限：上界为颧骨下缘，下界为下颌骨下缘，前界从颧骨下缘至鼻唇沟经口角至下颌骨下缘的连线，后界浅面相当于咬肌前缘，深面为翼下颌韧带。

来源：上、下磨牙根尖周病变。

表现：感染常见于上、下颌磨牙根尖脓肿或牙槽脓肿侵入颊间隙。感染波及颊脂垫时，炎症发展迅速。

治疗：口腔内切口在低位，即口腔前庭、下颌龈颊沟之上切开。广泛颊间隙感染应从下颌骨下缘以下 1～2cm 处做平行于下颌骨下缘的切口。

8．颞间隙感染

界限：位于颞区。

来源：常由其他间隙扩散引起。

表现：仅局限于颞部或同时有腮腺咬肌区、颊部、眶部、额部等广泛肿胀。凹陷性水肿，压痛、咀嚼痛和不同程度张口受限。

治疗：浅部在颞部发际内单个皮肤切口，深部脓肿可做两个以上与颞肌纤维同向切口，疑有颞骨骨髓炎，沿颞肌附着做弧形切口。

9．咽旁间隙感染

界限：前界翼下颌韧带及下颌下腺上缘，后为椎前筋膜。与翼下颌、颞下、舌下、下颌下及咽后间隙相通。

来源：多为牙源性感染。

表现：咽侧壁红肿、腭扁桃体突出，腭垂被推向健侧。穿刺经口内翼下颌皱襞内侧进入咽上缩肌与翼内肌之间，可以确诊。

治疗：口腔内在翼下颌皱襞内侧纵行切开，口腔外以下颌角为中心，距下颌骨下缘 2cm 做 5cm长弧形切口成衣领形。

10．口底多间隙感染

界限：双侧下颌下、舌下及颏下间隙同时受累。

来源：下颌牙的根尖周炎、牙周脓肿、骨膜下脓肿、冠周炎、颌骨骨髓炎、下颌下腺炎、淋巴结炎、扁桃体炎、口底软组织和骨损伤。

表现：软组织广泛水肿，肿胀区皮肤紫红色、压痛、明显凹陷性水肿、无弹性。发展有波动感，捻发音，切开有大量咖啡色、稀薄、恶臭混有气泡液体。舌体被抬高，出现呼吸困难，"三凹"征，全身症状严重。

治疗：足量抗生素，全身支持治疗，有呼吸困难或窒息症状应气管切开，早期切开引流，采用倒 T 形切口。

四、化脓性颌骨骨髓炎

1. 概念　多发于青壮年，男性多于女性，化脓性最多见，主要发生于下颌骨。

2. 病因与分类　主要为金黄色葡萄球菌，其次是溶血性链球菌、肺炎球菌、大肠埃希菌等，混合菌感染。

主要感染途径：牙源性感染（最多见）；损伤性感染；血源性感染，多见于儿童。

主要类型：中央性颌骨骨髓炎、边缘性颌骨骨髓炎。

3. 临床表现

（1）中央性颌骨骨髓炎：急性期全身症状较重，局部症状初期病变区牙痛，向三叉神经分支区域放射，受累牙松动，伸长感，牙龈充血，骨板破坏，脓液从口腔或皮肤黏膜破溃。大多发生下颌骨，出现下唇麻木，张口受限。上颌骨少见。2 周转慢性，出现死骨形成和分离，下颌骨病理性骨折，咬合错乱。儿童患病恒牙不能正常萌出，咬合错乱，面部畸形。

（2）边缘性颌骨骨髓炎：好发下颌支和下颌角处。常在颌周间隙感染基础上发生，急性期与颌周间隙感染类似，慢性期腮腺咬肌区肿胀，局部组织坚硬，轻微压痛，无波动。

①增生型：骨密质增生，骨膜反应活跃，有少量新骨形成。

②溶解破坏型：骨密质破坏，骨质疏松脱钙，形成蜡样骨质，有小块死骨形成。

4. 诊断

（1）急性依据：全身及局部症状明显，病原牙及相邻牙叩痛、松动、牙周溢脓，患侧下唇麻木。

（2）慢性依据：瘘管形成和溢脓，排出小死骨片，骨面粗糙，全身症状不明显。

5. 治疗原则

（1）急性治疗：与一般急性炎症相同，注意全身支持及药物治疗，必要时手术治疗。

（2）慢性治疗：必须用手术去除已形成的死骨和病灶。

五、新生儿颌骨骨髓炎

1. 概念　发生在出生后 3 个月以内的化脓性中央性颌骨骨髓炎。多发生于上颌骨，下颌骨罕见。

2. 病因　血源性为主，感染细菌多为金黄色葡萄球菌、链球菌。

3. 临床表现　发病突然，全身高热、寒战、脉快、啼哭、烦躁不安，甚至呕吐，重者出现败血症而出现昏睡、意识不清及休克症状。局部症状早期面部、眶下及内眦皮肤红肿，以后发展为眶周蜂窝织炎。感染很快波及上牙槽突而出现上牙龈及硬腭黏膜红肿，感染出现骨膜下脓肿、皮下脓肿或破溃形成脓瘘。一般很少形成大块死骨，常形成颗粒状死骨。上颌乳牙萌出受影响，上颌骨及牙颌系统发育障碍，面部畸形。

4. 诊断　根据临床表现做出诊断。

5. 治疗原则　首先大量使用抗生素，一旦眶周、牙槽突或腭部形成脓肿要及时切开引流。换药时最好用青霉素等抗生素冲洗。转入慢性期，不急于进行死骨清除术。牙胚未感染要尽量保留。治愈后的面部及眶周瘢痕及塌陷畸形，适当时行二期整复手术。

六、放射性颌骨坏死

1. 概念　头颈部恶性肿瘤放疗后颌骨继发感染，形成放射性颌骨坏死。

2. 病因　与放射线种类、个体耐受性、照射方式、局部防护有关。口腔软组织对射线平均耐受量为 6～8 周内给予 60～80Gy。

3. 临床表现　病程发展缓慢，发病初期持续性针刺样剧痛，黏膜或皮肤破溃，牙槽突、颌骨骨面暴露，呈黑褐色，继发性感染露出骨面的部位长期溢脓，发生于下颌支可造成牙关紧闭，死骨与正常骨常常界限不清。易形成口腔颌面部洞穿性缺损。

4. 诊断　根据病因及临床表现确诊。

5. 治疗原则　治疗考虑全身治疗和局部治疗。全身治疗主要应用抗菌药物控制感染，加强营养，高压氧治疗以待死骨分离。局部治疗在死骨未分离前每天用低浓度过氧化氢或抗生素冲洗，露出的死骨逐步咬除。死骨形成后，行死骨摘除术。

6. 预防　关键在于根据肿瘤对放射线敏感度及放疗在综合治疗中的地位来确定指征，考虑剂量的正确选择。

（1）放疗前准备，常规牙周洁治，病灶牙处理，放疗前取出金属义齿。

（2）放疗过程中，溃疡局部涂抗生素软膏，非照射区用屏障物保护。

（3）放疗后发生牙源性炎症，尽量减少手术损伤，术前术后均使用抗生素。

七、面部疖痈

1. 概念　单一毛囊及其附件的急性化脓性炎症者称疖，病变局限于皮肤浅层；相邻多数毛囊及其附件同时发生急性化脓性炎症者称痈。

2. 临床表现

（1）疖：初期为皮肤上红、肿、热、痛小硬结，呈锥形隆起，2～3d硬结顶出现黄白色脓头，周围红色硬盘，自觉局部瘙痒、烧灼感及跳痛，脓头破溃或顶端形成脓栓，创口自然愈合。

（2）痈：好发唇部，上唇多于下唇，男性多于女性。迅速增大紫红色炎性浸润块，皮肤出现多数黄白色脓头，坏死组织溶解排出后可形成多数蜂窝状腔洞。痈周围和深部组织则呈弥散性水肿，唇部肿胀，疼痛，张口受限。全身中毒症状明显。

3. 并发症　由于疖痈病原菌毒力较强，上唇与鼻部"危险三角"内静脉无瓣膜，颜面表情肌和唇部的生理性活动。容易出现海绵窦血栓性静脉炎，败血症或脓毒血症，甚至中毒性休克。

4. 治疗　炎症早期局部治疗为主，避免挤压，挑刺，热敷或苯酚、硝酸银烧灼。疖初期可用碘酊涂搽局部，保持局部清洁，痈用高渗盐水持续湿敷，促进软化穿破。脓栓一时难以排出可用镊子钳出。全身给抗菌药物，重症患者应加强全身支持疗法。

八、面颈部淋巴结炎

1. 病因　化脓性淋巴结炎继发于牙源性及口腔感染多见，小儿多由上呼吸道感染及扁桃体炎引起。结核性淋巴结炎来源于结核杆菌感染，一般有结核病史。化脓性细菌（葡萄球菌及链球菌等）引起的化脓性淋巴结炎。

2. 临床表现

（1）化脓性淋巴结炎：急性淋巴结炎由浆液性向化脓性转化，浆液性局部淋巴结大变硬，自觉疼痛，淋巴结尚可移动，边界清楚，全身反应甚微。化脓后侵及周围软组织出现炎性浸润块，淋巴结与周围组织粘连，不能移动。脓肿形成时，皮肤有局部明显压痛点及凹陷性水肿，全身反应重。

慢性淋巴结炎表现为增殖性过程。临床淋巴结内结缔组织增生形成微痛硬结，淋巴结活动、有压痛，全身无明显症状。

（2）结核性淋巴结炎：常见于儿童和青年，轻者仅有淋巴结大而无全身症状，重者伴有全身结核病症状。最初为成串淋巴结，继续发展，淋巴结中心干酪样坏死，组织溶解液化变软，称为寒性脓肿。脓肿破溃后形成经久不愈的窦或瘘。

3. 诊断　根据病史、临床表现诊断。化脓性淋巴结炎，抽吸物多是淡黄或桃花样黏稠液体。结核性淋巴结炎，寒性脓肿稀薄污浊，暗灰色似米汤，夹杂干酪样坏死物。

4. 治疗

（1）急性淋巴结炎：多见于幼儿，初期需要休息，全身抗菌药物治疗，局部外敷治疗，已化脓切开引流。

（2）慢性淋巴结炎：一般不需要治疗，反复急性发作寻找病灶并清除。

（3）结核性淋巴结炎：注意全身治疗，加强营养。潜在寒性脓肿可施行穿刺抽脓。

九、颌面部特异性感染

1. 颌面骨结核　多血源播散，少年和儿童多见，好发于上颌骨颧骨结合部和下颌支。一般为无症状渐进发展，偶有自发痛和全身低热。软组织弥散性肿胀，其下坚硬的骨性隆起，有压痛，骨质缓慢破坏，侵及软组织可形成寒性脓肿，引流口形成经久不愈的瘘管，间或随脓液有小死骨碎块排出。X 线片表现为边缘清晰而不整齐的局限性骨破坏，无论是否合并结核病灶，均应进行全身支持、营养疗法和抗结核治疗。

2. 放线菌病　20～45 岁男性多见，放线菌进入深层组织而发病，软组织以腮腺咬肌区，颌骨以下颌骨角及下颌支多见。面部软组织患区触诊似板状硬，有压痛，与周围正常组织无明显分界线。肉眼或脓液可查出硫黄样颗粒。X 线片见多发性骨质破坏的稀疏透光区。病变侵入颌骨中心，形成囊肿样膨胀，称中央性颌骨放线菌病。以抗生素（青霉素、头孢菌素高度敏感）治疗为主，必要时配合手术。

3. 梅毒　苍白螺旋体引起的慢性传染病。可分为后天梅毒和先天梅毒。后天梅毒多在感染后4 年出现症状，感染性强。主要表现有口唇下疳、梅毒疹和树胶样肿（梅毒瘤），可出现鞍状鼻。先天梅毒口腔黏膜可出现黏膜斑和牙发育异常（哈钦森牙和桑葚状磨牙）。角膜混浊、神经性耳聋和哈钦森牙被称为先天性梅毒的哈钦森三征。

第6单元　口腔颌面部创伤

=== **重点提示** ===

本单元内容十分重要，考试历年出题量多，综合历年真题分析重点：感染特点及窒息、运送为重点，需要认真复习；软组织损伤清创术需要认真掌握；上、下颌骨骨折表现及颧骨颧弓骨折是考查的重点。总体来说，这个部分的复习，考生需首先掌握各种情况的临床表现，结合解剖关系，那样才能遇到综合类题目处变不惊。

=== **考点串讲** ===

一、概论

口腔颌面部创伤的特点　口腔颌面部血供丰富，伤后出血多，易血肿、水肿引起窒息；同时抗感染与再生修复能力强。牙在损伤中的利弊，被击落的牙片可向邻近组织飞溅，造成"二次弹片伤"，牙列移位或𬌗关系紊乱是诊断颌骨骨折的重要体征，另又可作为结扎固定基牙。易并发颅脑损伤，上颌骨或面中 1/3 损伤容易导致，临床特征是伤后有昏迷史。有时伴有颈部伤；易发生窒息；影响进食和口腔卫生；易发生感染；可伴有其他解剖结构的损伤；面部畸形。

二、急救

1. 窒息

（1）窒息的原因：阻塞性窒息，异物阻塞咽喉部；组织移位；肿胀与血肿。吸入性窒息。

（2）临床表现：前驱表现为烦躁不安、出汗、口唇发绀、鼻翼扇动和呼吸困难。严重出现"三凹"（锁骨上窝、胸骨上窝、肋间隙明显凹陷）征。继之脉速、脉弱、血压下降、瞳孔散大至死亡。

（3）急救处理

①阻塞性窒息急救：及早清除口、鼻腔及咽喉异物；将后坠的舌牵出（舌尖后 2cm，大圆头针和 7 号线）；悬吊下坠的上颌骨骨块；插入通气导管保持呼吸道通畅。

②吸入性窒息急救：气管切开术（缝合环甲膜创口时间不超 48h）。

2. 出血（见本章第 1 单元）

（1）压迫止血

①指压止血法：在咬肌止端前缘下颌骨面上压迫面动脉，耳屏前压迫颞浅动脉。

②包扎止血法：毛细血管、小静脉及小动脉出血。

③填塞止血法：开放性或洞穿性创口。

（2）结扎止血：常用而可靠的止血方法。

①局部血管结扎止血：止血钳夹住出血血管，做结扎止血。

②颈外动脉结扎术：显露并鉴别颈外动脉，颈外动脉位于浅部前方，颈内动脉位于深部后方；颈动脉窦上方，颈外动脉位于内侧，颈内动脉位于外侧；颈外动脉多个分支，颈内动脉没有分支。

（3）药物止血：组织渗血、小静脉和小动脉出血。

3. 休克　休克分代偿期和抑制期，处理原则是安静、镇痛、止血和补液，可用药物协助恢复和维持血压。对于失血性休克则以补充血容量为主。

4. 颅脑损伤　鼻孔或外耳道有脑脊液漏出，禁止外耳道或鼻腔填塞和冲洗，以免颅内感染。

对烦躁不安患者给予镇静药，但禁止使用吗啡，以免抑制呼吸，影响对瞳孔变化观察及引起呕吐，增高颅内压。

脑水肿、颅内压升高患者常用 20%甘露醇快速静脉滴注，注意补钠、补钾，防止电解质紊乱。抢救颅脑伤同时，颌面部伤可进行简单包扎，昏迷患者严禁做颌间结扎固定。

5. 感染防治　有条件时要尽早清创缝合，无条件时也应包扎创口，防止外界细菌污染。开放性创口皮下注射破伤风抗毒素。抗生素预防创口感染。

6. 包扎及运送

（1）包扎作用：压迫止血；暂时固定骨折，减少活动，防止进一步移位；保护并缩小创口，减少污染或唾液外流。

（2）常用包扎方法：四尾带包扎法、十字绷带包扎法。不要压迫颈部以免影响呼吸。

（3）运送：昏迷患者俯卧位，额部垫高，利于唾液外流和防止舌后坠；一般患者侧卧位或头偏一侧。疑有颈椎损伤者，多人协调整体平移到担架上，颈下放置小枕，头两侧固定。

三、软组织创伤

1. 创伤类型　擦伤、挫伤、刺割伤、撕裂或撕脱伤、咬伤。

2. 临床表现

（1）擦伤：皮肤表层破损，创面附泥沙，点状或少量出血，痛感明显。

（2）挫伤：组织内渗血形成瘀斑，血肿。局部皮肤变色、肿胀和疼痛。

（3）刺割伤：皮肤和软组织有裂口，多为盲管伤，创缘整齐，可能伤及血管、神经及腮腺。

（4）撕裂或撕脱：伤情重，出血多，剧烈疼痛，易发生休克，边缘不整齐，皮下及肌组织均有挫伤，常有骨面暴露。

（5）咬伤：面颊及唇组织撕裂、撕脱或缺损，常有骨面裸露，功能毁损严重，污染较重。

3. 处理原则

（1）擦伤：清洗创面，去除附着异物，防止感染。

（2）挫伤：止血、镇痛、预防感染、促进血肿吸收和恢复功能。

（3）刺割伤：早期行外科清创术。

（4）撕裂或撕脱伤：及时清创，将组织复位缝合，血管吻合组织再植或皮瓣移植。

（5）咬伤：轻创后复位、缝合，组织缺损则邻近皮瓣及时修复。

4. 各部位软组织创伤清创术特点

（1）舌损伤：尽量保持舌长度，伤口前后纵行缝合，不要将舌尖向后折转缝合；注意保持舌的活动度，邻近牙龈或舌腹都有创面应分别缝合；大针粗线（4号线），褥式缝合。

（2）颊部贯通伤：无组织缺损，将黏膜、肌和皮肤分层缝合；缺损较少严密缝合口腔创口，颊部皮肤缺损立即行皮瓣转移或游离植皮修复；洞穿型直接将创缘黏膜与皮肤相对缝合，后期修复。

（3）腭损伤：硬腭软组织撕裂黏骨膜缝合；软腭贯通伤分别缝合鼻腔侧、肌和口腔黏膜；硬腭缺损或与鼻腔、上颌窦相通，可转移黏骨膜瓣封闭瘘口和缺损。

（4）唇、舌、耳、鼻及眼睑断裂伤：不超过6h，尽量缝回原处，缝合前充分冲洗，术后妥善固定，注意保温，全身使用抗生素。

（5）腮腺、腮腺导管损伤：单纯腺体损伤，清创后缝扎，分层缝合伤口，伤区加压包扎7d左右。腮腺导管断裂立即端端吻合，若未及时发现将形成涎瘘。

（6）面神经损伤：早期处理效果较佳，后期可发展成永久性面瘫。

四、硬组织创伤

（一）牙槽突骨折

多见上颌前部，摇动损伤区牙时，可见邻近数牙及骨折片随之移动。骨折片可移位，咬合关系错乱，牙折或牙脱位，可伴唇及牙龈撕裂伤，治疗应局部麻醉复位固定。

（二）颌骨骨折

1. 下颌骨骨折

（1）骨折段移位

①正中联合部骨折：单发骨折常无明显移位；双发骨折正中骨折段向后下方退缩；粉碎性两侧向中线移位，牙弓变窄，舌后坠，可引起呼吸困难，甚至窒息。

②颏孔区骨折：一侧骨折，前骨折段向下移位偏外侧，后骨折段向上前移位偏内侧；双侧骨折，两侧后骨折段向上前移位，前骨折段向下后移位，舌后坠，呼吸困难甚至窒息。

③下颌角骨折：骨折段正位于下颌角，不发生移位；骨折线位于肌群附着线之前，前骨折段向下内移位，后骨折段向上前移位。

④髁突骨折：髁突骨折发生在翼外肌附着上方，仅在关节面骨折不受翼外肌影响不移位；发生于翼外肌附着以下受翼外肌牵拉向前、内移位，若脱出关节窝移位方向和程度与外力撞击方向及大小有关。

单侧骨折，不能做侧𬌗运动，后牙早接触，前牙及对侧牙出现开𬌗；双侧骨折，下颌不能前伸，下颌支向后上移位，后牙早接触，前牙开𬌗更明显。

（2）其他：咬合关系错乱；骨折段异常动度；下唇麻木；张口受限。

2. 上颌骨骨折

（1）骨折线

①Le Fort Ⅰ型骨折：水平骨折，梨状孔水平—牙槽突上方—两侧水平延伸到上颌翼突缝。

②Le Fort Ⅱ型骨折：锥形骨折，鼻额缝横过鼻梁—眶内侧壁—眶底—颧上颌缝—上颌骨侧壁至翼突。

③Le Fort Ⅲ型骨折：高位骨折，鼻额缝横过鼻梁—眶部—颧额缝—翼突，多出现脑脊液漏。

（2）其他：骨折段移位；咬合关系错乱；眶及眶周变化；颅脑损伤。

3. 颌骨骨折治疗原则

（1）治疗时机：及早处理，合并颅脑损伤，先处理颅脑损伤，再处理骨折。

（2）正确的骨折复位和可靠稳定的固定，恢复患者原有的咬合为治愈标准。

（3）功能和外形兼顾。

（4）合并软组织伤一并处理。

（5）骨折线上牙的处理：尽量保留，影响骨折愈合应拔除。

（6）局部治疗与全身治疗相结合。

4.　颌骨复位方法

（1）手法复位。

（2）牵引复位

①颌间牵引：单纯下颌骨固定 4~6 周，上颌骨固定 3~4 周。

②颅颌牵引：主要用于上颌骨骨折，被坚强内固定代替。

（3）手术切开复位

①冠状切口入路：用于面中部骨骨折的显露。

②睑缘下切口：眶下缘、眶底和颧骨骨折的显露。

③耳屏前切口：颧骨、颧弓和髁突颈部骨折显露。

④下颌下切口：下颌角、髁突基部和下颌支骨折显露。

⑤局部小切口：眶下缘和颧弓骨折可采用。

⑥口内前庭沟切口：下颌骨颏部、体部和下颌角骨折。

5.　颌骨固定方法

（1）单颌固定：用于线形并且移位不大的骨折，包括单颌牙弓夹板固定和金属丝骨间内固定。

（2）颌间固定：包括带钩牙弓夹板、小环颌间结扎固定和正畸托槽颌间固定等。

（三）颧骨及颧弓骨折

1.　临床表现　颧面部塌陷畸形；张口受限；复视；神经症状；瘀斑。

2.　诊断　视诊时注意两侧瞳孔是否在同一水平线上，触诊骨折局部是否压痛、塌陷移位，有无台阶感，X 线检查用华氏位（鼻颏位）和颧弓切线位，特征性表现呈 M 形或 V 形。

3.　治疗　轻度移位，无复视，无张口受限等功能障碍，非手术治疗。但有张口受限和复视均要切开复位。单纯颧弓骨折用巾钳牵拉复位、颧弓单齿钩切开复位、口内切开复位和颞部入路；粉碎性骨折可用上颌窦填塞法；多发性陈旧性骨折采用头皮冠状切口复位固定。

（四）眼眶骨折

眶腔下壁塌陷到上颌窦，发生特征性单纯眶底骨折，亦称爆裂性骨折。

1.　临床表现　骨折移位；眼球内陷；复视；眶周淤血、肿胀；眶下区麻木。

2.　治疗　及时手术治疗，眶底骨折手术时机为伤后 1 周左右为宜。

（五）骨折愈合过程

1.　骨折二期愈合：血肿形成；血肿机化；骨痂形成；骨痂改建。

2.　骨折一期愈合：直接愈合，X 线片没有外骨痂形成，6 周骨折线基本消失。

3.　牵张成骨愈合。

第 7 单元　口腔颌面部肿瘤及瘤样病变

===== 重点提示 =====

本单元内容十分重要，是考试出题重点；主要的重点内容：软组织囊肿的分类和临床表现，如皮脂腺和皮样或表皮样囊肿有何不同；另一个重点是血管瘤的诊断和治疗；关于鳞状细胞癌是本单元的重中之重，掌握各种癌症的临床特征及诊断治疗，这是出题重点。总体来说，这个部分在口腔外科学出题较多，考生需多花点时间掌握重点内容；另外，对于非划定重点也应了解，以应对综合类题目。

考点串讲

一、概论

1. **概念及病因**　人体组织细胞由于内在和外界致病因素长时间作用，使细胞DNA发生突变，对细胞的生长分裂失去控制而发生异常增生和功能失调所造成的一种疾病。

（1）外来因素：物理性因素、化学因素、生物性因素、营养因素。

（2）内在因素：神经精神因素、内分泌因素、机体免疫状态、遗传因素、基因突变。

（3）其他：年龄、地区、民族、环境、风俗、生活习惯等。

2. **临床表现**

（1）良性肿瘤：膨胀性生长，有包膜，一般无自觉症状，可压迫周围组织，可呈分叶状。

（2）恶性肿瘤：生长较快，无包膜，口腔癌表现为溃疡型、外生型及浸润型，肉瘤起自深部组织，早期即边界不清、质地较硬、不能移动。

（3）"临界瘤"：生物学行为介于良、恶性之间的肿瘤，如多形性腺瘤、成釉细胞瘤。

3. **诊断**　病史采集；临床检查；影像学检查；穿刺及细胞学检查；活体组织检查（不宜的疾病）；肿瘤标志物检查。

4. **治疗原则**

（1）良性肿瘤：以外科治疗为主。

（2）恶性肿瘤：根据肿瘤组织来源、生长部位、分化程度、发展速度、临床分期、患者机体状况后选择适当的治疗方法。

5. **预防**　消除或减少致癌因素；及时处理癌前病损；加强防癌宣传；开展防癌普查或易感人群的监测。

二、软组织囊肿

1. **分类**　唾液腺囊肿（黏液腺囊肿、舌下腺囊肿、腮腺囊肿等）、皮脂腺囊肿、皮样囊肿等。

2. **病因**

（1）皮脂腺囊肿：皮脂腺囊肿排泄管阻塞。

（2）皮样或表皮样囊肿：胚胎发育时期遗留于组织中上皮细胞发展而成。

（3）甲状舌管囊肿：甲状舌管未退化。

（4）鳃裂囊肿：鳃裂未退化引起。

3. **临床表现**

（1）皮脂腺囊肿："粉瘤"，囊肿位于皮内，向皮肤表面突起，囊壁与皮肤紧密粘连，中央有一小色素点，可恶变。

（2）皮样或表皮样囊肿：皮样囊肿由皮肤和皮肤附件构成，"发瘤"，好发于口底及颏下，下颌舌骨肌上的囊肿可使舌体抬高，影响语音、吞咽。表皮样囊肿囊壁无皮肤附件，眼睑、额部好发。穿刺见乳白色豆渣样分泌物。

（3）甲状舌管囊肿：以舌骨上、下部最常见，与舌骨体粘连，并随吞咽上下移动，肿物大小2~3cm，圆形质软，患者无自觉症状，继发感染可有甲状舌管瘘。发生与舌根部患者有典型"含橄榄"语音。

（4）鳃裂囊肿：第二鳃裂来源最常见，发生于肩胛舌骨肌水平以上，胸锁乳突肌前上1/3，无自觉症状，生长缓慢，并发呼吸道感染时可迅速增大，继发感染可伴疼痛，向腮腺区放射。穿破可有鳃裂瘘。

4. **诊断**　根据发生部位、临床表现做出诊断。

5. **治疗原则**

（1）皮脂腺囊肿：局部麻醉下手术切除。

（2）皮样或表皮样囊肿：手术摘除。

（3）甲状舌管囊肿：手术彻底切除囊肿或瘘管，一般还应将舌骨中份一并切除。

（4）鳃裂囊肿：手术彻底切除。

三、颌骨囊肿

（一）分类、病因及临床表现

1. 牙源性颌骨囊肿　比较常见，主要包括以下几类。

（1）根尖周囊肿

病因：根尖肉芽肿慢性炎症刺激，增生上皮团中央液化变性，周围组织液渗出形成囊肿。

临床表现：上前牙区多见，伴深龋、残根等，早期没症状，缓慢长大，骨质破坏，乒乓球样感，合并感染疼痛，穿刺淡黄色囊液。

（2）始基囊肿

病因：牙釉质和牙本质形成之前，在炎症和损伤刺激后，成釉器的星形网状层发生变性，并有液体渗出，蓄积其中而形成囊肿。

临床表现：好发下颌第三磨牙区及下颌支部。青少年多见。初期无自觉症状。骨质逐渐向周围膨胀，则形成面部畸形。

（3）含牙囊肿

病因：牙冠或牙根形成后，在缩余釉上皮与牙冠间出现液体渗出而形成。囊壁内有牙源性上皮岛。

临床表现：好发于 10～39 岁，男性多于女性，下颌第三磨牙区，其次上颌尖牙区，生长缓慢，无自觉症状的颌骨膨胀性生长，X 线片见囊壁包裹未萌出的牙。穿刺草黄色囊液。

（4）牙源性角化囊性瘤

病因：牙胚或牙板残余。

临床表现：10～29 岁，男性多于女性，下颌第三磨牙区及下颌支部好发，生长缓慢，颌骨膨胀，乒乓球样感，穿刺物皮质样物质，X 线片圆形或卵圆透光区，单房或多房。易复发，可癌变。

2. 非牙源性囊肿

（1）球上颌囊肿：上颌侧切牙和尖牙之间。

（2）鼻腭囊肿：切牙管内或附近。

（3）正中囊肿：切牙孔之后，腭中缝任何部位。

（4）鼻唇囊肿：上唇底和鼻前庭内。

（二）诊断

根据病史及临床表现。穿刺角化囊性瘤可见黄、白色角蛋白样物质。根端囊肿可发现深龋、残根或死髓牙。

（三）治疗原则

外科手术摘除。切口充分显露手术野，注意彻底清除囊壁。

四、色素痣

1. 分类及病因　来源基底层的色素细胞，可分为皮内痣、交界痣、复合痣。

2. 临床表现　交界痣为淡棕色或深棕色斑疹、丘疹、结节，一般较小，表面光滑无毛，突起于皮肤表面容易受刺激而发生恶性症状（局部轻痒、灼热或疼痛，体积迅速增大，色泽加深，表面感染破溃出血，周围皮肤出现卫星小点、放射黑线、黑色素环，所在部位引流区淋巴结大）。

3. 诊断　根据病理诊断，一般毛痣和雀斑样色素痣为皮内痣和复合痣，很少癌变。

4. 治疗原则　手术切除；恶变扩大切除。

五、牙龈瘤

1. 分类及病因病理　来源于牙周膜及颌骨牙槽突结缔组织。与机械刺激、损伤及慢性炎症刺激、内分泌有关。根据病理结构不同，可分为<u>巨细胞性、纤维性和血管性</u>。

2. 临床表现　青中年女性多见，多发生于牙龈乳头，唇、颊侧较多，最常见是前磨牙区。肿块局限，呈球形或椭圆形，有时分叶状，大小不一，有的有蒂。大的肿块遮盖牙和牙槽突易被咬伤而发生溃疡，伴发感染，可以破坏牙槽骨壁。

3. 诊断　根据临床表现和病理诊断。

4. 治疗原则　<u>局部麻醉下手术彻底切除，拔除波及的牙并将波及的牙周膜、骨膜及邻近骨组织去除</u>。近年来，除手术治疗外，采用平阳霉素等硬化剂治疗也取得不错效果。

六、血管瘤与脉管畸形

1. 分类及命名

（1）血管瘤。

（2）脉管畸形：微静脉畸形、静脉畸形、动静脉畸形、淋巴管畸形、混合畸形。

2. 临床特点

（1）血管瘤：自发性消退，病程分增生期、消退期、消退完成期三期。最初毛细血管扩张，迅即变红斑并高出皮肤，高低不平呈草莓状，婴儿 4 周后快速生长，一般 1 年进入静止消退期。消退缓慢，遗留色素沉着。

（2）静脉畸形（海绵状血管瘤）：好发于颊、颈、眼睑、唇、舌或口底，表浅病损呈蓝色或紫色，边界不清，扪之柔软，<u>可以扪到静脉石</u>，体位移动试验阳性。

（3）微静脉畸形（葡萄酒色斑）：多发颜面部皮肤，常沿三叉神经分布，鲜红或紫红，与皮肤表面平，周界清楚，外形不规则。

（4）动静脉畸形（蔓状血管瘤）：多见于成年人，多发颞部或头皮下组织，病损高起呈念珠状，<u>扪诊有震颤感，听诊有吹风样杂音</u>。

（5）<u>淋巴管畸形</u>：常见于儿童及青年，好发舌、唇、颊及颈部。微囊型皮肤黏膜上呈现孤立或多发散在小圆形囊性结节状或点状病损，无色，柔软，无压缩性，边界不清楚。大囊型主要发生锁骨上区，一般多房性，彼此间隔，内有透明、淡黄色水样液体，大小不一，色泽正常，扪诊柔软，有波动感，体位移动试验阴性，透光试验阳性。

3. 诊断　深在血管畸形可以借助体位移动试验和穿刺确定，另外可采用超声、造影或 MRI 协助诊断。

4. 治疗原则　根据病损类型、位置及患者年龄等因素决定。

<u>婴儿或儿童时期血管瘤对激素治疗敏感</u>。<u>血管畸形对激素治疗不敏感</u>，一般手术治疗。静脉畸形可用 3%鱼肝油酸钠或其他血管硬化剂行病损腔内注射。面部微静脉畸形采用激光治疗较好。动静脉畸形主要采用手术治疗。颌骨中心性血管畸形现在倾向介入治疗。淋巴管畸形主要采用手术。

七、成釉细胞瘤

1. 病因　由釉质器或牙板上皮发生而来，剖面实性或囊性，<u>囊腔内含黄色囊液</u>。镜下肿瘤细胞大小不同团状或条索，分散于结缔组织内。边缘为单层高柱状细胞，中央为星网状细胞。

2. 临床表现（临界瘤）　多发于青壮年，下颌体和下颌角多见。生长缓慢，初无自觉症状，逐渐发展可使颌骨增大，造成畸形左右不对称，侵犯牙槽突，<u>使牙松动、脱落</u>，继续侵犯可造成吞咽、咀嚼和呼吸障碍。压迫神经，下唇或颊部麻木不适，继续发展骨质破坏，病理性骨折。X 线片表现单房型、多房型、蜂窝型和恶性征型。

3. 诊断　<u>根据病史、临床表现和 X 线片可做出初步诊断</u>。

4. 治疗原则　外科手术治疗。

八、骨化纤维瘤

1. 临床表现　常见于青年，多单发，下颌多见，女性多见。生长缓慢，早无症状，增大后可造成颌骨膨胀，引起面部畸形及牙移位。病变区 X 线表现为密度高低不均匀的影像。

2. 诊断　结合临床、病理和 X 线片确诊。

3. 治疗原则　手术彻底清除。

九、口腔鳞状细胞癌

1. 舌癌　最常见口腔癌，多发生舌缘，其次为舌尖、舌背，常为溃疡型或浸润型，波及舌肌，舌运动受限，影响吞咽语言，发生早期淋巴结转移。发生舌背或越过中线向对侧颈淋巴结转移，舌前部向下颌下及颈深上、下淋巴结转移，舌尖部转移至颏下或直接至颈深中淋巴结，远处转移至肺。

2. 牙龈癌　下牙龈较上牙龈多见，男性多于女性。多为分化度较高的鳞状细胞癌，生长较慢，以溃疡型多见。下牙龈多转移到患侧下颌下及颏下淋巴结，以后到颈深淋巴结，上牙龈多转移到患侧下颌下及颈深淋巴结。远处转移少见。

3. 颊黏膜癌　口腔癌中居第 2 或第 3 位，男性多于女性，常发生磨牙区附近，溃疡型或外生型，生长较快，向深层浸润上、下颌骨和牙龈，常转移下颌下及颈深上淋巴结，远处转移少见。

4. 口底癌　常发生于舌系带一侧或中线两侧，多为中度分化鳞状细胞癌。后部比前部恶性程度高，一般转移颏下、下颌下、颈深淋巴结。

5. 唇癌　多发生下唇，主要为鳞状细胞癌。生长较慢，下唇癌常向颏下、下颌下淋巴结转移，上唇癌则向耳前、下颌下及颈淋巴结转移。上唇转移早并多见。

6. 中央性颌骨癌　好发于下颌骨，特别是下颌磨牙区。可出现牙痛、局部疼痛，相继出现下唇麻木。可向区域性淋巴结及血液循环转移。

7. 上颌窦癌　为鼻窦鳞状细胞癌中最常见者。发生在内壁时出现鼻阻塞、鼻出血、一侧鼻腔分泌物增多，鼻泪管阻塞；发生在上壁时眼球突出、向上移位、可引起复视；发生在外壁时表现为面部及唇颊沟肿胀，皮肤破溃，肿瘤外露；发生在后壁时引起张口困难；发生在下壁时引牙松动、疼痛、龈颊沟肿胀。常转移至下颌下及颈上部淋巴结。

十、恶性黑色素瘤

1. 临床病理　常在色素痣基础上发生，由交界痣成分恶变而来。

2. 临床表现　早期表现大多为皮肤痣及黏膜黑斑，恶变时迅速长大，色素增多，为黑色或深褐色，呈放射状扩展，出现卫星结节，表面溃疡，易出血，疼痛；浸润至黏膜下及骨组织内，引起牙槽突及颌骨破坏，使牙发生松动，肿瘤向后发展可造成吞咽困难及张口受限，常发生广泛转移，早期转移至区域淋巴结，血流转移至肺、肝、骨、脑等器官。

3. 诊断　根据色素表现及临床症状，不宜行活组织检查；临床不能区别时，行原发灶冷冻活检。

4. 治疗原则　外科手术广泛切除，对放疗不敏感，低温治疗有效。

5. 预后　不佳，不过女性预后较男性好。

十一、肉瘤（与癌区别）

1. 分类　软组织肉瘤、骨肉瘤。

2. 临床表现

（1）软组织肉瘤：发病年龄较癌为轻，病程发展较快，多呈现实质性肿块，表皮或黏膜血管扩张充血，晚期溃疡或溢脓、出血，肿瘤浸润正常组织出现一系列功能障碍症状。淋巴转移少见，血供转移多发生。

（2）骨组织肉瘤：发病年龄轻，病程快，颌骨膨胀性生长，影像学骨质不同程度破坏，牙松动，远处转移至肺脑。

3. 诊断

（1）软组织肉瘤：根据临床特点，借助病理可以明确组织类型，可加免疫组织化学、特殊染色等。

（2）骨源性肉瘤：根据 X 线、CT。软组织阴影伴骨破坏，不规则透射阴影；骨质反应性增生及钙化斑、块，牙在肿瘤中呈漂浮状。

4. 治疗原则　手术治疗为主的综合治疗。

5. 预后　预后比癌差，总的 5 年生存率为 20%～30%。

十二、恶性淋巴瘤

1. 分类　霍奇金和非霍奇金两类。

2. 临床表现　儿童和青壮年较多，以颈部淋巴结好发。结内型恶性淋巴瘤：常为多发性，多发生于颈部和下颌下淋巴结，主要表现为早期淋巴结大，以后互相融合成团，失去移动性。结外型恶性淋巴瘤：常是单发性病灶，好发于咽、舌根、牙龈、面颊及颌骨内。肿瘤生长迅速可引起相应症状，常沿淋巴管扩散。

3. 诊断　活组织检查确诊。CT 或超声观察腹膜后淋巴结有无肿大及侵犯，以确定临床分期。

4. 治疗　放疗和化疗都比较敏感。

第 8 单元　唾液腺疾病

═══════ 重点提示 ═══════

本单元内容亦是口腔颌面外科学的考试重点，每年考试出题都很多，需要重点掌握（如急慢性腮腺炎）病因及临床表现；舍格伦综合征要求掌握诊断指标及临床表现；囊肿掌握其特有特点；良性肿瘤包括多形性腺瘤和腺淋巴瘤要求掌握其临床表现；恶性肿瘤掌握腺样囊性癌和黏液表皮样癌的临床表现和治疗即可。总体来说，这个部分在口腔外科领域有其特殊性，考试应也特别重视。

═══════ 考点串讲 ═══════

一、急性化脓性腮腺炎

1. 病因　常见病原菌是金黄色葡萄球菌，另外严重的全身疾病，严重的代谢紊乱，腮腺区损伤及邻近组织急性炎症的扩散等。

2. 临床表现　常单侧腮腺受累，早期症状轻微，腮腺区轻微疼痛、肿大、压痛，导管口轻度红肿、疼痛。而后进入化脓期，疼痛加剧，腮腺区以耳垂为中心肿胀更明显，耳垂抬起，皮肤发红、水肿，硬性浸润，触痛明显。按摩腺体导管口有脓液流出，全身中毒症状明显。

3. 诊断　依靠病史及临床检查，不宜做腮腺造影（感染扩散）。

4. 治疗

（1）针对发病原因，纠正脱水及电解质紊乱，维持体液平衡。

（2）选用有效抗生素。

（3）保守治疗，如热敷、理疗、外敷等。

（4）切开引流：指征是局部有凹陷性水肿；局部有跳痛并局限性压痛点，穿刺出脓液；导管口有脓液排出；全身感染中毒症状明显。

方法：局部浸润麻醉，耳前及下颌支后缘处从耳屏往下至下颌角做切口，分开各个腺小叶脓腔，冲洗后置橡皮条引流，每日 0.9%氯化钠注射液冲洗。

二、慢性复发性腮腺炎

1. 病因

（1）儿童：先天性发育异常；自身免疫功能异常；细菌逆行感染。

（2）成年人：由儿童复发性腮腺炎迁延不愈发展而来。

2．临床表现　5 岁左右常见，男性稍多，腮腺反复肿胀，伴不适，挤压腺体导管口有脓液或胶状液体溢出，大多持续 1 周，间隔数周或数月发作 1 次不等。随年龄增长，发作期缩短，间隔期延长，未痊愈发展为成年人复发性腮腺炎。

3．诊断　根据临床表现和腮腺造影，造影显示末端导管呈点状、球状扩张。

4．治疗原则　有自愈性，以增强抵抗力、防止继发感染，减少发作为原则。淡盐水漱口，保持口腔卫生，多饮水，急性炎症期给予抗生素。

5．预后　儿童可以痊愈。

三、慢性阻塞性腮腺炎

1．病因　局部原因造成导管口、黏膜损伤，如涎石、异物、瘢痕、肿瘤压迫等。

2．临床表现　多见于中年人，男性多见，多单侧受累，反复和进食有关的肿胀，口腔异味，晨起腮腺区肿胀，自己按摩腺体后感觉有"咸味"液体自导管口流出。检查见腮腺中等硬度，轻微压痛，导管口轻微红肿，挤压有浑浊的"雪花样"或黏稠的蛋清样唾液，有时可见黏液栓子。

3．诊断　临床表现及腮腺造影，造影见主导管、叶间、小叶间导管部分狭窄、部分扩张，呈腊肠样改变，部分伴"点状扩张"。

4．治疗原则　去除病因为主。无效可考虑手术，包括导管结扎术和保存面神经的腮腺腺叶摘除术。

四、涎石病及下颌下腺炎

1．病因　局部因素有关。多发下颌下腺与以下原因有关：①下颌下腺分泌液黏稠，钙含量高；②下颌下腺导管自下而上，分泌液逆重力流动；③导管长并弯曲，液体易于淤滞。

2．临床表现　20～40 岁中青年多见，导管阻塞可排唾障碍并发：①不完全阻塞时，进食后可自行缓解，阻塞严重者进食出现"涎绞痛"，伴同侧舌或舌尖痛，放射至耳颞部或颈部；②导管口黏膜红肿，挤压腺体少许脓性分泌物流出；③涎石常可触及并有压痛；④涎石阻塞引起腺体继发感染，并反复发作。

3．诊断　进食时下颌下腺肿胀并发疼痛特点，导管口溢脓，双手触诊可扪及导管内结石可诊断。X 线检查用下颌横断片和下颌下腺侧位片。

4．治疗原则　目的是去除结石，消除阻塞因素。尽最大可能保留下颌下腺，不能保留及时将病灶清除。

五、涎瘘

1．病因　主要损伤，化脓性感染少见。

2．临床表现

（1）腺体瘘：腺体皮肤小的点状瘘孔，瘘管腺端通向 1 个或多个腺小叶的分泌管，瘘口清亮唾液流出。瘘口周围皮肤潮红，湿疹糜烂，口腔内导管口流出的唾液尚正常。

（2）导管瘘：可分为完全瘘，即唾液经瘘口完全流向面部；不完全瘘，即导管虽破裂，但未完全断离，仍有部分唾液流入口内。瘘口清亮唾液流出，继发感染时可浑浊。瘘口周围皮肤潮红，湿疹糜烂。

3．诊断　根据病史和临床表现诊断。不完全断裂可用 1%亚甲蓝导管注射观察损伤部位。更明确可以腮腺造影。

4．治疗原则　分泌量少，直接加压包扎，失败时须行瘘管封闭术。新鲜导管断裂伤可做导管端端吻合术，接近口腔可行导管改道术，不能改道则利用口腔黏膜行导管再造术。若腺体慢性炎症，其他手术方式失败，可考虑腮腺摘除术。

六、舍格伦综合征

1. 概念　一种自身免疫性疾病，特征表现是外分泌腺的进行性破坏，导致黏膜及结膜干燥，并伴有各种自身免疫性疾病。

2. 病因　免疫系统的先天异常；病毒性疾病影响；免疫系统的先天异常和病毒性疾病影响两种情况共同作用结果。

3. 临床表现

（1）眼部表现：干燥性角、结膜炎，畏光，异物感，摩擦感，视疲劳，少泪或无泪，泪腺肿大，眼睑变小，呈"三角眼"。

（2）口腔表现：唾液腺泡细胞萎缩，出现口干，舌颊咽喉部灼热，口腔发黏，味觉异常，重者影响语音，进食需饮水，义齿固位困难，黏膜发红，干燥，"猖獗龋"。

（3）唾液腺肿大，以腮腺常见。呈弥漫性肿大，边界不清，与周围组织无粘连，继发感染时挤压腺体，见浑浊雪花样唾液流出。

（4）类风湿关节炎等结缔组织疾病。

4. 诊断　除病史和一般体检外，可做以下检查。

（1）施墨试验：检测泪腺分泌功能。

（2）四碘四氯荧光素染色（玫瑰红染色）：鲜红染色是角膜上皮干燥状态表现。

（3）唾液流量测定。

（4）唾液腺造影或磁共振唾液腺造影。

（5）放射性核素功能测定。

（6）实验室检查：红细胞沉降率（血沉）加快，血浆球蛋白增高，自身抗体呈阳性。

（7）唇腺活检。

5. 治疗原则　对症治疗，结节型采用手术治疗，中药治疗可缓解症状。

6. 预后　少数舍格伦综合征的患者可发生恶变。

七、舌下腺囊肿

1. 病因　导管损伤造成外渗性黏液囊肿或导管阻塞引起潴留性黏液囊肿。

2. 临床表现

（1）单纯型：下颌舌骨肌以上的舌下区，呈浅蓝色，扪之柔软波动感，常位于一侧可扩展至对侧，较大囊肿将舌抬起形成"重舌"，破裂流出黏稠略带黄色或蛋清样液体，反复发作。

（2）口外型："潜突型"，下颌下区肿物，触诊柔软，与皮肤无粘连，穿刺抽出蛋清样黏稠液体。

（3）哑铃型：单纯型和口外型两种类型的混合。

3. 诊断　根据病史和临床表现做出诊断。

4. 鉴别诊断　口底皮样囊肿为囊腔内含半固体状皮质性分泌物，扪之面团感，无波动。

5. 治疗原则　切除舌下腺，儿童应该在4～5岁后进行治疗。

八、黏液囊肿

1. 病因　舌体运动受下前牙摩擦及不自觉咬下唇导致黏膜下腺体受伤。

2. 临床表现　位于黏膜下，呈半透明、浅蓝色小疱，大多黄豆至樱桃样大小，质地软而有弹性，容易破裂流出蛋清样透明黏稠液体，反复发作。

3. 诊断　根据病史和临床表现做出诊断。

4. 治疗原则　常用手术切除。

九、多形性腺瘤（混合瘤）

1. 病因　上皮性肿瘤。

2．临床表现　常见腮腺，小唾液腺以腭部最常见，30～50 岁多见，女性多于男性。生长缓慢，常无自觉症状，病史较长，界限清楚，质地中等，扪诊呈结节状。但突然出现生长速度加快伴疼痛、面神经麻痹等症状，考虑恶变。

3．诊断　根据病史、临床特点及病理诊断。

4．治疗原则　手术切除。

手术原则：在肿瘤包膜外正常组织范围内切除；腮腺保留面神经；下颌下腺肿瘤应将下颌下腺一并切除。

十、腺淋巴瘤（沃辛瘤）

1．病因　腺体组织迷走包裹在淋巴中，发生肿瘤变。

2．临床表现　多见于男性，男性女性比例 6：1；好发于 40～70 岁中老年人；患者常有吸烟史；可有消长史；大多位于腮腺后极；扪诊呈圆形或卵圆形，表面光滑，质地较软；肿瘤常见多发性；肿瘤紫褐色，剖面囊腔形成，有干酪样或黏稠液体；^{99m}Tc 核素显像呈"热"结节。

3．诊断　根据病史和临床表现，结合病理确诊。

4．治疗原则　手术切除瘤并腮腺部分切除。

十一、腺样囊性癌（圆柱瘤）

1．病因　常见于腭部小唾液腺和腮腺肿瘤。

2．临床表现　早期无痛性生长，少数伴有疼痛；易沿神经扩散，浸润性强；易侵入血管、造成血行转移，以肺部多见；颈淋巴结转移率低；肿瘤细胞沿骨髓腔浸润；肿瘤边界不清，活动度差，与周围组织粘连，一般生长缓慢。

3．诊断　根据临床表现及病理诊断。

4．治疗原则　配合手术治疗的放疗。手术扩大范围切除，舌根部的肿瘤要做选择性颈淋巴清扫。

十二、黏液表皮样癌

1．病因　唾液腺恶性肿瘤最常见者。

2．临床表现　女性多于男性，腮腺为多，也可发生磨牙后腺。

（1）高分化：无痛性肿块，体积大小不等，边界可清或不清，质地中等偏硬，表面呈结节状。腭部和磨牙后区肿瘤呈囊性，无包膜或包膜不完整，可复发，淋巴和血行转移少见。

（2）低分化：生长较快，与周围组织粘连，发生在腮腺者累及面神经，淋巴转移率高，术后复发。

3．诊断　根据临床表现和病理诊断。

4．治疗原则　手术切除，高分化保留面神经，低分化选择性颈淋巴清扫术。

第 9 单元　颞下颌关节疾病

重点提示

本单元内容相对不重要，但有几个知识点考试也经常出现，如关节紊乱病的临床表现，特别不同的弹响做出不同诊断及治疗；关节脱位的治疗要求掌握；关节强直的病因及临床表现是重点；睡眠呼吸暂停综合征越来越引起重视，需要了解并结合真题掌握。

考点串讲

一、颞下颌关节紊乱病

1．概念　一类病因尚未完全清楚而又有共同发病因素和临床主要症状的一组疾病的总称。

2. 分类

（1）咀嚼肌紊乱疾病类

①翼外肌功能亢进：开口末期弹响，开口过大呈半脱位。弹响发生一侧时，开口型在开口末期偏向健侧；两侧均有弹响时，开口型不偏斜或偏向翼外肌功能收缩力较弱侧。

0.5%或1.0%普鲁卡因5ml做翼外肌封闭，1次/1日，5～7次为1个疗程。

②翼外肌痉挛：开口或咀嚼时钝痛、开口受限，不出现弹响，开口时下颌偏向患侧。

理疗；2%普鲁卡因2～3ml翼外肌封闭；中药热敷。

③咀嚼肌群痉挛：开口受限，开口度仅在0.5～1.5cm，开口痛和咀嚼痛不明显，也无弹响和杂音。温和物理治疗。

④肌筋膜痛：猞因素、精神心理紧张、咀嚼肌承受负荷过大，外伤后及寒冷刺激引起单个或多个咀嚼肌肉和肌筋膜痛，为局限性持久性钝痛，有明确部位和压痛点。开口轻度受限。

可服用镇静药，常用方法是压痛点肌和肌筋膜2%普鲁卡因封闭。

（2）关节结构紊乱疾病类

①可复性关节盘移位：开口初期弹响，开口型先偏向患侧再回到中线，关节区压痛，初期患者可以用定位咬合板治疗。

②不可复性关节盘移位：典型关节弹响史，关节绞锁史；进而弹响消失，开口受限，开口时下颌偏向患侧，关节区疼痛。手法复位；关节镜外科复位；黏弹补充疗法1%透明质酸钠关节腔内注射。

③关节囊扩张伴关节盘附着松弛：关节结构松弛，开口度过大，均有半脱位。可用硬化剂5%鱼肝油酸钠0.25～0.5ml做关节腔内注射。

（3）炎性疾病类：疼痛位于髁突后方，明显压痛，但不红肿，主要局部组织封闭同时限制下颌运动。

（4）骨关节病类：退行性骨关节病改变，关节运动时可闻及连续摩擦音或多声破碎音，X线片见骨质吸收、破坏、硬化、囊样变。

①关节盘穿孔、破裂：开闭、前伸、侧方运动任何阶段有多声破碎音，开口型歪曲，关节区疼痛。综合治疗无效可手术治疗。

②骨关节病：开口运动中有连续摩擦音，破裂、穿孔有多声破碎音和开口型歪曲。保守综合治疗。

3. 病因　心理-社会因素；猞因素；免疫因素；关节负荷过重；关节解剖因素；其他因素。

4. 临床表现　好发于青壮年，20～30岁发病率最高，病期较长，经常反复发作，有自限性，预后良好。主要有以下3个症状。

（1）下颌运动异常：开口度异常（过大或过小）；开口型异常（偏斜或歪曲）；开闭运动出现关节绞锁等。

（2）疼痛：主要表现在开口和咀嚼运动时关节区或关节周围肌群的疼痛，一般无自发性。

（3）弹响和杂音：可复性关节盘前移位可出现弹响；关节盘穿孔、破裂或移位可出现破碎音；骨关节病骨、软骨面粗糙会出现摩擦音。

5. 诊断　根据病史和主要症状诊断，辅助诊断可依靠：X线片（关节薛氏位和髁突经咽侧位），可发现关节间隙和骨质改变；关节造影，可发现关节盘移位、穿孔、关节盘附着改变及软骨面的变化；关节内镜检查，发现本病的早期改变。

6. 治疗

（1）保守治疗为主，采用对症治疗和消除或减弱致病因素相结合的综合治疗：减少和消除各种可能造成关节内微小创伤的因素；减弱和消除自身免疫反应。

（2）治疗关节局部症状的同时改进全身状况和患者的精神状态。

（3）对患者进行医疗知识教育，以便患者自我治疗，自我保护关节，改变不良生活方式。

（4）遵循一个合理、合乎逻辑的治疗程序。

（5）治疗先用可逆性保守治疗（服药、理疗、封闭和咬合板），然后用不可逆保守治疗（调𬌗、正畸矫治），最后用关节镜和外科治疗。

二、颞下颌关节脱位

1．概念　髁突滑出关节窝以外，超越关节运动的正常限度，以致不能自行回复原位者。

2．病因　咀嚼肌紊乱或关节结构紊乱；过大开口；暴力；急性脱位未及时治疗引起复发性脱位或陈旧性脱位。

3．临床表现

（1）急性前脱位：临床最常见。

①双侧脱位症状：下颌运动异常，患者开口状，不能闭口，唾液外流，言语不清，咀嚼和吞咽均有困难，前牙开𬌗、反𬌗；下颌前伸，两颊变平，脸型相应变长；髁突脱位，耳屏前触诊凹陷，颧弓下触到脱位的髁突。

②单侧脱位症状：双侧脱位症状显示在患侧，开闭口困难，颏部中线及下前切牙中线偏向健侧，健侧后牙反𬌗。

（2）复发性脱位：单侧或双侧，发作间隔不定，顽固性脱位仅下颌轻微运动即可发生，其他症状与急性前脱位相同，造影见关节囊扩大，关节附着松脱。

（3）陈旧性脱位：关节脱位病史，关节周围不同程度结缔组织增生，相应咀嚼肌群痉挛。

4．诊断　根据病史和临床表现，并结合造影检查。

5．治疗原则

（1）急性脱位：复位（方法），固定下颌 2～3 周，限制开口运动，开口不超过 1cm。

（2）复发性脱位：注射硬化剂，无效也可采用手术治疗。

（3）陈旧性脱位：手术，术后配合颌间牵引。

三、颞下颌关节强直

1．概念　器质性病变导致长期开口困难或完全不能开口者。

2．病因

（1）关节内强直：关节损伤（下颌骨损伤、使用产钳）、类风湿关节炎。

（2）关节外强直：损伤（上颌结节、下颌支部的开放性骨折或火器伤），颜面部各种物理的、化学的三度烧伤等。

3．临床表现

（1）关节内强直：开口困难；面下部发育障碍畸形；关系错乱；髁突活动减弱或消失；X 线检查关节间隙模糊或消失。

（2）关节外强直：开口困难；口腔或颌面部瘢痕挛缩或缺损畸形；髁突活动减弱或消失；X 线检查髁突、关节窝和关节间隙可见。

（3）混合性强直：症状为关节内、外强直两者之综合。

4．诊断　根据病史、临床表现和 X 线检查诊断。

5．治疗原则　外科治疗。

第 10 单元　颌面部神经疾病

==========　**重点提示**　==========

本单元内容相对不是特别重要，但有几个知识点也是考试经常出现的，如三叉神经痛的临床表现以及和其他疾病的鉴别、诊断和治疗；面神经麻痹主要在于其临床表现，其次是鉴别诊断。

考点串讲

一、三叉神经痛

1. **概念**　三叉神经分布区域内出现阵发性电击样剧烈疼痛，历时数秒至数分钟，间歇期无症状。

2. **临床表现**　骤然发生闪电式极为剧烈的疼痛，可自发，也可由刺激"扳机点"引起，疼痛如电击、针刺、刀割或撕裂样疼痛。发作多在白天，每次持续数秒，数十秒或 1～2min 骤然停止。间歇期间无任何疼痛症状。患者为减缓疼痛做出各种特殊动作。

3. **诊断**　根据病史、疼痛部位、性质、发作表现和神经系统无阳性体征。查找"扳机点"是有重要意义的方法。

可采用诊断性封闭：第一支痛，应封闭眶上孔及其周围；第二支痛，封闭眶下孔、切牙孔、腭大孔、上颌结节部或圆孔；第三支痛，封闭颏孔、下牙槽神经孔或卵圆孔。

（1）各分支常见的"扳机点"部位

①眼支：眶上孔、上眼睑、眉、前额及颞部。

②上颌支：眶下孔、下眼睑、鼻唇沟、鼻翼、上唇、鼻孔下方或口角区、上颌结节或腭大孔等。

③下颌支：颏孔、下唇、口角区、耳屏部、颊黏膜、颊脂垫尖、舌颌沟等处。

（2）检查"扳机点"方法：拂诊，触诊，压诊，揉诊。

4. **治疗原则**　对于原发者采取以保守治疗为主的综合治疗。继发者应针对病因治疗；肿瘤应切除。循序渐进的原则。

（1）药物治疗：①卡马西平，治疗首选药物；②苯妥英钠，可引起牙龈增生；③卡马西平和苯妥英钠两药无效可选氯硝西泮。

（2）半月神经节射频温控热凝术：是治疗本病较好的方法，一般应采用最终加热温度 75℃ 左右。

（3）封闭疗法：1%～2%普鲁卡因疼痛神经支阻滞麻醉。

（4）理疗：维生素（维生素 B_1 和维生素 B_{12}）和普鲁卡因导入疼痛部位。

（5）注射疗法：常用无水乙醇或 95%乙醇注射于患病部位周围神经干或三叉神经半月节。

（6）手术疗法：病变性骨腔清除术；三叉神经周围支切断撕脱术。

（7）其他疗法：针刺、冷冻、激光疗法。

二、周围性面神经麻痹

1. **概念**　颜面表情肌群运动障碍为主要特征的一种常见病，也称为面瘫。

2. **临床表现**

（1）贝尔麻痹（属周围性面瘫）：起病急骤，患侧口角下垂，健侧向上歪斜；上、下唇不能紧密闭合；上、下眼睑不能闭合，用力紧闭时，眼球转向外上方，称为贝尔征。最主要表现是前额纹消失与不能皱眉（与中枢性面瘫区别）。

（2）永久性面神经麻痹：临床症状与其他原因所导致的中枢性或周围性面神经麻痹相同，不同的只是面部表情肌功能未恢复。

3. **诊断**　突然发作病史和典型的周围性症状诊断。面神经损害部位定位如下。

（1）茎乳孔以外：面瘫。

（2）鼓索与镫骨肌神经节之间：面瘫+味觉丧失+唾液腺分泌障碍。

（3）镫骨肌与膝状神经节炎之间：面瘫+味觉丧失+唾液腺分泌障碍+听觉改变。

（4）膝状神经节炎：面瘫+味觉丧失+唾液腺、泪腺分泌障碍+听觉改变。

（5）脑桥与膝状神经节之间：面瘫+轻微分泌功能障碍+可发生耳鸣眩晕。

（6）核性损害：面瘫+轻微分泌功能障碍，可出现对侧偏瘫。

4．治疗原则　贝尔麻痹分为急性期、恢复期、后遗症期三个阶段。

（1）急性期：控制炎症水肿，改善局部血液循减少神经受压。<u>应用糖皮质激素（地塞米松）联合抗病毒药物（阿昔洛韦）治疗效果最佳</u>。

（2）恢复期：尽快使神经传导功能恢复和加强肌收缩。

（3）后遗症期：2 年后不恢复按永久性面神经麻痹处理。

永久性面神经麻痹主要是手术治疗：神经吻合术；神经游离移植术。

三、舌咽神经痛

1．概念　发生在舌咽神经分布区域的阵发性剧烈疼痛。

2．临床表现　35～40 岁，阵发性剧痛位于扁桃体区、咽部、舌根部、颈深部、耳道深部及下颌后区等处，疼痛呈间歇发作，<u>可在睡眠发作，常出现频频咳嗽现象</u>。

3．诊断　根据临床特点、疼痛部位、性质、神经系统检查无阳性体征。

4．治疗原则　药物治疗、封闭治疗、手术治疗、病因治疗。

第 11 单元　先天性唇裂和腭裂

═══════ 重点提示 ═══════

本单元内容也是口腔外科特有的，因此也比较重要；考试经常出现的内容：唇裂、腭裂的分类、临床特点及手术治疗，手术部分主要是时机的掌握，术后出现的问题等；熟悉序列治疗的程序。

═══════ 考点串讲 ═══════

一、概述

1．胚胎发育与唇腭裂的形成

（1）<u>唇裂</u>：上唇多见，球状突和上颌突未联合或部分联合。

（2）<u>腭裂</u>：一侧侧腭突和对侧侧腭突及鼻中隔未融合或部分融合。

2．发病因素

（1）遗传因素。

（2）<u>营养因素</u>：缺乏维生素 A、维生素 B_2 及泛酸和叶酸。

（3）感染和损伤：风疹。

（4）内分泌的影响。

（5）<u>药物因素</u>：抗肿瘤药（环磷酰胺、甲氨蝶呤）、抗惊厥药（苯妥英钠）、抗组胺药、催眠药物（美克洛嗪、沙利度胺）。

（6）物理因素。

（7）烟酒因素。

3．流行病学　近年来我国新生儿唇腭裂患病率有所上升，男女比例为 1.5∶1。

二、唇裂

1．概述　口腔颌面部最常见的先天性畸形。

（1）国内常用分类

①<u>单侧唇裂</u>：Ⅰ度（仅红唇裂开）；Ⅱ度（上唇部分裂开，鼻底尚完整）；Ⅲ度（整个上唇至鼻底裂开）。

②双侧唇裂：按单侧唇裂分类方法对两侧分别分类。

（2）国际常用分类：单侧唇裂（完全和不完全），双侧唇裂（完全、不完全和混合唇裂）。

2．临床特点

（1）单侧唇裂：<u>肌收缩，牵拉鼻小柱向健侧偏斜，患侧鼻翼基部向下后外扩展，患侧鼻孔大而扁平，健侧上唇的唇峰和人中切迹停留在较高位置上。</u>

（2）双侧唇裂：<u>牵拉两侧鼻孔外展，前唇短小，伴腭裂时前唇上翘。</u>

3．手术治疗

（1）手术时间：<u>一般单侧最适合为 3～6 月龄，体重 5～6kg；双侧一般 6～12 月龄为宜。</u>

（2）术前准备：全面体格检查，术前 3d 练习汤匙或滴管流食；术前 1d 局部皮肤准备；婴幼儿术前 4h 给予 10%葡萄糖液口服或进食糖水 100～150ml；<u>术前 30min 按 0.1mg/3～4kg 体重注射阿托品</u>；手术当日应给予补液支持。

（3）手术方法：采用下三角瓣法或旋转推进法。

（4）术后护理：<u>全身麻醉未醒前平卧，头偏一侧防误吸；清醒后 4h 可给予少量流食喂饲；术后 1d 去除唇部创口包扎敷料，任其显露；术后给予适量抗生素；正常愈合创口术后 5～7d 拆线；如使用唇弓至少 10d 后去除；术后或拆线嘱咐家长防止其跌倒。</u>

三、腭裂

1．概述　不仅有软组织畸形，大部分伴有骨组织缺损和畸形。

（1）分类

①软腭裂：<u>只限于腭垂。</u>

②不完全性腭裂：软腭完全裂伴部分硬腭裂。

③单侧完全腭裂：自腭垂至切牙孔完全裂开，并斜向外侧直抵牙槽突。

④双侧完全腭裂：常与双侧唇裂同时发生，裂隙在前颌骨部分，各向两侧斜裂，<u>直达牙槽突；鼻中隔、前额突及前唇部分孤立于中央。</u>

（2）临床表现：腭部解剖形态异常；吸吮功能障碍；腭裂语音；口鼻腔自洁环境改变；牙列错乱；听力降低；颌骨发育障碍。

2．手术治疗

（1）手术目的和要求：修复腭部解剖形态；改善腭部生理功能，重建良好的"腭咽闭合"。

（2）基本原则：封闭裂隙，延伸软腭长度；尽可能移位组织结构复位；减少手术创伤改善软腭生理功能；减少手术对颌骨发育干扰；确保患儿安全。

（3）手术年龄：<u>5 岁后上颌骨发育基本完成后施行手术，另一种主张 12～18 月龄进行。</u>

（4）麻醉选择：全身麻醉，气管内插管为主。

（5）手术方法：<u>腭成形术、咽成形术。</u>

（6）术后处理：<u>完全清醒才可拔除气管插管；体位平卧、头侧位或低位；呼吸困难气管切开；</u>注意术后止血；完全清醒 4h 后喂少量糖水，观察 0.5h 没有呕吐可进流食，并维持 2～3 周；<u>术后 8～10 周抽除两侧切口内碘仿纱条，2 周拆线；常规应用抗生素 3～5d，呋麻滴鼻 2～3d。</u>

3．术后并发症

（1）咽喉部水肿：术后给予适量激素。

（2）<u>打鼾及睡眠时暂时性呼吸困难（局部组织肿胀引起）。</u>

（3）<u>创口裂开或穿孔（腭瘘）：术后 8～12 个月行二期手术为好。</u>

（4）其他：出血、窒息、感染。

四、唇腭裂的序列治疗

1．概念　根据唇腭裂患者治疗和健康恢复的要求，组织由多学科专家共同组成专门的治疗组，共同检查、讨论研究治疗计划，从患儿出生到生长发育成熟，实施动态的、连续性的观察与治疗，最终达到使患者无论在形态与功能还是心理上，均能达到与正常人一样或接近一致的治疗目的。

2. *治疗程序*　早期正畸治疗；唇裂修复术；腭成形术；腭裂语音治疗；牙槽突裂的修复；腭裂错殆畸形的正畸治疗，唇裂鼻畸形的二期整复；牙面骨性继发畸形的整复；唇裂鼻畸形的再整复。

第 12 单元　口腔颌面部影像学诊断

=== **重 点 提 示** ===

本单元内容较零乱，首先了解摄片的原理及各种片子的适用，这是出题的难点，正常片子的结构不要具体掌握，关于疾病的 X 线表现，几个特征性的一定要求记住，这对疾病的判断把握是有很大的作用的。

=== **考 点 串 讲** ===

一、口腔颌面部 X 线投照技术

1. *口内片*　将胶片放置于口腔内，X 线由口腔外面射向口腔内（角度）。

（1）根尖片：常用，用作观察牙组织及牙周的情况。

（2）殆片：比根尖片大，主要用于摄取较大范围的病变和上、下颌的情况（如上颌脓肿、阻生牙的位置等），有时可用以测定异物和唾液腺结石的位置。

（3）殆翼片：少见，多用于科研。

2. *口外片*

（1）华特位（鼻颏位）片：观察上颌窦、额窦、筛窦、上颌骨、颧骨、眼眶、鼻腔的病变，也可显示颌间间隙的情况。在上颌骨肿瘤、炎症及颌面部外伤时，常用此片检查。怀疑牙源性上颌窦炎时，可用此片协助诊断。

（2）颧弓位片：主要用于检查颧弓骨折。

（3）下颌骨侧位片：用于检查下颌骨体部、升支及髁突的病变。又可分为尖牙位、体位及升支侧位。尖牙位对下颌骨尖牙区病变显示较好。当病变位于前磨牙及磨牙区时，则应选用下颌骨体位。下颌升支侧位更适用于观察升支及髁突病变。

（4）下颌骨后前位片：可显示双侧上、下颌骨的后前位影像。可用于观察升支骨质改变，并可清晰地显示上、下颌间隙。

（5）下颌骨开口后前位片：主要用于对比观察两侧髁突内外极的影像。对髁状突骨折的移位方向、髁突两侧发育不对称、髁突骨瘤有诊断价值。

（6）下颌骨升支切线位片：用于检查一侧升支外侧骨密质膨出、增生及破坏情况。下颌骨边缘性骨髓炎时常需摄此片。

（7）颞下颌关节侧斜位片：亦称许勒位，用于检查关节间隙及髁突、关节结节、关节窝的骨质改变。临床上髁突骨折、脱位、肿瘤、先天畸形及颞下颌关节紊乱病常用此片。

（8）髁突经咽侧位片：可显示髁突前后斜侧位影像，骨质的微细结构显示好。对颞下颌关节紊乱病髁突器质性改变、髁突高位骨折及髁突肿瘤的诊断有较大价值，但不能用于检查关节间隙。

（9）曲面断层片：分为上颌、下颌、全口牙位三种位置，以全口牙位最为常用。全口牙位曲面体层片可以在一张胶片上显示双侧上、下颌骨，上颌窦、颞下颌关节及全口牙等，常用于观察上、下颌骨肿瘤、外伤、炎症、畸形等病变及其与周围组织的关系。

3. *唾液腺造影技术*　只限于腮腺和颌下腺。国内常用显影剂：40%碘化油、60%泛影葡胺。用于检查唾液腺慢性炎症、肿瘤、涎瘘、涎石及腺体周围病变是否累及腺体和导管。

二、正常 X 线影像

1. 牙

（1）牙釉质：被覆在牙冠的牙本质表面，属人体中钙化程度最高的组织，X 线片上影像密度最高。牙釉质在后牙殆面、前牙切缘最厚，由殆面和切缘向侧方至牙颈部逐渐变薄，终止于牙颈部。

（2）牙本质：X 线片影像的密度稍低于牙釉质。牙本质围绕牙髓构成牙主体，形状与牙体外形一致。

（3）牙骨质：被覆于牙根表面牙本质上，很薄，在 X 线片上影像与牙本质不易区分。

（4）牙髓腔：X 线片上显示为密度低的影像。下颌磨牙髓腔似 H 形，上颌磨牙髓室多呈圆形或椭圆形。年轻人牙髓腔较为宽大。老年人随着年龄增长、继发牙本质形成，其牙髓腔逐渐变窄，根管逐渐变细。

（5）牙槽骨：X 线片显示影像比牙密度稍低。上牙槽骨密质骨薄，骨松质多，骨小梁呈交织状，X 线片显示为颗粒状影像。下牙槽骨骨密质厚而骨松质少，骨小梁呈网状结构，牙间骨小梁多呈水平方向排列，而根尖部有时见放射状排列，骨髓腔呈三角形或大小不等的圆形低密度影像。注意：牙槽骨的正常高度应达到牙颈部。

（6）骨硬板：即固有牙槽骨，为牙槽窝的内壁，围绕牙根，X 线片上显示为包绕牙根的连续的高密度线条状影像。

2. 牙周组织　　牙周膜 X 线片上显示为包绕牙根的连续不断的宽度均匀一致的低密度的线条状影像，其厚度为 0.15～0.38mm。

3. 颌面骨解剖结构　　观察骨密质、骨松质的区别，重要解剖结构的正常结构。

4. 颞下颌关节　　许勒位片、TMJ 侧位体层片、TMJ 造影片。

5. 唾液腺造影

（1）腮腺侧位片：上颌第二磨牙相对颊侧黏膜可见导管开口，正常导管长 5～7cm，分支导管犹如树枝影像，腺泡充盈呈云雾状影。

（2）颌下腺侧位片：下颌前磨牙根尖处为导管口，主导管 5～7cm，分支导管比腮腺小，腺体亦比腮腺小。

三、典型病变 X 线影像

1. 牙病变

（1）龋病

①分类：浅龋、中龋、深龋、继发龋。

②X 线表现：圆弧形低密度影，中央密度最低。

③X 线检查的作用：观察较小的牙颈部邻面龋，了解龋坏程度，是否伴有根尖周病，发现邻面深龋和一些隐匿性龋洞，显示继发龋，深龋穿髓与否的鉴别。

（2）牙髓病：牙髓钙化、牙内吸收。

2. 牙周病

（1）牙槽骨吸收：水平型、垂直型、混合型。

（2）吸收程度：轻、中、重三度。

（3）其他表现：牙周膜间隙、骨硬板、牙槽骨骨质、牙石堆积、牙根固连。

3. 颌骨骨髓炎

（1）牙源性中央性颌骨骨髓炎

①弥散破坏期：骨小梁结构模糊；充血、水肿、脱钙；点状至斑片状骨质破坏；以病原牙区为中心，移行于正常骨组织，无截然分界。骨膜反应：骨膜下脓汁刺激形成，骨皮质外致密线条状影，与皮质可有 1～2mm 透明间隙。

②病变开始局限期：较大骨质破坏区，边界逐渐清楚；死骨形成；可有病理性骨折。

③新骨显著形成期：病灶明显局限，边界清楚；周围骨小梁增多、粗密度增高；死骨分离，小死骨排出。

④痊愈期：骨小梁增粗，密度增高，排列紊乱，形成一片致密影；颌骨外形可有明显改变。

（2）牙源性边缘性骨髓炎：主要为骨质增生，骨质破坏少。升支切线位：早期可见线状骨膜反应，后期皮质外新骨增生成堆，外缘整齐，皮质无明显破坏。

4．颌骨骨折

（1）牙外伤

①牙折：牙折线表现为不整齐细线条状低密度影。

②牙脱位：殆向脱位，牙周膜间隙增宽；嵌入性脱位，牙周膜间隙消失。

（2）牙槽突骨折：多发于颌面前部，常伴有牙折、牙移动、牙脱位、牙嵌入。X线片：以根尖片、咬合片最好，骨折线为横行、斜行或纵行，表现为不规则、不整齐的低密度细线状影。

（3）下颌骨骨折：颏部骨折、颏孔区骨折、下颌角部骨折、髁状突骨折（常为间接骨折）。

（4）颧骨、颧弓骨折。片位取鼻颏位、颧弓位。

颧骨骨折分型：①无移位骨折，表现为一线骨折或骨缝分离；②颧弓骨折，表现为一线、二线、三线骨折，三线骨折常呈 M 形；③复杂型骨折，表现有颧骨内陷、内外旋转移位或 OMZ 骨折。

（5）鼻骨骨折：鼻骨侧位片，可单发于一侧、双侧或与面中部骨折同时发生，骨折线常为横行、斜行，也可为纵行、凹陷性或粉碎性骨折，骨折注意与鼻额缝鉴别。

（6）上颌骨骨折。

5．颞下颌关节病变（颞下颌关节紊乱病、颞下颌关节强直）

（1）关节间隙改变：前间隙增宽，后间隙变窄，髁突后移位；前间隙变窄，后间隙增宽，髁突前移位；整个间隙变窄，髁突上移位；整个间隙增宽，髁突下移位。

（2）髁突运动度的变化：正常值 5～10mm。

（3）两侧关节形态发育不对称：双侧关节高度、斜度、关节窝深度、宽度及髁突大小、形态发育情况。

（4）骨质改变。

（5）关节盘及关节内其他软组织改变：上下腔穿通；关节盘穿孔前改变。

①可复性前移位：关节盘后带的后缘位于髁突横嵴的前方；张口位时髁突横嵴位于关节盘中带或前带，盘-髁突关系恢复正常，前隐窝造影剂几乎全部回到后上隐窝。

②不可复性盘前移：关节盘后带的后缘位于髁突横嵴的前方；张口位时盘-髁突关系不能恢复正常，仍处于前移位置，并伴有髁突运动受限，前上隐窝造影剂不能全部回到后上隐窝。

③颞下颌关节强直

纤维性强直：关节骨性结构有不同程度破坏，形态不规则，关节间隙模糊不清而且密度增高。

骨性强直：关节正常骨结构形态完全消失，无法分清髁状突、关节窝、颧弓根部的形态及其之间的界限，而由致密的骨性团块所代替。

6．颌骨囊肿　①含牙囊肿：颌骨中边缘光滑的类圆形透射影，边缘光滑，囊腔内可含有发育不同阶段的牙，牙冠朝向囊腔，囊壁通常连于牙冠与牙根交界处。②残余囊肿：拔牙后的牙槽窝下方颌骨内出现圆形囊性密度减低影像。

7．颌骨骨纤维异常增殖症　病变区阻射性降低，呈磨玻璃样改变。

8．颌骨良性肿瘤（成釉细胞瘤、骨化纤维瘤）

（1）成釉细胞瘤：共同 X 线表现为颌骨膨胀明显，以向唇侧为主，边界清；牙根呈锯齿状吸收；肿瘤可造成牙根之间的牙槽骨浸润。

①多房型：分房大小不等，呈圆形或卵圆形；房隔可为高密度骨嵴或纤维条索。

②单房型：颌骨内较大的单房低密度影；边缘呈分叶状；肿瘤周边多有子瘤、切迹。

（2）骨化纤维瘤：颌骨内肿瘤界限清晰，病变区密度高低不均匀，纤维成分多者密度减低，骨化成分多时不规则钙化团块。

（3）牙源性角化囊性瘤：①有单囊和多囊之分，单囊多见；多囊者囊腔大小相差不明显。②常沿颌骨长轴生长，膨胀不明显；如有膨胀，常向舌侧。③牙根吸收少见，多呈斜面状。④病变内可含牙或不含牙。

9．颌骨恶性肿瘤

（1）牙龈癌：早期 X 线片上多显示为牙槽突破坏吸收。发展颌骨扇形骨质破坏，边缘整齐或凹凸不平。

（2）原发性骨内鳞状细胞癌：颌骨内低密度溶骨性破坏，边缘凹凸不平呈虫蚀状；病变向牙槽侧扩展时可使牙周骨质破坏，牙浮立于软组织中。病变继续进展则可侵犯密质骨，晚期可伴病理性骨折。

（3）骨肉瘤：成骨区骨小梁增生变粗；溶骨区骨小梁破坏吸收。瘤骨表现为斑片状和日光放射状。Codman 三角。软组织弥漫性肿大。

10．涎石病

（1）阳性涎石：X 线片即可显示沿导管走行方向单个或多个圆形、卵圆形或柱状高密度影，数毫米至 2cm。

（2）阴性涎石：造影片上显示导管内圆形或卵圆形充盈缺损，其远心段可见导管扩张或完全不显影。

11．唾液腺炎

（1）慢性复发性腮腺炎：主导管一般无异常改变或可扩张呈导管炎表现；分支导管显示较少；末梢导管扩张呈点状、球状；排空功能迟缓。

（2）慢性阻塞性唾液腺炎：首先表现为主导管扩张呈腊肠状；逐渐波及叶间导管及小叶间导管，晚期也可看到末梢导管扩张，即"点扩"的征象。

12．舍格伦综合征　末梢导管扩张，主导管多无改变，腺体内分支导管减少变细，部分病例伴有主导管改变，主导管变粗呈腊肠状，边缘不整齐，呈羽毛状。

四、CT 及 MRI

1．概念　CT 根据人体不同组织对 X 线的吸收与透过率的不同，应用灵敏度极高的仪器对人体进行测量，然后将测量所获取的数据输入计算机，计算机对数据进行处理后，就可摄下人体被检查部位的断面或立体的图像，发现体内任何部位的细小病变。MRI 根据在强磁场中放射波和氢核的相互作用而获得的。

2．适应证　口腔颌面部肿瘤、炎症、外伤、唾液腺及颞下颌关节检查与疾病的诊断。骨、关节与软组织病变的诊断，磁共振成像由于具有多于 CT 数倍的成像参数和高度的软组织分辨率，使其对软组织的对比度明显高于 CT。

第 13 单元　牙颌面畸形

重点提示

本单元内容很少，出题也不多，考生可以根据历年真题加以掌握，基本不会超出这个范围。

考点串讲

一、概论

颌骨发育异常引起的颌骨的体积、形态，以及上、下颌骨之间及其与颅面其他骨骼之间的关系异常和随之伴发的牙𬌗关系及口颌系统功能异常与颜面形态异常。

二、临床分类

颌骨发育过度畸形；颌骨发育不足畸形；牙源性错殆畸形；双颌畸形；不对称性牙颌面畸形；继发性牙颌面畸形。

三、治疗原则

术前正畸；确定手术计划；完成术前准备；正颌手术；术后正畸与康复治疗，<u>术后正畸治疗可在正颌术 3 个月后进行</u>；随访观察，至少应持续 6 个月。

第 14 单元　口腔颌面部后天畸形和缺损

═══ 重点提示 ═══

本单元内容比较丰富，因此出题的知识点也比较多。具体考点主要出在皮片和皮瓣的分类和适用上，题量很大，每年都有题目，难度不大。

═══ 考点串讲 ═══

一、概论

1. **病因**　肿瘤及类肿瘤病变；损伤；炎症分颌骨炎症和特异性炎症（梅毒、结核）。

2. **整复手术的技术特点**　严格无菌条件；尽量爱护和保存组织；防止和减少粗大瘢痕形成；应用显微外科技术。

二、组织移植

1. **游离皮片移植**

（1）分类

①表层皮片：表皮层和很薄一层真皮乳突层，厚度 0.2～0.25mm，生活力强，抗感染能力强，不形成瘢痕，但收缩大，色素沉着严重。

②中厚皮片：表皮和一部分真皮层，厚度 0.35～0.8mm，收缩小，耐摩擦，色素沉着轻微。

③全厚皮片：表皮和真皮全层，富有弹性，耐摩擦及负重，含有毛囊，功能恢复和外观均好。

（2）移植后生理变化：术后 18h 创面毛细血管与皮片毛细血管发生吻合，术后 48～72h 皮片基本成活，术后 8d 有血供，术后几周内较硬，数月后变软，术后 1 年感觉恢复正常。

（3）应用

①面颈部：全厚或厚中厚皮片。

②口腔内：薄中厚皮片。

③感染肉芽创面：表层皮片。

2. **组织瓣（组成）移植**　分类和特点如下。

（1）带蒂皮瓣

①随意皮瓣：长宽比以 1.5∶1 为最安全，最好不超过 2∶1，又分为移位皮瓣（60° 三角可增加 75% 长度）；滑行皮瓣（V-Y 变形）；旋转皮瓣。

②轴型皮瓣：有一对知名血管供血和回流，包括岛状皮瓣和隧道皮瓣。

（2）游离皮瓣：直接皮肤血管皮瓣（典型轴型皮瓣）；肌皮血管皮瓣；动脉干网状血管皮瓣；肌间隔血管皮瓣。

需断蒂者，一般在术后 14～21d 进行。

3. **骨移植**　来源一般以自体骨移植为主：单纯游离骨移植术；成形性骨松质移植术；带肌蒂的骨移植术；血管吻合游离骨移植术。

注意事项：全身情况必须良好，术前保持口腔卫生；选择适当供骨区；<u>一般采用同侧髂嵴，取肋骨一般采用第 7～9 肋</u>；骨移植片与颌骨断端之间的骨间固定可参照颌骨骨折固定方法；下颌骨重建塑形方法：肋骨常将内侧层骨板 V 形切除后辅助成形。

第2章 口腔修复学

第1单元 口腔检查与修复前准备

══════ 重点提示 ══════

本单元内容相对重要,属于整篇的总纲,也应熟练掌握,复习时要结合其他章节加以练习。最常见考点是开口度及口腔修复准备治疗有哪些,总体来说本部分内容难度不大,考生只要记住几个基础的常识内容就能得分。

══════ 考点串讲 ══════

一、病史采集

1. **主诉** 患者就诊的主要原因和迫切要求解决的问题。

(1)患者感受:如疼痛、过敏、肿胀等。

(2)功能障碍:如咀嚼、发音问题。

(3)影响社交和美观:如缺牙、牙折、牙形态问题、牙变色、口臭等。

2. **全身病史**

(1)与治疗安全性有关的内容:如心血管疾病、免疫系统疾病及过敏史,目前正在接受的全身性疾病治疗。既往住院史,严重疾病史,是否使用抗凝药或类固醇等。

(2)能导致修复体的支持能力降低的疾病:如糖尿病、绝经期、妊娠期或抗惊厥药的使用。

(3)其他:患者传染病史;心理卫生状况及精神疾病史。

3. **口腔专科病史**

(1)一般内容:包括发病时间、原因、发展进程、曾接接受过的治疗,牙缺失的原因。

(2)具体内容:牙周病史;修复治疗史;牙体牙髓治疗情况;正畸治疗情况;口腔外科治疗情况;颞下颌关节紊乱病史;放射影像资料。

4. **家族史** 有些疾病有无家族史,有无遗传因素,有助于了解病情。

二、临床检查

1. **临床一般检查**

(1)颌面部检查:皮肤颜色、营养状况;外形对称;比例是否协调;口唇外形、笑线、上下前牙与口唇关系;侧面轮廓、颅颌面牙位置和比例关系。

(2)颞下颌关节区检查:活动度;弹响;外耳道前壁检查;咀嚼肌检查(嚼肌和颞肌打诊)。

(3)下颌运动检查:开口度(正常 3.7~4.5cm)及开口型;下颌侧方运动(最大 12mm);下颌前伸运动。

(4)口腔内检查

①牙体及牙髓:缺损、折裂(隐裂)、磨损程度、牙本质暴露、牙髓状态、龋坏等。

②牙周:牙龈炎症,增生,牙龈萎缩,牙周溢脓,附着丧失。

牙松动度:以幅度计算不超过 1mm 为Ⅰ度,1~2mm 为Ⅱ度,大于 2mm 为Ⅲ度。

以方向计算:Ⅰ度仅唇(颊)舌向,Ⅱ度唇(颊)舌向+近远中向,Ⅲ度唇(颊)舌+近远中+垂直向。

③余留牙位置排列:邻近缺隙的上、下颌牙有无拥挤、扭转、倾斜、移位、过长或伸长,余留牙有无错位牙、低位牙,余留牙邻面接触点位置及邻接关系是否正常,有无食物嵌塞现象。

④殆关系检查:正中殆、远中殆、侧殆、前伸殆干扰、息止颌位。

⑤缺牙区情况：缺牙部位、数目、类型；间隙大小；牙槽嵴有无骨尖，倒凹，骨隆突。伤口愈合情况，一般拔牙后3个月可以修复。

⑥口腔黏膜及软组织：上下颌弓、牙槽嵴大小形态和位置；口腔黏膜色泽、厚度、韧性；唇、颊、舌；唾液情况。

⑦原有修复体：原有冠及固位体、可摘局部义齿、全口义齿的检查，分析成败之处，作为参考。

2. X线检查　常规X线片、曲面断层片、颞下颌关节X线侧位片、头颅定位片。

3. 模型检查　观察研究，制订治疗计划和修复体设计。

三、修复前准备

（一）诊疗计划

1. 诊断　医师根据收集到的信息资料、检查发现、X线片、研究模型、化验检查结果、会诊结论加以综合分析，根据专业知识对病情作出判断。

2. 治疗计划　一方面包括以解决主诉问题为中心的治疗方案。另一方面包括对检查中发现其他问题的治疗建议；确定治疗计划应充分了解患者就诊的目的和要求；让患者了解自己的口腔情况、修复条件，可能的修复方法、时间及费用等；手术前征得同意等。

（二）修复前处理

1. 口腔一般处理　处理急性症状；保证良好口腔卫生；拆除不良修复体；治疗和控制龋病及牙周病。

2. 余留牙的保留与拔除

（1）松动牙：牙槽骨吸收达根2/3以上，Ⅲ度松动者可拔除。

（2）残根：破坏较大，缺损达龈下，根尖周病变范围广泛，治疗效果不佳者可拔除。

（3）根分叉受累牙：X线片明显骨丧失，根分叉完全暴露，水平穿通肉眼可见。

第一类：牙周支持结构垂直方向少于3mm丧失，根分叉水平探诊可测得1mm深度，X线片无骨吸收。

第二类：牙周支持结构垂直方向超过3mm丧失，根分叉水平探诊可测入1mm以上，但尚不能探到对侧，X线片骨吸收明显，但仍有大量骨。

第三类：根分叉处牙槽骨发生穿通性损坏，器械可通过，为龈组织充填，肉眼不可见。

3. 口腔软组织处理　口腔黏膜治疗；唇舌系带矫正；瘢痕或松动软组织切除修整，前庭沟加深。

4. 牙槽骨的处理　牙槽骨修整拔牙后1个月修整较好；骨性隆突修整；牙槽嵴重建。

5. 修复前正畸治疗　牙少量移动矫正技术。

第2单元　牙体缺损

=== 重点提示 ===

本单元内容非常重要，所有知识点都是考试经常出现的，每年题量也很大。通过分析历年考题，我们发现最热的考点是关于修复治疗的原则，需要明确三大原则具体的要求；关于固位原理，需要掌握各种影响因素，并了解改变某影响因素后的变化；另外，题目集中在嵌体、全冠、3/4冠及桩核冠的设计和制备上，这需要我们根据重点各个击破，最好的复习方法是结合临床；最后一个重点是关于修复体戴入后的问题及解决，需要我们学会分析。总体来说，这个部分在口腔修复学是一个单元，出题很多，考生需花大量时间掌握重点内容，并学会分析方法。

考点串讲

一、病因及影响

1. **牙体缺损（定义）的病因**　龋病、外伤、磨损、楔状缺损、酸蚀和发育畸形。

2. **牙体缺损的影响**

（1）对牙体和牙髓的影响：可能引起牙髓炎症、坏死及根尖周病变。

（2）对牙周的影响：食物嵌塞；创伤殆；轴面可引起牙龈损伤。

（3）对咬合的影响：影响咀嚼效率，形成偏侧咀嚼。

（4）其他不良影响：尖锐边缘擦伤黏膜；影响美观及全身健康。

二、治疗设计及方法选择

（一）修复治疗的原则

牙体缺损修复治疗设计时要遵循生物、机械与美观三大原则。

1. **修复的生物原则**　修复体要达到对所修复牙及周围口腔组织的生理保健要求。

（1）正确的恢复形态与功能

①轴面形态（好处）：有一定突度，颈 1/3 突度维持龈组织张力；保持食物正常溢出道及食物对牙龈的刺激；修复体自洁。

②邻面关系（好处）：正常的邻接关系，可防止食物嵌塞，维持牙弓稳定，分散殆力。

③外展隙和邻间隙：食物溢出道，减小牙周负担。

④殆面和殆关系：殆面形态与邻牙、对颌牙相协调，殆力方向与牙体长轴接近，力量大小与牙周组织相协调。

（2）尽量保存牙体硬组织：去除病变组织，阻止病变发展。消除轴壁倒凹，获得良好就位道。牙体预备为修复体提供足够的厚度、强度和美观。牙体预备要有一定形态，提供良好的固位形和抗力形。磨改过长牙或错位牙。做预防性扩展，预备到自洁区。

（3）保护牙髓：高速手机切磨，水雾冷却，间歇、短时、轻压磨除。髓腔较大的年轻恒牙磨除颈部时尤其要注意保护牙髓。局部麻醉下牙体预备更要注意保护牙髓。牙体预备一次完成，避免二次给患者带来痛苦。牙体预备后避免使用刺激性强的药物刺激牙髓。暂时冠保护。

（4）保护牙周组织：牙体制备尽量不损伤牙龈；恢复牙冠解剖外形、颊舌面的生理凸度、邻面接触点；修复体边缘密合，无悬突或台阶，高度抛光；牙周支持组织较弱病例可适当减少修复体的殆面颊舌径宽度；恢复良好的殆接触关系，防止产生殆干扰。

（5）修复体的边缘与位置通常采用的边缘形态：无角肩台；有角肩台。

无角、有角肩台的修复体边线均有足够的厚度，边缘位置明确，容易制作；前者常用于铸造金属全冠及金属烤瓷冠的舌侧金属边缘，而后者常用于前牙金属烤瓷冠的唇面边缘。

根据修复体边缘与牙龈嵴顶的位置关系可分为龈上、齐龈和龈下。通常修复体的边缘置于龈上为好，但在以下特殊情况下需采用龈下边缘：牙体缺损至龈下；牙冠高度不足，需要增加固位力；为了美观，前牙金属烤瓷冠的唇面边缘要放在龈下；牙颈部过敏，需要修复体加以覆盖；邻面接触区较低至龈嵴顶。

2. **牙体缺损修复的机械原则**　制备体有良好的抗力形，修复体有足够的固位力及具备良好的机械强度。

（1）建立良好的抗力形：消除预备体薄弱的边缘及无基釉；制备洞斜面，用高嵌体防止牙冠劈裂；均匀分散殆力。

（2）建立良好的固位（固位力最大）：制备体各相对轴壁近乎平行，殆（切）向聚合度为6°；尽量增加修复体与制备体间的接触面积；修复体与制备体之间非常密合；必要时增加辅助固位，如设计轴沟，针道和箱型固位；选择性能良好的粘结材料；代模表面的间隙剂不宜太厚；制备体的各线角圆钝，避免应力集中。

（3）具备良好的机械强度：选择机械性能良好的合金及其他材料；牙体制备磨除足够的牙体组织厚度，功能牙尖至少 1.5mm，非功能牙尖至少 1.0mm；选择合适的边缘类型，如铸造金属全冠应采用 0.5mm 的无角肩台。

3．牙体缺损修复的美观原则　注重于前牙的形态颜色等与相邻天然牙的协调，如对前牙金属烤瓷冠的牙体制备要达到以下要求：唇侧磨除的厚度至少 1.2～1.5mm，切端磨除 2mm，以模拟出自然牙切端的半透明特性。唇侧边缘的位置应处于龈下，避免金属边缘的暴露。

（二）固位原理

1．**约束和约束反力**　约束指物体位移时受到一定条件限制的现象。约束加给被约束物体的力称为约束反力。

为使人造冠获得大的固位力，可将患牙预备成一定几何形状，限制人造冠的运动方向，并合理设计沟、洞、钉洞等以增加约束和约束力。用以保证修复体获得固位力的几何形状称之为固位形。

2．**摩擦力**　两个相互接触而又相对运动的物体间所产生的作用力。

影响摩擦力的因素：摩擦力的大小与两物体间所受的正压力成正比；摩擦力的大小与两接触物体材料的性质及表面粗糙程度有关；摩擦力与牙外形及洞形的几何形状有关。

3．**粘结力**　粘结力是指粘结剂与被粘结物体界面上分子间的结合力。

影响粘结力的因素：与粘着面积成正比；与粘固剂的厚度呈正比；粘着面适当粗糙可增强粘着力；粘着面应保持清洁；粘固剂调拌的稠度应适当；受粘固剂理化性能影响。

4．常用的固位形

（1）环抱面固位形：𬌗龈高度越大；各轴壁越接近平行；修复体与预备后牙越密合，固位越好。

（2）钉洞固位形：深度 1.5mm，可增加到 2mm；直径 1mm 左右；分布越分散越好；方向与就位道相平行；表面形状以螺纹状固位力最强；一般预备在患牙𬌗面接近牙釉本质界的牙本质内。

（3）沟固位形：深度 1mm；长度越长越好；两条以上的沟平行并与就位道方向一致；两条沟间距离越大，固位越好。

（4）洞固位形：深度在 2mm 以上；底平；壁直，不准有倒凹；邻𬌗洞在𬌗面做鸠尾防止水平方向移位；制备洞缘斜面。

（三）修复体的种类

1．**嵌体（材料）**　嵌入牙冠内的修复体，包括单面嵌体、**双面嵌体（种类）**、多面嵌体和高嵌体。

2．**部分冠**　覆盖部分牙冠表面的修复体，包括 3/4 冠、贴面。

3．**全冠**　覆盖全部牙冠的修复体。

（1）金属全冠：如铸造金属全冠、锤造冠。

（2）非金属全冠：如塑料全冠、瓷全冠。

（3）复合全冠：如烤瓷熔附金属全冠、金属-树脂混合全冠等。

4．**桩核冠**　利用固位桩插入根管内，桩的上部与剩余牙体组织形成核作为全冠预备体，然后再制作全冠修复体的总称。

（四）各类修复体的适应证与禁忌证

1．**铸造金属全冠**

适应证：后牙严重牙体缺损，固位形、抗力形差；后牙存在咬合低、邻接不良、牙冠短小、错位牙改形、牙冠折断或半切除术后需要恢复者；固定义齿的固位体；活动义齿基牙缺损需要保护、改形者；龋坏率高或牙本质过敏严重伴牙体缺损；后牙隐裂，牙髓活力未见异常或者已经牙髓治疗后无症状者。

禁忌证：恒牙尚未完全发育的青少年，未经治疗的牙髓腔宽大的或严重错位的成年人患牙；对金属过敏；牙体无足够的固位形；无足够的修复空间。

2. 桩核冠

适应证：牙冠大部分缺损无法充填治疗，做全冠固位不良或患牙抗力形差者；牙冠缺损至龈下，牙周健康，牙根有足够长度，经牙冠延长术或正畸牵引术后能显露出断面以下最少 1.5mm 的根面高度；错位牙、扭转牙，没有条件正畸治疗者；牙冠短小的变色牙、畸形牙不能做全冠修复者。

禁忌证：根尖未发育完成的年轻恒牙；根管治疗不完善、根尖病变范围过大、瘘管未闭合；根过短，根管弯曲；缺损范围大，根面位于龈下，无法通过正畸牵引或冠延长术获得足够生物学宽度。

3. 嵌体

适应证：能够采用充填法修复的牙体缺损原则上都可以采用嵌体修复。

禁忌证：年轻恒牙和乳牙；缺损小且表浅，未涉及切角；缺损大，残留牙体组织不能获得足够固位形；根管治疗后的无髓牙牙体组织抗折性能差；磨耗重，不能预备足够箱状洞形深度，影响固位或致牙本质过敏。

4. 烤瓷全冠

适应证：要求美观且永久性修复；因龋或外伤牙体缺损较大无法充填者；不能做正畸治疗的扭转牙；烤瓷固定桥的固位体。

禁忌证：年轻恒牙，无足够固位形和抗力形的患牙，深覆𬌗咬合紧，不能配合的患者。

5. 部分冠

适应证：患牙颊舌面是完整的，且保留该面不用并不会使修复体的固位与抗力不足；牙冠各部位的径较大，尤其唇舌径大且龋坏率低者；某些倾斜基牙固定桥修复的固位体；恢复咬合或𬌗面改形。

禁忌证：龋病易感人群、口腔卫生保持不佳者不宜使用；牙体缺损面积大、不易获得足够固位形、咬合力过大的患牙。

（五）修复材料的选择

1. 铸造用合金

（1）镍铬合金：镍为主要成分，铬占 7%～19%。适用于不影响美观的后牙全冠、部分冠、嵌体、桩核。由于硬度高，镍铬合金冠长期使用易导致对𬌗天然牙过度磨耗；用作桩核时易导致牙根折裂。

（2）金合金：硬度与天然牙接近，耐腐蚀性更强，延展性好，更有利于修复体边缘的密合。

2. 烤瓷合金

（1）镍铬合金：常用的烤瓷合金，金属烤瓷结合性好。前牙烤瓷冠唇侧牙龈缘易灰染变色。

（2）金合金：与陶瓷结合性好，烤瓷颜色更佳，金属基底与预备体更容易密合，不会出现牙龈缘灰染问题。

3. 非金属桩核材料 纤维增强树脂桩与瓷桩核。

（六）金瓷结合机制

金瓷结合一般认为存在四种结合方式：化学结合力、机械结合力、范德华力、压应力结合。金瓷结合影响因素如下。

1. 界面润湿性的影响因素 金属表面的污染、合金质量差、铸造时混入气泡、金瓷结合面预氧化排气不正确等。

2. 金瓷热膨胀系数影响因素 合金和瓷不匹配、材料质量不稳定、瓷粉污染、温度变化等。

（七）树脂粘结机制

树脂与牙体组织粘结性不强，但经过酸蚀处理以后，提高其粘结性。经过酸蚀的牙体表面轻度脱矿，粗糙度也明显增加，固化后形成树脂突，树脂与釉质紧密嵌合锁结而起到作用。

三、治疗步骤

（一）金属嵌体的设计与牙体预备

1. 嵌体洞形的设计要求　无倒凹，轴壁平行或外展 2°～5°；预备洞缘 45° 短斜面；邻𬌗嵌体邻面可做箱形和片切；辅助固位形。

2. 牙体预备

（1）𬌗面牙体预备：去龋，预防性扩展，为防止继发龋适当扩大洞形，洞深大于 2mm，底平壁直，轴壁可外展 2°～5°，共同就位道，洞缘预备成 45° 斜面，精修完成。

（2）邻𬌗嵌体的牙体预备

①𬌗面：延发育沟预备，形成鸠尾洞形，洞深 2～3mm，轴壁平行或外展 2°～5°。

②邻面片切：单面金刚砂切盘在近中龈缘嵴内 1.0mm 处，由𬌗方向龈方片切，要求与牙体外形一致，且与牙轴平行或向𬌗方聚拢 2°～5°，颊舌向扩展到自洁区。

③箱状洞形预备：精修完成。

④邻面突度大：可做箱状洞形，龈壁位于龈下 0.2mm 处。邻接关系不佳或缺损表浅可做片切。

（3）高嵌体牙体预备：𬌗面均匀降低 1.0mm，用钉洞固位，深度 2mm 且超过釉质牙本质界，多个钉洞要求有共同就位道。

（二）铸造金属全冠的设计与牙体预备

1. 设计

（1）修复材料：选生物学性能好材料；注意避免异种微电流刺激问题。

（2）固位力：𬌗龈距离短、牙体小、轴壁缺损大、𬌗力大、牙周支持差，边缘设计龈缘下。

（3）𬌗力：固位形、抗力形不足尽量减少𬌗面面积；加深食物排溢沟，注意𬌗力平衡。

（4）老年患者：牙冠长、冠根比例大冠边缘应设计龈缘上，适当增加轴面突度。

（5）抗旋转固位：增加轴沟、小箱形或钉洞固位形，修平过大牙尖斜面。

（6）牙冠严重缺损：桩、钉加固。

（7）其他：预防食物嵌塞；就位道。

2. 牙体预备

（1）𬌗面预备：先延发育沟做 0.8～1.0mm 引导沟，再按𬌗面形态均匀磨除 1mm，注意正中𬌗、前伸𬌗及侧𬌗均应有足够间隙。

（2）颊舌面预备：消除倒凹，轴面最大周径降到全冠边缘处，预备 1mm 间隙，正常聚合 2°～5°。

（3）邻面预备：消除倒凹，与邻牙分离，形成协调戴入道。

（4）轴面角预备：轴面角磨圆钝，并形成与牙体形态相一致的外展隙，颈缘以上无倒凹。

（5）颈部预备：非贵金属 0.5～0.8mm 宽，浅凹形或圆角形肩台；贵金属 0.35～0.5mm。

（6）精修：预备出牙尖功能斜面并检查。𬌗面在三个不同𬌗位上修复间隙及基本外形；轴壁有无倒凹；邻面及颊舌面𬌗向聚合角；颈部肩台宽度、均匀性、是否平滑；各个轴面角、𬌗缘嵴是否圆滑等。

（三）烤瓷熔附金属全冠的设计与牙体预备

1. 设计

（1）覆盖面设计：全部瓷覆盖（咬合关系正常，上、下前牙咬合接触应距金瓷衔接线 2mm 以上）；部分瓷覆盖（咬合紧、覆盖小、𬌗力大的前牙或作为固定桥的固定位）。

（2）金属基底冠设计：全冠形式，能提供足够固位；基底一定厚度和强度，贵金属 0.3～0.5mm，非贵金属 0.5mm；基底表面无棱角、锐边、各轴面呈流线形；避免应力集中；瓷层厚度均匀；颈缘处连续光滑无菲边。

（3）金-瓷结合部设计

①前牙金-瓷衔接线：咬合正常可设计成只有舌侧颈缘的全部瓷覆盖；咬合紧可瓷层只覆盖舌侧切缘 2～3mm 处；上、下前牙正中𬌗在切 1/3 但𬌗力不大时，可衔接在舌 1/2 处。

②后牙金-瓷衔接线：正常情况设计在舌侧距𬌗边缘嵴 2mm 处，𬌗龈距小处于中央沟处；牙冠小、𬌗力大、𬌗龈距过短，置于𬌗面距颊侧𬌗边缘嵴 1mm 处；金瓷结合避开邻接区。

（4）颈缘设计

①瓷颈环：颈部预备成宽 0.8mm 以上的肩台；美观，但易崩瓷。

②金属颈环：0.5mm 宽肩台，1.0mm𬌗龈高度；龈缘密合性好，不易崩瓷，但不美观。

③金瓷混合颈环：金属基底采用贵金，龈退缩倾向者慎用。

（5）邻接设计：前牙邻面为瓷覆盖，金瓷结合部位于邻接区的舌侧，舌邻轴面角近邻面处，前磨牙或磨牙的邻接区可为瓷或金属。

2．预备

（1）前牙预备

①切缘：高速金刚砂车针磨出深 1.5～2.0mm 引导沟 2～3 条，依次向近远中扩展，磨出 1.5～2.0mm 间隙；上、下颌前牙切缘预备出向舌侧倾斜的 45° 小斜面，保证前伸时有足够的空间。

②唇面：切 1/2 磨出深 1.0～1.5mm 引导沟，近远中扩展，切 1/4 向舌侧倾斜 10°～15°，唇面龈 1/2 磨除同样深度，方向与牙体长轴相同。

③邻面：消除倒凹，再预备。上前牙 1.8～2.0mm，下前牙 0.6～1.0mm，无瓷则 0.35～0.5mm 肩台即可。

④舌面：磨除量 0.8～1.5mm，提供上、下牙咬合时所需空间。

⑤前牙颈圈或颈缘：金属颈缘肩台 0.35～0.5mm，金属和瓷颈缘肩台 1.0～1.5mm，龈下 0.5～0.8mm 处。

（2）后牙预备：同铸造全冠及前牙烤瓷全冠相近。

（四）桩核的类型及固位要求与牙体预备

1．桩核的主要类型　金属桩核、预成桩、非金属桩（纤维桩、玻璃纤维桩、瓷桩）。

2．固位要求

（1）桩的长度：根尖不少于 4mm 根尖封闭；桩的长度＞临床冠的长度；桩处于牙槽骨内的长度＞根在牙槽骨内总长度的 1/2。

（2）桩的直径：不超过根径 1/3。

（3）桩的形态：取决于根的形态。桩表面外形：平行桩固位力大，适用于根长且粗大者；锥形桩适用于细根、短根、继发牙本质少的患牙。

（4）冠与根面关系：桩冠的冠要求与根管有共同就位道，而桩核冠的冠不受根管就位道的影响。牙本质肩领处牙体厚度不小于 1mm，高度不小于 1.5mm。

3．牙体预备

（1）根面预备：去净残冠上所有旧修复体及龋坏组织；全冠预备要求与方法进行牙体预备；去除薄弱、无支持牙体组织，余留根面修平整，牙本质肩领不小于 1.5mm。

（2）根管预备（时间选择）：X 线片确定桩长，标记扩孔钻上；根管方向选导向钻或球形钻，低速进钻并抽拉排出充填物，直达预定根管长度；循序用根管扩大钻、根管定型钻预备出所需根管外形。

（五）3/4 冠的牙体预备

1．前牙 3/4 冠的牙体预备

（1）舌面预备：轮状金刚砂车针均匀磨除 0.7mm 间隙。

（2）切缘预备：轮状金刚砂车针切缘的舌侧部分均匀磨除 0.7mm 并形成 45° 斜面，尖牙形成近远中两个斜面。

（3）邻面预备：针状细长车针从舌隆突下轴壁的邻舌线角处向唇面切割，去除倒凹，近远中两邻面彼此平行或内聚 6°。

（4）邻轴沟预备：目的是形成两个轴沟的舌侧壁，抵抗舌向脱落。适当粗细平头锥形车针在预备好的邻面内预备出两个互相平行的 1mm 深度轴沟，尽可能靠近唇侧，沟与唇面切 2/3 及颈袖轴壁平行，向切端逐渐变浅，龈端止于距颈缘线 0.5mm 处以内。

（5）切沟预备：适用于切端唇舌径较厚、牙透明度不高，牙冠较短的病例，辅助其抗舌向脱位力及增加固位力。

倒锥车针在切缘预备好的平面上，做一平行于切嵴的 0.5mm 深、1mm 宽的切嵴沟，沟两端与邻面轴沟开口相连。

（6）修整：各壁光滑移行相连，使龈缘位于龈下 0.2～0.5mm。

2. 后牙 3/4 冠的牙体预备

（1）𬌗面预备：预备出 1.0mm 的间隙。

（2）舌面预备：圆头柱状车针去除倒凹，形成与牙长轴一致轴壁，形成 0.5mm 宽凹面肩台。适当加大舌外展隙。

（3）邻面预备：针状车针去除倒凹，止于邻颊线角，修整邻面轴壁并与邻面舌侧肩台连续，有共同就位道。

（4）邻轴沟预备：平头锥形车针在预备好的三个邻面上尽量靠近颊侧位置，与舌侧壁平行，在边缘肩台 0.5mm 处做出 2 个深度 1mm 左右相互平行的轴沟。

（5）𬌗面沟预备：平头锥形短车针，在上颌颊尖舌斜面，下颌舌尖颊斜面，连接两侧轴沟成一深度均匀的 V 形𬌗面沟。

（6）修整：各壁光滑移行相连。

（六）暂时冠制作

1. 暂时冠作用　保护作用、自洁作用、维持与稳定作用、恢复功能作用、诊断作用。

2. 制作方法

（1）直接法：成品塑料牙面成形法、印模成形法、真空薄膜印模直接成形法。

（2）间接法：涂塑法、真空薄膜印模间接成形法、成品冠法。

（七）印模与模型

1. 椅旁印模　弹性印模料取患牙印模；藻酸盐印模取对颌牙印模；咬合记录。

2. 取模托盘

（1）普通托盘。

（2）个别托盘：托盘的要求是托盘的形态大小与牙弓形态大小相一致，比牙弓略大，有 3～4mm 间隙容纳印模材。托盘边缘距黏膜皱襞 2mm，不影响唇颊舌系带及口底黏膜活动。印模包括所有与修复有关的组织。

3. 取模方法　两步法；一步法。

4. 印模的要求　印模取出后要检查印模是否完整，清晰，要修复的区域是否取全，边缘伸展是否适度，主要功能区有无气泡，发现有缺陷影响修复效果，需要重取。

5. 模型要求　清晰，准确度高，尺寸稳定，无表面缺陷。

（八）修复体试合、磨光、粘固

1. 先在代型上检查就位、邻接及咬合。

2. 去除暂时冠，去尽粘固剂，修复体消毒后试戴。

3. 就位（标志）：人造冠龈缘位置达到设计的位置（长短、密合性、形态、邻接关系），咬合基本良好，义齿无撬动（就位困难原因）。不可强行就位，咬合纸配合调整。试戴观察。

4. 磨光、抛光后 <u>75%乙醇擦洗，消毒</u>，干燥备用。

5. 清洗患牙，必要时酸蚀，冲洗，除湿、干燥后涂布粘固剂加压粘固。

四、修复体戴入后的问题及处理

1. 疼痛

（1）<u>过敏性疼痛</u>：备牙引起牙本质暴露或材料刺激引起，一般粘固后可消失；若长时间不消失可能为牙髓炎，需要进行治疗；使用一段时间后出现过敏性疼痛，可能为继发龋、牙龈退缩或粘固剂脱落溶解引起，应该对因处理。

（2）<u>自发性疼痛</u>：常见为牙髓炎或根尖周炎，应仔细检查修复体，明确诊断后做治疗；如为食物嵌塞引起龈乳头炎，应解决食物嵌塞问题或拆除重新修复；如为对牙的金属微电流刺激，一般应拆冠重做。

（3）<u>咬合痛</u>：短期出现多是由于创伤𬌗引起，通过调𬌗可消失；一段时间后出现，应全面检查看是否有创伤性牙周炎、根尖周炎、根管侧穿或根折等，然后对因治疗。

2. 食物嵌塞

（1）原因：<u>修复体与邻牙、修复体与修复体之间无接触或接触不良</u>；修复体轴面外形不良；𬌗面形态不良；𬌗平面和邻牙不一致；修复体有悬突或龈边缘不密合；对𬌗牙有充填式牙尖。

（2）表现：胀痛不适，嵌入的食物压迫牙龈引起疼痛或腐败分解刺激引起龈炎，导致疼痛、龋病和牙周炎。

（3）治疗：对因治疗，邻接不良，拆除重做；𬌗面形态不良，调磨修改；邻牙有牙体缺损，可利用邻牙充填或做修复体；使用一段时间后由于患牙移位出现邻接异常和食物嵌塞，拆除重做。

3. 龈缘炎

（1）原因：<u>修复体轴面外形不良；冠边缘过长，边缘抛光不良、悬突；试冠、戴冠时对牙龈损伤</u>；嵌塞食物压迫；倾斜牙、异位牙修复体未能恢复正常排列和外形。

（2）治疗：局部消炎，调𬌗，若不缓解应拆除重做。

4. 修复体松动、脱落

（1）原因：修复体固位不足；创伤𬌗；粘固失败。

（2）对策：一旦松动尽早取下分析原因，对因处理。

5. 修复体损坏

（1）原因：外伤；材料因素；制作因素；𬌗力过大；调𬌗磨改过多；磨耗过多。

（2）对策：全瓷或烤瓷冠局部破裂、折断可用光固化树脂修补；大范围破损或穿孔应重做。

6. 修复体的拆除

（1）去冠器：适合松动修复体的拆除。

（2）冠的破除：适合固位力较牢冠的去除。

（3）嵌体的拆除：磨切和撬松相结合的方法拆除。

第 3 单元　牙 列 缺 损

═══════ 重 点 提 示 ═══════

本单元内容也非常重要，是口腔修复学的关键内容，各个知识点考试都经常出现，而且本单元又同时涉及固定和活动修复，所以有承前启后作用。总结本单元内容，需着重掌握固定和活动修复差异点；固定义齿设计是重中之重，要求全面掌握；可摘义齿掌握其组成部件的要求及 Kennedy 分类；还有就是掌握戴牙后出现的问题，要学会分析解决。总体来说，这个部分在口腔修复学出题最多，考生相应要花的时间也应最多。

====================== 考点串讲 ======================

一、病因及影响

1. **牙列缺损的病因**　龋病、牙周病、根尖周病、颌骨和牙槽骨外伤、颌骨疾病、发育障碍等。

2. **牙列缺损的影响**　咀嚼功能减退；牙周组织改变；发音功能障碍；影响美观；颞下颌关节改变。

二、治疗设计及方法选择（两者优、缺点）

（一）固定义齿与可摘局部义齿的适应证与禁忌证

1. **固定义齿的适应证**

（1）缺牙数目：牙弓内少数牙缺失或者少数牙的间隔缺失。

（2）缺牙部位：末端游离缺失不做单端固定桥。如果对颌是黏膜支持式义齿，可做单端固定桥。

（3）基牙条件：冠根均匀；牙髓正常或治疗过的死髓牙；牙周组织无病变；根吸收小于1/3，停滞水平，基牙位置正常，无过度扭转或倾斜。

（4）殆关系：基本正常，对颌无伸长。

（5）缺牙区的牙槽嵴：愈合良好，形态正常，无骨尖、残根、增生物及黏膜疾病。

（6）年龄：青年和壮年最佳，即20～55岁。

（7）口腔卫生情况：良好，能自行维护。

（8）余留牙情况：无伸长、下沉及过倾斜，无重度松动，无不良修复体，无牙体牙周疾病。

（9）其他：患者的要求和口腔条件的一致性。

2. **固定义齿的禁忌证**

（1）年龄较小，临床牙冠短，根尖部未完全形成。

（2）缺牙较多，余留牙无法承受固定义齿殆力。

（3）缺牙区毗邻牙有牙髓、牙周病变未治疗。

（4）缺牙区牙槽嵴顶黏膜至对颌殆面距离过小者。

3. **可摘局部义齿的适应证**

（1）适用于各种牙列缺损，尤其是游离端缺牙者。

（2）缺牙伴有牙槽骨、颌骨或软组织缺损者。

（3）拔牙创未愈合或青少年过度修复及美观要求采用的过渡性义齿。

（4）基牙或余留牙松动不超过Ⅱ度，牙槽骨吸收不超过1/2者，修复同时可作为松动牙固定。

（5）牙殆面重度磨损等原因造成咬合距离过低，需加高垂直距离者。

（6）唇、腭裂不能或不愿外科手术、需以基托封闭腭部裂隙者。

（7）有特殊需要，为获得特殊外观效果的化妆义齿。

（8）不接受或不能耐受固定义齿修复时大量磨除牙体组织者。

（9）年老体弱、全身健康条件不允许固定义齿修复者。

4. **可摘局部义齿的禁忌证**

（1）缺牙间隙过小或殆龈距过低，义齿强度不足者。

（2）某种原因生活不能自理，可摘义齿不便摘戴、保管、保洁，有误吞危险者。

（3）对丙烯酸树脂过敏又无其他材料可取代或个别患者对义齿异物感无法克服者。

（4）严重牙体、牙周及黏膜病变未得到有效治疗控制者。

（二）固定义齿的组成及分类

固定桥由固位体、桥体和连接体三个部分组成。

类型：双端固定桥；半固定桥；单端固定桥；复合固定桥；种植固定桥；固定-可摘固定桥；粘结固定桥；CAD/CAM固定桥。

（三）固定义齿的生理基础

1. **牙周储备力**　固定桥修复的生理基础。

2. **牙周膜面积与牙周储备力**　基牙牙周及支持组织的健康决定了基牙的质量，临床上最常使用的方法是用牙周膜面积大小评价基牙的支持力，选择基牙。牙周膜面积与基牙的牙周储备力呈正变关系。牙周膜面积的减小会造成牙周储备力的减小而影响基牙的支持力。

3. **牙槽骨与基牙支持力的关系**　健康牙的牙槽骨对生理性的咬合刺激反应良好，在 X 线片上显示骨质致密，骨小梁排列整齐，对咬合的承受能力高，是可选择的好基牙。

（四）固定义齿的设计

1. 固位体设计

（1）固位体设计的一般原则：固位形和抗力形；共同就位道；外形包括恢复解剖形态、生理功能、美观要求，并具有良好自洁作用；边缘密合性；材料性能；保护牙体软、硬组织。

（2）固位体类型

①冠外固位体：全冠（固位力最强）；部分冠（固位力比全冠小，比嵌体大）。

②冠内固位体：嵌体（固位力弱，临床很少使用）。

③根内固位体：根桩固位体。

（3）固位体设计中应注意的问题

①提高固位体的固位力：固位力大小、基牙条件、固位体的类型、牙体预备量。

②固定桥固位力：双端固定桥两端固位力基本相等；单端固定桥固位力要求高。

③固位体的固位力大小：与𬌗力大小、桥体跨度和桥体弧度相适应。

④边缘设计：前牙一般在龈缘下，冠内固位体边缘线延伸到自洁区。

⑤其他：固位体之间的共同就位道；防止基牙的牙尖折裂；修复基牙的缺损或畸形；美观要求；利用固位体调节缺失牙间隙。

（4）特殊基牙的固位体设计

①牙冠严重缺损牙：未达龈下或达龈下 2mm 时，牙根稳固经根管治疗或加桩核可作基牙。

②牙冠严重磨耗牙：缩小轴壁聚合度，加固位形。

③倾斜牙：改变固位体设计，如下颌第二磨牙倾斜，可设计变异 3/4 冠固位体；下颌第二磨牙倾斜严重，可设计套筒冠固位体；如果进行完善根管治疗还可以设计桩核或金属翼板粘结固定桥。

2. 桥体设计

（1）桥体应具备的条件：恢复缺失牙形态和功能，维护牙弓完整性；良好的自洁作用；形态、色泽美观，口内舒适；后牙桥体𬌗面形态和颊舌径与基牙的支持和固位条件相适应；龈端面积适当，不压迫黏膜，具清洁作用；有足够的机械强度、化学稳定性和良好的生物安全性。

（2）桥体的类型

①材料：金属桥体、非金属桥体、金属与非金属联合桥体。

②龈端与牙槽嵴黏膜接触关系：接触式桥体、悬空式桥体。

③桥体龈端形态：盖嵴式桥体、改良盖嵴式、船底式桥体、悬空式桥体。

（3）桥体的具体设计

①桥体的𬌗面：形态根据对颌牙咬合关系设计，大小一般颊舌径略窄于原缺牙者，一般为缺牙宽度的 2/3，条件差可为原来的 1/2。

减小𬌗力的方法：减小颊舌径；减小舌侧近远中径，扩大舌侧外展隙；减小牙尖斜度；加深颊舌沟，加大食物溢出道。

②桥体的龈端：与缺牙区牙槽嵴状况、桥体自洁能力和可清洁能力有关。

③桥体的轴面：恢复唇颊和舌腭面外形和突度，颈缘线位置及邻间隙形态与邻牙相协调。

④桥体的色泽：与邻牙和同名牙相接近。

⑤桥体的强度：材料的机械强度；桥架的厚度与强度（桥体弯曲变形量与桥体厚度的立方成反

比，与桥体长度的立方成正比，与桥体的宽度成正比）；结构形态（工形、T形、拱形优于平面形）；减小殆力。

3. 连接体设计

（1）固定连接体：截面积 4～10mm², 前牙固定桥连接体面积小，位于中 1/3 偏舌侧；磨牙固定桥连接体面积大，位于中 1/3 偏殆方；前磨牙固定桥连接体面积居中，位于中 1/3 偏殆方。

（2）活动连接体：通过栓道式活动关节相连接，由栓体和栓道组成，一般用于基牙倾斜、难于取得共同就位道的后牙固定桥病例。

（五）可摘局部义齿的类型和支持方式

1. **按义齿对所承受殆力的支持方式分类**　牙支持式义齿、黏膜支持式义齿、混合支持式义齿。

2. **按义齿制作方法和材料分类**　塑料连接式可摘局部义齿、金属铸造支架式可摘局部义齿。

（六）Kennedy 分类法

第一类：牙弓两侧后部牙缺失，远中为游离端，无天然牙存在。

第二类：牙弓一侧后部牙缺失，远中为游离端，无天然牙存在。

第三类：牙弓一侧后牙缺失，且缺隙两端均有天然牙存在。

第四类：牙弓前部牙缺失，天然牙在缺隙远中。

亚类：指的是除主要缺隙外，另存的缺隙数的统称。

（七）可摘局部义齿的模型观测

用观测仪的分析杆检查各基牙和黏膜组织的倒凹情况以确定可摘局部义齿的共同就位道，并绘出各基牙的观测线。结合临床检查情况，在模型上确定基牙的数目和分布，卡环和大连接体的类型、位置、基牙倒凹的大小和可供利用的有利固位的倒凹，检查软组织倒凹，设计基托伸展范围，进一步确定最佳的义齿设计方案。

（八）可摘局部义齿的组成、基本要求

可摘局部义齿一般由人工牙、基托、殆支托、固位体和连接体组成。

1. **人工牙**

（1）作用：替代缺失的天然牙以恢复牙弓完整性；建立正常咬合、排列和邻接关系以恢复咀嚼功能；辅助发音；恢复牙列外形和面形；防止口内余留牙出现殆关系发生紊乱。

（2）选牙原则

①前牙：满足切割功能，达到言语和美观要求；形态大小色泽与同名牙和相邻牙对称、协调；排牙参考余留邻牙、对颌牙和缺牙区牙槽嵴情况；颜色应与患者的肤色、年龄相称；尽量选用成品牙。

②后牙：尽量选硬度大、耐磨性能好的；外形、颜色与同名牙和邻牙协调；游离端缺牙应该减数、减径，增加食物排溢沟；颊面垂直高度应与余留天然邻牙协调。

（3）种类

①材料分：塑料牙、瓷牙、金属牙。

②殆面形态分：解剖式牙（牙尖斜度 30°～33°）、非解剖式牙（牙尖斜度 0°）、半解剖式牙（牙尖斜度 20°）。

③制作方法分：成品牙、个别牙。

2. **基托**

（1）基托的功能：连接作用；修复缺损；传递殆力；固位和稳定作用。

（2）基托的类型：塑料基托；金属基托；金属网+强塑料基托。

（3）基托的要求

①基托的伸展范围：在利于义齿固位稳定，不影响软组织活动的前提下，尽量减小基托面积；后牙游离端义齿上颌基托一般盖过上颌结节，伸展至翼颌切迹；黏膜支持式上颌可摘局部义齿，后

缘中部止于硬软腭交界稍后的软腭处；下颌义齿后缘覆盖磨牙后垫前 1/3～1/2。基托唇、颊边缘伸至黏膜转折处，边缘圆钝，一般不宜进入组织倒凹区。

②基托厚度：塑料一般不少于 1.5～2mm；金属基托厚度 0.5mm。上腭呈腭皱形既有利于基托的强度，又能辅助发音。

③基托与基牙及邻牙的关系：腭侧基托边缘应与基牙及邻近牙导线以上非倒凹区接触；基托不能进入邻牙的倒凹区；前牙置于舌隆突上；基托边缘与牙密合无压力；龈缘处的基托组织面应缓冲。

④基托与黏膜的关系：密合而无压力；特殊部位要缓冲。

⑤基托的形态和美学要求：组织面与其下组织外形一致，密合无压痛。磨光面高度磨光，边缘曲线匀整、圆钝。

3．殆支托

（1）殆支托的作用：支承、传递殆力；稳定义齿；防止食物嵌塞和恢复殆关系。

（2）殆支托的要求

①殆支托的位置：天然牙殆面近远中边缘嵴上，咬合紧可放于磨牙的颊（舌）沟处。

②殆支托的大小、形态：铸造金属——长度约为 1/4 磨牙或 1/3 前磨牙的近远中径，宽度应为 1/3 磨牙或 1/2 前磨牙的颊舌径，厚度为 1～1.5mm。18 号不锈钢丝——宽为 1.5mm，厚为 1mm，长为 2mm。铸造支托呈圆三角形（匙形），底面与支托窝相密合呈球凹接触关系。

③材料：具有刚性，不易变形或折断。

④殆支托与基牙关系：殆支托凹底与基牙长轴垂线约成 20°（磨牙）或 10°（前磨牙）左右仰角，不会使基牙移位。殆支托的连接体不能进入基牙倒凹区。

⑤殆支托厚度：不影响就位和咬合，有一定厚度。

4．固位体

（1）固位体的功能：固位、支持、稳定。

（2）固位体的要求：有一定固位力，保证义齿咀嚼时不脱落；非功能状态时，对基牙不产生静压力；摘戴义齿时，对基牙无侧方压力；符合美观要求，尽量少显露金属；合理设计，不损伤口内软硬组织；与基牙密合，不易积存食物；固位体颊、舌臂和各固位体间尽量有交互对抗作用；制作材料有良好的生物学性能。

（3）固位体的种类

①直接固位体：防止义齿殆向脱位，起主要固位作用，包括冠外固位体（卡环型、套筒冠）和冠内固位体（栓体栓道）。

②间接固位体：增强义齿的稳定，防止翘起、摆动、旋转、下沉。包括指端支托、连续卡环、金属舌腭板、附加卡环、邻间沟、殆支托、延伸基托等。

（4）间接固位体设计：设计位置与支承线相关，支承线有纵线、横线、斜线、平面四种形式；远中游离端义齿间接固位体应位于前牙舌隆突上；原则是从间接固位体到支承线垂直距离最好大于从鞍基远端到支承线的垂直距离；间接固位体种类有金属舌板、邻间钩、舌杆等。

（5）各型直接固位体的组成、作用和要求

①卡环：由卡环臂、卡环体、殆支托和连接体组成。

卡环臂：卡环臂尖位于倒凹区，是卡环产生固位作用的主要部分，阻止牙殆向脱位。卡环臂放于非倒凹区，起稳定作用，防止义齿侧向移位。

卡环体：连接卡环臂、殆支托和小连接体的部分，环抱于基牙的非倒凹区，对基牙环抱作用，阻止义齿龈向和侧向移动。

小连接体：卡环包埋在基托内与大连接体相连的部分，起连接作用。

其他：殆支托。

②卡环与观测线关系：观测线又称导线，是指按共同就位道描画的，用以区分硬、软组织倒凹和非倒凹的区分线。

Ⅰ型导线：基牙向缺隙相反方向倾斜时画出的导线，基牙主要倒凹区远离缺隙侧。

Ⅱ型导线：基牙向缺隙方向倾斜时画出的导线，基牙主要倒凹区靠近缺隙侧。

Ⅲ型导线：基牙近远中缺隙侧均有明显倒凹或基牙向颊舌向倾斜时所形成的导线，导线位置靠近殆面，倒凹普遍且显著。

Ⅰ型导线卡环：正型卡环，卡环臂在倒凹区，卡环体在非倒凹区，固位稳定好。

Ⅱ型导线卡环：分臂卡环，近缺牙区臂端在倒凹区，另一端在非倒凹区，有一定固位作用，稳定作用较差。

Ⅲ型导线卡环：导线较高，需靠近殆缘，有一定环抱和稳定固位作用。

（6）常用卡环

①单臂卡环：1个卡环臂位于颊侧，多利用连接体作跨越殆外展隙的间隙卡环。

②双臂卡环：颊臂为固位臂，舌侧为对抗臂。

③三臂卡环：颊、舌两臂和殆支托组成。

④环形卡环：又称圈形卡环，多用于最后孤立磨牙，牙向近中舌侧（下颌）或近中颊侧（上颌）倾斜。

⑤对半卡环：由颊舌两个相对卡环臂和近远中两个支托组成。主要用于前后有缺隙、孤立的前磨牙或磨牙上。

⑥长臂卡环：又称延伸卡环，卡环臂延伸到邻牙倒凹区，用于基牙松动或外形圆秃无倒凹者。

⑦连续卡环：卡环臂很长，仅中间部分进入倒凹区，无游离臂端。多用于牙周夹板，放置在2个以上牙上。

⑧联合卡环：位于相邻两牙上的2个卡环通过共同的卡环体相连而成。卡环体位于相邻两牙殆外展隙，适用于基牙牙冠短而稳固，相邻两牙间有间隙或食物嵌塞情况。

⑨回力卡环：常用于后牙游离缺失，基牙为前磨牙或尖牙，牙冠短或呈锥形。减轻基牙负荷，起应力中断的作用。

⑩倒钩卡环：常用于倒凹区在殆支托的同侧下方的二型导线基牙。

⑪尖牙卡环：专门用于尖牙上，设近中切支托。支持、固位作用好。

⑫杆形卡环：有不同形状，如T形、L形、U形、I形、C形。

⑬混合型卡环：RPI卡环组由近中殆支托、远中邻面导板及颊侧I形杆式卡环组成，常用于远中游离端义齿。

主要优点：殆力作用下，游离端邻缺隙基牙受力小，且作用力方向接近牙体长轴；I形杆与基牙接触面积小，美观且龋患概率小；邻面导板可防止义齿与基牙间食物嵌塞，同时起舌侧对抗卡环臂；近中殆支托小连接体可防止游离端义齿远中移位；游离端基托下受力均匀，较垂直于牙槽嵴。

⑭RPA卡环组：由近中殆支托、远中邻面板和颊侧圆形卡环固位臂组成。

5. 连接体

（1）大连接体

①作用：连接义齿各部件成一整体；传递分散殆力；与基托比可缩小义齿体积并增加强度。

②要求：抗弯曲能力；不影响周围组织的功能性活动；尽量缩小体积。

③类型

前腭杆：位于上颌硬区之前，腭皱襞之后。厚约1mm，宽约8mm，离开龈缘至少4～6mm。

后腭杆：位于上颌硬区之后，颤动线之前。厚1.5～2.0mm，宽约3.5mm，腭中缝区缓冲。

侧腭杆：上颌硬区两侧，离开龈缘4～6mm，与牙弓平行。厚1.0～1.5mm，宽3.0～3.5mm。

腭板：前腭杆向前、左右伸展成，与后腭杆连接则呈"天窗"腭板，覆盖全腭区则为全腭板。

舌杆：位于下颌舌侧龈缘与舌系带、黏膜皱襞间，距牙龈缘3～4mm。厚2～3mm，宽3～4mm。

与黏膜有三种形态：垂直型与黏膜平行接触；倒凹型者在倒凹之上；斜坡型与黏膜轻轻接触。

舌板：舌侧高基托，覆盖于下前牙舌隆突上。适用于前牙松动需夹板固定者；舌系带过高不能容纳舌杆者；舌侧倒凹过大不能用舌杆者。

唇、颊杆：适用前牙或前磨牙过于舌向或腭向，组织倒凹大影响就位或舌系带接近龈缘，宽、厚度与舌杆相似，杆应离开龈缘 3～4mm。

（2）小连接体：把义齿上各部件与大连接体基托相连。

（九）可摘局部义齿的设计

1. 可摘局部义齿达到的基本要求　适当地恢复咀嚼功能；保护口腔组织的健康；良好的固位稳定作用；舒适；美观；坚固耐用；容易摘戴。

2. 可摘局部义齿的设计原则

（1）生物学和生物力学原则

①生物学原则：修复体材料对人体无害；根据余留牙条件及支持组织情况，恰当恢复功能；义齿设计制作尽量减少对天然牙覆盖，义齿部件与口腔组织密合；义齿形态、范围不妨碍周围组织、器官正常的功能性活动；患者容易适应。

②生物力学原则：可摘局部义齿设计符合生物力学原则，避免基牙与基托下组织受到不利作用力而损害健康。

（2）固位设计原则

①基牙选择原则：首选健康牙，治疗患病牙，选择固位形好的，基牙数目（2～4 个）不宜过多，基牙位置恰当，越分散越好。

②就位道原则：选择的就位道应便于患者摘戴义齿；根据义齿的固位需要选择就位道；根据义齿的稳定需要选择就位道；就位道不应导致义齿与邻牙间出现过大的空隙；应根据就位道对基牙外形进行修整。

③确定就位道方法

平均倒凹法：将模型方向调节在各基牙的近远中向和颊舌向倒凹比较平均的位置。

调节倒凹法：使缺隙两侧基牙的倒凹适当地集中在一侧基牙的某一面上。适用于基牙牙冠短，基牙长轴彼此平行者。

选择就位道一般规律：个别前牙或后牙缺失或单间隙连续缺牙时采用调凹式就位道。前牙缺失，一侧后牙非游离端缺失或前后牙同时有缺失者，采取由前向后斜向就位道。后牙游离端缺牙一般采用由后向前斜向就位。缺牙间隙多且倒凹大者，则采取平均倒凹的就位道。

④直接固位体（卡环）的设计原则：固位体的数目、分布与基牙的位置、数目的选择原则相同；按导线设计卡环；不损害基牙，利用天然间隙，尽量少磨牙体组织；卡环臂进入基牙倒凹深度要合适；避免卡环臂对基牙产生侧向力和扭力；卡环与基牙表面要密合，接触面积尽可能小；基牙牙周健康差或缺牙多支持力差时，应增加固位体；增加基牙原则应靠近弱基牙、由线支承变为面支承；兼顾美观、舒适及义齿摘戴方便。

（3）稳定设计原则：加大平衡距增加平衡力；补偿义齿支持组织可让性之间差异；变混合支持形式为单一支持形式。

（4）咬合设计原则：人工牙𬌗面形态恢复应符合固位、稳定需要；根据义齿的𬌗力支持形式设计人工牙𬌗面形态和恢复咀嚼功能；恢复或适当加高垂直距离；改善余留牙𬌗关系；选择适合的人工牙；合理排牙。

（5）连接设计原则

①连接设计目的：有利于义齿固位、稳定，并将𬌗力传递。

②设计原则：有一定强度、质坚韧、不变形、不断裂；不影响周围组织功能性活动；根据不同情况，呈不同的大小、外形和厚度；不进入软组织倒凹区。

③连接体类型：刚性连接（缺牙少、基牙健康情况好）和弹性连接（缺牙多、基牙健康情况差）。

④连接设计：尽量减少义齿异物感；尽量减少义齿体积；合理安排连接部件位置。

（6）加强设计的原则

①义齿折断的好发部位：修复小的缺牙间隙及咬合紧的低间隙义齿，位于人工牙腭舌侧基托处及人工后牙𬌗面支托连线处；前后均有缺牙，中间孤立牙的腭侧基托处；下颌后牙游离端缺失，近缺牙区基牙的舌侧基托处或前牙舌侧部位的基托处；加强丝设计不当处；塑料基托过薄或有气泡部位；上颌多数牙缺失，前部腭中缝处或其两侧的基托。

②义齿折断的原因：义齿存在过分薄弱区域；义齿局部应力集中；设计制作不当造成义齿折断的隐患。

③预防义齿折断的措施

对义齿薄弱部位的加强：调𬌗开辟间隙，使缺牙间隙的𬌗龈距离或近远中距离加大；埋入加强钢丝；用金属𬌗、舌面加强；塑料基托易折断处用金属网加强或金属基托替代；支架位置、布局应设置合理。

设计和制作义齿避免产生应力集中的条件：减少应力集中造成义齿形态突变；加强丝走向避免与基托内应力的方向正交；义齿制作中避免气泡。

（7）𬌗学的原则：口颌功能协调；咬合关系稳定；颌位关系正常；适当恢复咀嚼功能；尽可能不改变原有口腔环境；修复过程中需纠正患者不良咬合习惯。

（8）美学的原则：社会美；自然美；艺术美；科学美。

3. 各类牙列缺损的可摘局部义齿设计要点

（1）Kennedy 第一类牙列缺损的义齿设计要点

①1～2 个双侧后牙游离端缺失

基牙选择：常规选择 2 个基牙，单侧设计。

𬌗支托设计：邻缺隙侧基牙上设计远中𬌗支托，基牙条件差可设计近中𬌗支托。

间隙卡环位置：一般位于第一前磨牙以增加平衡距。

缺牙区牙槽嵴黏膜支持力弱者：可适当减少人工牙颊舌径或减牙不恢复第三磨牙。

②双侧多个后牙游离缺失或一侧游离缺牙多另一侧单个后牙游离缺失

基牙选择：3～4 个基牙，双侧相连。

𬌗支托、间隙卡环设计：邻缺隙基牙上可设计 RPI、RPA 卡环组；加设间接固位体（舌隆突支托、切沟等）；人工牙排列为减数或减少颊舌径，尽量伸展游离基托范围。

③双侧后牙全部缺失、余留前牙条件差

上颌：不设𬌗支托，尖牙放置低位卡环固位，用黏膜支持式。

下颌：尖牙上设舌隆突支托及唇侧低位卡。

（2）Kennedy 第二类牙列缺损的义齿设计要点

①单侧 1 个后牙游离缺失：同 Kennedy 第一类牙列缺损的义齿设计第一种。

②2 个以上后牙游离缺失：对侧无缺牙，牙弓对侧设置间接固位体，两侧用腭杆（上颌）、舌杆或舌板（下颌）或基托连接，按固位、稳定要求加设间接固位体和选择基牙位置。

③2 个以上后牙游离缺失：对侧伴有非游离缺牙，同 Kennedy 第一类牙列缺损的义齿设计第二种。

④牙弓一侧全部牙缺失：尽量利用牙弓对侧基牙，如余留牙条件差，则用基托相连或锁卡，若仅存个别后牙，尤其存在一定松动，可设计无卡环全基托黏膜支持式义齿。

（3）Kennedy 第三类牙列缺损的义齿设计要点

①个别后牙缺失

常规选择 2 个基牙修复：邻缺隙基牙条件差，可增加 1 个基牙；缺牙间隙小，应尽量减少缺隙区支架。

对颌伸长或𬌗面磨耗造成𬌗龈距过低：设计金属网或整体铸造。

防止旋转现象：可采用铸造宽𬌗支托、利用邻缺隙基牙邻面倒凹、采用斜方就位道等。

第二磨牙缺失：虽然存在第三磨牙但位置或条件不好，可在第三磨牙设置𬌗支托。

第一前磨牙缺失：间隙较小、𬌗力较小的情况下，尖牙不设计卡环，卡环可位于远中。

②多个后牙缺失

缺牙区对侧：对侧牙弓上设置间接固位体，义齿呈面支承式。

基牙条件：条件好，可用连接杆连接；条件差，可用基托连接。

亚类：若对侧牙弓亦有牙缺失，则设计两侧相连义齿。

（4）Kennedy 第四类牙列缺损的义齿设计要点

①单个前牙缺失：常规选择 2 个基牙，基牙常为第一前磨牙，美观。

②第一前磨牙上的间隙卡环臂端位置：根据基牙倒凹区位置、少磨牙原则及美观决定。

③人工牙排列：避免深覆𬌗，与邻牙协调、对称，颜色与天然牙一致，双中切牙缺失者，采用口内排牙法，以防中线偏斜。

④尖牙缺失：间隙小、𬌗力不大情况下，固位体位于缺牙远中，但舌侧基托要延伸至侧切牙舌侧。

⑤前牙缺失较多者：一般在缺牙多侧增加基牙；缺牙多、邻近基牙固位不足可向远中延长基托，增加基牙。

⑥唇侧牙槽嵴丰满者：可考虑不放基托。

⑦前牙缺失：采用前斜方就位，利于人工牙排列和美观。

⑧深覆𬌗的设计：轻度采用调磨下前牙增加切龈距离；中度腭侧基托采用金属网加强；重度腭侧采用铸造金属基托；下前牙咬及腭黏膜，可做矫治性修复。

⑨其他：因美观，个别前牙缺失可不设卡环，利用制锁作用固位。

（十）种植义齿的组成、结构和修复治疗原则

1．组成　分为上部结构和牙种植体结构。

（1）上部结构：人造冠；金属支架；人工牙；基托；固定螺丝；附着体。

（2）牙种植体结构：体部；基桩；愈合帽；牙龈成形器；卫生帽；中央螺栓。

2．治疗原则　恢复缺失牙的形态和功能；保证义齿良好的固位（方式）、支持和稳定；保护口腔组织健康；坚固耐用。

3．外科手术前的修复设计　修复设计与牙种植体的确定；修复设计与牙种植体植入；种植义齿龈缘的美观设计。

三、治疗步骤

（一）固定义齿的基牙预备

预备原则和要求基本上和全冠及嵌体相同。参考全冠和嵌体的牙体预备。各基牙预备体之间必须有共同就位道；不同固位体设计需要不同基牙牙体磨除量及不同龈边缘预备形式；固位体预备时必须留有连接体的空间。

（二）可摘局部义齿的修复前准备及牙体预备

1．口腔检查

（1）口内检查：缺牙情况、剩余牙槽嵴情况、余留牙情况、咬合情况、牙周黏膜唾液情况、口内现存修复体情况等。

（2）颌面部检查：对称性、口唇形态、关节和肌肉情况。

（3）研究模型：了解咬合情况，颌间关系，义齿边缘伸展情况。

（4）X 线检查：牙体牙周情况，骨和关节情况。

2．修复前的准备

（1）余留牙的准备：对修复不利的牙应拔除；对修复有利的牙积极治疗，加以利用；拆除不良修复体；治疗牙髓牙周病，可以保留的尽量作为基牙；过度伸长牙可以去髓后调磨并修复；低𬌗牙用全冠恢复咬合，改善𬌗曲线和𬌗平面；倾斜移位牙轻者可调磨邻面倒凹，重者应正畸或套筒冠改变就位道。

（2）缺牙间隙的准备：手术去除缺牙区残根、游离骨片、骨尖等；有过度伸长牙进行磨改，无保留价值，可拔出；缺牙间隙两侧牙齿过度倾斜，邻面倒凹过大，应减小其倒凹防止食物嵌塞；系带附着接近牙槽嵴顶应手术修正。

（3）颌骨准备：牙槽嵴有骨尖、骨突形成组织倒凹、骨嵴、上颌结节较大、颊侧有骨突、倒凹明显及下垂、下颌隆突形成明显倒凹者，做牙槽骨整形术；牙槽嵴加高术改变过分低平牙槽嵴。

（4）软组织准备：切除过度增生软组织。口腔有炎症、溃疡、肿瘤及黏膜病变者应先治疗后再义齿修复。

3．牙体预备

（1）基牙和余留牙的调磨：磨改伸长的牙尖，较陡的斜面和锐利的边缘嵴，消除早接触和𬌗干扰；调磨伸长或下垂的牙，以及边缘嵴上下交错牙，恢复𬌗平面；缺隙两侧牙倾斜移位时，磨改减小邻面倒凹，有助于设计共同就位道；调改基牙倒凹的深度和坡度，去除轴面过大的倒凹；适当调改基牙邻颊或邻舌线角，避免卡体位置过高；适当调改颊外展隙，防止卡环固位臂尖部戴入不受邻牙阻挡。

（2）支托凹预备：一般预备在缺隙两侧基牙近中、远中边缘嵴处；上下咬合过紧或𬌗面磨损致牙本质过敏时，不要勉强磨出支托凹，可适当磨除对𬌗牙；尽量利用上下牙咬合天然间隙或设置在不妨碍咬合之处，如上颌牙的颊沟区，下颌牙的舌沟区；在保证铸造𬌗支托强度的前提下，尽量少磨除基牙牙体组织；尽量不放在充填物上，无法避开时应将支托预备到正常的牙体组织上；𬌗支托凹呈圆三角形或匙形，在基牙边缘处为磨牙𬌗颊舌径的 1/3，前磨牙的 1/2；近远中长度为磨牙𬌗面近远中径的 1/4，前磨牙的 1/3。尖牙支托凹做在颈 1/3 和中 1/3 交界，呈 V 形，近远中 2.5～3mm，唇舌径 2mm，切龈径 1.5mm。下颌前牙支托置于切角或切缘上，宽 2.5mm，深 1～1.5mm。

（3）卡环间隙预备：正中𬌗和侧𬌗卡环间隙都应有足够的空间，沟底不能呈楔形，颊舌外展隙转角应圆钝。一般 0.9～1.0mm 比较合适。

（三）可摘局部义齿的印模和模型

选择合适的托盘，根据不同义齿设计要求选择不同印模材料，而后灌制模型。

1．印模种类

（1）解剖式印模：牙支持式和黏膜支持式义齿都可以采用。

（2）功能性印模：游离端的 Kennedy 第一类、第二类和缺失牙较多的 Kennedy 第四类牙列缺损，可摘局部义齿为基牙和黏膜混合支持。

2．印模材料　藻酸盐印模材料（最常用）和硅橡胶印模材料（理想材料、成本高）。

3．肌功能整塑　主动整塑包括大张口，轻轻活动上唇和下唇，吞咽，伸舌向前并左右摆动；被动修整时，术者手指轻轻牵拉患者的唇颊部，在上颌应向前向下拉动，而在下颌向前向上拉动。

4．取印模　调整体位、选择托盘（有孔或者边缘有倒凹的成品牙列印模托盘）、制取解剖式（功能式）印模法、印模取出。

5．灌制　灌注石膏模型。

（四）确定颌位关系及上𬌗架

1．确定正中𬌗关系

（1）模型上利用余留牙确定上、下颌牙的𬌗关系：缺牙少，余留牙关系正常。

（2）用蜡𬌗记录确定上、下颌关系：仍有保持上、下颌关系的后牙。

（3）𬌗堤记录上、下颌关系：缺牙多，余留牙咬合紊乱。

2．其他　转移颌位关系。口内选排前牙。

（五）可摘局部义齿人工牙的选择与排列

1．选牙　根据缺隙大小、宽窄、邻牙外形、颜色面型、𬌗力大小和对颌牙情况选择。

2．排牙要求

（1）前牙的排牙要求：以余留邻牙为依据注意对称协调；因人而异体现个性需要；注重发音和

切割功能的恢复；遵循美学观点。

（2）后牙的排牙要求：以恢复咀嚼功能为主。①多数后牙缺失，排后牙尖窝相对，正中𬌗时有最大接触面积，咀嚼功能发挥良好。②上颌后牙游离缺失，牙排牙槽嵴上，若牙槽嵴吸收明显，排成反𬌗。③上、下颌双侧后牙缺失，按全口义齿排牙原则，平分颌间距离。④根据牙槽骨吸收程度，减少人工牙的数目，增加溢出道，减少侧向力。

3.排牙方法

（1）前牙排列：①个别前牙缺失参照邻牙或对侧及对颌牙。②多个前牙缺失或上、下前牙全部缺失注意中线。③前牙覆盖和覆𬌗不宜过大；浅覆𬌗，浅覆盖。④缺隙过窄可将人工牙减径或减数排列。⑤缺隙过宽加大人工牙近远中向倾斜度。⑥前牙反𬌗，可将上颌人工牙稍向唇侧排，尽可能正常浅覆𬌗或对刃。⑦上前牙缺失伴下颌后缩，深覆𬌗可磨除下前牙切缘或做金属基托。⑧𬌗关系不正常可先模型排好，口内试戴调整。

（2）后牙排列：①个别牙缺失，根据天然牙适当磨改人工牙；②多数后牙缺失排好第二前磨牙和第一、二磨牙；③后牙游离缺失，排在牙槽嵴上，上颌牙槽骨吸收较多应排成反𬌗关系；④上、下颌双侧后牙缺失按全口义齿排牙原则；⑤近远中径及𬌗龈距离小者可用金属牙。

（六）可摘局部义齿的初戴

1．初戴异物感，发音不清，唾液分泌增加和恶心，嘱患者耐心使用，逐渐习惯。

2．义齿按一定方法摘戴，禁止猛力或咬戴。

3．先吃软食，后吃硬食。

4．保持清洁，饭后睡前摘下洗干净。

5．睡觉一般不戴，浸于冷水中，禁用沸水或乙醇。

6．如有疼痛，可摘下并在复诊前1～2h戴上，以便查明原因修改。

7．不合适应及时复诊，长期不戴必须重做。

四、修复体戴入后的问题及处理

（一）固定义齿戴入后可能出现的问题和处理

1．基牙疼痛

（1）咬合早接触：引起咬合疼痛经调改去除早接触点，疼痛可消失。

（2）牙周膜轻度损伤：接触过紧或就位道有偏差引起，疼痛一般会自行消失。

（3）牙髓炎：疼痛会逐渐明显，一般需要拆除修复体治疗后再修复。

（4）继发性龋：及时拆除固定桥，经治疗后再修复。

（5）电位差刺激：消除电位差，消除疼痛。

（6）基牙受力过大：摘除固定桥，重做修复设计。

2．龈炎

（1）黏结剂未去净：去除多余粘结剂。

（2）菌斑附着：边缘不密合或外形恢复不正确引起，需要重新制作。

（3）龈组织受压：固位体边缘或桥体龈端过长压迫牙龈，需要重新制作。

（4）接触点不正确：食物嵌塞引起，不利于自洁和对牙龈的按摩作用，需要重新制作。

3．继发龋　修复体边缘不密合，粘结剂溶解，固定义齿松动，食物嵌塞，拆除，治疗后重新制作。

4．基牙松动　基牙负重过大，桥体𬌗面恢复过大，𬌗力恢复过大，𬌗关系不正确长期受𬌗创伤。保守治疗，调𬌗，效果不佳需要重新制作。

5．固定桥松动

（1）基牙负荷过大：摘除，需要重新设计。

（2）固位体固位力不够：需要重新制作。

（3）牙体固位形差：需要重新设计。

（4）固位体与基牙不密合：需要重新制作。

（5）继发龋：拆除，重新治疗后再制作修复体。

6．固定桥破损

（1）瓷层或树脂层牙面破损：拆除，重新制作。

（2）连接体折断：拆除，重新制作。

（3）𬌗面破损：拆除，重新制作。

（4）固位体、桥体牙面变色：更换桥体牙面或树脂修补。

（二）可摘局部义齿戴入后可能出现的问题和处理

1．基牙痛

（1）原因：咬合早接触，卡环紧，基牙负重过重，牙本质过敏，牙周牙髓病变等。

（2）处理：调𬌗，调整卡环、人工牙和基牙关系，减轻基牙负担，牙本质脱敏及牙体、牙周治疗等。

2．软组织痛

（1）原因：基托边缘过长过锐，硬区缓冲不足，咬合压力过大或过于集中，义齿不稳定，卡环臂过低刺激牙龈。

（2）处理：磨改基托边缘、缓冲基托组织面、药物治疗患处；修理义齿；加大基托分散𬌗力；改进义齿稳定性；调整卡环臂位置或改变卡环设计。

3．固位、稳定不良

（1）原因：卡环不密合或未充分利用倒凹，基托边缘不密合、面积过小，义齿与基牙或组织硬区有支点，卡环数量和分布不当，卡环未进入倒凹区，基牙固位形差。

（2）处理：增加基牙或设计固位力强固位体；充分利用吸附力和大气压力；消除支点、缓冲硬区、调整人工牙排列；改善义齿设计形式；修改卡环臂；改变卡环类型；改变就位道方向。

4．义齿咀嚼功能差

（1）原因：人工牙低𬌗，𬌗面面积不足，牙尖高度不够；𬌗关系不良；垂直距离恢复过低；基牙条件差，牙槽嵴低平，承担𬌗力差。

（2）处理：加高咬合，加大𬌗面和增加沟槽；调整人工牙咬合；加高垂直距离；增加基牙和基托。

5．义齿摘戴困难

（1）原因：卡环过紧，非弹性部分进入倒凹区。

（2）处理：调整卡环，磨改进入倒凹区域的基托和人工牙。

6．义齿人工牙咬颊、咬舌

（1）原因：人工牙排列过于颊侧或舌侧；𬌗平面过低，覆盖不足；颊肌肥厚，舌体肥大。

（2）处理：调整人工牙排列，加大后牙覆盖，调整过锐的牙尖，升高𬌗平面。

7．食物嵌塞　局部衬垫或修理方法改善。

8．发音障碍　若是不习惯一段时间即可改善，若基托过厚或人工牙排列偏向舌侧应修改或重排。

9．咀嚼肌和颞下颌关节不适

（1）原因：垂直距离恢复过高或过低。

（2）处理：降低或升高垂直距离。

10．恶心和唾液增多

（1）原因：基托边缘过厚、过长，边缘与组织不密合。

（2）处理：磨改基托后缘及磨薄，重衬加强封闭。

11．戴义齿后的美观问题　合理要求尽量修改，必要时重做。

（三）可摘局部义齿的修理

1．卡环、𬌗支托折断　检查𬌗支托凹情况，重新制作。

2．基托折裂、折断　加强丝自凝修复。

3．人工牙折裂或折断　换牙排列后自凝修复。

4．余牙拔除后增添人工牙、卡环　将义齿戴入口中取模型后制作。

5．基托不密合　重衬。

6．义齿𬌗低处理　恢复正常咬合。

7．重衬　直接与间接法重衬。

第4单元　牙列缺失

═══ 重点提示 ═══

本单元内容也十分重要，是考试出题大户，分析历年真题，我们可以得出以下侧重知识点加以认真掌握：无牙颌的解剖标志及分区；对于颌位关系的确定的方法；戴牙后的问题及处理，需要掌握如何去解决；掌握全口义齿的排牙原则。熟悉牙列缺失后组织改变，全口义齿固位与稳定的因素，选磨调𬌗的原则。了解无牙颌修复前的准备与印模制取，了解全口义齿的试戴与初戴应注意的问题。

═══ 考点串讲 ═══

一、病因及影响

（一）牙列缺失的病因

龋病、牙周病，老年人生理退行性改变导致牙松动脱落，还有由全身疾病、外伤、不良修复体引起。

（二）牙列缺失后的组织改变

1．骨组织的改变

（1）牙周病与牙槽骨吸收：初期牙槽骨明显吸收。牙槽嵴吸收速率在牙缺失后前 3 个月最快，6 个月后吸收速率显著下降，拔牙后 2 年吸收速度趋于稳定在每年约 0.5mm 水平。

（2）骨质密度与牙槽嵴吸收：上牙槽吸收方向是向上向内，而下牙槽吸收方向是向前和向外。总的趋势看，上、下颌前牙区吸收速率快，而后牙区、腭穹窿、上颌结节、下颌磨牙后垫改变最少。

2．软组织的改变　唇颊沟与舌沟间隙变浅，唇颊部向内凹陷，上唇丰满度差，面部皱纹增多，鼻唇沟加深，口角下陷，面下 1/3 距离变短，面容苍老。黏膜变薄变平，舌体变大。

3．颞下颌关节的影响　耳鸣、关节弹响等颞下颌关节紊乱病。

二、治疗设计和方法选择

（一）无牙颌的解剖标志

1．牙槽嵴　上、下颌牙槽嵴将整个口腔分为口腔前庭和口腔本部。

2．口腔前庭　从前到后有以下解剖标志。

（1）唇系带：全口义齿唇侧基托应形成相应切迹。

（2）颊系带：亦要形成切迹。

（3）颧突：基托边缘应做缓冲。

（4）上颌结节：上颌义齿的颊侧翼缘应充满在此间隙。

（5）颊侧翼缘区：外界是下颌骨外缘，内侧是牙槽嵴的颊侧斜坡，前缘是颊系带，后缘是磨牙后垫，基托可有较大范围伸展。

（6）远中颊角区：受咀嚼肌限制，基托不能较多伸展。

3．口腔本部

（1）切牙乳突：义齿基托组织面应适当缓冲；上颌中切牙的参考标志，两个上颌中切牙交界线应以切牙乳突为准，上颌中切牙唇面置于切牙乳突中点前 8～10mm，上颌两侧尖牙尖顶的连线通过切牙乳突中点前后1mm 范围内。切牙乳突可作为排列义齿人工前牙的重要参考标志。

（2）腭皱：有辅助发音作用。

（3）上颌硬区：基托组织面缓冲，防压痛、左右翘动或折裂。

（4）腭小凹：上颌全口义齿后缘一般在腭小凹后 2mm 处。

（5）颤动线：前颤动线在硬软腭连接区，约翼上颌切迹与腭小凹连线上，后颤动线在软腭腱膜和软腭肌连接区，前后颤动线之间作为上颌义齿后缘的封闭区，称后堤区。宽 2～12mm，平均8.2mm，后堤区有 3 种类型，腭穹窿高的固位差，平坦的固位好。

（6）翼下颌韧带：上颌义齿后缘在此处不宜过度伸展。

（7）翼上颌切迹：上颌全口义齿两侧后缘的界限。

（8）舌系带：基托应形成切迹。

（9）舌下腺：此区义齿基托边缘不应过长。

（10）下颌隆突：基托组织面应缓冲，过分突出应手术后再制作义齿。

（11）下颌舌骨嵴：基托组织面缓冲，以免压痛。

（12）舌侧翼缘区：下颌全口义齿固位重要部位，基托应伸长。

（13）远中颊角区：位于颊棚区的后方，磨牙后垫的颊侧，与咬肌前缘相对应。

（14）磨牙后垫：下颌全口义齿基托后缘应盖过磨牙后垫的 1/2 或全部。作为指导人工牙排列，下颌第一磨牙的𬌗面应与磨牙后垫的 1/2 等高。垂直看磨牙后垫决定下颌𬌗平面位置；前后看，下颌第二磨牙位于磨牙后垫前缘；颊舌向看，下颌后牙舌尖位于由磨牙后垫颊面、舌面向前及下颌尖牙近中面形成的一个三角形内。

（二）无牙颌的分区

1．主承托区　垂直于𬌗力受力方向区域，包括全部牙槽嵴顶、腭部穹窿区、颊棚区。

2．副承托区　与𬌗力受力方向成角度区域，包括上、下颌牙槽嵴顶的唇、颊和舌腭侧（不包括硬区）。

3．边缘封闭区　义齿边缘接触的软组织部分，如口腔前庭沟底、下颌舌侧口底黏膜反折处、系带附着部、上颌后堤区和下颌磨牙后垫。

4．缓冲区　无牙颌上的颌隆突、颧突、上颌结节颊侧、切牙乳突、下颌隆突、下颌舌骨嵴及牙槽嵴上的骨尖、骨棱等部位。

（三）全口义齿的固位和稳定

1．全口义齿固位原理

（1）吸附力：指两种物体分子之间相互的吸引力，包括不同分子间的附着力和同分子间的内聚力。基托和黏膜之间接触面积越大，越密合；唾液黏稠度高，流动性小，吸附力也就越大。

（2）表面张力：与义齿基托的覆盖面积、基托与黏膜的密合程度及唾液的黏稠度有直接关系。

（3）大气压力：基托和黏膜间紧密结合，形成负压，基托边缘封闭越好，则大气压力的作用越强，义齿固位力也越大。

（4）肌肉的固位作用力：义齿接触的唇、颊和舌肌的作用力，其平衡作用可使义齿人工牙保持在中性的位置。

2．影响全口义齿固位的有关因素

（1）颌骨的解剖形态：颌弓宽大、牙槽嵴高而宽，腭穹窿高而深，系带附丽距牙槽嵴顶远，则基托面积大，固位好。牙槽突（如上颌结节颊侧、下颌舌翼区等部位）的倒凹也有利于义齿固位。

（2）黏膜的性质：黏膜厚度适宜，有一定弹性和韧性，利于义齿固位。

（3）基托的边缘：上颌，基托唇、颊侧边缘应伸到唇、颊沟；唇、颊系带基托边缘应作切迹；基托边缘延伸到上颌结节颊间隙内；基托后缘应止于硬软腭交界处的软腭上并形成后堤；义齿后缘两侧应伸展到翼上颌切迹。下颌，基托唇、颊侧边缘应伸到唇、颊沟，舌侧边缘伸到口底；唇、颊、舌系带处边缘作切迹；基托后缘止于磨牙后垫前 1/2；义齿基托边缘应圆钝与黏膜皱襞紧密接触。

（4）唾液的质和量：唾液的黏稠度高，流动性小，可加强义齿的固位。

3. 影响全口义齿稳定的有关因素　良好的𬌗关系；合理的排牙；理想的基托磨光面形态。

（四）单颌全口义齿

1. 修复特点　无牙颌的颌弓变化与对颌牙弓不协调；自然牙列的𬌗曲线很少符合全口义齿平衡𬌗的要求；天然牙和无牙颌的负荷能力相差较大；患者保留对颌牙列容易保持原有咀嚼习惯。

2. 修复原则

（1）尽可能改善对颌牙的𬌗曲线。

（2）排牙时，要优先考虑单颌全口义齿的固位和稳定。

（3）减小𬌗力，要尽量扩大基托面积，根据情况，人工牙减数减径。

（4）基托需要采用增加强度的措施。

3. 修复方法

（1）上颌半口义齿：调𬌗；取功能性印模；排牙（可将上颌前部𬌗平面适当上提）；上颌基托要采取增加强度的措施（如增加金属网）。

（2）下颌半口义齿：调磨上颌个别过长牙，尖锐牙尖及锐利边缘，减小侧向𬌗力；取良好功能性印模；排列人工牙使𬌗力集中在牙槽嵴上；形成良好的磨光面外形，以利于下颌半口义齿的稳定。

三、治疗步骤

（一）无牙颌的口腔检查和修复前准备

1. 病史采集

（1）主观要求：患者希望义齿达到的效果，对义齿修复的过程、价格、效果的理解。

（2）既往口腔科治疗情况：缺牙原因、缺牙时间长短、口腔修复历史、既往义齿使用情况。

（3）年龄和全身健康情况：年龄大影响骨和组织愈合，影响适应能力，全身疾病影响大。

（4）性格和精神心理情况：影响义齿适应和满意。

2. 口颌系统的检查

（1）颌面部是否对称，唇丰满度，面部比例是否协调，颞下颌关节及下颌运动是否正常。

（2）牙槽嵴吸收的稳定程度。

（3）颌弓的形状和大小，颌间距离的大小。

（4）上、下牙弓的位置关系，包括水平关系和垂直关系。

（5）口腔软组织的检查：上、下唇系带的位置，肌肉及系带的附着点，舌体的大小。

（6）腭穹窿的形状。

（7）对旧义齿的检查。

3. 修复前的外科处理

（1）骨组织修整：去除尖锐的骨尖、骨突和骨嵴，以对固位稳定有帮助，义齿戴用舒适为保存原则。上颌结节，两侧均突出，可选择结节较大一侧外科修整。下颌隆突，过大形成大倒凹应外科修整。

（2）软组织修整：唇、颊沟加深，增强固位。唇、颊系带成形。增生的黏膜组织修整。

（3）松软牙槽骨：采用个别托盘，制取精确印模。

4. 全口义齿与种植全口义齿　选择种植全口义齿要考虑患者的要求，患者的口腔条件及患者的全身情况。

（二）全口义齿的印模和模型

1．全口义齿印模的分类

（1）根据取印模的次数：可分为一次印模法和二次印模法。

（2）根据取印模时患者张口或闭口：可分为开口式印模和闭口式印模。

（3）其他：解剖式印模和功能式印模。

2．取印模的方法

（1）取印模前的准备：调整体位，选择托盘，调拌印模材料。

（2）取初印模：肌功能整塑。

（3）制作个别托盘：用室温固化塑料，边缘比预先功能边缘短 2～3mm，唇、颊、舌系带留出足够空间，后堤区放在软腭处超过颤动线 2～3mm，下颌还要包括磨牙后垫和颌舌骨线。

（4）边缘整塑：上颌一般分段进行，即唇侧区、左右颊侧区和后堤区，下颌还要舌侧修整，分为舌前部、左右侧三区进行。

（5）其他：取终印模。

3．印模的要求   组织受压均匀；适当扩大印模范围；采取功能性印模；保持稳定的位置。

4．印模范围

（1）上无牙颌：上颌牙槽嵴和上腭，唇颊侧边缘为唇、颊系带和前庭黏膜皱襞，后缘为翼上颌切迹和后颤动线。

（2）下无牙颌：下颌牙槽嵴，唇颊侧边缘为唇颊系带、前庭黏膜皱襞，后缘盖过磨牙后垫，舌侧边缘为舌系带、口底黏膜皱襞和下颌舌骨后窝。

5．模型   模型边缘应高于前庭沟 3mm，宽度均达 3mm，底面最薄处的厚度应不小于 10mm，模型后缘应在腭小凹后不少于 2mm，下颌模型在磨牙后垫自其前缘起不少于 10mm。模型可采用围模灌注法和一般灌注法。

（三）全口义齿颌位关系的确定及上𬌗架

用𬌗托来确定并记录面下 1/3 的高度和两侧髁突在下颌关节凹生理后位时的上下颌位置关系。以便在这个位置上用全口义齿来重建无牙𬌗病人的正中𬌗关系。𬌗托是由𬌗堤和基托组成。

1．确定垂直距离的方法

（1）利用息止颌位垂直距离减去息止𬌗间隙：一般测量息止颌位时鼻底至颏底的距离减去 2～3mm，可作为垂直距离的数据。

（2）瞳孔至口裂的距离等于垂直距离的方法：要求两眼平视测量。

（3）面部外形观察法：咬合为正中𬌗位时，上、下唇呈自然接触闭合，口裂约呈平直状，口角不下垂，鼻唇沟和颏唇沟的深度，面部下 1/3 与面部的比例协调。

2．垂直距离恢复不正确的影响

（1）垂直距离恢复得过大：上、下唇不能闭合，颏唇沟变浅，肌肉张力增加，进食和说话出现后牙相撞声，义齿容易脱位，久而久之会加速牙槽嵴的吸收。

（2）垂直距离恢复得过小：面部下 1/3 距离减小，口角下垂，鼻唇沟变浅，颏部前突，咀嚼紧张度减低，咀嚼时用力较大。

3．确定水平颌位关系方法   哥特式弓描记法；直接咬合法，可以采用卷舌后舔法、吞咽咬合法、后牙咬合法和肌肉疲劳法；肌监控仪法。

4．确定垂直距离和正中关系位记录的操作步骤

（1）上颌𬌗托的制作：基托的制作，厚度大约 2mm。𬌗堤的制作，要求𬌗平面前部在上唇下缘以下露出约 2mm，与瞳孔连线平行，后部侧面观与鼻翼耳屏线平行。唇面要衬托出上唇，使上唇丰满而自然，然后修整𬌗平面的宽度，前牙区约 6mm，后牙区 8～10mm。在𬌗平面上相当于后牙处，左右侧分别削出前后两条不平行的沟，深约 3mm，以便做上下𬌗堤咬合时的标记，上颌𬌗托后部的中线处固定一个直径约 5mm 蜡球。

（2）下颌𬌗托的制作及正中关系记录：患者放松端坐，将上𬌗堤戴入口中，烤软的蜡条放于下颌托上，趁软放入口中，引导下颌后退咬合在适合垂直距离，即告完成。

（3）核对颌位记录

①检查垂直距离是否合适：发"M"音检查下颌息止颌位，发"S"音确定最小发音间隙。

②检查正中关系是否合适：咬合时两侧髁突向后撞击力是否等量，两侧颞肌是否等量收缩，咬合时上下𬌗托是否稳定。

③检查𬌗平面是否合适：两侧等高，后牙区应等于或略低于舌背表面和舌侧缘处。𬌗平面的远中延长线应约等于磨牙后垫 1/2 处的高度。

（4）在𬌗堤唇面画标志线：中线、口角、唇高线和唇低线。

（四）全口义齿人工牙的选择和排列

排牙的基本目的：达到咀嚼和发音的功能要求，恢复患者有个体特征的尽可能自然的外观，保存剩余组织结构。

1. 选牙

（1）质地：塑料牙、瓷牙。

（2）形态、色泽和大小

①前牙：两侧口角线之间𬌗堤唇面弧度为上前牙的总宽度。参照唇高线至𬌗平面的距离为上中切牙切 2/3 的高度。下唇线至𬌗平面的距离确定下中切牙 1/2 的高度。形态与患者面部形态协调一致。颜色参考患者的皮肤颜色、性别和年龄。

②后牙：后牙颜色与前牙协调一致。后牙𬌗面形态根据牙槽嵴宽窄和高低进行选择：解剖式牙尖，半解剖式牙尖和非解剖式牙尖。

2. 排牙原则

（1）美观原则：牙列弧度要与颌弓型一致。上前牙的位置要衬托出上唇丰满度。上前牙唇面至切牙乳突中点一般 8～10mm；年轻人上尖牙顶连线通过切牙乳突中点，老年人上尖牙连线与切牙乳突后缘平齐；上尖牙唇面通常与腭皱侧面相距 10.5mm±1mm；上前牙切缘在唇下露出 2mm，年老者露出少。

牙排列要体现患者个性。一般浅覆𬌗和浅覆盖，切导斜度与𬌗平面的交角接近 15° 为宜。

（2）组织保健原则：人工牙排列在中性区，不妨碍舌、唇、颊肌活动；平面平分颌间距离，高度位于舌侧外缘最突出处或略低；后牙功能尖要尽量排在牙槽嵴顶上；具有平衡𬌗；𬌗力尽可能垂直传导到牙槽嵴上。

（3）咀嚼功能原则：人工后牙要有最广泛的接触，尖窝关系稳定。

3. 排牙的具体方法

（1）前牙注意：患者口内调整合适同意后排牙，体现个性特征；上颌前突、下颌后缩患者加大覆盖；下颌前突、上颌后缩患者尽量排正常𬌗或对刃；切导斜度为 15° 为宜；下前牙排列可排好上前牙后进行。上颌中切牙切端和尖牙牙尖与𬌗平面接触，上颌侧切牙离𬌗平面 1mm，下颌前牙高出𬌗平面 1mm。

（2）后牙注意：功能尖（下第一前磨牙颊尖，上第二前磨牙舌尖，上磨牙近中舌尖）需排在牙槽嵴连线上；任何方向水平运动，所有非功能尖不能有咬合干扰；牙槽嵴良好，上、下颌关系正常，后牙排列应对称；后牙与𬌗平面接触的牙尖有：上颌第一前磨牙颊尖、上颌第二前磨牙颊舌尖、上颌第一磨牙近中舌尖；上颌第二前磨牙近远中和颊舌向都直立。

（五）全口义齿的初戴

1. 义齿就位　组织面有无小瘤及过大的倒凹。

2. 检查义齿的平稳度　有无翘动及原因。

3. 检查基托　边缘伸展，磨光面外形。

4. **检查颌位关系**　下颌后退，下颌偏斜，前牙开𬌗。

5. **检查咬合关系**　正中、前伸、侧方有无早接触或干扰𬌗，有口内调𬌗与上𬌗架调𬌗两种方式。

6. **检查有无疼痛**

7. **选磨**

（1）选磨正中𬌗早接触：选磨早接触支持尖（上后牙舌尖和下后牙的颊尖）相对应的近远中边缘嵴和中央窝。

（2）选磨侧𬌗的𬌗干扰

①工作侧：上后牙颊尖的舌斜面和下后牙舌尖的颊斜面。

②平衡侧：上后牙舌尖的颊斜面和下后牙颊尖的舌斜面。

③原则：单颌少量多次，消除牙尖干扰。

（3）选磨前伸𬌗的𬌗干扰

①前牙叩齿，前牙接触后牙不接触：选磨下前牙唇斜面为主。

②前牙叩齿，后牙接触前牙不接触：选磨上后牙颊尖远中斜面或下后牙颊尖的近中斜面，达到前后牙三点接触为止。

（4）其他：修整。

8. **给患者戴牙指导**　增强使用义齿的信心；纠正不良的咬合习惯；进食问题；保护口腔组织健康；义齿的保护。

四、修复体戴入后的问题及处理

（一）全口义齿初戴后可能出现的问题和处理

1. **疼痛**

（1）组织面局部缓冲不足，相应部位缓冲处理。

（2）基托边缘伸展过长过锐，系带处未切迹，基托边缘处理。

（3）咬合早接触或干扰𬌗问题，选磨调𬌗。

（4）义齿不稳定：正中位关系不正确，由早接触点引起；人工牙排列位置不正确；侧𬌗牙间有干扰；连续性压痛可能是𬌗关系错误。针对不同病因做相应处理。

（5）垂直距离过高，重新排牙降低垂直距离。

2. **固位不良**

（1）休息状态脱落，可能基托组织面不密合，边缘伸展不够，边缘封闭不好引起。重衬或重做。

（2）张口、说话、打哈欠脱落，可能基托边缘过长，边缘缓冲不够影响系带活动，人工牙排列位置不当。修整边缘，排牙不当应重做。

（3）咀嚼食物脱落，可能𬌗不平衡，牙尖有干扰。选磨调𬌗。

3. **发音障碍**

（1）人工牙排列太靠舌侧、后部牙弓狭窄、舌活动受限：重新排牙，修改下颌舌侧基托。

（2）上颌腭侧基托前部腭面太光滑：磨光面加腭皱。

4. **恶心**　上颌义齿后缘伸展过长引起则磨短；上、下前牙尖接触而后牙未接触，义齿后端翘动引起则调𬌗；后缘基托过厚挤压舌引起可磨薄。

5. **咬颊、咬舌**　后牙缺失时间长，两颊向内凹陷，舌体变大造成，可观察，必要加厚颊侧基托。后牙排列覆盖过小，解决咬颊可磨改上后牙颊尖舌斜面和下后牙颊尖颊斜面；解决咬舌磨改上后牙舌尖舌斜面和下后牙舌尖颊斜面。颊部软组织被基托夹住，可将基托磨薄，增加上、下基托间空隙。

6. **咀嚼功能不好**　上、下牙接触面积小，可增加接触面积，形成尖凹解剖外形和食物排出道；垂直距离不够，需增加义齿高度，则需重新排牙。

7. **心理因素的影响**　医师仔细检查义齿，耐心解释；患者积极使用，耐心适应。

（二）全口义齿的修理和重衬

1. 基托折裂和折断的修理

（1）原因

①不慎将义齿掉到地上造成唇侧或颊侧基托折断。

②由于殆力不平衡造成义齿折断。两侧后牙排在牙槽嵴顶外侧，咬合时以牙槽嵴为支点或上颌硬区为支点，造成义齿纵裂。

③前伸殆、侧殆不平衡，牙尖早接触造成基托折断或折裂。由于牙槽嵴吸收，基托组织面与组织间不密合，义齿有翘动而折裂。

（2）修理方法

①唇、颊侧基托折断的修理：先粘固，灌注模型，然后两边磨去一部分，义齿在模型上修理。

②上、下颌义齿折断的修理：同唇、颊侧基托折断的修理，但需要磨除后装盒，包埋完成。

2. 人工牙折断或折裂　人工牙是塑料牙，可将人工牙及舌侧基托磨除，保留唇侧龈部基托；瓷牙可在断牙周围加热，塑料变软后将牙撬出。修补牙过多，得排牙，按常规方法修复。

3. 全口义齿重衬

（1）直接法重衬：义齿刷洗干净，组织面均匀磨去 1mm，磨光面及牙面涂凡士林，组织面及周缘涂单体，口腔组织面涂液体石蜡，将调和好的室温固化塑料（黏丝期）放置在义齿组织面上，戴入义齿，引导患者各种殆位并做功能性运动，自凝塑料变硬时，义齿从口内取出，去掉表面多余塑料，温水中浸泡 3～5min，边缘及表面磨光，戴入患者口内检查固位、稳定及咬合。

（2）间接法重衬：适用义齿基托边缘短，组织面和组织之间不吻合而重衬的面积较大，患者对自凝塑料过敏。

（3）自凝软衬材料重衬：材料无刺激性，具有弹性柔软性，适用于刃状牙槽嵴和黏膜较薄的无牙颌患者。不宜抛光，材料易老化。

第3章　牙体牙髓病学

第1单元　龋　　病

本单元内容非常重要，属考试的重点之一，需重点掌握龋病的病因、发病机制、分类、临床表现，每年必考，诊断和鉴别诊断题量更大，且有随着病例分析题增多而逐渐加大的趋势。另外，关于治疗、所用材料及治疗中的问题处理，则也需熟悉于心，出现具体问题能加以分析解决。

══════════ 考点串讲 ══════════

一、概述

（一）定义

龋病是以细菌为主的多种因素影响下，牙体硬组织发生慢性进行性破坏的一种疾病。

致龋的多种因素主要包括细菌和牙菌斑、食物及牙所处的环境等。就病因学角度而言，龋病也可称为是对牙体硬组织的细菌感染性疾病。

龋病的临床特征是牙体硬组织在色、形、质各方而均发生变化。初期时牙龋坏部位的硬组织发生脱矿，微晶结构改变，牙透明度下降，致使牙釉质呈白垩色。继之病变部位有色素沉着，局部可呈黄褐色或棕褐色。随着无机成分脱矿、有机成分破坏分解的不断进行，釉质和牙本质疏松软化，最终发生牙体缺损，形成龋洞。龋洞一旦形成，则缺乏自身修复能力。

龋病的好发部位如下。

1. **好发牙**　根据大量调查资料的统计分析表明，在恒牙列中，下颌第一磨牙患龋的频率最高，其次是下颌第二磨牙，以后依次是上颌第一磨牙、上颌第二磨牙、前磨牙、第三磨牙、上颌前牙。患龋率最低的是下颌前牙。

在乳牙列中，患龋率最高的牙是下颌第二乳磨牙，其次是上颌第二乳磨牙，以后依次为第一乳磨牙、乳上颌前牙、乳下颌前牙。这种规律具有普遍性。根据大量调查资料，恒下颌前牙患龋者少，但乳卜颌前牙发生龋病却较多。

2. **好发牙面**　龋损的好发牙面以咬合面居首位，其次是邻面，再次是颊面。

（二）病因

1. **细菌、牙菌斑**

（1）牙菌斑：牙菌斑是龋病的始动因子。依其所在部位可分龈上菌斑和龈下菌斑：龈上菌斑位于龈缘上方，在牙周组织相对正常的情况下，革兰阳性菌占 61.5% 。龈下菌斑位于龈缘下方，以革兰阴性菌为主，占 52.5%。平滑面菌斑分为三层：菌斑-牙界面、中间层（稠密微生物层、菌斑体部）、菌斑表面。窝沟菌斑主要为革兰阳性菌和短杆菌。

菌斑结构和微生物组成受到局部微环境因素影响，平滑面和窝沟菌斑的微生物组成不尽相同。

①平滑面牙菌斑：早期菌斑中以球菌和杆菌为主，其中大多数为革兰阳性菌。随着时间推移，球菌比例迅速下降，7d 后丝状菌和杆菌比例达 50%。年轻菌斑或老菌斑中，链球菌均为主要菌群，但随着牙菌斑表面动力学改变，牙菌斑各菌群比例也会发生规则性转变，老菌斑中丝状菌（如放线菌）也成为大的群体。可排列呈丛状或栅栏状，球菌位于丝状菌、杆菌之间，形成典型的"玉米棒"状。

②窝沟牙菌斑：窝沟内的牙菌斑与平滑面牙菌斑显著不同，窝沟中滞留有微生物和食物分子，

微生物类型更为有限。在均质性基质中以革兰阳性球菌和短杆菌为主，偶尔可见酵母菌。缺少栅栏状排列的中间层，分枝丝状菌罕见，在一些区域仅见细胞躯壳，在细菌细胞内及其周围可能发生矿化。

（2）常见微生物：常见的致龋微生物包括链球菌属、乳杆菌属、放线菌属等。

①链球菌属：口腔中所有部位均能分离出链球菌，该菌群多数为革兰阳性菌兼性厌氧菌。在口腔天然菌群中链球菌所占比例很大，链球菌在口腔中各部位所分离的比例不同，在菌斑内占 28%，龈沟中占 29%，舌面占 45%，唾液中占 46%。在血脂平皿上大多数链球菌为不溶血，早期的学者们称其为草绿色链球菌。

血链球菌：血链球菌是最早在牙面定居的细菌之一，也是口腔中常分离到的链球菌种。该菌与变异链球菌一样，能利用蔗糖合成水溶性与水不溶性细胞外多糖，这些多糖对牙菌斑形成和细菌在硬组织上聚集具有重要作用。

变异链球菌：变异链球菌可以造成啮齿类动物和灵长类动物实验性龋的动物模型，同时也有证据表明该菌与人类龋病密切相关。变异链球菌组致龋过程中所涉及的最重要物质是蔗糖。蔗糖不仅是变异链球菌的主要能量来源，而且其代谢蔗糖的生化活动在致龋过程中也发挥重要作用。

变异链球菌产生细胞外多糖（如葡聚糖和果聚糖），使其在口腔中能选择性附着于平滑牙面。此外，变异链球菌含有共价结合的多肽分子也可能参与附着过程。该菌在世界范围内流行，不同种族、不同社会经济背景的人群中均可分离出此菌。在龋病流行人群中其分离率更高。

变异链球菌的致龋性主要取决于其产酸性和耐酸性。在菌斑中生存的变异链球菌可使局部 pH 降至 5.5 以下，并能维持相当长时间，避开了唾液的缓冲作用，从而造成局部脱矿，龋病病变过程开始。

②乳杆菌属：乳杆菌属包括一些革兰阳性菌兼性厌氧和专性厌氧杆菌。

乳杆菌分为两类：一类为同源发酵菌种，利用葡萄糖发酵后主要产生乳酸，比例超过 65%，这一类乳杆菌的代表为干酪乳杆菌和嗜酸乳杆菌，这两种乳杆菌与龋病密切相关；另一类为异源发酵菌种，发酵后产牛乳酸和较大量的乙酸、乙醇和 CO_2，该菌种的代表为发酵乳杆菌。在唾液样本中最常分离到的菌种为嗜酸乳杆菌，在牙菌斑中最常见者为发酵乳杆菌。

③放线菌属：放线菌是一种革兰阳性菌不具动力、无芽胞形成的微生物，呈杆状或丝状，其长度有显著变化。丝状菌通常较长、较细并可能出现分支。

在口腔中发现的放线菌种可分为两类：一类为兼性厌氧菌，包括内氏放线菌和黏性放线菌；另一类为专性厌氧菌，包括依氏放线菌、迈氏放线菌和溶牙放线菌。

所有的放线菌均能发酵葡萄糖产酸，主要产生乳酸，少量乙酸和琥珀酸。

2. 饮食因素　饮食是龋病四联因素中的重要因素之一，饮食是人体的营养来源，也可作为致龋微生物的底物影响龋病进程。

（1）糖类：糖类在龋病发病过程中具有重要性，它们作为细菌代谢的底物，在代谢过程中，为细菌生存提供营养，其终末产物又可造成牙的破坏。

动物实验研究发现，各种糖类中，蔗糖致平滑面龋能力最强。在活体使用变异链球菌感染动物时更是如此。

对人类的观察也证实，蔗糖致龋能力最强，但若以 1∶1 比例将淀粉与蔗糖混合食用，其致龋能力超过蔗糖。推测原因可能是混合食物更具黏性不易清除所致。

蔗糖的致龋作用主要是通过一些细菌酶的代谢作用所致，其中最主要的是葡糖基转移酶（GTF）。GTF 的作用特征：对蔗糖具有高度特异性，不能利用其他糖，如果糖、葡萄糖、麦芽糖或乳糖；具有较宽的 pH 作用范围（pH 5.2～7.0），与牙菌斑 pH 范围一致；有适宜营养物存在时，微生物能产生这种酶，不需要诱导剂。

各种糖类的产酸能力与其致龋性呈正相关。排列顺序：蔗糖、葡萄糖、麦芽糖、乳糖、果糖、山梨糖、木糖醇。

山梨糖和木糖醇基本上不能被致龋菌利用产酸，故常用作防龋的甜味替代剂。

糖致龋作用机制：糖的致龋作用与其种类、摄入量和摄糖频率有关。糖的种类、食糖生物性状不同，致龋能力亦不相同，如单糖和双糖易被致龋菌利用产酸，多糖则不易被细菌所利用；黏度大的食糖较糖溶液致龋力强。进食糖类的频率和方式等均对致病发病具有举足轻重的影响。

发酵产酸作用；合成胞外多糖，促进菌斑的形成；细菌可利用摄入的糖聚合为胞内多糖（主要是糖原）。

（2）蛋白质：在牙萌出前的生长发育期，蛋白质对牙的发育发挥最大的营养作用。在此期间，如果蛋白质供应不足，可影响到牙的形态和萌出模式或增加牙对龋病的易感性。牙萌出后，蛋白质缺乏对龋病发生所起的局部作用。

（3）矿物质

①氟：氟的抗龋作用毋庸置疑，氟化物的抗龋机制见表 3-1。

表 3-1　氟化物的抗龋机制

氟化物作用	机　　制
对釉质羟磷灰石	降低溶解性
	改善晶体结构
	促进脱钙矿物质的再矿化
对菌斑细菌	对酶的抑制
	抑制致龋菌生长
对釉质表面	解除蛋白质和（或）细菌的吸附
	降低表面自由能

氟化物通过两种主要的途径预防龋病：牙萌出前通过全身作用，萌出后则依赖局部作用。全身作用系指氟化物通过消化吸收后发挥的作用，局部作用则意味着氟化物不被吞咽，在口腔中发挥局部作用。

②磷酸盐：磷酸盐抑龋活性取决于阴离子和阳离子类型。有机磷酸盐（甘油磷酸盐等）也能降低龋病。

微量元素与痕量元素：目前认为一些元素（如钡、锶、钼等）具有抗龋性，而另外的元素（如硒）可促进龋病发生。

（4）脂肪：饮食中补充脂肪可减少龋病发生。

3．宿主　影响龋病发病的宿主因素主要包括牙和唾液。发育良好的牙，即使其他致龋因素很强也不会发病。唾液对维持口腔正常 pH、保持牙面完整性、促进已脱矿牙的再矿化等方面具有重要影响，唾液腺因各种因素遭到破坏后，很容易发生慢性龋或急性龋（如放射性龋）。

4．时间　龋病发病的每个过程都是需要一定时间才能完成。从牙面上清除所有附着物到获得性膜开始产生；从获得性膜附着到菌斑形成；从细菌代谢糖类产酸到釉质脱矿等过程均需要一定时间。同时，时间因素还包括牙萌出之后的时间、糖类滞留于牙面上的时间等。不论哪种情况，时间因素都和其他三大因素有联系。

（三）发病机制

牙硬组织的细菌感染性疾病。病因学说：①内源性理论包括体液学说和活体学说；②外源性理论有寄生腐败学说，蛋白溶解学说，蛋白溶解-螯合学说，Müller 化学细菌学说；③四联因素理论（细菌、食物、宿主、时间）。

（四）牙髓牙本质复合体

牙髓和牙本质在胚胎发生上联系很密切，对外界刺激的应答有互联效应，是一个生物整体，被称为牙髓牙本质复合体。

牙本质受到外界刺激（机械、温度或化学）时，可引起小管内的液体快速流动（4～6mm/s），导致成牙本质细胞突和细胞体移位，使缠绕的神经末梢被激惹，从而引起疼痛。当牙本质受到长期弱的外界刺激时，在相应的牙髓端有修复性牙本质形成，它们是牙髓的保护屏障。若受到急性、强的刺激，则受刺激的成牙本质细胞可发生变性，小管内的细胞突退变，严重时可致成牙本质细胞死亡，甚至造成牙髓发炎、坏死。

二、临床表现及诊断

（一）分类

1. 按发病情况和进展速度分类

（1）急性龋：此种龋多见于儿童或青年人。病变进展较快，病变组织颜色较浅，呈浅棕色，质地较软而且湿润，很容易用挖器剔除，因此又称湿性龋。患急性龋时，由于病变进展较快，牙髓组织来不及形成修复性牙本质或者形成较少，因而牙髓组织容易受到感染，产生牙髓病变。

急性龋中有一种类型，其病程进展很快，多数牙在短期内同时患龋，又称猛性龋，常见于顽固及颈部接受放射治疗的患者，也称放射性龋。此外，有些舍格伦综合征患者及一些有严重全身性疾病的患者，由于唾液分泌量减少或未注意口腔卫生，亦可能发生猛性龋。

（2）慢性龋：一般龋病都属此种类型。它进展慢，龋坏组织染色深，呈黑褐色，病变组织较干硬，所以又称干性龋。

龋病发展到某一阶段时，由于病变环境发生变化，隐蔽部位变得开放，原有致病条件发生了变化，龋病不再继续进行，但损害仍保持原状，这种特殊的龋损害称静止龋，它也是一种慢性龋。如邻面龋损由于相邻牙被拔除，受损的表面容易清洁，牙面菌斑容易受到唾液缓冲作用和冲洗力的影响，龋病病变进程自行停止。如咬合面的龋损害，由于咀嚼作用，可能将龋病损害部分磨平，菌斑不易堆积，病变因而停止，成为静止龋。

（3）继发龋：龋病治疗后，由于充填物边缘或窝洞周围牙体组织破裂，形成菌斑滞留区，或修复材料与牙体组织不密合，留有小的缝隙，这些都可能成为致病条件，产生龋病，称继发龋。继发龋也可因治疗时未将病变组织除净，以后再发展而成，这种继发龋比较隐蔽，不易被查出。

2. 按损害的解剖部位分类（形态学分类）　窝沟龋、平滑面龋、根面龋等。

（1）窝沟龋：是指磨牙、前磨牙咬合面、磨牙颊面沟和上颌前牙舌面的龋损。这些不规则的表面，由于先天性特征，缺少自洁作用，对龋病更具敏感性。在窝沟发生龋坏时，损害并非从窝沟基底部位开始，而是首先在窝沟侧壁产生损害，最后扩散到基底。龋损沿着釉柱方向发展而加深，达到牙本质，然后沿釉牙本质界扩散。

有的窝沟龋损呈锥形，底部朝牙本质，尖向釉质表面，狭而深的窝沟处损害更为严重，但在龋病早期，釉质表面无明显破坏。具有这类临床特征的龋损又称潜行性龋。

（2）平滑面龋：除窝沟外的牙面发生的龋病损害均为Ⅱ型，称平滑面龋。

平滑面龋损可进一步分为两个亚类：发生于近远中触点处的损害称邻面龋；发生于牙颊或舌面，靠近釉牙骨质界处称颈部龋。釉质平滑面龋病损害呈三角形，其底朝釉质表面，尖向牙本质。

（3）根面龋：龋病过程大多从釉质表面开始，但亦有从牙骨质或直接从牙本质表面进入，如牙根面龋。在根部牙骨质发生的龋病损害被称作根面龋。这种类型的龋病损害主要发生于牙龈退缩、根面外露的老年人牙列。在50～59岁年龄组中约60%以上的受检者有根面龋损。根面龋始于牙骨质或牙本质表面，这两种牙体组织的有机成分多于釉质，基于这一原因，引起根面龋的菌群可能有别于产生釉质龋的菌群，在现代人群中的根面龋，最常发生于牙根的颊面和舌面。

3. 按病变深度分类　浅龋、中龋和深龋。

（二）临床表现

1. 浅龋　浅龋位于牙冠部时，一般均为釉质龋或早期釉质龋，但若发生于牙颈部时，则是牙骨质龋和（或）牙本质龋，亦有一开始就是牙本质龋者。

位于牙冠的浅龋又可分为窝沟龋和平滑面龋。窝沟龋的早期表现为龋损部位色泽变黑，进一步仔细观察可发现黑色素沉着下方的龋白斑，呈白垩色改变。用探针检查时可有粗糙感或能钩住探针尖端。

平滑牙面上的早期浅龋一般呈白垩色点或斑，随着时间延长或龋损继续发展，可变为黄褐色或褐色斑点。邻面的平滑面龋早期不易察觉，用探针或牙线仔细检查，配合 X 线可能做出早期诊断。

浅龋位于釉质内，患者一般无主观症状，遭受外界的物理或化学刺激（如冷、热、酸、甜刺激）时亦无明显反应。

2．中龋　当龋病进展到牙本质时，由于牙本质中所含无机物较釉质少，而有机物较多，在构造上又有很多小管，有利于细菌入侵，因此本病进展较快，容易形成龋洞。牙本质因脱矿而软化，随色素侵入而变色，呈黄褐或深褐色，同时出现主观症状。

中龋时，患者对酸痛、饮食敏感，过冷、过热饮食也能产生酸痛感觉，冷刺激尤显著，但刺激去除后症状立即消失，龋洞中除有病变的牙本质外，还有食物残渣、细菌等。

由于个体反应的差异，有的患者可完全没有主观症状。颈部牙本质龋的症状较为明显，这是由于该部位距牙髓较近，中龋时牙髓组织受到刺激，可产生保护性反应，形成修复性牙本质，它能在一定程度上阻止病变发展。

中龋有典型的临床特征，诊断并不困难。

3．深龋　龋病进展到牙本质深层时为深龋，临床上可见很深的龋洞，易于探查到。但位于邻面的深龋洞，以及有些隐匿性龋洞，外观仅略有色泽改变，洞口很小而病变进展很深，临床检查较难发现，应结合患者主观症状，仔细检查。必要时在处理过程中除去无基釉质然后再进行诊断。

若深龋洞洞口开放，则常有食物嵌入洞中，食物压迫使牙髓内部压力增加，产生疼痛，遇冷、热和化学刺激，产生的疼痛较中龋时更加强烈。

深龋时，一般均能引起牙髓组织的修复性反应，包括修复性牙本质形成、轻度慢性炎症反应或血管扩张、成牙本质细胞层紊乱等。

根据患者主观症状、体征，结合 X 线片易于确诊，但应注意与可复性牙髓炎和慢性牙髓炎相鉴别。

（三）诊断及鉴别诊断

1．诊断方法

（1）视诊：观察牙面有无黑褐色改变和失去光泽的白垩色的斑点，有无腔洞形成。当怀疑有邻面龋时，可从𬌗面观察邻近的边缘嵴有无变暗的黑晕出现。

（2）探诊：利用尖头探针探测龋损部位有无粗糙、钩拉或插入的感觉。探测洞底或牙颈部的龋洞是否变软、酸痛或过敏，有无剧烈疼痛。还可探测龋洞部位、深度、大小、有无穿髓孔等。

邻面的早期龋损，探针不易进入，可用牙线自咬合面滑向牙间隙，然后自颈部拉出，检查牙线有无变毛或撕断的情况。如有，则可能有龋病病变。

（3）牙髓诊断试验：当龋洞深达牙本质时，患者即可能诉说对冷、热或酸、甜刺激发生敏感，甚至难忍的酸痛；医师可用冷、热等刺激进行检查，亦可使用电活力测定。温度测验主要用于反映牙髓的病变状态，电活力测验用于确定牙髓的死、活。

（4）X 线检查：邻面龋、继发龋或隐匿龋不易用探针查出，此时可用 X 线片进行检查。龋病在 X 线片上显示透射影像。为检查龋洞的深度及其与牙髓腔的关系，也借助于 X 线检查。

（5）透照：用光导纤维装置进行，对检查前牙邻面龋洞甚为有效，可直接看出龋损部位和病变深度、范围。

2．诊断标准

（1）浅龋：位于釉质内，一般无主观症状，外界理化刺激也无明显反应，<u>探针检查时有粗糙感或能卡住探针尖端。</u>

鉴别诊断：与釉质发育不全、氟斑牙的鉴别。

①釉质发育不全：牙发育过程中，成釉器一部分受到损害所致，可造成釉质表面不同程度的实质性缺陷。探诊局部硬而光滑，病变呈对称性。

②氟牙症：受损牙面呈白垩色至深褐色，患牙为对称性分布。患者在牙发育矿化期有在高氟区生活的历史。

（2）中龋：龋病进展到牙本质中层，患者对冷热酸甜食物敏感，刺激去除后症状立即消失，可形成修复性牙本质。发生在牙颈部症状比较明显。

（3）深龋：洞深，若洞口开放，食物嵌塞有剧烈疼痛，冷热刺激疼痛较中龋重，若为隐匿性龋注意检查，修复性牙本质形成，结合 X 线片诊断。注意与可复性牙髓炎和慢性牙髓炎区别。

三、治疗

（一）非手术治疗和银汞合金填充术

1．龋病的治疗目的　终止病变的过程，保护牙髓，恢复牙的外形、功能和美观，并维持与邻近软硬组织的正常生理解剖关系。龋病治疗原则是针对龋损的不同程度，采用不同的治疗方法。早期釉质龋未出现牙体组织缺损的可采用非手术治疗，一旦出现组织缺损，需采用修复治疗的方法。深龋接近牙髓组织时，应首先判断牙髓的生活状态，采取保护性治疗措施，再进行修复治疗。

2．保守治疗

（1）药物疗法

①适应证：恒牙早期釉质龋，尚未形成龋洞，特别是位于易清洁的平滑面病损；乳前牙邻面浅龋及乳磨牙𬌗面广泛性浅龋，1 年内将被恒牙替换者；静止龋，如𬌗面点隙龋损，由于𬌗面磨耗，将点隙磨掉，呈一浅碟状，将使龋损环境消失。

②常用药物

氟化物：常用的氟化物有 75%氟化钠甘油糊剂、8%氟化亚锡溶液、酸性磷酸氟化钠（APF）溶液、含氟凝胶（如 1.5%APF 凝胶）及含氟涂料等。氟化物对软组织无腐蚀性，不使牙变色，安全有效，前后牙均可使用。牙局部应用氟化物后，氟直接进入釉质中，与羟磷灰石（HA）作用，氟取代 HA 中的羟基，形成难溶于酸的氟磷灰石，增强了釉质的抗酸性。同时，牙面氟浓度的增加可改变唾液牙面界面脱矿与再矿化过程，促进早期龋损的再矿化。早期釉质龋部位呈疏松多孔状态，局部摄取氟量较健康釉质多。在早期釉质龋损处定期用氟化物处理，可使脱矿釉质沉积氟化物，促进再矿化，从而使龋病病变停止。

硝酸银：常用的制剂有 10%硝酸银和氨硝酸银。硝酸银与人体组织和细菌的蛋白结合形成蛋白银沉淀，低浓度时有收敛、抑菌作用，高浓度时能杀灭细菌，有强的腐蚀性。硝酸银应用于龋损区，除生成蛋白银沉淀外，在使用还原剂后生成的黑色还原银或灰白色的碘化银可渗入釉质和牙本质中，有凝固有机质、杀灭细菌、堵塞釉质孔隙和牙本质小管的作用，从而封闭病变区，终止龋病过程。氨硝酸银溶液中的银与氨形成复合离子，更易被还原，并对软组织的腐蚀性较硝酸银小。硝酸银对软组织有强的腐蚀性，并使牙变黑，一般只用于乳牙和后牙，不可用于牙颈部龋。

（2）再矿化疗法

①适应证：光滑面早期釉质龋，白垩斑或褐斑；龋易感者作为预防用。

②再矿化液组成：含有不同比例的钙、磷和氟。一般调至 pH 7。

③治疗方法：配制成漱口液，每日含漱；局部应用——清洁、干燥牙面，将浸有矿化液的棉球置于患处，每次放置几分钟，反复 3～4 次。

（3）窝沟封闭

①适用证：窝沟可疑龋；𬌗面与充填窝沟相邻的无龋深沟裂，不需预防性扩展者。

②操作步骤：包括清洁牙面、隔湿、酸蚀、涂布及固化封闭剂。具体方法参考复合树脂充填治疗的内容。

3．充填治疗

（1）窝洞分类：G.V. Black 分类。

①Ⅰ类洞：所有牙面的发育点隙裂沟的龋损所制备的窝洞。包括前磨牙和磨牙𬌗面洞、上前

牙的腭面洞，下颌磨牙颊面殆2/3 颊面洞和颊殆面洞，上磨牙腭面殆2/3 的腭面洞和腭殆面洞。

②Ⅱ类洞：后牙邻面的龋损所制备洞形。包括磨牙和前磨牙的邻面洞、邻殆面洞和邻颊（舌）面洞。

③Ⅲ类洞：前牙邻面未损伤切角的龋损所制备洞形。包括切牙、尖牙的邻面洞、邻腭（舌）面洞、邻唇面洞。

④Ⅳ类洞：前牙邻面并损伤切角的龋损所制备洞形。包括切牙和尖牙的邻唇、邻腭（舌）面洞。

⑤Ⅴ类洞：所有牙的颊（唇）、舌（腭）面近龈 1/3 牙面的龋损所制备洞形。

（2）窝洞命名

①以牙面命名：殆面洞、邻殆面洞等。

②以英文字母命名：颊面为 B；舌面为 L；殆面为 O；远中面为 D；近中面为 M；唇面 La；切端为 I。

（3）窝洞结构：洞壁、洞角和洞缘。

①洞壁：分侧壁（颊壁、龈壁等）和髓壁（轴壁、殆髓壁等）。

②洞角：分线角和点角，以构成它的各壁联合命名。

③洞缘：即洞缘角或洞面角。

④抗力形：指修复体和余留牙结构获得足够抗力，在承受咬合力时不折裂的形状。

洞深：窝洞必须要有一定深度，使充填体有足够厚度，从而具有一定强度。一般洞深要求在釉牙本质界下 0.2～0.5mm，不同部位的窝洞所要求的深度不一样。殆面洞，釉质较厚，且承受咬合力大，洞深应为 1.5～2mm。而邻面洞，釉质较薄，且承受咬合力小，洞深 1～1.5mm 即可。不同充填材料要求的洞深也不一样，抗压强度小的材料要求洞的深度较抗压强度大的深。银汞合金的最小厚度为 1.5mm。

盒状洞形：最基本的抗力形。基本特征：底平，侧壁平面与洞底相垂直，各侧壁之间相互平行；盒状洞形使咬合力均匀分布，避免产生应力集中。与轴向咬合力垂直的平坦洞底使充填体处于最稳定的位置，受力时不移动。如为圆弧形洞底，则受力时充填体会移动而产生剪切力。圆钝的点、线角应力向四周传递，同时利于充填材料的填入。

阶梯的形成：双面洞的殆面洞底与邻面洞的轴壁应形成阶梯。阶梯不仅分散殆力，使殆力由殆面髓壁和邻面龈壁分担，也是保护牙髓的必要措施。髓壁与轴壁相交形成的轴髓线角应圆钝。尖锐的轴髓线角会使充填体在承受咬合力时受到张应力作用而折裂。邻面的龈壁应与牙长轴垂直，并要有一定深度，不得少于1mm。这样，邻面部分才能承担殆力。

窝洞外形：窝洞的外形线呈圆缓曲线，避开承受咬合力的尖、嵴；圆缓的外形有分散应力的作用，尖锐的转角可使传向牙体组织的应力集中而致折裂。

去除无基釉和避免形成无基釉：无基釉缺乏牙本质支持，在承受咬合力时易折裂。除前牙外，一般情况下都应去除所有无基釉。同时，侧壁应与釉柱方向一致，防止形成无基釉。

薄壁弱尖的处理：薄壁弱尖是牙的脆弱部分，应酌情降低高度，减少殆力负担。如外形扩展超过颊舌尖间距的 1/2 则需降低牙尖高度，并做牙尖覆盖。口腔内各个牙所承受咬合力的大小是不同的，牙各部位所承受的咬合力也不同。在预备抗力形时要考虑牙和充填体所承受殆力的大小而对抗力形提出不同的要求。

⑤固位形：固位形是防止充填体在侧向或垂直方向力量作用下移位、脱落的形状。窝洞的固位形必须具有三维的固位作用方能保持充填体的稳固。窝洞的基本固位形结构如下。

侧壁固位：侧壁固位是各类窝洞最基本的固位结构，要求窝洞有足够深度，呈底平壁直的盒状洞形。相互平行、与洞底垂直，并具有一定深度的侧壁借助于洞壁与充填材料间的摩擦力而产生固位作用，防止充填体沿洞底向侧方移位。窝洞一旦呈圆弧状，当充填体一侧受力时，会出现翘动或脱落。

倒凹固位：倒凹是一种机械固位，在洞底的侧髓线角或点角处平洞底向侧壁牙本质做出的潜入小凹，有时也可沿线角做固位沟。充填体突入倒凹或固位沟内，形成洞底略大于洞口的形态，从而防止充填体与洞底呈垂直方向的脱位。倒凹一般做在牙尖的下方，此处牙本质较厚，但牙尖下方的深层正是髓角所在部位．故要注意洞的深度。如洞较深，超过釉质牙本质界下 0.5mm 时，应先垫底后再做倒凹。固位沟应在具有一定厚度的牙本质侧壁上做。倒凹和固位沟不宜做得太深，以避免切割过多的牙本质，一般以 0.2mm 深为宜。侧壁固位良好的窝洞，当深度大于宽度的洞可不做倒凹。𬌗面Ⅰ类洞，由于釉柱排列方向向窝沟底聚合，所备成的洞侧壁略向洞口聚合，形成洞底略大于洞口的洞形，特别在牙尖高陡的𬌗面，聚合更明显，也不做倒凹。

鸠尾固位：鸠尾是一种机械固位结构，多用于双面洞。后牙邻𬌗面洞在𬌗面作鸠尾，前牙邻面洞在舌面作鸠尾。此种固位形的外形似斑鸠的尾部，由鸠尾峡和膨大的尾部组成，借助于峡部的扣锁作用防止充填修复体从与洞底呈水平方向的脱位。

鸠尾的制备要求与邻面缺损大小相匹配，使充填体在受力时保持平衡。鸠尾要有一定深度，特别在峡部，以获得足够抗力。在预备鸠尾时应顺𬌗面的窝洞扩展，避开牙尖、嵴和髓角。鸠尾峡的宽度一般在后牙为所在颊舌尖间距的 1/4～1/3，前牙为邻面洞舌方宽度 1/3～1/2。同时，鸠尾峡的位置应在轴髓线角的内侧，𬌗面洞底的𬌗方。

梯形固位：将邻𬌗洞的邻面制备成龈方大于𬌗方的梯形，防止充填体垂直方向的脱位，此种固位多用于双面洞。

（4）窝洞制备基本原则：窝洞预备必须遵循牙体组织的生物学特点，按照生物力学原理来进行，目前临床多采用 Black 提出的备洞原则进行。窝洞预备是非常重要的过程。直接关系到牙体修复治疗的成败。

①去净龋坏组织：龋坏组织是指龋坏的牙体组织，其中含有大量的细菌及其代谢产物。龋坏组织可引起牙体组织继续破坏或造成对牙髓的不良刺激。为了消除感染及刺激物，终止龋病发展，原则上必须去净龋坏组织，确保充填体能紧贴洞壁，防止继发龋发生。

从龋病病理学角度来看，龋坏组织包括破坏层（又称崩解层）和透入层（又称细菌侵入层），而脱矿层是无细菌侵入的。窝洞制备时，只需去除感染牙本质，即崩解层和透入层，而不必将仅有脱矿而无细菌的脱矿层去除。临床上很难确定细菌的侵入范围，一般根据牙本质的硬度和着色两个标准来判断。

②保护牙髓组织：窝洞制备时切割牙体组织对牙髓牙本质复合体可产生机械、压力和温度等刺激，要尽量减少对牙髓的刺激，以避免造成不可逆的牙髓损伤。

窝洞制备时应做到：间断操作，使用锐利器械，并用水冷却。不向髓腔方向加压，特别是制备深窝洞。对牙体组织结构、髓腔解剖形态及增龄变化必须清楚了解，以防止意外穿髓。

③尽量保留健康牙体组织：保存健康牙体组织不仅对充填材料的固位很重要，而且使剩余的牙体组织有足够强度，以承担咀嚼功能。现代牙体修复技术对窝洞预备的要求更趋保守，设法多保留牙体组织。

窝洞制备要求：窝洞做最小程度的扩展，特别是在颊舌径和牙髓方向。窝洞的龈缘只扩展到健康牙体组织，应尽量位于牙龈边缘的𬌗方。以往认为，洞缘位于龈下可防止继发龋。研究表明，位于龈沟中的充填体边缘对龈组织会造成不良刺激。同时，更重要的是减少龈方的扩展使更多的牙体组织得以保存。

尽量不做预防性扩展。Black 提出，平滑面龋的预备应扩展到自洁区，𬌗面应包括有发育缺损的点隙裂沟，以防止继发龋。随着龋病预防措施的加强和防龋充填材料的出现，越来越多的人认为，平滑面的扩展只限于龋损范围，而有发育缺损的𬌗面点隙裂沟可采用釉质成形术、窝沟封闭或预防性树脂充填等处理来代替预防性扩展以保存更多的牙体组织。釉质成形术是指釉质表面的再成形。用火焰状金刚砂针磨去浅的沟裂（沟裂的深度小于釉质厚度的 1/4～1/3）或将未完全融合的釉质磨圆钝，形成一光滑、碟形的表面，以利于清洁。磨去部分应小于釉质厚度的 1/3。

（5）窝洞制备的基本步骤：开扩洞口并进入龋洞；去除龋坏牙本质；设计并制备洞形，使其具备固位和抗力的要求；检查、修整、清洁窝洞。

窝洞的隔湿、消毒、干燥：术区的隔离（简易隔湿法、橡皮障隔湿）；窝洞的消毒（25%麝香草酚乙醇溶液、樟脑酚及75%乙醇）；干燥窝洞。

（6）窝洞的充填

①垫底：是在洞底（髓壁和轴壁）垫一层足够厚度（>0.5mm）的材料，隔绝外界和充填材料的温度、化学、电流及机械刺激，同时要垫平洞底，形成窝洞，承受充填压力和咀嚼力的作用。常用的垫底材料有氧化锌丁香油粘固剂、磷酸锌粘固剂、聚羧酸锌粘固剂及玻璃离子粘固剂。

浅的窝洞：洞底距髓腔的牙本质厚度大于1.5~2mm，不需垫底。

单层垫底：中等深度的窝洞，洞底距牙髓的牙本质厚度＞1mm，只做单层垫底。

双层垫底：洞深接近牙髓，第一层用氧化锌丁香油粘固粉或氢氧化钙，其上用磷酸锌粘固粉做第二层垫底。

②银汞合金充填：调拌完成后，将其装入银汞合金输送器内，以少量分次送入准备就绪的窝洞内，层层加压，使银汞合金有紧密的凝固并与洞壁密合。多余的汞渗出，应立即除去，2~3min完成。充填复面洞，选择适宜的成形片，固定于患牙上，在颈部外侧的牙间隙中安放木制或塑料的楔子，防止形成悬突。充填完成3~5min后，可雕刻形态。充填24h后充填体完全硬固方可打磨抛光。

③复合树脂充填：首先用30%~50%的磷酸酸蚀洞缘牙釉质及垫底表面1min，然后用牙本质处理剂处理牙本质表面。用水彻底冲洗，吹干牙面，用小棉球或小刷子蘸粘结剂涂布整个洞壁，光照20s固化。放置聚酯薄膜成形片及楔子即可充填树脂。从管内挤出适量树脂，用充填器沿一侧洞壁填入窝洞，应分层填入，光照后再填入第二层，再光照，如此逐层填入，每次照时间约为40s，每层不超过2mm厚，完成磨光。

④玻璃离子聚合粘固粉充填：选用塑料充填器，取适量调好的粘固粉，从窝洞一侧壁送入窝洞内，迅速修整，除去多余的材料，使之成形。约在2min内完成充填操作，保持干燥5~6min。在充填体表面涂布保护剂，防止因唾液的影响而增加充填体的溶解性。充填24h后打磨抛光。

4．深龋的治疗

（1）治疗原则

①停止龋病发展，促进牙髓的防御性反应：去除龋坏组织，消除感染源是停止龋病发展的关键步骤。原则上应去净龋坏组织，而尽量不穿通牙髓。由于深龋接近牙髓，去除龋坏组织时应特别小心，必须根据不同年龄的髓腔解剖特点，结合洞底的颜色、硬度和患者反应等具体情况而做处理。如年轻人的髓腔大、髓角高，急性龋的软化牙本质多、着色浅、硬化牙本质少，去龋时易穿髓。如在去净龋坏牙本质后有穿髓可能，而患牙无自发痛时，可保留洞底近髓处的少量已脱矿的牙本质，采用间接盖髓术，盖以有抑菌和促进修复性牙本质形成的制剂，如氢氧化钙，以达到终止龋病发展和促进牙髓防御性反应的目的。特别是急性龋，牙本质脱矿过程进展快，病变组织中细菌浸入的深度相对较浅，去龋时不必将所有软化牙本质去净，以避免穿髓。

②保护牙髓：术中必须保护牙髓，减少对牙髓的刺激。为此，在治疗深龋时应防止对牙髓机械、温度的刺激。去软龋时，用挖器从软龋边缘开始平行于洞底用力，或用较大的球钻间断、慢速磨除，切勿向髓腔方向加压。随时用水冲洗窝洞，棉球拭干，保持视野清楚。用探针探查有无穿髓孔时，应沿洞底轻轻滑动，勿施加压力，以防穿通髓腔。一般需双层垫底，以隔绝来自充填材料和外界的刺激。

深龋治疗时，洞侧壁的软化牙本质应彻底去净，而覆盖髓腔的洞底，包括髓壁和轴壁，去净软化牙本质后，有时可能引起牙髓暴露，特别是在髓角处。在此种情况，可保留少许洞底近髓处的软化牙本质，并做特别处理，以避免牙髓穿通，造成对牙髓的损伤和感染。

正确判断牙髓状况：正确判断牙髓状况是深龋治疗成功的基础。深龋时，牙髓受外界刺激而发生病变的可能性较大，故治疗深龋时，首先要对牙髓状况做出正确判断，才能制订出正确的治疗方案。

深龋时，细菌可经牙本质小管进入牙髓而使牙髓感染。研究表明，牙本质厚度<0.3mm，牙髓可有明显炎症；牙本质厚度<0.2mm，牙髓中可发现细菌。所以，即使未穿通髓腔，牙髓也可能感染。然而，洞底与髓腔之间的牙本质厚度临床上很难估计。同时，细菌的侵入与龋病发展速度也有关。急性龋时，病变发展快，修复反应少，脱矿区较宽，再矿化的硬化牙本质较窄，细菌侵入的深度相对较浅，一般存在于外层腐质区。慢性龋的病程缓慢，脱矿区较窄，硬化牙本质区较宽，细菌可存在于脱矿区。牙髓反应除与牙本质厚度和病变进程有关外，与细菌种类和数量及致病性、牙本质钙化程度、牙髓细胞和微循环状况、患者年龄等因素也有关，这些因素可影响牙本质的通透性和牙髓的反应性。

鉴于深龋时牙髓的反应性可受到以上多种因素的影响，对牙髓状态的判断是较困难的。临床上可通过详细询问病史，了解患牙有无自发痛、激发痛、刺激去除后有无延缓痛。结合临床检查，包括视、探、叩诊等，必要时做牙髓温度测试、电测试及 X 线检查。主要与早期牙髓炎、慢性闭锁性牙髓炎、牙髓坏死等鉴别，不要将已有牙髓病变的患牙误认为单纯的深龋来处理。

（2）治疗方法

①垫底充填

适应证：无自发痛、激发痛不严重、刺激去除后无延缓痛、能去净龋坏牙本质。

窝洞制备要点：深龋时，龋洞较大，入口容易。一般先去除洞缘的无基釉和龋坏组织即可暴露龋损。深龋的洞较深，在预备外形的同时只去除了大部分龋坏组织，深层的龋坏组织需用挖器或球钻仔细去除。去除深龋龋坏牙本质后洞底一般不平，或呈圆弧形。在窝洞制备时，只能按备洞原则将侧壁磨平直，切忌将洞底磨平，否则可造成髓腔穿通。不平的洞底可用垫底材料垫平，以弥补洞形的不足。如需做倒凹固位形，应在垫底后做。

深龋造成牙体组织破坏大，如患牙承担的咬合力较大，应适当降低其咬合，磨低脆弱的牙尖和嵴。

②安抚治疗

适应证：一些深龋患者，无自发痛，但有明显的激发痛，备洞过程中极其敏感。这类患者应先做安抚治疗，待症状消除后再做进一步处理。

方法：窝洞清洁后，放置大小合适的丁香油酚棉球或抗生素小棉球，用氧化锌丁香油酚粘固剂封洞，观察1～2周。复诊时，如无症状，牙髓活力正常，无叩痛，则取出棉球，再酌情做双层垫底永久充填，或做间接盖髓术。如有症状，则应进一步做牙髓治疗。

在软化牙本质未去净的病例，可改ID用氧化锌丁香油酚粘固剂封洞观察。氧化锌丁香油酚粘固剂有安抚作用。复诊时，如无症状，牙髓活力正常，可在隔湿情况下去除部分粘固剂，留一薄层作垫底用，上面用磷酸锌粘固剂垫底，做永久充填。

由于龋洞内的龋坏牙本质中细菌及其代谢产物本身对牙髓就是有害的刺激因素，安抚治疗一定要在不引起穿髓的前提下，尽量去除龋坏组织后再密封以安抚药物，以停止细菌毒素对牙髓的刺激，并隔绝外界刺激，使牙髓恢复正常。

③间接盖髓术

适应证：用于软化牙本质不能一次去净，牙髓-牙本质反应能力下降，无明显主观症状的深龋。

方法：由于慢性龋和急性龋细菌侵入的深度不同，故在治疗方法上不尽相同。

急性龋：急性龋病程进展快，软化牙本质多，细菌侵入深度相对较浅，未进入深层脱矿层，如去净软化牙本质有穿髓的可能时，在洞底可保留少量软化牙本质。窝洞预备好后，干燥，于洞底盖一薄层氢氧化钙制剂，然后垫底充填。如一次充填把握性不大，可在氢氧化钙间接盖髓后，以氧化锌丁香油酚粘固剂和磷酸锌粘固剂双层封洞，或用聚羧酸锌粘固剂或玻璃离子粘固剂单层封洞，观察1～3个月，复诊时如无症状，牙髓活力正常，可去除部分粘固剂，做永久充填。

慢性龋：慢性龋病程进展慢，脱矿区较窄，再矿化区宽，细菌可侵入脱矿区，如一次去净软化牙本质有穿髓可能时，第一次处理同急性龋，即在洞底保留少量软化牙本质，窝洞干燥后，在洞底盖一薄层氢氧化钙制剂，双层或单层封洞，观察3~6个月，等待修复性牙本质的形成。复诊时，如无症状，牙髓活力正常，应除去全部封物及残余的软化牙本质，因慢性龋时，软化牙本质有细菌感染。去净软化牙本质后，如无穿髓则可盖髓、垫底、永久充填。一旦出现牙髓穿通或有自觉症状则需做牙髓治疗。

（二）牙体粘结修复术

复合树脂与牙体粘结：釉质粘结又称酸蚀刻粘结技术，30%~50%磷酸蚀刻釉质30~40秒为宜；洞缘釉质壁制备成45°的短斜面；承受牴力部位，应修整为底平壁直的盒状洞形；不承受牴力的部位，可不形成标准盒状洞形，可不做预防性扩展。

（三）常用材料的性能及其选择

1. 垫底材料

（1）氧化锌丁香油粘固粉：对牙髓的刺激性小，有镇痛、安抚和轻度的防腐作用，能促进修复性牙本质的形成。黏性较大，充填后易于去除，抗压强度差，溶于唾液，丁香油酚对聚合物有阻聚作用。用作深龋洞的第一层垫底材料；根管充填剂；窝洞的暂封；牙周外科敷料成分。

（2）磷酸锌粘固粉：主要成分是氧化锌，液体主要成分是正磷酸。承受一定的压力，是物理性粘结；导热性能差；固化后几乎不溶于水，唾液中可被溶解，游离磷酸可对牙髓产生刺激（深龋洞不应直接用垫底）。用作暂时充填；深龋的间接垫底和中龋的直接垫底；也可粘固嵌体、桥、冠等。

（3）聚羧酸锌粘固粉：粉主要成分为氧化锌、氧化镁和氧化铝；液体为聚丙烯酸水溶液（浓度32%~42%）。对牙釉质和牙本质都有较大的黏着力，对牙髓的刺激性很小，但不能刺激修复性牙本质的形成，绝缘性能稍差。为良好的垫底材料。

（4）氢氧化钙：氢氧化钙粉与蒸馏水、无菌生理盐水或甲基纤维素调成糊剂应用。牙髓刺激性小，促进修复性牙本质的生成；促进钙盐的沉积；强碱性，有一定的抗菌、抗感染性能；良好隔垫性，绝电性差；溶于唾液，溶解度是垫底材料中最大者。用作垫底材料（临床垫底后须再覆盖其他具有强度的垫底材料）；对近髓或有小穿髓孔的深龋洞，但无牙髓炎症状者，可用氢氧化钙间接或直接盖髓。

2. 充填材料

（1）银汞合金：合金粉由各种金属，如银、锡、铜和锌按适当比例制成。24h达稳定状态。抗压强度最大，充填后应嘱患者24h内不用该牙咀嚼。作为深龋的充填材料，使用时应该垫底；无粘结性，机械固位，对抗力形和固位形要求较高。

（2）复合树脂：抗压强度较高，仅次于银汞合金，不耐磨；热膨胀系数小，色泽稳定且与牙相似；不溶于唾液；对牙髓有刺激性；固化期有收缩。用于Ⅲ、Ⅴ类洞充填。Ⅳ类洞可用支架固位充填。

（3）玻璃离子体：粉剂主要由二氧化硅、三氧化二铝和氟化钙组成，液体主要由聚丙烯酸组成。粘结性强而刺激性小，因含氟而有一定的防龋作用。在口腔环境中有较好的稳定性，可不经酸蚀而获得固位。用于垫底，也能作充填材料。作为充填材料多用于牙颈部洞的修复。也可作乳牙充填材料，对接近替换期的乳牙更为适用。

（四）治疗中的问题及其处理

1. 意外穿髓　在窝洞的制备过程中，出现健康牙髓的意外暴露。常见原因如下。

（1）对髓腔解剖不熟悉：操作中应对髓腔解剖做到心中有数，髓腔的大小、髓角高低与患者年龄和龋病类型有关，乳牙和年轻恒牙的髓腔大、髓角高，急性龋软化牙本质多，修复性牙本质薄。不了解这些情况则易造成意外穿髓。

（2）髓腔解剖结构的变异：个别牙的髓角特别高，如有的第一磨牙的近颊髓角非常高，不易防范。术前X线片可帮助了解髓腔的情况。

（3）操作不当：窝洞制备过程中，去软龋时操作粗糙和使用器械不当都可引起穿髓。特别是急性龋时，软化牙本质多，修复性牙本质薄，更易发生。扩展洞形时，以与洞底平齐的深度向牙尖扩展，可造成髓角穿通。深部龋坏组织应用挖器挖除或大球钻慢速提磨，切忌用高速涡轮机去除。预备洞形时，深窝洞不能磨平，而应垫平。意外穿髓的牙髓多为正常牙髓，处理则应视患者年龄、患牙部位和穿髓孔大小而选择直接盖髓术或进行根管治疗。

2．牙髓性疼痛

（1）激发痛：充填修复后出现冷、热刺激痛，但无明显延缓痛或仅有短暂的延缓痛。常见原因：备洞过程中对牙髓的物理刺激，过冷的水冲洗窝洞、连续钻磨产热及钻牙的负压均可激惹牙髓，致牙髓充血。

中、深龋未垫底直接汞合金充填可传异冷、热刺激。复合树脂直接充填或深龋直接用磷酸锌粘固剂垫底可造成对牙髓的化学刺激而激惹牙髓。

症状轻者，可观察，如症状逐渐缓解可不予处理；如症状未缓解，甚至加重者则应去除充填物，经安抚治疗后再重新充填。

（2）与对颌牙接触时疼痛：采用银汞合金充填的牙，在与对颌牙接触时出现短暂的疼痛，脱离接触或反复咬合多次后疼痛消失。这种情况多见于与对颌牙相应的牙有不同的金属修复体。上、下牙接触时，两种具有不同电位的金属连在一起，形成电位差，产生电流而引起疼痛。

去除汞合金充填物，改用非导体类材料，如复合树脂充填或改做同类金属的嵌体修复。

（3）自发痛：充填后出现阵发性、自发性疼痛，不能定位，温度刺激可诱发或加重疼痛，此种情况应考虑有牙髓炎的可能。

近期出现的原因：对牙髓状况判断错误，小的穿髓孔未被发现。引起激发痛的各种因素严重或持续时间长。

远期出现的原因：可能是充填材料对牙髓的慢性刺激，使牙髓逐渐发炎，甚至坏死。洞底留有较多的龋坏组织，致病变继续发展，累及牙髓。处理：首先去除充填物，开髓引流，待症状缓解后根据患者年龄和牙髓情况选择适当的牙髓治疗方法。

3．牙周性疼痛

（1）咀嚼痛：充填修复后出现咀嚼疼痛，与温度刺激无关。多因充填物过高，咬合时出现早接触所致。检查时会发现银汞合金充填物有亮点，复合树脂充填物可用咬合纸检查出高点。确定早接触部位，磨除高点，症状即可消除。

（2）持续性自发钝痛：持续性自发性疼痛，可定位，与温度刺激无关，咀嚼可加重疼痛。主要原因：术中器械伤及牙龈，甚至伤及牙周膜或酸蚀剂溢至牙龈而致牙龈发炎。充填物在龈缘形成悬突，易沉积菌斑，且压迫牙龈，造成牙龈发炎、出血，时间长后可引起牙龈萎缩，甚至牙槽骨吸收。

接触点恢复不良，造成食物嵌塞，引起牙龈炎症、牙龈萎缩及牙槽骨吸收。可针对不同原因做不同处理，轻度牙龈炎者，局部冲洗，上碘甘油。去除悬突，消除局部刺激物。接触点恢复不良者应重新充填，必要时需要做固定修复，嵌体或冠，以恢复正常接触关系。

4．继发龋　充填后的牙再次发生龋损称为继发龋，多发生在洞缘、洞底或邻面牙颈部等部位。窝洞预备时未去净龋坏组织，致使充填后龋损继续发展。洞壁有无基釉，特别在承受咬合力处，受力时易破碎，在洞缘留下缝隙，利于菌斑沉积；洞的边缘在滞留区内或在深的窝沟处。充填材料与洞壁界面间的微渗漏：充填材料硬固时本身的体积收缩、小于牙体硬组织的热膨胀系数、被腐蚀、充填压力不足及洞缘的垫底粘固剂溶解等原因都可造成洞壁与充填材料之间出现微渗漏。充填体的羽毛状边缘和承受咬合力部位洞缘短斜面上的充填体可在受力时破碎、折裂，而使充填体边缘出现缝隙。

一经诊断继发龋，应去除充填物及继发龋，修整洞形，重新充填。洞漆和粘结剂的使用可增加充填材料与洞壁间的密合度，从而降低微渗漏的发生率。

5．充填物折裂、松脱　充填体在口腔内经过一段时间后发生折断或松动脱落。常见的原因如下。

（1）窝洞预备没有足够的抗力形和固位形，如洞的深度不够或垫底太厚，使充填材料过薄，不仅固位差，且材料的抗力也低。邻𬌗洞的𬌗面鸠尾与邻面洞大小不平衡、鸠尾峡过宽、洞口大于洞底等原因可造成充填体固位不良。鸠尾峡过窄、轴髓线角过锐、洞底不平、邻面洞的龈壁深度不够等原因可致充填物折裂。

（2）充填材料调制不当：充填修复材料调制所取各组分的比例不当、材料被唾液或血污染及调制时间过长等均可使充填材料的性能下降。

（3）充填方法不当：未严格隔湿、充填压力不够、材料未填入倒凹或有气泡等。

（4）过早承担咬合力：材料未完全固化前，其机械强度差，如过早受力，易折裂。去除原残存充填体，针对洞形存在问题，按照备洞原则修整洞形，按正规操作调制材料和完成窝洞充填。

（5）充填物存在高点，咬合关系异常。

6. **牙体折裂**　充填后牙折裂包括部分和完全折裂两种情况。主要由于牙体组织本身的抗力不足所致。窝洞制备时未除去无基釉，脆弱牙尖未降低咬合，特别是在承受咬合力大的部位。磨除过多牙体组织，削弱了牙体组织的抗力。窝洞的点、线角太锐，导致应力集中。充填体过高、过陡、引起𬌗创伤。充填材料过度膨胀，如银汞合金在固化过程中与水接触所造成的延缓性膨胀。

（1）部分折裂：可去除部分充填物后，修整洞形，重新充填。如固位和抗力不够，可行粘结修复术、附加固位钉修复术、嵌体或冠修复。

（2）完全折裂至髓底：应给予拔除。

第2单元　牙发育异常

═══ 重点提示 ═══

本单元内容相对不太重要，出题频率不高。需掌握釉质发育不全的临床表现及诊断并了解氟斑牙及龋病的鉴别；掌握氟斑牙的临床表现；掌握四环素牙的治疗和预防；掌握畸形中央尖的好发牙位，这是出题重点。另外关于牙内陷的几个类型需要了解，其余内容考生可以只作了解。

═══ 考点串讲 ═══

一、釉质发育不全

1. **定义**　釉质发育不全指在牙发育期间，由于全身疾病、营养障碍或严重的乳牙根尖周感染导致釉质结构异常。根据致病的性质不同，有釉质发育不全和釉质矿化不全两种类型：前者系釉质基质形成障碍所致，临床上常有实质缺损；后者则为基质形成正常而矿化不良所致，临床上一般无实质缺损。发育不良和矿化不良可单独发病，也可同时存在。

2. **病因**

（1）严重营养障碍：维生素 A、维生素 B、维生素 C、维生素 D 缺乏，以及钙、磷的缺乏。

（2）内分泌失调。

（3）婴儿和母体的疾病：水痘、猩红热，孕妇风疹、毒血症等。

（4）局部因素：乳牙根尖周严重感染影响继承恒牙釉质发育不全，前磨牙居多，又称特纳牙。

3. **临床表现**　根据釉质发育不全的程度可将其分为轻症和重症。

（1）轻症：釉质形态基本完整，仅有色泽和透明度的改变，形成白垩状釉质，这是由于矿化不良、折光率改变而形成的，一般无自觉症状。

（2）重症：牙面有实质性缺损，即在釉质表面出现带状或窝状的棕色凹陷。

①带状（横沟状）缺陷：在同一时期釉质形成全面遭受障碍时，可在牙面上形成带状缺陷。带状的宽窄可以反映障碍时间的长短，如果障碍反复发生，就会有数条并列的带状凹陷的出现。

②窝状缺陷：由于成釉细胞成组地破坏，而其邻近的细胞却继续生存并形成釉质所致。严重者牙面呈蜂窝状。

4. 诊断及鉴别诊断　根据临床表现和病因诊断，与浅龋鉴别。

5. 治疗　轻症患牙不必治疗，牙发生着色、缺陷的通过光固化复合树脂修复、烤瓷冠修复等。

二、氟牙症

1. 定义　又称氟斑牙或斑釉，具有地区性分布的特点，为慢性氟中毒病早期最常见而突出的症状。

2. 病因

（1）饮水中氟含量过高：饮用水是摄入氟的一个最大来源，饮水中氟摄入是按年龄、气候条件和饮食习惯综合决定的。饮水中氟的最适浓度主要取决于当地的年平均最高气温，美国为 0.7～1.2ppm，中国广州约为 0.7ppm。我国地域辽阔，南北气温相差甚大，因此不能只有一个适宜浓度，故我国现行水质标准氟浓度为 0.5～1ppm 应是适宜的。

（2）过多氟进入的时机：氟主要损害釉质发育期牙胚的成釉细胞，因此过多的氟只有在牙发育矿化期进入机体，才能发生氟牙症。若在 6～7 岁之前，长期居住在饮水中含氟量高的流行区，即使日后迁往他处，也不能避免以后萌出的恒牙受累，反之，如 7 岁后才迁入高氟区者，则不出现氟牙症。

3. 临床表现

（1）临床特点：在同一时期萌出牙的釉质上有白垩色到褐色的斑块，严重者还并发釉质的实质缺损。临床上常按其程度而分为白垩型（轻度）、着色型（中度）和缺损型（重度）3 种类型。

（2）多见于恒牙，发生在乳牙者甚少，程度亦较轻。这是由于乳牙的发育分别在胚胎期和婴儿期，而胎盘对氟有一定的屏障作用。但如氟摄入量过多，超过胎盘筛除功能的限度时，也能不规则地表现在乳牙上。

（3）对摩擦的耐受性差，对酸蚀的抵抗力强。

（4）严重的慢性氟中毒患者，可有骨骼的增殖性变化，骨膜、韧带等均可钙化，从而产生腰、腿和全身关节症状。急性中毒症状为恶心、呕吐、腹泻等。由于血钙与氟结合，形成不溶性的氟化钙，可引起肌痉挛、虚脱和呼吸困难，甚至死亡。

4. 诊断及鉴别诊断　根据临床表现诊断，主要与釉质发育不全相鉴别。

（1）釉质发育不全白垩色斑的周界明确，纹线与釉质的生长发育线相平行吻合；氟牙症斑块呈散在云雾状，周界不明确，与生长线不吻合。

（2）釉质发育不全发生在单个牙或一组牙，氟牙症发生在多数牙（上颌前牙多见）。

（3）氟牙症患者有高氟区生活史。

5. 治疗　光固化复合树脂、漂白脱色法、烤瓷全冠修复。

三、四环素牙

1. 定义　在牙齿发育、矿化期间服用四环素族药物，牙齿的颜色和结构发生改变。

2. 病因　在牙的发育矿化期，服用的四环素族药物，可被结合到牙组织内，使牙着色。初呈黄色，在阳光照射下则呈明亮的黄色荧光，以后逐渐由黄色变成棕褐色或深灰色。这种转变是缓慢的，并能被阳光促进，所以切牙的唇面最先变色。一般来说，前牙比后牙着色明显；乳牙着色又比恒牙明显，因为乳牙的釉质较薄、较透明，不易遮盖牙本质中四环素结合物的颜色。牙着色程度与四环素的种类、剂量和给药次数有关。

3. 临床表现　根据四环素牙形成阶段、着色程度和范围，四环素牙可以分为以下 4 个阶段。

第一阶段（轻度）：整个牙面呈黄色或灰色，分布均匀，没有带状着色。

第二阶段（中度）：牙着色由棕黄至黑灰色。

第三阶段（重度）：牙表面见明显带状着色，颜色呈黄灰或黑色。

第四阶段（极重度）：牙表面着色深，严重者呈灰棕色、蓝紫色，任何漂白治疗均无效。

四环素牙引起牙着色和釉质发育不全，都只在牙发育期才能显现出来。一般来说，在 6～7 岁后再给药，不致引起令人注目的牙着色。

4. 诊断及鉴别诊断　根据临床表现和用药史诊断，与釉质发育不全及氟牙症鉴别。

5. 治疗和预防　复合树脂修复；烤瓷冠修复；漂白治疗（30%过氧化氢、10%～15%过氧化脲）。妊娠期和哺乳期的妇女及 8 岁以下的小儿不宜使用四环素类药物。

四、遗传性牙本质发育不全

1. 定义　遗传性牙本质发育不全是一种常染色体显性遗传病，根据临床表现可分为 3 种亚型。

Ⅰ型：除牙本质发育不全外，还伴有全身骨骼发育不全，其病因为广泛的Ⅰ型胶原基因突变。

Ⅱ型：即遗传性乳光牙本质，无全身骨骼异常。

Ⅲ型：是被称为壳牙的一种牙本质发育不全，又名白兰地牙本质发育不全，为孤立发生于美国马里兰州的 3 个隔离民族群中的特殊类型，牙本质极薄，髓室和根管明显增大。

2. 病因　本病属于常染色体显性遗传病，可在一家族中连续出现几代，亦可隔代遗传。男、女患病率均等，乳、恒牙均可受累。亲代一人患病，子女有 50%发病概率，符合常染色体显性遗传规律。

3. 临床表现　牙冠呈微黄色半透明，光照下呈乳光，釉质易从牙本质表面分离脱落，牙本质暴露，严重的咀嚼磨损。影响咀嚼、美观和发音。严重磨损致咬合过低，继发颞下颌关节紊乱病。X 线可见牙根短，牙萌出后，髓室和根管完全闭锁。

4. 诊断　根据临床表现做出诊断，注意追踪家族史。

5. 治疗　治疗的原则是防止牙齿磨耗，保护牙冠。前牙可用罩冠或光固化复合树脂，后牙可用金属冠修复。单独的局部修复治疗效果不佳。患牙不宜做桥基牙或做正畸矫治，极易根折。

五、畸形中央尖

1. 定义　畸形中央尖多见于下颌前磨牙，尤以第二前磨牙最多见，偶见于上颌前磨牙。常为对称性发生。一般均位于𬌗面中央窝处，呈圆锥形突起，故称中央尖。此外，该尖也可出现在颊嵴、舌嵴、近中窝和远中窝。形态可为圆锥形、圆柱形或半球形等，高度 1～3mm。50%的中央尖有髓角伸入。

2. 病因和发病机制　原因不明。一般认为发生此种畸形是由于牙发育早期，牙乳头组织向成釉器突起，在此基础上形成釉质和牙本质。

3. 临床表现　中央尖折断或被磨损后，临床上表现为圆形或椭圆形黑环，中央有浅黄色或褐色的牙本质轴，在轴中央有时可见到黑色小点，此点就是髓角，但在此处即使用极细的探针也不能探入。圆锥形中央尖，萌出后不久与对颌牙接触，即遭折断，使牙髓感染坏死，影响根尖的继续发育。这种终止发育的根尖呈喇叭形，但也有一些中央尖逐渐被磨损，修复性牙本质逐渐形成，或属无髓角伸入型。这类牙有正常的活力，牙根可继续发育。因此，发现畸形中央尖时，应根据不同情况，给予及时相应的处理。

4. 诊断　根据临床表现诊断。

5. 治疗　①圆钝而咬合无妨碍的中央尖，可不做处理。②尖而长的中央尖，刚萌出时可在麻醉和严格的消毒下，将此尖一次磨除，然后制备洞形，按常规进行盖髓治疗。适当调整对颌牙的同时，多次少量调磨此尖。③中央尖折断，引起牙髓或根尖周病变时，为保存患牙并促使牙根继续发育完成，采用根尖发育成形术或根尖诱导形成术。④牙根形成过少而根尖周围严重感染的患牙或根尖周病变与龈沟相通者应拔除。

六、牙内陷

1. 定义　牙萌出后，在牙面可出现一囊状深陷的窝洞。常见于上颌侧切牙。

2．类型　畸形舌侧窝、畸形根面沟、畸形舌侧尖和牙中牙。

3．临床表现

（1）畸形舌侧窝：牙内陷临床表现最轻的一种。

（2）畸形根面沟：为一条纵行沟裂，向舌侧越过舌隆突向根方延伸。

（3）畸形舌侧尖：舌隆突呈圆锥形突起，有时突起成一牙尖，又称指状舌尖。

（4）牙中牙：牙内陷临床表现最严重的一种。牙呈圆锥状，X 线片示一个牙包于牙中。

4．诊断　根据临床表现诊断。

5．治疗

（1）牙内陷治疗：早期深龋处理；若露髓，应根据牙髓状态和牙根发育选择方法；若牙外形也有异常，应治疗后酌情进行冠修复。

（2）畸形根面沟治疗：牙髓活力正常，但腭侧有牙周袋者，先做翻瓣术，沟浅磨除，沟深制备固位；牙髓无活力伴腭侧牙周袋者，根管治疗术后，即刻进行翻瓣兼沟裂处理；若裂沟已达根尖部，预后不佳，应给予拔除。

第 3 单元　牙急性损伤

═══ 重点提示 ═══

本单元内容不太重要，考试这几个知识点都有零星出现。需掌握牙震荡的定义及临床表现，并了解牙折的各型治疗；掌握牙脱位的处置，其余内容没有出题，考生可以只作了解。

═══ 考点串讲 ═══

一、牙震荡

1．定义　牙周膜的轻度损伤，通常不伴牙体组织的缺损。

2．临床表现　伤后患牙有伸长不适感，轻微松动和叩痛，龈缘还可有少量出血，说明牙周膜有损伤。若做牙髓活力测试，其反应不一。通常受伤后无反应，而在数周或数个月后反应开始恢复。3 个月后仍有反应的牙髓，则大多数能继续保持活力。伤后一开始牙髓活力测试有反应的患牙，若后来转变成无反应，则表示牙髓已发生坏死，同时牙可变色。

3．诊断　根据临床表现诊断。

4．治疗　1～2 周应使患牙休息。必要时降低咬合以减轻患牙的 验力负担。松动的患牙应固定。受伤后 1、3、6、12 个月应定期复查。观察 1 年后，若牙冠不变色，牙髓活力测试正常，可不进行处理；若有牙髓坏死迹象时，应进一步行根管治疗术（参阅牙脱位的治疗）。必须记住，年轻恒牙，其活力可在受伤 1 年后才丧失。

二、牙折

1．定义　牙受外力作用折断或折裂。

2．类型　按牙的解剖部位分冠折、根折和冠根联合折三型。按照损伤与牙髓的关系分露髓和未露髓两大类。

3．临床表现

（1）冠折：分为横折和斜折；后牙冠折可分为斜折和纵折。纵折下颌第一磨牙的发生率最高，第二磨牙次之。咀嚼痛，其次为伸长感。牙根纵折者还有深浅不等的牙周袋，X 线片可辅助诊断。

（2）根折：外伤性根折多见于牙根完全形成的成人牙，因为年轻恒牙的支持组织不如牙根形成后牢固，在外伤时常常被撕脱或脱位，一般不致引起根折。引起根折的外力多为直接打击和面部着地时的撞击。根折按其部位可分为颈侧 1/3、根中 1/3 和根尖 1/3。最常见者为根尖 1/3。其折裂线与牙长轴垂直或有一定斜度，外伤性纵折很少见。X 线片检查是诊断根折的重要依据，但不能显示全部根折病例。摄片时中心射线必须与折裂线一致或平行方能在 X 线片上显示折裂线，如果中心射线的角度±15°～20°，很难观察到折裂线。X 线片不仅有助于根折的诊断，而且也便于复查时比较。

一些患者就诊时，牙髓活力测试无反应，但 6～8 周后可出现反应。据推测，无活力反应是牙髓在外伤时血管和神经受损伤所引起的"休克"所致。

根折恒牙的牙髓坏死率为 20%～24%，而无根折外伤恒牙的牙髓坏死率为 38%～59%，其差别可能是因为根折断端的间隙，利于牙髓炎症引流的缘故。根折后是否发生牙髓坏死，主要取决于所受创伤的严重程度，断端的错位情况和冠侧段的动度等因素。根折时可有牙松动、叩痛，如冠侧断端移位可有龈沟出血，根部黏膜触痛等。有的根折早期无明显症状，数日或数周后才逐渐出现症状，这是由于水肿和咬合使根折断端分离所致。

（3）冠根联合折：占牙外伤总数的一小部分，以斜行冠根折多见，牙髓常暴露。

4．诊断　根据临床表现和 X 线检查诊断。

5．治疗

（1）冠折

①缺损少，牙本质未暴露，磨光锐缘。

②牙本质已暴露，并有轻度敏感者，可行脱敏治疗。敏感较重者，用临时塑料冠，内衬氧化锌丁香油糊剂粘固，待 8 周后有足够修复性牙本质形成后，再用复合树脂直接粘接修复牙冠形态。

③牙髓已暴露的前牙，对牙根发育完成者应用牙髓摘除术；对年轻恒牙应根据牙髓暴露多少和污染程度做活髓切断术，以利于牙根的继续发育，当根端发育完成后，有人主张还应行根管治疗术，因为钙化过程将持续进行并堵塞根管，而在以后做桩核冠修复需要做根管治疗时，却难以进行根管预备和桩的置入，导致难以完成桩核冠修复。牙冠的缺损，可用复合树脂或烤瓷冠修复。应该特别指出，凡仍有活力的牙髓，应在治疗后 1、3、6 个月，以及之后的 2 年中，每年复查 1 次，以判明牙髓的活力状况。牙的永久性修复都应在受伤后 6～8 周进行。

（2）根折：根折的治疗首先应是促进其自然愈合，即使牙似乎很稳固，也应尽早用夹板固定，以防活动。除非牙外伤后已数周才就诊，而松动度又较小就不必固定。

一般认为根折越靠近根尖其预后越好。当根折限于牙槽内时，对预后是很有利的，但折裂累及龈沟或发生根下折时，常使治疗复杂而且预后亦差。

对根尖 1/3 折断，在许多情况下只上夹板固定，无须牙髓治疗，有可能出现修复并维持牙髓活力，那种认为根折牙应进行预防性牙髓治疗的观点是不正确的。因为根折后立即进行根管治疗常常有可能把根管糊剂压入断端之间，反而影响其修复。但当牙髓有坏死时，则应迅速进行根管治疗术。

对根中 1/3 折断可用夹板固定，如牙冠端有错位时，在固定前应复位。复位固定后，每月应复查 1 次，检查夹板是否松脱，必要时可更换夹板。复查时，若牙髓有炎症或坏死趋势，则应做根管治疗。根管不用牙胶尖充填而用玻璃离子粘固剂将钛合金或钴铬合金桩粘固于根管中，将断端固定在一起，以利根面的牙骨质沉积。当因治疗需要将根尖部断块用手术方法去除后，因冠侧段过短而支持不足时，常须插入钛合金根管骨内种植体以恢复牙原来的长度，同时牙冠部用夹板固定。这样骨组织会在金属"根"周围生长而将病理动度消除。

颈侧 1/3 折断并与龈沟相交通时，将不会出现自行修复。如折断线在龈下 1～4mm，断根不短于同名牙的冠长，牙周情况良好者可选用：①切龈术，使埋藏于软组织内的牙根相对延长；②正畸牵引术；③牙槽内牙根移位术，常规根管预备和充填，根管口用磷酸锌粘固剂暂封。局部黏膜下浸润麻醉，唇侧弧形切口，翻开黏骨膜瓣，用骨凿去除根尖骨壁，暴露根尖，牙挺挺松牙根，再用牙钳将牙根断端拉出至龈缘，将敲下的唇侧牙槽骨骨板置入根尖部间隙，以维持牙根的理想位置，缝合黏骨膜瓣，置牙周塞治剂固定牙根，术后 2 周去除敷料。术后 3 个月，行桩冠修复。

黏着夹板技术是固定根折最简便的方法。步骤：①将患牙复位，拭净唇向，并用 75%乙醇擦拭、吹干，隔湿。以同法处理两侧健康牙（至少每侧 1 个牙）。②取 0.4mm 直径不锈钢丝，其长度相当于患牙冠宽度加上两侧至少各 1 个正常牙的宽度，将其弯成弓形，使它与这些牙的唇向外形相一致。③将牙唇面中 1/3 处酸蚀 15～30s（根据不同产品而定），蒸馏水洗净吹干，用粘结剂和复合树脂将夹板固定在两侧健康牙上，粘结后，再以同法将患牙固定在钢丝上，此时应保证患牙位于固有的位置。

最后摄 X 线片检查根折断端对位是否良好。在下颌前牙，应将弓形夹板放在牙舌面，以免妨碍咬合。固定 3～4 个月后应重新进行临床检查，摄 X 线片和活力试验，以后应每隔 6 个月复查 1 次，共 2～3 次。根折愈合后，用金刚砂石磨除复合树脂，并松开钢丝，取下，磨光牙面。

根折（指根尖及根中 1/3）的转归有 4 种形式：①两断端由钙化组织联合，与骨损伤的愈合很相似。硬组织是由中胚叶组织分化出的成牙骨质细胞所形成的。在活髓牙的髓腔侧则有不规则牙本质形成。②结缔组织将各段分开，断面上有牙骨质生长，但不出现联合。③未联合的各段由结缔组织和骨桥分开。④断端由慢性炎症组织分开，根端多为活髓，冠侧段牙髓常坏死。这种形式实际上不是修复和愈合的表现。第 1 种形式的愈合主要见于没有错位和早期就进行了固定的患牙。根折牙未做固定或未做咬合调整时则可出现第 2 种和第 3 种形式的愈合。与这 3 种组织学修复形式相应，X 线片也可观察到 3 种修复形式，即看不到或几乎看不到折线，断端间有狭窄的透射区，断端边缘变圆钝，断端之间可见到骨桥等。

根折牙常常发生髓腔钙化。因外伤而髓腔变小的牙髓以胶原成分增加为特征，同时伴有细胞数目减少。

（3）冠根联合折：均应尽可能保留。治疗后加固位钉，再做桩核以全冠修复；也可在根管治疗术后，做覆盖义齿。

三、牙脱位

1. 定义　牙受外力作用而脱离牙槽窝者称为牙脱位。由于外力的大小和方向不同，牙脱位的表现和程度不一，轻者偏离移位，称为不全脱位；重者可完全离体，称为全脱位。

2. 类型　部分脱位、嵌入性脱位和完全脱位。

3. 临床表现　根据外力方向，可有牙脱出、向根尖方向嵌入或唇（舌）向移位等情况。牙部分脱位常有疼痛、松动和移位等表现，同时因患牙伸长而出现咬合障碍。X 线片示牙根尖与牙槽窝的间隙明显增宽。牙向根部嵌入者，则临床牙冠变短，其𬌗面或切缘低于正常。牙完全脱位者，则可见牙完全离体或仅有少许软组织相连，牙槽窝内空虚。牙脱位不论是部分还是完全性者，均常伴有牙龈撕裂和牙槽突骨折。牙脱位后，可以发生各种并发症。

（1）牙髓坏死：其发生率占牙脱位的 52%，占嵌入性脱位的 96%。发育成熟的牙与年轻恒牙相比，前者更易发生牙髓坏死。

（2）牙髓腔变窄或消失：发生率占牙脱位的 20%～25%。牙髓腔内钙化组织加速形成，是轻度牙脱位的反应，严重的牙脱位常导致牙髓坏死。牙根未完全形成的牙受伤后，牙髓常能保持活力，但也更易发生牙髓腔变窄或闭塞。嵌入性脱位牙，其牙髓坏死的发生率很高，故很少出现牙髓腔闭塞。

（3）牙根外吸收：有人认为坏死牙髓的存在能促使牙根的吸收。牙根吸收最早在受伤 2 个月后发生。此外，约有 2% 病例并发牙内吸收。

（4）边缘性牙槽突吸收：嵌入性和𬌗向性脱位牙特别易丧失边缘牙槽突。

4. 诊断　根据临床表现和病因诊断。

5. 治疗　保存患牙是治疗牙脱位应遵循的原则。

（1）部分脱位：牙应在局部麻醉下复位，再结扎固定 4 周。术后 3、6、12 个月进行复查，若发现牙髓已坏死，应及时做根管治疗。

（2）嵌入性的牙脱位：在复位后 2 周应做根管治疗术，因为这些牙通常伴有牙髓坏死，而且容易发生牙根吸收。对嵌入性脱位牙的年轻恒牙，不可强行拉出复位，以免造成更大的创伤，诱发牙根和边缘牙槽突的吸收。因此，对症处理，继续观察，任其自然萌出是最可取的处理方法，一般在6个月内患牙能萌出到原来的位置。

（3）完全脱位：牙在 0.5h 内进行再植，90%患牙可避免牙根吸收。因此，牙脱位后，应立即将牙放入原位，如牙已落地污染，应就地用生理盐水或无菌水冲洗，然后放入原位。如果不能即刻复位，可将患牙置于患者的舌下或口腔前庭处，也可放在盛有牛奶、生理盐水或自来水的杯子内，切忌干藏，并尽快到医院就诊。

对完全脱位牙，还应根据患者年龄、离体时间的久暂，做出具体的处理方案。

①根尖发育完成的脱位牙：若就诊迅速或复位及时，应在术后3～4周再做根管治疗术。因为这类牙再植后，牙髓不可能重建血循环，势必坏死，进而引起炎症性的牙根吸收或根尖周病变。如果再植前做根管治疗术，延长了体外时间，将导致牙根吸收。一般人牙再植后3～4周，松动度减少，而炎症性吸收又正好于此时开始。所以再植后3～4周做根管治疗是最佳时期。

如果脱位在2h以后再就诊者，牙髓和牙周膜内细胞已坏死，不能牙周膜重建，因而只能在体外完成根管治疗术，并经根面和牙槽窝刮治后，将患牙植入固定。

②年轻恒牙完全脱位：若就诊迅速或自行复位及时者，牙髓常能继续生存，不要贸然拔牙髓，一般疗效是良好的。动物实验证明：再植3个月后，93%的牙髓全部被造影液充盈，仅有7%的牙髓坏死。牙髓血管的再生主要由新形成的血管从宽阔的根端长入髓腔，也有与原来的血管发生吻合，说明这类牙再植后，有相当强的修复力。

若就诊不及时或拖延复位时间，则只能在体外完成根管治疗术，搔刮根面和牙槽窝后再植，预后是欠佳的。

第4单元　牙慢性损伤

━━━ 重点提示 ━━━

本单元内容较重要，出题概率较大。需掌握楔状缺损的病因、好发牙位及治疗；磨损的临床表现；牙隐裂的临床表现。其余内容可以只作了解。

━━━ 考点串讲 ━━━

一、楔状缺损

1. 定义　楔状缺损是牙唇、颊侧颈部硬组织发生缓慢消耗所致的缺损，由于这种缺损常呈楔形因而得名。

2. 病因

（1）刷牙：是发生楔状缺损的主要原因，因此有人将楔状缺损称为刷牙磨损。

理由：①不刷牙的人很少发生典型的楔状缺损，而刷牙的人，特别是用力横刷的人，常有典型和严重的楔状缺损。②不发生在牙的舌面。③唇向错位的牙楔状缺损常比较严重。④楔状缺损的牙常伴有牙龈退缩。横刷法刷牙作为单一因素，即可发生牙颈部缺损。

（2）牙颈部的结构：牙颈部釉牙骨质界处的结构比较薄弱，易被磨去，有利于缺损的发生。

（3）酸的作用：龈沟内的酸性渗出物与缺损有关。临床上有时见到龈缘下硬组织的缺损，就是这种关系的提示。

（4）应力疲劳：颊侧牙颈部是牙齿接受咬合力时应力集中区。长期的咀嚼殆力，使牙体组织疲劳，于应力集中区出现破坏。

（5）殆力：当错殆、磨牙症时，殆力负荷于牙上，使牙弯曲，支点位于牙颈部，弯曲而受压产生压应力，侧面受牵拉产生拉应力集中于颈部，使牙体硬组织断裂产生裂纹；横刷牙、酸蚀、𬌗力疲劳三因素的综合作用可导致实验性楔状缺损发生，其中𬌗力因素对缺损形成和加深起了重要作用。

3．临床表现

（1）典型楔状缺损，由两个平面相交而成，有的由 3 个平面组成。缺损边缘整齐，表面坚硬光滑，一般均为牙组织本色，有时可有程度不等的着色。

（2）根据缺损程度，可分浅形、深形和穿髓形 3 型。浅形和深形可无症状，也可发生牙本质过敏症。深度和症状不一定呈正比关系，关键是个体差异性。穿髓可有牙髓病、根尖周病症状，甚至发生牙冠折断。

（3）好发于尖牙、前磨牙和第一磨牙，尤其是第一前磨牙，位于牙弓弧度最突出处，刷牙时受力大，次数多，一般有牙龈退缩。

（4）随年龄增长，楔状缺损有增加的趋势，年龄愈大，楔状缺损愈严重。

4．诊断　根据临床表现诊断。

5．治疗和预防

（1）首先应改正刷牙方法，避免横刷，并选用较软的牙刷和磨料较细的牙膏。

（2）组织缺损少，且无牙本质过敏症者，无须特别处理。

（3）有牙本质过敏症者，应用脱敏疗法。

（4）缺损较大者可用充填法，用玻璃离子粘固剂或复合树脂充填，洞深或有敏感症状者，充填前应先垫底。

（5）有牙髓感染或根尖周病时，可做牙髓病治疗或根管治疗术。

（6）如缺损已导致牙横折，可根据病情和条件，行根管治疗术后，给予桩核冠修复。无保留价值者则拔除。

二、磨损

1．定义　正常咀嚼运动之外，高强度、反复的机械摩擦造成的牙体硬组织快速丧失称为磨损。如果磨损是在正常咀嚼过程中造成的，这种生理性磨损称为咀嚼磨损。其他不是由于正常咀嚼过程所致的牙磨损，为一种病理现象，统称为非咀嚼磨损。

2．病因　牙齿组织结构不完善，咬合关系不良、咬合负担过重，硬食习惯，工作时咬紧牙、磨牙、牙咬物等不良习惯，全身性疾病（胃肠功能紊乱、内分泌紊乱、磨牙症等）。

3．临床表现

（1）咀嚼磨损：亦称磨耗，一般发生在𬌗面或切缘，但在牙列紊乱时，亦可发生在其他牙面。由于乳牙的存留时间比恒牙短，因此其咀嚼磨损的程度不如恒牙。恒牙萌出数年至数十年后，后牙𬌗面和前牙切缘就有明显的咀嚼磨损。开始在牙尖或嵴上出现光滑的小平面，切缘稍变平，随着年龄的增长，咀嚼磨损也更加明显，牙高度降低，𬌗斜面变平，同时牙近远中径变小。在牙的某些区域，釉质完全被磨耗成锐利的边缘，牙本质暴露。咀嚼时由于每个牙均有轻微的动度，相邻牙的接触点互相摩擦，也会发生磨损，使原修复性牙本质髓腔来的点状接触成为面状接触，很容易造成食物嵌塞、邻面龋及牙周疾病。

磨损的程度取决于牙的硬度、食物的硬度、咀嚼习惯和咀嚼肌的张力等；也与患者年龄、食物的摩擦力和咀嚼力成正比，与牙的硬度成反比。

（2）非咀嚼磨损：由于异常的机械摩擦作用所造成的牙硬组织损耗，是一种病理现象。不良的习惯和某些职业是造成这类磨损的原因，如妇女用牙撑开发夹，木匠、鞋匠、成衣工常用牙夹住钉、针或咬线。磨牙症也会导致严重的磨损。

4．诊断　根据临床表现诊断。

5．治疗

（1）生理性磨损，若无症状无须处理。

（2）去除和改正引起病理性磨损的原因。

（3）有牙本质过敏症时，应做脱敏处理。

（4）对不均匀的磨损须做适当地调𬌗，磨除尖锐牙尖和边缘。

（5）有牙髓和根尖周病时，按常规进行牙髓病、根尖周病治疗。

（6）有食物嵌塞者，应恢复正常的接触关系和重建𬌗面溢出沟。

（7）磨损过重且有颞下颌关节综合征时，应做𬌗垫或覆盖义齿修复，以恢复颌间垂直距离。

三、牙隐裂

1. 定义　牙隐裂又称不全牙裂或牙微裂。指牙冠表面的非生理性细小裂纹，常不易被发现。牙隐裂的裂纹常渗入到牙本质结构，是引起牙痛的原因之一。由于临床上比较多见，而裂纹又容易被忽略，故临床医师应给予足够的注意。

隐裂牙发生于上颌磨牙最多，其次是下颌磨牙和上颌前磨牙。上颌第一磨牙又明显多于上颌第二磨牙，尤其近中腭尖更易发生，此乃上、下颌咀嚼运动时主要的工作尖，承担着最大的𬌗力，且与下颌磨牙中央窝有最合适的尖窝对位关系。上颌磨牙虽有斜嵴，由于磨耗不均匀的高陡牙尖和紧密的咬合关系，也易在𬌗面的近中或远中窝沟处，两颊尖或两舌尖之间的沟裂处发生隐裂。

2. 病因

（1）牙结构的薄弱环节是隐裂牙发生的易感因素。这些薄弱环节不仅本身抗裂强度低，而且是牙承受正常𬌗力时，应力集中的部位。

（2）牙尖斜度愈大，所产生的水平分力愈大，隐裂发生的机会也愈多。

（3）创伤性𬌗力，当病理性磨损出现高陡牙尖时，牙尖斜度也明显增大。正常咬合时所产生的水平分力也增加，形成创伤性𬌗力，使窝沟底部的釉板向牙本质方向加深加宽，这就是隐裂纹的开始。在𬌗力的继续作用下，裂纹逐渐向牙髓方向加深，所以创伤性𬌗力是牙隐裂的致裂因素。

3. 临床表现　隐裂位置皆与𬌗面某些窝沟的位置重叠并向一侧或两侧边缘嵴伸延。上颌磨牙隐裂常与𬌗面近中舌沟重叠，下颌磨牙隐裂线常与𬌗面近远中发育沟重叠，并越过边缘嵴到达邻面。但亦有与𬌗面颊舌沟重叠的颊舌隐裂，前磨牙隐裂常呈近远中向。

表浅的隐裂常无明显症状，较深时则遇冷热刺激敏感或有咬合不适感。深的隐裂因已达牙本质深层，多有慢性牙髓炎症状，有时也可急性发作，并出现定点性咀嚼剧痛。凡出现上述症状而未能发现患牙有深的龋洞或深的牙周袋，牙面上探不到过敏点时，应考虑牙隐裂存在的可能性。一般可用尖锐的探针检查，如隐裂不明显，可涂以碘酊使渗入隐裂染色而将其显示清楚。有时将探针置于裂隙处加压或用力撬动，可有疼痛感。沿裂隙磨除，可见裂纹已达牙本质深层。将棉签置于可疑牙的牙尖上，嘱患者咬合，如出现短暂的撕裂样疼痛，则可能该牙已有隐裂。

4. 诊断　根据临床表现，并可用探针检查，若不明显可涂以 2.5% 碘酊，使渗入隐裂染色而将其显示清楚或嘱咐咬棉签观察有无短暂性疼痛。

5. 治疗

（1）调𬌗：排除𬌗干扰，减低牙尖斜度以减小劈裂力量。患牙的调整需多次复诊分期进行，当调𬌗与保存生活牙髓发生矛盾时，可以酌情处理牙髓后再调𬌗。

（2）均衡全口𬌗力负担：治疗和（或）拔除全口其他患牙，修复缺失牙常被医师忽略，只注重个别主诉牙的治疗而不考虑全口牙的检查和处理，故治疗后常达不到预期效果。

（3）隐裂牙的处理：隐裂仅达釉牙本质界，着色浅而无继发龋损者，用酸蚀法和釉质粘结剂光固化处理，有继发龋或裂纹着色深，已达牙本质浅层、中层者，沿裂纹备洞，氢氧化钙糊剂覆盖，氧化锌丁香油粘固剂暂封，2～4 周后无症状则换光固化复合树脂。较深的裂纹或已有牙髓病变者，在牙髓治疗的同时调整牙尖斜面，彻底去除患牙承受的致裂力量和治疗后及时用全冠修复是至关重要的。在牙髓病治疗过程中，𬌗面备洞后，裂纹对力的耐受降低，尽管在治疗时已降低咬合，然而在疗程中由于咀嚼等原因，极易发生牙体自裂纹处劈裂开。因此，牙髓病治疗开始时可做带环粘上以保护牙冠，牙髓病治疗完毕应及时冠修复。

四、酸蚀症

1. 定义　酸雾或酸酐作用于牙面造成的牙硬组织损害称为酸蚀症，是制酸工人和常接触酸的人员的一种职业病。

2. 病因　主要由无机酸，如盐酸、硝酸等所致，<u>其中以盐酸的危害最大</u>。硫酸由于沸点较高，不易挥发，一般很少引起酸蚀。患严重胃酸上逆的患者，也可发生本症，但为数极少。酸性药物，如补铁剂、口嚼型维生素 C、口嚼型阿司匹林等。饮食酸酸性饮料，果汁和碳酸饮料的频繁食用。

3. 临床表现　最初往往仅有感觉过敏，以后逐渐产生实质缺损。由于其来自直接接触酸雾或酸液，因此多发生在前牙唇面。酸蚀的形式因酸而异。由盐酸所致者常表现为自切缘向唇面形成刀削状的光滑斜面，硬而无变色，因切端变薄而易折断。由硝酸所致者，因二氧化氮难溶于水，故主要发生在牙颈部或口唇与牙面接触易于形成滞留的地方，表现为白垩状，染色黄褐或灰色的脱矿斑块，质地松软，易崩碎而逐渐形成实质缺损。由硫酸所致者，不易引起酸蚀，因二氧化硫气体溶于水后所形成的亚硫酸是弱酸，因此通常只使口腔有酸涩感，对牙影响甚少。经常胃酸反流的患者，可引起牙舌面或后牙𬌗面的损害。

4. 诊断　根据患者环境暴露因素和临床表现诊断。

5. 治疗

(1) 改善劳动条件，消除和减少空气中的酸雾，是预防酸蚀症的根本方法。戴口罩，定时用 3%碳酸氢钠液漱口，避免用口呼吸等对预防本症的发生亦有一定作用。

(2) 局部用药物脱敏处理。

(3) 缺损严重者可根据情况采用充填法、修复法处理。并发牙髓病变者，应先做牙髓病治疗，然后再做充填或修复处理。

(4) 调整喜酸性饮食习惯和频繁刷牙习惯，吃酸食后漱口，用有再矿化作用的牙膏刷牙。

第 5 单元　牙本质过敏症

重点提示

本单元内容只有一个知识点，即牙本质过敏症，考试出题不多，题目集中在牙本质过敏的临床表现及治疗上，本单元复习可以有的放矢。

考点串讲

一、定义

牙本质过敏症又称过敏性牙本质，是牙在受到外界刺激，如温度（冷、热）、化学物质（酸、甜）及机械作用（摩擦或咬硬物）等所引起的酸、软、痛症状。其特点为发作迅速、疼痛尖锐、时间短暂。牙本质过敏不是一种独立的疾病，而是各种牙体疾病共有的症状，发病的高峰年龄在 40 岁左右。

二、发病机制

牙本质过敏症的发病机制尚不十分清楚，目前有以下 3 种学说。

1. 神经学说　认为牙本质中存在着牙髓神经末梢，故感觉可由牙本质表层传至牙髓。但从形态学和功能方面的观察，目前尚未取得一致的见解。不少学者认为，在牙髓的成牙本质细胞层内的无髓鞘神经，仅有一部分进入前期牙本质和牙本质的内层，而其外 2/3 并未见神经结构。许多试验结果也不支持"神经对各种刺激的反应是直接的"观点。氯化钾、组胺、乙酰胆碱等作用于表浅牙本质并不产生疼痛，局部麻醉药作用于牙本质表面也不能减轻牙本质的敏感性。

2. 牙本质细胞传导学说　认为成牙本质细胞的原浆突中含有乙酰胆碱酶，它在受刺激后能引起神经传导，产生疼痛。持反对意见者认为，试验性干扰人成牙本质细胞，未降低牙本质敏感性，说明成牙本质细胞并不具有感觉器的特性，可能在牙本质过敏中仅起被动作用。

3. **流体动力学理论**　认为作用于牙本质的外部刺激引起了牙本质小管内容物向内或向外的流动，这种异常的流动被传递到牙髓，从而引起牙髓神经纤维的兴奋，产生痛觉。成牙本质细胞下层、成牙本质细胞层和牙本质内层小管内的神经纤维对液体的流动或突然的压力变化均非常敏感，这也是发生牙本质过敏的原因。在电镜下，成牙本质细胞突只占管腔的 1/4，其余 3/4 均为液体充满。牙本质小管液像玻璃毛细管中的液体一样，任何轻微的移位都会引起它们的流动。上千根小管内的液体同时快速移位，可导致小管内容物的相应移动，以及导致相邻处牙髓组织的明显移动。不论液体是向外或向内的移动，都可对牙本质小管内或邻近牙髓组织中的 A_δ 纤维末梢造成一个直接的机械性刺激。同时，小管内液体的移动还可引起成牙本质细胞的伴随移动，刺激与之相接触的神经纤维，引发神经冲动而产生痛觉。

此外，由于牙本质小管内液体的膨胀系数与牙本质小管壁的系数相差甚大，温度（冷、热）刺激可使小管内液体膨胀或收缩，从而导致液体发生相对移位，也可诱发疼痛，这就是临床上牙本质过敏时冷、热、甜、酸刺激诱发疼痛的原因。

三、临床表现

牙本质过敏症的主要表现为刺激痛，当刷牙，吃硬物，酸、甜、冷、热等刺激时均可发生酸痛，尤其对机械刺激最敏感。检测牙本质过敏症的手段有下列 3 种。

1. **探诊**　探诊是临床检查牙本质过敏症最常用的方法之一。最简单的探诊方法是用尖探针轻轻划过牙的敏感部位，将患者的主观反应分成 4 级：0 度，无不适；1 度，轻微不适或疼痛；2 度，中度痛；3 度，重度疼痛且持续。为了定量测量的目的，学者们采用了各种更为复杂的探诊手段。Smith 等发明了一种探诊装置，该装置有一可弯曲的 15mm 长不锈钢丝接触牙面，可沿牙面曲度划动，用螺旋钮调节钢丝尖端接近和远离牙面，从而改变探诊压力，直到患者感到疼痛，此时的力值定为敏感阈值。为了保证每次测定位置的重复性，可用口腔科材料将该装置固定在几个邻牙上。另外一种探针是手持式的，它的尖探针与压力应变片相连接，并通过显示器来反映探诊的力量。这种探针很容易用来探诊牙的敏感面，在探诊过程中力量可连续地逐渐增加，直到有疼痛感觉，该位定为患牙的敏感阈值。当力量达到 80g 时仍无反应，该牙被认为不敏感。

2. **温度试验**　简单的温度测定方法是通过口腔科椅的三用气枪将室温的空气吹向敏感牙面，该方法在临床上很常用。空气刺激方法目前已被标准化，气温为 18～21℃，气压为 60kPa，刺激时间为 1s。检查时用手指或棉卷隔离邻牙，患者的反应分成 4 级。其他还可采用接触性金属探头温度测定仪，其探头温度可为 12～82℃，由探头内的热敏电偶测定并显示。检测初始温度为 37.5℃，做冷测时，温度每次降低 1℃，直到患者感觉不适；热测法与冷测法相似，温度每次上升 1℃，阶梯逐渐增加，用温度的高低来判断牙的敏感程度。

3. **主观评价**　在临床上，学者们也常用患者的主观评价方法来判断牙的敏感程度包括疼痛 3 级评判法和数字化疼痛评判法。VRS 系患者将其日常生活中对冷空气、冷热酸甜食物、刷牙等刺激的敏感进行综合和评价。每次复诊时均采用问卷方式：好转，-1；无改变，0；加重，+1。3 级评判法所提供的描述词语有时不足以反映患者的真实感受。VAS 是用一条 10cm 长的直线，一端标有"无不适或无疼痛"，另一端标有"严重不适或剧烈疼痛"，要求患者在直线上做一标记来代表当时的牙敏感程度。只要适当地向患者解释，VAS 法很容易被掌握和使用。学者们认为用 VAS 比 VRS 重复性更好，能连续地评价疼痛的程度，而且又能满足对敏感刺激不同感受的评价。因此，更适于测定牙的敏感性。牙本质过敏症可能只对一种刺激敏感，也可能对多种刺激敏感。因此，多数学者认为在临床研究过程中要使用多种手段来测定，其中至少有一种可定量的试验。

四、诊断

用尖锐的探针在牙面上滑动，可找到 1 个或数个过敏区。

五、治疗

牙本质过敏症的发病机制中，流体动力学说被广为接受。根据这个理论，对过敏的有效治疗是必须封闭牙本质小管，以减少或避免牙本质内的液体流动，由于本症存在着自发性的脱敏过程，对任何药物疗效的评价都是极其困难的。常用治疗方法如下。

1. 氟化物　有多种形式的氟化物可用来处理牙本质过敏症。氟离子能减少牙本质小管的直径，从而减少液压传导。体外试验也证明，酸性氟化钠液、2%中性氟化钠液能分别减少 24.5%、17.9% 的液压传导，用氟化钠电离子透入法所减少的液压传导则高达 33%。

（1）0.76%单氟磷酸钠凝胶（pH6）可保持有效氟浓度，为当前氟化物中效果最好者。

（2）用 75%氟化钠甘油反复涂搽敏感区 0.5min，也可用桔木尖蘸该药摩擦患处 1～2min。

（3）2%氟化钠液离子透入法

①用直流电疗器：正极握于患者手中，负极以氟化钠液润湿，接触过敏区，电流强度为 0.5～1mA，以患者无不适感觉为限度，通电时间 10min。

②电解牙刷导入药物离子：刷柄为阳极（手握刷柄），刷端为阴极，供透入药物用。用电解牙刷每天刷 2～3 次，每次 3～5min 即可，应注意经常检查电流的通路是否正常，电池是否耗电将尽。

2. 氯化锶　为中性盐，高度水溶性，毒性很低。放入牙膏内使用，方便安全。10%氯化锶牙膏在国外应用较广泛，国内也有制品。局部涂搽用 75%氯化锶甘油或 25%氯化锶液。在被广泛研究的各种药物中，锶显示了对所有钙化组织，包括牙本质在内，具有强大的吸附性。锶对牙本质过敏的作用被认为是通过钙化银磷灰石的形式，阻塞了张开的牙本质小管所致。

3. 氟化氨银　隔湿，38%氟化氨银饱和小棉球涂搽患处 2min，同法反复 1 次，共 4min，擦去药液后漱口。该药有阻塞牙本质小管的作用，同时还能与牙中的羟基磷灰石发生反应，促使牙的再矿化，提高牙的耐脱矿性，防止牙本质小管的再次开放，并使药效持久。经临床观察表明，其稳定性为氨硝酸银的 3 倍左右。

4. 碘化银　隔湿，涂 3%碘酊 0.5min 后，再以 10%～30%硝酸银液涂搽，可见灰白色沉淀附着于过敏区，0.5min 后，同法再涂搽 1～2 次即可。这是利用硝酸银能使牙硬组织内蛋白质凝固而形成保护层，碘酊与硝酸银作用产生新生碘化银沉积于牙本质小管内，从而阻断了传导。

5. 树脂类脱敏剂　主要由甲基丙烯酸经（基）乙基醋（HEMA）和 GA 构成，也有的由 2,3 甲基丙烯酸甲基和 2-季戊-4-醇-1,5-异丁烯酸磷酸单酯构成。其主要作用机制是使牙本质小管内蛋白质沉淀，阻塞牙本质小管，从而减少牙本质小管通透性而起到脱敏作用。使用时可先用橡皮轮等去除表面食物残渣等，以清洁水冲洗过敏区后隔湿，有条件时最好上橡皮障，轻轻吹干，用蘸有脱敏剂的小毛刷涂搽脱敏区，等候 30s，然后用气枪吹干至表面液体较干为止。最后以大量流动水冲洗，如果疗效不够显著，可反复多次进行，也有些使用光固化灯进行照射。

6. 激光　Nd：YAG 激光，功率 0.75～15W。照射过敏区每次 0.5s，8～20 次为 1 个疗程，是治疗牙本质过敏的安全阈值。作用机制可能是该激光的热效应作用于牙本质小管，可在瞬间使暴露的小管热凝封闭，从而达到脱敏治愈的目的。

7. 其他药物　4%硫酸镁液、5%硝酸钾液、30%草酸钾液皆可用于牙本质过敏的治疗。

8. 修复治疗　对反复药物脱敏无效者，可考虑做充填术或人工冠修复。个别磨损严重而接近牙髓者，必要时，可考虑牙髓病治疗。

第6单元　牙髓疾病总论

重点提示

本单元内容属考试的重点之一，需重点掌握牙髓疾病的病因、检查方法，为后面诊断各型牙髓炎提供依据。

━━━━━━━━━━━━━━ **考点串讲** ━━━━━━━━━━━━━━

一、病因

1. 细菌因素（主要因素）　牙髓病和根尖周病的常见类型均由细菌感染所致。许多研究亦相继证实了细菌与牙髓病和根尖周病的密切关系。直到 20 世纪 70 年代以前，根管内细菌学的研究主要提示了兼性厌氧菌的存在。

（1）感染来源

①炎症牙髓：炎症牙髓中的细菌无明显特异性，细菌的种类与牙髓的感染途径和髓腔开放与否有关。临床所见的牙髓炎多继发于龋病，因此炎症牙髓中所分离到的细菌多为牙本质深层的一些细菌，主要是兼性厌氧球菌和厌氧杆菌，如链球菌、放线菌、乳杆菌和革兰阴性杆菌等。牙本质深层是一个相对缺氧的环境，它有利于上述兼性和专性厌氧菌的生长和繁殖。

若牙髓炎时髓腔是开放的，则口腔内的许多细菌，包括真菌，都能在炎症牙髓中检出，但厌氧菌极少能被检出。一般而言，牙髓的炎症程度与感染细菌的数量和作用时间呈正相关。

②感染根管：感染根管指的是含有坏死牙髓的根管。研究表明，厌氧菌尤其是专性厌氧菌是感染根管内的主要细菌，根管内通常是 5～8 种细菌的混合感染，其中以 1～2 种细菌为优势菌。较常见的优势菌有卟啉单胞菌、普氏菌、梭形杆菌、消化链球菌、放线菌、真杆菌、韦荣球菌等。卟啉单胞菌和普氏菌在以往分类上属于类杆菌属中的产黑色素菌群，现已成为独立的菌属，是感染根管内最常见的优势菌，其中的牙髓卟啉单胞菌几乎只在感染根管内出现，且检出率较高，被认为是牙髓感染的特有病原菌。

③根尖周组织：相对于大量关于感染根管菌群的研究，人们对根管感染之后根尖周组织内菌群的认识尚显不足。部分学者认为，根尖周肉芽肿内通常是一个无菌的环境；肉芽肿不是细菌生存的地方，而是细菌被杀灭的场所。根尖周脓肿内被证明有许多种类的细菌。一项对 50 例急性根尖周脓肿进行的细菌学研究表明，脓肿内培养出了 30 余种细菌，其中检出率较高的细菌包括消化球菌、消化链球菌、米勒链球菌、口腔类杆菌、卟啉单胞菌、普氏菌和梭形杆菌等。

（2）感染途径

①牙本质小管：当釉质或牙骨质丧失后，牙本质小管就会暴露于口腔菌群，细菌就可能会侵入牙本质小管，最后感染牙髓。龋病是引起牙髓感染最常见的原因，细菌在未感染牙髓之前，其毒性产物就会通过牙本质小管引发牙髓炎症反应。研究表明，当细菌侵入牙本质距牙髓 <1.1mm（包括修复性牙本质）时，牙髓可出现轻度的炎症；当细菌距牙髓 <0.5mm 时，牙髓可发生明显的炎症；在牙本质的厚度 ≤0.2mm 时，牙髓内方可找到细菌。

②暴露牙髓：龋病、牙折、楔状缺损、磨损、牙隐裂及治疗不当等均可引起牙髓直接暴露于口腔环境，使细菌直接侵入牙髓。由于细菌毒力、宿主抵抗力、病变范围和引流情况的不同，暴露于口腔菌群的牙髓可以长期处于一种炎症状态，也可以迅速坏死。牙髓坏死后，根管即成为一个含有多种细菌的感染根管，根管内的细菌可通过根尖孔或侧支根管扩散至根尖周，引起根尖周病变。

③牙周途径：通常情况下，感染根管中的细菌可经过根尖孔或侧支根管导致根尖周或根侧方的病变，而细菌从相反方向引起牙髓感染相对少见。在牙周病时，深牙周袋中的细菌可以通过根尖孔或侧支根管进入牙髓，引发牙髓感染。这种由牙周途径导致的牙髓感染称为逆行性感染，所引起的牙髓炎称为逆行性牙髓炎。

④血源感染：受过损伤或病变的组织能将血流中的细菌吸收到自身所在的部位，这种现象称为引菌作用。牙髓的血源感染途径即归于引菌作用，这在临床上极为少见，其大致过程：首先，牙髓有代谢障碍或受过损伤，如牙外伤使牙髓血液循环受损，备洞造成牙髓的热刺激或充填物刺激牙髓导致其营养障碍等情况；继之，当拔牙、洁治、根管治疗，甚至刷牙所造成一过性菌血症时，血流中的细菌可进入上述牙髓组织；最后，若牙髓的防御机制不能清除滞留的细菌，后者即可在牙髓中

定居、繁殖，最终导致牙髓感染。

（3）物理因素

①创伤：创伤包括急性创伤和慢性创伤，它们是否能引起牙髓或根尖周的病变主要取决于其强度。偶然的轻微创伤不至于引起组织的病变或仅造成一过性的影响。

②温度：过高的温度刺激或温度骤然改变，如饮热茶、喝热汤后，立即进食过冷食品，便会引起牙髓充血，甚至转化为牙髓炎。临床上异常的温度刺激主要与以下因素有关。

备洞产热：牙钻备洞所产生的热被认为是备洞时造成牙髓损伤的主要原因。

充填材料和抛光产热：银汞合金材料充填若未采取垫底及隔离措施，外界温度刺激会反复、长期地经充填物传至牙髓，可导致牙髓的变性，甚至坏死。

对修复体进行抛光时所产生的热也可能刺激牙髓，导致牙髓的损伤。这种情况多发生在麻醉下用干粉抛光修复体，过高的温度刺激会导致牙髓的变性或坏死。

③电流：相邻或对颌牙上用了两种不同的金属修复体，咬合时可产生电流，通过唾液传导刺激牙髓，长时间后也可引起牙髓病变。其次是使用牙髓活力电测验器或进行离子导入治疗牙本质敏感症时，操作不当，使过大的电流刺激了牙髓。

④激光：激光可用于牙科材料（如金和镍铬合金）的熔化，也可用于去除龋坏组织和龋病的预防。但不同种类的激光，对牙髓组织可造成不同程度的损伤。

红宝石激光对牙髓最具破坏性，可以造成牙髓充血，成牙本质细胞局限性坏死，甚至牙髓的凝固性坏死。Nd 激光对牙髓的危害程度明显低于红宝石激光，但仍可造成一定的伤害。CO_2 激光功能较低，对牙髓的危害最小。

2. 化学因素　均为医源性因素，如充填材料、酸蚀剂和粘结剂及消毒药物等。

3. 其他　免疫因素。

二、临床分类

1. 组织病理学分类　在组织病理学上，一般将牙髓状态分为正常牙髓和病变牙髓两种。对于病变牙髓一直沿用如下分类。

（1）牙髓充血：生理性牙髓充血、病理性牙髓充血。

（2）急性牙髓炎：急性浆液性牙髓炎（急性局部性浆液性牙髓炎、急性全部性浆液性牙髓炎）；急性化脓性牙髓炎（急性局部性化脓性牙髓炎、急性全部性化脓性牙髓炎）。

（3）慢性牙髓炎：慢性闭锁性牙髓炎；慢性溃疡性牙髓炎；慢性增生性牙髓炎。

（4）牙髓坏死与坏疽。

（5）牙髓退变：成牙本质细胞空泡性变；牙髓纤维性变；牙髓网状萎缩；牙髓钙化。

（6）牙内吸收。

2. 临床分类　根据牙髓病的临床表现和治疗预后分类。

（1）可复性牙髓炎。

（2）不可复性牙髓炎：急性牙髓炎（包括慢性牙髓炎急性发作）；慢性牙髓炎（包括残髓炎）；逆行性牙髓炎。

（3）牙髓坏死。

（4）牙髓钙化：髓石；弥漫性钙化。

（5）牙内吸收。

三、检查方法

1. 牙髓活力温度测验　牙髓活力温度测验是根据患牙对冷或热刺激的反应来检查牙髓状态的一种诊断方法，其基本原理是突然、明显的温度变化可诱发牙髓一定程度的反应或疼痛。正常牙髓对冷、热刺激有一定的耐受阈，对 21～50℃ 的温水一般无明显反应，10～20℃ 的冷水和 51～60℃ 的热水很少引起疼痛，故以低于 10℃ 为冷刺激，高于 60℃ 为热刺激。牙髓有病变时，其温度耐受阈发生变化，对冷、热刺激可表现为敏感或迟钝，甚至无反应。

患者对温度刺激的反应不仅可提示患牙的位置，也可反映患牙牙髓的状态。牙髓活力温度测验作为是一种经济、简便和效果较好的方法，经常被临床医师采用。

（1）操作方法：温度测验可分为冷诊法和热诊法。操作前的准备工作：首先要向患者说明测验的目的和可能出现的感觉，并请患者在有感觉时举手示意。一旦患者举手，医师应迅速移开刺激源。在测验可疑患牙前，应先测验对侧或邻近 1～2 颗正常牙，一方面是为了对照；另一方面是让患者能体验被测试的感受，从而减轻患者的紧张和不安。测验开始前应将待测牙所在的区域隔湿，用棉球擦干牙面，并放置吸唾器。

①冷诊法：可选用冷水、小冰棒、二氧化碳、雪或氯乙烷作为冷刺激源。用冷水进行测验时，要从可疑患牙后面的牙开始，依序向前面进行，以免干扰对患牙的判断。若诊疗室内有冰箱，可试用输液管制作小冰棒，在使用时，要避免融化的冰水接触牙龈而导致假阳性反应。

氯乙烷被认为是一种较可靠的方法，其操作步骤：用镊子夹持一小棉球，将氯乙烷喷于其上，挤去多余的液体。迅速将氯乙烷小棉球置于待测牙唇（颊）面颈 1/3 或中 1/3 处，紧贴数秒钟。观察患者的反应。

②热诊法：用于热诊法的刺激源可以是热水、热牙胶或加热的金属器械。另外，对已做金属全冠的患牙，除了可用热水进行热诊外，也可采用橡皮轮打磨生热做牙髓测验。

临床上最常用的热诊法是热牙胶法，其测验步骤：在待测牙的牙面上涂一薄层凡士林，以避免牙胶粘于牙面。将牙胶棒的一端于乙醇灯上烤软但不使其冒烟，此时温度为 65℃ 左右，也可将烤热的牙胶置于粘固粉充填器上再次烤热。立即将加热的牙胶置于待测牙的唇（颊）面颈 1/3 或中 1/3 处。观察患者的反应。

（2）临床意义：患者在接受牙髓活力温度测验后可有不同的反应，它们对判断牙髓的状态有重要的参考价值。

①无反应，提示牙髓已坏死。但在下列情况可出现假阴性反应：牙髓过度钙化；根尖未完全形成；近期受外伤的患牙；患者在检查前使用过了镇痛药或麻醉药等。

②出现短暂的轻度或中度的不适或疼痛，表示牙髓正常。

③产生疼痛但刺激源去除后疼痛即刻消失，表明可复性牙髓炎的存在。

④疼痛反应在去除刺激源后仍然持续一定时间，表示牙髓存在着不可复性炎症。

一般情况下，急性牙髓炎表现为快速而剧烈的疼痛；慢性牙髓炎则表现为迟缓且不严重的疼痛。此外，有时冷刺激可缓解急性化脓性牙髓炎的疼痛反应。

2. 牙髓电活力测验　牙髓电活力测验是通过牙髓活力电测验器来测验牙髓神经成分对电刺激的反应。它与牙髓活力温度测验一样，有助于判断牙髓的状态。

（1）操作方法及注意事项：牙髓电测验器的种类较多，使用前应仔细阅读该产品说明书，熟悉仪器的性能及其具体操作方法。一般操作步骤及注意事项如下。

①测验前应先向患者说明测验的目的，以消除患者不必要的紧张，并取得患者的合作，同时嘱患者当出现"麻刺感"时，即抬手示意。

②隔湿待测试牙，吹干牙面，并放置吸唾器。若牙颈部有结石存在，须洁治干净。

③在探头上涂一层牙膏作为电流导体。

④将探头放在牙的适当的位置，一般认为探头应放在牙唇（颊）面中 1/3 处，也有学者主张探头放在颈 1/3 处，因该处釉质较薄，更接近牙本质，但探头不能接触牙龈，以免出现假阳性结果。

⑤调节测验器上的电流刻度旋扭，从"0"开始，顺时针缓慢增大刻度，直到患者有反应时移开探头，并记录引起反应的刻度值。一般可重复两次，取平均值。若第 2 次所得值相差较大，则需测第 3 次，然后取其中两次相近值的均数。

⑥在测试患牙之前，通常要按上述操作步骤测试对侧同名或正常邻牙，以求得相对正常反应值作为对照。

（2）临床意义：受试牙牙髓对电测验器的反应在与对照牙进行对比后才有诊断价值。若两者反应一样，提示受试牙牙髓正常；若反应值较大即需较大的电流刺激才能达到正常牙髓相近的反应，表示牙髓有变性改变；若反应值较小，则表明牙髓处在较敏感状态；若无反应，说明牙髓已坏死。

一般公认，牙髓活力电测验器在判断牙髓是死髓还是活髓方面是比较可靠的。但对每个病例，应结合病史和临床检查结果，进行全面综合分析，才能得出正确的诊断。

（3）引起误诊的原因：用电测验器来检测牙髓的状况有时会出现假象，即发生假阳性或假阴性反应。

①引起假阳性反应的原因：探头或电极接触了大面积的金属修复体（金属桥或二类修复体）或牙龈，使电流流向了牙周组织。未充分隔湿或干燥受试牙，以致电流泄漏至牙周。液化性坏死的牙髓有可能传导电流至根尖周，当电流调节到最大刻度时，患者可能会缓慢抬手示意。患者过度紧张和焦虑，以致在探头刚接触牙面或被问知感受时即抬手。

②引起假阴性反应的原因：患者事先用过镇痛药、麻醉药或含乙醇饮料等，使之不能正常地感知电刺激。探头或电极未能有效地接触釉质，以致妨碍了电流到达牙髓。根尖尚未发育完全的新萌出牙，其牙髓通常对电刺激无反应。根管内过度钙化的牙，其牙髓对电刺激通常无反应，常见于一些老年人的患牙。才受过外伤的患牙可对电刺激无反应。

（4）禁忌证：牙髓活力电测验器可干扰心脏起搏器的工作，故该项测验禁用于心脏安装有起搏器的患者。

3. 咬诊　咬诊主要用于检查牙隐裂。其方法是将小棉球或小木签头放在疑有隐裂的部位，嘱患者咬下，若牙有隐裂则产生疼痛。牙本质过敏的殆面在咬实物时也可诱发酸痛感，急性根尖周炎在咬诊时也可出现疼痛。

4. 染色法　染色法也是用来检查牙隐裂。一般用 2%碘酊或 1%甲紫液涂布疑为隐裂处，再用75%乙醇棉球将殆面染液擦干。由于乙醇只能擦去患牙表面染料，所以折线内染料的颜色仍然存在并变得更加明显，根据折线处染色较深即可诊断。

5. 透照法　透照法是用光导纤维照明器的光源透照受试牙，通过牙透光度的不同来检查其内部结构，以协助临床诊断。

检查应在光线暗淡的室内进行，光源应放置在受试牙舌（腭）侧。正常的活髓牙呈明亮的淡红色，死髓牙由于牙髓红细胞被破坏，在透照下较活髓牙色暗、不透明。透照法有助于牙隐裂的诊断，当光线与牙折线呈一定角度时，近光源一侧的牙折片发亮，而远离光源的部分发暗。此外，透照法还可用于根管口的检查。

6. 选择性麻醉　选择性麻醉是通过局部麻醉的方法来判定引起疼痛的患牙。当其他诊断方法对 2 颗可疑患牙不能做出最后鉴别，且 2 颗牙分别位于上、下颌或该 2 颗牙均在上颌但不相邻时，采用选择性麻醉可确诊患牙。

如果 2 颗可疑痛源牙分别位于上、下颌，正确的方法是对上颌牙进行有效的局部麻醉（包括腭侧麻醉），若疼痛消失，则该上颌牙为痛源牙；若疼痛仍存在，则表明下颌可疑牙为痛源牙。选择麻醉上颌牙的原因是在上颌通常能获得较深的麻醉，而下牙槽神经阻滞麻醉失败的可能性经常存在，一旦后者失败，就会导致上颌牙的误诊和误治。

如果 2 颗可疑牙均在上颌，应对位置相对靠前的牙行局部麻醉，其原因是支配后牙腭根的神经由后向前行走。

7. 试验性备洞　试验性备洞是指用牙钻磨除牙本质来判断牙髓活力的方法。具体操作是在未麻醉条件下，用牙钻缓慢向牙髓方向磨除釉质和牙本质，若患者感到尖锐的酸痛，则表明牙髓有活力。钻磨时最好不用冷却水，以增加对牙髓的热刺激。

试验性备洞是判断牙髓活力最可靠的检查方法。但由于会造成完好牙体组织或修复体的破坏，该实验只有在其他方法不能判定牙髓活力或不能实施时才考虑使用，如患牙有金属烤瓷全冠或 X线检查发现可能受到邻近根尖周病变累及的可疑患牙。

8．X 线检查　X 线检查在牙髓病和根尖周病的诊断和治疗中具有十分重要的意义，它可提供一般检查方法所不能提供的信息，如髓腔形态、根尖周病变范围以及根管治疗情况等。因此，X 线检查应作为牙髓病和根尖周病基本的、必需的检查手段而用于每一位患者。

四、牙髓炎的诊断方法和步骤

第一步骤：了解患者的主诉症状，获取初步印象。牙髓病具有一定特征性的临床表现，尤其牙髓炎，主要症状是疼痛。

第二步骤：排查病因，寻找可疑患牙。当从患者的主诉症状中怀疑为牙髓炎后，应仔细检查疼痛一侧的牙有无引起牙髓感染的途径。

第三步骤：确定患牙并验证牙髓炎的诊断。对于诊断牙髓病，牙髓活力测验是一个非常重要的步骤，牙髓炎的诊断则更依赖牙髓温度测验的结果，它可以证实前两步的判断是否正确。

第 7 单元　牙　髓　炎

―――――===== 重点提示 =====―――――

本单元内容为考试的重点，出题点较多。考生应重点掌握各型牙髓炎的临床表现、诊断及治疗方案，并对各型牙髓炎做出鉴别。复习时加强训练，通过习题加深内容记忆。

―――――===== 考点串讲 =====―――――

一、可复性牙髓炎

可复性牙髓炎是牙髓组织以血管扩张、充血为主要病理变化的初期炎症表现，它相当于牙髓病的组织病理学分类中的"牙髓充血"。由于"充血"是炎症全过程中自始至终的一种病理表现，因而严格地讲"牙髓充血"既不能构成一种组织学诊断，也更谈不上作为临床诊断用语了。在临床实际工作中，若能彻底去除作用于患牙上的病源刺激因素，同时给予患牙适当的治疗，此时患牙的牙髓是可以恢复到原有状态的。基于这一临床特点，将其称为"可复性牙髓炎"更为符合实际。但若外界刺激持续存在，则牙髓的炎症继续发展，患牙转成不可复性牙髓炎。

（一）临床表现

1．症状　当患牙受到冷、热温度刺激或甜、酸化学刺激时，立即出现瞬间的疼痛反应，尤其对冷刺激更敏感，刺激一去除，疼痛随即消失。没有自发性疼痛。

2．检查

（1）患牙常见有接近髓腔的牙体硬组织病损，如深龋、深楔状缺损。或可查及患牙有深牙周袋，也可受累于咬合创伤或过大的正畸力。

（2）患牙对温度测验，尤其对冷测表现为一过性敏感，且反应迅速。当去除刺激后，症状仅持续数秒即缓解。

（3）叩诊反应同正常对照牙，即叩痛（－）。

（二）诊断及鉴别诊断

1．诊断要点　主诉对温度刺激一过性敏感，但无自发痛；可找到引起牙髓病变的牙体病损或牙周组织损害；对牙髓活力测验的反应阈值降低。

2．鉴别诊断

（1）深龋：患有深龋的牙对温度刺激也敏感，但往往是当冷、热刺激进入深龋洞内才出现疼痛反应，而刺激去除后症状并不持续。在实际临床检查时，用冰棒冷测深龋患牙的正常牙面，其反应与对照牙是相同的，只有当冰水滴入洞中方可引起疼痛。而可复性牙髓炎患牙在冷测牙面时即出现一过性敏感。当深龋与可复性牙髓炎一时难以区别时，可先按可复性牙髓炎的治疗进行安抚处理。

（2）不可复性牙髓炎：可复性牙髓炎与不可复性牙髓炎的区别关键在于前者绝无自发痛病史，后者一般有自发痛史；对温度测验的反应，可复性牙髓炎患牙有一过性敏感，而不可复性牙髓炎患牙由温度刺激引起的疼痛反应程度重，持续时间较长久，有时还可出现轻度叩痛。在临床上，若可复性牙髓炎与无典型自发痛症状的慢性牙髓炎时难以区分。可先采用诊断性治疗的方法，即用氧化锌丁香油酚粘固剂进行安抚治疗，在观察期内视其是否出现自发痛症状再明确诊断。

（3）牙本质过敏症：患有牙本质过敏症的患牙往往对探、触等机械刺激和酸、甜等化学刺激更敏感。而可复性牙髓炎主要是对冷、热温度刺激一过性敏感。

（三）治疗方案

去除感染源，避免外界温度刺激患牙，给牙髓恢复正常提供条件。

二、急性牙髓炎

急性牙髓炎的临床特点是发病急，疼痛剧烈。临床上绝大多数属于慢性牙髓炎急性发作的表现，龋源性者尤为显著。无慢性过程的急性牙髓炎多出现在牙髓受到急性的物理损伤、化学刺激及感染等情况下，如手术切割牙体组织等导致的过度产热、充填材料的化学刺激等。

（一）临床表现

1. 症状　急性牙髓炎（包括慢性牙髓炎急性发作）的主要症状是剧烈疼痛，疼痛的性质具有下列特点。

（1）自发性阵发性痛：在未受到任何外界刺激的情况下，突然发生剧烈的自发性尖锐疼痛，疼痛可分作持续过程和缓解过程，即所谓的阵发性发作或阵发性加重。在炎症的早期，疼痛持续的时间较短，而缓解的时间较长，可能在一天之内发作两三次，每次持续数分钟。到炎症晚期，则疼痛的持续时间延长，可持续数小时甚至一整天，而缓解时间缩短或根本就没有了疼痛间歇期。炎症牙髓出现化脓时，患者可主诉有搏动性跳痛。

（2）夜间痛：疼痛往往在夜间发作或夜间疼痛较白天剧烈。患者常因牙痛难以入眠或从睡眠中痛醒。

（3）温度刺激加剧疼痛：冷、热刺激可激发患牙的剧烈疼痛。若患牙正处于疼痛发作期内，温度刺激可使疼痛更为加剧。

（4）疼痛不能自行定位：疼痛发作时，患者大多不能明确指出患牙所在，且疼痛呈放散性或牵涉性，常常是沿三叉神经第二支或第三支分布区域放射至患牙同侧的上、下颌牙或头、颞、面部。但这种放散痛不会发生到患牙的对侧区域。

2. 检查

（1）患牙可查及接近髓腔的深龋或其他牙体硬组织疾病，也可见牙冠有充填体存在，或可查到患牙有深牙周袋。

（2）探诊常可引起剧烈疼痛。有时可探及微小穿髓孔，并可见有少许脓血自穿髓孔流出。

（3）温度测验时，患牙的反应极其敏感或表现为激发痛。刺激去除后，疼痛症状要持续一段时间。也可表现为热测激发痛，冷测则缓解。

（4）牙髓的炎症处于早期阶段时，患牙对叩诊无明显不适；而处于晚期炎症的患牙，因牙髓炎症的外围区已波及根尖部的牙周膜，可出现垂直方向的叩诊不适。

（二）诊断及鉴别诊断

1. 诊断要点　典型的疼痛症状；患牙可找到有引起牙髓病变的牙体损害或其他病因；牙髓温度测验结果可帮助定位患牙；对患牙的确定是诊断急性牙髓炎的关键。

2. 鉴别诊断　见表 3-2 至表 3-4。

表 3-2　三叉神经痛的鉴别诊断

鉴别要点	三叉神经痛	急性牙髓炎
疼痛性质	电击、针扎、撕裂痛，程度剧烈	尖锐、程度剧烈
发作时间	突然发作，时间短暂。每次持续数秒至数分钟，最长不超过 5min，白天较重	阵发性的自发性痛。早期间歇性，夜间痛，时间长
疼痛诱发	有"扳机点"	无"扳机点"
定位和放散分布	定位并沿三叉神经放散痛	不定位，向一侧头面部放散
冷热刺激痛	无	引起或加重疼痛
治疗诊断	治疗患牙无效，神经痛镇痛药有效	治疗患牙有效

表 3-3　　龈乳头炎的鉴别诊断

鉴别要点	牙间乳头炎	急性牙髓炎
疼痛性质	持续的胀痛	剧烈的疼痛，阵发性的自发性痛
疼痛定位	能定位	不能定位
检查所见	食物嵌塞因素，充血、水肿的牙间乳头探痛、出血	致牙髓炎因素（龋、非龋、牙周炎等），温度测验引起疼痛

表 3-4　急性上颌窦炎的鉴别诊断

鉴别要点	急性上颌窦炎	急性牙髓炎
疼痛性质	上颌前磨牙至磨牙持续性胀痛	尖锐、程度剧烈
症状	上颌窦前壁有压痛，伴头痛、鼻塞、脓涕等上呼吸道感染症状	伴有牙体近髓缺损或牙周疾病，疼痛向一侧头面部放散

（三）治疗方案

摘除牙髓，镇痛，缓解急性症状。有条件者可行 1 个疗程根管治疗。

三、慢性牙髓炎（最常见牙髓炎）

（一）临床表现

病程长，冷、热刺激痛史；时有阵发性隐痛或自发性钝痛；温度测验异常（敏感、迟钝），去除刺激后疼痛持续较长时间；轻度咬合痛或叩痛；定位患牙。临床根据不同表现，又分为三种类型。

1. 慢性闭锁性牙髓炎

（1）症状：无明显的自发痛。但是，曾有过急性发作患者或由急性牙髓炎转化而来患者则可诉及有过剧烈自发痛的病史，也有从无自发痛症状者。几乎所有患者都有长期的冷、热刺激痛病史。

（2）检查：查及深龋洞、冠部充填体或其他近髓的牙体硬组织疾病；洞内探诊患牙感觉不敏感，去净腐质后无肉眼可见的露髓孔；患牙对温度测验的反应多为热测验引起迟缓性痛或表现为迟钝；多有轻度叩痛（＋）或叩诊不适（±）。

2. 慢性溃疡性牙髓炎

（1）症状：多无自发痛，但患者常诉有当食物嵌入患牙洞内即出现剧烈的疼痛。另一典型症状是当冷、热刺激激惹患牙时，会产生剧痛。

（2）检查

①查及深龋洞或其他近髓的牙体损害。患者由于怕痛而长期失用患牙，以至患牙见有大量软垢、牙石堆积，洞内食物残渣嵌入较多。

②去除腐质，可见有穿髓孔。用尖锐探针探查穿髓孔时，浅探不痛，深探剧痛且见有少量暗色血液渗出。

③温度测验表现为敏感。

④一般没有叩痛或仅有极轻微的叩诊不适。

3. **慢性增生性牙髓炎**　此型牙髓炎的发生条件有两个，即患牙根尖孔粗大，血供丰富及穿髓孔较大，足以允许炎症牙髓增生成息肉状并自髓腔突出。因此，慢性增生性牙髓炎多见于青少年患者。

（1）症状：一般无自发痛，有时可有患者诉说每当进食时患牙感疼痛或有进食出血现象，因此长期不敢用患侧咀嚼食物。

（2）检查：患牙大而深的龋洞中有红色、"蘑菇"形状的肉芽组织，又称作"牙髓息肉"，它可充满整个洞内并达咬合面，探之无痛但极易出血。由于长期的失用，常可见患牙及其邻牙有牙石堆积。

当查及患牙深洞处有息肉时，临床上要注意与牙龈息肉和牙周膜息肉相鉴别。

牙龈息肉多是在患牙邻殆面出现龋洞时，由于食物长期嵌塞加之患牙龋损处粗糙边缘的刺激，牙龈乳头向龋洞所形成的空间增生，形成息肉样肉芽组织。牙周膜息肉是在多根牙的龋损穿通髓腔后进而破坏髓室底，根分叉处的牙周膜因外界刺激而反应性增生，肉芽组织由髓底穿孔处长入连通髓腔的龋损内，洞口外观极像牙髓息肉。临床上进行鉴别时，可用探针探查息肉的蒂部以判断息肉的来源。当怀疑为牙龈息肉时，还可自蒂部将其切除，见出血部位位于患牙邻面龋洞龈阶外侧的龈乳头位置即可证实判断。对牙髓息肉和牙周膜息肉进行鉴别时，应仔细探查髓室底的完整性，摄 X 线片可辅助诊断。

（二）诊断及鉴别诊断

1. **诊断要点**

（1）可以定位患牙的长期冷、热刺激痛病史和（或）自发痛史。

（2）肯定可查到引起牙髓炎的牙体硬组织疾病或其他病因。

（3）患牙对温度测验的异常表现。

（4）叩诊反应可作为很重要的参考指标。

在临床上诊断时，一般仅对患牙做出"慢性牙髓炎"的诊断即可。如果出现上述各型的典型表现，可以分别诊断为闭锁型、溃疡型及增生型。这是因为临床对洞底是否与髓腔穿通的检查结果与实际的组织学表现常有出入，再者从治疗方法的选择上，这三种类型也并无区别。还有一点需要注意的是当无典型临床表现的深龋患牙，在去净腐质时发现有露髓孔，甚或在去腐质未净时已经露髓，亦即诊断为"慢性牙髓炎"。

2. **鉴别诊断**

（1）深龋：无典型自发痛症状的慢性牙髓炎有时与深龋不易鉴别。可参考温度测验结果进行判断。深龋患牙对温度测验的反应与对照牙是相同的，只是当温度刺激进入洞内才出现敏感症状，刺激去除后症状立即消失；而慢性牙髓炎对温度刺激引起的疼痛反应会持续较长时间。另外，慢性牙髓炎可出现轻叩痛，而深龋患牙对叩诊的反应与正常对照牙相同。

（2）可复性牙髓炎：见本节可复性牙髓炎鉴别诊断。

（3）干槽症：患侧近期有拔牙史。检查可见牙槽窝空虚，骨面暴露，出现臭味。拔牙窝邻牙虽也可有冷、热刺激敏感及叩痛，但无明确的牙髓疾病指征。

（三）治疗方案

牙髓摘除后根管治疗。有条件者可行 1 个疗程根管治疗。

四、残髓炎

残髓炎也属于慢性牙髓炎。发生在经牙髓治疗后的患牙，由于残留了少量炎症根髓或多根牙遗漏了未做处理的根管，因而命名为残髓炎。

1．临床表现

（1）症状：残髓炎的临床症状与慢性牙髓炎的疼痛特点相似，常表现为自发性钝痛、放散性痛、温度刺激痛。因炎症是发生于近根尖孔处的根髓组织，所以患牙多有咬合不适感或轻微咬合痛。患牙均有牙髓治疗的病史。

（2）检查：患牙牙冠见有做过牙髓治疗的充填体或暂封材料；对患牙施以强冷或强热刺激进行温度测验，其反应可为迟缓性痛或仅诉有所感觉；叩诊轻度疼痛（＋）或不适感（±）；去除患牙充填物，用根管器械探查病患根管至深部时有感觉或疼痛。

2．诊断及鉴别诊断　有牙髓治疗史；有牙髓炎症状表现；强温度刺激患牙有迟缓性痛及叩诊疼痛；探查根管有疼痛感觉即可确诊。

与急、慢性牙髓炎相鉴别，主要无牙髓治疗史。

3．治疗方案　去除残髓或找到并处理遗漏根管，重做根管治疗。

五、逆行性牙髓炎

逆行性牙髓炎的感染来源于患牙牙周病所致的深牙周袋。袋内的细菌及毒素通过根尖孔或侧、副根管逆行进入牙髓，引起根部牙髓的慢性炎症，也可由局限的慢性牙髓炎急性发作。因此，此型牙髓炎的感染走向通常由冠部牙髓开始，逐渐向根部牙髓进展的牙髓炎方向相反，故名为逆行性牙髓炎。感染通过近牙颈部和根分叉部侧支根管引起的牙髓发炎多为局限性牙髓炎，疼痛并不非常剧烈。而由根尖方向引起的逆行性牙髓炎对牙髓血供影响极大，临床上可以急性症状表现出来。逆行性牙髓炎是牙周-牙髓联合病变的一型。

1．临床表现

（1）症状：患牙可表现为自发痛、阵发痛、冷和热刺激痛、放射痛、夜间痛等典型的急性牙髓炎症状。也可呈现为慢性牙髓炎的表现，即冷、热刺激敏感或激发痛，以及不典型的自发钝痛或胀痛。患牙均有长时间的牙周炎病史，可诉有口臭、牙松动、咬合无力或咬合疼痛等不适症状。

（2）检查

①患牙有深达根尖区的牙周袋或较为严重的根分叉病变。牙龈水肿、充血、牙周袋溢脓。牙有不同程度的松动。

②无引发牙髓炎的深龋或其他牙体硬组织疾病。

③对多根患牙的牙冠不同部位进行温度测验，其反应可为激发痛、迟钝或无反应。这是由于同一牙不同根管内的牙髓病理状态不同所致。

④患牙对叩诊的反应为轻度疼痛（+）至中度疼痛（++），叩诊呈浊音。

⑤X线片显示患牙有广泛的牙周组织破坏或根分叉病变。

2．诊断及鉴别诊断

（1）诊断：患者有长期的牙周炎病史；近期出现牙髓炎症状；患牙未查及引发牙髓病变的牙体硬组织疾病；患牙有严重的牙周炎表现。

（2）鉴别诊断：与一般的急、慢性牙髓炎鉴别，有急、慢性牙髓炎的症状，无严重的牙体疾病；温度测验明显异常；有接近或到达根尖深牙周袋；X线片相应根周的牙槽骨吸收。

3．治疗方案

（1）根据患牙牙周病变的程度和牙周治疗的预后来决定是否保留患牙。

（2）患牙如能保留，先摘除全部牙髓，消除急性症状，再行根管治疗。

（3）同时进行牙周系统治疗。

（4）必要时考虑将患根截除，保留患牙。

（5）如牙周病变严重，治疗预后差，则可直接拔除患牙镇痛。

第 8 单元　其他牙髓病

重点提示

　　本单元作为考试的重点，亦十分重要。重点内容主要集中在牙髓坏死、钙化、牙内吸收的临床表现、诊断与鉴别诊断及治疗方案上。考生应重点复习。

考点串讲

一、牙髓坏死

　　1. 临床表现

　　（1）症状：患牙一般没有自觉症状，也可见有以牙冠变色为主诉前来就诊者。变色的原因是牙髓组织坏死后红细胞破裂致使血红蛋白分解产物进入牙本质小管。还常可追问出自发痛史、外伤史、正畸治疗史或充填、修复史等。

　　（2）检查：牙冠可存在深龋洞或其他牙体硬组织疾病或是有充填体、深牙周袋等。也可见有完整牙冠者；牙冠变色，呈暗红色或灰黄色，失去光泽；牙髓活力测验无反应；叩诊同正常对照牙（-）或不适感（±）；牙龈无根尖来源的瘘管；X 线片显示患牙根尖周影像无明显异常。

　　2. 诊断及鉴别诊断

　　（1）诊断要点：无自觉症状；牙冠变色、牙髓活力测验结果和 X 线片的表现；牙冠完整情况及病史可作为参考。

　　（2）鉴别诊断：患有慢性根尖周炎的病牙也可无明显的临床自觉症状。有瘘型的慢性根尖周炎在进行临床检查时，可发现牙龈上有由患牙根尖来源的瘘管口。摄 X 线片，若发现有根尖周骨质影像密度减低或根周膜影像模糊、增宽，即可以此做出鉴别诊断。

　　3. 治疗方案　根管治疗，恢复牙的色、形、功能。

二、牙髓钙化

　　当牙髓的血液循环发生障碍时，会造成牙髓组织营养不良，出现细胞变性，钙盐沉积，形成微小或大块的钙化物质。牙髓钙化有两种形式：一种是结节性钙化（又称作髓石）、结节性钙化或是游离于牙髓组织中或是附着在髓腔壁上；另一种是弥漫性钙化，甚至可造成整个髓腔闭锁，多发生在外伤后的牙，也可见于经氢氧化钙盖髓治疗或活髓切断术后的病例。

　　1. 临床表现

　　（1）症状：髓石一般并不引起临床症状。个别情况出现与体位有关的自发痛，也可沿三叉神经分布区域放散，一般与温度刺激无关。

　　（2）检查：患牙对牙髓活力测验的反应可异常，表现为迟钝或敏感；X 线片显示髓腔内有阻射的钙化物（髓石）或呈弥漫性阻射影像而致使原髓腔处的透射区消失。

　　2. 诊断及鉴别诊断

　　（1）诊断：X 线检查结果作为重要的诊断依据。需排除由其他原因引起的自发性放射痛的疾病后，并经过牙髓治疗后疼痛症状得以消除，方能确诊。询问病史有外伤或氢氧化钙治疗史者可作为参考。

　　当临床检查结果表明患牙是以其他可引起较严重临床症状的牙髓疾病（如牙髓炎、根尖周炎等）为主，同时合并有牙髓钙化性病变时，则以引起牙髓症状的牙髓疾病作为临床诊断。

　　（2）鉴别诊断：三叉神经痛，髓石引起的疼痛虽然也可沿三叉神经分布区域放射，但无扳机点，主要与体位有关。X 线检查的结果可作为鉴别诊断的参考。经诊断性治疗（牙髓治疗）后，视疼痛是否消失得以鉴别。

3. 治疗方案　无症状者无须处理；根管治疗；根管不通而有根尖周病变的患牙，须做根管倒充填术。

三、牙内吸收

牙内吸收是指正常的牙髓组织肉芽性变，分化出的破牙本质细胞从髓腔内部吸收牙体硬组织，致髓腔壁变薄，严重者可造成病理性牙折。牙内吸收的原因和机制尚不明了，可能与局部的前期牙本质破坏或形成受阻有关，位于矿化组织钙盐晶体上的 RGD 蛋白位点暴露，并与破牙本质细胞结合，启动了吸收。

临床上牙内吸收多发生于乳牙，恒牙偶有发生，见于受过外伤的牙、再植牙及做过活髓切断术或盖髓术的牙。

1. 临床表现

（1）症状：一般无自觉症状，多于 X 线片检查时偶然发现。少数病例可出现自发性阵发痛、放射痛和温度刺激痛等牙髓炎症状。

（2）检查：内吸收发生在髓室时，肉芽组织的颜色可透过已被吸收成很薄的牙体硬组织层而使牙冠呈现为粉红色，有时见有牙冠出现小范围的暗黑色区域。内吸收发生在根管内时，牙冠的颜色没有改变。患牙对牙髓测验的反应可正常，也可表现为迟钝。叩诊检查同正常对照牙（一）或出现不适感（±）。X 线片显示髓腔内有局限性不规则的膨大透影区域，严重者可见内吸收处的髓腔壁被穿通，甚至出现牙根折断线。

2. 诊断要点　X 线片的表现作为主要依据；病史和临床表现作为参考。

3. 治疗方案　彻底去除肉芽性牙髓组织；根管治疗；根管壁穿通者，可显微镜下用 MTA 修补后再做根管充填；根管壁吸收严重，硬组织破坏过多，患牙松动度大者应给予拔除。

第9单元　根尖周病

重点提示

本单元内容亦十分重要，也是考试的重点之一，需重点掌握急慢性根尖周炎的临床表现及诊断，并要求能相互做出鉴别诊断，关于治疗主要是掌握根管治疗术，关于各种器械的特点及使用，各种材料的性能及标准评定都是平时需要掌握的。关于这部分内容的复习最好采取理论结合实际，通过真题发现问题。

考点串讲

一、概述

1. 根尖周组织的解剖生理特点　根尖周组织包括牙周膜、牙槽骨和牙骨质等。

（1）牙骨质：牙骨质的基本功能是将牙周膜的主纤维附着于牙面。

（2）牙周膜：根尖周胶原纤维束呈放射状排列，一端埋在牙骨质内，一端埋入牙槽骨，具有悬吊和支持牙的作用。

（3）牙槽骨：由固有牙槽骨和支持骨组成，固有牙槽骨为薄层致密骨，构成牙槽窝的内壁，牙槽骨因所受刺激的强弱而发生不用程度的反应。

2. 病因　主要是感染因素（牙髓感染），其次有创伤、化学因素（牙髓封失活剂过长、根管封毒性药物、根管内强力冲洗、根充糊剂超填）和免疫因素（坏死牙髓及其分解产物、根管内细菌及其毒素产物、根管内封药的甲醛甲酚制剂、炎症根尖周组织中的免疫球蛋白）。

3. 致病机制　根尖周组织对外界不同强度的刺激有不同的反应。若刺激的强度高机体抵抗力弱，则表现为以渗出、变质为主的急性炎症。若刺激强度低，机体抵抗力较强，则表现为以增生为主的慢性炎症。而当机体抵抗力下降，细菌力增强时，慢性炎症则又可急性发作。

二、急性根尖周炎

急性根尖周炎是从根尖部牙周膜出现浆液性炎症到根尖周组织形成化脓性炎症的一系列反应过程。在根尖周组织的炎症过程中，由于渗出、水肿造成的局部压力的积聚和释放炎症介质的化学作用，临床上以患牙及其周围组织肿痛为主要表现。急性根尖周炎的进展由于侵犯组织的范围不同，可以划分为几个阶段。每一不同发展阶段其临床表现各有特点，应急处理方法也不尽相同。成年人的急性根尖周炎多是由于牙髓病变致使牙髓组织大部分或全部坏死，根管内细菌感染物质通过根尖孔作用于根尖周围组织，局部产生炎症反应。也可由来自根管的机械、化学刺激引起。少数还可由外伤或咬合创伤所致，此时患牙多为活髓，其临床表现和治疗原则也与前者略有不同。而当乳牙和年轻恒牙罹患牙髓炎时，由于患牙根尖孔较粗大，牙髓组织血供丰富，感染较易扩散，因此在牙髓炎症的早期便可合并急性根尖周炎发生。急性根尖周炎在一定的条件下，如急性炎症得到了某种引流，但并未经彻底的治疗，可以转变为慢性根尖周炎；而慢性根尖周炎在机体抵抗力减弱时，又可以急性发作的形式表现出来。

（一）临床表现

1. 急性浆液性根尖周炎

（1）临床症状：主要为患牙咬合痛。这是因为根尖周膜充血、水肿而表现出来的症状。随着根尖周组织炎症病变的发展，临床上患牙可由初期只有不舒服、发木、浮出发胀，到咬合时患牙与对颌牙感早接触。此时一般无自发痛或只有轻微钝痛，有时患者还可诉有咬紧患牙反而稍感舒服的症状，这是因为咬合的压力可暂时缓解局部血管的充血状态，使根尖周膜因组织水肿所形成的压力得到减轻。但是，当病变继续发展，根尖周膜内渗出物淤积，牙周间隙内压力升高，患牙浮出和伸长的感觉逐渐加重，出现自发性、持续性的钝痛，咬合时不仅不能缓解症状，反而因咬合压力增加了根尖部组织的负担，刺激了神经，引起更为剧烈的疼痛。患者因而不愿咀嚼，影响进食。由于疼痛是因牙周膜神经受到炎症刺激而引起的，所以患者能够指明患牙，疼痛范围局限于患牙根部，不引起放射。

（2）检查

①患牙可见龋坏、充填体或其他牙体硬组织疾病或可查到深牙周袋。

②牙冠变色：牙髓活力测验无反应，但乳牙或年轻恒牙对活力测验可有反应，甚至出现疼痛。

③叩痛（+）～（++），扣压患牙根尖部位出现不适或疼痛。牙龈尚无明显异常。

④患牙可有 I 度松动。

⑤X 线检查根尖周组织影像无明显异常表现。

2. 急性化脓性根尖周炎（急性牙槽脓肿）

（1）积聚在根尖附近的脓液可通过 3 种方式排出

①通过骨髓腔突破骨膜、黏膜或皮肤向外排脓：这种排脓方式是急性根尖周炎最常见的典型自然发展过程。临床上可见到以下 4 种排脓途径。

穿通骨壁突破黏膜：牙槽骨唇、颊侧的骨壁较薄，一般情况下上颌前牙、上颌后牙颊根及下颌牙多从骨的唇、颊侧穿出，在口腔前庭形成骨膜下脓肿或黏膜下脓肿。

穿通骨壁突破皮肤：下颌切牙的根尖脓肿有时可穿通颏部皮肤，形成颏窦；上颌尖牙可见有于同侧眼眶的内下方皮肤排脓，形成面窦；下颌磨牙的根尖部脓液也可排放于颊部皮肤，形成颊窦。

突破上颌窦壁：上颌前磨牙和磨牙牙根与上颌窦相毗邻，当它们若发生根尖周炎，可累及上颌窦而并发上颌窦炎，甚至其脓液有可能穿通薄层上颌窦壁向上颌窦内排脓。

突破鼻底黏膜：当上颌中切牙的牙槽突很矮而牙根又很长时，其根尖部的脓液排放有可能在穿通唇侧骨壁后，继续沿骨膜上行而流注于鼻底黏膜下形成脓肿，破溃后向鼻腔内排脓。这是一种极为罕见的排脓途径。

②通过根尖孔经根管从冠部缺损处排脓：这种排脓方式对根尖周组织的破坏最小。

③通过牙周膜从龈沟或牙周袋排脓：成年人患牙经此方式排脓多发生于同时患有牙周病的情况下，通常预后很差。

（2）急性化脓性根尖周炎的过程经历3个阶段

①根尖脓肿：患牙出现自发性、剧烈持续的跳痛，伸长感加重，以至咬合时首先接触患牙并引起剧痛，患者因而不敢对合。口腔检查可见患牙叩痛（++）～（+++），松动Ⅱ～Ⅲ度。根尖部牙龈潮红，但尚无明显肿胀。叩诊感轻微疼痛。相应的颌下淋巴结或颏下淋巴结可有肿大及压痛。

②骨膜下脓肿：患牙的持续性、搏动性跳痛更加剧烈，因骨膜坚韧、致密，脓液集聚于骨膜下所产生的压力很大，病程至此，疼痛达到最高峰，病期多已三五日，患者感到极端痛苦。患牙更觉浮起、松动，即使是不经意地轻触患牙，如说话时舌颊部碰触患牙，亦感觉疼痛难忍。患者常诉有因疼痛逐日加剧而影响睡眠和进食，还可伴有体温升高，身体乏力等全身症状。临床检查见患者痛苦面容，精神疲惫。体温可有升高，约38℃。末梢血象白细胞增多，计数多在 1.0 万～1.2 万 / mm^3。患牙所属区域的淋巴结可出现肿大和扪痛。患牙叩痛（+++），松动Ⅲ度，牙龈红肿，移行沟变平，有明显的压痛，扪诊深部有波动感。严重的病例可在相应的颌面部出现蜂窝织炎，表现为软组织肿胀、压痛，致使面容改变。如上切牙可引起上唇肿胀；上颌前磨牙及磨牙可引起眶下、面部肿胀；下牙可引起颊部、下颌部肿胀；有时下颌第三磨牙的根尖周化脓性炎症可出现张口受限，还可能引起口底蜂窝织炎。

骨膜下脓肿又称牙槽骨骨膜炎或称颌骨骨膜炎。此时，局部症状极为明显，但全身症状仍较轻，若全身症状明显，则应注意观察，防止发展为颌骨骨髓炎和败血症等并发症。

③黏膜下脓肿

症状：由于黏膜下组织较疏松，脓液到达黏膜下时，压力已大为减低，自发性胀痛及咬合痛也随之减轻。全身症状缓解。

检查：患牙叩痛（+）～（++），松动度Ⅰ度；根尖区黏膜的肿胀已局限，呈半球形隆起，扪诊时，波动感明显，脓肿较表浅而易破溃。

（二）诊断及鉴别诊断

1．诊断

（1）急性浆液性根尖周炎：患牙典型的咬合疼痛症状；对叩诊和扪诊的反应；对牙髓活力测验的反应并结合患者的年龄，患牙所具有的牙髓病史、外伤史及不完善的牙髓治疗史均可作为参考。

（2）急性化脓性根尖周炎：主要依据患牙所表现出来的典型的临床症状及体征，由疼痛及红肿的程度来分辨患牙所处的炎症阶段。

急性根尖周炎从浆液期到化脓期的3个阶段是一个移行过渡、连续发展的过程，不能截然分开，在临床上只能相对的识别各阶段。根据症状及检查所见做出各阶段的诊断是很重要的，因为各阶段都有其相应有效的应急处理措施。在根尖脓肿阶段，其持续性的跳动可与浆液期鉴别。骨膜下脓肿时，疼痛极为剧烈，根尖部红肿明显，叩诊能引起最剧烈的疼痛，且可以伴有全身症状。发展到黏膜下脓肿时，则疼痛有所减轻，且黏膜上肿胀明显而局限。

急性根尖周炎可以继发牙髓病而来，也可由慢性根尖周炎转化而来，后者又称为慢性根尖周炎急性发作期。两者之间的区别在于 X 线片上所显示的影像不同，急性根尖周炎时，X 线片上看不出根尖部有明显改变，而慢性根尖周炎急性发作时，则从 X 线片上可见根尖部有不同程度的牙槽骨破坏所形成的透影区。

2．鉴别诊断　根尖脓肿后期应与牙周脓肿相鉴别见表3-5。

表 3-5　急性根尖周脓肿和急性牙周脓肿的鉴别诊断

鉴别要点	急性根尖周脓肿	急性牙周脓肿
感染来源	感染根管	牙周袋
病史	较长期牙体缺损史、牙痛史、牙髓治疗史	长期牙周炎病史
牙体情况	深龋洞、近髓的非龋疾病、修复体	一般无牙体疾病
牙髓活力	无	有
牙周袋	无	深、纡回曲折
脓肿部位	靠近根尖部、中心位于龈颊沟附近	较近牙龈缘
脓肿范围	较弥散	局限于牙周袋壁
疼痛程度	重	较轻
牙松动度	相对轻、病愈后牙恢复稳固	明显，消肿后仍很松动
叩痛	很重	相对较轻
X 线	无明显异常表现，若患牙为慢性根尖周炎急性发作者，根尖周牙槽骨显现透射影像	牙槽骨嵴破坏，可有骨下袋
病程	相对较长，脓液自根尖周向外排出 5~6d	相对较短，一般 3~4d

急性牙周脓肿多是在患牙出现了涉及多个牙面的深牙周袋，或牙周袋纡回曲折，而位于牙颈部的袋口软组织又较紧窄时，牙周袋壁或深部牙周组织中的脓液不能从袋口引流，致使袋壁软组织内形成局限性脓肿。多发生在牙周炎的晚期，一般为急性过程。在临床上也表现为患牙的唇（颊）侧或舌（腭）侧牙龈出现椭圆形或半球状的脓肿突起，肿胀部位的牙龈红肿光亮，扪诊有波动感。患牙可有搏动性疼痛、浮起、松动、咬合痛等症状和体征。但是，由于急性根尖脓肿（急性牙槽脓肿）与急性牙周脓肿的感染来源和炎症扩散途径不同，因此两者在临床上的表现是有区别的，鉴别点通常也是较明确的。

（三）治疗方案

1. 开髓，清除根管内容物，疏通根管，引流渗出物。

2. 评估患牙，选择治疗方案。

（1）可保留

①浆液期：根管预备后封抑菌、抗炎消毒药。

②根尖周脓肿期：封药同时根尖部环钻术引流。

③骨膜下脓肿期和黏膜下脓肿期：封药同时脓肿引流，根管治疗。

（2）不能保留：开髓，拔除。

3. 适当调𬌗，应用抗生素和非甾体类消炎药。

三、慢性根尖周炎

慢性根尖周炎是指因根管内长期存在感染及病源刺激物而导致的根尖周围组织呈现慢性炎症反应，表现为炎症性肉芽组织的形成和牙槽骨的破坏。根尖周组织所受到的这种损害是可以被修复的，前提是根除了根管内的病源。此时，根尖部的炎症肉芽组织会转化成纤维结缔组织，成骨细胞活动产生新骨，修复已破坏了的牙槽骨，重建牙周膜。慢性根尖周炎一般没有明显的疼痛症状，病变类型可有根尖周肉芽肿、慢性根尖脓肿、根尖周囊肿和根尖周致密性骨炎。

（一）临床表现

1. 症状　慢性根尖周炎一般无明显的自觉症状，有的患牙可在咀嚼时有不适感。也有因主诉牙龈起脓包而就诊者。

由于慢性根尖周炎常常是继牙髓病而来，有些病例又曾有过急性发作，或有些病例本为急性根尖周炎未经彻底治疗而迁延下来，也有在进行其他治疗（如义齿修复）时偶然发现因既往牙髓治疗不完善所导致的根尖周病变。所以，在临床上多可追问出患牙有牙髓病史、反复肿痛史或牙髓治疗史。

2. 检查

（1）患牙可查及深龋洞或充填体，以及其他牙体硬组织疾病。

（2）牙冠变色，失去光泽。深洞内探诊无反应，牙髓活力测验无反应。

（3）患牙对叩诊的反应无明显异常或仅有不适感，一般不松动。

（4）有窦型慢性根尖周炎者可查及窦道开口。窦道口大多数位于患牙根尖部的唇、颊侧牙龈表面，也有开口于患牙舌、腭侧牙龈者，偶尔还可见有开口位于远离患牙之处，如上颌第二磨牙根尖周病变的窦道有时开口于上颌尖牙或前磨牙根尖部相对应的牙龈处。此时应通过认真仔细地检查找出窦道口与患牙的关系，必要时可自窦道口插入诊断须拍摄 X 线片以确定窦道的来源，避免将窦道口附近的健康牙误诊为患牙。位于牙龈的窦道口常呈粟粒样大小的乳头形状，在皮肤表面开口的窦道（皮窦）多为黄豆样大小的肉芽肿样。挤压窦道口有时可有脓液溢出，也有窦道口呈假性闭合的状态。

（5）根尖周囊肿的大小不定，可由豌豆样大到鸡蛋样大。小囊肿在牙龈表面多无异常表现，囊肿发展较大时，可见患牙根尖部的牙龈处呈半球状隆起，不红，扪时有乒乓球感，有弹性。囊肿过分增大时，因周围骨质吸收并压迫邻牙，造成邻牙移位或使邻牙牙根吸收。

（6）X 线检查：显示出患牙根尖区骨质变化的影像。

不同类型的慢性根尖周炎在 X 线片上各有特点：①根尖周肉芽肿的表现是根尖部有圆形的透射影像，边界清晰，周围骨质正常或稍显致密，透影区范围较小，直径一般不超过 1cm；②慢性根尖脓肿的透影区边界不清楚，形状也不规则，周围骨质较疏松而呈云雾状；③较小的根尖周囊肿在根尖片上显示的透射影像与根尖周肉芽肿难以区别，大的根尖周囊肿可见有较大的圆形透影区，边界很清楚，并有一圈由致密骨组成的阻射白线围绕；④根尖周致密性骨炎表现为根尖部骨质呈局限性的致密阻射影像，无透射区，多在下颌后牙发现。

（二）诊断及鉴别诊断

1. 患牙 X 线片上根尖区骨质破坏的影像是确诊的关键依据。

2. 患牙牙髓活力测验结果并结合患者年龄应作为重要的参考。

3. 病史及患牙牙冠情况也可作为辅助诊断指标。

由于慢性根尖周炎中根尖周肉芽肿、慢性根尖脓肿和根尖周囊肿这三种类型单纯依靠临床表现有时很难区别，借助 X 线检查亦不容易准确分辨，加之它们的治疗原则和方法基本相同，因此在临床上诊断可统称为"慢性根尖周炎"。如能对三种类型加以区分，则有助于预后的判断。

根尖周致密性骨炎的患牙在临床上一般没有任何自觉不适症状，也没有反复肿痛，只有在进行 X 线检查时偶然发现。如果患牙有牙髓炎或牙髓坏死，经完善的根管治疗后，X 线片的影像可恢复正常。

依据 X 线检查结果对慢性根尖周炎进行诊断时，必须结合临床表现与那些非牙髓源性的根尖周病损相鉴别。例如非牙源性的颌骨内囊肿和其他肿物，在 X 线片上的表现与各型慢性根尖周炎的影像尤其是较大的根尖周囊肿的影像极为相似。这些疾病与慢性根尖周炎的主要鉴别点是病变所涉及患牙的牙髓活力多为正常，仔细观察 X 线片可分辨出根尖部牙周膜间隙与根周其他部位的牙周膜间隙是一连续、规则的透射影像，必要时还可辅以牙科 CT 进行诊断。

（三）治疗方案

1. 根管治疗。

2. 有窦型慢性根尖周炎患牙在根管预备后根管封药，彻底清除根管系统的感染，窦道口闭合后根管充填。

3．较大的根尖病变，尤其是根尖周囊肿患牙，在根管治疗的基础上有时还需做根尖手术。

4．根管治疗后，牙冠修复。

5．无法完成根管治疗、根尖周病变顽固不愈或牙体组织破坏严重不足以修复的患牙予以拔除。

第 10 单元　牙髓根尖周病的治疗

重点提示

本单元内容为考试必考内容，为牙髓疾病和根尖周病的治疗。要重点掌握根管治疗术与根管再治疗，还应掌握盖髓术的盖髓剂和适应证，牙髓根尖周病的急症处理。重点复习该单元内容。

考点串讲

一、总论

1．**治疗原则**　牙髓病和根尖周病的治疗原则是保存具有正常生理功能的牙髓或保存患牙。

（1）保存活髓：牙髓组织具有形成牙本质和营养牙体硬组织的功能，对外来刺激能产生一系列防御反应。因此，应注意保存活髓，维护牙髓的功能，尤其是牙髓病变还处于早期阶段的恒牙和根尖孔尚未形成的年轻恒牙。

（2）保存患牙：由于牙髓的增龄性变化和血液循环的特殊性，其修复再生能力有限，牙髓炎症不易治愈。对患有牙髓病而不能保存活髓的牙，应去除病变牙髓，保存患牙，以维持牙列完整，维护咀嚼功能。失去活髓后，牙体硬组织的营养代谢仅由牙周组织供给，牙体硬组织变脆并容易折裂。因此，还应选用不同类型的冠部修复体保护牙体硬组织。

2．**无痛术**　在传统的局部麻醉方法基础上，无痛技术更加强调无痛观念的建立和无创注射针及抽吸式金属注射器的使用。主要麻醉方法：神经末梢局部浸润麻醉；神经干阻滞麻醉；牙周韧带内注射麻醉（每个牙根可注入麻醉药 0.2ml，不超过 0.4ml）；牙髓内麻醉。

计算机控制的口腔局部麻醉仪由麻醉药套筒、手柄、主机和足控开关组成，可用于传导阻滞麻醉、局部浸润麻醉、牙周韧带注射麻醉及特定部位注射麻醉等。快速产生的无痛麻醉效果可减少患者的恐惧、疼痛和焦虑，减轻医师的压力。

3．**无菌术**

（1）手机、牙髓治疗器械的清洁、消毒和灭菌处理。

①手机：通过手机清洁机或人工清洗手机，采用注油机或注油罐对手机内腔进行注油，用 75%乙醇等中效化学消毒剂擦拭消毒手机外表面，干燥后包装，预真空压力蒸汽灭菌后储存。

②牙髓治疗器械：器械使用后以多酶溶液浸泡、手工刷洗或超声波加多酶溶液清洗、全自动清洗热消毒干燥机一次性完成消毒干燥，预真空压力蒸汽灭菌。

（2）所有口腔治疗器械使用后必须进行清洁消毒和灭菌处理。

（3）基本防护措施：包括医务人员、患者及工作环境的防护。

4．**隔离术**　牙体位于口腔唾液环境中，术区隔离可采用棉卷隔离唾液或安置橡皮障等方法，吸唾器一般与棉卷隔湿或橡皮障联合使用。

二、盖髓术

1．**直接盖髓术**

（1）原理：牙髓细胞在受到刺激后可能分化为成牙本质细胞样细胞，促进受损的牙髓愈合。将盖髓剂覆盖在暴露的牙髓创面上可以消除感染和炎症，保护牙髓组织，使其恢复健康。

（2）盖髓剂：常用盖髓剂有氢氧化钙、氧化锌丁香油粘固剂、MTA。

（3）适应证：根尖孔尚未发育完全，因机械性或外伤性露髓的年轻恒牙；根尖已发育完全，机械性或外伤性露髓，穿髓孔直径不超过 0.5mm 的恒牙。

（4）操作方法：制备洞形，清除龋坏组织；放置盖髓剂；疗效观察。

（5）预后因素：预后取决于年龄、牙髓暴露的类型、牙髓暴露的范围、牙髓暴露的位置、牙髓暴露的时间、边缘渗漏、全身因素。

（6）疗效判断：①机械性、外伤性因素引起的意外露髓，因盖髓治疗前牙髓无明显感染，愈合效果好；直接盖髓后，在露髓孔处形成血凝块，其下方的牙髓组织充血，出现暂时性炎症反应，随后血凝块机化，成牙本质细胞样细胞形成修复性牙本质，封闭穿髓孔，这种修复一般在术后 2 个月左右完成。②深龋露髓患牙经直接盖髓术后，牙髓组织内残留的毒性产物可引起慢性炎症反应，出现疼痛症状；或因循环障碍导致牙髓钙化或牙内吸收。

直接盖髓术后，应定期复查（半年复查 1 次，复查 2 年），根据临床表现、牙髓活力测验及 X 线检查等判断疗效，如有异常应立即行根管治疗术。

2. 间接盖髓术

（1）原理：通过间接盖髓治疗，去除外层感染牙本质和龋损中大部分细菌，因盖髓剂覆盖并隔绝细菌所需的底物，残留在脱矿区和硬化层中的细菌明显减少。氢氧化钙等盖髓剂作为一种温和刺激物或诱导剂，维持局部的碱性环境，有利于成牙本质细胞样细胞分化并形成修复性牙本质。

（2）盖髓剂：常用盖髓剂有氢氧化钙、氧化锌丁香油粘固剂、MTA。

（3）适应证：深龋、外伤等造成近髓的患牙。深龋引起的可复性牙髓炎，牙髓活力正常，X 线片显示根尖周组织健康的恒牙。无明显自发痛，去净腐质未见穿髓却难以判断是慢性牙髓炎或可复性牙髓炎时，可采用间接盖髓术作为诊断性治疗。

（4）操作方法

①去龋：局部麻醉下用大球钻低速去龋，再以挖匙去除近髓处的软龋。

②放置盖髓剂：用消毒棉球拭干窝洞后，于近髓处放置氢氧化钙盖髓剂，用氧化锌丁香油粘固剂暂封窝洞，或直接于近髓处放置氧化锌丁香油粘固剂封闭窝洞。

③充填：观察 1～2 周，如无任何症状且牙髓活力正常，保留部分氧化锌丁香油粘固剂垫底，进行永久充填。

三、急症处理

1. 开放引流　急性根尖周炎的应急处理是在局部麻醉下开通髓腔引流通道，穿通根尖孔，使根尖渗出物及脓液通过根管得到引流，以缓解根尖部的压力，解除疼痛。

应急处理时应注意：①局部浸润麻醉要避开肿胀部位，否则将引起疼痛和感染扩散，麻醉效果较差。最好行阻滞麻醉。②正确开髓并尽量减少钻磨震动，可用手或印模胶固定患牙减轻疼痛。③用过氧化氢溶液（双氧水）和次氯酸钠交替冲洗，所产生的泡沫可带走堵塞根管的分泌物。④避免过多使用器械扩大清理根管，因开髓引流后即做根管预备，往往使症状加重。⑤可在髓室内置一无菌棉球开放髓腔，待急性炎症消退后再做常规治疗。一般在开放引流 2～3d 后复诊。

2. 切开排脓　急性根尖周炎至骨膜下或黏膜下脓肿期应在局部麻醉下切开排脓。黏膜下脓肿切排的时机应该是在急性炎症的第 4～5 天，局部有较为明确的波动感。可用表面麻醉法。不易判断时，可行穿刺检查，如果回抽有脓，即刻切开。脓肿位置较深，可适当加大切口，放置橡皮引流条，1d 更换 1 次，直至无脓时抽出。通常髓腔开放与切开排脓可同时进行，也可以先髓腔开放，待脓肿成熟后再切开。总之，把握切开时机非常重要，切开过早只能给患者增加痛苦，达不到引流的目的；过迟会延误病情，造成病变范围扩大，引起全身反应。

3. 调𬌗磨改　由外伤引起的急性根尖周炎，应调𬌗磨改使其降低咬合、减轻功能，得以休息，必要时局部封闭或理疗。通过磨改，牙髓及根尖周症状有可能消除。死髓牙治疗也应常规调𬌗磨改，除缓解症状外，还可以减少牙纵折的发生。

4. 消炎镇痛　一般可采用口服或注射的途径给予抗生素类药物或镇痛药物，也可以局部封闭、理疗及针灸镇痛。局部可使用清热、解毒、消肿、镇痛类的中草药，以加速症状的消退。口服镇痛药对牙髓炎和根尖周炎有一定镇痛效果，但在剧烈疼痛的急性牙髓炎和急性根尖脓肿，只有局部麻醉下开髓引流或切开排脓才能有效地镇痛。镇痛药可以局部使用，如将浸有樟脑酚或丁香油酚一类镇痛药的小棉球放在引起牙髓炎的深龋洞中。

四、根管治疗术

（一）原理

根管治疗是通过机械清创和化学消毒的方法预备根管，将存在于牙髓腔内已发生不可复性损害的牙髓组织和作为根尖周病的病源刺激物全部清除，经过对根管的清理、成形，必要的药物消毒，以及严密充填，达到消除感染源、堵塞、封闭根管空腔，防止再感染的目的。

（二）适应证和非适应证

1．适应证

（1）牙髓病：不能保存活髓的各型牙髓炎；牙髓钙化，但治疗前提是可去除髓腔内的钙化物，通畅根管达根尖；牙内吸收；牙髓坏死。

（2）各型根尖周病：急性根尖周炎患牙须在急性症状缓解后再完成根管治疗。

（3）外伤牙：牙根已发育完成，牙冠折断牙髓暴露者；或牙冠折断虽未露髓，但修复设计需进行全冠或桩核冠修复者；或根折患牙断根尚可保留用于修复者。

（4）某些非龋牙体硬组织疾病：重度的釉质发育不全、氟斑症、四环素牙等牙发育异常患牙需要行全冠或桩核冠修复者；重度磨损患牙出现严重的牙本质敏感症状又无法用脱敏治疗缓解者；隐裂牙需要行全冠修复者；牙根纵裂患牙需要行截根手术的非裂根管。

（5）牙周-牙髓联合病变患牙。

（6）因义齿修复需要，如错位、扭转或过长而无其他牙体牙髓病损的牙，或牙冠大面积缺损、残根而需要行全冠、桩核冠修复的患牙。

（7）因颌面外科治疗需要，如某些颌骨手术所涉及的牙。

（8）移植牙、再植牙。

2．非适应证

（1）患者患有较严重的全身系统性疾病，一般情况差，无法耐受治疗过程。

（2）患牙可疑为病灶感染源。

（3）患者张口受限，无法实施治疗操作。

（4）患牙根管不通，如根管钙化，根管内器械分离，完好塑化根管。

（5）患者不接受根管治疗。

（三）术前准备与操作原则

1．术前准备

（1）必须拍摄患牙术前根尖 X 线片，采用平行投照技术。

（2）术前全面的口腔检查和全口治疗的整体设计。

（3）对治疗难度的分析和成功可能性的评估。

（4）术前告知和患者的知情同意。

（5）器材准备：局部麻醉、隔离、机头和吸引器、髓腔进入和初预备工具、根管机械预备所用器械和设备、根管冲洗液和冲洗器、根管消毒药物（氢氧化钙糊剂）、根管充填材料和器械设备，以及暂封材料。

2．操作原则

（1）彻底清除根管内的感染：根管系统解剖的复杂性给根管清创和封闭带来挑战，根管数目、形态的多样；尽可能彻底地清创，机械预备，化学预备及根管消毒。

（2）严密充填根管并修复缺损，防止微渗漏发生。

（3）坚持保存原则。

（四）治疗步骤和方法

1．**根管预备** 目的：清除根管壁的感染；清理根管内病变牙髓组织及其分解产物、细菌及各种毒素；根管扩大成形，除去根管壁表层感染的牙本质、制备成一个在根管口处直径最大，牙本质骨质界处直径最小的平滑的、锥形的根管；冲洗洁净，除去根管内残余的物质和碎屑。

（1）清理根管：根管冲洗药物是 0.5%～5.25% 次氯酸钠液和 3% 过氧化氢，用注射器冲洗法，选用 27 号弯针头的注射器，冲洗时将针头松松插入根管深部，然后注入冲洗液，回流的液体以棉条吸收，借以观察根管内是否已冲洗干净。冲洗时针头必须是宽松地放在根管内，切忌将针头卡紧并加压注入。

（2）根管成形：当前临床上普遍使用扩孔钻（reamer）和锉（file）完成根管的扩大成形。

（3）工作长度的确定（时机）

①工作长度：自前牙的切缘或后牙的洞缘到根管的根尖狭窄部，即预定的操作终点之间的距离。

②确定工作长度方法：X 线片法、根管器械探测法和工作长度电测法。

（4）根管扩锉方法

①根管扩大法：扩大针从小号到大号，每号都要扩至根尖狭窄处。边扩锉边冲洗，先用扩大针扩锉，旋转幅度不超过半圈，依序号扩锉，如 15 号→20 号→15 号→25 号→20 号→30 号→25 号。

②逐步后退法

根尖部：选初尖锉（10 号），预备顺序为 10 号→15 号→10 号→20 号→15 号→25 号→20 号，25 号为主尖锉。

根管段：用 2 号 G 钻或 3 号 G 钻预备成漏斗形，再用主尖锉使管壁光滑。

③其他：逐步深入法，化学根管预备，超声根管预备。

2．**根管冲洗、消毒**

（1）冲洗目的：清除根管内残余组织、碎片和微生物，常需在机械预备的同时用药液冲洗根管。

（2）冲洗剂种类：3% 过氧化氢液、17%EDTA（乙二胺四乙酸、螯合剂）2% 氯胺-T、0.5%～5.25% 次氯酸钠液及生理盐水。

（3）冲洗方法：用尖端圆钝的弯针头注射器，冲洗时将针头插入根管深部，然后注入冲洗液，回流的溶液以棉条吸收，借以观察根管内是否已冲洗干净。

（4）消毒目的：经过机械和化学方法处理过的根管，其侧壁牙本质深部，侧支根管和根尖周等处仍留有细菌等病原刺激物，需要用药物方法进行根管消毒。

（5）消毒方法：药物消毒、电解治疗和高频电疗，其中以药物消毒最常用。

3．**根管充填**

（1）目的：消灭手术后遗留下的无效腔，杜绝再感染，是根管充填术的最后一个步骤。

（2）充填的时机：临床标准是髓腔已完全清理、扩大和成形；无自发痛、叩诊无异常反应、根尖部牙龈无红肿、无压痛；根管内封药棉捻无腐败臭味、根管内无炎症渗出物。

（3）根管充填的步骤

①隔湿、取出根管中的棉捻，干燥根管。

②核实工作长度，用标记好工作长度的根管锉（主锉），探查能顺利到达工作长度。

③试主牙胶尖：选择与主锉相同型号的牙胶尖，用乙醇棉球消毒，用镊子标记出工作长度，然后置入根管内，检查其是否能顺利按工作长度达到根尖狭窄部。

④调制根管充填糊剂，糊剂的稠度可呈拉丝状黏调刀。

⑤充填根管：糊剂和固体联合充填法。

⑥X 线片检查根管充填情况：在 X 线片上判断根管充填的下列情况。

恰填：根管内充填物恰好严密填满根尖狭窄部以上的空间，充填物距根尖端 0.5～2 mm，根尖部根管内无任何 X 线透射影像。

欠填：根管内充填物距根尖端 2 mm 以上，或根尖部根管内仍遗留有 X 线透射影像。

超填：根管内充填物不仅填满根管，而且超出了根尖孔，填入了根尖牙周膜间隙或根尖周病损区。

（五）常用治疗器械的规格和使用

1. 分类　根据器械的用途可分为 4 类。

（1）探测器械：光滑髓针。

（2）去除器械：拔髓针。

（3）扩大器械：根管钻（根管扩大器），根管锉及扩孔钻。

（4）充填器械：螺旋充填器，根管充填侧压器等。

2. 常用的根管治疗器械

（1）光滑髓针：由钢丝压成锥体针形，其横断面圆形、三角形或四边形，表面光滑；用于探查根管口、探测根管，缠棉纤维制成棉捻用于根管干燥和封药。

（2）拔髓针：锥针形，髓针表面做数串倒刺状切口，受压扭曲时易折断；用于拔除牙髓组织或取出遗留在根管内的棉捻或纸捻；在根管内使用遇到阻力时，切勿用力压入或扭转，以免折断。

（3）根管钻和根管锉：由钢丝压成三角锥体坯，然后扭曲成螺旋状。

①横断面形状：可因生产厂家分别设计为方形、圆形、三角形或菱形。

②根管钻和根管锉的长度：21、25、28、31mm。

③型号：15、20、25、30、35、40 号。细的型号有 6、8、10 号，粗的型号有 45～80 号等。

④手柄颜色也有标准化规定：除 6（粉）、8（灰）、10（紫）号外，从 15 号起分别以白、黄、红、蓝、绿、黑 6 种颜色标记为一组，45～80 号和 90～140 号则为另外两组，分别重复白、黄、红、蓝、绿、黑 6 种颜色标记。

（4）扩孔钻：由工作端、颈部和柄部组成。可分为手用和机用两种类型。机用型颈部较细，常用的机用扩孔钻有 G 型和 P 型两类；扩孔钻用于修整和扩大根管口，使后继器械及充填材料较易直接放入根管内。

（5）根管工作长度测量尺：有 35～40mm 长度的不锈钢尺；用于测量根管工作长度。

（6）根管冲洗器：将注射针头尖端磨钝即可用；或将针头尖端封闭，在其旁侧开若干小孔，使冲洗液自这些小孔喷出而不向根尖孔注射，冲洗效果较好。

（7）根管充填器械：大致有两类，一类是充填牙胶；另一类是充填糊剂。充填牙胶用的器械有直压和侧压两种；侧压充填器用于侧压根充法。充填糊剂用的有螺旋充填器：用于导入根管充填封闭剂。操作时根据根管粗细选用大小合适的充填器。使用时顺时针方向旋转；将螺旋部分插入管内再启动手机，停转后方可抽出，否则器械极易折断。

（六）根管常用药物的性能和使用

常用的根管消毒药物是醛及酚两大类。

1. 樟脑氯酚薄荷合剂　杀菌力强，不凝固蛋白质，对尖周组织有轻度刺激性。

2. 甲醛甲酚制剂　除臭、杀菌力强，常用于牙髓坏疽，对尖周组织有一定的刺激性。

3. 木榴油　消毒力比甲醛甲酚制剂差，但遇脓液、坏死组织等仍有消毒作用，有镇痛作用，刺激性小。

4. 抗生素　用于根管消毒的抗生素有很多种。金霉素、土霉素对化脓性根管有效，可用生理盐水、丁香油酚或樟脑氯酚合剂调拌成糊剂应用。

5. 复方碘剂　杀菌活性与甲醛甲酚制剂相同，其缺点是可使牙变色。

（七）根管常用材料的性能

1. 根管充填材料的性能要求　不刺激根尖周组织；体积不收缩，凝固后与根管壁无间隙；X 线阻射，便于检查充填是否完满；操作简便，必要时能从根管内取出；不吸收，能长期保存在根管中；不使牙变色。

2. 根管充填材料的种类

（1）硬性类根管充填料：<u>牙胶尖、银尖、钴铬合金丝、塑料尖</u>等。

（2）糊剂类根管充填料：氧化锌丁香油根管糊剂，常用；<u>氢氧化钙及其制剂</u>；含三聚甲醛的新三锌糊剂。

（八）治疗中和治疗后的问题及其处理

1. 急性根尖周炎　原因是器械穿出根尖孔损伤尖周组织，将感染物质推出根尖孔；封药剂量过多或药物刺激性过强，充填时机不合适或超填，或由于根管内有产<u>黑色素类杆菌</u>等存在。处理同急性根尖周炎的处理。

2. 腔壁穿孔　<u>原因是不熟悉髓腔解剖，未掌握好开髓和扩大根管方法而致</u>。凡穿孔处在牙槽骨缘以上的，可用银汞合金充填。髓室底穿孔范围不大的，可用氢氧化钙覆盖；如范围过大，则须拔除。根管壁穿孔可在根管充填时以糊剂充填。

3. 器械折断于根管内　在扩大根管时，如使用器械不当，器械原有损伤或质量不佳等，可致器械折断于根管内。发生后应摄 X 线片，检查折断的情况：折断在根管口的，可用小球钻将根管口稍扩大，再用镊子夹出；折断在根管中部的，可用细根管治疗器械将其推至一侧，再继续进行治疗，或用超声器械取出折断器械，或可采用塑化剂做塑化治疗；如折断在根尖部尚未出根尖孔的，可利用作充填物，以后观察反应；如器械折断已超出根尖孔，则视情况观察、做根尖切除术或拔除。

4. 器械误入气管或胃内　极少见，但也极严重。应立即 X 线片检查。误入消化道：一般经过 24～48h 便可随粪便排出，在排出前应监护观察，进食富含纤维素和黏性的食物，如海带、菠菜和香蕉等。若器械滑入呼吸道，应及时让患者平卧，送请五官科医师急诊，用气管镜取出。若器械已到深部，则须立即开胸取出。

5. 皮下气肿　在根管治疗术过程中，由于使用压缩空气吹干根管，或使用过氧化氢溶液时氧气分解逸出根尖孔，进入面颈部皮下疏松结缔组织内，而发生皮下气肿。皮下气肿发病急骤，数分钟内即明显肿胀，患区触诊时有捻发音，患者不感疼痛，但感运动不自如。皮下气肿不需特殊治疗，可给予抗生素以防止感染，如扩展至纵隔障，应住院观察。

（九）根管治疗后牙体缺损的修复原则

牙折的处理应遵循保存的原则，根据牙折的类型，选择不同的处理方法。冠折范围不大者，可用充填材料，以后牙复合树脂为佳；牙冠严重折裂者可通过加钉，嵌体和冠修复等方式进行修复，冠根斜折或牙冠颈 1/3 横折，断端在龈缘以下，可在根管充填后做龈切手术，必要时用牵引法使牙根断端充分暴露，然后做桩冠修复；牙根纵裂者，发生在单根牙需拔除，若发生在多根牙可行根裂牙根的半切术或截根术；若患牙有隐裂存在，术前应降低咬合，术后做冠保护。

（十）疗效评定方法和标准

1. 疗效评定的内容　评定标准必须包括症状、临床检查和 X 线表现。

2. 疗效评价的时间和标准　WHO 规定的观察期为术后 2 年。1 年以内作为初步观察；2～3 年或更长时间较准确。

3. 疗效标准

（1）成功：无症状和体征、咬合功能正常、有完整的咬合关系、X 线片显示根充严密合适、尖周透射区消失、牙周膜间隙正常、硬骨板完整，或无症状和体征，咬合功能良好，X 线片显示根尖周透射区缩小，密度增加。

（2）失败：无症状和体征、咬合有轻度不适，X 线片显示根尖周透射区变化不大，或有较明显症状和体征，不能行使正常咀嚼功能，X 线片显示根尖周透射区变大或原来尖周无异常者出现了透射区。

五、根管再治疗

（一）适应证和非适应证

1. 适应证

（1）根管治疗后出现临床症状和体征的患牙，包括根管感染引起的疼痛、牙龈肿胀、瘘管叩痛和压痛。

（2）由根管感染所引起的根尖周病损未愈合并扩大的根管治疗牙。

（3）由根管感染所引起的根尖周新病损的根管治疗牙。

（4）根管治疗后 4～5 年根尖周病损仍持续存在的根管治疗牙。

（5）旧的修复体出现破损和裂隙，唾液进入根管系统超过30d，尽管原根充质量好，但在重新进行冠修复前需要根管再治疗。

（6）根管欠填的患牙，尽管无临床症状和体征，在做新的修复体前应考虑根管再治疗。

（7）根管再治疗 4 年后需重新进行根管桩和冠修复的患牙，即使根管充填恰当、根尖无病损、临床无症状，患牙须进行根管再治疗作为预防根管治疗后疾病发生的措施。

2. 非适应证

（1）患牙无保存价值。

（2）患有较严重的全身系统性疾病，一般情况差，无法耐受治疗过程。

（3）开口受限，无法实施操作。

（4）患牙病因复杂，难以进行根管再治疗：根管填充材料无法取出；不能进行彻底的根管预备；X 线片根尖透射影达到根长的 1/3；根管内的根充材料、分离器械可能会进入根尖周病变区内；髓室底有大的穿孔；牙根中份到根尖部管壁穿孔；牙周牙槽骨吸收达根长的 1/2；牙松动度 2 度以上；牙周袋与根尖周病变已连通。

（二）方法

包括建立进入髓室的通道（开髓）、进入根管的通道（髓室预备）、进入根管根尖部的通道（疏通根管），根管再预备、根管消毒及根管再充填。

六、根尖手术

（一）适应证和非适应证

1. 适应证

（1）根管治疗或再治疗失败。

（2）严重的根管解剖变异：牙根重度弯曲、根管重度钙化和根管分叉等解剖因素使根管治疗器械和充填材料无法到达根尖区。

（3）需要通过探查手术明确诊断。

2. 非适应证

（1）患者有严重的全身疾病，如严重高血压、白血病、血友病、重度贫血、心内膜炎、风湿性心脏病、肾炎、有出血倾向疾病等。

（2）根尖周炎的急性期。

（3）严重的牙周病变，如牙周支持组织过少，牙周袋深或牙松动明显。

（4）患牙附近有重要的解剖结构，如上颌窦、下牙槽神经等，有损伤危险或可能带来严重后果者。

（二）基本操作步骤

1. 切口和瓣膜设计　瓣膜类型：龈沟内全厚瓣、扇形瓣和半月形瓣。

2. 翻瓣　用骨膜分离器循切口进入，翻起黏膜骨膜瓣。

3. 去骨　可选用高速球钻切割骨组织，生理盐水连续冲洗术区。在显微镜及显微器械的帮助下，只需要切除 4~5mm 的骨质。

4．刮除根尖周病变组织　刮除时需小心，以免伤及神经、血管或鼻底、上颌窦等。

5．根尖切除　根尖切除 3mm 时，93%的侧支根管和 98%的根尖分叉被去除。

6．根尖倒预备　目的是彻底清理和成形根管尖端 3mm。

7．根尖倒充填　目前 MTA 是根尖倒充填的首选材料。

8．瓣的复位与缝合　垂直松弛切口用间断缝合，沟内切口和邻牙间切口用连续缝合。

（三）疗效评价标准和方法

术后 6 个月、1 年和 2 年进行复查，疗效制定时间为 2 年。复查包括临床表现和 X 线片检查。如果患牙无临床症状和体征，X线片示骨缺损开始修复和牙周膜形成，可视为成功；若患牙出现咬合痛、牙松动、瘘管或 X 线片示骨缺损范围扩大、则视为失败；若患牙未出现临床症状，X 线片的骨缺损较治疗前无明显变化，则可再继续观察一段时间。

第4章 牙周病学

第1单元 概　　述

=== **重点提示** ===

本单元内容较为重要，属考试的重点之一。需重点掌握内容有牙周疾病始动因子——牙菌斑、牙周病的局部和全身影响因素及牙周病的口腔检查指标。总体来说，因本单元所占分值比例较大，应重点复习。

=== **考点串讲** ===

一、牙周疾病的病因学

1. 始动因子——牙菌斑　牙周区域解剖、生理、生化和宿主反应不同，分龈上、龈下菌斑。

（1）龈上菌斑：牙龈缘上部。主要是由以需氧和兼性厌氧菌为主的微生物和基质组成。与龋病、牙龈炎有关。

（2）龈下菌斑：龈缘下的龈沟或牙周袋内，口腔中大多数可动菌定居于此，如月形单胞菌、螺旋体、弯曲杆菌、弧菌、嗜二氧化碳噬纤维菌等。分为附着性和非附着性龈下菌斑。与牙周炎、根面龋有关。按聚集特性及与牙周状况的关系分为6种主要微生物复合体，分别以红、橙、黄、绿、紫、蓝表示。

第一复合体（红色复合体）：福赛坦菌、牙龈卟啉单胞菌、齿垢密螺旋体。

第二复合体（橙色复合体）：具核梭杆菌的牙周亚种、中间普氏菌、变黑普氏菌和微小微单胞菌。

第三复合体（黄色复合体）：血链球菌、口腔链球菌、轻链球菌、格登链球菌及中间链球菌。

第四复合体（绿色复合体）：3种二氧化碳嗜纤维菌、简明弯曲菌、侵蚀艾肯菌、伴放线聚集杆菌。

第五复合体（紫色复合体）：小韦荣菌和溶齿放线菌。

第六复合体（蓝色复合体）：放线菌。

2. 局部和全身促进因素

（1）局部促进因素

①牙石：附着牙面上的钙化或正在钙化的以菌斑为基质的团块。按沉积部位分为龈上及龈下牙石。它对牙周组织的损害，除机械刺激外，还不断附着细菌、吸附毒性物质，造成对牙龈的刺激。当牙石出现在牙周袋时，会妨碍牙周组织的再附着。

②食物嵌塞：由于嵌塞的机械作用及细菌的定植，除引起牙周组织的炎症外，还可以引起牙龈退缩、牙龈脓肿、邻面龋、牙槽骨吸收和口臭等。分为垂直型食物嵌塞和水平型食物嵌塞。

③创伤性𬌗力：𬌗力引起牙周组织损伤称𬌗创伤，这种咬合状态称创伤𬌗。

④医源性因素：不良修复体（边缘悬突、外形突度过大、未恢复接触咬合、不良义齿）和不良正畸。

⑤牙位异常与错𬌗畸形：菌斑容易堆积；或形成创伤𬌗、食物嵌塞等情况。

⑥不良习惯：无意识的咀嚼、咬物、吐舌或者磨牙症和紧咬牙等。

⑦吸烟：吸烟使牙龈角化增加和产生牙面棕色柏油样沉积物，促进菌斑、牙石量增加。

（2）全身性促进因素

①性激素：牙龈是性激素的靶组织，青春期、月经期或妊娠期有内分泌变化。

②遗传因素：青少年牙周炎，患者常有家族史。其他遗传或基因异常疾病伴牙周破坏，如周期

性或永久性白细胞减少症、Down 综合征、掌跖角化-牙周破坏综合征等。

③吸烟：重度牙周炎的高危因素。吸烟使牙周组织破坏加重。可削弱口腔中性粒细胞的趋化和吞噬功能。

④有关的系统疾病：糖尿病、艾滋病、吞噬细胞数目的减少和功能的异常、骨质疏松症、精神压力等。

3．牙周组织的防御机制

（1）上皮屏障：牙龈组织借结合上皮与牙齿表面连接，形成上皮附着，更新修复。

（2）吞噬细胞：中性粒细胞和单核-巨噬细胞的吞噬和杀菌作用。

（3）龈沟液：冲洗、调理和 IgG、补体的免疫作用。

（4）唾液：冲洗、凝集和 IgA 的保护作用。

二、牙周疾病的检查

1．牙周组织检查

（1）口腔卫生状况：检查菌斑（菌斑显示剂——四碘荧光素或品红溶液）、软垢、牙石、色素等，以及有无口臭。

（2）牙龈组织：检查牙龈的色、形、质、牙龈附着情况，以及附着龈的宽度等。

（3）牙周袋探测：光滑的尖探针检查根面有无牙石，并了解其多少、分布、位置、根面有无龋坏和釉珠，以及根分叉处是否受累等。探查时注意松持探针，力量轻微。

用有刻度的牙周探针检查牙龈与牙的附着关系；了解牙周袋深度、附着水平。一般用 20～25g 的压力为宜。按顺序探测，以免遗漏，常按牙的颊、舌侧的近、中、远六点做测量记录。

（4）牙松动度检查

①方法：前牙——用镊子尖夹住切端；后牙——镊子闭合尖端抵住𬌗面窝，做唇（颊）、舌近远中及垂直向摇动。

②标准：Ⅰ度，松动度＜1mm 或仅唇舌向松动；Ⅱ度，松动度 1～2mm 或唇舌+近远中松动；Ⅲ度，松动度＞2mm 或唇舌+近远中松动+垂直向松动。

2．咬合功能的检查

（1）检查牙列是否完整，覆𬌗、覆盖关系是否正常；上、下前牙的中线是否一致；有无拥挤错位；𬌗的类型；牙有无过度的不均匀磨耗或磨耗水平面等。

（2）检查的方法：视诊、扣诊、蜡片法、咬合纸法（脱色纸法）、牙线或赛璐珞纸条法和取上、下颌印模，制作模型及𬌗关系后，放到𬌗架上进行全面检查。

3．影像学等其他检查

（1）X 线检查对牙周病的诊断、预后和疗效的评价很有价值。

牙槽骨吸收的程度一般分为 3 度：Ⅰ度吸收≤根长 1/3；＞根长 1/3 Ⅱ度吸收＜根长 2/3；Ⅲ度吸收根长＞2/3。

（2）其他检查：微生物学检查（细菌培养、涂片检查、免疫学检查等）、压力敏感探针、牙动度仪、龈沟液检查、基因检测等。

第 2 单元　牙 龈 疾 病

══════════ 重点提示 ══════════

本单元内容较多，且较为重要，属考试的重点之一，需重点掌握慢性龈炎的病因，临床表现和鉴别诊断，每年出题最多。对于青春期龈炎、白血病的牙龈病损和妊娠期龈炎注意其特殊特点。而药物牙龈增生记住几种常导致的药物，最后一个重点是坏死溃疡性龈炎的病因及临床表现，A2、A3/A4 型题涉及的诊断与鉴别诊断。

考点串讲

一、慢性龈炎

1. 病因 始动因素是菌斑，其他局部因素（如牙石、不良修复体等）。

2. 临床表现

（1）好发部位及病变范围：轻度只侵犯游离龈和龈乳头，严重者波及附着龈。前牙区（尤其下前牙）最明显，其次为上颌后牙的颊侧和下颌后牙的舌侧。

（2）临床特征：患处牙龈充血发红，水肿光亮而松软，未发生附着丧失，X 线片也无牙槽骨吸收。

（3）部分龈炎可发展为牙周炎，临床上对重症龈炎患者，应仔细检查或摄 X 线片。

3. 诊断与鉴别诊断

（1）诊断：根据上述临床表现即可诊断。

（2）鉴别诊断：与早期牙周炎、坏死性溃疡性牙周炎、HIV 相关性龈炎相鉴别。

4. 治疗原则及方法

（1）除去病因：彻底清除牙石、控制菌斑。

（2）药物治疗：局部用药，1%～3%过氧化氢溶液、0.12%～0.2%氯己定溶液、碘制剂。

（3）若有急性龈乳头炎，先治疗急性炎症。

（4）指导患者控制牙菌斑，定期复查和洁治，防止复发。

5. 预防 开展口腔卫生宣教，定期复查和维护。

6. 预后 慢性龈炎是一种可复性病变，预后良好。若不能有效地控制菌斑和定期复查，致菌斑再次大量堆积，龈炎易复发。

二、青春期龈炎

1. 病因 局部刺激物（菌斑）和内分泌改变。

2. 临床表现 好发于前牙唇侧的牙龈乳头和龈缘，常呈球状突起，牙龈暗红或鲜红，水肿松软和光亮。咬硬物或刷牙时出血，龈沟加深，龈袋形成，无附着丧失。

3. 诊断及鉴别诊断 根据患者年龄，以及牙龈肥大发炎的程度超过局部刺激的程度。本病与侵袭性牙周炎和其他牙龈肥大增生的牙龈疾病相鉴别。

4. 治疗原则与方法 洁治术；指导正确的刷牙和控制菌斑的方法，防止复发；过度肥大增生手术切除；对于接受正畸治疗的青少年，应先治疗并使之掌握正确的菌斑控制方法，定期进行牙周检查和治疗。

5. 预防 口腔卫生宣教，定期检查，自觉控制菌斑。

三、妊娠期龈炎

1. 病因 局部刺激物及女性激素（主要是黄体酮）水平增高。中间普氏菌明显增多而成为龈下优势菌。

2. 临床表现

（1）病程：妊娠前有程度不一的龈炎，妊娠 2～3 个月出现症状，妊娠 8 个月达到高峰。

（2）好发部位：牙龈乳头处最明显，前牙区重于后牙区。

（3）局部龈炎特点：牙龈鲜红或暗红，极度松软光亮，轻触极易出血，一般无疼痛。

（4）少数可发展为妊娠瘤。

3. 诊断及鉴别诊断 出现症状的育龄期妇女，应询问其月经情况及是否怀孕，有无长期口服避孕药。本病应与化脓性肉芽肿鉴别。化脓性肉芽肿表面有溃疡和脓性分泌物，一般可找到局部刺激因素。

4. 治疗及预防

（1）仔细轻巧地除去一切局部刺激因素，同时进行口腔健康教育。

（2）避免使用抗生素等全身药物消炎，以免影响胎儿。

（3）妊娠瘤体积较大、妨碍进食者，可手术切除，时间选择在妊娠 4～6 个月。

（4）妊娠初期及时治疗原有的龈缘炎并认真控制菌斑。

（5）预防：妊娠前及妊娠早期及时治疗原有慢性龈炎。

四、白血病的龈病损

1. 病因及病理　大量不成熟、无功能白细胞在末梢血中存在，并在牙龈组织大量浸润积聚，破坏和代替了胶原纤维，结缔组织高度水肿变性，体积增大。

2. 临床表现　牙龈肿大波及牙间乳头、边缘龈和附着龈（全口性）。牙龈颜色苍白或暗红发绀，组织松软而脆弱，表面光滑。龈缘处组织坏死、溃疡和假膜覆盖，口臭，有出血倾向且不易止住，发热，局部淋巴结大。

3. 诊断及鉴别诊断　及时检查血象有助于诊断。鉴别疾病包括炎症增生性、药物增生性牙龈疾病和龈纤维瘤病，坏死性溃疡性龈炎、慢性龈炎和其他血液系统疾病。

4. 治疗　及时与内科医师配合，口腔治疗保守为主，忌手术或活组织检查。

五、药物性牙龈肥大

1. 病因及病理　长期服用抗癫痫药苯妥英钠（大仑丁）、环孢素、硝苯地平（心痛定）引起。局部菌斑刺激。病理特点为上皮棘层显著增厚，钉突伸长达到结缔组织深部。结缔组织中有致密的胶原纤维束和新生的血管，炎症细胞很少，继发感染可见炎症细胞。

2. 临床表现

（1）发病时间和部位：开始服药后第 1 年内（苯妥英钠所致牙龈增生开始于服药后 1～6 个月），通常发生于全口牙龈，上、下前牙区较重。

（2）局部特点：初期呈小球状突起于牙龈表面，继之，龈乳头逐渐增大而相连，可盖住部分牙面，严重者可波及附着龈，并妨碍咀嚼。牙龈表面呈桑葚状或分叶状。质地坚硬，略有弹性，呈淡粉红色，一般不易出血，无痛。拔牙后增生的牙龈可自行消退。

3. 诊断及鉴别诊断

（1）诊断：根据牙龈实质性增生特点及长期服用上述药物史，则不难诊断。

（2）鉴别诊断

①白血病：牙龈病损可波及牙龈乳头、边缘龈和附着龈，龈色暗红发绀，有时苍白，表面光亮，中等硬度。牙龈有自动出血，不易止住。做血象检查可确定白血病。

②遗传性牙龈纤维瘤病：无长期服药史，但可有家族史，病变范围广且重。

4. 治疗原则及方法

（1）停药或更换其他抗癫痫药。

（2）伴有龈炎者，彻底消除菌斑和其他局部刺激因素。

（3）增生严重者，需要手术切除，术后认真控制菌斑。

（4）对弱智、残疾患者可辅以抑菌的含漱剂。对长期服用硝苯地平、苯妥英钠等药物者，应在用药前先治疗原有的牙龈炎。

5. 预防　口腔卫生宣教，保持口腔卫生。

六、牙龈纤维瘤病

1. 病因及病理　原因不明，可能为常染色体显性或隐性遗传。

2. 临床表现

（1）发病时间和部位：恒牙萌出后，牙龈即逐渐增生，波及龈缘、乳头处和附着龈。

（2）局部特点：增生牙龈颜色正常，坚实，表面光滑或呈结节状，点彩明显，不易出血，无痛。可盖住部分和全部牙冠，妨碍咀嚼，牙常发生移位。小儿可有萌出困难。

3．诊断及鉴别诊断　　根据典型的临床表现及阳性家族史进行诊断。应与下列疾病鉴别。

（1）药物性牙龈增生：①有服药史并无家族史；②主要累及牙龈乳头和龈缘，而牙龈纤维瘤可波及附着龈；③药物性增生相对轻，增生覆盖牙冠 1/3 左右，牙龈纤维瘤在 2/3 以上；④药物性增生伴有龈炎较多，而牙龈纤维瘤仅偶见炎症。

（2）增生龈炎：伴有炎症，侵犯前牙的牙龈乳头和龈缘，增生程度不重，有明显局部刺激因素，无长期服药史及家族史。

4．治疗　　手术切除，恢复功能和外观，保持口腔卫生，口腔卫生好不易复发。

七、坏死性溃疡性龈炎

1．病因　　①厌氧的梭形杆菌和螺旋体混合感染，主要是局部抵抗力下降引起；②心身因素；③营养不良或消耗性疾病引起机体免疫功能不良；④大量吸烟史。

2．病理　　牙龈的非特异性急性坏死性炎症，病变由表及里分：①坏死区，假膜，大量梭形杆菌和螺旋体；水肿、变性。②坏死区下方的结缔组织中有大量血管增生并扩张充血，多形核白细胞密集浸润。③慢性炎症浸润区，更下方的结缔组织内有慢性炎症细胞浸润，主要为浆细胞和单核细胞。

3．临床表现　　局部特征为牙龈乳头和边缘龈坏死，好发于前牙的唇侧牙龈。牙龈乳头中央凹下如火山口状，表面附着灰白色污秽的坏死物。病变迅速扩展至邻近乳头及边缘龈，使龈缘如虫蚀状，表面覆坏死假膜，易于擦去。病变一般不波及附着龈。患处牙龈极易出血，可有自发出血，有典型的腐败性口臭。局部疼痛明显。全身症状为低热乏力，颌下淋巴结大。严重发展为走马疳。

4．检查　　临床检查，观察牙龈色形质变化与假膜去除情况。细菌学检查，辅助检查方法，瑞士染色或刚果红染色。

5．诊断及鉴别诊断　　根据临床表现可诊断急性坏死性溃疡性龈炎。应与以下疾病相鉴别。

（1）疱疹性龈（口）炎：病毒感染，多发于幼儿。起病急，典型病变为多个小疱。

（2）急性白血病：能波及附着龈，也有自动出血和口臭，有贫血和衰竭表现。血象检查见白细胞计数极高，以及出现幼稚白细胞有助于确诊。其中如粒性白细胞缺乏、艾滋病等也可发生牙龈坏死。

6．治疗

（1）急性期先轻轻除去坏死组织并初步刮除大块牙石。

（2）局部用 1%～3% 过氧化氢溶液局部擦拭、冲洗和反复含漱，用以抑制厌氧菌。

（3）全身给予维生素 C 等支持疗法，重症者可口服甲硝唑控制病情。

（4）有系统性疾病者及时给予治疗。

八、急性龈乳头炎

1．病因　　牙间隙处的机械和化学刺激，如食物嵌塞和不良修复体。

2．临床表现　　牙龈乳头发红肿胀，探触和吸吮时易出血，有自发胀痛和探触痛。有明显的病因。

3．诊断及鉴别诊断　　根据局部牙龈乳头的红肿、易出血、探触痛的表现及局部刺激因素的存在可诊断。因其表现有疼痛症状，应注意与牙髓炎鉴别。牙髓炎常表现为阵发性放射痛，夜间痛，常存在邻面深龋等引起牙髓炎的病原因素，牙髓温度检测可引起疼痛等。

4．治疗

（1）除去邻面牙石、菌斑、食物残渣，用 1%～3% 过氧化氢溶液冲洗，使用复方碘液等。

（2）急性症状消退后，应消除病因，如修改不良修复体、充填邻面龋等。

第3单元　牙　周　炎

重点提示

本单元较为重要，属考试的重点之一，需重点掌握各型牙周炎的病因、临床表现和鉴别诊断，每年出题很多，无论是牙周炎的诊断和病例分析，都离不开基本临床表现，复习时应该结合真题，举一反三。考生应多花时间重点复习，并结合病例题掌握。

考点串讲

一、慢性牙周炎

1. **病因及病理**　基本与单纯性龈炎相同。主要是由龈下菌斑的牙周致病菌，如牙龈卟啉单胞菌、中间普氏菌、螺旋体等，使牙龈炎症加重并扩展，导致牙周袋形成和牙槽骨吸收，成为牙周炎。

2. **临床表现**

（1）部位：侵犯全口多数牙，磨牙区和前牙区较常见。

（2）病程：病程进展缓慢，可长达十年或数十年。

（3）局部特点：早期即出现牙周袋和牙槽骨吸收，但程度较轻，常不引起患者重视。以致出现牙松动、咀嚼无力或疼痛，还可以发生急性牙周脓肿等才来就诊，牙槽骨以水平吸收为主。

（4）牙周组织破坏程度：根据牙周袋深度、结缔组织附着丧失程度和牙槽骨吸收程度确定。牙槽骨吸收分为水平型吸收（骨上袋）和垂直型吸收（骨下袋）。

（5）晚期伴发症状：①牙移位；②移位和龈乳头退缩，造成食物嵌塞；③牙周支持组织减少，牙松动移位、不均匀磨耗等，造成继发性殆创伤；④牙根暴露，对温度敏感，发生根面龋；⑤急性牙周脓肿；⑥逆行性牙髓炎；⑦口臭。

3. **诊断及鉴别诊断**　中晚期牙周炎诊断不困难，早期牙周炎与牙龈炎区别不明显，需仔细检查确诊。两病鉴别要点见表4-1。

表 4-1　早期牙周炎与牙龈炎的鉴别诊断

鉴别要点	牙龈炎	早期牙周炎
牙龈炎症	有	有
牙周袋	假性牙周袋	真性牙周袋
附着丧失	无	有，能探到釉牙骨质界
牙槽骨吸收	无	嵴顶吸收或硬骨板消失
治疗效果	病变可逆行，组织恢复正常	炎症退缩，病变静止，但已破坏的支持组织难以完全恢复正常

4. **预后判断**　确诊后，还应根据病情确定其严重程度、目前是否为活动期等，以便判断预后。

5. **治疗**　早期治疗的效果较好，能使病变停止进展，结缔组织和牙槽骨有一定程度的修复。治疗以消除局部病因为主，辅以手术为原则并应针对每个患牙逐个制订治疗计划。

（1）局部治疗：控制菌斑；彻底清除牙石、平整根面；牙周袋及根面的药物处理；牙周手术；松动牙固定术；尽早拔除不能保留的患牙。

（2）全身治疗：一般不采用抗生素类药物，对严重病例可口服甲硝唑、替硝唑或螺旋霉素等有效药物。有的患者有慢性系统性疾病（如糖尿病、贫血、消化道疾病等），必须加以控制。

（3）维持期的牙周支持治疗：定期复查、控制菌斑。

二、侵袭性牙周炎

1. **命名的变迁**　侵袭性牙周炎是一组在临床表现和实验室检查（包括化验和微生物学检查）

均与慢性牙周炎有明显区别的牙周炎，发生于全身健康者，具有家族聚集性，疾病进展迅速。它包含了旧分类中的三个类型，即青少年牙周炎、快速进展性牙周炎和青春前期牙周炎，这三个类型曾合称为早发性牙周炎。在 1999 年的国际研讨会上建议更名为侵袭性牙周炎。

2. 病因及危险因素　病因虽未完全明了，某些特定微生物（伴放线聚集杆菌）的感染，机体防御能力的缺陷是主要因素。

3. 病理　以慢性炎症为主。

4. 类型及临床特点

（1）青少年牙周炎

①年龄与性别：青春期至 25 岁的年轻人，女性多于男性。

②口腔卫生情况：牙周组织破坏程度与局部刺激物的量不成比例。

③好发牙位：第一恒磨牙和上、下切牙，乳牙一般不受侵犯。

④X 线片所见：第一磨牙"弧形吸收"，切牙区多为水平吸收。

⑤其他：病程进展很快；早期出现牙松动和移位；家族史。

（2）快速进展性牙周炎：发病年龄是青春期至 35 岁；病损呈弥漫型，累及大多数牙，有的曾有青少年牙周炎病史；有严重及快速的骨破坏；活动期牙龈有急性炎症并伴有龈缘区桑葚样增殖，静止期炎症消失；菌斑的沉积量在各病例间相差悬殊；多数患者有中性粒细胞及单核细胞的功能缺陷，本型有时伴有全身症状；一般患者对治疗有明显的疗效。

（3）青春前期牙周炎：起于乳牙萌出期，年龄可早至 4 岁左右或更早。罕见，病因不明。分两型。

①弥漫型：牙龈有明显的重度炎症；牙槽骨破坏速度快；外周血中性粒细胞和单核细胞的功能低下；患儿常伴有中耳炎、皮肤及呼吸道反复感染的情况；对抗生素治疗反应欠佳；所有乳牙均可波及。

②局限型：侵犯少数乳牙；牙龈病较轻或为中等程度，但可有深牙周袋；骨破坏的速度比弥漫型者缓慢；可有中性粒细胞或是单核细胞的趋化功能障碍，但不是两者同时出现；不常伴有中耳炎及其他感染；对治疗反应尚佳；血清中有伴放线聚集杆菌或嗜二氧化碳噬纤维菌的特异抗体。

5. 诊断及鉴别诊断　侵袭性牙周炎的诊断特点：年龄一般在 35 岁以下，但也可超过；无明显的全身疾病；快速的骨吸收和附着丧失；家族聚集性；牙周组织破坏程度与菌斑及局部刺激量不一致。

6. 预后判断　比慢性牙周炎的预后要差，易复发。

7. 治疗原则

（1）早期治疗，包括口腔卫生指导、洁治、刮治、根面平整和翻瓣术等。

（2）抗菌药物的应用，常用四环素族药物、甲硝唑和阿莫西林配伍。

（3）调整机体防御功能。

（4）综合治疗。

（5）定期复查，维护疗效，开始每 1～2 个月 1 次，病情稳定时间隔期可逐渐延长。

8. 治疗计划　依据检查、诊断及预后制订治疗计划。

9. 治疗方法　控制菌斑、洁治术、龈下刮治术及根面平整术、殆的治疗、药物治疗、牙周手术治疗。

第 4 单元　反映全身疾病的牙周炎

重点提示

本单元内容不多，也不是考试的重点，因此只需了解与牙周炎有关的几种全身疾病就行。艾滋病临床表现可以和黏膜及预防一起复习，考生了解即可。

━━━━━━━━━━━━━━ **考点串讲** ━━━━━━━━━━━━━━

一、掌跖角化-牙周破坏综合征

1. 病因

（1）细菌学研究，患者的龈下菌斑培养发现菌群类似于成年人牙周炎。

（2）本病为遗传性疾病，属于<u>常染色体隐性遗传</u>。

2. 临床表现　皮损及牙周病变常在 4 岁前共同出现，皮损包括手掌、足底、膝部及肘部局限性过度角化及鳞屑、皲裂。有多汗和臭汗。<u>患儿智力及身体发育正常</u>。

牙周病损在乳牙萌出不久即可发生，有深牙周袋，炎症严重，溢脓、口臭，牙槽骨迅速吸收，在 5～6 岁时乳牙即相继脱落，创口愈合正常。待恒牙列萌出后又相继发生牙周破坏，常在 10 多岁时即自行脱落或拔除。

3. 诊断　根据临床表现做出诊断。

4. 治疗原则　常规的牙周治疗效果不佳，患牙的病情继续加重，直至全口拔牙。

二、Down 综合征

1. 病因　又名先天愚型或染色体 21-三体综合征，本病可有家族性。

2. 临床表现　<u>患者有发育迟缓和智力低下</u>。约 15% 患儿 1 岁前夭折。面部扁平，眶距增宽，鼻梁低宽，颈部短粗。常有上颌发育不足，萌牙较迟，错𬌗畸形，牙间隙较大，系带附着位置过高等。患者均有严重的牙周炎。

牙周组织破坏，可能因素：全身情况的恶化；末梢血循环障碍；T 细胞成熟障碍和多形核白细胞趋化功能低下；患儿口腔内产黑色素类杆菌增多。

三、艾滋病

1. 病因　HIV 病毒感染。

2. 牙周组织的临床表现及治疗

（1）牙龈线形红斑：<u>牙龈缘处有明显的鲜红的宽为 2～3mm 的红边，在附着龈上可呈瘀斑状，极易出血</u>。

（2）坏死性溃疡性牙龈炎：病情较重，病势较急。需结合血清学等检查来鉴别。

（3）坏死性溃疡性牙周炎：HIV 感染者中坏死性溃疡性牙周炎的发生率为 4%～10%。

3. 牙周病损的治疗　常规牙周治疗：局部清除牙石和菌斑；全身给抗菌药（甲硝唑）；0.12%～0.20% 的氯己定含漱液。牙龈线形红斑对常规牙周治疗的反应较差，难以消失，常须全身使用抗生素。

第 5 单元　牙周炎的伴发病变

━━━━━━━━━━━━━━ **重点提示** ━━━━━━━━━━━━━━

　　本单元较为重要，属考试的重点之一，需重点掌握根分叉病变的分类、临床表现及诊断，掌握牙周脓肿和牙槽脓肿的鉴别，对牙周-牙髓联合病变注意交通途径并掌握临床表现，并结合病例题掌握。

━━━━━━━━━━━━━━ **考点串讲** ━━━━━━━━━━━━━━

一、根分叉病变

1. 定义　牙周炎病变波及多根牙的根分叉区，在该处出现牙周袋、附着丧失和牙槽骨破坏。

2. 发病因素　<u>菌斑微生物、𬌗创伤、牙根的解剖形态、牙颈部的釉质突起、磨牙牙髓的感染和炎症</u>。

3. 临床表现　牙周袋和骨吸收波及根分叉区，可从临床上探查到。主要根据探诊和 X 线片来判断病变的程度。Glickman 将其分为四度。

Ⅰ度：从牙周袋内已能探到根分叉的外形，但尚不能水平探入，X 线片上看不到分叉区牙槽骨的吸收。

Ⅱ度：分叉区骨吸收仅限于颊侧或舌侧，或颊舌侧均有吸收但尚未与对侧相通，根分叉区内尚有部分牙槽骨和牙周膜存在。探针可从水平方向部分地进入分叉区内，但与对侧不相通，X 线片一般仅显示分叉区的牙周膜增宽，或骨质密度有小范围的降低。

Ⅲ度：根分叉区的牙槽骨全部吸收，形成"贯通性"病变，探针水平通过，但被牙周袋软组织覆盖而未直接暴露于口腔。下颌磨牙的Ⅲ度病变在 X 线片上可见完全的透影区。

Ⅳ度：根间骨隔完全破坏，且牙龈退缩而使病变的根分叉区完全暴露于口腔。X 线片所见与Ⅲ度病变相似。

4. 治疗原则及方法

（1）清除根分叉病变区内牙根面上的牙石、菌斑，控制炎症。

（2）通过手术等方法，阻止病变加重。

（3）早期病变，争取一定程度的牙周组织再生。

（4）方法：洁治、刮治及根面平整，翻瓣术，植骨术及引导性组织再生术，截根术，分根术，半切术。

二、牙周脓肿

1. 发病因素

（1）牙周袋壁软组织脓肿。

（2）洁治或刮治时动作粗暴，将牙石碎片推入牙周袋深部组织或损伤牙龈组织。

（3）牙周炎患牙（或无牙周袋的牙）遭受创伤或牙髓治疗时根管及髓室底侧穿牙根纵裂等，有时也可引起牙周脓肿。

（4）机体抵抗力下降或有严重全身疾病，如糖尿病等，易发生牙周脓肿。

2. 临床表现

（1）急性：发病急，牙龈出现肿胀突起，色红、水肿，表面发亮。脓肿的早期，炎症浸润广泛，疼痛较剧烈，可有搏动性疼痛。患牙有伸长感，叩痛，松动明显。脓肿的后期，脓液局限，脓肿表面较软，有波动感或触痛，压之可见牙周袋内溢脓，患牙松动。

（2）慢性：可由急性转化而来，一般无自觉症状，可见牙龈表面有窦道开口。

3. 诊断及鉴别诊断

（1）患者有较长牙周炎病史或有牙周治疗史。结合病史、临床表现，参考 X 线片。

（2）与牙龈脓肿鉴别：牙龈脓肿仅局限于龈乳头及龈缘，呈局限性肿胀，无牙周炎的病史，无牙周袋，X 线片示无牙槽骨吸收。

（3）与牙槽脓肿鉴别见表 4-2。

表 4-2　牙周脓肿与牙槽脓肿的鉴别诊断

鉴别要点	牙周脓肿	牙槽脓肿
感染来源	牙周袋	牙髓病或根尖周病变
牙周袋	有	一般无
牙体情况	一般无龋	有龋齿或非龋性疾病
牙髓活力	有	无
脓肿部位	局限在牙周袋内，近龈缘	范围较弥散，中心位于龈颊沟附近
疼痛程度	相对较轻	较重

鉴别要点	牙周脓肿	牙槽脓肿
牙松动度	松动明显，消退后仍存在	松动较轻，治愈后恢复稳固
叩痛	相对较轻	很重
X线	牙槽骨嵴破坏，可有骨下袋	可见根尖周骨质破坏
病程	一般较短，3～4d自溃	相对较长，自根尖向黏膜排脓需5～6d

4. 治疗

（1）急性牙周脓肿：首先控制炎症；脓肿应切开引流；在牙周袋内局部置药并使其缓慢释放；降低咬合。

（2）慢性牙周脓肿：直接手术，若位置很深，牙周袋也较深，宜采用龈翻瓣术；若牙周脓肿位于牙周袋软组织，则须做龈切除术。

三、牙周-牙髓联合病变

1. 牙周组织和牙髓的解剖通道　根尖孔，牙周组织和牙髓的重要通道；侧支根管；牙本质小管；解剖异常或病理情况：如牙根纵裂、牙骨质发育不良等。

2. 临床类型及表现

（1）牙髓根尖周病引起牙周病变：急性根尖周感染形成牙槽脓肿，经牙周膜间隙向龈沟排脓，形成窄而深的牙周袋；牙髓治疗过程中或治疗后造成牙周损伤，如根管侧穿。

（2）牙周病变引起牙髓病变：逆行性牙髓炎，患牙有深达根尖区的牙周袋或严重的牙龈退缩，牙一般松动达Ⅱ度以上，牙髓有明显的激发痛等；长期存在的牙周病变引起牙髓的慢性炎症、变性、钙化，甚至坏死；牙周治疗对牙髓也可产生一定影响，牙髓的反应常较局限且为慢性，临床常无明显症状。

3. 治疗原则　应尽量查清病原，以确定治疗的主次；死髓先做根管治疗，配合牙周治疗；活髓牙则先做系统的牙周治疗和调𬌗，若疗效不佳，再视情况行牙髓治疗。

第6单元　种植体周围组织病变

重点提示

本单元内容不多，虽不是考试的重点，但是随着种植在临床应用的广泛，以后会有出题的可能性，考生在复习的时候应加以注意。

考点串讲

1. 病因

（1）菌斑微生物：菌斑聚集是发病的始动因素，主要由革兰阴性厌氧菌、产黑色素厌氧菌及螺旋体等组成。

（2）生物力学负载过重：咬合负载过重是种植体周炎发病的重要促动因素。

可能因素：𬌗关系不正常，种植体承受过大的侧向力；义齿固位差；种植体数目；义齿设计因素；种植体位置；上、下颌骨关系异常；种植体周围无牙周膜的自身特性。

2. 临床表现　分为种植体周围黏膜炎和种植体周围炎。

（1）种植体周围黏膜炎：局限于牙龈黏膜，不累及骨组织，表现为黏膜红肿、探诊出血甚至溢脓。

（2）种植体周围炎：突破黏膜屏障累及骨组织，则除了黏膜炎的表现外，还有骨吸收，形成种植体周袋甚至种植体松动等表现。

3．治疗原则　尚无特效治疗方法，强调种植术后维护，预防重于治疗。

治疗原则是去除菌斑，控制感染，消除种植体周袋，制止骨丧失，诱导骨再生。

（1）初期治疗

①去除病因：机械清除天然牙面及种植义齿所有部分的菌斑、牙石，并打磨光滑（必须用塑料器械或与种植体同样硬度的钛刮治器）。若负载过重，去除过重的咬合负担。

②适当的抗菌消毒药：如 0.12%～0.20%氯己定含漱或 0.2%～0.5%氯己定龈下冲洗 3～4 周。

③抗菌药辅助治疗：局部放置甲硝唑、米诺环素等缓释药；全身应用甲硝唑或替硝唑或羟氨苄霉素+甲硝唑联合应用，都有一定疗效。

（2）手术治疗：可分为切除性和再生性。前者为使袋变浅，修整骨外形，清除种植体表面的菌斑牙石使之光洁；而再生性手术除上述目标外，还企图使种植体周的骨再生。

第 7 单元　牙 周 医 学

重点提示

本单元内容不多，虽不是考试的重点，但是随着这个概念的推广，有出题的可能性，考生在复习的时候应加以注意。

考点串讲

1．基本概念　意旨牙周病与全身健康或疾病的双向关系，即牙周病可能影响全身健康或疾病，而系统疾病也能影响牙周健康或疾病。

2．牙周病与全身疾病和健康的关系

（1）心脑血管疾病

①急性或亚急性感染性心内膜炎，有 10%～30%与牙源性感染或口腔科治疗有关。

②急性心肌梗死和慢性冠心病，牙周炎是冠心病及其急性发作的一个独立的危险因素。

（2）糖尿病：糖尿病患者患牙周炎的危险性要比无糖尿病患者高 2.8～3.4 倍。非胰岛素依赖型糖尿病是仅次于年龄、牙结石的第 3 位牙周炎危险因素。

（3）早产和低出生体重儿。

（4）口腔幽门螺杆菌和胃幽门螺杆菌。

（5）类风湿关节炎。

3．伴全身疾病患者的牙周治疗

（1）糖尿病：控制不佳或有严重并发症的患者，只进行应急牙周治疗，同时抗生素控制感染；已控制的患者，可按常规施以牙周治疗；对于牙周炎广泛且严重，反复发作常规治疗效果欠佳者应考虑是否合并糖尿病。

（2）心血管疾病：6 个月内发生心肌梗死、脑血管意外或不稳定型心绞痛的患者，只做应急处理；高血压、冠心病患者，应在服药和病情比较稳定的情况下治疗；风湿性心脏病和有人工心脏瓣膜者预防性使用抗生素防感染性心内膜炎，戴有心脏起搏器的患者不得使用超声洁牙机等。

（3）凝血机制异常者：术前应检查；操作应轻柔，减小创伤；治疗结束时可轻轻压迫牙龈并应观察 20min，对其他可导致异常出血的疾病（如血小板减少性紫癜、血友病等血液病），均应与内科医师密切合作。

（4）传染性疾病：活动性传染病，只在严格防交叉感染的条件下，做应急处理。临床上应按"一致对待"的原则来处理每例患者，以防止医院内感染。

第 8 单元　牙周健康与修复治疗的关系

=========================== **重点提示** ===========================

　　本单元内容不作为考试重点内容，主要掌握牙冠延长术的适应证的方法，其余内容了解即可。

=========================== **考点串讲** ===========================

一、修复治疗的时机与前提

　　1. 牙周炎的综合治疗计划应是有序地进行。首要的任务是消除致病因子，清除菌斑、牙石，使牙周炎症得到控制，牙周支持组织的破坏得以停止，有时还需要通过牙周手术来达到。只有在这些条件具备，经复查，牙周病情稳定的情况下，才能开始第三阶段的治疗计划，对缺失牙进行修复。修复治疗一般在基础治疗结束后 4～6 周开始，牙周手术后则可能更长些。

　　2. 需要强调的是，修复治疗的计划应在患者就诊的早期即开始考虑，根据牙周破坏度、预后的判断（如深牙周袋能否消除，根分叉病变能否控制等）、患者的配合程度、对初步治疗的反映等来全面设计并考虑某些牙的去留及基牙的选择等。

二、与牙周健康有关的修复体设计要求

　　1. 修复体边缘的位置　将修复体的边沿尽量放在牙龈缘的冠方，以免刺激牙龈，并有利于患者保持该处的清洁，而且少磨除牙体组织、操作方便、容易保证密合。

　　2. 冠部的外形应有利于清除菌斑　修复体和充填体的制作，应有利于口腔卫生措施。

　　（1）颊、舌面应较平缓，避免过突。

　　（2）接触区的位置和形态：后牙邻面的接触区应位于中央沟的颊侧，接触区的颊舌径不宜过大，以免形成相应过宽的龈谷。接触区以下的牙面应平坦或微凹，不可凸出，以免挤压牙龈乳头。

　　3. 根分叉病变　充填体或冠桥外形应适应牙体的自然外形，在牙冠的颊（舌）面近颈处形成与牙龈外形相应的凹陷，以利清除菌斑。

　　4. 修复材料密合度　充填体或全冠的龈缘应与牙颈部密合，不可有悬突与牙面之间有空隙。

　　5. 修复材料及表面光洁度　任何修复体必须抛光，使其表面光滑，不易堆积菌斑。

三、牙冠延长术的适应证和方法

　　1. 适应证

　　（1）牙折裂达龈下，影响牙体预备、取印模及修复。

　　（2）龋坏达龈下，影响治疗或修复。根管侧穿或牙根外吸收在颈 1/3 处，而该牙尚有保留价值者。

　　（3）破坏力生物学宽度的修复体，需暴露健康的牙结构，重新修复者。

　　（4）前牙临床牙冠短，笑时露龈，需改善美观者。

　　2. 方法

　　（1）术前应消除牙龈炎症，并能较好地控制菌斑。

　　（2）探明牙断端的位置及范围，估计术后龈缘应在的位置，据此设计切口。

　　（3）根据术后龈缘的新位置而确定内斜切口的位置。若附着龈宽度不足，则须采用根向复位瓣术。

　　（4）翻瓣，并除去被切除的牙龈，暴露根面或牙根断面。

　　（5）进行骨修整，切除部分支持骨，使骨嵴高度位置能满足术后生物学宽度的需要，骨嵴顶需降至牙断缘根方至少 3 mm 处。在骨修整时，还需注意使该处的骨嵴高度与其他部位及邻牙的骨嵴

逐渐移行，不可有明显的悬殊，这样才能在术后获得良好的牙龈外形。骨切除时常使用高速涡轮钻8 号圆钻或骨凿。

（6）彻底进行根面平整，去除根面上残余的牙周膜纤维，防止术后形成再附着。

（7）修剪龈瓣的外形和适宜的厚度，龈瓣过厚会影响术后牙龈缘的外形，如过薄会出现牙龈退缩。然后，将龈瓣复位缝合于牙槽嵴顶处水平。一般采用牙间间断缝合，必要时可配合水平或垂直褥式缝合。如为根向复位瓣术，则需采用悬吊缝合。

（8）在冲洗、压迫、止血后，观察龈缘的位置及牙暴露情况，然后放置牙周塞治剂。

（9）术后护理等事项与翻瓣术和骨切除术相同。

3．术后修复的时机　术后修复体的制作一般在术后 4～6 周，此时组织愈合、龈缘位置基本稳定。涉及美容的修复应至少在术后 2 个月后开始。

第5章 口腔黏膜病学

第1单元 口腔黏膜感染性疾病

---- **重点提示** ----

本单元内容较为重要，属考试的重点之一，需重点掌握单纯疱疹和疱疹性口炎的区别、单纯疱疹的临床表现和诊断、带状疱疹的临床特点及鉴别诊断。球菌性口炎掌握病因，另外口腔念珠菌病的病因和治疗是重点。总体来说，熟记每种病症病因及临床表现特点是必须要做到的。

---- **考点串讲** ----

一、口腔单纯疱疹

1. 病因　Ⅰ型单纯疱疹病毒 HSV-1 感染。
2. 临床表现
(1) 原发性疱疹性口炎
①特点：6 岁以下儿童多见，6 月龄至 2 岁为多。
②病程
前驱期（潜伏期 4～7d）：发热乏力，颌下及颈部淋巴结大，患儿啼哭拒食，1～2d 口腔黏膜广泛水肿。
水疱期：成簇的水疱，邻近乳磨牙和上腭部位明显，壁薄，破溃后形成浅表溃疡。
糜烂期：大面积糜烂，继发感染形成黄色假膜。
愈合期：缩小愈合，病程 7～10d。血清中病毒抗体 14～21d 最高。
(2) 复发性疱疹性口炎
①特点：成年人多见，30%～50%原发病例可复发；复发部位在口唇。邻近原发部位。
②病程：前驱阶段（疲乏不适，区域灼痛、痒）；水疱阶段（10h 内出现，持续到 24h）；糜烂结痂（病程 10d，间隔数月）。
3. 诊断及鉴别诊断
(1) 根据临床表现和辅助诊断（形态学诊断、免疫学检查、病毒分离、基因诊断）可确诊。
(2) 鉴别诊断
①急性疱疹性龈口炎与疱疹样口疮的鉴别诊断见表 5-1。

表 5-1　急性疱疹性龈口炎与疱疹样口疮的鉴别诊断

鉴别要点	急性疱疹性龈口炎	疱疹样口疮
发病年龄	婴幼儿	成年人
发作情况	急性发作、全身反应重	反复发作、全身反应轻
病损特点	成簇小水疱，疱破后大片表浅溃疡	散在小溃疡，无发疱期
	损害遍及口腔黏膜各处	损害仅口腔无角化黏膜
	可伴皮肤损害	无皮肤损害

②三叉神经带状疱疹：水疱较大，沿三叉神经分支排列，不超过中线，愈后不复发。
③手足口病：柯萨奇 A16 病毒引起，口腔黏膜、手掌、足底均出现水疱斑疹。
④疱疹性咽峡炎：柯萨奇 A4 病毒引起，病损只在口腔后面（软腭、腭垂、扁桃体）。

⑤多形性红斑：口腔黏膜广泛糜烂（弥散性龈炎少见）；皮肤见靶形或虹膜状红斑。

4. 治疗

（1）抗病毒药物：阿昔洛韦、利巴韦林、干扰素、免疫球蛋白。

（2）免疫调节药：复发严重、频繁者。

（3）局部用药：0.1%～0.2%氯己定含漱液、含片、散剂。注意：肾上腺皮质类固醇全身应用会导致病毒感染扩散。

（4）其他：物理疗法；对症和支持疗法；中医中药治疗。

二、带状疱疹

1. 病因　水痘-带状疱疹病毒。

2. 临床表现　老年人、夏秋季发病率高。儿童较少见，常见为胸腹或腰部带状疱疹（70%），其次为三叉神经带状疱疹（30%）。病毒可潜伏在脊髓神经后根神经节或三叉神经节内，当机体免疫力下降时复发带状疱疹。发病前阶段常低热、乏力，发疹部位疼痛、烧灼感。疹起皮肤为红斑，数小时变水疱，融合为大疱，数日后吸收呈痂壳，1～2 周脱痂，不留瘢痕。损害不过中线，老年人一般病程 4～6 周。

（1）Ramsay-Hunt 综合征：水痘-带状病毒侵入膝状神经节炎可出现鼓膜疱疹，表现为耳痛、面瘫、愈后听力障碍。

（2）疹后神经痛：老年人多见，疼痛可能持续半年以上。

3. 诊断及鉴别诊断　单侧性皮肤-黏膜疱疹，沿神经分布，剧烈疼痛。与单纯疱疹、疱疹性咽峡炎鉴别。

4. 治疗

（1）抗病毒治疗：阿昔洛韦。

（2）免疫调节药物：转移因子、西咪替丁、正常人免疫球蛋白、胸腺肽肠溶片。

（3）抗菌、消炎、镇痛治疗。

（4）局部治疗：2%～2.5%四环素液、0.1%～0.2%氯己定含漱，西瓜霜局部涂抹。

（5）其他：中医中药治疗；物理疗法。

三、手足口病

1. 病因　肠道病毒 71 型、柯萨奇病毒 A 组 16 型及艾柯病毒的某些血清型。

2. 临床表现　发热，手掌或脚掌部出现斑丘疹和疱疹，臀部也可出现类似皮疹。疱疹周围有炎性红晕，口腔黏膜出现散在疱疹，疼痛明显。可伴有咳嗽、流涕、食欲缺乏、恶心、呕吐和头痛等症状。

3. 诊断与鉴别诊断　肠道病毒特异性核酸检测阳性、分离出病毒、血清 IgM 抗体检测阳性、血清 IgG 抗体由阴性转为阳性或 4 倍以上增高 4 种情况之一即可在临床表现的基础上确诊。应与荨麻疹、水痘、风疹、幼儿急疹等鉴别。

4. 治疗　隔离治疗，避免交叉感染；适当休息，饮食清淡；对症治疗；抗病毒药物、清热解毒中草药及维生素 B、维生素 C 等；并发症严重可静脉注射丙种球蛋白。

5. 预防　加强监测，做好疫情报告。

四、球菌性口炎

1. 病因　金黄色葡萄球菌、草绿色链球菌、溶血性链球菌、肺炎链球菌。

2. 临床表现　口腔黏膜充血，局部糜烂或溃疡；表面覆盖一层灰白色或黄褐色假膜，又称假膜性口炎，擦去假膜见溢血糜烂面；患者唾液增多，疼痛明显，有炎性口臭。区域淋巴结肿大压痛。可伴全身症状。

3. 诊断及鉴别诊断　根据临床表现，必要时可以涂片检查或细菌培养以确定病原菌。

4. 治疗　控制感染，消除炎症；补充维生素 B、维生素 C；清热解毒中药；局部用药。

五、口腔念珠菌病

1. 病因　白念珠菌（条件性致病菌）。

2. 临床表现

（1）念珠菌性口炎

①急性假膜型（雪口病）：出生 2～8d 新生儿常见（占 4%），好发颊、舌、软腭和唇。初为散在色白如雪小斑点，不久融合为白色或蓝白色丝绒状斑片。患儿烦躁不安、啼哭、哺乳困难。

②急性红斑型（萎缩型）：多见长期应用广谱抗生素成年人，又称抗生素性口炎。口腔黏膜充血糜烂、舌背乳头团块萎缩，周围舌苔增厚。自觉口干，味觉异常，疼痛及烧灼感。

③慢性肥厚型（增殖型）：菌丝深入黏膜内部，角化不全、棘层增厚、上皮增生、微脓肿形成，表层假膜与上皮层附着紧密，不易脱落。注意：有 4%的恶变率。

④慢性红斑型（义齿性）：多为女性患者，常见上颌义齿腭侧面接触之腭、龈黏膜。黏膜呈亮红色水肿，或有黄白色条索状或斑点状假膜。

（2）念珠菌性唇炎：多发于高龄患者，多发于下唇。Gansen 分为糜烂型和颗粒型两类。

（3）念珠菌性口角炎：两侧罹患（区别于维生素 B_2 缺乏症或细菌性口角炎的一侧口角发病），口角区皮肤黏膜发生皲裂，皲裂处常有糜烂和渗出，即湿性糜烂。

（4）慢性黏膜皮肤念珠菌病：病变范围涉及口腔黏膜、皮肤及甲床。Wells 分类：早发型、弥散型、内分泌型和迟发型四类。

（5）艾滋病相关性白念珠菌病（见本章第 7 单元）。

3. 诊断及鉴别诊断

（1）病史、临床表现，最主要是实验室检查证实有病原菌，主要有涂片法、培养法、免疫法、活检法和基因诊断。

（2）鉴别诊断

①球菌性口炎：假膜易被擦去，遗留糜烂面有渗血，区域淋巴结大。

②过角化性的白色病变（白斑、扁平苔藓）：多为慢性病程，白色损害不能拭去。

4. 治疗　局部治疗为主，伴全身治疗。

（1）局部药物治疗：2%～4%碳酸氢钠（小苏打）溶液；1/2000（0.05%）甲紫（龙胆紫）水溶液；氯己定（洗必泰）0.2%溶液或 1%凝胶局部涂搽；制霉菌素；咪康唑；西地碘。

（2）全身抗真菌治疗：酮康唑，成年人一次口服 200mg，2～4 周为 1 个疗程。肝病史患者慎用，不宜超过 10d。

（3）增强机体免疫力：胸腺肽、转移因子。

（4）手术治疗（针对癌前损害）。

5. 预防

（1）避免产房交叉感染。

（2）温开水擦拭婴儿口腔，哺乳用具煮沸消毒。

（3）儿童冬季防护口唇干裂，改正舔唇吮舌不良习惯。

（4）重视长期使用抗生素和免疫抑制药者，患慢性消耗性疾病者。

第 2 单元　口腔黏膜变态反应性疾病

重点提示

本单元内容较少，出题亦不多，只需掌握血管神经性水肿和药物过敏性口炎这两个疾病的临床表现。适当了解其他内容。

==================== **考点串讲** ====================

一、血管神经性水肿

1. **病因** Ⅰ型变态反应，特点突发局限性水肿，亦消退迅速。食物（鱼虾）、药物（如磺胺）、感染（细菌或病灶）、精神因素（如情绪激动）、物理因素（如寒冷刺激）等诱发因素或家族性遗传。

2. **临床表现** 好发于头面部疏松结缔组织处。初患处皮肤黏膜瘙痒、灼痛，随之肿胀，界限不清，按之较韧有弹性。以口唇部最为多见，水肿可在十几分钟内形成，表面光亮如蜡。数小时或 1～2d 消退，不留痕迹，但可复发。

3. **诊断及鉴别诊断**

（1）诊断：根据临床表现特点做出诊断（突发、局限性水肿、疏松结缔组织好发、痒、可消退、可复发）。

（2）鉴别诊断：颌面部蜂窝织炎，多为牙源性感染，伴全身症状，肿胀发生缓慢，有凹性水肿，不会自行消退，抗生素有效。

4. **治疗**

（1）明确并隔离过敏原。

（2）症状轻微可不给予药物治疗。

（3）症状严重、体征广泛者皮下注射 0.1% 肾上腺素 0.25～0.50ml。

（4）出现喉头水肿、呼吸困难可给予糖皮质激素；发生窒息立即气管切开。

（5）有感染疾病患者，控制感染，去除病灶。

二、药物过敏性口炎

1. **病因** 过敏体质者使用药物引起。

2. **临床表现** 有一定潜伏期，初次用药一般 4～20d（平均 7～8d）发病，反复发作缩短至数小时或数分钟。

（1）口腔：可单发于口腔黏膜，也可伴有皮肤病损。口腔多见于唇、颊、舌的前 2/3 及上腭。黏膜烧灼痛，红肿、红斑、起疱及大面积糜烂、渗出多。形成灰黄色假膜。易出血，结黑色痂，张口受限，疼痛，局部淋巴结大。

（2）皮肤：有红斑、疱疹及丘疹等病变，典型的称虹膜红斑。局部淋巴结大、压痛。病损一般 10d 消退，会有色素沉着。

（3）若病损在同一部位反复发生，称固定性药疹。

（4）严重者发生全身广泛性大疱，累及体窍黏膜与内脏，称中毒性表皮坏死松解，亦称莱氏综合征。

3. **诊断及鉴别诊断**

（1）发病前用药史，两者时间有因果关系。

（2）突然发生急性炎症并有上述临床表现。

（3）停用可疑致敏药物后，病损很快愈合。

4. **治疗**

（1）找出可疑药物，并立即停用。

（2）给予抗组胺药，减少过敏症状。

（3）10% 葡萄糖酸钙+维生素 C 静脉注射可减轻炎症反应。

（4）病情严重，给予糖皮质激素，口服泼尼松或地塞米松静脉滴注。

（5）预防感染，谨慎选择非致敏抗生素。

（6）中医治疗。

（7）口腔局部用药预防局部感染。

5．预防

（1）避免再次接触已知为过敏原的药物或类似结构药物。

（2）过敏性抗原浸出液脱敏治疗。

（3）建立药物过敏卡，牢记过敏药物，作用药参考。

第3单元 口腔黏膜溃疡类疾病

重点提示

本单元内容较为重要，几乎每年必考，需重点掌握口腔溃疡的种类、口腔溃疡的临床特点及鉴别诊断。对于创伤性溃疡注意几种特殊类型。总体来说，因本单元所占分值比例较大，考生应多花时间重点复习。熟记每种病症、病因及临床表现特点是必须要做到的。

考点串讲

一、复发性口腔溃疡

复发性口腔溃疡又称复发性阿弗他溃疡（RAU），是最常见的口腔黏膜病，患病率高达 20%。

1．病因　病因可能是多种因素综合作用的结果：免疫因素；遗传因素；系统性疾病因素；感染因素；环境因素；其他因素。

2．临床表现　Lehner 分类：轻型、重型、疱疹型复发性阿弗他溃疡。

（1）轻型阿弗他溃疡：最常见，溃疡一般直径 5～10mm，周界清晰，数目 3～5 个，好发于角化较差区域，发作时溃疡有"红、黄、凹、痛"特征，即边缘整齐，有约 1mm 的红晕，基部不硬，中央凹陷，覆盖黄白色假膜。一般持续 10～14d，自愈性，愈后无瘢痕。

（2）重型阿弗他溃疡（腺周口疮）：溃疡大而深直径可大于 1cm，深及黏膜下层直至肌层，溃疡边缘微显隆起，扪之较硬，边界清楚，疼痛明显，周围可有小溃疡，好发于口腔后部。常单个发生，发作期长达月余甚至数月，愈后可留瘢痕。

（3）疱疹型阿弗他溃疡：溃疡小而多（直径约 2mm，可达数十个），相近溃疡连成片，疼痛较重，可有全身症状。

3．诊断及鉴别诊断　复发性自限性病史规律和临床体征诊断（表 5-2）。

表 5-2　复发性口腔溃疡和其他疾病的鉴别诊断

鉴别要点	复发性口腔溃疡	癌性溃疡	结核性溃疡	创伤性溃疡	坏死性唾液腺化生
年龄或性别	中青年	老年人	中青年	青少年	男性
溃疡特征	深在 周围炎症 周边整齐 底部微凹，有假膜	深或浅 浸润 边缘不齐 底部菜花	深在 周围轻度浸润 呈鼠噬状 底部有肉芽	深或浅 周围炎症不明显 边缘隆起 底部平或有肉芽	深及骨面 界限清楚、充血 边缘隆起 底部有肉芽
好发部位	口腔后部，龈、硬腭少发	舌、口角 软腭复合	唇、前庭沟 牙槽黏膜	唇、颊、舌 颊脂垫尖	硬腭，软硬腭交界
病理	慢性炎症	细胞癌变	朗格汉斯细胞	慢性炎症	小唾液腺坏死
全身情况	较好	恶病质	肺结核体征	好	弱或较好
自限性	有	无	无	无	有

4. 治疗

（1）局部治疗：消炎、镇痛、防止继发感染、促进愈合原则。葡萄糖氯己定溶液、聚维酮碘溶液、依沙吖啶溶液、西吡氯铵含漱液、曲安奈德混悬液或醋酸泼尼松龙混悬液（深大经久不愈的腺周口疮）等。

（2）全身治疗：对因治疗、减少复发、争取缓解原则。肾上腺皮质激素及其他免疫抑制药；免疫增强剂，如转移因子等；中医药；物理治疗（激光疗法、超声波雾化疗法等）；心理治疗。

二、创伤性溃疡

1. 病因　机械性刺激（残冠、残根、不良修复体、锐利的牙边缘等）；化学性灼伤；热刺激。

2. 临床表现

（1）压疮性溃疡：老年人残冠残根或不良修复体损伤黏膜，溃疡深及黏膜下层，色泽灰白。

（2）Bednar 溃疡：婴儿吮指或硬橡皮乳头引起，发生于硬腭、双侧翼沟处黏膜，双侧对称。

（3）Riga-Fede 溃疡：儿童过短舌系带和过锐中切牙摩擦引起舌系带处充血、肿胀、溃疡。

（4）化学灼伤性溃疡：组织坏死表面有白色薄膜，溃疡表浅，疼痛明显。

（5）热损伤性溃疡：初始为疱疹，疱破后形成糜烂面，疼痛明显。

3. 诊断及鉴别诊断

（1）诊断：明显的理化刺激因素或自伤、烫伤史，去除刺激，溃疡很快明显好转或愈合，无复发史。

（2）鉴别诊断

①腺周口疮：溃疡深大，反复发作，无创伤史和不良习惯，口内无机械性刺激因素，愈后留有瘢痕。

②结核性溃疡：溃疡深凹，边缘鼠噬状，基底高低不平，有红色肉芽组织，全身有结核体征。

③恶性溃疡：溃疡深大，底部菜花样突起，边缘隆起，基底硬结，疼痛不明显。

4. 治疗　去除刺激因素，纠正咬唇咬颊等不良习惯；局部用药；全身症状或继发感染可服用抗生素；长期不愈应活检。

5. 预防　避免不良理化刺激，养成良好进食习惯；定期检查口腔状况，避免口腔治疗中的失误。

第 4 单元　口腔黏膜大疱类疾病

重点提示

本单元内容不多，只有天疱疮这一个疾病，但考试的内容不少，掌握天疱疮的临床特点、诊断及鉴别诊断，结合考题加以掌握。要求能对病例分析题做出正确判断。

考点串讲

天疱疮

1. 病因　自身免疫疾病。目前认为天疱疮抗体是天疱疮发病的关键因素。

2. 临床表现

（1）寻常型天疱疮

①口腔黏膜：口腔黏膜水疱壁薄而透明，易破，揭皮试验阳性，有棘层松解现象。皮肤水疱出现尼氏征阳性，即糜烂面边缘探针可以无痛性探入，对临床诊断有意义。糜烂面继发感染时可有假膜。症状口干，咽干，继而出现疼痛，咀嚼吞咽困难，口臭，局部淋巴结大，唾液增多。

②皮肤病损：前胸、躯干等受摩擦的部位起疱，疱壁薄，易破，露出糜烂面。用手压疱顶，疱

液向四周扩散，愈后有色素沉着。局部瘙痒，全身乏力，食欲缺乏。

（2）增殖型天疱疮：口腔黏膜与寻常型相同，只是唇红缘常有显著增殖。皮肤水疱除尼氏征阳性外在疱破后基部发生乳头状增殖。覆以假膜，有腥臭味，疼痛。

（3）落叶型天疱疮：口腔黏膜完全正常或略有红肿。皮肤类似剥脱性皮炎。松弛的大疱，黄褐色鳞屑痂，边缘翘起。

（4）红斑型天疱疮：口腔黏膜很少见，皮肤病损为对称性红斑及鳞屑痂，全身状况较好。

3. 诊断及鉴别诊断

（1）诊断

①临床损害特征：尼氏征阳性、揭皮试验阳性。

②细胞学检查：可见棘层松解解体细胞（天疱疮细胞）。

③活体组织检查。

④免疫学检查：天疱疮抗体。

（2）鉴别诊断

①多形性红斑：口腔黏膜红斑、糜烂，尼氏征阴性。皮肤为红斑上出现水疱。

②剥脱性龈炎：牙龈缘及附着龈弥散性红斑，剥脱状。

③大疱性表皮松解症：皮肤疱大小不一，数日愈合，尼氏征阴性。口臭重。

4. 治疗

（1）支持治疗：高蛋白质、高热量饮食，定期补充钙、钾和维生素。

（2）糖皮质激素：治疗该病首选药物。遵循足量、从速、渐减、忌燥的原则。用药阶段：起始、控制、减量、维持。

（3）免疫抑制药：与激素联合运用可以减少激素用量、降低不良反应。

（4）抗生素：防止并发感染。

（5）血浆置换疗法：适用于病情严重、血清高滴度抗体或皮质激素疗效不佳者。

（6）其他辅助治疗：非固醇类抗炎药、免疫球蛋白疗法、体外光化学疗法。

（7）其他：局部用药；中医中药。

第5单元　口腔黏膜斑纹类疾病

重点提示

本单元内容较为重要，属考试的重点之一，出题量较多。需重点掌握白斑和扁平苔藓的分类、临床特点、鉴别诊断和治疗，特别是临床特点是考试的重点也是难点。考生在复习中熟记每种病症的病因及临床表现特点是必须要做到的。

考点串讲

一、口腔白斑病

1. 病因　与局部因素的长期刺激及某些全身因素有关：①吸烟等理化刺激；②白念珠菌感染；③全身因素，微量元素，微循环改变，易感的遗传因素、脂溶性维生素缺乏等。

2. 临床表现　白斑属癌前病变，有 3%～5% 可发生癌变。中年以上男性多见。好发于颊部黏膜咬合线区域，舌次之。唇、前庭区、腭、牙龈均可发生。

患者主观感觉粗糙、味觉减退，局部发硬，溃疡时出现疼痛。

可分为均质型（斑块状、皱纹纸状）和非均质型（颗粒状、疣状、溃疡状）。

（1）斑块状：口腔黏膜出现白色或灰白色均质型斑块，斑块表面皲裂，稍高于黏膜表面，边界清楚，触之柔软，不粗糙，患者无症状。

（2）颗粒状：口角区多见，白色损害呈颗粒状突起，黏膜表面不平，病损间黏膜充血，似小片状或点状糜烂，多数可查到白念珠菌感染。本类型癌变概率最高。

（3）皱纹纸状：多发生口底及舌腹，病损灰白色，边界清楚，表面粗糙，触之柔软，患者刺激痛。

（4）疣状：发生于牙槽嵴、口底、唇、上腭。损害乳白色，表面粗糙呈刺状或绒毛状突起，高出黏膜，质稍硬。

（5）溃疡状：增厚的白色斑块上，有糜烂或溃疡，反复发作，疼痛。

3. 诊断及鉴别诊断

（1）诊断：通过临床表现、病理检查，辅以脱落细胞检查及甲苯胺蓝染色（深蓝色着色部位是可疑恶变部位）不难诊断。

（2）鉴别诊断

①白色角化病：灰白色或白色斑块，边界不清，不高于或稍高于黏膜表面，平滑柔软，去除刺激因素病损消退，病理表现固有层无炎性细胞。

②白色水肿：透明灰白色光滑"面纱样"膜，可部分刮去，多见于磨牙和前磨牙咬合线部位，病理上皮细胞内水肿、空泡性变。

③白色海绵状斑痣：灰白色水波样皱褶，特殊珠光色，形似海绵。皱褶可刮去，病理棘细胞增多，结缔组织炎细胞浸润。

④迷脂症：颊及唇红的异位皮脂腺，呈淡黄色颗粒成簇分布，无自觉症状。

⑤扁平苔藓：发生于舌背部的扁平苔藓局部柔软，弹性正常，而白斑粗糙稍硬。病理检查确诊。一般扁平苔藓为不规则白色线状花纹，变化较快，常有充血、糜烂，有皮肤病变；白斑变化慢，黏膜不充血，没有皮肤病变。

⑥黏膜下纤维化：初期小水疱，后淡白色斑纹，云雾状，黏膜下纤维性条索。病理见钉突消失。

⑦梅毒黏膜斑：初期圆或椭圆红斑，随后表面糜烂，假膜不易揭去，中间凹陷，表面柔软，基部较硬。伴有皮肤梅毒疹出现，实验室检查可确诊。

4. 治疗　去除刺激因素：戒烟酒，少食辛辣食物，去除残根残冠。维 A 酸软膏；内服维生素 AD（鱼肝油丸）或维生素 A；口服绞股蓝；对有癌变倾向的病损类型、部位，应定期严密复查；中医中药治疗。

5. 预防　卫生宣教，出现口腔黏膜角化异常者，尽早专科医院确诊检查。

二、口腔扁平苔藓

1. 病因　病因不明，可能与以下因素有关：心理因素，内分泌因素，免疫因素，感染因素，微循环障碍因素，遗传因素，其他因素。

2. 临床表现　扁平苔藓是皮肤和口腔黏膜角化异常性疾病，中年女性多发，WHO 将其列入癌前状态。

（1）口腔黏膜病损：小丘疹连成的线状白色、灰白色花纹；黏膜可发生红斑、充血、糜烂、溃疡和水疱等，以白色条纹和白色斑块为主。颊部多见（87.5%），大多左右对称；患者多无自觉症状。

根据病损形态分型：网状型；环状型；条纹型；斑块型；丘疹型；水疱型；糜烂型；萎缩型。不同部位有不同表现。

①颊部：多以磨牙前庭沟、颊咬合线区域多发。

②舌部：舌前 2/3 区域（舌背、舌缘、舌腹），常表现为萎缩型损害，舌背可呈白色斑块状，注意区别白斑。

③唇部：下唇红多见，不会超过唇红缘，可以与慢性盘状红斑狼疮区别。

④牙龈：萎缩、糜烂型多见，呈剥脱性龈炎表现。与良性黏膜类天疱疮相区别。

⑤腭部：较少见，多无糜烂。

扁平苔藓在口腔黏膜上消退后，黏膜上可留有色素沉着。

（2）皮肤病损：四肢伸侧多见，大多左右对称，紫红色或暗红色多角形扁平丘疹，表面蜡样光泽，有的小丘疹可见 Wickham 纹。瘙痒，溃疡时可伴有疼痛。

（3）指（趾）甲病损：多见于拇指，甲板萎缩，可有纵沟，一般无自觉症状。

3. 诊断及鉴别诊断

（1）诊断：中年女性多见，病损左右对称，白色或灰白色丘疹组成的线条构成网状、环状、树枝状、斑块状病损，病变区域与正常黏膜无明显界限。必要时可以组织活检确诊。

（2）鉴别诊断

①盘状红斑狼疮：病损多在头面部、耳郭，有"蝴蝶斑"，鳞屑底面有角质栓，唇红部病损往往超过唇红缘。

②白斑：病理检查确诊。一般扁平苔藓为不规则白色线状花纹，变化较快，常有充血、糜烂，有皮肤病变；白斑变化慢，黏膜不充血，没有皮肤病变。

③口腔红斑：表现为红白间杂，常靠病理检查确诊。

④黏膜天疱疮、类天疱疮、剥脱性龈炎：天疱疮尼氏征阳性，脱落细胞检查可见天疱疮细胞。类天疱疮有上皮下疱，免疫荧光检查可见基底膜处荧光带。剥脱性龈炎上皮剥脱形成糜烂出血，表面光亮，疼痛明显。

⑤苔藓样反应：某些患者服用甲基多巴、氯喹、奎尼丁等药物后口腔黏膜会出现呈放射性白色条纹或白色斑块类似扁平苔藓，临床上用斑贴试验、停止药物使用或更换充填物进行试验性治疗。

⑥多形性红斑：往往有发热等急性过程，皮肤有红斑，首先侵犯唇红，并有厚血痂。外观似"虹膜"或"靶形红斑"。

⑦迷脂症：颊及唇红的异位皮脂腺，表面光亮，触之柔软，无自觉症状。

4. 治疗

（1）详细询问病史，了解全身情况，调整心理状态。

（2）局部治疗：去除局部刺激因素，消除感染，维 A 酸类药物，肾上腺皮质激素，抗真菌药物。

（3）全身治疗：糖皮质激素、羟氯喹、雷公藤多苷、硫唑嘌呤或环磷酰胺，灰黄霉素（疱型、普通类型）。

（4）中医中药治疗。

第 6 单元　唇、舌疾病

═══════════ 重点提示 ═══════════

本单元内容较为重要，属考试的重点之一，每年出题量较多。要求掌握唇炎的病因、临床表现、鉴别诊断和治疗。关于口角炎的病因，要根据不同病因，掌握不同临床特点进行不同治疗。了解地图舌、沟纹舌及舌乳头炎。

═══════════ 考点串讲 ═══════════

一、慢性非特异性唇炎

1. 病因　病因不明。可能与温度、化学、机械性长期刺激因素（舔唇不良习惯）有关。

2. 临床表现

（1）慢性脱屑性唇炎：以干燥脱屑为主，30 岁前女性多，下唇重，见黄白色或褐色脱屑、脱皮或细鳞屑。邻近皮肤黏膜不累及，可继发感染，局部干胀发痒，病情持续数月至数年不愈。

（2）**慢性糜烂性唇炎**：以渗出糜烂为主，唇红部糜烂剥脱、炎性渗出，黄色薄痂（血痂、脓痂），颌下淋巴结大，疼痛。可暂时愈合，常复发。

3．诊断及鉴别诊断

（1）诊断：根据临床表现做出诊断。

（2）鉴别诊断

①慢性脱屑性唇炎：与干燥综合征、糖尿病引起的唇炎、慢性光化性唇炎、念珠菌感染性唇炎相鉴别。

②慢性糜烂性唇炎：与盘状红斑狼疮、扁平苔藓、多形性红斑等鉴别，后者有相应口腔及皮肤特征损害。

4．治疗

（1）避免刺激因素，改变咬唇、舔唇等不良习惯。忌食辛辣食物，减少风吹、寒冷刺激。

（2）干燥脱屑表现可用抗生素软膏或激素类软膏。渗出结痂时先湿敷，待痂皮脱落，渗出消除，皲裂基本愈合后再涂软膏。

（3）局部注射曲安奈德液、泼尼松龙液等有助于促进愈合，减少渗出。口服维生素 A 可改善上皮代谢，减少鳞屑。

（4）中医中药治疗。

5．预防　避免刺激因素，做好防护。

二、口角炎

1．病因

（1）营养不良性口角炎：营养不良或维生素缺乏。

（2）感染性口角炎：由细菌、病毒、真菌等引起。

（3）接触性口角炎：接触变应原或毒性物质。

（4）创伤性口角炎：口角区医源性创伤或严重物理刺激及某些不良习惯。

2．临床表现

（1）营养不良性口角炎：口角处水平浅表皲裂，黏膜连至皮肤，裂口多为单条，口角区皮肤发白，有时糜烂。还有相应全身症状。

（2）感染性口角炎：急性期口角充血红肿疼痛明显，可有血痂或脓痂；慢性期口角皮肤黏膜增厚，色灰白伴细小横纹，疼痛不明显，并有唇红干裂。

（3）接触性口角炎：口角充血、水肿、糜烂，疼痛剧烈，伴有其他黏膜及全身症状。

（4）创伤性口角炎：单侧口角区长短不一裂口。

3．诊断及鉴别诊断

（1）营养不良性口角炎：口角区非特异炎症表现及其他症状做出诊断。

（2）感染性口角炎：口角区炎症表现和细菌培养等微生物检查。

（3）接触性口角炎：发病迅速，追溯病史。

（4）创伤性口角炎：明确外伤史或口腔治疗经历，常为单侧。

4．治疗

（1）营养不良性口角炎：纠正病因。补充维生素、叶酸等，治疗全身性疾病。

（2）感染性口角炎：修改不良修复体，保持口角干燥；针对病原微生物用药。

（3）接触性口角炎：去除过敏原，停止服用可疑药物。

（4）创伤性口角炎：消炎药物局部冲洗湿敷，创口过大则清创缝合。

三、地图舌

1．病因　病因不明，可能有精神因素、内分泌因素、营养因素、局部因素、全身因素、遗传因素。

2. **临床表现**　好发舌背、舌尖、舌缘部。多见于幼儿期、少儿期。损害区中间为丝状舌乳头萎缩，黏膜发红，微凹；周边表现为丝状乳头增厚，呈黄白色条带或弧线分布，病损初起为小点状，逐渐扩大为地图样。病损一侧边缘扩展，另一侧修复而使病损移动，故又称游走性舌炎。

3. **诊断及鉴别诊断**

（1）诊断：儿童多见，根据病损地图状特征和边扩展边游走特征做出诊断。

（2）鉴别诊断：与扁平苔藓鉴别，后者无"昼夜"间"游走"变位特征。与萎缩性念珠菌感染鉴别，后者可发现念珠菌菌丝。

4. **治疗**　预后良好，一般不需治疗，做好解释，伴发感染者应局部抗感染对症治疗。

四、沟纹舌

1. **病因**　病因不清，可能因素：年龄因素，10 岁前发病率低；地理环境、人种；全身疾病因素；遗传因素；病毒感染、迟发型超敏反应等。

2. **临床表现**　舌背不同形态、不同排列、不同深浅长短、不同数目的沟纹或裂纹为特征。沟底黏膜完整。无糜烂，沟侧壁丝状乳头消失，黏膜萎缩变红，无自觉症状。

3. **诊断及鉴别诊断**

（1）诊断标准：沟深＞2mm，沟长＞15mm，病程半年以上，疼痛。

（2）鉴别诊断：与舌开裂性创伤鉴别，后者常有创伤史。

4. **治疗**　无症状者一般不需治疗，做好解释。疼痛难忍者，可考虑手术切除。

五、舌乳头炎

1. **病因**

（1）全身因素多见：营养不良、血液疾病、真菌感染、内分泌失调、维生素缺乏等。

（2）局部因素牙尖过锐、牙结石、不良修复体、咽部感染。

2. **临床表现**

（1）丝状乳头炎：萎缩性舌炎。

（2）菌状乳头炎：舌前和舌尖，乳头肿胀、充血、疼痛，乳头突起明显。

（3）轮廓乳头炎：舌后 1/3。乳头肿大突起、发红，疼痛不明显。

（4）叶状乳头炎：舌缘后部，靠近咽部。乳头红肿，明显刺激痛或不适感。

3. **诊断及鉴别诊断**

（1）诊断：丝状乳头炎以萎缩为主可诊断为萎缩性舌炎；其他乳头炎以其特殊部位诊断。

（2）鉴别诊断：与肿瘤相鉴别，后者常伴发溃疡，触诊局部浸润发硬，经久不愈，病理确诊。

4. **治疗**　有明确病因对因治疗；局部可用抗菌含漱液。

第 7 单元　艾滋病、性传播疾病的口腔表征

重 点 提 示

本单元内容较少，出题不多，需掌握梅毒和艾滋病的病因及临床表现，能做出正确诊断，并了解治疗方法。

考 点 串 讲

一、艾滋病

1. **病因**　HIV 感染。

2. **临床表现**　艾滋病的口腔表征是诊断艾滋病的重要指标之一。

（1）真菌感染

①口腔念珠菌病：最常见的口腔损害之一，表现为无任何诱因的健康年轻人反复发作的口腔红斑型或假膜型白念珠菌病。

②组织胞质菌病：表现为舌颊等部位慢性肉芽肿或溃疡。

（2）毛状白斑。

（3）Kaposi 肉瘤。

（4）口腔疱疹：单纯疱疹；带状疱疹；巨细胞病毒感染。

（5）AIDS 相关牙周病变：牙龈线形红斑；AIDS 相关牙周炎；急性坏死性牙龈炎；坏死性牙周炎。

（6）坏死性口炎：广泛组织坏死，骨外露和坏死。

（7）复发性阿弗他溃疡：以重型和疱疹型为主。

（8）非霍奇金淋巴瘤：为确诊 AIDS 的指征之一。

（9）唾液腺疾病：多累及腮腺，其次为颌下腺。单侧或双侧大唾液腺弥漫性肿胀，质地柔软，伴口干。

（10）乳头状瘤/局灶性上皮增生：发生与 HPV 感染有关。

（11）儿童患者口腔表现：口腔念珠菌病、腮腺肿大、单纯疱疹多见。

3. 诊断及鉴别诊断

（1）诊断：根据高危因素及类血清病表现，伴有严重机会性感染、少见性肿瘤及 CD4 明显下降，应考虑本病，并进一步做 HIV 抗体或抗原检测。

高危人群出现下列情况两项或以上者，可考虑本病可能：体重下降 10% 以上；慢性腹泻或咳嗽 1 个月以上；间歇或持续发热 1 个月以上；全身淋巴结大；反复出现带状疱疹或慢性、播散性单纯疱疹；口咽部念珠菌感染，应做进一步实验室检查确诊。

（2）鉴别诊断

①边缘性龈炎：由菌斑和牙石引起，线性红斑与菌斑牙石无关，HIV 抗体检测阳性。

②口腔白斑病、斑块型扁平苔藓：白斑活体组织检查可伴有不同程度的上皮异常增生；扁平苔藓舌部斑块型肉眼观是蓝白色的，通常不高于黏膜表面；毛状白斑好发于舌外侧缘，双侧发生。通过组织病理学和实验室检查相区别。

③白念珠菌病：白念珠菌病一般发生于老年人且有诱因，HIV 引发者多发生于年轻人，无明显诱因，反复而严重。

④单纯疱疹、三叉神经带状疱疹：免疫力无缺陷者病程较短，艾滋病者病情严重，病程长达 1 个月以上。

⑤成年人牙周炎：成年人牙周炎一般病情较慢，艾滋病者病情发展迅速，但牙周袋较浅。

4. 治疗　提供健康教育和心理咨询，给予人文关怀、增强患者与疾病斗争信心；抗病毒治疗，坚持早期、持久、联合用药原则；免疫治疗，与抗病毒治疗联合运用；针对机会性感染和肿瘤进行治疗；支持、对症治疗。

5. 预防　控制传染源；切断传播途径；保护易感人群；口腔医护人员的防护。

二、梅毒

1. 病因　苍白密螺旋体。

2. 临床表现

（1）获得性（后天）梅毒

一期梅毒：主要特征是硬下疳。为无痛性炎症反应。最早出现硬下疳的是生殖器，其次是口腔，分为唇部下疳和舌下疳。唇及舌前部肿胀，表面有黄色薄痂或光滑，触之较硬，颏下及颌下淋巴结大。

二期梅毒：梅毒疹、黏膜斑。发生于颊、舌、腭、咽和喉部。黏膜充血，糜烂舌乳头消失。梅毒黏膜斑：损害呈灰白色，光亮，稍隆起，界清，边缘暗红色浸润，无症状。

三期梅毒：三期梅毒舌炎。舌乳头消失，病变区光亮充血。白斑：容易恶变成鳞状细胞癌。树胶肿：舌树胶肿和腭树胶肿。

（2）胎传（先天）梅毒：哈钦森牙、桑葚牙。哈钦森牙、神经性聋、间质性角膜炎合称哈钦森三联征。

3. 诊断及鉴别诊断

（1）诊断：病史、全身检查、实验室检查。

（2）鉴别诊断：唇舌下疳与鳞癌，二期梅毒斑与白色角化病、白斑、盘状红斑狼疮等，腭部树胶肿与牙源性肿瘤、恶性肉芽肿相鉴别，可从病史、梅毒血清学反应、活体组织检查及抗生素治疗效果等方面加以区分。

4. 治疗　原则：诊断明确，剂量足够和规则，治疗后要追踪观察。

5. 预防　避免不洁性行为及接触带有梅毒螺旋体的物品。

第6章　儿童口腔医学

第1单元　龋　病

重点提示

本单元内容较为重要，属考试的重点之一，需重点掌握乳牙和年轻恒牙的患龋因素和特点，特别是治疗的方法。熟记每种病症病因及临床表现，特别是对于不同情况的治疗方案必须掌握。

考点串讲

一、乳牙龋

1. 患病特点及危害性

（1）龋病的患病特点

①好发牙位：下颌乳磨牙、上颌乳切牙；下颌乳尖牙和下颌乳切牙少见。

②好发牙面：1～2 岁上颌乳前牙唇邻面；3～4 岁乳磨牙𬌗面窝沟；4～5 岁乳磨牙邻面。

③发病时间：5～8 岁达到高峰。

（2）龋病的危害性

①局部影响：影响咀嚼；影响恒牙和恒牙列；损伤口腔黏膜软组织。

②全身影响：影响颌面部和全身生长发育；影响发音；影响美观。

2. 临床表现　龋蚀进展快，常呈急性龋、湿性龋。与恒牙龋相比，有其独特临床表现。

（1）奶瓶龋：见于上颌乳切牙唇面，由于人工喂养奶瓶塞贴于牙面，奶瓶内饮料发酵产酸引起。

（2）环状龋：乳前牙唇面、邻面龋较快发展为围绕牙冠的环形龋，呈卷脱状。

（3）猖獗性龋：突然发生广范围、快速龋蚀（连下颌乳前牙也波及），并很快发生牙髓感染。

3. 诊断及鉴别诊断　详见牙体牙髓病的龋病诊断内容。

4. 治疗　治疗原则：终止龋蚀发展，保护牙髓活力，避免并发症；恢复牙体外形和咀嚼功能，利于恒牙列的形成。

（1）药物治疗

步骤：修整外形；清洁牙面、干燥；涂药（每次 2～3min，每周 1～2 次，3 周 1 个疗程，涂氟后 30min 不漱口、进食）。

常用药物：2%氟化钠；8%氟化亚锡；1.23%酸性氟磷酸盐；硝酸银（有腐蚀性）；38%氟化氨银（有腐蚀性）；10%氟化钼酸铵。

（2）修复治疗

①银汞合金充填：去除龋蚀标准判断包括牙本质硬度、牙本质色泽、涂药鉴别法。

②复合树脂充填：常用 30%～40%磷酸作用 45～60s；氢氧化钙垫底避免刺激牙髓；不宜用氧化锌丁香油垫底（丁香油阻止树脂聚合）。

③嵌体修复

优点：很好地恢复患牙解剖形态，恢复理想的牙间接触点。

缺点：牙体制备去除牙质较充填法多，金属嵌体颜色与牙体不协调。

④金属成品冠修复：𬌗面去除 1.0mm；牙颈部不能有台阶；冠颈缘达龈下 0.5～1.0mm。

（3）治疗注意的问题：取得家长认同和患儿配合；药物的腐蚀和刺激；意外穿髓；继发龋；充

填后疼痛；充填体折裂和脱落；牙体折裂；冠修复的脱落、穿孔及牙龈炎。

二、年轻恒牙龋

1．患病特点　硬组织薄，矿化度低，溶解度高，渗透性强，故容易龋蚀。
2．临床表现　第一恒磨牙萌出最早，龋发生早，患龋率高。年轻恒牙龋蚀多为急性龋。
3．诊断及鉴别诊断　参照临床表现和患病特点做出诊断与鉴别诊断。
4．治疗
浅龋：用龋蚀显示液显示，用球状钻低速去龋，用盖髓剂保护牙髓。
深龋：可用再矿化治疗。
修复牙体以恢复牙冠解剖形态为目的，不强调恢复牙齿间接触点。

三、儿童龋病的预防

对家长进行有效的教育和指导；掌握正确的刷牙方法；管理饮食；定期检查；推广氟化物和窝沟封闭。

第2单元　牙髓病和根尖周病

═══ 重点提示 ═══

本单元内容亦属考试的重点之一，每年必考。需重点掌握乳牙和年轻恒牙牙髓病和根尖周病的患病特点和治疗方案的选择。本单元分值比例较大，考生应多花时间重点复习。

═══ 考点串讲 ═══

一、乳牙

1．乳牙牙髓组织学特点　牙髓细胞丰富，胶原纤维少且细；中部血管粗细相混，边缘血管细；神经分布比恒牙稀疏。
2．病因　主要由龋病引起。
3．临床表现
（1）疼痛：急性牙髓炎常夜间痛且不能定位；根尖周炎有咬合痛，咀嚼痛，常不能定位。
（2）肿胀：乳牙牙髓炎、牙髓坏死可能影响根间周组织，引起牙龈肿胀；慢性根尖周炎或牙槽脓肿往往在患牙附近有瘘道孔。
（3）叩痛和松动。
4．诊断及鉴别诊断　见表6-1。

表6-1　乳牙牙髓病的鉴别诊断

项目	病因	临床表现	诊断要点
急性牙髓炎	龋病、创伤或牙体手术	自发痛、夜间痛；探痛	根据疼痛特征及温度检测
慢性牙髓炎	龋病、急性牙髓炎	多数无明显症状，分为三种类型：慢性闭锁型、溃疡型、增生型	溃疡性，深龋穿髓活力；增生性，牙髓息肉；闭锁性，不定时自发痛
牙髓坏死	细菌感染、外伤或毒性药物	一般无症状，牙变色	牙髓无活力，牙髓炎或外伤史，牙变色，开髓有恶臭
牙髓变性	牙体吸收	无症状，X线检查才发现	X线片的典型表现是诊断牙体吸收的主要依据

5．治疗　牙髓病治疗方法。

（1）盖髓术

①间接盖髓

适应证：深龋近髓或冠折近髓无明显牙髓炎症状。

步骤：去龋、制备洞形；隔湿、盖髓；充填。

②直接盖髓

适应证：备洞意外露髓孔＜1mm；冠折新鲜露髓。

步骤：隔湿，消毒，盖髓，充填。

（2）牙髓切断术

①活髓切断术

适应证：深龋、部分冠髓牙髓炎；前牙外伤性冠折牙髓外露。

步骤：局部麻醉；制备洞形；切断冠髓；盖髓；充填。

②FC 断髓术

适应证：深龋、部分冠髓牙髓炎。

步骤：活髓切断术。

③干髓术

适应证：乳磨牙牙髓炎。

步骤：第一次牙髓失活（不能用亚砷酸，宜用多聚甲醛）；第二次干髓充填。

（3）牙髓摘除术

适应证：牙髓炎症涉及根髓，不宜牙髓切断术之患牙。

术前准备：X 线片观察乳牙根和恒牙胚、常规治疗器械、根管充填材料。

步骤：麻醉；制备洞形；摘除牙髓；充填根管（只用根充糊剂）。

（4）根尖周病治疗方法：乳牙急性根尖周炎应急处理包括建立髓腔引流、切开排脓、抗菌药物全身治疗。

（5）根管治疗术

适应证：牙髓坏死而应保留的患牙；根尖周炎而具保留价值患牙。

步骤：常规制备洞形；根管预备；根管消毒；根管充填。

注意：根管预备器械勿超过根尖孔；不宜对乳磨牙牙龈瘘管深搔刮。

二、年轻恒牙

1．年轻恒牙牙髓组织学特点　牙髓组织疏松，未分化间叶细胞多，纤维成分少；血管丰富。

2．病因　多数为龋病；牙结构异常、牙外伤也可以引起。

3．临床表现　基本同乳牙的临床表现。牙髓炎症多为慢性炎症，根尖周病多为牙髓炎症或牙髓坏死的继发病。

4．诊断及鉴别诊断　同乳牙的诊断和鉴别诊断。

5．治疗

（1）治疗原则：尽力保存活髓；不能保存全部活髓也应保存根部活髓；不能保存根部活髓也应保存牙齿。

（2）活髓保存治疗主要是盖髓术和切髓术。

（3）根尖诱导成形术

适应证：牙髓病波及根髓，不能保留或不能全部保留根髓的年轻恒牙；牙髓全部坏死或并发根尖周炎的年轻恒牙。

治疗阶段：第一阶段，消除感染和根尖周病变，诱导牙根继续发育；第二阶段，根管永久充填，使根尖孔封闭。两个阶段间隔为 6 个月至 2 年。

注意：氢氧化钙是首选的盖髓剂。恒牙萌出后2～3年牙根才达到应有长度，3～5年后根尖才发育完成。

第3单元　咬合发育问题

重点提示

本单元内容是儿童口腔病学的特殊内容，需重点掌握乳牙早失后治疗方案的选择。在复习方法上着重注意各类保持器的区别和适应证的选择，这是出题的重点和难点。

考点串讲

乳牙早失

1. **病因**　严重龋病、牙髓病及根尖周病而被拔除；恒牙异位萌出，乳牙根过早吸收脱落；外伤脱落；先天性缺失。

2. **临床表现**

早失部位：乳切牙、乳尖牙、乳磨牙。

早失后：邻牙向缺隙侧倾斜，对颌牙伸长，造成咬合关系紊乱。牙间隙缩窄最快发生在拔牙后6个月内，如继承恒牙不能近期萌出，间隙就会缩小，应该及时制作间隙保持器。

3. **诊断**　X线可确定有无继承恒牙存在，并能推测牙发育程度和可能萌出的时间。

4. **治疗**

（1）远中导板间隙保持器

适应证：第二乳磨牙早失，第一恒磨牙尚未萌出或萌出不足。

制作：第一乳磨牙作基牙，戴入合金冠，远端焊接弯曲导板，插入牙槽窝内，远中导板贴合于未萌第一恒磨牙近中面。

（2）全冠丝圈式缺隙保持器

适应证：单侧第一乳磨牙早失；第一恒磨牙萌出，第二乳磨牙早失；双侧乳磨牙早失。

制作：基牙预备戴冠，制作丝圈试戴后粘于牙上。

（3）戴环丝圈式间隙保持器

适应证：基牙健全，离替牙时间短。

制作：同全冠丝圈式缺隙保持器。

（4）充填式间隙保持器

适应证：单个乳磨牙早失，间隙前端牙齿远中邻面龋或后端牙齿有邻面龋，波及牙髓需根管治疗者。

制作：间隙一端根管治疗后埋入钢丝一端，另一端抵住间隙另一侧邻牙。

（5）舌弓式间隙保持器

适应证：两侧第二乳磨牙或第一恒磨牙存在；乳磨牙早失而近期内侧方牙即可萌出；适时拔除第二乳磨牙，需对间隙进行保持者；两侧多个牙早失，活动间隙保持器不能合作佩戴者。

制作：基牙上戴带环，焊接舌弓，最后舌弓粘接到前牙上。

（6）Nance腭弓式间隙保持器

适应证：同舌弓间隙保持器。

制作：类似舌弓间隙保持器，不同的是用腭盖板压在腭盖顶部。

（7）可摘式功能性活动保持器

适应证：乳磨牙缺失两个以上或两侧磨牙缺失或伴有前牙缺失者。

制作：相当于局部义齿。

（8）间隙扩展装置：因龋齿或乳牙早失使间隙变小或消失者，为恢复间隙以利继承恒牙正常萌出，常常要把变小或关闭的间隙开扩。分为局部固定式间隙扩展装置和活动式扩展装置。

第 4 单元　牙发育异常

重点提示

本单元内容出题较少，复习时只需掌握几类特殊的牙发育异常的特点和处理，特别是滞留、融合牙等。

考点串讲

一、乳牙滞留

1. 病因
（1）继承恒牙萌出方向异常，使乳牙牙根未吸收或吸收不全。
（2）继承恒牙先天缺失、埋伏阻生、异位萌出。
（3）继承恒牙萌出无力。
（4）全身因素（佝偻病、侏儒症、外胚叶发育不全）和遗传因素。

2. 临床表现　常见于 1 个乳牙滞留，2 个乳牙滞留往往是对称性的。混合牙列期，最常见下颌乳中切牙滞留。下颌恒中切牙舌侧萌出，形成双排牙的现象。

3. 诊断
（1）已经到达替换时期尚未替换的乳牙，该乳牙根部或唇、颊、舌侧有继承恒牙萌出。
（2）恒牙虽未萌出，X 线片显示该乳牙根部有正常发育恒牙牙胚。

4. 治疗原则　恒牙异位萌出，乳牙尚未脱落，应及时拔除该滞留乳牙。无继承恒牙胚，则不予处理。

二、早萌

1. 病因　乳牙早萌原因尚不清，可能为牙胚离口腔黏膜近或与种族特性有关。恒牙早萌与乳磨牙根尖周病变或过早脱落有关。

2. 临床表现
（1）乳牙早萌：乳牙早萌有两种，诞生牙和新生牙。诞生牙，指婴儿出生时口腔内已有的牙。新生牙，指出生后 30d 内萌出的牙。多见于下颌中切牙，偶见上颌侧切牙和第一乳磨牙；诞生牙多数是正常牙，少数是多生牙。
早萌乳牙牙冠形态基本正常，釉质、牙本质菲薄，矿化不良，牙根尚未发育或发育很少，无牙槽骨支持，松动。
（2）恒牙早萌：多见于下颌前磨牙。牙根发育不足，极度松动，常伴有釉质矿化不良或釉质发育不全。

3. 诊断　根据临床表现一般不难做出诊断。

4. 治疗原则　极度松动早萌乳牙应拔除，松动不明显可保留观察，注意避免引起舌系带溃疡（李-弗病）。控制乳磨牙根尖周炎，防止恒牙早萌，根据松动和对颌牙情况决定是否阻萌，早萌牙局部涂氟。

三、迟萌

1. 病因　全口或多数乳牙迟萌多与全身因素有关（佝偻病、甲状腺功能减退、营养缺乏等）。个别恒牙迟萌：乳牙病变、早失或滞留；多生牙、牙瘤或囊肿阻碍。

2. 临床表现

（1）乳牙迟萌：1 周岁未见第一颗乳牙萌出，3 周岁乳牙尚未全部萌出，常伴釉质、牙本质发育异常。

（2）恒牙迟萌：首先多见于上颌乳切牙过早脱落，牙龈增生变厚；其次乳尖牙和乳磨牙早失，恒尖牙和恒前磨牙萌出困难或异位萌出。

3. 诊断　查明原因，结合临床症状做出诊断。

4. 治疗原则

（1）乳牙：查明原因，对症治疗。

（2）恒牙：牙龈增生阻碍可术前 X 线片，局部麻醉下开窗助萌；牙瘤、多生牙或囊肿阻碍可手术摘除；全身性疾病查明原因。

四、多生牙

1. 病因　未定，可由牙源性上皮活性亢进引起；可能与发育缺陷或遗传有关。

2. 临床表现

（1）好发牙列：混合牙列>恒牙列>乳牙列。

（2）好发牙位：多见于上颌中切牙间，其次是第三磨牙后。

（3）部位：颌骨任何部位甚至鼻腔、上颌窦内。

（4）形态：多数为圆锥、圆柱、三角棱形，其次为尖融合形、结节形。

（5）影响：影响恒牙的发育和萌出，可能出现含牙囊肿、邻牙牙根吸收。萌出于鼻腔，上颌窦部位的多生牙还可引起这些相应部位的症状。

3. 诊断　X 线片及全口曲面断层或多生牙定位片。

4. 治疗原则　萌出的多生牙及时拔除，没有出现病理变化的可以不处理。为减少对恒牙或恒牙列影响，应早发现，及时处理。

五、融合牙

1. 病因　牙发育受压力影响；遗传因素。

2. 临床表现　根据融合时间早晚，可出现冠根完全融合；冠部融合根部分离；冠部分离根部融合。

好发牙列：乳牙列多于恒牙列。

①乳牙列：下颌乳中切牙和乳侧切牙融合、乳侧切牙和乳尖牙融合。

②恒牙列：多生牙和正常牙融合。乳牙融合常并发继承恒牙先天缺牙现象。

3. 诊断　临床检查+X 线片。

4. 治疗原则　对牙列无影响，可不处理。形态异常，沟窝明显，影响美观，且易患龋齿可尽早窝沟封闭或光固化树脂修复。乳牙融合，可能影响恒牙发育，应定期观察。

第 5 单元　牙　外　伤

=== 重点提示 ===

本单元内容出题不多，主要复习方法是和牙体牙髓部分一起，但有特殊一点就是注意年轻恒牙外伤的处理，在根尖诱导成形术上要认真加以理会。

=== 考点串讲 ===

一、乳牙外伤

1. 发病情况及危害　见表 6-2。

表 6-2 乳牙和年轻恒牙外伤的发病情况

项目	发生年龄	好发地点	好发牙位	常见临床表现
乳牙外伤	1～2 岁	室内	上颌中切牙	牙移位（嵌入、脱出、唇舌侧移位）80%
年轻恒牙外伤	7～9 岁	室外	上颌中切牙	牙折断（牙根未发育完成则出现松动、移位、脱落；牙根发育完成则出现冠折或根折）40%～60%

乳牙外伤可能会出现牙髓坏死，进而引起根尖周组织感染。可伴有口唇黏膜组织撕裂伤，牙槽突骨折和颌骨骨折等。严重的对继承恒牙影响：恒牙胚萌出异常；恒牙冠部形成异常；恒牙根部形成异常；恒牙胚坏死。

2. 治疗原则 乳牙外伤患儿不能合作不宜保守治疗，严密观察可能对继承恒牙的影响。外伤移位乳牙复位后可以保留；注意复诊，出现牙髓或根尖感染应及时拔牙。乳牙嵌入牙槽窝不拉出复位，不能自行萌出应拔去。乳牙部分脱出牙槽窝，复位仍松动或自行下垂应拔去，全脱出不再植。牙冠折断可活髓切断或根管充填，不能配合可拔去；牙根折断去掉冠部定期观察。

二、年轻恒牙外伤

1. 发病情况 见表 6-2。

2. 临床类型及临床表现（牙震荡、牙折、全脱位）、治疗

（1）牙震荡：牙外伤主要影响牙周和牙髓组织，牙体组织完整或仅表现釉质裂纹，没有硬组织缺损及牙齿脱位。

临床表现：轻型牙震荡临床症状不明显或只有轻微不适，患者很少在受伤后及时就诊。牙震荡主要是牙周组织损伤（牙酸痛咬合不适）；牙髓组织损伤（近期：充血，牙髓出血，牙髓感觉丧失；远期：牙髓钙化，牙吸收，外伤性囊肿，外伤性牙根发育异常）。牙体损伤。

治疗原则：消除咬合创伤；减少或避免不良刺激；预防感染；釉面裂纹的处理；定期追踪复查。

（2）牙折：包括牙冠折、牙根折、冠根折。

①牙冠折

临床表现：单纯釉质折断（未暴露牙本质，一般无自觉症状）；釉质折断暴露牙本质（冷热刺激痛，年轻恒牙牙釉质较薄，牙本质小管较粗大）；牙冠折断露髓（触痛明显，不敢用舌舐，如处理不及时牙髓会感染坏死，甚至引起根尖周炎）。

治疗原则：单纯釉质折断（磨光锐利边缘，观察不处理）；釉质折断暴露牙本质（间接盖髓术，定期复查）；牙冠折断露髓（尽力保存生活牙髓，直接盖髓，活髓切断）；断冠树脂粘接。年轻恒牙冠折露髓且牙髓感染者，去除牙髓，注意保护根尖牙乳头，可做根尖诱导成形术。

②牙根折

临床表现：牙松动、牙冠稍显伸长，有咬合创伤。分为根尖 1/3、根中 1/3、近冠 1/3 根折。越近冠部症状越明显。X 线片有助于临床诊断。

治疗原则：断端复位；固定患牙；消除咬合创伤。

③冠根折

临床表现：可分为横折和纵劈两种。

治疗原则：去除牙冠断片后直接修复；辅以龈切术和去骨术；根管正畸联合疗法。

（3）全脱位：牙齿受外力完全脱出牙槽骨。

临床表现：常见于单个年轻恒牙。

治疗原则：立刻再植（固定 2～3 周）。应储存在生理盐水中或者储存在牛奶、唾液等液体中，不可干燥。清洁根面和牙槽窝，植入患牙，固定观察。

定期复查，一般 1 个月内每周复查 1 次。第 1 个疗程治疗结束后半年内每 2～3 个月复查 1 次，半年后可每 3 或 6 个月进行复查。

3．诊断　外伤史；临床检查（视诊、触诊和叩诊、牙髓活力检查）；X 线检查。

第二部分

基础医学综合

第7章　口腔解剖生理学

第1单元　牙体解剖生理

========= 重点提示 =========

　　本单元内容比较重要，知识点亦十分众多，考试经常出题的知识点有牙的演化特点；牙位记录作为基本功应该轻松拿分；牙体解剖名词一般不逃出重点范围；恒牙及乳牙包括牙体和髓腔解剖一般考其特征，即可赖以区分的特点。

========= 考点串讲 =========

一、牙的演化

　　牙的演化具有下列特点：牙形由单一同形牙向异形牙演化；牙数由多变少；牙替换次数由多牙列向双牙列演化；牙根从无到有；牙的分布由广泛至集中于上、下颌骨；牙附着于颌骨的方式由端生牙至侧生牙，最后向槽生牙演化。

二、牙体解剖的一般概念

（一）牙的组成、分类及功能

1. 组成

（1）外部：牙冠、牙根、牙颈。

（2）纵剖面：牙釉质、牙骨质、牙本质、牙髓。

2. 分类

第一副牙：乳牙，20颗，分乳切牙、乳尖牙、乳磨牙。

第二副牙：恒牙，32颗，分切牙、尖牙、前磨牙、磨牙。

3. 功能

（1）咀嚼：食物进入口腔后，经过切牙的切割、尖牙的撕裂、前磨牙的捣碎和磨牙的磨细等一系列机械加工过程，同时与唾液混合，唾液中的酶对食物起部分消化作用。咀嚼时，咀嚼力通过牙根传至颌骨，能刺激颌骨的正常发育，咀嚼的生理性刺激，还可增进牙周组织的健康。

（2）发音和言语：牙、唇和舌与发音和言语的关系密切。牙的位置及舌与唇、牙之间的位置关系，对发音的准确性与言语的清晰程度有着重要的影响。例如前牙缺失，则对发齿音、唇齿音和舌齿音影响很大。

（3）保持面部形态协调美观：牙、牙弓、咬合关系及牙槽骨的正常位置关系能支持面部软组织，使唇颊部丰满，面部表情自然，形态正常；若缺牙较多，则唇颊部因失去支持而塌陷，致使面形衰老。牙弓及咬合关系异常者，颜面美也受影响。

（二）牙位记录方法

1. 部位记录法

（1）乳牙：

右上　　Ⅴ Ⅳ Ⅲ Ⅱ Ⅰ	Ⅰ Ⅱ Ⅲ Ⅳ Ⅴ　左上
右下　　Ⅴ Ⅳ Ⅲ Ⅱ Ⅰ	Ⅰ Ⅱ Ⅲ Ⅳ Ⅴ　左下

（2）恒牙：

右上　　8 7 6 5 4 3 2 1	1 2 3 4 5 6 7 8　　左上
右下　　8 7 6 5 4 3 2 1	1 2 3 4 5 6 7 8　　左下

2. 国际牙科联合会系统

（1）恒牙：

18 17 16 15 14 13 12 11	21 22 23 24 25 26 27 28
48 47 46 45 44 43 42 41	31 32 33 34 35 36 37 38

（2）乳牙：

55 54 53 52 51	61 62 63 64 65
85 84 83 82 81	71 72 73 74 75

（三）牙的萌出及乳、恒牙更替

1. 牙的萌出

（1）出龈：牙胚破龈而出的现象。

（2）萌出：从牙冠出龈到达到咬合的全过程。

①牙萌出的生理特点：时间性、对称性、顺序性、下早上晚。

②牙萌出的顺序：乳牙Ⅰ—Ⅱ—Ⅳ—Ⅲ—Ⅴ。

2. 乳、恒牙更替　婴儿出生后约半岁，乳牙开始萌出；约 2 岁半，萌出 20 个乳牙；6～7 岁至 12～13 岁，乳牙逐渐脱落，为恒牙所代替；恒牙自 6 岁左右开始萌出和替换。此段时期称为替牙殆期。12～13 岁以后，称为恒牙殆期。恒牙首先萌出者为第一恒磨牙，前磨牙更换乳磨牙的位置，磨牙则在乳磨牙的远中部位萌出。恒牙萌出亦有其顺序，上颌多为 6→1→2→4→3→5→7 或 6→1→2→4→5→3→7；下颌多为 6→1→2→3→4→5→7 或 6→1→2→4→3→5→7。

（四）牙体解剖的应用名词及解剖标志

1. 一般应用名词

（1）应用术语

①中线：为将颅面部平分为左右两等份的一条假想垂直线，该直线位于面部正中矢状面上，中线通过左右两眼之间、鼻尖和左右两中切牙的接触区。中线将牙弓分成左右对称的两部分。

②牙体长轴：为经过牙冠与牙根中心的一条假想直线。

③接触区：相邻两牙邻面的接触部位称接触区或邻接区。

④外形高点：为牙体各轴面上最突出的部分。

⑤线角与点角：牙冠上两面相交处所成的角，如前牙的近中面与唇面的交角称为近唇线角。后牙的近中面与颊面的交角称近颊线角。三面相交处所成的角称点角。前牙的近中面、唇面与切嵴所成的角称近唇切点角。磨牙的近中面、颊面与𬌗面相交处称为近颊𬌗点角。

⑥牙体三等份：为了便于描述，常将牙体的轴面，在一个方向分为三等份，其中之一份称为1/3。如在垂直方向牙冠可分为切（𬌗）1/3、中1/3和颈1/3；牙根可分为颈1/3、中1/3和根尖1/3；在近远中方向牙冠可分为近中1/3、中1/3和远中1/3；在唇（颊）舌方向牙冠邻面则分为唇（颊）1/3、中1/3和舌1/3。

（2）牙冠各面名称：每个牙均有与牙体长轴大致平行的四个轴面，分别称为唇（颊）面、舌（腭）面、近中面和远中面；并有与牙体长轴基本垂直的𬌗面或切嵴。

①唇面或颊面：前牙牙冠靠近唇黏膜的一面称唇面，后牙牙冠靠近颊黏膜的一面称颊面。

②舌面或腭面：前牙或后牙牙冠靠近舌侧的一面均称舌面，上颌牙牙冠的舌面接近腭，故亦称腭面。

③近中面与远中面：凡牙冠面向中线的牙面称近中面，牙冠背向中线的称远中面，每个牙的牙冠均有一个近中面和一个远中面。近、远中面合称为邻面。

④𬌗面和切嵴：上、下颌后牙相对而发生咀嚼作用的一面称为𬌗面。前牙无𬌗面，切端有切咬功能的嵴，称为切嵴。

2. 牙冠表面解剖标志

（1）牙冠突起部分

①牙尖：牙冠上近似锥体形、突出成尖的部分称牙尖。位于尖牙的切端，前磨牙和磨牙的𬌗面上。

②切缘结节：初萌切牙切缘上圆形的隆突称切缘结节，随着牙的切磨逐渐消失。

③舌面隆突：前牙舌面近颈缘部的半月形隆突起，称舌面隆突，系前牙的解剖特征之一。

④嵴：牙冠上细长形的牙釉质隆起，均称为嵴。根据嵴的位置、形状和方向，可分为切嵴、边缘嵴、轴嵴、颈嵴、三角嵴、牙尖嵴、横嵴和斜嵴。

切嵴：为切牙切缘舌侧长条形的牙釉质隆起。

边缘嵴：为前牙舌面近远中边缘及后牙𬌗面边缘细长形的牙釉质隆起。

轴嵴：为轴面上从牙尖顶伸向牙颈的纵形隆起。位于尖牙唇面者，称为唇轴嵴；位于后牙颊面者，称为颊轴嵴；位于尖牙及后牙舌面者，称为舌轴嵴。

颈嵴：牙冠唇、颊面沿颈缘部位、微显突起的细长形的牙釉质隆起，称为颈嵴。在唇面者称为唇颈嵴；在颊面者称为颊颈嵴。

三角嵴：为𬌗面牙尖两斜面汇合成的细长形的牙釉质隆起。每条三角嵴均由近中和远中两斜面汇合而成。

牙尖嵴：从牙尖顶分别斜向近、远中的嵴，称为牙尖嵴。尖牙的近、远中牙尖嵴组成切嵴；后牙颊尖和舌尖的近、远中牙尖嵴，分别组成颊𬌗边缘嵴和舌𬌗边缘嵴。

横嵴：为𬌗面相对牙尖两三角嵴相连、横过𬌗面的细长形牙釉质隆起，为下颌第一前磨牙𬌗面的重要解剖特征。

斜嵴：𬌗面斜形相对的两牙尖三角嵴相连，称为斜嵴。为上颌第一磨牙重要的解剖标志。

（2）牙冠的凹陷部分

①沟：位于牙的轴面及𬌗面，介于牙尖和嵴之间或窝的底部的细长凹陷部分，略似山间的溪流。

发育沟：为牙生长发育时，两生长叶相连所形成的明显而有规则的浅沟。

副沟：除发育沟以外的任何沟都称副沟，其形态不规则。

裂：钙化不全的沟称为裂，常为龋病的好发部位。

②点隙：为 3 条或 3 条以上发育沟的汇合处所成的点状凹陷。该处牙釉质若钙化不全，则成为点隙裂。裂沟和点隙裂均是龋的好发部位。

③窝：牙冠舌面及𬌗面上不规则的凹陷，称为窝。如前牙舌面的舌窝，后牙𬌗面的中央窝等。

（3）斜面：组成牙尖的各面，称为斜面。两斜面相交成嵴，四斜面相交则组成牙尖的顶，各斜面依其在牙尖的位置而命名，如尖牙牙尖的斜面有近唇斜面、远唇斜面、近舌斜面和远舌斜面。

（4）生长叶：牙发育的钙化中心称为生长叶，其交界处为发育沟，多数牙是由 4 个生长叶发育而成，部分牙是由 5 个生长叶发育而成。

三、牙体外形及生理意义

（一）恒牙牙体外形及临床应用解剖

1. 上颌中切牙　切牙中体积最大、前牙中近远中径最宽、牙弓中位置最靠前。

（1）唇面：略呈梯形，切颈径大于近远中径。切 1/3 和中 1/3 较平坦，颈 1/3 较突出为唇颈嵴。切 1/3 可见两条发育沟，近中缘和切缘较直，远中缘及颈缘较突。切缘与近中缘相交而成的近中切角近似直角，与远中缘相交而成的远中切角略为圆钝，借以区分左右。新萌出者切缘可见三个切缘结节。牙冠唇面形态可分为卵圆形，牙冠唇面颈部和切端较窄，约占 72%；尖圆形，牙冠唇面颈部缩小显著，约占 26%；方圆形，牙冠唇面颈部略窄于切端，约占 2%，常与人的面型相协调。

（2）舌面：较唇面为小。中央凹陷成窝称舌窝，周边围以突起的嵴，在牙颈部者称舌面隆突，靠近中缘者称近中边缘嵴，靠远中者称远中边缘嵴，在切端位于切缘舌侧者称为切嵴。

（3）邻面：近中面似三角形，顶为切端，底为颈缘，呈 V 形。接触区在切 1/3 靠近切角。远中面似近中面但稍短而圆突。接触区在切 1/3 距切角稍远。

（4）切嵴：切端唇侧较平，形成切缘，舌侧圆突成嵴，称切嵴；与下颌牙的切嵴接触时，能发挥切割功能。侧面观察，切嵴在牙体长轴的唇侧。

（5）牙根：为单根，粗壮较直，唇侧宽于舌侧，牙根向根尖逐渐缩小，根长较冠稍长，亦有根长短于冠长者或偶见牙根弯向唇侧、舌侧和远中唇侧者。牙根颈部横切面为圆三角形。

2. 上颌侧切牙　切牙中唇面最突、舌窝最深、远中切角最圆钝。

（1）唇面：呈梯形，较上颌中切牙者窄小、圆突，近中缘稍长，远中缘较短，与切缘弧形相连，因而切缘明显斜向远中。近中切角似锐角，远中切角呈圆弧形。

（2）舌面：边缘嵴较中切牙者显著，舌窝窄而深，有时有沟越过舌面隆突的远中，延续到根颈部成为裂沟，为龋病的好发部位。

（3）邻面：略呈三角形，近远中接触区均在切 1/3，距切角稍远。

（4）切嵴：向远中舌侧倾斜度较中切牙大。

（5）牙根：单根，较中切牙者细而稍长，根长大于冠长，颈横切面为卵圆形。上颌侧切牙的变异形态较多，如呈锥形或先天缺失者。

3. 下颌中切牙　是全口牙中体积最小、形态最为对称、离体后较难区分左右者。下颌中切牙的形态特点如下。

（1）唇面：约呈梯形、狭长且光滑平坦，切颈径明显大于近远中径，近中缘与远中缘对称，近中切角与远中切角相等，切缘平直，离体后较难区分左右。

（2）舌面：近远中边缘嵴微突，舌面窝浅。

（3）邻面：约呈三角形，近远中接触区均在切 1/3 靠近切角。

（4）牙根：单根形扁，远中面的长形凹陷，较近中面者略深，可作为鉴别左右的参考。根中 1/3 横切面呈葫芦形。

4. 下颌侧切牙　下颌侧切牙与下颌中切牙相似，但有下列特点。

（1）下颌侧切牙的牙冠较下颌中切牙稍宽。

（2）唇面的切缘略向远中倾斜，远中切角较近中切角圆钝。

（3）舌面与下颌中切牙者相似。

（4）邻面约呈三角形，近中接触区在切 1/3 靠近切角；远中接触区在切 1/3 距切角稍远。

（5）牙根为单根，形扁圆，较下颌中切牙者稍长，根尖偏向远中。

上颌切牙与下颌切牙的区别如下。

（1）上颌切牙的牙冠宽大，唇面发育沟明显；下颌切牙的牙冠窄小，唇面光滑，发育沟不明显。

（2）上颌切牙的舌面边缘嵴明显，舌窝较深；下颌切牙的舌面无明显边缘嵴，舌窝较窄浅。

（3）侧面观，上颌切牙的切嵴在牙体长轴的唇侧；下颌切牙的切嵴靠近牙体长轴。

（4）上颌切牙牙根粗壮而直；下颌切牙牙根窄而扁，近远中面凹陷呈沟状。

5. 上颌尖牙　全口牙体牙根最长，牙尖最大。

（1）唇面：似圆五边形，其五边由近中缘、近中斜缘、远中斜缘、远中缘和颈缘组成。其中近中斜缘短，与近中缘相连形成近中切角；远中斜缘长，与远中缘相连形成远中切角。初萌出的尖牙，近、远中斜缘在牙尖顶处相交约成 90°。唇面中部有突起的唇轴嵴，由牙尖伸至颈 1/3，将唇面分为近唇斜面和远唇斜面。唇轴嵴两侧各有一条发育沟。外形高点在中 1/3 与颈 1/3 交界处的唇轴嵴上。

（2）舌面：较唇面稍小，远中边缘嵴较近中边缘嵴短而突。近中牙尖嵴短，远中牙尖嵴长。舌面隆突显著，由牙尖至舌面隆突有一纵嵴称舌轴嵴，将舌窝分成近中舌窝和远中舌窝。

（3）邻面：似三角形，近中接触区距近中牙尖嵴近，远中接触区距远中牙尖嵴稍远。

（4）牙尖：牙尖由四嵴和四斜面组成。四嵴即唇轴嵴、舌轴嵴、近中牙尖嵴、远中牙尖嵴。四斜面，即近唇斜面、远唇斜面、近舌斜面和远舌斜面。四牙尖嵴汇合成牙尖顶，牙尖顶偏近中。

（5）牙根：单根，形粗壮，唇舌径大于近远中径，根长约为冠长的两倍，根颈横切面为卵圆三角形。根尖弯向远中。

6. 下颌尖牙　下颌尖牙似上颌尖牙，但有下列特点。

（1）下颌尖牙较上颌者窄而薄，牙冠窄而细长，近远中径较上颌尖牙者小，故牙体显得细长。

（2）牙冠唇面为狭长五边形，切颈径明显大于近远中径。唇颈嵴、唇轴嵴及发育沟不如上颌尖牙者明显。唇面近中缘最长，约与牙体长轴接近平行，远中缘较短，切缘由近、远中斜缘组成。近中斜缘短，远中斜缘长，两者长度之比约为 1：2，近、远中斜缘的交角大于 90°。唇面观察下颌尖牙牙冠与牙根两者的近中缘相续约呈直线。

（3）舌面小于唇面，略凹，舌轴嵴不如上颌尖牙者明显，在切 1/3 处较突。外形高点在舌面隆突。

（4）邻面观察下颌尖牙牙冠与牙根两者的唇缘相连约呈弧线。

（5）牙尖不如上颌尖牙者显突，牙尖顶明显偏近中。

（6）牙根为单根，扁圆细长，近、远中根面有浅的长形凹陷。根颈 1/3 处横切面呈扁圆形。根尖偏向远中。

上颌尖牙与下颌尖牙的区别如下。

（1）上颌尖牙体积较大，牙冠宽大；下颌尖牙体积较小，牙冠窄长。

（2）上颌尖牙唇颈嵴、唇轴嵴、舌轴嵴和舌面隆突较明显，舌窝较深；下颌尖牙唇颈嵴、唇轴嵴、舌轴嵴和舌面隆突不很明显，舌窝较浅。

（3）上颌尖牙近中缘自颈缘至近中切角向近中展开；下颌尖牙近中缘与牙根近中缘相连成直线。

（4）上颌尖牙近中斜缘与远中斜缘相交近似直角；下颌尖牙者成钝角。

（5）上颌尖牙牙尖顶偏近中；下颌者明显偏近中。

（6）上颌尖牙冠、根的唇缘相连不成弧线；下颌尖牙冠、根的唇缘相连成弧线。

（7）上颌尖牙牙根粗长，颈横切面成卵圆三角形；下颌尖牙牙根细长，颈横切面成扁圆形。

7. 上颌第一前磨牙　前磨牙中体积最大，颊尖偏远中，有近中沟至近中面。

（1）颊面：与尖牙唇面相似但较短小，颊面中部有纵行的颊轴嵴，颊尖是前磨牙中唯一偏向远中者。外形高点在颈 1/3 的颊颈嵴上。

（2）舌面：小于颊面，似卵圆形，光滑而圆突，舌尖较颊尖短小、圆钝，偏向近中，外形高点在中 1/3。

（3）邻面：约呈四边形，近远中接触区均靠𬌗缘偏颊侧。近中面近颈部明显凹陷，有沟从𬌗面近中边缘嵴跨过至近中面的𬌗1/3 处。

（4）𬌗面：外形为轮廓显著的六边形，颊边宽于舌边。

①边缘嵴：由近、远中边缘嵴和颊、舌尖的近远中牙尖嵴围成。

②牙尖：𬌗面有颊舌二尖，颊尖长大锐利，舌尖较短小圆钝。

③三角嵴：从颊、舌尖顶分别有伸向𬌗面中央的三角嵴，分别称为颊尖三角嵴和舌尖三角嵴。

④窝、沟和点隙：𬌗面中央低下称为中央窝，窝的周边由近、远𬌗边缘嵴和颊、舌尖的近、远中牙尖嵴围成，窝底有近远中向的中央沟，其两端为近远中点隙。由近中点隙越过近中边缘嵴至近中面的沟，称近中沟，为上颌第一前磨牙的特有解剖标志。

（5）牙根：形扁，多在牙根中部或根尖 1/3 处分为颊舌二根。颊根长于舌根，根的近远中面较平，自颈缘以下至根分叉处有沟状凹陷。远中面的沟较近中面者深。少数为单根，其近中面的沟长，约占根长的大部分。根尖偏向远中。

8.　上颌第二前磨牙

（1）上颌第二前磨牙的颊面颈部较上颌第一前磨牙者宽，𬌗缘二牙尖嵴交角所成的颊尖圆钝，偏向近中。

（2）舌面与颊面大小相似或略小，舌尖圆钝偏近中。

（3）邻面仍呈四边形，近远中接触区仍在近𬌗缘偏颊侧。但近中面颈部少有凹陷，亦无沟越过近中边缘嵴至近中面。

（4）上颌第二前磨牙的𬌗面较对称，轮廓不如上颌第一前磨牙者锐突，牙尖较圆钝。𬌗面颊缘与舌缘宽度相近，𬌗面诸角较圆钝，颊舌尖的高度、大小相近，颊舌二尖均偏近中。中央窝浅，无沟跨过近中边缘嵴至近中面。中央沟较短，近远中点隙相距亦较近。

（5）上颌第二前磨牙多为扁形单根，牙根多不分叉。

9.　下颌第一前磨牙　　下颌第一前磨牙为前磨牙中体积最小、颊舌尖高度差别最大、𬌗面有横嵴者，其特点如下。

（1）颊面：颊面向舌侧倾斜显著。颊尖高耸、长大尖锐，偏向近中。颊轴嵴在颈 1/3 处显突，颊颈嵴呈新月形，外形高点位于颈 1/3 处。

（2）舌面：舌面较短小，仅及颊面的 1/2。舌尖明显小于颊尖。

（3）邻面：约呈四边形，近远中接触区均靠𬌗缘偏颊侧。

（4）𬌗面：呈卵圆形，最大特点是颊尖长大而舌尖很小，二尖均偏近中。颊尖三角嵴略与舌尖三角嵴相连而成横嵴，为该牙的重要解剖标志。横嵴越过𬌗面，将𬌗面分成较小的三角形近中窝，与较大的长圆形远中窝。

（5）牙根：单根，扁而细长，颊侧宽于舌侧。根尖略为弯向远中。近中面的根尖部常有分叉痕迹。由于牙冠的特别外形，故下颌第一前磨牙可视为前、后牙的过渡形式。

①像后牙：有四轴面和𬌗面，有颊、舌尖和横嵴等，但颊、舌尖间距小，行使功能不如其他后牙。

②像尖牙：颊尖特别长大，舌尖特别短小，髓腔亦略像尖牙髓腔。

10.　下颌第二前磨牙

（1）颊面：颈部较下颌第一前磨牙者稍宽，颊轴嵴较钝。颊尖圆钝，略偏近中。

（2）舌面：与颊面大小相近，若为两舌尖者，则舌面宽于颊面，两尖之间有舌面沟通过，近中舌尖大于远中舌尖。如为 1 个舌尖，则较颊尖小，牙尖偏近中。

（3）邻面：近远中接触区均靠𬌗缘偏颊侧。

（4）𬌗面：有 2 种类型。

①两尖型：𬌗面呈椭圆形，颊舌两尖均偏近中。发育沟呈 H 形或 U 形。

②三尖型：𬌗面呈方圆形，有 1 个颊尖，2 个舌尖，近中舌尖大于远中舌尖，发育沟呈 Y 形。𬌗面中央有时可见一小牙尖，称中央尖或畸形中央尖，易磨损使髓腔暴露，引起牙髓炎或根尖周炎。中央尖可见于诸前磨牙，但以下颌第二前磨牙多见。

（5）牙根：单根，扁圆，近中面无分叉痕迹。

上颌前磨牙与下颌前磨牙的区别如下。

①上颌前磨牙的牙冠较直，略偏牙体长轴的颊侧；下颌前磨牙的牙冠向舌侧倾斜。

②上颌前磨牙的牙冠颊舌径大于近远中径，牙冠较狭长；下颌前磨牙的牙冠，颊舌径与近远中径相近，牙冠方圆。

11. 上颌第一磨牙（六龄牙）　牙体三个磨牙依次减小。

（1）颊面：略呈梯形，近远中宽度大于𬌗颈高度，近中缘长而直，远中缘稍短而突，𬌗缘长于颈缘，𬌗缘由近、远中颊尖的近、远中斜缘组成。近中颊尖略宽于远中颊尖，两尖间有颊沟通过，约与颊轴嵴平行，近中颊尖的颊轴嵴显著。外形高点在颈 1/3。

（2）舌面：大小与颊面相近或稍小，𬌗缘由近、远中舌尖的近、远中斜缘组成。近中舌尖宽于远中舌尖，两尖间有远中舌沟通过。舌轴嵴不明显，外形高点在中 1/3。少数近中舌尖的舌侧有第五牙尖，又称卡氏尖。

（3）邻面：近、远中面约为四边形，颊舌厚度大于𬌗颈高度，颈部平坦，外形高点在𬌗1/3 处。近中接触区靠𬌗缘偏颊侧；远中接触区靠𬌗缘中 1/3 处。

（4）𬌗面：呈斜方形，结构复杂。

①边缘嵴：𬌗面的四边为颊𬌗边缘嵴、舌𬌗边缘嵴、近𬌗边缘嵴和远𬌗边缘嵴围成。颊𬌗边缘嵴由近、远中颊尖的 4 个牙尖嵴构成，即近中颊尖的近、远中牙尖嵴及远中颊尖的近、远中牙尖嵴；舌𬌗边缘嵴由近、远中舌尖的 4 个牙尖嵴构成，即近中舌尖的近、远中牙尖嵴和远中舌尖的近、远中牙尖嵴。近𬌗边缘嵴短而直，远𬌗边缘嵴稍长。近颊𬌗角及远舌𬌗角为锐角；远颊𬌗角及近舌𬌗角为钝角。

②牙尖：一般为 4 个，即近中颊尖、远中颊尖、近中舌尖和远中舌尖；颊侧牙尖较锐，舌侧牙尖较钝，近中舌尖是 4 个牙尖中最大者，是上颌第一磨牙的主要功能尖，远中舌尖则是其中最小者。

③三角嵴：每一牙尖均有一个三角嵴；近中颊尖三角嵴由其牙尖顶斜向舌侧远中至𬌗面中部；远中颊尖三角嵴由其牙尖顶斜向舌侧近中至𬌗面中部；近中舌尖三角嵴由其牙尖顶端斜向颊侧远中至𬌗面中部；远中舌尖三角嵴由其牙尖顶端斜向颊侧近中至𬌗面中部。由远中颊尖三角嵴与近中舌尖三角嵴相连成嵴，称为斜嵴，为上颌第一磨牙的解剖特征。

④斜面：每一牙尖均有四个斜面，颊尖的颊斜面无咬合接触，但颊尖的舌斜面、舌尖的颊斜面和舌斜面均有咬合接触。

⑤窝及点隙：𬌗面的中部凹陷成窝，由𬌗面斜嵴将𬌗面分为近中窝及远中窝。近中窝较大，位于斜嵴与近𬌗边缘嵴之间，约占𬌗面近中的 2/3，又名中央窝，窝内有中央点隙；远中窝较小，位于斜嵴与远𬌗边缘嵴之间，约占𬌗面远中的 1/3。

⑥沟：颊沟自中央点隙伸向颊侧，在两颊尖之间经颊𬌗边缘嵴而至颊面；近中沟自中央点隙伸向近中，止于近𬌗边缘嵴之内。远中舌沟一端至远中边缘嵴内，另一端经两舌尖之间越过舌𬌗边缘嵴至舌面。

（5）牙根：由 3 根组成，一舌根在舌侧，两颊根分别称为近中颊根和远中颊根。近中颊根位于牙冠近中颊侧颈部之上，根的近远中面皆平，颊面宽于舌面；远中颊根位于牙冠远中颊侧颈部之上，较近中颊根短小；舌根位于牙冠舌侧颈部之上，牙体解剖生理为三根中之最大者，其颊舌二面较宽且平，舌面有沟。两颊根之间相距较近，颊根与舌根之间分开较远，三根之间所占面积较大，故有利于牙的稳固。牙根未分叉的部分称根干或称根柱。

12．上颌第二磨牙　似上颌第一磨牙，但有下列特点。

（1）牙冠较上颌第一磨牙近远中宽度为窄。

（2）牙冠颊面自近中向远中面舌侧的倾斜度大于第一磨牙。远中颊尖明显缩小。近中颊轴嵴较远中颊轴嵴突出。

（3）舌面近中舌尖占舌面的大部分，远中舌尖更小，极少有第五牙尖。

（4）𬌗面斜嵴不如上颌第一磨牙明显，有远中沟越过，有的上颌第二磨牙𬌗面无斜嵴可见。远中舌尖不显著而近中舌尖特大，舌面明显小于颊面。

（5）牙根数目与上颌第一磨牙相同，但三分叉根比较靠近，且向远中偏斜。少数牙根愈合成 2 根，即近中颊根或远中颊根与舌根愈合，或近、远中颊根愈合，使原有的 3 根愈合成 2 根；极少数为近、远中颊根和舌根相互愈合。

13．下颌第一磨牙　恒牙中萌出最早，𬌗面尖、嵴、沟、窝、斜面最多。

（1）颊面：约呈梯形，近远中径大于𬌗颈径。𬌗缘长于颈缘，近中缘直，远中缘突。𬌗缘可见近中颊尖、远中颊尖和远中尖的半个牙尖，分别有颊沟和远颊沟分隔。近中颊尖与远中颊尖的颊轴嵴与颊沟平行，远中尖的颊轴嵴不显著。颊颈嵴与颈缘平行。外形高点在颈 1/3。

（2）舌面：亦呈梯形，较颊面小而光滑圆突。𬌗缘可见近、远中舌尖，舌沟从两舌尖间越过。无明显轴嵴，外形高点在中 1/3。

（3）邻面：约呈四边形，牙冠倾向舌侧，颊尖低于舌尖。近、远中接触区均在近𬌗缘偏颊侧；远中面小于近中面。近中面颊缘与颈缘构成的颊颈角和由舌缘与𬌗缘构成的舌𬌗角均较锐。

（4）𬌗面：略正方形。

①边缘嵴：𬌗缘由四条边缘嵴围成：颊𬌗边缘嵴长于舌𬌗边缘嵴，近𬌗边缘嵴较长且直，远𬌗边缘嵴较短且突。

②牙尖：可见 5 个牙尖。近、远中颊尖短而钝，近、远中舌尖长而尖，远中尖最小位于颊面与远中面交界处。

③三角嵴：𬌗面 5 条牙尖三角嵴朝向中央窝，其中以远中颊尖三角嵴最长，远中尖三角嵴最短。

④斜面：舌尖的舌斜面与对颌牙无咬合接触。颊尖和远中尖的颊斜面和舌斜面及舌尖的颊斜面与对颌牙均有咬合接触。

⑤窝及点隙：中央窝位于𬌗面二近中牙尖三角嵴的远侧及远𬌗边缘嵴近侧，窝内有中央点隙。在近𬌗边缘嵴的内侧有较小的三角形近中窝，窝内有近中点隙。

⑥沟：共计 5 条发育沟，其中颊沟由中央点隙伸向颊侧，经近中颊尖与远中颊尖之间至颊面；舌沟由中央点隙经两舌尖之间至舌面；近中沟由中央点隙伸向近中，止于近𬌗缘嵴之内；远中沟由中央点隙伸向远中，止于远𬌗缘嵴之内；远中颊尖与远中尖之间有一条远颊沟，从远中沟分出，向远颊方向至颊面。

（5）牙根：双根，扁而厚，根干短。近中根较远中根稍大，近中根的近、远中根面有较深的长形凹陷，根尖弯向远中；远中根的长形凹陷仅见于其近中根面，根尖亦弯向远中。有时远中根分为颊、舌两根，远中舌根短小弯曲，此型约占 22%，拔牙或根管治疗时应注意此关系。

14．下颌第二磨牙

（1）4 尖型：无远中尖，𬌗面呈方圆形，有近中颊舌尖和远中颊舌尖。𬌗面 4 条发育沟呈"＋"形分布：即颊沟、舌沟、近中沟和远中沟，发育沟和边缘嵴使整个𬌗面似"田"字形，为下颌第二磨牙的主要类型。

（2）5 尖型：与下颌第一磨牙相似，𬌗面具有 5 个牙尖和 5 条发育沟，但稍小，离体后两者不易区别。

（3）牙根：近远中根相距较近，皆偏远中，有时聚成一锥体形。极少数分叉为三根，即近中颊根、近中舌根和远中根，此型占 3%，拔牙或根管治疗时应注意此关系。少数牙近、远中根颊侧融合，舌侧仍分开，牙根横断面呈 C 形，故称为 C 形根。

（二）乳牙牙体外形及临床应用解剖

1. 乳牙具有下列特点

（1）乳牙体积小，牙冠短而宽，乳白色。

（2）乳牙牙颈缩窄，唇颈嵴、颊颈嵴明显突出，殆面缩窄，冠根分明。

（3）宽冠窄根是乳前牙的特点，但上颌乳中切牙为宽冠宽根，根尖弯向唇侧。

（4）上颌乳尖牙的近中牙尖嵴长于远中牙尖嵴，是乳尖牙和恒尖牙中唯一牙尖偏向远中者。

（5）下颌第二乳磨牙近中颊尖、远中颊尖和远中尖等大。

2. 各型乳牙的解剖形态特点

（1）上颌乳中切牙

①牙冠：唇面略呈梯形，表面光滑，近远中径大于切颈径，故牙冠宽短为其重要标志。唇面近中缘与切缘平直，远中缘及颈缘较突。近中切角近似直角，远中切角圆钝，唇颈嵴明显隆起。舌面、唇面约等大。舌面近、远中边缘嵴较突，舌面隆突显突，舌窝明显。邻面呈三角形，因唇颈嵴和舌面隆突特别突出，故牙冠颈部很厚，冠根分明。

②牙根：单根，宽扁，唇面宽于舌面，根长约为冠长的 2 倍。根尖 1/3 弯向唇侧，并略偏远中。宽冠宽根为该牙的重要解剖标志。

（2）上颌乳侧切牙

①牙冠：外形与上颌乳中切牙相似，但较小且短窄。近远中径小于切颈径，唇面微突。近中切角圆钝，远中切角呈圆弧形，舌面窝较浅，唇颈嵴、舌面隆突较上颌乳中切牙为小。

②牙根：单根，较窄而略厚，根尖部偏向唇侧，略为斜向远中。

（3）下颌乳中切牙：下颌乳中切牙与下颌恒中切牙的牙冠外形相似，但长度稍大于宽度，不像下颌恒中切牙牙冠呈窄长的外形。

①牙冠：唇面光滑，切缘较直，近、远中缘对称，近中与远中切角较锐，唇颈嵴较突。舌面舌窝明显，边缘嵴窄而突，但舌面隆突小而突。邻面呈三角形，切嵴较薄，位于牙长轴上，唇颈嵴、舌面隆突均较突。

②牙根：单根，较细长，根长度约为冠长的 2 倍。牙根较直，根尖部偏向唇侧。

（4）下颌乳侧切牙

①牙冠：下颌乳侧切牙的牙冠较下颌乳中切牙为大，唇面的近中缘长，而远中缘短，切缘自近中向远中舌侧斜行。近中切角较锐，远中切角圆钝，唇面略突。舌面近、远中边缘嵴、舌面隆突明显，舌窝较深。

②牙根：牙根为单根，其长度比下颌乳中切牙稍长，牙根自唇面向舌侧缩窄，根尖微向唇侧，略微斜向远中。

（5）上颌乳尖牙：上颌乳尖牙牙冠外形与上颌恒尖牙相似，但体积明显缩小，唇、舌轴嵴较为突出。

①牙冠：唇面牙尖长大，约占牙冠长度的一半，牙尖偏远中，近中斜缘长于远中斜缘，此为区别左右上颌乳尖牙和上颌恒尖牙最主要的标志。唇轴嵴突，颈嵴最突，颈缘弧度很小。舌面的边缘嵴突，舌窝被舌轴嵴分隔成近中舌窝和远中舌窝。

②牙根：单根，细长较直，唇侧宽而舌侧缩窄，根尖偏远中并弯向唇侧。

（6）下颌乳尖牙

①牙冠：下颌乳尖牙外形与上颌乳尖牙相似，但牙冠较短而窄。牙尖偏近中，故近中斜缘短而远中斜缘较长。颈缘平直，近中缘较长而直，远中缘较短圆突。唇颈嵴突，唇轴略亦突。舌面的边缘嵴及舌轴嵴略突，舌窝明显。舌轴嵴将舌窝分为两半。

②牙根：牙根为单根，较上颌乳尖牙的牙根稍窄，根尖缩小并略为偏向唇侧，弯向远中。

（7）上颌第一乳磨牙

①牙冠：颊面的宽度大于长度，近中缘长而较直，远中缘短而较突，牙颈缩窄，故颈嵴很突，

特别是颈嵴的近中部分尤为突出；颊尖微突，略偏近中。舌面较颊面小而圆突，𬌗缘上舌尖亦较颊尖圆突。邻面可见其𬌗1/3 显著缩窄，颊侧颈 1/3 处非常突出。𬌗面形态似上颌前磨牙，但颊舌二牙尖的三角嵴及𬌗面沟的形态均不如上颌前磨牙清晰。

②牙根：细长，3 根分开甚远，以保护其间的恒牙胚。根干较短，根分叉接近牙颈部。

（8）下颌第一乳磨牙

①牙冠：其形态不似任何恒牙。颊面虽为四边形，但近中缘长且直，远中缘特短且突。近中颊尖大于远中颊尖，近中颈嵴最突；两颊尖之间有沟。舌面可见长而尖的近中舌尖和短小而圆的远中舌尖；近远中缘的长度约相等；颈缘较直，两舌尖之间有沟。𬌗面为不规则的四边形，其近中边缘嵴特短。4 个牙尖中，以近中颊尖最大，近中舌尖次之，远中颊舌尖很小，近中颊舌二尖相距较近，此二牙尖的三角嵴几乎相连，但有中央沟分隔。中央沟两端有较小的近中窝及较大的远中窝，二窝均较深，𬌗面的沟嵴不清晰。

②牙根：分近中及远中二根。

（三）乳牙与恒牙的鉴别

乳牙体积小，牙冠短而宽，乳白色；颈部缩窄，唇颈嵴和颊颈嵴突出；𬌗面缩窄，宽冠窄根；上颌乳尖牙是尖牙中唯一牙尖偏向远中者；下颌第二乳磨牙三个颊尖等大。

恒牙萌出顺序，上颌多为　6→1→2→4→3→5→7　或　6→1→2→4→5→3→7；下颌多为 6→1→2→3→4→5→7 或 6→1→2→4→3→5→7。第三磨牙萌出期很晚，在 20 岁左右，故又名智牙，也可终身不出。

（四）牙体形态的生理意义

1. 牙冠形态的生理意义

（1）切端和𬌗面形态生理意义：切牙切嵴切割食物，尖牙牙尖穿透和撕裂食物，上、下颌后牙凸形结构（牙尖、三角嵴、斜面和边缘嵴）相互接触可压碎食物，凸形结构和凹形结构（窝及发育沟）相互接触可磨细食物。边缘嵴将食物局限在𬌗面窝内，发育沟是食物溢出通道。

（2）牙冠轴面突度生理意义

①唇、颊、舌面突度生理意义：正常突度可使食物按摩牙龈，突度过小挤压牙龈，突度过大则不能按摩牙龈，颈 1/3 的突度还可以扩展龈缘，使其紧张有力。

②邻面突度生理意义：正常接触区周围有外展隙，龈方者称邻间隙，龈乳头充满，可保护牙槽骨和牙冠邻面。正常邻接可防止食物嵌塞，还可使牙及𬌗关系稳定。

2. 牙根形态的生理意义　稳固能保证牙冠行使生理功能。

四、髓腔形态及应用解剖

（一）髓腔各部名称

1. 髓室　髓腔位于牙冠和牙根颈部分，分顶、底和 4 壁（共 6 壁）。
2. 髓角　髓室向牙尖突起成角部分。
3. 根管口　髓室底上髓室与根管的移行处。
4. 根管系统　包括根管、管间吻合、根管侧支、根尖分歧、根尖分叉及副根管。
5. 管间吻合　发自相邻根管间的交通支。
6. 根管侧支　发自根管的细小分支，常与根管呈接近垂直角度。
7. 根尖分歧　根管在根尖分出的细小分支，此时根管仍存在。
8. 根尖分叉　根管在根尖分散为 2 个或 2 个以上细小分支，此时根管不复存在。
9. 副根管　发自髓室底至根分叉处的管道。

（二）髓腔增龄性变化、病理变化及临床意义

1. 增龄变化　髓腔体积逐渐缩小，髓角变低，根管变细，根尖孔窄小，有的髓腔部分或全部钙化阻塞。

2. 病理变化　髓腔病理性变化，如因外伤、酸腐、龋病或非功能性磨损等致牙本质暴露，在受伤处相对的髓腔壁上形成修复'性牙本质，使髓腔缩小。

3. 临床意义　髓腔形态是临床进行牙体、牙髓和牙周疾病治疗的重要依据，它包括髓室的大小、位置、髓角的高低、根管口的位置、根管数目、根管的类型、弯曲程度和方向，以及根管与牙周组织间的关系等，否则可发生意外。

（三）恒牙髓腔的特点及临床意义

1. 解剖特点

（1）上颌中切牙：上颌中切牙的髓腔较大，根管较粗，髓室与根管间无明显界限。上颌中切牙通常为单根管。

①近远中剖面：整个髓腔约呈三角形，髓室顶即三角形的底最宽，接近牙冠中 1/3 处。髓室顶微凹，两侧略尖。髓室向颈缘稍微变窄，自颈缘至根尖逐渐变细。年轻人的髓室顶常有 3 个圆突，指向切嵴，该突随年龄增长，逐渐消失。

②唇舌剖面：髓腔略呈梭形，平颈缘处最厚，向切嵴方向缩小成尖形接近牙冠中 1/3，髓腔从颈缘向根尖逐渐缩小变细。

③横剖面观

牙颈部横剖面：根管呈圆三角形，根管与牙根外形基本相似，位居剖面中央略偏唇侧，舌侧根管壁较唇侧根管壁略厚。

牙根中部横剖面：根管较牙颈部横剖面者约小一半，多呈圆形，位居中央略偏唇侧，舌侧根管壁较唇侧根管壁为厚。

（2）上颌侧切牙：上颌侧切牙的髓腔与上颌中切牙者相似，但略小。近远中剖面髓室顶较整齐，接近牙冠中部，为髓腔最宽处。髓腔宽度从牙颈至根中部逐渐缩小，至根尖 1/3 才显著缩小。唇舌剖面髓腔在颈缘附近最厚，至根尖 1/2 或 1/3 才缩小，并随根尖而弯曲。上颌侧切牙通常为单根管，偶尔有 2 个根管。

（3）下颌中切牙：下颌中切牙髓腔体积最小，唇舌径大于近远中径，根管多为窄而扁的单根管，分为唇舌两管者约占 4%。

①近远中剖面：髓腔呈狭长的三角形，三角形的底为髓室顶，接近牙冠中 1/3，向颈缘逐渐缩小，到颈缘则明显向根尖缩小。

②唇舌剖面：髓腔中部的唇舌径较大，两端较小。髓室顶呈尖形，接近牙冠中 1/3，整个髓腔在牙根颈 2/3 一段较大，向根尖逐渐缩小。

③横剖面

牙颈部横剖面：髓腔呈椭圆形，唇舌径大于远近中径，位居中央。

牙根中部剖面：根管呈椭圆形或圆形，均位居中央。呈圆形者根管显著缩小；呈椭圆形者，根管近远中径较窄。平牙根中部近远中根管壁均仅厚约 1.0mm，根管预备时，应注意此厚度，以免侧穿。

（4）下颌侧切牙：下颌侧切牙的髓腔较下颌中切牙者为大，髓腔近远中径较宽，唇舌径亦较大，根管较长。下颌侧切牙通常为单根管，有 2 个根管者约占 2%。

（5）上颌尖牙：上颌尖牙髓腔形态特点，髓腔的唇舌径很大而近远中径较窄。上颌尖牙通常为单根管。

①近远中剖面：髓腔较窄，两端均呈尖形，髓角接近牙冠中 1/3，与牙尖相对，牙根颈 1/2 处髓腔较宽，到根尖 1/2 才逐渐变窄。

②唇舌剖面：髓室顶窄而尖，接近牙冠中 1/3，髓腔的切端 2/3 很厚，直到根尖 1/3 渐变窄，根尖孔比切牙者为大。

③横剖面

牙颈部横剖面：髓腔较大，位于牙根的中央，呈圆三角形，唇舌径大于近远中径。

牙根中部横剖面：根管较小呈圆形。

（6）下颌尖牙：下颌尖牙的髓腔与上颌尖牙者相似，髓腔亦为唇舌径大而近远中径很窄。其不同点为髓室和根管都较上尖牙者窄、髓角较圆，下颌尖牙通常为单根管，根管为双管者占 4%，根尖孔多位于根尖顶。

①近远中剖面：髓腔较窄，髓角较钝，接近牙冠 1/3 处，髓腔在髓角以下到牙根中部一段略宽，向根尖逐渐变细。

②唇舌剖面：髓腔的唇舌径较大，最大的一段位于牙冠颈部和牙根颈部 1/3 或 1/2，向根尖逐渐变细，髓角呈尖形，接近牙冠中 1/3 处。

③横剖面

牙颈部横剖面：髓腔呈椭圆形，唇舌径较大，位于牙根中央。

根中部横剖面：根管呈圆形或椭圆形。

（7）上颌第一前磨牙

①近远中剖面：与尖牙的近远中剖面形态略相似，但髓室和根管均较窄。

②颊舌剖面：髓室顶上有颊、舌髓角分别突向颊尖和舌尖，与颊舌尖顶斜相对应，即颊舌侧髓角顶分别斜向颊舌侧与颊舌侧牙尖顶相对，颊侧髓角较高，接近牙冠的中 1/3 处，舌侧髓角较低，接近牙冠颈 1/3 处（少数接近牙冠中 1/3），髓室底有 1 个、2 个偶尔有 3 个根管口，与相应的根管相通。

③横剖面

牙颈部横剖面：髓室呈椭圆形，颊舌径均大于近远中径，颊舌向中份缩小呈肾形。

牙根中部横剖面：若为单根管，根管呈椭圆形；若为双根管，颊舌两根管均呈圆形，偶尔有 3 个根管，颊侧两管甚小。

④上颌第一前磨牙的根管可分为下列 4 种类型。

单根单管型：从髓室延伸至根尖孔为单一根管。此型根管窄扁，颊舌径大，近远中径较小，多至根尖 1/3 才缩小，此型约占 28%。

单根双管型：从髓室延至根尖为 2 个分开的根管，由 2 个根尖孔或合并成 1 根尖孔通出牙体外，此型约占 31%。

单根单双管型：1 个根管离开髓室，再分为 2 个根管；或 2 个根管离开髓室，再合成 1 个根管，亦可在分而复合，合而复分，形成复杂的根管形态，此型约占 27%。

双根双管型：颊舌 2 根内各有 1 个根管，从髓室内延伸至根尖，此型约占 14%。

上颌第一前磨牙偶尔具有 3 根、3 根管（颊侧 2 根管，舌侧 1 根管）和 3 根尖孔者。

（8）上颌第二前磨牙：上颌第二前磨牙的髓腔形态与上颌第一前磨牙的髓腔形态相似，但髓腔近远中宽度较窄，颊舌厚度却较大，颊、舌侧髓角均较短，位于牙冠颈部 1/3。

根管亦分为 4 种类型：①单根单管型，约占 48%；②单根双管型，约占 19%；③单根单双管型，约占 29%；④双根双管型，约占 4%。

（9）下颌第一前磨牙

①近远中剖面：下颌第一前磨牙髓室和根管形似尖牙，但较狭窄。

②颊舌剖面：下颌第一前磨牙颊侧髓角特别长，位于牙冠中 1/3，舌侧髓角短圆而不明显，接近牙冠颈 1/3，整个髓腔的牙冠 2/3 颊舌径大。髓腔多在根尖 1/3 明显缩小成管，少数在根中 1/3 或根颈 1/3 缩小成管，三者共占 83%；在根中部根管形成双管型或单双管型，也有在根尖 1/3 分成颊舌两管者，共占 17%。

③横剖面

牙颈部横剖面：下颌第一前磨牙髓室多呈椭圆形，颊舌径大于近远中径，若为双根管，颊舌两根管均呈圆形。

牙根中部横剖面：根管小而较圆。

（10）下颌第二前磨牙：下颌第二前磨牙的髓腔形态与下颌第一前磨牙者相似。但有不同之处：颊舌剖面，下颌第二前磨牙的颊、舌侧二髓角明显，颊侧髓角稍长于舌侧髓角，两者均位于牙冠颈1/3处。髓室在牙冠颈1/3和牙根颈1/3处大，但在根颈1/3处以下（向根尖）明显缩小成管，也有在牙根中部或根尖1/3缩小成管者。

（11）上颌第一磨牙：上颌第一磨牙的髓室似矮立方形，髓室高度很小，颊舌径>近远中径>髓室高度。髓室顶形凹，最凹处约与颈缘平齐。髓室顶上近颊髓角和近舌髓角较高，两者均接近牙冠中1/3。远颊髓角和远舌髓角较低，均接近牙冠颈1/3处。髓室底上有3～4个根管口，排列呈颊、舌径长，近远中径短的四边形或三角形，近颊根管口距远颊根管口较近而距舌侧根管口较远，远颊根管口位于近颊根管口的远中偏舌侧。各根管口的形态：近颊根管口较扁，远颊根管口略圆，舌侧根管口较宽大。近颊根管为双管型或单双管型者共占63%，远颊侧根管分为两管者占9%，舌侧根管为单根管。

（12）上颌第二磨牙：上颌第二磨牙的形态和功能与上颌第一磨牙相近，故其髓腔形态亦颇相类似但较小，近颊根管为双管型或单双管型者共约占30%，远颊根管和舌根管均为单根管。

上颌第二磨牙可有3～4个根管。Benenati报道一例稀有的4个根管分布，即1个近颊根管，1个远颊根管，2个舌侧根管。

（13）下颌第一磨牙：下颌第一磨牙髓室呈矮立方形，近远中径>颊舌径>髓室高度（约1mm）；髓室顶形凹，最凹处约与颈缘平齐，近舌髓角与远舌髓角高度相近，两者均接近牙冠中1/3。近颊髓角、远颊髓角和远中髓角较低，位于牙冠颈1/3或颈缘附近。髓室底轮廓为近远中径长、颊舌径短的四边形或五边形，髓室底上有2～4个根管口。近中根管为双管型或单双管型者共占87%，远中根管为双管型或单双管型者占40%。

（14）下颌第二磨牙：下颌第二磨牙的髓腔形态与下颌第一磨牙者相似。近中根管为双管型或单双管型者共占64%，远中根管为双管型或单双管型者共占18%。下颌第二磨牙近远中根在颊侧融合，根管亦在颊侧连通，根管横断面呈C形，称为C形根管，约占10%。

2. 应用解剖

（1）上颌前牙髓腔的唇舌径在牙颈部最大，且髓壁较切端为薄，开髓时应从舌面窝中央，向牙颈方向钻入。

（2）上颌前牙位于口腔前部，操作视野开阔。根管的特点是粗大而直的单根管，做根管治疗时操作方便，效果较好。

（3）上颌切牙在活髓牙预备针型嵌体的针道时，应注意避开髓角。

（4）下颌前牙的双根管多分布在唇舌向，在正面的X线片上，因双根管唇舌像相重，应改变投射的角度才能显示。在做根管治疗时，须检查根管口的数目。

（5）下颌切牙因根管较窄，根管侧壁薄（管壁厚约1.0mm），根管治疗时应防止侧穿根管壁。

（6）上颌前磨牙近远中径近𬌗面宽而近颈部窄，开髓时应注意窝洞的形态和位置，防止从近中面或远中面穿孔。

（7）上颌前磨牙颊侧髓角较高，补牙备洞时应避免穿通颊侧髓角。

（8）上颌前磨牙因髓室底较深，开髓时勿将暴露的髓角误认为是根管口。

（9）下颌第一前磨牙因牙冠向舌侧斜度大，故颊尖位于牙冠中份，髓角又高，牙体预备时应避免穿髓；做根管治疗时，器械应顺着牙体长轴的方向进入，以免穿通根管壁。

（10）上颌第一、二磨牙近颊髓角和近舌髓角较高，补牙备洞时应避免穿髓。

（11）上颌第一、二磨牙颊侧二根管口相距甚近，应注意寻找，该二根管较窄小，根管治疗时应注意根管走行的方向。

（12）上颌第一、二磨牙进行嵌体修复制备针道时，应避开髓角，宜从𬌗面颊沟、舌沟、近中窝和远中窝处入手。

（13）上颌第二磨牙有时颊侧二根融合为一粗大的根和根管，治疗时应加注意。

（14）下颌第一磨牙因髓室顶和髓室底相距较近，开髓时应防止穿通髓室底。

（15）下颌第一、二磨牙因舌侧髓角高于颊侧髓角，近中髓角高于远中髓角，牙体预备时应注意避开髓角的位置。

（16）下颌第一磨牙远中舌侧根管细小弯曲，治疗时应加以注意。

（17）下颌第二磨牙有时近远中根在颊侧融合，根管亦在颊侧连通，根管横断面呈 C 形，开髓时勿将根管在颊侧的连通误认为是被穿通的髓室底。

（18）下颌磨牙牙冠向舌侧倾斜，即牙冠颊面近颈部突出，牙冠舌面近𬌗缘较突出，其髓腔亦偏向颊侧，故开髓部位应在𬌗面偏向颊尖处。若在𬌗面中央处开髓，尤其是偏向舌侧，常致舌侧壁薄弱而折断。

3．临床意义　髓腔形态是进行牙体、牙髓和牙周治疗的重要依据。

（四）乳牙髓腔的特点及临床意义

1．乳牙的髓腔形态虽与乳牙的外形相似，但按牙体比例而言，乳牙髓腔较恒牙者为大，表现为髓室大、髓壁薄、髓角高、根管粗、根管方向斜度较大，根尖孔亦大。

2．乳牙髓腔壁薄从髓角至牙尖顶、髓室顶至𬌗面、从髓室底至根分叉表面、髓室壁至牙冠轴面、从根管壁至牙根表面间的距离较小。

3．髓室顶和髓角多位于牙冠中部。

4．乳前牙髓腔与其牙冠外形相似，根管多为单根管，偶见下颌乳切牙根管分为唇、舌向 2 个根管。

5．乳磨牙髓室较大，通常均有 3 个根管：上颌乳磨牙有 2 个颊侧根管，1 个舌侧根管；下颌乳磨牙有 2 个近中根管，1 个远中根管。下颌第二乳磨牙有时可出现 4 根管，其分布为近中 2 个根管，远中 2 个根管。

乳牙髓腔的髓室大、髓壁薄、髓角高，故在制备洞形时，应注意保护牙髓，防止穿髓。由于乳牙髓腔大，牙髓治疗效果好。乳牙在替牙前 3～4 年，牙根即开始吸收。在治疗接近替牙期的乳磨牙时，慎勿将吸收穿透的髓室底误认为是根管口，以致损伤根周组织。

第 2 单元　𬌗　与　颌　位

=========== 重点提示 ===========

本单元内容是口腔解剖生理学的重点也是难点，每年必考。本单元重点掌握：建𬌗的动力平衡；乳牙𬌗特征；牙排列倾斜规律；𬌗曲线；牙尖交错位的特点；覆𬌗覆盖概念及分度；错𬌗的 Angle 分类；3 种颌位关系的定义及关系。熟悉前伸𬌗和侧𬌗特点。

=========== 考点串讲 ===========

一、𬌗的生长发育

（一）建𬌗的动力平衡及影响因素

正常𬌗的建立有赖于面部各组肌肉间的动力平衡，即作用于牙弓的向前与向后、向内与向外的力相互平衡。正常的动力平衡是建立正常𬌗关系的基础。

1．前后向动力平衡　使下颌向前的动力主要来自颞肌、咬肌和翼内肌等升颌肌，除颞肌后束外，其余各肌都有提下颌向前上的作用，从而对牙列产生向前的推动力。其作用主要可通过以下两种机制实现：①闭口咬合时，下颌从后下向前上运动，闭口咬合力给上牙弓施加一个向前作用力。②上、下颌牙牙冠略向近中倾斜，咬合时牙的远中受力大于近中，这种咬合力对牙体有推向前（向近中）的作用，因而正常时牙齿基本上是向近中倾斜的。

另外，舌肌的作用，上、下颌骨后部生长较前部旺盛的颌骨生长特点，也对牙列产生向前的推动力。

使下颌向后、向内的动力主要来自唇、颊肌，其力量加载在上、下颌前牙，通过邻接点而传至牙弓内各牙。一方面，抵抗牙弓向前的推力，使牙弓不至于过度向前发育，形成上颌和（或）下颌前突；另一方面，同时又促进了同颌的牙保持紧密接触、相互支持。

牙列的完整，牙列中各牙之间的相互支持，在维持咬合的前后向平衡方面，具有重要意义。如果牙缺失，位于缺牙远中的邻牙因近中支持丧失，在向前的推动力作用下将向近中移动或倾斜，而位于缺牙近中的邻牙也会因缺少远中支持，在向后方向的动力作用下向远中移动或倾斜。

2. 内外动力平衡　上、下牙弓内侧有舌体，外侧有颊肌，内外方向的动力相平衡。另外，前、后向的动力平衡：一方面可促进上、下颌骨适当向前发育；另一方面亦可促使牙弓向侧方发育。在正常的内、外向动力作用下，牙弓得以正常发育，不至于过宽或过窄。

3. 上下动力平衡　上、下牙弓密切而稳定的咬合接触关系，使得牙在各种生长发育动力作用下，得以保持正常的萌出高度，如果缺少对颌牙，则牙将过度萌出，直至遇到萌出阻力（如对颌牙槽骨等）为止；如果因间隙过小，牙萌出受阻，萌出时阻力大于萌出力，则该牙将低位萌出或阻生。

（二）𬌗的发育阶段及影响因素

1. 乳牙期间𬌗特征　完整的乳牙𬌗存在于2.5～6岁第一颗恒牙萌出之前。乳牙𬌗在口腔内存留的时期，正是儿童生长发育非常旺盛的时期。一方面，摄取、粉碎食物，满足生长发育的营养需要；另一方面，在咀嚼食物过程中，咀嚼力对颌骨的生长发育也构成一种重要的生理刺激，因此保护乳牙、保持乳牙列的健康非常重要。乳牙在颌骨上的位置较垂直，无明显近远中及颊舌向倾斜度，无明显𬌗曲线。由于4岁以后颌骨发育速度明显加快，牙槽骨迅速增大，而乳牙大小仍保持原样，因此牙量显得不足。所以4岁以前和4岁以后，乳牙𬌗特征略有不同。

（1）2.5～4岁乳牙𬌗特征：乳牙在颌骨上的位置较正，没有明显的近远中向或唇（颊）舌向倾斜；𬌗曲线不明显；上、下颌第二乳磨牙的远中面彼此相齐，成一垂直平面，称为齐平末端；由于乳切牙的牙轴接近垂直，无明显唇舌向倾斜，使乳牙𬌗的覆𬌗较深，覆盖较小。

（2）4～6岁乳牙𬌗特征：①随着颌骨的长大，牙排列逐渐不紧密，切牙区及尖牙区出现间隙，其中上颌尖牙近中和下颌尖牙远中的间隙称为灵长类间隙。②牙的切缘及𬌗面产生显著的磨耗。③上、下颌第二乳磨牙的远中面不在同一个平面，下颌第二乳磨牙移至上颌第二乳磨牙的近中。④随着下颌支的发育，暂时性深覆𬌗可有所减小。在上、下颌乳牙萌出完毕的初期，下牙弓相对于上牙弓仍处于远中位置，上、下颌乳磨牙基本上是同名牙尖相对。随着颌骨不断增大，在乳牙弓内会产生灵长类间隙等生理性牙间隙。恒牙大小或数量均大于或多于乳牙，乳牙弓内出现自然间隙有利于恒牙萌出，有利于形成正常恒牙列。

2. 替牙期间𬌗特征　在替牙𬌗期间（6～12岁），常有暂时性错𬌗表现，此类错𬌗在牙𬌗的发育过程中，常可自行调整为正常𬌗，因此无须矫正。这些暂时性错𬌗主要表现为以下几种类型。

（1）上唇系带位置过低：在乳牙初萌时，上唇系带常位于两中切牙之间，此为暂时现象，随着面部和颌骨的发育，牙根的生长，上唇系带可逐渐退缩到正常位置。因此，替牙期的上唇系带位置低不一定是异常。一般需要观察一段时间。

（2）上中切牙间隙：上颌的左右中切牙牙冠偏向远中，在两者之间形成一明显的间隙。这多是因为尚未萌出的上颌侧切牙在牙槽骨内挤压了中切牙的牙根，迫使之向近中移动所造成的。待侧切牙萌出后，一方面其对中切牙牙根的挤压作用减弱或消失；另一方面侧切牙萌出过程中对中切牙的牙冠产生挤压作用，迫使之向近中移动，这样上中切牙间隙便会逐渐消失，中切牙位置转为正常。

（3）上切牙牙冠偏远中：因颌弓暂时增长不足，上颌中切牙、侧切牙的牙根分别受到来自未萌出的侧切牙、尖牙牙冠向近中的挤压力，使得牙冠向远中偏斜。待侧切牙、尖牙相继萌出，同时牙槽骨又有所增长之后，各切牙的牙体长轴可恢复正常。

（4）暂时性远中𬌗：上、下颌第一恒磨牙在建𬌗的初期阶段，为偏远中关系。在替牙期间，下颌第一恒磨牙向近中移动的距离较上颌第一恒磨牙多。这样，便能使上、下颌第一恒磨牙建立中性𬌗关系。

（5）暂时性拥挤：恒切牙初萌时，可能呈一定的拥挤状态。但由于：①乳磨牙的近远中径较恒前磨牙大，故乳磨牙被相应恒前磨牙替换后，牙槽骨量相对较多，可以为远中的磨牙提供一些向近中移动的空间，这样第一磨牙的关系便可以由原来的远中关系变为中性关系；同时尖牙也可以略向远中移动，以供前牙调整位置之用。②替牙期正值颌骨生长旺盛期，颌骨前部的宽度有所增长，这样可改善前牙的拥挤状态。③前磨牙萌出时，其位置较乳磨牙更向颊侧，恒切牙、尖牙萌出的位置也较乳切牙、乳尖牙更向唇侧。以上诸因素作用结果，恒牙弓增大，为恒牙调整位置、建立良好咬合对应关系，提供了有利的条件。

（6）暂时性深覆𬌗：有时上颌恒切牙较先萌出，以后与下颌恒切牙形成深覆𬌗关系。这种现象可能是暂时性的，待后牙咬合高度增长了，切牙的深覆𬌗现象可以自行消失。总之，替牙𬌗期牙的变化很大，需细心观察，慎重诊断，对于能够自行调整的暂时性错𬌗，不需要治疗。值得特别注意的是一些错𬌗不仅不可能自行消失，而且会影响颌骨的发育，例如前牙反𬌗常常会导致上颌骨发育受限、下颌骨发育过度，出现下颌前突面型，因而须及时矫正。

3. **恒牙期间𬌗特征**　所有替换乳牙的恒牙以及第一磨牙都在替牙期间建立咬合接触关系。第二恒磨牙在 12～14 岁萌出，其所占位置间隙大部分由面前 2/3 向前方增长、小部分由面后 1/3 向后方增长而获得。第三恒磨牙多在 17～21 岁萌出，其萌出位置的获得与第二恒磨牙相同。但是现代人第三磨牙常常因萌出空间不足而阻生。

牙龄与年龄：牙具有明显的增龄性变化，因此牙龄是描述生长发育阶段的一个重要指标，依照牙的发育进度，可将个体划分为若干发育阶段，借以比较不同个体间面、颌、𬌗的发育情况。

二、牙列

（一）牙列分类

1. **按照构成牙列的牙的类别**　恒牙列、乳牙列和混合牙列。
2. **按照牙列形态特征**　方圆形、尖圆形、椭圆形牙列。
3. **按照牙列中牙的排列情况**　正常牙列和异常牙列。

（二）牙排列特点和生理意义

1. **牙列形态（根据 6 个前牙排列情况）**　方圆形、尖圆形、椭圆形。
2. **牙列大小**

（1）牙列长度与宽度：根据对我国国人资料的研究结果，上、下恒牙列长度或宽度呈正相关系，上颌牙列宽 55mm 左右，长 50mm 左右；下颌牙列宽 52mm 左右，长 41mm 左右。

（2）Terra 牙列指数这是采用牙列宽度与牙列长度比值来描述上、下牙列大小关系的一种方法。

Terra 指数：牙列宽/牙列长×100%。

3. **牙正常排列的倾斜规律**　牙不是垂直地排列在牙槽骨中，而是具有一定的倾斜方向与倾斜角度。正常情况下，牙的倾斜方向与咀嚼运动所产生的力的方向是相适应的，从而使力得以沿着牙体长轴的方向传导，这有利于在发挥牙咀嚼食物能力的同时，保护和维持牙周组织的健康。牙的倾斜还使牙列中牙互相之间的接触广泛而紧密，增大直接发挥咀嚼食物作用的上、下牙的接触面积，避免咬伤唇、颊、舌，便于舌的运动，同时，还有利于衬托唇、颊，对保持面下 1/3 的形态起着重要作用。

（1）近远中向倾斜：正常情况下，上颌中切牙较正或稍向近中倾斜，上颌尖牙略向近中倾斜，上颌侧切牙是上前牙中向近中的倾斜程度最大者；下颌切牙和尖牙的近远中倾斜程度均比较小。上、下颌前磨牙及第一磨牙在近远中方向上的倾斜度相对较小，牙长轴较正，上、下颌第二、第三磨牙向近中倾斜的程度依次增大。

（2）唇、舌向倾斜：从牙弓的近中或远中方向观察，前后牙亦有不同的倾斜情况，这种倾斜称之为唇（颊）舌向倾斜。唇（颊）舌向倾斜度是指以牙冠方向表示的牙体长轴相对于水平面的倾斜角度。一般来说，上、下颌切牙均向唇侧倾斜，与颌骨前端牙槽突的倾斜方向一致，下颌切牙的倾斜度较上颌切牙小。上、下颌的尖牙、上颌前磨牙及上、下颌的第一磨牙相对较正，下颌前磨牙略向舌侧倾斜。上颌第二、三磨牙向颊侧倾斜，下颌第二、三磨牙向舌侧倾斜。

（3）垂直向关系：为𬌗平面。定义：从上颌中切牙的近中切角到双侧第一磨牙的近中颊尖顶所构成的假想平面，该𬌗平面与鼻翼耳屏线平行，基本上平分颌间距离，并与上唇缘有一定的位置关系，因此在口腔修复的临床中，常以此平面作为制作全口义齿𬌗堤和排列人工牙的依据。

以上颌牙列为基准的𬌗平面作为参考平面，各牙与该平面的位置关系：上颌中切牙、尖牙、前磨牙颊尖与该平面接触，依据不同的上颌𬌗平面的定义，上颌第一磨牙的近颊尖、近舌尖或上颌第二磨牙颊尖，与该平面接触；侧切牙与该平面不接触，磨牙的牙尖距离该平面的距离，从前向后依次增大。

（三）𬌗曲线

1. 纵𬌗曲线

（1）下颌牙列的纵𬌗曲线（Spee 曲线）：连接下颌切牙切缘，尖牙牙尖，前磨牙颊尖及磨牙的近、远中颊尖的连线。凹向上，最低处下颌第一磨牙远颊尖。

（2）上颌牙列的纵𬌗曲线（补偿曲线）：连接上颌切牙切缘、尖牙牙尖、前磨牙颊尖及磨牙的近远中颊尖的连线。凸向下。

2. 横𬌗曲线（Wilson 曲线）　连接双侧同名磨牙颊、舌尖，形成一条凸向下的曲线。

上、下颌牙列的𬌗曲线，无论是横𬌗曲线还是纵𬌗曲线，均彼此相似或吻合，使得上、下颌牙在咀嚼运动过程中，能够保持密切的接触关系，并与下颌运动的方式相协调。同时，𬌗曲线与牙槽突的曲线形态也是基本一致的，这对于咀嚼力的分散与传导，保护牙周组织健康，都是十分重要的。

三、𬌗

（一）牙尖交错𬌗及其特点

1. 定义　牙尖交错𬌗（ICO）是指上、下颌牙牙尖交错，达到最广泛、最紧密接触时的一种咬合关系，过去该𬌗关系被称为正中𬌗（CO），但因"正中𬌗"一词不如"牙尖交错𬌗"那么确切地描述此咬合特征，故现多以"牙尖交错𬌗"称谓。

正常的牙尖交错𬌗，上、下颌牙最广泛、最紧密地接触，整个牙列及牙周组织受力均匀，便于承受和分散咬合负荷，最大限度地发挥咀嚼食物的潜能，因此是一种非常重要的𬌗关系。

2. 特点

（1）上、下牙列中线对正，正对着上颌唇系带。

（2）除上颌最后一个磨牙及下颌中切牙外，每牙都与对颌两牙相对应接触。

（3）尖牙关系正常（上尖牙牙尖顶对应下尖牙远唇斜面及唇侧远中缘，下尖牙牙尖顶对应上尖牙近舌斜面及舌侧近中缘）。

（4）第一磨牙为中性关系（上颌第一磨牙近颊尖正对着下颌第一磨牙颊面沟，下颌磨牙近颊尖对着上颌第一磨牙与第二前磨牙之间的𬌗楔状隙）。

（5）前后牙覆𬌗覆盖关系正常。

3. 覆𬌗　覆𬌗是指牙尖交错𬌗时，上颌牙盖过下颌牙唇（颊）面的垂直距离，对于前牙，它是指上切牙切缘与下切牙切缘之间的垂直距离，正常时为 2～4mm；对于后牙，它是指上后牙颊尖顶与下后牙颊尖顶之间的垂直距离。临床上所用的覆𬌗，没有特别说明时，通常是指前牙的覆𬌗。

临床上常根据下切牙被上切牙盖住的程度，将覆𬌗分为浅覆𬌗和深覆𬌗，浅覆𬌗指上切牙盖在下切牙的切 1/3 之内，为正常覆𬌗；深覆𬌗可根据上切牙包盖下切牙的程度分为轻、重度深覆𬌗；轻度深覆𬌗指上切牙盖在下切牙的切 2/3 之内，重度深覆𬌗指上切牙盖在下切牙的切 2/3 以上，下切牙甚至可咬到上腭黏膜，有些内倾型深覆𬌗上切牙可咬到下切牙唇侧牙龈。

4. 覆盖　覆盖是指牙尖交错𬌗时，上颌牙盖过下颌牙的水平距离，对于前牙，它是指上切牙切缘与下切牙切缘之间前后向的水平距离，正常为 2～4mm；对于后牙，它是指上后牙颊尖盖至下后牙颊尖的颊侧，两颊尖顶之间的水平距离。同样，临床上所用的覆盖，没有特别说明时，是指前牙的覆盖。

临床上常根据下切牙咬合在上切牙舌侧的具体部位，将安氏Ⅱ类 1 分类患者的覆盖分为轻、中、重三种情况：下切牙咬在上切牙的切 1/3 之内（水平距离约 3mm 以下）为浅覆盖；1/3～2/3（水平距离 3～5mm）为中（度）覆盖；2/3 以上（水平距离约 5mm 以上）为深覆盖。

（二）前伸𬌗和侧𬌗的特征

1. 前伸𬌗特点　下颌在保持上、下牙接触的同时向前运动，运动过程中下颌所有的位置均称为前伸𬌗颌位。可以重复的前伸𬌗颌位主要包括对刃颌位和最大前伸颌位。

下颌向前运动到上、下前牙切缘相对时的位置称为对刃颌位。过去常把该位称为前伸𬌗位，但是在前伸运动过程中保持上、下颌牙接触的颌位有无数个，对刃颌位仅是无数个前伸颌位中的一个，因此称之为对刃颌位更为贴切。对刃颌位是前牙咬切食物时的一个功能性颌位。

对刃颌位时的咬合接触特点，对于自然牙列，正常情况下，应当是前牙接触，后牙无接触，当前、后牙均有接触甚至仅后牙接触时，其后牙的接触称为前伸𬌗干扰。在总义齿咬合关系中，由于义齿固位的需要，应当制作成前、后牙均有接触的咬合类型，此时这种咬合接触关系称为前伸平衡𬌗。

从对刃颌位下颌还可以保持咬合接触继续前伸，到达最大前伸的位置，称为最大前颌位，这是下颌前伸运动的极限位置。

2. 侧方𬌗特点　尖牙保护𬌗在侧向咬合运动中工作侧仅尖牙接触，接触部位为下颌尖牙牙尖唇侧，上颌尖牙舌侧；组牙功能𬌗侧向咬合运动中多个牙接触，主要接触部位是下后牙颊尖颊斜面和上后牙颊尖舌斜面；非工作侧的咬合接触一般称侧向𬌗干扰，接触部位多位于上颌后牙舌尖颊斜面和下颌后牙颊尖舌斜面。

（三）𬌗的分类及临床意义

形态学分类一般分为正常𬌗和错𬌗。

错𬌗一般采用 Angle 分类法。

1. 安氏Ⅰ类错𬌗　上、下颌第一磨牙为中性关系，而其余牙的𬌗关系有异常表现。它与正常𬌗不同之处在于，正常𬌗者，上、下第一磨牙为中性关系，同时其他牙的咬合关系也正常。该类错𬌗面型多正常。

2. 安氏Ⅱ类错𬌗　上、下第一磨牙为远中𬌗关系，即上颌第一磨牙的近颊尖位于下颌第一磨牙颊面沟近中约半个牙宽度的位置，下牙列相对于上牙列偏向远中。可伴有不同程度的其他咬合异常表现。该类错𬌗常伴有下颌后缩面型。

根据前牙覆𬌗覆盖特点，安氏Ⅱ类错𬌗又可分为两类。

①Ⅱ类 1 分类：双侧第一磨牙为远中𬌗关系，上颌切牙唇向倾斜。

②Ⅱ类 2 分类：双侧第一磨牙为远中𬌗关系，上颌切牙舌向倾斜。

3. 安氏Ⅱ类错𬌗亚类　指一侧第一磨牙为远中𬌗关系，另一侧为中性𬌗关系时的情况。

4. 安氏Ⅲ类错𬌗　上、下第一磨牙为近中𬌗关系，即上颌第一磨牙的近颊尖位于下颌第一磨牙颊面沟远中约半个牙宽度的位置，下牙列相对于上牙列偏向近中。可伴有不同程度的其他咬合异常表现。该类错𬌗常伴有下颌前伸面型。

5. 安氏Ⅲ类错𬌗亚类　指一侧第一磨牙为近中𬌗关系，另一侧为中性𬌗关系时的情况。

（四）面部结构的关系

1. 面部标志　眉间点、眼外眦、眶下点、鼻翼、鼻唇沟、鼻底、人中、口角、颏唇沟、颏下点和耳屏等。

2. 参考线和参考平面　参考线为鼻翼耳屏线，参考平面为眶耳平面。

3. 上、下颌中切牙之间及其与参考平面的关系　上颌中切牙的牙体长轴与眶耳平面的唇向交角约为 70°。上颌中切牙的牙体长轴与牙含平面的舌向交角为 60°～65°；上、下颌中切牙的牙体长轴的舌向交角约为 140°。

4. 面部协调关系

（1）面部等分关系：由鼻底点到颏下点为下部，由鼻底到眉间点为中部，由眉间点到发际为上部，这三部分距离相近。

（2）唇齿关系：下颌位于姿势位时，上颌切牙切缘在上唇下缘下约 1mm，下颌前牙与下唇上缘平齐。唇部丰满适度，没有明显的凸起或凹陷，唇能自然闭合，口角对着上颌尖牙的远中部分或第一前磨牙的近中部分。

（3）牙型、牙弓型与面型的关系：面部较宽者，其颌骨多较宽，牙弓也多较宽。

（4）Balkwill 角：正常平均为 26°。

（5）Bonwill 角：等腰表明面部两侧对称。

（6）Monson 球面：下颌牙列的牙含面与此球面相吻合，而且上颌牙列的补偿曲线也是这球面上的一部分。

四、颌位

（一）牙尖交错位（ICP）

1. 定义　牙尖交错𬌗时下颌骨相对于上颌骨或颅骨的位置，称为牙尖交错位（ICP），它是以牙尖交错𬌗为前提，并随牙尖交错𬌗的变化而变化的下颌位置。无论牙尖交错𬌗为何种形态，它所确定的颌位就是牙尖交错位，故又称为牙位。

2. 标志　常用来描述下颌位置的变量有两个：髁突在下颌窝中的位置和上、下牙的咬合对应关系。牙尖交错位时这两个参考标志的特点如下。

（1）颞下颌关节：髁突在下颌窝中基本处于中央位置，即关节的前、后、上间隙基本相等。髁突的关节前斜面、关节盘中带、关节结节后斜面，三者之间密切接触，双侧髁突形态和位置对称，关节内压力正常。

（2）咬合关系：首先需要有正常的咬合垂直高度，在正常垂直高度状态下，上、下牙牙尖交错，接触广泛而紧密，具有正常的牙尖斜面引导作用，即当下颌自然闭口至上、下牙尖接触时，由于牙周膜本体感受器的反馈调节作用，咀嚼肌做相应的收缩，下颌牙沿着上颌牙牙尖斜面的引导，很自然而且稳定地进入牙尖交错位。

通常也将下颌骨的对称运动中，双侧咀嚼肌收缩对称、有力，作为牙尖交错位正常的重要标志之一。

3. 特点　牙尖交错位以牙尖交错𬌗为依存条件，牙尖交错𬌗有异常变化，如某些错𬌗、多个牙缺失、𬌗面重度磨耗等，均可使牙尖交错位发生改变。牙尖交错位随牙尖交错𬌗的存在而存在，随牙尖交错𬌗的变化而变化，随牙尖交错𬌗的丧失而丧失。

4. 意义　牙尖交错位是下颌的主要功能位，咀嚼、言语、吞咽等功能活动，均与牙尖交错位关系密切；而且牙尖交错位是最易重复的下颌位置，临床上可作为许多检查、诊断和治疗的基准位；牙尖交错位正常，则双侧咀嚼肌可发挥相对均衡、对称的收缩力，有利于下颌的各种口腔功能运动的协调与稳定，对于防止运动时产生的创伤作用，具有积极的意义。

（二）正中关系与后退接触位（RCP）

1. 定义　从牙尖交错位开始，下颌还可以向后下移动少许（1mm 左右），此时，后牙牙尖斜面部分接触，前牙不接触，髁突位于其在下颌窝中的最后位置，从该位置开始，下颌可以做侧向运动，下颌的这个位置称为后退接触位，是下颌的生理性最后位。

2. 形成机制　下颌之所以能从牙尖交错位退至后退接触位，主要是由以下诸因素决定。

（1）髁突后方关节窝内为软组织结构，具有一定的缓冲空间，使得髁突向后移动具有可能性。

（2）颞下颌关节韧带具有一定的可让性，它对髁突向后的运动，有一定的限定作用，同时也具有一定的缓冲范围。

（3）肌肉收缩是各种运动所必不可少的，下颌从牙尖交错位向后下运动至后退接触位的过程中，以及该位置的维持，主要由颞肌后束和二腹肌前腹、下颌舌骨肌、颏舌骨肌等舌骨上肌收缩而实现。

3．意义 由于后退接触位属于韧带位，为物理性定位，重复性好，当全口牙或大多数牙丧失后，以牙尖交错𬌗为前提的牙尖交错位也就丧失，或失去了其明确的标志，但此时韧带位仍然存在，临床在修复缺牙过程中，可以以韧带位作为取得牙尖交错位的参考位。

后退接触位是吞咽时下颌经常到达的位置，咀嚼硬物时下颌常到达此位。因此，后退接触位也是下颌的功能位之一。颞下颌关节紊乱病患者诱导不出后退接触位（或称后退接触位与牙尖交错位合并为一个位置）的比例增高，而且对于有后退接触位者，后退时单侧后牙接触的比例增高，因此检查后退接触位存在或正常与否，对于颞颌关节紊乱病的检查、诊断与治疗，也具有重要的价值。

（三）下颌姿势位（MPP）

1．定义 直立或端坐，两眼平视前方，不咀嚼、不吞咽、不说话，下颌处于休息状态，上、下牙不接触时，下颌所处的位置。

2．特点 下颌姿势位时，上、下牙均无接触，上、下颌牙之间从前向后有一个棱形间隙，前端大而后端小，称之𬌗间隙或息止𬌗间隙，也称为自由间隙，为1～3mm。下颌姿势位时，双侧髁突位于关节窝的中央略向前下的位置，双侧颞肌、咬肌、翼外肌上头均有电位活动，颞肌的电位活动最为明显。

3．垂直距离 垂直距离通常是指上下颌在下颌姿势位时面下1/3的高度，临床上以鼻底到颏下点的距离来表示。但有人将牙尖交错𬌗时的面下1/3高度，也称为垂直距离。一般来说，在正常的垂直距离情况下，颌面部诸肌的张力适度，表情自然，能发挥最大的咀嚼功能。

4．形成机制 下颌姿势位是升颌肌对抗下颌骨本身的重量所保持的下颌位置，其形成机制的实质是升颌肌的牵张反射——下颌骨因其本身的重量而下垂，使升颌肌的肌纤维被拉长，刺激了升颌肌中的牵张感受器肌梭，通过神经系统的反馈调节，使升颌肌轻度收缩，以对抗下颌骨的重力下垂作用。因此，升颌肌的牵张反射调节，是形成下颌姿势位的主要机制。此外，牙周组织、颞下颌关节囊与关节韧带中的本体感受器对升颌肌的神经反馈调节、软组织的弹性与黏滞性，对下颌姿势位的保持也起着一定的作用。

5．意义 下颌姿势位有其重要的生理意义，在此位时上、下牙不接触，从而避免了非咀嚼性磨损，牙周及颞下颌关节组织基本不承受负荷，口颌肌比较放松，这是维持口颌系统健康所必需的。如果不咀嚼时上、下牙持续咬合数分钟，就会令人感到疲劳不适，咀嚼肌酸困甚至出现疼痛。因此，保持下颌姿势位的相对稳定及正常的𬌗间隙是十分重要的。

下颌姿势位主要是靠肌张力和下颌骨重力的平衡来维持的，因此并非恒定不变。头位的改变、下颌骨重量的改变（如缺牙、牙磨损、戴义齿等）、口颌肌的功能状态和精神心理因素调节下的神经系统活动的变化等，均可对下颌姿势位产生影响。

（四）三种基本颌位的关系

后退接触位，下颌向前移动约1mm到达牙尖交错位，这两个颌位之间无偏斜的以前后向为主的位置关系，称"长正中"。下颌姿势位，下颌向前上移动1～3mm到达牙尖交错位，这两个颌位表现为垂直方向关系。

（五）前伸𬌗颌位与侧𬌗颌位的特征

1．前伸𬌗 可以重复的前伸𬌗颌位主要包括对刃颌位和最大前伸颌位。

（1）对刃颌位为功能性颌位，咬合接触特点应当是前牙接触，后牙无接触。在总义齿咬合关系中，应制作成前后牙均有接触的前伸平衡𬌗。

（2）最大前伸颌位是下颌前伸运动的极限位置。

2. 侧𬌗　可以重复的侧𬌗颌位主要包括同名牙尖相对颌位和最大侧𬌗颌位。

（1）同名牙尖相对颌位：为后牙咬合运动中一重要功能性颌位。工作侧咬合接触有尖牙保护𬌗（尖牙𬌗，仅尖牙接触，后牙不接触）和组牙功能𬌗（组牙𬌗，2 对以上后牙接触或 1 对后牙及尖牙接触）两种表现。青壮年尖牙𬌗较多，随年龄增长及牙磨耗组牙𬌗增多。非工作侧正常时无咬合接触。总义齿咬合关系中，应制作成工作侧和非工作侧均有接触的侧向平衡𬌗。

（2）最大侧𬌗颌位：下颌侧向运动的极限位置。

第 3 单元　口腔颌面颈部解剖

═══ 重点提示 ═══

本单元内容众多，而且有一定难度，出题量多。本单元重点内容要把握上颌骨的一体四突，几个特殊结构及 3 个支柱；掌握下颌骨的重要结构及薄弱部位；掌握颞下颌关节的特点，与损伤特点的关系；肌肉重点掌握翼内肌和翼外肌起始点；血管要掌握颈外动脉的分支，熟悉颈部静脉的回流；神经关于三叉、面、舌及舌下都要求掌握分支及损伤影响；局部解剖主要还是熟悉腭大孔的体表标志及舌部的淋巴回流特点。了解：腮腺咬肌区、面侧深区的解剖结构特点；颈部分区、下颌下区手术的切口选择及气管切开时应注意的问题。

═══ 考点串讲 ═══

一、颌面部骨

（一）上颌骨

1. 外形　一体四突。

（1）上颌体：前面（脸面）在眶下缘下 0.5cm 有眶下孔，眶下孔下方骨面有尖牙窝。后面上颌结节为翼内肌浅头附着。上面有眶下沟，向前、内、下通眶下管。内面有上颌窦裂孔与蝶骨翼突和腭骨垂直部共同构成翼腭管，管内有腭降动脉及腭神经通过。

（2）四突

①额突：上、前、后分别与额骨、鼻骨和泪骨相接，参与泪沟形成。

②颧突：外上与颧骨相接，向下至上颌第一磨牙处形成颧牙槽嵴。

③腭突：在上颌中切牙腭侧、腭中缝与两侧尖牙连线交点上有切牙孔，下有鼻腭神经。

④牙槽突：上颌骨包绕牙根周围的突起部分。上颌骨牙槽突与腭骨水平部共同构成腭大孔，有腭前神经通过，腭大孔表面标志为上颌第三磨牙腭侧牙龈缘至腭中缝连线中外 1/3 交点上。

2. 结构特点

（1）牙槽窝：周壁称固有牙槽骨，包被于牙周膜外围，X 线呈现一白色线状影像。

（2）上颌窦：底壁由前向后盖过上颌第二前磨牙到上颌第三磨牙根尖，上颌第一磨牙距离上颌窦底壁最近，上述牙的牙源性感染可累及上颌窦，拔除残根时要注意防止牙根穿透上颌窦。

（3）支柱：上颌骨与咀嚼功能关系密切，在承受咀嚼压力显著的部位，骨质增厚，以利于将咀嚼压力传导至颅底，由此形成三对支柱均下起上颌骨牙槽突，上达颅底。

①尖牙支柱：或称鼻额支柱，主要传导尖牙区的咀嚼压力。该支柱起于上颌尖牙区的牙槽突，上行经眶内缘至额骨。

②颧突支柱：主要传导第一磨牙区的咀嚼压力。该支柱起于上颌第一磨牙的牙槽突，沿颧牙槽嵴上行达颧骨分为两支：一支经眶外缘至额骨；另一支向外后经颧弓而达颅底。

③翼突支柱：主要传导磨牙区的咀嚼压力。该支柱由蝶骨翼突与上颌骨牙槽突的后端相互连接而构成，将咀嚼压力传至颅底。

此外，在各支柱间还有横行的连接支架，诸如眶上弓、眶下弓及鼻骨弓等，与拱门结构的原理颏相近似，故使上颌骨及其颌骨比较坚固且富于支持力。因此，一般轻微的创伤，力量常在上述诸骨结合处或腔窦弥散消失；但在暴力作用下，常可造成上颌骨及其颌骨的同时破损，甚至波及颅脑。上颌骨骨折时，骨折线亦多与上述上颌骨的解剖结构和紧邻有关。上颌骨主要为表情肌附着，肌束薄弱，因而骨折片移位的程度与肌收缩牵拉无明显关系。

（二）下颌骨

1. 外形

（1）下颌体：外面中线处见正中联合，在其两旁近下颌缘处有颏结节，由颏结节经颏孔向后延伸至下颌支前缘有外斜线，有降下唇肌及降口角肌附着，外斜线下有颈阔肌附着。外斜线上方，下颌第二前磨牙或第一、二前磨牙之间的下方，有颏孔，内有颏神经血管通过。内面上颏棘为颏舌肌附着点，下颏棘为颏舌骨肌附着，内斜线有下颌舌骨肌附着，内斜线下方有二腹肌窝，为二腹肌前腹起点。下颌下缘常作为下颌下区手术切口标志。

（2）下颌支

①喙突：或称肌突，呈扁三角形，有颞肌和咬肌附丽。颧骨骨折时，骨折片可压迫喙突，影响下颌运动。

②髁突：或称关节突，分髁、颈二部。髁突上有关节面，与颞下颌关节盘相邻。关节面上有一横嵴将其分为前斜面与后斜面。髁突的长轴斜向内后，与下颌体的长轴相垂直，有利于在活体理解髁突长轴的方向。髁突下部缩小为髁突颈，颈下部前方有小凹陷，称关节翼肌窝，为翼外肌上头之附着处。喙突与髁突之间，借 U 形的下颌切迹（或乙状切迹）分隔。切迹内有咬肌血管、神经通过。髁突是下颌骨的主要生长中心之一，如该处在发育完成前遭受损伤或破坏，将影响下颌骨的生长发育，导致面颌部畸形。

③内面：其中央稍偏后上方处有下颌孔，该孔呈漏斗形，其口朝向后上方。男性下颌孔约相当于下颌磨牙的牙合平面，女性及儿童者位置较低。下颌孔的周围关系较复杂。

下颌孔的前方，有锐薄的小骨片，名下颌小舌，为蝶下颌韧带附着处。

下颌孔的后上方，有下颌神经沟，下牙槽神经、血管通过此沟进入下颌孔。下颌神经沟约相当于下颌磨牙牙合平面上方约 1cm。下牙槽神经口内法阻滞麻醉时，为了使针尖避开下颌小舌的阻挡，接近下牙槽神经，注射针尖应在下颌孔上方约 1cm 处，注入麻醉药以麻醉该神经。

下颌孔的前上方，有由喙突往下后及髁突往前下汇合成的骨嵴称下颌隆凸，此处由前往后有颊神经、舌神经及下牙槽神经越过，故在下颌隆突处注射麻醉药，可以同时麻醉上述三神经。

下颌孔的下方，有一向下前之沟，称下颌舌骨沟，该沟沿下颌舌骨线之下方向前伸延，沟内有下颌舌骨肌神经、血管经过。

下颌孔向前下通入下颌管。

下颌小舌的后下方，骨面粗糙，称为翼肌粗隆，为翼内肌附着处。

④外面：外面上中部有突起或骨嵴，称下颌支外侧隆突。该突相应位于下颌支内侧面的下颌孔前或后 5mm，下颌孔上缘上方 1.0～16mm 处。行下颌支手术（如下颌前突矫正术），可以下颌支外侧隆突为标志，保护下牙槽血管神经。外面下部粗糙称咬肌粗隆，为咬肌附着处。下颌支后缘与下颌体下缘相接处称下颌角，有茎突下颌韧带附着。

2. 内部主要结构

（1）下颌管：距下颌骨内板比外板近，距下颌支前缘比后缘近，距下颌体下缘比牙槽嵴近。与下颌磨牙根尖比较接近，特别是下颌第三磨牙根尖。

（2）牙力轨道和肌力轨道。

3. 薄弱部位　下颌骨为颌面诸骨中体积最大、面积最广、位置也最为突出者，在结构上也存在着下列薄弱部位较易发生骨折。

（1）正中联合：该处位置最为突出，也是胚胎发育时两侧下颌突的连接处。

（2）颏孔区：此处有颏孔，又有下颌前磨牙的牙槽窝位于其间。

（3）下颌角：位于下颌体与下颌支的转折处，骨质较薄。

（4）髁突颈：该部位较细小，其上下均较粗大，无论直接或间接暴力的打击，均可发生骨折。

当然，结构特点并非下颌骨骨折的唯一因素，骨折的部位尚需受外力的方向、程度和性质等综合因素来决定。

（三）腭骨

1对L形骨板，位于鼻腔后部，上颌骨与蝶骨翼突之间，参与鼻腔底和侧壁、腭、翼腭窝、翼窝和眶下裂的构成，分为水平与垂直两部分及3个突起。水平部构成鼻腔底的后部、硬腭的后1/4，其外侧缘与上颌骨牙槽突共同构成腭大孔；两侧水平部的内缘在中线处相连，形成鼻嵴后部。垂直部构成鼻腔的后外侧壁，其外侧面有翼腭沟与上颌体内面和蝶骨翼突前面的沟，共同形成翼腭管。垂直部上缘有蝶突和眶突，两突间的凹陷为蝶腭切迹，蝶腭切迹与蝶骨体的下面合成蝶腭孔，翼腭窝经此孔通向鼻腔。在水平部与垂直部的连接处有锥突，锥突后面的中部构成翼突窝底。

（四）蝶骨

蝶骨包括中央的体部、1对小翼和大翼，以及蝶骨体和大翼交界处向下伸出的2个翼突。蝶骨前接额骨和筛骨，后接颞骨和枕骨，下接犁骨和腭骨。

1. 蝶骨体　居蝶骨中部，以中隔将蝶骨体分为左右两个气窦，为蝶窦。

2. 小翼　上面平滑与大脑额叶相邻，下面为眶顶的后部和眶上裂的上界。

3. 大翼　有4个面，为大脑面、颞面、眶面、颞下面。

4. 翼突　为1对蝶骨体与大翼连接处伸向下方的突起，由外板和内板构成。

（五）颞骨

位于蝶骨、顶骨与枕骨之间，分为颞鳞、乳突、岩部和鼓板四部分。

（六）舌骨

呈U形，位于甲状软骨上方，下颌骨后下方，为颈部的重要骨性标志。舌骨分为舌骨体、大角和小角。

二、颞下颌关节

颞下颌关节上由颞骨关节窝及关节结节（两者合称颞骨关节面），下由下颌骨髁突，以及居于两者间的关节盘，外包以关节囊和囊内外韧带所构成。

（一）组成及结构特点

1. 下颌骨髁突　头椭圆，内外径长，前后径短。侧面观：有一横嵴将髁突顶分为前斜面和后斜面，前斜面小，是负重的功能面；颈部细，有关节翼肌窝，为翼外肌附着点。

2. 颞骨关节面　包括关节窝和关节结节。关节结节侧面观分前斜面和后斜面，后斜面为功能面。

3. 关节盘　位于关节窝与髁突之间，内外径长于前后径，分前带、中间带、后带、双板区。

（1）前带：厚约2mm，主要由前后方向排列的胶原纤维和弹性纤维所构成。纤维间有毛细血管、小动脉和神经。

（2）前伸部：位于前带前方，由上、下二部构成。上部附于关节结节前斜面之前缘，称为颞前附着；下部附着于髁突前斜面的前缘，称为下颌前附着。上下二附着还与翼外肌上头肌腱及关节囊相连。也有将上下二附着、翼外肌上头肌腱及关节囊融合在一起，合称为前伸部。

（3）中间带：中间带为关节盘之最薄处，厚约1mm，位于关节结节后斜面与髁突前斜面之间。主要为前后方向排列的胶原纤维和弹性纤维所构成，但无血管及神经成分，有软骨基质及成纵行排列的软骨细胞，但无软骨细胞囊，属软骨样细胞。随着年龄的增长，纤维性结缔组织向纤维软骨的过渡形式明显增加。正常关节盘中心区无血管分布，有关节症状者，关节盘中心发生钙化，血管分布也增加。中间带为关节的负重区，亦是关节盘穿孔的好发部位。

（4）后带：为关节盘的最厚处，厚约 3mm，介于关节窝顶与髁突横嵴之间。后带组织结构仍以胶原纤维及弹性纤维构成其主体，但纤维方向不定，无血管及神经成分。

（5）双板区：位于后带后方，分为上、下两板，上板由胶原纤维和粗大的弹性纤维构成，附着于鼓鳞裂和岩鳞裂，称为颞后附着；下板主要由胶原纤维构成，附着于髁突后斜面的下缘，称为下颌后附着。

当闭口运动时，上板的粗大弹性纤维协助关节盘复位并维持关节盘的平衡。上、下两板间含有疏松结缔组织，其内含有丰富静脉丛和神经。该处的神经受刺激，可产生关节疼痛，也是关节盘穿孔的好发部位。

4. 关节囊和关节间隙　关节囊呈袖套状，上前方附着于关节结节前斜面的前缘，上后方附着于鼓鳞裂及岩鳞裂，内外侧附着于关节窝的边缘。关节囊连于关节盘的周缘后，向下附着于髁突颈部。

关节囊外层为纤维层，内层由滑膜层构成。正常滑膜光滑柔软，呈淡红色，透过表层，毛细血管清晰可见。滑膜呈皱褶突向关节腔，富于伸展性，以适应关节盘的运动改变。关节囊前内侧壁较薄，后壁较厚，外侧壁最厚。

关节盘将关节腔分为上、下两腔，两腔均为潜在性腔隙。上腔位于关节囊、关节盘和颞骨关节面之间，大而松弛，有利关节盘及髁突进行滑动，称为滑动关节或称颞-髁关节；下腔位于关节囊、关节盘和髁突之间，小而紧缩，髁突只能在下腔做转动运动，称为铰链关节或称盘颌关节。

关节囊的滑膜层分泌滑液，滑液正常为淡黄色、清亮且具有黏滞性的液体。主要由透明质酸、蛋白质、电解质等组成。pH7.4，比重约 1.010。滑液有润滑和营养纤维软骨关节面和关节盘的作用。多次注射硬化剂于关节腔内，可破坏滑膜，影响滑液分泌，以致引起软骨退行性变。

关节囊后壁与鼓板之间，含有腮腺及结缔组织，故髁突还可后退。

5. 关节韧带　颞下颌韧带、蝶下颌韧带、茎突下颌韧带。3 对韧带的作用：颞下颌韧带可防止髁突向外侧脱位，微开口时能悬吊下颌，大开口时反而松弛，此时下颌主要由蝶下颌韧带所悬吊。下颌极度前伸时，茎突下颌韧带紧张，并固定下颌角，以防止下颌过度向前移位。

（二）血液供应及神经支配

1. 血液供应　颞下颌关节的血液除主要来自颞浅动脉及上颌动脉的关节支外，凡邻近关节约 2cm 范围内的知名动脉，均有分支布于关节，它们是颞浅动脉的分支颞中动脉和面横动脉、上颌动脉的分支颞深后动脉和鼓室前动脉等。

2. 神经支配　主要有 3 条神经分布，耳颞神经的分支分布于关节囊的后内侧壁和外侧壁的大部分；颞深神经的分支分布于关节囊前壁及外侧壁的一部分。咬肌神经的分支分布于关节囊前壁其余部分及内侧壁的一小部分。

（三）颞下颌关节的运动

1. 单纯转动运动　常出现在双侧关节的对称性运动中，主要发生在关节下腔，髁突在关节盘下做前后方向的单纯转动运动，此运动可持续至切牙处的张口度达到 18～25mm 时。

2. 单纯滑动运动　通常出现在双侧关节的对称性运动中，前伸运动时髁突和关节盘沿关节结节后斜面向下方滑动，活动发生在关节上腔。

3. 滑动兼转动运动　通常认为此运动从牙尖交错位开始的开口运动。可出现在对称性运动中，也可出现在非对称性运动中。

三、口腔颌面部肌

（一）表情肌

分布按其部位可分为口、鼻、眶、耳、颅顶肌五肌群。

1. 口周肌群　分为口周肌上组、口周肌下组、口轮匝肌和颊肌。

（1）口周肌上组：笑肌、颧大肌、颧小肌、提上唇肌、提上唇鼻翼肌和提口角肌。

①笑肌：起自腮腺咬肌筋膜，止于口角和唇的皮肤，主要作用是牵拉口角向外上。

②颧大肌：起自颧骨颧颞缝前方，止于口角和上唇的皮肤，主要作用是牵拉口角向外上。

③颧小肌：起自颧骨外侧面的颧颌缝后，止于口角内侧和上唇外侧部的皮肤，主要作用是牵拉口角向外上。

④提上唇肌：起自上颌骨眶下缘和上颌骨颧突附近，止于上唇的皮肤，主要作用是牵拉上唇。

⑤提上唇鼻翼肌：起自上颌骨额突和眶下缘，内侧束止于鼻大翼软骨和皮肤，外侧束与提上唇肌共同参与构成口轮匝肌的构成，主要作用是牵拉鼻翼向上。

⑥提口角肌：起自上颌骨的尖牙窝，止于口角的皮肤，主要作用是牵拉口角向上。

（2）口周肌下组：包括降口角肌、降下唇肌和颏肌。

①降口角肌：起自下颌骨的外斜线，部分止于口角的皮肤，部分止于下唇、颊、口角外侧和上唇的皮肤，主要作用是下降口角。

②降下唇肌：起自下颌骨的外斜线，止于下唇和颏部的皮肤，主要作用是收缩时上提颏部皮肤，并前伸下唇。

③颏肌：起自下颌骨侧切牙及中切牙的牙槽突处的骨面，止于颏部皮肤，作用是收缩时上提颏部皮肤，并前伸下唇。

（3）口轮匝肌：浅层为唇的一侧至对侧的固有纤维，深层为口角处来自颊肌唇部的部分纤维，中层为口周肌上、下组的肌纤维。主要作用是闭唇，并参与咀嚼和发音等。

（4）颊肌：起自上、下颌骨磨牙牙槽突的外面和翼突下颌缝，止于口角、上下唇、颊部的皮肤，主要作用为牵拉口角向后，并使颊部更接近上、下牙列，有助于咀嚼和吮吸。

2．鼻部肌 包括鼻肌、降鼻中隔肌和鼻根肌。

（1）鼻肌：分为横部和翼部。横部起于鼻切迹外侧的上颌骨，与对侧同名肌共同止于鼻背的腱膜。翼部起于上颌骨，止于鼻大翼软骨的外侧面。横部收缩缩小鼻孔，翼部收缩开大鼻孔。

（2）降鼻中隔肌：起于上颌骨中切牙上方的切牙窝，止于鼻中隔软骨和鼻翼的后部，作用是深吸气时开大鼻孔。

（3）鼻根肌：起自鼻骨和外侧鼻软骨的上部，止于鼻根处眉间部的皮肤，可牵拉眉间部的皮肤向下。

3．眼周围肌 包括眼轮匝肌和皱眉肌。

（1）眼轮匝肌：由眶部、睑部、泪囊部组成。主要作用是保护眼球，眶部牵拉眉及颊部皮肤，睑部使眼睑闭合，泪囊部使泪囊扩张。

（2）皱眉肌：起自额骨鼻部，止于眉部内侧半的皮肤，作用是向内下方牵引眉，使鼻根上方的额部产生纵行皱纹。

4．耳周围肌 主要有耳前肌、耳上肌和耳后肌。分别牵拉耳郭向前上、向上、向后。

5．颅顶肌

（1）额肌：起自帽状腱膜，止于眉部皮肤。主要作用是皱额、提眉。

（2）枕肌：起自上项线外侧 2/3 和颞骨乳突部，向前止于帽状腱膜。主要作用是牵拉帽状腱膜向后。

（3）帽状腱膜：是额肌、枕肌的腱膜。两侧逐渐变薄延续为颞浅筋膜，附于上颞线。

（二）舌、腭肌

1．舌肌 分为舌内肌和舌外肌。

（1）舌内肌分为舌上纵肌、舌下纵肌、舌横肌及舌垂直肌。

（2）舌外肌主要起自下颌骨、舌骨、茎突及软腭而止于舌，分别为颏舌肌、舌骨舌肌、茎突舌肌及腭舌肌（表 7-1）。

表 7-1　舌内、外肌的名称及作用

名　称	作　用
舌上纵肌、舌下纵肌	收缩时使舌缩短
舌横肌	收缩时使舌伸长
舌垂直肌	收缩时使舌变宽
颏舌肌	收缩时使舌伸向前下
舌骨舌肌	收缩时使舌拉向后下
茎突舌肌	收缩时拉舌向后上
腭舌肌	收缩时上提舌根

2．腭肌　共 5 对，为腭舌肌、腭咽肌、腭垂肌、腭帆张肌、腭帆提肌。

（1）腭舌肌：起自舌根外侧缘舌内的横肌纤维，止于腭腱膜。主要作用为下降腭帆，上提舌根和缩小咽门。

（2）腭咽肌：起自甲状软骨后缘咽侧壁及咽后壁，止于硬腭后缘及腭腱膜，主要作用是使腭咽弓向中线靠拢，缩小咽门，下降软腭，上提咽喉。

（3）腭垂肌：起自腭骨鼻后棘及腭腱膜，向下后止于腭垂黏膜下。主要作用是牵拉腭垂向上。

（4）腭帆张肌：起自翼内板的基部和咽鼓管软骨附近的骨面，止于腭腱膜和腭骨水平部横嵴之后的下方。主要作用是拉紧软腭，单侧收缩可牵拉软腭向一侧。若两侧同时收缩，则拉紧软腭。

（5）腭帆提肌：起自颞骨岩部下面、咽鼓管软骨和膜部。其作用是为上提软腭，并参与咽侧壁内向移动。

（三）咀嚼肌

1．咬肌　分深浅两层，浅层较大，起自上颌骨颧突和颧弓下缘前 2/3，止于下颌角和下颌支外侧面的下半部。深层起自颧弓深面，止于下颌支外侧面上部和喙突。提下颌骨向上，使下颌骨微前伸。

2．颞肌　位于颞窝，呈扇形。起于颞窝内骨面和颞深筋膜的深面，肌束下行，聚成扁腱，经颧弓深面止于喙突及下颌支前缘直至第三磨牙远中。颞肌的纤维分为前、中、后三部分纤维。前部分纤维垂直向下，中部分纤维斜度逐渐增加，后部分纤维几乎水平向前，弯经关节结节之前。

颞肌为颞深筋膜所覆盖。颞深筋膜向上附着于上颞线，其下部分为浅、深两层。浅层下缘附着于颧弓的上缘及外面；深层下缘附着于颧弓的上缘及内面。两层之间夹有脂肪组织及神经、血管。

作用：上提下颌、闭口，也参与下颌的侧方运动。该肌后份纤维收缩有后退下颌的功能。

3．翼内肌　咀嚼肌中最深的一块。位于下颌支内侧面呈四边形的厚肌，在形态与功能上与咬肌相似，但比咬肌力量弱。有浅、深两头。浅头起自腭骨锥突和上颌结节；深头起自翼外板的内面和腭骨锥突。二头夹包翼外肌下头。其肌束行向下后外，止于下颌角内侧面的翼肌粗隆。在下颌角的后下缘，翼内肌与咬肌以肌腱相连。

作用：上提下颌，并辅助下颌前伸和侧方运动。

4．翼外肌　位于颞下窝，大部分位于翼内肌的上方，略呈水平位。具有两个起头：上头较小，起于蝶骨大翼的颞下面及颞下嵴；下头较大，起于翼外板的外面，肌束行向后外。部分（主要是上头）止于颞下颌关节囊和关节盘的前缘；大部分肌束［包括全部下头和（或）部分上头］止于髁突颈前方的关节翼肌窝。

作用：翼外肌的功能主要是在开闭口过程中，稳定和协调盘-髁突复合体。由于翼外肌呈水平位，牵引髁突和关节盘向前，使下颌前伸，并有开口的作用。单侧翼外肌收缩，可使下颌偏向对侧。翼外肌在功能分类上属开𬌗肌。

（四）颈部肌

分为颈浅肌群、颈中肌群和颈深肌群。

1. **颈浅肌群**　包括颈阔肌和胸锁乳突肌。

（1）颈阔肌：位于颈部皮下，薄而宽扁。起自肩部的三角肌和胸大肌筋膜，越过锁骨，前部纤维向上止于下颌骨体的下缘；后部纤维附着于面下部的皮肤和皮下层。

作用：收缩时，颈部皮肤出现斜行皱纹。可助降下颌，后分纤维牵引下唇及口角向下。

（2）胸锁乳突肌：颈外侧部最长的肌，颈部手术的重要标志。下端起始部有两个起头：胸骨头（内侧头）起于胸骨柄前面的上部；锁骨头（外侧头）扁而宽，起于锁骨内侧 1/3 的上面。锁骨骨折时，其内侧端受胸锁乳突肌锁骨头的牵拉向上移位。

作用：一侧收缩，使头偏向本侧，并转向对侧；两侧同时收缩，使头后仰。

2. **颈中肌群**　包括舌骨上肌群和舌骨下肌群。

（1）舌骨上肌群

①二腹肌：后腹起自颞骨乳突切迹，前腹起自下颌骨二腹肌窝，均止于附着于舌骨体和舌骨大角交界处的中间腱。牵拉颏部向后下，参与开口。

②下颌舌骨肌：起自外斜线，在中线与对侧同名肌汇合成肌性口底，最后部纤维止于舌骨体前面。参与口底构成，收缩时抬高口底。

③颏舌骨肌：中线两侧，舌的下方和下颌舌骨肌上方。起自颏棘，向后止于舌骨体上部。牵拉舌骨向前移动。

④茎突舌骨肌：起自茎突，止于舌骨体与舌骨大角连接处。牵拉舌骨向后延伸口底。

（2）舌骨下肌群

①胸骨舌骨肌：颈前正中线两侧，起于胸骨柄及锁骨胸骨端的后面。肌束止于舌骨体内侧部下缘，颈部手术从白线切入出血较少。

②肩胛舌骨肌：分为上腹和下腹。下腹主要起于肩胛切迹附近的肩胛骨上缘和肩胛上横韧带，终于中间腱。上腹起自中间腱，止于舌骨体外侧部的下缘。

③胸骨甲状肌：位于胸骨舌骨肌深面，起自胸骨柄的后面和第 1 肋软骨的边缘，止于甲状软骨板的斜线。是甲状腺手术时辨认层次的重要标志。

④甲状舌骨肌：是胸骨甲状肌向上的延续。起于甲状软骨板的斜线，向上止于舌骨大角的下缘和邻接舌骨大角的舌骨体。

3. **颈深肌群**　位于脊柱颈段的前方和前外侧，分为内、外侧两群。

（1）内测群：包括头长肌、颈长肌等。屈头、屈颈。

（2）外侧群

①前斜角肌：起自第 3～6 颈椎横突前结节，止于第 1 肋骨上面的斜角肌结节。作用：一侧收缩，使颈部侧屈；两侧同时收缩，可上提第 1、2 肋，以助深呼吸；当胸廓固定时，可使颈前屈。

②中斜角肌：起自第 2～6 颈椎横突后结节，止于第 1 肋上面，锁骨下动脉沟后方的中斜角肌结节。

③后斜角肌：起自第 5～7 颈椎横突后结节，止于第 2 肋外侧面中部的粗隆。

（五）口颌系统肌链构成及其临床意义

1. **水平肌链**　由口轮匝肌、颊肌和咽上缩肌组成。与舌肌组成影响整个牙弓和𬌗的形成。单侧唇裂或双侧唇裂，影响前牙弓与前腭突的发育；巨舌症造成前牙开𬌗和下颌前突。

2. **垂直肌链**　由软腭肌等组成。在发音和吞咽等功能活动中，起活瓣作用。

3. **姿态肌链**　由颈部肌肉通过帽状筋膜，连接颞肌、咬肌和舌骨上、下肌群组成。斜颈患者破坏了姿态肌链，造成颜面部不对称畸形。

四、血管

（一）颈内、外动脉的主要分支与分布

颈总动脉在平甲状软骨上缘处分为颈内和颈外动脉，颈总动脉分叉处有两个解剖结构：颈动脉窦为压力感受器；颈动脉体为化学感受器。

1. **颈动脉窦**　为颈内动脉起始处或颈总动脉分叉处的膨大部分，窦壁内含有特殊压力感受器，当动脉压升高或受到其他压力刺激时可反射性地引起心率减慢，末梢血管扩张，使血压降低。临床上在颈总动脉分叉处附近进行手术时，常用利多卡因进行局部封闭，以避免由于压迫颈总动脉或不慎累及颈动脉窦，导致心率减慢、血压降低之颈动脉窦综合征。

2. **颈动脉体**　系一棕色的椭圆形扁平小体，由结缔组织连于颈总动脉分叉处的后壁或其附近。颈动脉体内含有丰富的毛细血管网和感觉神经末梢，属化学感受器。能感受血液中二氧化碳的含量，当血液中二氧化碳浓度升高时，可反射性地使呼吸运动加快加深。

3. **颈内动脉**　颈部通常无分支。颅内部分支有眼动脉，大脑前动脉，大脑中动脉和后交通动脉等。

4. **颈外动脉**

（1）甲状腺上动脉：该动脉一般在舌骨大角稍下方，发自颈外动脉起始部的前内侧壁。动脉起始后呈弓形弯向前下，沿甲状软骨外侧下行，达甲状腺上极，分支进入甲状腺。其分支除与对侧同名动脉分支相吻合外，也与甲状腺下动脉的分支交通。途中发出胸锁乳突肌支、舌骨下肌支、环甲肌支布于舌骨下肌群及其附近的皮肤，是临床应用舌骨下肌皮瓣的血供来源。

临床上可选在甲状腺上动脉起始处，行颈外动脉逆行插管区域动脉化疗；颈外动脉结扎术在该动脉与舌动脉之间进行。因此，甲状腺上动脉的起点是一常用的标志。

（2）舌动脉：舌动脉于甲状腺上动脉起点的稍上方，平舌骨大角尖处，自颈外动脉前壁发出，因此舌骨大角尖为寻找舌动脉起始位置或颈外动脉的标志。舌动脉在行程中以舌骨舌肌为界分为三段。

第一段：自舌动脉的起点至舌骨舌肌后缘处。此段舌动脉，位置表浅，易于暴露，临床常选做游离瓣手术血管吻合的受区动脉；或做舌动脉结扎术，以控制舌部手术或损伤时的出血。

第二段：系舌动脉在舌骨舌肌深面一段。

第三段：舌动脉于舌骨舌肌前缘处分成舌下动脉、舌深动脉两终支。舌下动脉起始后，前行于颏舌肌与下颌舌骨肌之间至舌下腺，供应舌下腺、口底黏膜及舌肌。舌下动脉穿过下颌舌骨肌与面动脉的分支颏下动脉吻合。

舌深动脉为舌动脉的直接延续，于舌骨舌肌前缘始转向上行，经舌神经内侧、颏舌肌与舌下纵肌间、舌系带两侧的黏膜下，纡曲前行达舌尖部，分支供应舌肌和舌黏膜。

（3）面动脉：或称颌外动脉，通常于舌骨大角的稍上方、二腹肌后腹下缘处，起于颈外动脉的前壁，行向前内上方，经二腹肌后腹与茎突舌骨肌深面，进入下颌下三角，穿下颌下腺鞘达腺的上缘，继经腺上面的沟或腺实质内急转向外，在咬肌附着处前缘，呈弓形绕过下颌骨体的下缘上行至面部。

面动脉的主要分支如下。

①下唇动脉：近口角处发出，纡曲前行于降口角肌深面穿入口轮匝肌，沿下唇黏膜下层行至中线，与对侧同名动脉吻合，此外还与下牙槽动脉分出的颏动脉吻合。下唇动脉供应下唇黏膜、腺体和肌肉。

②上唇动脉：稍粗于下唇动脉，弯曲亦较明显，于口角附近发出后进入上唇，穿口轮匝肌与唇黏膜之间前行至中线，与对侧同名动脉吻合，供应上唇组织。两侧上、下唇动脉在距唇红缘深面约4mm 处的唇黏膜下，行至中线，互相吻合成围绕口裂的动脉环，以手指捏住上唇或下唇的边缘，可扪及动脉环的搏动。临床行唇裂修复术或严重的唇外伤出血，可用唇夹或拇指、示指夹持口唇进行暂时止血。

③内眦动脉：又名角动脉，为面动脉的末段，经鼻的外侧上行，分支供应鼻背和鼻翼，动脉终端行至眼内眦，与眼动脉的分支相吻合。面动脉有时在近口角处即分为上、下唇动脉两终支，而无内眦动脉，在此情况下缺如的部分由眼动脉或眶下动脉的分支代替。

④颏下动脉：面动脉即将转至面部时发出，在下颌骨体下方，沿下颌舌骨肌浅面前行至颏部，分支布于舌下腺、颏部各肌与皮肤，以及舌骨上区的前部，并与舌下动脉、下唇动脉、颏动脉相吻合。当舌下动脉缺如时，颏下动脉的穿支经下颌舌骨肌至舌下区，以代替舌下动脉。临床用的颈阔肌皮瓣在舌骨上区部分的血供主要来自颏下动脉。

⑤腭升动脉：起自面动脉起始部，沿咽上缩肌与翼内肌之间上行达颅底，布于软腭及腭扁桃体等处。

面动脉在临床上经常用作各种游离组织瓣的受区供给吻合动脉。

（4）上颌动脉：下颌骨髁突颈部内后方，分为下颌段（脑膜中动脉、下牙槽动脉）、翼肌段（供应咀嚼肌、颊肌及颞下颌关节囊等）、翼腭段（上牙槽后动脉、眶下动脉、腭降动脉、蝶腭动脉）。

（5）咽升动脉：颈外动脉起始部内侧壁分出，沿咽侧壁上行达颅底。

（6）枕动脉：与面动脉同高度。沿二腹肌后腹下缘行向后上，经乳突根部内侧向后，在斜方肌和胸锁乳突肌附着点之间穿出筋膜至皮下。

（7）耳后动脉：下颌后窝内，二腹肌后腹和茎突舌骨肌上缘起，分布于耳郭后部肌肉和皮肤。

（8）颞浅动脉：分为面横动脉、额支和顶支。

（二）颌面部、颈部主要静脉的回流途径与范围

口腔颌面部分浅静脉和深静脉两类，浅静脉接收口腔颌面部浅层组织血液，汇入深静脉，静脉血通过颈内静脉和颈外静脉回流入心。

1. **颌面部浅静脉**　面静脉、颞浅静脉。

2. **颌面部深静脉**　翼丛：向后经上颌静脉汇入下颌后静脉，向前经面深静脉通入面静脉，向上通过卵圆孔网和破裂孔导血管与海绵窦交通。

（1）上颌静脉：起自翼丛的后端，汇入下颌后静脉。

（2）下颌后静脉：颞浅静脉和上颌静脉汇合而成，分两支，前支与面静脉汇合成面总静脉，后支与耳后静脉汇合成颈外静脉。

（3）面总静脉：汇入颈内静脉。

3. **颈部浅静脉**　颈外静脉：汇入锁骨下静脉；颈前静脉。

4. **颈部深静脉**　颈内静脉和锁骨下静脉，两者汇入头臂静脉。

五、神经

（一）三叉神经的分支及分布

1. **眼神经**　分布于泪腺、眼球、眼睑、眼裂以上前额皮肤、鼻的大部皮肤及部分鼻黏膜。

2. **上颌神经**　感觉神经。

（1）颅中窝段：发出脑膜中神经，分布于硬脑膜。

（2）翼腭窝段：颧神经，分布于颧、颞部皮肤；神经节支（鼻腭神经，分布于两侧上尖牙之间腭侧黏骨膜及牙龈；腭前神经，分布于上颌尖牙往后牙腭侧黏骨膜及牙龈，腭中、后神经分布于软腭及腭扁桃体。

（3）眶下段：上牙槽中神经分布于一侧上颌前磨牙和上颌第一磨牙近中颊根及其周围牙周膜、牙槽骨、颊侧牙龈及上颌窦黏膜；上牙槽前神经分布于上颌切牙、尖牙及其牙周膜、牙槽骨、唇侧牙龈及上颌窦黏膜。

（4）面段：睑支，分布于下睑皮肤；鼻支，分布于鼻侧部及鼻前庭皮肤；上唇支，分布于上唇皮肤和黏膜。

3．下颌神经　混合神经。

（1）脑膜支，分布于硬脑膜。

（2）翼内肌神经，分布于翼内肌。

（3）下颌神经前干：包括支配咀嚼肌的运动神经（颞深神经、咬肌神经、翼外肌神经）及感觉神经（颊神经，支配双侧下颌磨牙及第二前磨牙的颊侧牙龈和黏膜皮肤）。

（4）下颌神经后干：包括感觉神经（耳颞神经和舌神经）及混合性神经（下牙槽神经）。

①耳颞神经：分布于颞下颌关节、耳郭前上部及外耳道、腮腺及颞区的皮肤。

②舌神经：在舌下腺与颏舌骨肌之间，舌神经自上、外方行向下颌下腺管的下、内方，"钩绕"导管，继续在导管的内侧前行，与舌深动脉伴行至舌尖。分布于下颌同侧舌侧牙龈、舌前 2/3 黏膜、口底黏膜和舌下腺。舌神经加入面神经的鼓索，将味觉纤维分布于舌前 2/3 的味蕾；将副交感纤维导入舌神经下方的下颌下神经节，交换神经元后的节后纤维分布于舌下腺及下颌下腺，司腺体的分泌。舌神经在下颌第三磨牙远中及舌侧，位置表浅，表面仅有黏膜覆盖。因此，在行舌下腺、下颌下腺、口底区手术时，要注意防止舌神经的损伤。临床上也可根据这一解剖特点在此行舌神经阻滞麻醉。

③下牙槽神经：起初在翼外肌内侧下行，在翼外肌下缘处穿出，经蝶下颌韧带与下颌支之间与下牙槽动、静脉伴行经下颌孔入下颌管。在前磨牙的下方分为两个终支：一支，颏神经，行向后、上、外方经颏管出颏孔，分布于 $\overline{4\text{-}1\,|\,1\text{-}4}$ 的唇颊侧牙龈、下唇黏膜和皮肤及颏部皮肤，并在中线与对侧同名神经相连；另一支，在骨管内继续前行称为切牙支，分布于下颌第一前磨牙、尖牙及切牙。下牙槽神经在下颌管内发出一系列分支，互相吻合形成下牙神经丛，支分布于下颌牙的牙髓及其牙周膜、牙槽骨。此外，下牙槽神经在进入下颌孔前还发出下颌舌骨肌神经，该神经沿下颌舌骨沟向前下行，分布于下颌舌骨肌及二腹肌前腹。

（二）面神经的分支及分布

1．管段

（1）岩大神经：副交感纤维支配泪腺、鼻和腭黏膜的腺体，味觉纤维直接分布于腭部。

（2）镫骨肌神经：支配镫骨肌。

（3）鼓索：分布于舌前 2/3 味蕾及下颌下腺、舌下腺。

2．颅外段

（1）面神经主干进入腮腺前分支：耳后神经、二腹肌支、茎突舌骨肌支。

（2）面神经主干进入腮腺内分支：颞支、颧支、颊支、下颌缘支、颈支。

颞支受损，临床出现同侧额纹消失；颧支受损，眼睑不能闭合；颊支受损，鼻唇沟变浅或消失、上唇运动力减弱或偏斜以及食物积存于颊部；下颌缘支受损，患侧口角下垂，流口水。

（三）舌咽神经、舌下神经主要分布

1．舌咽神经为混合性神经　运动纤维支配茎突咽肌；副交感纤维控制腮腺分泌；一般感觉纤维分布咽、咽鼓管、舌后 1/3、鼓室等处黏膜及颈动脉窦和颈动脉体；味觉纤维分布于舌后 1/3 味蕾。舌咽神经分支：鼓室神经、颈动脉窦支、咽支、肌支、扁桃体支、舌支。舌咽神经损伤，患侧舌后 1/3 味觉丧失及咽反射消失。

2．舌下神经属运动性神经　支配全部舌内、外肌。舌下神经在下颌角水平，行于二腹肌腱、茎突舌骨肌、下颌舌骨肌和舌骨舌肌之间；在下颌下三角，位于下颌下腺深部及其导管和舌神经下方；在舌骨舌肌浅面，分布于茎突舌肌、舌骨舌肌和颏舌肌；于颏舌肌外侧前行至舌尖分布于所有舌内肌。

六、淋巴

头颈部淋巴结的传统分组如下。

1．环形组淋巴结群　主要指枕部、耳周、下颌下到颏下的区域淋巴结群，由后向前环绕头颈

部交界处排列，包括枕淋巴结、耳后淋巴结、腮腺淋巴结、面淋巴结、下颌下淋巴结及颏下淋巴结。

2. 环形组淋巴结群 除腮腺深淋巴结和部分下颌下淋巴结之外，大多数淋巴结位置较浅，其淋巴输出管常汇入纵形组淋巴结。

3. 纵形组淋巴结群 位置较深，常沿血管、神经或器官附近呈纵形排列，其输出管组成颈淋巴干。左、右颈淋巴干分别汇入胸导管或右淋巴导管。纵形组淋巴结群包括咽后群、颈前群及颈外侧群。

七、口腔局部解剖

1. 口腔边界及表面标志

（1）边界：前壁为唇，经口裂通外界，后经咽门与口咽部延续，两侧为颊，上、下两壁分别由腭和舌下区组成。

（2）表面标志：口腔前庭沟、上唇系带、下唇系带、颊系带、腮腺乳头、磨牙后区、翼下颌皱襞、颊垫尖。

2. 唇、颊、腭、舌、舌下区的局部解剖 唇皮肤富含毛囊、皮脂腺和汗腺，是疖、痈的好发部位；浅筋膜疏松；肌层应对位缝合；黏膜下层有黏液腺，可发生黏液囊肿；感觉神经来自上、下颌神经分支、运动由面神经支配。颊肌表面和颊、咬二肌之间有颊脂垫；翼下颌韧带是翼内肌前缘标志。腭乳头（切牙乳头）是鼻腭神经局部麻醉表面标志；切牙乳头、腭皱襞、上颌硬区及上颌隆突等制作义齿基托应注意结构特点；腭大孔在第三磨牙腭侧，相对于腭中缝至龈缘之外、中 1/3 处，为腭大孔麻醉表面标志。舌下肉阜两侧的舌下襞是舌下腺小管开口，也是下颌下腺管表面标志；口底黏膜深面从两侧向中线有舌下腺、下颌下腺管、舌下神经及舌下神经伴行静脉、舌下动脉。

舌的解剖结构特点、淋巴回流特点：上面分布有丝状、菌状、轮廓、叶状四种乳头（见口腔组织病理部分）。下面有舌系带，对发音及修复关系密切。舌的淋巴管引流分为四组。

（1）舌尖淋巴管，大部分至颏下淋巴结，另一部分至颈肩胛舌骨肌淋巴结。

（2）舌前 2/3 的边缘或外侧淋巴管，一部分至下颌下淋巴结，另一部分至颈深上淋巴结。

（3）舌中央淋巴结，汇入颈深上淋巴结，亦有注入下颌下淋巴结者。

（4）舌后 1/3 淋巴结，引流至两侧颈深上淋巴结。

八、面部局部解剖

1. 面部表面解剖

（1）常用面部表面解剖标志：鼻小柱、鼻底、鼻面沟、唇面沟、颏唇沟、耳屏。

常用面部测量点：眉间点、鼻根点、鼻尖点、鼻下点、鼻翼点、颏上点、颏前点、颏下点、眶下孔（神经阻滞麻醉部位）、颏孔、腮腺管。

美容角：鼻额角（125°～135°）、鼻唇角（90°～100°）、鼻额角（120°～132°）、鼻面角（36°～40°）、颏颈角（85°）。

（2）结构特点：面部皮肤血供丰富；富于韧性和弹性；富含皮脂腺、毛囊和汗腺；表情肌牵动使面部出现丰富的表情；皮下组织疏松，内有面神经、腮腺导管和血管等。

2. 腮腺咬肌区解剖结构特点及临床应用 腮腺咬肌区。

（1）耳屏至眼眶外下缘连线，为颧弓在颜面部表面标志。

（2）颧弓与下颌切迹围成的半月形中点，为咬肌神经封闭及上、下颌神经阻滞刺入点表面标志。

（3）耳屏至咬肌前下角附着于下颌骨下缘处的连线中点，为下颌孔表面投影。

（4）腮腺鞘浅层致密，深层薄弱，易形成咽旁胀肿；腮腺鞘上部与外耳道紧密相连，化脓性感染可在腮腺与外耳道之间互通。

（5）腮腺导管在颧弓下 1.5cm 穿出腮腺鞘，上方有面神经上颊支和面横动脉，下方有下颊支，开口于上颌第二磨牙牙冠相对颊黏膜上。

3. 腮腺与面神经的解剖关系 根据面神经与腮腺的关系，可以分为三段。

第一段：面神经干从茎乳孔穿出到进入腮腺前（乳突与外耳道软骨间，腮腺浅叶覆盖）。

第二段：面神经在腮腺内再分支段。

第三段：面神经 5 组分支扇形分布于面部表情肌段。

4. 面侧深区解剖特点及临床应用 前为上颌骨后面，后为腮腺浅叶，内为翼外板，外以下颌支为界。由浅入深分层：翼丛、上颌动脉、下颌神经与翼外肌。

5. 主要疏松结缔组织间隙的边界及连通 见口腔颌面外科学。

九、颈部局部解剖

1. 颈部分区与颈筋膜的层次结构

（1）分区：以胸锁乳突肌前后缘为界，每侧分为三部。

①颈前三角（二腹肌及肩胛舌骨肌上腹又将其分为下颌下三角、颈动脉三角、肌三角和颏下三角）。

②胸锁乳突肌区。

③颈后三角（被肩胛舌骨肌下腹分为枕三角和锁骨上三角）。

（2）颈筋膜层次结构（由浅入深）：颈浅筋膜，颈深筋膜浅层，颈深筋膜中层，颈脏器筋膜，椎前筋膜。

2. 下颌下三角解剖结构特点及临床应用

（1）边界：上（下颌骨下缘），前下（二腹肌前腹），后下（二腹肌后腹），底（下颌舌骨肌、舌骨舌肌及咽上缩肌）。

（2）下颌下区手术切口常采用平行并低于下颌角及下颌下缘 1.5～2.0cm 处（避免损伤下颌缘支）。

（3）下颌下腺为下颌下三角主要内容物，下颌下淋巴结主要位于下颌下腺鞘内，口腔恶性肿瘤转移时常将下颌下淋巴结同下颌下腺一并摘除。

（4）舌骨舌肌浅面，自上而下依次排列舌神经、下颌下腺导管及舌下神经。

3. 气管颈段的解剖及其临床应用

（1）上接环状软骨，下平胸骨颈静脉切迹与气管胸段延续，长约 6.5cm，6～8 个气管软骨环。

（2）由浅入深：皮肤、颈浅筋膜、颈深筋膜浅层、颈深筋膜中层及其胸骨舌骨肌和胸骨甲状肌。

（3）气管切开应注意：头正中后仰位；3～5 气管软骨环范围内切开，不宜过深，以免刺伤气管后壁，甚至误伤食管；勿切环状软骨；不低于第 5 气管软骨环，以免引起头臂干损伤。

4. 颈动脉三角解剖特点及临床应用

（1）由二腹肌后腹、肩胛舌骨肌上腹和胸锁乳突肌围成。颈深筋膜浅层形成该三角的顶，其底由咽中、下缩肌、甲状舌骨肌及舌骨大角之各一部分构成。

（2）由浅入深：皮肤、颈浅筋膜、颈深筋膜浅层。

（3）颈总动脉在颈动脉三角的下部，从胸锁乳突肌的前缘露出。在甲状腺上动脉与舌动脉之间结扎颈外动脉时，若周围解剖关系不清楚，就有可能误扎颈总动脉，可引起同侧脑部血液循环障碍，导致偏瘫，甚至死亡，其病死率可高达 28% 。

第 4 单元 口腔生理功能

重点提示

本单元内容不多，知识点也比较零乱。一般来说只要掌握真题涉及的重点内容即可，出题没有太偏，也没有太难，需要注意的只是细节。

=== 考点串讲 ===

一、下颌运动

1. 下颌运动的形式、范围及意义

（1）形式：下颌运动极为复杂，通常将该运动归纳为开闭口运动、前伸后退运动及侧方运动三种基本形式。

（2）范围及意义

①边缘运动：边缘运动为下颌向各个方向所能做最大范围的运动。它代表下颌、颞下颌关节及其韧带和咀嚼肌的功能潜力。日常生活中的咀嚼、言语等功能性运动，均包含在边缘运动轨迹的范围内。通常以下颌运动中切点的运动轨迹进行表示。

②习惯性开闭运动：习惯性开闭运动又名"叩齿运动"为一种无意识地进行的反射性开闭运动。当观察习惯性开闭运动切点在矢状面的轨迹时，可见开口较小时的轨迹呈卵圆形开口路位于闭口路的前方。当开口较大再闭口时，整个切点轨迹呈"8"字形，闭口路的始段位于开口路的前方，然后与开口路交叉，末段又位于开口路的后方。

③功能运动：下颌功能运动包括咀嚼、吞咽及言语等活动，此处仅叙述咀嚼运动轨迹。咀嚼运动的冠状面切点轨迹具有似滴泪水形态，但存在个体差异。即使在同一个体，由于咀嚼不同性质、不同数量的食物以及咀嚼的不同阶段，其轨迹的形态均有差异。

2. 下颌运动的制约因素　下颌运动有四个制约因素：①右侧颞下颌关节；②左侧颞下颌关节；③𬌗；④神经肌肉结构。其中，第①②项两个制约因素即双侧颞下颌关节是难以改变的，第③个制约因素可在一定范围内人为地加以调整。通过修改𬌗面甚至重建，可改变应力在牙周膜上的分布，从而改变本体感受器传入的信号，间接地调节第④个因素即神经肌肉的反应，以致影响下颌运动。例如𬌗面牙尖斜度较大者，当咀嚼末期做水平运动时，将形成创伤性的侧向力，此时本体感受器接受刺激，通过神经肌肉的调节则产生垂直向杵臼式的咀嚼运动；反之，𬌗面已磨耗成平面者，咀嚼末期往往呈现水平向运动，牙支持组织的受力较上述垂直杵臼式咀嚼运动者小。其结果通过本体感受器和神经肌肉调节就会产生水平向的下颌运动。总之，𬌗面的形态决定牙支持组织受力的方向，这种受力又刺激牙支持组织的本体感受器，信息传入神经中枢，经过整合作用，从而产生消耗能量最小、避免疼痛与不适而且能发挥最大效能的个体下颌运动型。

3. 下颌运动的记录方法　目前多采用直接观测、机械描记法和电子描记法。

二、咀嚼运动

1. 咀嚼运动的过程和类型　咀嚼运动：切割、捣碎和磨细三个基本动作。分双侧咀嚼（多向双侧交替咀嚼常见）和单侧咀嚼。

2. 咀嚼周期及咀嚼效率

（1）咀嚼周期：咀嚼食物时下颌运动的程序和重复性。

咀嚼周期轨迹特点：图形似滴泪水形态；时间变化，快（开口）-慢（最大开口）-快（闭口）-慢（咬合接触）；时间平均0.875s，其中咬合接触时间0.2s。

咀嚼周期中，每一程序所持续的时间和咀嚼运动的特性，可随食物的大小、硬度、味道、特点及某些疾病的性质而异。

（2）咀嚼效率：机体在一定时间内，对定量食物咀嚼细的程度。

①测定咀嚼效率的方法：称重法、吸光度法、比色法。

②影响因素：牙的功能性接触面积、牙周组织、颞下颌关节疾病、全身性疾病或口腔内软组织炎症、外伤后遗症等、全身因素（如过度疲劳、精神紧张、不良咀嚼习惯）。

3. 咀嚼运动中的生物力及肌肉活动

（1）切割运动：颞下颌为支点，咬肌和颞肌为主要动力点，Ⅲ类杠杆。

（2）捣碎和磨细：非工作侧髁突为支点，咬肌和翼内肌为力点，Ⅱ类杠杆，后期同时存在Ⅱ、Ⅲ类。

（3）咀嚼肌力：提颌肌收缩时所能发挥的最大力，平均 10kg/cm^2。

（4）𬌗力：咀嚼时牙周组织所受力量。

（5）最大𬌗力：牙周组织所能耐受的最大力。①男性大于女性；②第一磨牙＞第二磨牙＞第三磨牙＞第二前磨牙＞第一前磨牙＞尖牙＞中切牙＞侧切牙；③日常所需𬌗力 3～30kg，约最大𬌗力一半。

（6）牙周储备力：最大𬌗力与牙周用力之间的差值，为义齿修复的生理学基础。

（7）肌肉是受神经系统支配的，肌电图所表现的图像不仅是该肌肉本身的兴奋活动，同时也反映出支配该肌肉下位运动神经元的活动，而且也反映中枢神经系统（包括上位运动神经元）进行协调的生理活动。所以肌电图不仅是检查和记录肌肉或运动单位动作电位的变化，而且对研究和诊断神经、肌肉系统的生理和病理情况均具有重要意义。

4. 咀嚼时牙的动度与磨耗

（1）牙的生理动度是由牙周膜的组织学特点所决定的。咀嚼时，牙具有轻微的生理运动，一般不易感知。

具有健康牙周膜的牙的生理动度是由牙槽骨的高度、牙根的形状及所施加力的大小决定。

（2）磨耗：牙面与食物或牙面间摩擦造成牙齿缓慢渐进性消耗现象。

（3）磨损：牙面与外物机械摩擦产生的牙体损耗。

（4）磨耗生理意义：消除早接触点；使牙尖形态与牙周组织功能适应；减少老年人临床牙冠长度，保持根冠比例协调；邻面磨耗代偿牙弓连续向前移动。

5. 唇、舌、颊、腭在咀嚼运动中的作用

（1）唇：对温度和触觉敏感，可防止不适宜的食物进入口腔；帮助转运食物；防止食物或饮料从口腔溢出。

（2）舌：①推送并保持食物在上、下牙列间，以便对其切割、捣碎和磨细。②将食物从牙弓的一个部位转送至另一个部位，以便全牙弓得以均匀使用，避免造成局部负担过重。③搅拌食物，使其与唾液混合，以利吞咽与消化。④舌和口腔后部的感觉末梢，能选择咀嚼完善的食团，以备吞咽；同时也能选择食团中有待咀嚼的部分以便进一步咀嚼。这种选择可在咽和食管上段继续进行，因该处肌肉为随意肌，在吞咽 1～2s 后，如感觉食团未被足够咀嚼，仍可将其吐出。⑤清扫食物残渣，使口腔保持清洁。⑥辨认食物中有无可致创伤的物质。⑦压挤食物，舌背前 2/3 黏膜粗糙，当咀嚼时，可将食物压于硬腭表面或牙弓舌面之间，帮助压碎。

（3）颊：颊在咀嚼中的作用是当其松弛时口腔前庭内可容纳更多已经初步咀嚼的食物，此时如果收缩，则可将其推送至上、下牙列间进行咀嚼。

（4）腭：腭在咀嚼中的作用除与舌共同压挤食物外，硬腭对触觉甚为敏感，能辨别食物粗糙的程度。

6. 咀嚼的作用与影响

（1）咀嚼能磨耗建𬌗初期少数牙的早接触，从而达到建立正常的𬌗关系。

（2）咀嚼压力能影响颌骨的解剖结构，如上颌骨的三对支柱结构。

（3）咀嚼肌的功能性刺激能促进血液循环和淋巴回流，增强代谢，使颅、颌、面正常发育。

三、吞咽、呼吸及言语

1. 吞咽的过程

第一期：食团由口腔至咽，大脑皮质冲动影响下开始的随意运动。

第二期：咽至食管上段，一系列急速反射动作完成。

第三期：食管至胃，食管肌肉按顺序收缩完成。

2. 吞咽对殆、颌、面生长发育的影响

（1）吞咽时，内外侧向牙弓及颌骨施力，异常吞咽可造成上牙弓前突及开殆。

（2）吞咽时提颌肌群刺激下颌生长发育，异常吞咽造成下颌后缩。

（3）吞咽时口腔负压刺激硬腭下降及向前、侧方增长，有助于鼻腔发育。

3. 呼吸与咀嚼、吞咽的关系　呼吸与咬合、吞咽之间的关系，体现在呼吸与咀嚼活动的协调性。咀嚼时，呼吸继续不中断，食物被嚼碎、变软，一旦形成食团，呼吸中断允许食团被吞咽。呼吸道受到刺激时可引起喷嚏反射和咳嗽反射。适宜的殆是有效准备食团的重要成分，又是吞咽-呼吸协调活动的保证。

4. 呼吸方式与颅、面、颌、殆的发育

（1）口呼吸是指呼吸时口鼻并用，鼻呼吸比例≤70%或≤75%时，则认为是口呼吸。

（2）腺样体肥大导致鼻气道阻塞的患儿长期口呼吸导致面高及下面高增大，下颌后缩，下颌长度小，下颌角大。扁桃体肥大的儿童表现出类似的面形，呈现张口状态。口呼吸儿童面部呈垂直生长型，下颌角大，腭盖较高，上颌基骨较窄，牙弓形态窄长，牙弓突度较大。口呼吸儿童会出现反殆、开殆、吐舌吞咽的特征。

（3）扁桃体肥大的儿童殆特征：下切牙舌侧倾斜，上切牙位置唇向，覆殆大，覆盖小，下牙弓短，上牙弓窄，后牙反殆概率增加。呼吸方式的改变，可以引起切牙位置的改变。

（4）口呼吸时下颌下降，导致逐渐发展成长面型，上颌基骨较窄，下唇与上切牙脱离接触。

5. 言语和发音不清

（1）呼吸肌的收缩，使肺部呼出的气体，冲击声带使其振动，发出声音，通过喉腔、咽腔、口腔、鼻窦等的共鸣，加强了声音，体现了不同的音色。加之，舌、唇、颊、腭和牙列及下颌位置的改变，可使口腔、咽腔的形状和容积，能随语音的需要而改变，不同连续的语音，就构成了言语的基础。

（2）言语功能与大脑皮质活动密切相关。与言语有关的神经如下。

①声带：由迷走神经的分支喉返神经支配。

②口咽腔：由迷走神经的分支咽支支配。

③口腔后部：由迷走神经的分支支配软腭之升降。

④口腔中部：由舌下神经的分支支配舌背之升降。

⑤口腔前部：由舌下神经的分支支配舌尖之运动。

⑥口腔前庭：由面神经的分支支配上下唇之运动。

⑦口腔全部空间：由三叉神经的分支支配下颌运动。

（3）口腔部分缺损或畸形对语音的影响：上前牙缺失，发"s、z、f、v"音受影响；唇裂或唇缺损，发双唇音夹杂"s"音；舌缺损或畸形，发元音和辅音中的舌齿音受影响；腭裂，混有鼻音；下颌后缩或过小，难以发双唇音；下颌前突或过大，影响齿音和唇音；戴修复体，影响发音清晰度。

四、唾液的分泌和功能

1. 唾液的性质和成分　唾液为泡沫状、稍浑浊，微呈乳光色的黏稠液体，比重为1.004～1.009。pH6.0～7.9，平均为6.75，但存在个体和分泌时间的差异。在无刺激状态下，如睡眠或晨起床时多呈弱酸性，餐后可呈碱性。唾液的渗透压亦随分泌率的变化而有所不同：分泌率低时，其渗透压可低至约为50mOsm/L；而在最大分泌率时，其渗透压可高达300mOsm/L。唾液中电解质成分也随分泌率的变化而异，其原因是分泌液在流经导管时，导管上皮细胞对电解质的吸收不同所致。

唾液中水分约占99.4%，固体物质约占0.6%（其中有机物约占0.4%，无机物约占0.2%）。唾液中的有机物主要为黏蛋白，还有球蛋白、氨基酸、尿酸和唾液淀粉酶、麦芽糖酶、溶菌酶等。唾液中的黏液主要是黏蛋白,因而具有黏稠性质。唾液中的无机物主要有钠、钾、钙、氯化物、碳酸氢盐和无机磷酸盐等,其次为镁、硫酸盐、氰酸盐、碘化物和氟化物等。唾液中还可混有脱落的上皮细胞、细菌、白细胞和龈沟液。

2. 唾液的分泌和调节

(1) 正常成年人每天的唾液分泌量为 1000～1500ml,下颌下腺静止时分泌量最大,占 60%～65%;腮腺占 22%～30%,但对于进食等刺激的反应大于下颌下腺;舌下腺占 2%～4%,小唾液腺占 7%～8%。

(2) 唾液腺的分泌作用直接受大脑皮质控制。支配唾液腺的传入神经为鼓索、舌咽神经和迷走神经,传出神经包括交感神经和副交感神经。

(3) 唾液分泌的调节完全是神经反射性的。

①引起非条件反射性分泌唾液的正常刺激,包括食物对口腔的机械、化学和温度等刺激。

②引起条件反射性唾液分泌为后天所获得,即通过视、听、嗅觉等产生。食物的形状、颜色、气味及进食的环境都能形成条件反射而引起唾液分泌。

3. 唾液的作用

(1) 消化作用:唾液内含淀粉酶,能将食物中的淀粉分解成糊精,进而水解成 α 型麦芽糖。

(2) 保护和润滑作用:唾液的黏蛋白吸附至口腔黏膜表面,形成一层薄的、有黏弹性膜。这一唾液屏障,既有保护组织对抗脱水,阻止外源性刺激物进入黏膜内;又可使口腔黏膜润滑,使唇、颊、舌能自由运动,有助于咀嚼、吞咽、言语等活动顺利进行。

(3) 杀菌和抗菌作用:唾液中溶菌酶、乳铁蛋白、唾液过氧化物酶硫氰酸盐抗菌系统、 唾液中含有分泌型免疫球蛋白 A (SIgA)。

(4) 溶媒作用:有味的溶液可直接刺激味蕾,但固体食物必须先溶解于唾液中,才能弥散与味蕾接触而尝到味。

(5) 清洁作用:唾液能机械性地冲洗口腔黏膜和牙齿,可将附着其上的食物碎屑及细菌冲除,因而具有清洁作用。

(6) 稀释和缓冲作用:当刺激性强的物质进入口腔时,唾液分泌立即增多,以稀释其浓度;过冷过热的刺激也可借以缓冲,借以保护口腔组织。唾液含有较高浓度的碳酸氢盐,咽下后可直接中和食管内的酸,因而具有保护食管黏膜免受胃酸损伤的作用。

(7) 黏附与固位作用:唾液本身具有黏着力,与嚼碎的食物混合,将食物颗粒粘成食团,便于吞咽。全口义齿基托组织面与牙槽嵴之间有唾液存在,可增加全口义齿的附着力,从而增加固位作用。

(8) 缩短凝血时间:血液与唾液混合后,则凝血时间缩短,其缩短程度与混合之比例有关。血液与唾液之比为 1:2 时,凝血时间缩短最多。

(9) 排泄作用:血液中的异常或过量成分,常可通过唾液排出。

(10) 其他作用:下颌下腺分泌唾液腺激素,腮腺分泌腮腺素,除具有维持下颌下腺与腮腺的正常分泌活动外,还具有调节钙的代谢,促进骨和牙硬组织的发育等作用。

五、口腔感觉

1. 口腔颌面部痛觉　痛觉感受器即口腔内的游离神经末梢。口腔黏膜的痛觉阈值较皮肤高,牙龈缘处最为敏锐,与第二磨牙相对的颊黏膜区有触点无痛点。自颊侧黏膜中央至口角的一段带状区痛觉较迟钝,且温度和触、压觉也较迟钝。牙龈、硬腭、舌尖、口唇等处分布有痛点,自前牙区至磨牙移行区的黏膜痛点依次减少。牙髓及牙周膜的痛觉阈,前牙低于后牙。牙周膜内感受器密度:前牙>前磨牙>磨牙。

2. 口腔黏膜温度觉、触觉及压觉

(1) 引起黏膜触压觉的感受器:主要有 Meissner 触觉小体、Meckel 环形小体、牙周膜本体感受器、游离神经末梢。

（2）口腔黏膜各部对触压觉的敏感度不一：最敏感为舌尖及硬腭前部，较迟钝为颊、舌背和牙龈。敏感度与该处触点分布的密度成正比，自切牙区黏膜、尖牙黏膜、前磨牙区黏膜和磨牙区黏膜的触点依次减少，龈乳头、龈缘、龈、颊黏膜移行区亦依次减少。牙周膜的本体感受极为敏感。

（3）口腔黏膜的温度觉为热觉和冷觉：舌尖、舌边缘、牙龈、硬腭、唇颊等的黏膜处冷点较多；而温点布于上、下颌前牙周围，硬腭前部却仅有冷点而无温点。口唇黏膜对冷、热的耐受力各处不一，上唇黏膜皮肤移行部为 55～60℃，而口腔黏膜为 60～65℃。

3. **牙周本体觉**　牙周膜本体感受器为引起黏膜触压觉的感受器。

4. **味觉**

（1）味觉感受器：是味蕾，主要布于轮廓乳头、舌尖、菌状乳头、叶状乳头及软腭、咽和会厌等处的黏膜上皮内。

（2）味觉传导：舌前 2/3 味觉感受器所接受刺激经面神经之鼓索传递，后 1/3 由舌咽神经传递，后 1/3 的中部及软腭、咽和会厌由迷走神经传递。味觉经面神经、舌咽神经和迷走神经的轴突进入脑干终于孤束核，更换神经元，再经丘脑到达岛盖部的味觉区，产生味觉。

（3）基本味觉：酸、甜、苦、咸。

不同部位敏感性不同：舌尖——甜味；舌侧面——酸味；舌根——苦味；各部分均对咸味敏感；腭部主感酸苦味，软、硬腭交界处对酸苦味比舌更敏感。

（4）影响味觉的因素：嗅觉、年龄、内分泌、精神和心理因素、消化系统或全身疾病、局部因素、修复体、遗传性味盲、温度。

第8章　口腔组织病理学

第1单元　牙体组织

本单元内容较多，考点较散。考试主要出题在釉质结构、牙本质结构、牙髓增龄变化及牙骨质结构的临床意义这几个考点，要求重点掌握。熟悉釉质的理化性质、牙本质的理化性质、牙骨质的理化特性和组织结构。

考点串讲

一、釉质

釉质为覆盖于牙冠的高度矿化的硬组织，是龋病最先侵及的组织，所以受到特殊的关注。釉质是全身唯一无细胞性、由上皮细胞分泌继而矿化的组织，而且其基质由单一的蛋白质构成而不含胶原。釉质对咀嚼压力和摩擦力具有高度耐受性。釉质的基本结构釉柱及其内部的晶体的有序排列使其脆性降低并且有一定的韧性。釉质内的微量元素和非羟磷灰石可改变釉质对酸侵蚀的敏感性，而釉柱中晶体的排列方向也与龋病过程中脱矿方式有关。

（一）理化特性

切牙的切缘处釉质厚约 2mm，磨牙的牙尖处厚约 2.5mm，釉质自切缘或牙尖处至牙颈部逐渐变薄，颈部呈刀刃状。釉质外观呈乳白色或淡黄色。其颜色与釉质的厚度和矿化程度有关，矿化程度越高，釉质越透明，其深部牙本质的黄色越容易透过而呈淡黄色；矿化程度低则釉质透明度差，牙本质颜色不能透过而呈乳白色。乳牙釉质矿化程度比恒牙低，故呈乳白色。

釉质是人体中最硬的组织，成熟釉质重量的 96%～97% 为无机物，其余的为有机物和水。按体积计，其无机物占总体积的 86%、有机物占 2%、水占 12%。

釉质的无机物几乎全部由含钙（Ca^{2+}）、磷（P^{3+}）离子的磷灰石晶体和少量的其他磷酸盐晶体等组成。X 线衍射等研究揭示釉质晶体非常相似于六方晶系的羟磷灰石 $[Ca_{10}(PO_4)_6(OH)_2]$ 晶体。

成熟釉质中的有机物占釉质总重量的 1%，主要由蛋白质和脂类所组成。蛋白质主要来自于成釉细胞。主要有釉原蛋白、非釉原蛋白和蛋白酶三大类。这些蛋白质的主要作用是引导釉质晶体的生长，也可能具有粘结晶体和釉柱的作用。

釉质中的水以两种形式存在，即结合水和游离水。大部分是以结合水的形式存在，它们主要围绕在晶体周围，并借助于晶体表面的 OH 和 CO_3^{2-} 等极性基团而构成晶体的水合层，也可占据无机晶体中的钙空位，并可与釉基质中的蛋白质分子结合。

（二）组织结构

1. **釉柱**　釉质的基本结构，釉柱是细长的柱状结构，起自釉质牙本质界，贯穿釉质全层而达牙的表面。其走行方向反映了成釉细胞形成釉质时向后退缩的路线。此路线不是径直的，因此釉柱彼此横跨缠绕，其长度大于相应部位釉质的厚度。在窝沟处，釉柱由釉质牙本质界向窝沟底部集中，呈放射状；而在近牙颈部，釉柱排列几乎呈水平状。釉柱的直径平均为 4～6μm 。由于釉质表面积比釉质牙本质界处宽大，因此釉柱的直径在表面者较深部为大。

光镜下釉柱的横剖面呈鱼鳞状，电镜下观察呈球拍样，有一个近乎圆形，较大的头部和一个较细长的尾部。头部朝咬合面方向，尾部朝牙颈方向。相邻釉柱均以头尾相嵌形式排列。不同部位釉质的釉柱横断面可有不同的形态表现。

2. **釉质牙本质界**　釉质牙本质界（釉牙本质界）代表来自于上皮和外间充质两种不同矿化组织的交界面。其外形呈贝壳状而不是一条直线。此种连接增大了釉质和牙本质的接触面，有利于两种组织更牢固地结合。釉牙本质界处的蛋白质可能是最初形成釉质的矿化中心，并且可能在釉质和牙本质之间起黏附作用。从三维的角度来看，釉质牙本质界处的釉质形成许多弧形外突，与其相对的是牙本质表面的小凹。电镜观察，此界限不明显，该处仅见大小和排列方向不一的晶体。

3. **釉梭**　是起始于釉牙本质交界伸向釉质的纺锤状结构，形成于釉质发生的早期。此时成牙本质细胞的突起穿过基底膜，伸向前成釉细胞之间。釉质形成时此末端膨大的突起即留在釉质内。在磨片中，牙尖及切缘部位较多见。在干燥的牙磨片中，釉梭的有机物分解代之以空气，在透射光下，此空隙呈黑色。

4. **釉丛**　起自釉质牙本质界向牙表面方向散开，呈草丛状，与釉柱间质和釉柱鞘关系密切。其高度为釉质厚度的 1/4～1/3。釉丛形成于 Tomes 突和釉质沉积阶段，蛋白质含量高。釉丛在釉质中分布均匀，由于其有机物含量较高，被认为是釉质中薄弱区，也可能与釉质和牙本质之间的黏着有关。

5. **釉板**　是垂直于牙面的薄层板状结构。可以贯穿整个釉质的厚度，在磨片中观察呈裂隙状结构。釉质脱矿后经扫描电镜观察呈薄片状。釉板的形成可能属于局部釉质成熟过程的缺陷，使水分和釉质基质残留在这些区域。

釉板内含有较多的有机物，可成为龋（一种发生于牙体硬组织，以组织溶解破坏为特征的感染性疾病）致病菌侵入的途径。特别是在窝沟底部及牙邻面的釉板，被认为是龋发展的有利通道。

6. **横纹**　釉柱上与釉柱长轴相垂直的细线，透光性低。在釉柱呈规律性重复分布，间隔为 2～6μm（平均 4μm），代表每天釉质形成的速度。

7. **生长线**　又称芮氏线，是釉质周期性生长速度改变形成的间歇线。釉质横剖面，呈同心圆状排列，似年轮；纵剖面，牙尖处呈环状包绕，近牙颈部渐呈斜形线。代表釉质 5～10d 的形成厚度。

8. **新生线**　在乳牙和第一恒磨牙的磨片上，常见到一条加重了的生长线，称新生线，由于乳牙和第一恒磨牙一部分形成于胎儿期，一部分形成于出生后，由于环境及营养状况的变化，该部位釉质发育一度受干扰而形成。

9. **绞釉**　釉柱近表面 1/3 较直，而内 2/3 弯曲，在牙切缘及牙尖处绞绕弯曲更为明显，称为绞釉。增强釉质对咬合力的抵抗。

10. **施雷格线**　纵向磨片见明暗带，是由于釉柱排列方向的改变而发生的折光现象。

11. **无釉柱釉质**　在近釉牙本质界最先形成的釉质和多数乳牙及恒牙牙表面约 30μm 厚的釉质内看不到釉柱结构，称无釉柱釉质。

12. **釉小皮**　覆盖新萌牙表面有机薄膜，可能是成釉细胞分泌的基板物质。

13. **釉面横纹**　釉质表面呈平行排列并与牙长轴垂直的浅凹线纹，牙颈部明显，呈叠瓦状。

（三）釉质结构的临床意义

氟离子能使晶体结构更为稳定，增强釉质的抗龋能力；点隙裂沟容易发生龋坏；釉柱排列方向可增强釉质的抗剪切强度；釉质表面酸蚀是树脂修复、窝沟封闭或正畸粘固重要步骤。

二、牙本质

牙本质是构成牙主体的硬组织，由成牙本质细胞分泌，主要功能是保护其内部的牙髓和支持其表面的釉质。牙本质色淡黄，其冠部和根部表面分别由釉质和牙骨质覆盖。牙本质中央的牙髓腔内有牙髓组织。由于牙本质和牙髓在胚胎发生和功能上关系密切，故两者常合称为牙髓牙本质复合体。

（一）理化特性

牙本质是成牙本质细胞分泌产物，是构成主体的硬组织，主要功能保护其内部的牙髓和支持其表面的釉质，色淡黄。牙髓和牙本质在胚胎发育和功能上关系密切，因此把两者合称为牙髓牙本质复合体。牙本质中，70%无机物、20%有机物、10%水，硬度比骨稍高。牙本质中最重要蛋白是牙本质磷蛋白和牙本质涎蛋白。牙本质的蛋白多糖主要有硫酸软骨素、硫酸角质素、硫酸皮肤素。牙本质弹性较釉质强，对釉质是一种缓冲，同时牙本质小管使牙本质具有良好的渗透能力。

（二）组织结构

牙本质由牙本质小管、成牙本质细胞突起和细胞间质所组成。

1. **牙本质小管**　牙本质小管为贯通于牙本质全层的管状空间，充满了组织液和一定量的成牙本质细胞突起。牙本质小管自牙髓表面向釉质牙本质界呈放射状排列，在牙尖部及根尖部小管较直，而在牙颈部则弯曲呈"～"形，近牙髓端的凸弯向着根尖方向。小管近牙髓一端较粗，其直径约2.5μm，越向表面越细，近表面处约为1μm，且排列稀疏。因此，牙本质在近髓侧和近表面每单位面积内小管数目之比约为2.5：1。

牙本质小管自牙髓端伸向表面，沿途分出许多侧支，并与邻近小管的侧支互相吻合。牙根部牙本质小管的分支数目比冠部者多。

2. **成牙本质细胞突起**　成牙本质细胞的胞质突，该细胞位于牙髓近牙本质侧，其突起伸入牙本质小管内，并与邻近突起分支联系，突起只伸至牙本质小管的近髓端1/3或1/2。

3. **细胞间质**　牙本质是球形钙化，牙本质矿化程度不同，因此不同的区域有不同的名字。

（1）管周牙本质：在镜下观察牙本质的横剖磨片时，可清楚地见到围绕成牙本质细胞突起的间质与其余部分不同，呈环形的透明带，称为管周牙本质，它构成牙本质小管的壁。管周牙本质矿化程度高，含胶原纤维极少。在观察脱矿切片时，由于脱矿后该处结构消失，故在成牙本质细胞突起周围呈现一环形的空隙。通过比较脱钙和不脱钙的牙本质小管直径，可知管周牙本质的厚度在近髓端约400nm，而在近釉质端则约为750nm。在球间牙本质和近釉牙本质交界处的牙本质中无管周牙本质。

（2）管间牙本质：管间牙本质位于管周牙本质之间。其内胶原纤维较多，基本上为I型胶原，围绕小管成网状交织排列，并与小管垂直，其矿化较管周牙本质低。在管周牙本质和管间牙本质之间，磨片观察时可见有一较清楚的交界面。以往认为此是一特殊的结构，称之为诺伊曼鞘。

（3）球间牙本质：牙本质主要是球形钙化，由很多钙质小球融合而成。在牙本质钙化不良时，钙质小球之间遗留一些未被钙化的间质，称为球间牙本质，其中仍有牙本质小管通过，但没有管周牙本质结构。球间牙本质主要见于牙冠部近釉质牙本质界处，沿着牙的生长线分布，大小形态不规则，其边缘呈凹形，很像许多相接球体之间的空隙。氟牙症和维生素D缺乏时，球间牙本质明显增多。

（4）生长线：又称冯·埃布纳线，与牙本质小管垂直的间歇线纹，间隔4～8μm。

（5）托姆斯颗粒层：根部牙本质透明层内侧一层颗粒状未矿化区。

（6）前期牙本质：牙本质的形成是一有序的过程，即成牙本质细胞分泌基质并进一步发生矿化。由于牙本质在一生中始终在形成，因此在成牙本质细胞和矿化牙本质之间总是有一层尚未矿化的牙本质存在，称为前期牙本质。前期牙本质一般为10～12μm厚。

生理情况下，按形成的时期不同，将牙本质分为原发性和继发性牙本质。

①原发性牙本质：牙发育过程中形成的牙本质，构成牙本质主体，在冠部称罩牙本质；在根部称透明层，在罩牙本质和透明层内侧的牙本质称为髓周牙本质。

②继发性牙本质：牙发育至根尖孔形成达到咬合关系以后，形成的牙本质。

（三）反应性改变

1. **修复性牙本质**　修复性牙本质也称为第三期牙本质或反应性牙本质。当釉质表面因磨损、酸蚀、龋等而遭受破坏时，使其深部牙本质暴露，成牙本质细胞受到程度不等的刺激，并部分发生变性。牙髓深层的未分化细胞可移向该处取代变性细胞而分化为成牙本质细胞，并与尚有功能的成牙本质细胞一起共同分泌牙本质基质，继而矿化，形成修复性牙本质。由于第三期牙本质的小管排列紊乱且矿化程度低,继发性牙本质和第三期牙本质的交界明显。如果原来的成牙本质细胞的凋亡很迅速,与之相关的牙本质小管不能发生硬化,可形成死区。第三期牙本质有许多同义词,如不规则牙本质、刺激性牙本质、反应性牙本质和修复性牙本质,其中的含义可能有些差别。反应性牙本质是在病理性刺激下由原来的成牙本质细胞形成;修复性牙本质由新分化的成牙本质细胞形成,原来的成牙本质细胞凋亡,诱导新的成牙本质细胞分化的刺激可能来自于牙本质基质中的生长因子。

修复性牙本质中牙本质小管的数目明显少于正常牙本质,同时小管明显弯曲,有些区域仅含少数小管或不含小管。由于刺激往往沿着牙本质小管传导,因此修复性牙本质仅沉积在受刺激牙本质小管相对应的髓腔侧。修复性牙本质与原发性牙本质或继发性牙本质之间常由一条着色较深的线所分隔。

在修复性牙本质形成过程中,成牙本质细胞常可包埋在形成很快的间质中,以后这些细胞变性,在该处遗留一空隙,很像骨组织,故有时又称为骨样牙本质。

2. 透明牙本质　透明牙本质又称为硬化性牙本质,当牙本质在受到磨损和较缓慢发展的龋刺激后,除了形成上述修复性牙本质外,还可引起牙本质小管内的成牙本质细胞突起发生变性,变性后有矿物盐沉着而矿化封闭小管,这样可阻止外界的刺激传入牙髓,同时,其管周的胶原纤维也可发生变性。由于其小管和周围间质的折光率没有明显差异,故在磨片上呈透明状而称之为透明牙本质。电镜显示在硬化牙本质形成时,成牙本质细胞突发生矿化。此过程可能是细胞损伤或凋亡引起。进入受损突起的钙,在胞质内磷酸盐基团存在的情况下发生沉淀。

3. 死区　是牙因磨损、酸蚀或龋等较重的刺激,使小管内的成牙本质细胞突起逐渐变性、分解、小管内充满空气所致。在透射光显微镜下观察时,这部分牙本质呈黑色,称为死区。此区的敏感度减低。这种改变常见于狭窄的髓角,因该处成牙本质细胞拥挤。死区的周缘常有透明牙本质围绕,其近髓端则可见修复性牙本质。

在正常牙本质的干燥磨片中,由于成牙本质细胞突起的分解,空的小管被空气所充满,也可出现像死区一样的变化,但与其相对应的髓腔壁上,没有修复性牙本质。

(四)神经分布、感觉、渗透性

感觉神经大多数分布于冠部髓角处牙本质小管内。感觉痛觉和传递主要有神经传导学说、转导学说、流体动力学说三种。牙本质具有小管使其具有渗透性。

三、牙髓

(一)组织结构

组织分4层:成牙本质细胞层、乏细胞层、多细胞层、固有牙髓(髓核,含丰富血管和神经)。

1. 细胞

(1)成牙本质细胞:合成和分泌 I 型胶原。冠部呈高柱状,根中呈立方形,根尖呈扁平状,成牙本质细胞主要功能是形成牙本质。成牙本质细胞相邻细胞间有连接复合体,包括桥粒、缝隙连接和紧密连接。

(2)成纤维细胞:又称牙髓细胞,牙髓中主要细胞,具有创伤修复功能。

(3)组织细胞和未分化间充质细胞:组织细胞形态不规则。未分化的间充质细胞在受到刺激时可分化成牙髓中的其他细胞。

(4)树突状细胞:牙髓免疫系统组成。

(5)淋巴细胞:主要免疫细胞。

2. 纤维　胶原纤维(I型:III型=55:45)和嗜银纤维。

3. 其他　基质、血管、淋巴管、神经。

(二)增龄变化、临床意义

1. 增龄变化　随着年龄的增长和牙受到外界的生理或病理性刺激,继发性牙本质和(或)修复性牙本质等不断形成，可使髓腔逐渐缩小。同时，牙髓组织中的细胞成分逐渐减少。成牙本质细胞由高柱状变为矮柱状或扁平，部分成牙本质细胞凋亡，剩余的成牙本质细胞对刺激的反应缓慢。成纤维细胞数量减少，同时伴纤维的数量和大小的增加。血管中可出现机体其他部位出现的胆固醇沉积，可使管壁黏附性增加并引起局部炎症反应。牙髓活力降低，出现退行性改变。

2. **临床意义**　任何物理和化学的刺激加到牙本质表面时与该部位相应的牙髓组织必然发生反应。若所受刺激是慢性的、较弱的，则可引起修复性牙本质形成，并可部分造成牙髓组织的各类退行性变；若所受的刺激强烈，则可发生炎症反应。当牙髓发生炎症时，由于牙髓内的血管管壁薄，易于扩张、充血及渗出，使髓腔内的压力增大，而四周又为坚硬的牙本质壁所包围，无法相应扩张以减轻压力，牙髓神经末梢受压而产生剧烈疼痛。

牙髓内的神经在受到外界刺激后，常反应为痛觉，而不能区分冷、热、压力及化学变化等不同感受。这可能是因为牙髓缺乏对这些刺激的感受器。此外，牙髓神经还缺乏定位能力，故牙髓炎患者往往不能准确指出痛牙的部位。

牙髓是结缔组织，有修复再生的能力。但由于牙髓的解剖条件所限，其修复再生能力是有限的。当牙髓受到非感染性的较轻损伤时，修复一般是良好的。对于新鲜暴露的牙髓，经适当的临床治疗后，牙髓内的未分化间叶细胞可分化为成牙本质样细胞，形成牙本质桥。而当牙髓由于感染而发生炎症时，则完全的修复性再生是困难的。这对临床牙髓病的治疗具有参考价值。

四、牙骨质

1. **理化特性、分类**　硬度较骨和牙本质低，无机物占 45%～50%，有机物和水占 50%～55%。有机物主要为胶原和非胶原蛋白。可分为有细胞牙骨质和无细胞牙骨质。

牙骨质的分类：

（1）按形成时序分原发性和继发性。

（2）按组织中有无细胞分有细胞牙骨质和无细胞牙骨质。

（3）按细胞分布和纤维来源分 5 类：无细胞无纤维牙骨质、无细胞外源性纤维牙骨质、有细胞固有纤维牙骨质、无细胞固有纤维牙骨质、有细胞混合纤维分层牙骨质。

2. **组织结构**　牙骨质与骨密质相似，但无哈弗管、无血管和神经。

（1）细胞：无细胞牙骨质分布于牙颈部到近根尖 1/3 处。细胞牙骨质常位于无细胞牙骨质表面。成熟的牙骨质内还有牙骨质细胞。

（2）纤维：两种来源，一种成牙骨质细胞形成，与牙根平行；另一种成纤维细胞产生，与牙根垂直并插入其中，称穿通纤维。

（3）基质：蛋白多糖和矿物盐。

（4）釉质和牙骨质牙颈部相接 3 种情况：牙骨质覆盖釉质表面（60%）、釉质牙骨质端端相接（30%）、两者不相接（10%）。

3. **牙骨质结构的临床意义**

（1）牙骨质没有血管神经，不能改建，但比牙槽骨有更强的抗吸收能力，是正畸治疗的基础。

（2）根尖部的继发牙骨质可新生补偿咬合的磨损，可以建立牙周和牙的连接关系。

第 2 单元　牙 周 组 织

重点提示

本单元内容相对比较重要，有几个知识点是考试经常出现的，如牙龈的结构，应该知道不同部分的结构差异；牙周膜的结构了解内部的纤维及细胞；牙槽骨则需要掌握其结构和生物学特点。总体来说，这个部分在口腔病理学出题较多，考生需多花点时间掌握重点内容。

======================== 考 点 串 讲 ========================

一、牙龈组织结构

1. 上皮层

（1）牙龈上皮：上皮层为复层鳞状上皮，表面明显角化或不全角化。上皮钉突多而细长，较深地插入固有层中，使上皮与深层组织牢固地连接上皮基底细胞生长活跃，偶见黑色素细胞，或含有黑色素颗粒，所以牙龈有时出现黑色斑块。

（2）龈沟上皮：牙龈上皮在游离龈的边缘，转向内侧覆盖龈沟壁，形成龈沟上皮。该上皮是复层鳞状上皮，无角化，有上皮钉突，在龈沟底与结合上皮有明显分界。上皮细胞质少，含少量粗面内织网和许多张力细丝。龈沟上皮丧失其角化是因上皮下结缔组织的炎症引起的。结缔组织的炎症可影响上皮的成熟，如去除这些炎症，龈沟上皮仍可角化。

龈沟上皮不能抵抗机械力，而易破裂。结缔组织中常见不同程度的炎细胞浸润，这是由龈沟内食物分解产物和细菌的刺激所引起的。

（3）结合上皮：是牙龈上皮附着在牙表面的一条带状上皮，从龈沟底开始，向根尖方向附着在釉质或牙骨质的表面。结合上皮是无角化的鳞状上皮，在龈沟底部含15～30层细胞，向根尖方向逐渐变薄，含3～4层细胞。结合上皮细胞呈扁平状，其长轴与牙面长轴平行，无上皮钉突。在与结缔组织的连接处细胞为立方状，类似基底细胞。但如受到刺激，可见上皮钉突增生，伸入结缔组织中。

电镜下，结合上皮细胞含有丰富的高尔基复合体，粗面内质网和线粒体，胞质中张力细丝较少并与细胞表面平行。细胞间的桥粒比牙龈其他区域的上皮细胞少，细胞外间隙增大。因此，能使牙龈结缔组织中的炎细胞、单核细胞、大分子量的物质和整个细胞移动到龈沟中。在龈沟底部的细胞中含溶酶体较多，显示较强的磷酸酶活性。

（4）龈谷上皮：此上皮表面为薄的无角化上皮，有上皮钉突伸入到结缔组织中，乳头层中常有炎细胞浸润。曾经认为，在结合上皮形成过程中，除了龈谷区外，缩余釉上皮被口腔上皮代替，而龈谷区仍保留着缩余釉上皮的特征，成为牙龈的脆弱区，在牙周炎的发生中有重要作用。事实上龈谷上皮与结合上皮一样都来自牙上皮。目前没有证据表明，龈谷上皮的结构可成为引起牙周炎的脆弱区。但由于解剖形态关系，龈谷区易使细菌和菌斑集聚而发生牙龈炎。

2. 固有层

由致密的结缔组织构成。高而长的结缔组织乳头使局部上皮隆起，隆起部分之间的凹陷处，相当于细长的上皮钉突，上皮钉突的表面形成浅凹即为点彩。固有层含有丰富的胶原纤维，并直接附着于牙槽骨和牙颈部，使牙龈与深部组织稳固贴附。只有少量的弹性纤维分布在血管壁。其中胶原纤维束呈各种方向排列，可分为下列几组。

（1）龈牙组：自牙颈部牙骨质，向牙冠方向散开，止于游离龈和附着龈的固有层，广泛地分布牙龈固有层中，是牙龈纤维中最多的一组。主要是牵引牙龈使其与牙紧密结合。

（2）牙槽龈组：自牙槽嵴向牙冠方向展开，穿过固有层止于游离龈和附着龈的固有层中。

（3）环形组：位于牙颈周围的游离龈中，呈环形排列。纤维比其他组要细，常与邻近的其他纤维束缠绕在一起，有助于游离龈附着在牙上。

（4）牙骨膜组：自牙颈部的牙骨质，越过牙槽突外侧皮层骨骨膜，进入牙槽突和前庭肌和口底。

（5）越隔组：是横跨牙槽中隔，连接相邻两牙的纤维，只存在于牙邻面，起于结合上皮根方的牙骨质，呈水平方向越过牙槽嵴，止于邻牙相同部位。保持牙弓上相邻两牙的接触，阻止其分离。

牙龈中几乎没有弹性纤维，仅在大的血管壁中有弹性纤维。相反，牙槽黏膜的固有层中含有大量的弹性纤维。

牙龈没有黏膜下层，固有层含有多种细胞成分，主要是成纤维细胞，还有少量淋巴细胞、浆细胞和巨噬细胞等。

3. 血管

牙龈的血管来自牙槽动脉分支：分布在牙槽骨颊舌侧的骨膜上动脉；牙周膜的血管

分支进入牙龈；牙槽中隔动脉。

牙龈含丰富的淋巴管：起自牙龈固有层中的乳头层，汇合成牙槽骨骨膜淋巴网，回流到颏下和下颌下淋巴结中。

牙龈有丰富的神经：在上颌来自上牙槽和腭前神经，在下颌来自下牙槽神经和舌神经。有不同类型的神经末梢，如触觉小体、环状和球状小体，或很细的神经纤维进入上皮层中。

二、牙周膜

牙周膜由致密的结缔组织构成，环绕牙根，位于牙根和牙槽骨之间。牙周膜厚度为 0.15～0.38mm，在根中 1/3 最薄。牙周膜由细胞、基质和纤维组成，其中大量的胶原纤维将牙固定在牙槽窝内，并能抵抗和调节牙所承受和咀嚼压力，具有悬韧带的作用，又称牙周韧带。

（一）组织结构

1. 纤维　牙周膜的纤维主要由胶原纤维和不成熟的弹性纤维组成，其中胶原纤维数量最多，构成牙周膜的主要成分，主要为 I 型胶原，少部分为 II 型胶原。由于主纤维所在的部位和功能不同，其排列方向也不同。自牙颈向根尖可分为下列几组。

（1）牙槽嵴组：纤维起于牙槽嵴顶，呈放射状向牙冠方向走行，止于釉牙骨质界下方的牙骨质。主要分部在牙的唇（颊）、舌（腭）侧，在邻面无此纤维。其功能是将牙向牙槽窝内牵引，对抗侧方力，保持牙直立。

（2）水平组：在牙槽嵴纤维的根方，呈水平方向分布，与牙弓的殆平面大致平行，一端埋入牙骨质，另一端埋入牙槽骨中，是维持牙直立的主要力量，并与牙槽嵴纤维共同对抗侧方力，防止牙侧方移动。

（3）斜行组：是牙周膜中数量最多、力量最强的一组纤维。除牙颈部和根尖区外，都是斜纤维分布的区域。纤维方向向根方倾斜约 45°，埋入牙槽骨的一端近牙颈部，附着牙骨质一端近根尖部，将牙悬吊在牙槽窝内。这种结构可将牙承受的咀嚼压力转变为牵引力，均匀地分散到牙槽骨上。在水平切面上，斜纤维的排列呈交织状，而不是直的放射状，这可限制牙的转动。

（4）根尖组：起于根尖区牙骨质，呈放射状止于根尖周围的牙槽骨，具有固定牙根尖的作用，保护进出根尖孔的血管和神经。

（5）根间组：只存在于多根牙，起自根分叉处的牙根间骨隔顶，止于根分叉区牙骨质，有防止牙根向冠方移动的作用。

2. 基质　基质的成分与其他结缔组织相似，但组成比例不同。主要由氨基葡聚糖和糖蛋白组成，充满在细胞、纤维、血管和神经之间。基质中含有约 70% 的水，但在纤维沉积的早期，含水分较多，随着结缔组织的成熟，水分减少。基质在维持牙周膜的代谢、保持细胞的形态、运动和分化方面起重要作用。在牙受咀嚼力时，也具有明显的支持作用。

3. 细胞

（1）成纤维细胞：是牙周膜中最多，在功能上也是最重要的细胞。光镜下观察细胞核大，胞质嗜碱性，细胞排列方向与纤维束的长轴平行。电镜下细胞有丰富的粗面内质网、核糖体和高尔基复合体。在许多成纤维细胞中还可发现含有胶原碎片的小泡。胶原纤维被成纤维细胞吞噬进入小泡中，然后胞质的溶酶体与小泡融合，产生胶原酶降解被吞噬的纤维，表明成纤维细胞具有吸收胶原的能力。成纤维细胞也有发育很好的细胞骨架，主要是肌动蛋白，能使细胞移动和形状发生变化，以适应功能的需要。在牙周膜中胶原纤维不断改建，这种改建由成纤维细胞合成胶原同时也降解胶原来实现的。而且改建不局限在牙周膜中央区，整个牙周膜都可发生改建和更新。因此，任何对纤维细胞功能的破坏，都能导致牙支持组织的丧失。

（2）成牙骨细胞：分布在邻近牙骨质的牙周膜中，细胞扁平，胞核圆或卵圆形。细胞平铺在根面上，在牙骨质形成时近似立方状。

（3）上皮剩余：在牙周膜中，邻近牙根表面的纤维间隙中可见到小的上皮条索或上皮团，与牙根表面平行排列，也称 Malassez 上皮剩余。这是牙根发育期上皮根鞘残留下的上皮细胞。在光镜下细胞较小，立方或卵圆形，胞质少，嗜碱染色。电镜观察上皮细胞有基底膜将细胞与牙周膜的基质分开，相邻细胞有桥粒相连，胞质含有张力微丝和大量的核糖体。平时上皮剩余呈静止状态，在受到炎症刺激时，上皮增殖成为颌骨囊肿和牙源性肿瘤的来源。

（4）成骨细胞和破骨细胞：同身体其他骨一样，在骨形成时，邻近牙槽骨表面有许多成骨细胞。形态立方状，胞核大，核仁明显，胞质嗜碱性，静止期的成骨细胞为梭形。当牙槽骨发生吸收时，在骨吸收处出现蚕食状凹陷称为 Howship 陷窝。破骨细胞是多核巨细胞，直径可达 50μm 以上，胞核数目不等，胞浆嗜酸性，位于吸收陷窝内。当骨吸收停止时，破骨细胞即消失。当牙骨质吸收时，在吸收处也可见破骨细胞，亦可称为破牙骨质细胞。

（5）未分化间充质细胞：是牙周膜中另一重要的细胞成分。这种细胞位于血管周围 5μm 内的区域。未分化间充质细胞是牙周膜中新生细胞的来源。如在牙周膜中这些细胞可进一步分化为成纤维细胞、成骨细胞和成牙骨质细胞。在牙周膜中新生的细胞必须与死亡的或移动到牙周膜外的细胞保持平衡。而生理性细胞死亡即细胞凋亡在牙周膜更新中有重要作用。

4. 血管和淋巴管　牙周膜含有丰富的血管，来自牙槽动脉的分支，主要有 3 方面来源：①来自牙龈的血管；②来自上、下牙槽动脉分支进入牙槽骨，再通过筛状板进入牙周膜；③来自上、下牙槽动脉在进入根尖孔前的分支。在牙颈区牙周膜血管分支与邻近的牙龈血管分支吻合形成血管网。多方面来源的血管在牙周膜中互相吻合，形成树枝状的血管丛。因此在根尖切除或牙龈切除时不会影响牙周膜的血液供给。牙周膜血管的分布因牙而异，如后牙的牙周膜血管比前牙丰富，在单个牙中近牙龈处的牙周膜血管比根尖区更丰富。

淋巴管在牙周膜中呈网状分布，与血管伴行，至于根尖部，与来自牙髓、牙髓的淋巴管吻合，注入下颌下和颏下淋巴结。当牙周膜发生炎症时可引起上述淋巴结大。

5. 神经　牙周膜有丰富的神经，来自根尖区神经纤维，沿牙周膜向牙龈方向走行。来自牙槽骨内神经，穿过牙槽窝骨壁进入牙周膜后分为两支，分别向根尖和牙龈方向走行，并与来自根尖的神经纤维混合。牙周膜神经纤维大部分是感觉神经纤维，自主神经较少。在牙周膜中，邻近牙槽骨侧面 1/3 处有成束的有髓和无髓神经纤维，伴血管分布，而邻近牙骨质侧有孤立的有髓和无髓神经纤维。牙周膜除感受触、压感觉外，还感受痛觉。

6. 牙骨质小体　在牙周膜中有时可见到圆形的钙化小体，称为牙骨质小体。单个或多个同时存在，游离于牙周膜中或附着在牙骨质表面。牙骨质小体可能是变性的上皮细胞发生钙化而形成。

（二）功能、增龄变化

1. 功能

（1）支持功能：牙周膜的主要纤维一端埋入牙骨质中，另一端埋入牙槽骨，将牙固定在牙槽窝中。同时它还有保护作用，可缓冲外力的冲击，保护其中的血管神经及牙根免受外力的损害。牙周膜一旦受到损害，无论牙体如何完整，牙因失去附着而松动，以至脱落。

（2）感觉功能：牙周膜中有丰富的神经和末梢感受器，对疼痛和压力轻叩和震动都有很敏锐的感觉。通过神经系统的传导和反射，支配着颌骨、肌和关节的运动，因此牙周膜有调节和缓冲咀嚼力的功能。

（3）营养功能：牙周膜中丰富的血供不仅营养牙周膜本身，也营养牙骨质和牙槽骨。

（4）形成功能：牙周膜不断地进行更新和改建，成纤维细胞不仅有合成胶原、基质、弹性纤维和糖蛋白的功能，还有吸收胶原吞噬异物的能力，来控制牙周膜在体内的平衡和牙周膜的结构，使其处于良好的功能状态。成骨细胞和成牙骨质细胞不断地形成新的牙骨质和牙槽骨，新生成的牙周膜纤维被埋在其中，以保证牙和牙周膜的正常附着联系。

2. 增龄　随着年龄的增长，牙周膜中胶原纤维增多，直径增大，细胞成分减少。基质中硫酸软骨素减少。牙周膜厚度的改变是重要的增龄的变化。随着年龄的增长，牙周膜厚度变薄。如青年人中牙周膜厚约 0.21mm，成年人厚为 0.18mm，51～67 岁时厚度减少到 0.15mm。这种变化可能是由于咀嚼功能降低而引起的。

牙周膜的结构与其功能大小密切相关。埋伏牙和经久不用的牙，牙周膜窄，主纤维失去有规律的功能性排列，牙骨质和牙槽骨中缺乏穿通纤维。当功能增大时，主纤维束粗大并呈良好的功能性排列，牙周膜宽度增大。

在牙萌出过程中，当牙尖入口腔时，来自口腔的抗原穿过增宽的上皮细胞间隙，进入结缔组织，引起炎症反应，通常这种炎症比较轻微，并由机体免疫系统将其局限，当牙萌出后，由于炎症加剧，可引起牙龈炎、甚至牙周炎。待炎症消退，组织萎缩，形成萎缩型牙周炎。这是最常见的牙龈退缩。

在正常情况下，牙骨质釉质结合处是结合上皮附着的正常解剖位置。随着年龄增长和炎症的刺激，结合上皮附着水平缓慢向根方移动（又称为被动萌出），达到牙骨质表面。局部因素（如食物嵌塞）能引起局部的萎缩。

三、牙槽骨

1. 组织结构

（1）固有牙槽骨：固有牙槽骨衬于牙槽窝内壁，包绕牙根与牙周膜相邻，在牙槽嵴处与外骨板相连。它是一层多孔的骨板又称筛状板。牙周膜的血管和神经纤维穿过小孔进入骨髓腔中。由于固有牙槽骨很薄，无骨小梁结构，在 X 线片表现为围绕牙周膜外侧的一条白色阻射线，称硬骨板，是检查牙周组织的重要标志。X 线的这一图像并不表明固有牙槽骨矿化的增加，而是由于该处无骨小梁 X 线更易穿过所致。当牙周膜发生炎症和外伤时，硬骨板首先消失。

组织学上固有牙槽骨由平行排列的骨板构成，与牙槽窝壁平行。构成骨板的内源性胶原纤维较粗大。邻近牙周膜侧的固有牙槽骨呈板层排列，其中包埋了大量的牙周膜纤维即穿通纤维，其走行方向与骨板垂直或有一定角度，固有牙槽骨中的穿通纤维比牙骨质中的穿通纤维粗。由于有大量的外源性胶原纤维的埋入，所以固有牙槽骨又称为束骨。在邻近骨髓侧，由骨板和哈弗系统构成，其外层有几层骨板呈同心圆排列，内有神经和血管通过。

（2）密质骨：密质骨是牙槽骨的外表部分，即颌骨内、外骨板延伸的部分。密质骨的厚度颇不一致，上颌牙槽骨的唇面，尤其前牙区密质骨很薄，有许多血管和神经穿过的滋养管，而舌侧增厚。在下颌骨则相反，密质骨比上颌厚而致密，小孔很少，所以在施行局部麻醉时，在上颌前牙用局部浸润麻醉的效果比下颌好。通常下颌的密质骨，其舌侧骨板比颊侧厚，但在磨牙区由于担负较大的咀嚼力，磨牙颊侧骨板也增厚。

密质骨表面为平行骨板，深部有致密的不同厚度的哈弗系统的骨。

（3）骨松质：骨松质由骨小梁和骨髓组成，位于密质骨和固有牙槽骨之间。由含细纤维的膜性骨组成，呈板层排列伴有哈弗系统，形成大的骨小梁。前牙区松质骨含量少，有时几乎仅有两层密质骨，甚至牙根唇面由于骨部分缺失而形成裂隙。后牙支持骨量多，骨小梁的粗细、数量和排列方向与所承担的咀嚼力密切相关。承受较大咀嚼力的区域，支持骨量增多，骨小梁粗大致密，骨髓间隙小；而无功能力的牙或咀嚼力小的牙，则骨小梁细小，骨髓间隙大。骨小梁的排列方向一般与咬合力相适应，以最有效的排列方向来抵抗外来的压力。如两牙间的骨小梁呈水平排列，而根尖周围的骨小梁为放射状排列，故能从各个方向支持牙。而无功能的牙的周围，骨小梁排列无规律。骨松质中的骨髓在年轻时有造血功能，称为红骨髓，内含有造血干细胞和骨髓基质干细胞，可分化为成纤维细胞、成骨细胞、成软骨细胞和脂肪细胞等，对调节骨形成和骨改建有重要的作用。成年时含脂肪多，为黄骨髓。

2. 生物学特性　

牙槽骨是高度可塑性组织，也是人体骨最活跃的部分。它不但随着牙的生长发育、脱落替换和咀嚼压力而变动，而且也随着牙的移动而不断地改建。牙槽骨具有受压力被吸收，受牵引力会增生的特性。

牙生理移动时牙槽骨的改建：牙的生理性移动主要有二，一是由于补偿牙，殆面磨损而不断向殆面方向移动；二是补偿牙冠邻面磨损向近中方向移动，以此来维持上、下牙列及相邻牙间的正常邻接关系和颌间距离。当牙在生理移动时，牙槽骨不断进行着吸收和增生的改建。

牙近中移动时，牙根远中面的固有牙槽骨，因受到牙周膜传递的牵引力而刺激骨质增生，镜下可见到束骨成层地与根面平行的沉积，骨面有成骨细胞。与此同时，近中面的固有牙槽骨因受到压力而吸收，骨面有吸收陷窝和破骨细胞，看不到有沙比纤维的骨板。这样，牙就连同牙槽窝一起，逐渐向近中移动。

咬合移动是一种随着年龄增长而进行的正常生理现象。这种移动是周期性的，进行缓慢而移动得很少，但有的牙在失去对颌牙时，常发生显著的咬合移动，日后，该牙竟比邻牙显然高出（伸长），牙槽突也发生失用性萎缩，甚至成为牙周病的因素。为了防止邻牙倾斜和对颌牙伸长，缺失的牙都应及时修补。

第3单元　口腔黏膜

重点提示

本单元内容相对比较重要，需要掌握口腔黏膜的结构，特别是角化细胞有哪些，非角化细胞有哪些，经常出题；口腔黏膜的分类需要掌握不同特点对应不同功能。

考点串讲

一、基本结构

（一）上皮

1. 角质形成细胞（由深至浅）

（1）基底层：位于上皮的最深面，是一层立方形或矮柱状细胞，借基底膜与固有层结缔组织相连。电镜下基底细胞与结缔组织相连接处形成半桥粒，附着在基板上。光镜下见胞核圆形，染色深。基底细胞和邻近的棘层细胞有增殖能力，因此称为生发层。

（2）棘层：位于基底层浅层，由体积较大的多边形细胞组成。在上皮中是层次最多的细胞。胞核圆形或卵圆形，位于细胞中央，含1～2个核仁。胞质常伸出多而小的棘刺状突起与相邻的细胞相接，此突起称为细胞间桥。细胞间桥之间为迂回的细胞间腔隙，此腔隙在牙龈和硬腭上皮更大些，所以细胞间桥更明显。电镜下见细胞间桥的突起相接处为桥粒。

（3）颗粒层：位于角化层深面，一般由2～3层细胞组成。胞质内含嗜碱性透明角质颗粒，染色深。胞核浓缩。其表面为正角化时，此层明显；表面为不全角化时，此层可不明显。电镜下见近角化层的粒层细胞内张力细丝致密并且与透明角质颗粒关系密切。透明角质颗粒的主要成分是纤丝聚集蛋白原，是在棘细胞层形成的蛋白质，有利于细胞内钙的储存。

（4）角化层：上皮最表面，细胞扁平体积大，细胞器及核完全消失，称为正角化，如硬腭；若仍有未消失的细胞核称为不全角化，如牙龈。胞质充满角蛋白。

非角化上皮由基底层、棘层、中间层和表层构成。基底层细胞形态同角化上皮；棘层细胞体积大，细胞间桥不明显，胞质中张力细丝不成束；表层细胞扁平，有细胞核，胞质含糖原，染色浅，张力细丝分散，细胞器少。中间层为棘层和表层的过度。非角化上皮无颗粒层和角化层。

2. 非角质形成细胞

（1）黑色素细胞：位于口腔黏膜上皮的基底层。约在胚胎第11周由神经嵴细胞迁移而来并在此分裂繁殖。光镜下胞质透明，胞核圆形或卵圆形。特殊染色见胞质有树枝状突起伸入基底细胞或棘细胞之间。胞质内含黑色素颗粒，并且可经细胞突起排出，再进入邻近的角质形成细胞内。黑色素细胞无张力细丝及桥粒，内质网和高尔基复合体发达。对银染色、多巴染色、S-100蛋白染色呈阳性反应。临床上，牙龈、硬腭、颊和舌常见黑色素沉着。因此，这些部位也是黑色素性病变的好发部位。较重的色素沉着包括黑色素细胞内的色素及传入邻近细胞的色素。

（2）朗格汉斯细胞：也是一种有树枝状突起的细胞。主要位于棘层，也见于基底层，来自于造血组织。该细胞在上皮内不同部位其数量和功能均有所不同。常规染色胞质透明，核深染。对多巴染色呈阴性反应。电镜下见此细胞无张力细丝，无桥粒，胞质内有特殊的棒状或球拍样颗粒，称朗格汉斯颗粒或 Birbeck 颗粒，有单位膜包绕。此细胞与黏膜的免疫功能有关，其细胞表面特征与巨噬细胞很类似，含 Ia 抗原、ATP 酶、HLA-DR 抗原和 CD_1 抗原，有 Fc-IgG 和 C_3 受体。作为一种抗原提呈细胞，可以激活 T 淋巴细胞。

（3）梅克尔细胞：此细胞位于基底层，常成群分布，可能来自于神经嵴或上皮细胞。H-E 染色切片中，染色较角质细胞浅。电镜下一般无树枝状突起，细胞内有少量张力细丝，偶见桥粒与邻近角质形成细胞连接。胞质内可见发达的高尔基复合体和小而圆的电子致密性膜被小泡，内含神经递质。在邻近与神经末梢形成的突触样连接的胞质中，常见此种小泡，可释放神经递质，引发冲动。此种细胞是一种压力或触觉感受细胞。

（二）基底膜、固有层、黏膜下层

1. 基底膜　光镜下可见上皮和固有层之间有一膜状结构，称基底膜，厚 1～4μm，PAS 染色阳性。电镜下可见上皮基底细胞和结缔组织之间的交界有特殊的结构，即半桥粒和基膜及深部的部分纤维构成。半桥粒不仅见于上皮和结缔组织的结合，也是牙龈上皮和牙表面结合的重要结构。半桥粒的结构特点是在基底细胞的胞膜内侧可见电子致密的附着斑，细胞内的角蛋白丝插入该附着斑内。位于上皮和结缔组织之间的基底膜由以下 3 个部分构成。

（1）透明板：厚约 45nm，紧邻上皮基底细胞，为电子密度小的板状结构。在与基底细胞半桥粒相对应的区域电子密度较高。

（2）密板：厚约 50nm，位于透明板深面，为颗粒状或细丝状物质。电子密度较高。透明板和密板统称基板，来自于上皮基底细胞。

（3）网板：较透明板和密板厚。紧邻固有层，电子密度较密板低。由相对纤细的半环形纤维构成，半环形纤维的两端埋入密板中。此纤维称锚纤维，即Ⅶ型胶原。固有层的胶原纤维穿过锚纤维形成的环状空隙与密板紧密连接。

2. 固有层　固有层由致密的结缔组织组成。其中伸入上皮部分的乳头称为乳头层，其余部分称网状层。乳头层胶原纤维较细，排列疏松；乳头的长短依所在部位有所不同，在咀嚼黏膜较长，在被覆黏膜网状层较发达。血管和神经纤维通过网状层进入乳头层，形成毛细血管网和神经末梢，部分神经末梢可进入上皮内。固有层深面可有与之过渡的黏膜下层，或直接附着在骨膜上。固有层的基本细胞成分是成纤维细胞，有合成和更新纤维及基质的功能。除此之外还有组织细胞、未分化的间充质细胞、肥大细胞等。固有层的纤维主要是Ⅰ型胶原纤维，此外还有弹性纤维。基质为无定型物，主要成分是透明质酸、蛋白多糖和血清蛋白等。固有层对上皮细胞的分化具有调控作用。

3. 黏膜下层　黏膜下层为疏松结缔组织，内含小唾液腺、较大的血管、淋巴管、神经及脂肪组织，主要是为固有层提供营养及支持。黏膜下层主要分布在被覆黏膜，在牙龈、硬腭的大部分区域及舌背无黏膜下层，固有层与其深部的骨或肌直接紧密相连。

二、分类及组织结构

1. 咀嚼黏膜　咀嚼黏膜包括牙龈和硬腭黏膜，在咀嚼时承受压力和摩擦。咀嚼黏膜的上皮有角化，正角化时有明显的粒层；不全角化时粒层不明显。棘层细胞间桥明显。固有层厚，乳头多而长，与上皮嵴呈指状镶嵌，形成良好的机械附着；胶原纤维束粗大并排列紧密。固有层深部或直接附着在骨膜上，形成黏骨膜；或借黏膜下层与骨膜相连。咀嚼黏膜与深部组织附着牢固，不能移动。

（1）硬腭：腭黏膜由两部分组成，前 2/3 为硬腭，后 1/3 为软腭。硬腭黏膜呈浅粉红色。表面角化层较厚，以正角化为主。固有层具有咀嚼黏膜特征。根据有无黏膜下层可将其分为牙龈区、中间区、脂肪区和腺区四部分。牙龈区和中间区无黏膜下层，固有层与骨膜紧密相连；脂肪区和腺区有黏膜下层，其中有很多胶原纤维将脂肪和腺体分成若干大小不一，形状各异的小隔。腺区内的腺体与软腭的腺体连为一体，为纯黏液腺。

硬腭前方正中有切牙乳头，上皮下为致密的结缔组织，其中有退化的鼻腭管的口腔部分。这是一条盲管，长度不定，内衬假覆层柱状上皮。上皮内还有许多杯状细胞，并有黏液腺体开口至此管腔内。硬腭前方侧部有黏膜皱襞，称腭皱襞，其隆起部分由固有层致密的结缔组织组成。

硬腭黏膜与软腭黏膜相延续，两者有明显的分界。软腭黏膜无角化，固有层乳头少而短，黏膜下层疏松，含腭腺。

（2）牙龈：见牙周组织。

2. 被覆黏膜　口腔黏膜中除咀嚼黏膜和舌背黏膜以外者均为被覆黏膜。其表面平滑，粉红色，无角化。固有层含胶原纤维、弹性纤维和网状纤维。胶原纤维束不如咀嚼黏膜者粗大，上皮与结缔组织交界比较平坦，结缔组织乳头较短粗。有较疏松的黏膜下层。被覆黏膜富有弹性，有一定的活动度。

（1）唇：唇可分为外侧的皮肤，内侧的黏膜及两者之间的移行部唇红。唇黏膜上皮为无角化复层鳞状上皮，中间层较厚，固有层为致密的结缔组织。其乳头短而不规则。黏膜下层较厚，与固有层无明显界限，含小唾液腺、脂肪，深部附着于口轮匝肌。唇红的上皮有角化，细胞中含较多的角母蛋白，透明度较高；固有层乳头狭长，几乎达上皮表面，乳头中含许多毛细血管襻，血色可透过表面上皮使唇部呈朱红色。当贫血或缺氧时，唇红表现为苍白或发绀。唇红部黏膜下层无小唾液腺及皮脂腺，故易干裂。唇红部向外与唇部皮肤相延续。表皮有角化，真皮和皮下组织有皮肤附属器。

（2）颊黏膜：颊黏膜的组织结构与唇黏膜相似。固有层结缔组织较致密，黏膜下层较厚，脂肪较多，有较多的小唾液腺称颊腺。颊黏膜借黏膜下层附着于颊肌上，有一定张力，在咀嚼活动中不出现皱襞。在口角后方的颊黏膜咬合线区，有时出现轻微角化，称白线。颊黏膜有时可出现成簇的粟粒状淡黄色小颗粒，为异位的皮脂腺，称福代斯斑。

（3）口底和舌腹黏膜：口底黏膜较薄，松弛地附着于深层组织上。固有层乳头短，黏膜下层含脂肪组织。在舌下皱壁处有舌下腺。口底黏膜与下颌舌侧牙龈相连，两者有明显的界限；向后与舌腹黏膜相延续。舌腹黏膜光滑而薄，上皮无角化，结缔组织乳头多而短。结膜下层不明显，黏膜紧接舌肌束周围的结缔组织。

（4）软腭黏膜：软腭黏膜与硬腭黏膜相延续，色较硬腭深。固有层血管较多，固有层与黏膜下层之间有弹性纤维分隔。黏膜下层含黏液腺。

3. 特殊黏膜　特殊黏膜即舌背黏膜，上皮为复层鳞状上皮，无黏膜下层，表面有丰富乳头。

（1）丝状乳头：数目最多，遍布于舌背，舌尖部最多。丝状乳头体积较小，高 1~3mm，尖端多向后方倾斜，末端具有毛刷样突起。乳头表面有透明角化上皮细胞。上皮的浅层细胞经常有角化和剥落现象。如角化上皮剥落延迟，同时与食物残渣、唾液、细菌等混杂，附着于乳头表面即形成舌苔。舌苔的色泽、分布、厚薄、干腻等变化可反映一些全身状况的改变，临床上是中医辨证施治的重要依据。除舌苔外，当丝状乳头萎缩时，舌面光秃。如在舌苔剥脱使舌背呈地图样时称地图舌。丝状乳头在青年时期最发达，至老年渐变平滑。

（2）菌状乳头：数目较少，分散于丝状乳头之间，位于舌尖和舌侧缘，色泽较红，呈圆形头大颈细的突起状，高 0.7~1.5mm，直径 0.4~1.0mm，上皮较薄，表层无角化，固有层血管丰富，因而呈红色。有的菌状乳头的上皮内可见少数味蕾，有味觉感受作用。当多个菌状乳头增生、肿胀、充血时，舌表面似草莓状，称草莓舌。当菌状乳头、丝状乳头均萎缩，致使舌乳头消失呈光滑的片状、平如镜面时，称光滑舌或镜面舌。

（3）轮廓乳头：在舌乳头中体积最大，数目最少，8~12 个，沿界沟前方排成一列。该乳头呈矮柱状，高 1~1.5mm，直径 1~3mm，每个乳头的四周均有深沟（轮廓沟）环绕，轮廓沟外的舌黏膜稍隆起，形成乳头的轮廓结构。此乳头表面上皮有角化，但乳头的侧壁即轮廓沟壁上皮无角化，其上皮内有许多染色浅的卵圆形小体，称味蕾。在轮廓沟底附近的舌肌纤维束间有较多纯浆液腺，即味腺或称埃伯纳腺。味腺导管开口于轮廓沟底，其分泌物的冲洗可清除食物残屑，溶解食物，有助于味觉感受器发挥味觉感受作用。

(4)叶状乳头:位于舌侧缘后部,在人类此乳头为退化器官,呈5～8条平行排列的皱襞。正常时此乳头不明显,炎症时往往肿大,且伴疼痛。

(5)味蕾:是味觉感受器,位于上皮内的卵圆形小体,长约 80μm,厚约 40μm。主要分布于轮廓乳头靠近轮廓沟的侧壁上皮,它处(如菌状乳头、软腭、会厌等)上皮内亦可见味蕾分布。

味蕾的功能是感受味觉。其中舌体的菌状乳头味蕾主要感受甜、咸味;叶状乳头处味蕾主要感受酸味;轮廓乳头、软腭及会厌处味蕾主要感受苦味。

第 4 单元　唾　液　腺

重点提示

本单元内容较少,主要考点是唾液腺的结构特点,如导管中的分泌管是重点。其次是唾液腺的分类要求掌握。另关于不同唾液腺的特点,考生可以作适当了解。

考点串讲

一、唾液腺的组织结构

唾液腺由实质和间质两部分组成,实质即由分泌单位、皮脂腺和肌上皮细胞组成,分泌单位包括腺泡与导管系统。导管系统由闰管、分泌管(纹管)和排泄管三部分组成,闰管和分泌管位于小叶内,排泄管穿行于小叶间。间质,即由纤维结缔组织形成的被膜与小叶间隔,其中含有血管、淋巴管和神经。

1. 腺泡　腺泡连接于导管末端,由单层腺上皮细胞组成,为腺的分泌部。腺泡外周有一层薄的基膜包绕,在腺细胞和基膜之间,有肌上皮细胞附着于腺细胞上,它具有收缩能力,有助于腺泡分泌物的排出。根据腺泡的形态、结构和分泌物性质的不同,分为浆液性、黏液性、混合性 3 种类型。

(1)浆液性腺泡:呈球状,由浆液细胞组成。分泌物稀薄,呈水样,含唾液淀粉酶和少量黏液。因此,更准确的名称应为浆黏液细胞。

光镜下:细胞呈锥体形,基底部较宽,紧附于基膜上,顶端向着腺腔内。胞核为圆形,位于基底部 1/3 处。胞质嗜碱性,含 PAS 阳性的分泌颗粒,称酶原颗粒,其直径约为 1μm。当细胞分泌时,分泌颗粒减少,同时细胞体积变小,胞核增大,核仁明显。

电镜下:浆液细胞具有合成、储存和分泌蛋白质的细胞特征,表现为细胞核染色质随细胞的分泌周期而改变,分泌早期细胞核内主要是常染色质,分泌后期主要是异染色质。

(2)黏液性腺泡:呈管状,由黏液细胞组成。分泌物中酶成分较少,蛋白质与大量糖类结合,形成黏液,故其分泌物较浆液细胞黏稠。

光镜下:黏液细胞呈三角形或锥体形。分泌物少时胞核较大,染色浅;分泌物多时细胞核扁平,位于细胞底部,染色较深。因胞质内含丰富的黏原颗粒,在固定及染色过程中,黏原颗粒常被破坏,故胞质透明呈网状结构。网架由胞质和沉淀的黏原所构成,着色微嗜碱性,淡蓝染色。其成分为数量不等的酸性黏多糖和中性黏多糖,阿辛蓝、黏液卡红和 PAS 染色阳性。

电镜下:黏液细胞内含有较多的高尔基复合体,表明糖类合成较旺盛。粗面内质网和线粒体等细胞器不如浆液细胞显著,主要集中在细胞的底部和侧面。细胞内充满电子透明的分泌颗粒,这些颗粒比浆液细胞颗粒大,且形状不规则。

(3)混合性腺泡:由黏液细胞和浆液细胞组成。前者组成腺泡之大部分,紧接闰管;后者呈新月状覆盖于腺泡的盲端表面,又名半月板。浆液细胞的分泌物由细胞间小管进入腺泡腔内。

2. 导管

(1)闰管:是导管最细小的终末分支部分,连接腺泡与分泌管(纹管)。其长短不一,若黏液细胞多，则闰管较短；反之，黏液细胞少，则闰管较长。例如，腮腺具有较长的闰管，舌下腺的闰管则短而不易见；在纯黏液腺中，其腺泡乃直接连于排泄管的远端小管。

光镜下：管壁上皮细胞为矮柱状或立方形，胞质较少，染色较淡，胞核圆形且较大，位于细胞中央。

电镜下：闰管细胞有浆液细胞的某些特点，即基底部胞质内有少量粗面内质网，顶部胞质内有中等大小的高尔基复合体，在靠近腺泡端的细胞内可见少数分泌颗粒，细胞顶部有微绒毛突入腺腔内，侧面有指状突起互相交错，相邻细胞间近腔面有连接复合体，深部有桥粒结构。在基膜与闰管细胞之间有肌上皮细胞。

闰管细胞有可能发挥干细胞作用，或分化为腺泡细胞，或分化为肌上皮细胞，或分化为纹管细胞。

（2）分泌管（纹管）：与闰管相延续，管径较粗，管壁由单层柱状细胞所组成（在接近闰管段的纹管外周，尚附有肌上皮细胞）；胞质丰富，呈强嗜伊红，核圆形，位于细胞中央或近基底部。分泌管的主要特征是细胞的基底部有垂直于基底面的纵纹，所以分泌管又称纹管。电镜下，细胞顶部胞质内有滑面内质网、游离核糖体、溶酶体，胞核周围有少量粗面内质网和高尔基复合体，细胞腔面有短的微绒毛，相邻细胞之间有连接复合体、桥粒和指状突起等结构。另在上皮细胞基底面，细胞膜向内折，形成许多垂直的皱襞，其间夹有纵行排列的线粒体，这就构成光镜下所见的纵纹，与肾小管类似，是转运水和电解质的典型的组织表现。纹管细胞内含多种酶，例如 ATP 酶、琥珀酸脱氢酶、碳酸酐酶，参与唾液某些成分的代谢，并为其浓缩提供能量有关。

当腺泡分泌物流经分泌管时，上皮细胞能主动吸收钠，排出钾，并转运水，改变唾液的量和渗透压。此吸收与排泌功能受肾上腺皮质分泌的醛固酮等激素的调节，而细胞底部的折叠与密集的线粒体则起钠泵作用。

（3）排泄管：起始于小叶内，与分泌管相延续。管壁细胞呈柱状，胞质淡染。出小叶后穿行于小叶间结缔组织中，又称小叶间导管。此时管径变粗，管壁细胞变为假复层或复层柱状上皮。除含有类似分泌管（纹管）之柱状细胞外，还有许多小的基底样细胞，即所谓储备细胞，亦可能发挥干细胞作用。最后，各小叶间导管汇集成更大的总排泄管，开口于口腔，其上皮逐渐变为复层鳞状上皮，并与口腔黏膜上皮融合。导管内有时可见特殊的细胞，胞质嗜伊红，含线粒体多，称为大嗜酸粒细胞。

在黏液聚集、慢性炎症，尤其在有结石的情况下，排泄管上皮可化生为纤毛柱状上皮、复层鳞状上皮和黏液细胞。此改变在小导管者少。

3. 肌上皮细胞　肌上皮细胞位于腺泡和小导管的腺上皮与基膜之间，细胞突起内有肌微丝。有收缩功能，协助腺泡和导管排出分泌物。

二、组织学特点

1. 大唾液腺

（1）腮腺：腮腺是唾液腺中最大者，分深、浅两叶，其间有面神经穿过。浅叶位于外耳前方，深叶位于下颌后凹。腮腺分泌物的排出管称腮腺导管。成年人，此导管开口于上颌第二磨牙相对应的颊黏膜上，开口处呈乳头状。沿腮腺导管有时还可见副腮腺。腮腺全部由浆液性腺泡组成，故属纯浆液腺。

（2）下颌下腺：下颌下腺腺体大部分位于颌下三角内，但是也有一部分在下颌舌骨肌游离缘的后上方，因此下颌下腺包绕着下颌舌骨肌的后缘。下颌下腺主导管向前行走，开口于舌系带两侧的肉阜，开口处呈乳头状。下颌下腺是混合腺，以浆液性腺泡为主，并有少数黏液性腺泡和混合性腺泡。

（3）舌下腺：舌下腺由一对较大和若干个较小的腺体组成，是三对大唾液腺中最小的一对，杏仁状，位于口底黏膜和下颌舌骨肌之间。通过舌下腺主导管开口于下颌下腺导管，也偶有直接开口于口腔者。较小的舌下腺其导管或与舌下腺主导管联合，有的与下颌下腺导管联合，或开口在舌下皱襞处。舌下腺也是一种混合腺，唯其中黏液性腺泡占主要部分，纯浆液细胞很稀少，只见于混合性腺泡的新月形细胞群中。

2. 小唾液腺　小唾液腺包括唇腺、颊腺、舌腺、腭腺、舌腭腺和磨牙后腺等，位于黏膜固有层和黏膜下层。其中唇腺、颊腺、磨牙后腺均属混合性腺体，但以带黏性腺泡为主。

电镜下：唇腺仅见有黏液细胞，其间有细胞间小管，闰管长度各异，小叶间导管也很短，细胞基底部有纵纹。在唇腺纤维结缔组织中，浆细胞分泌 IgA，并与腺细胞分泌的分泌片结合形成分泌型 IgA，排入口腔，具有免疫作用。唇腺是唾液分泌型 IgA 的主要来源，其浓度比腮腺高 4 倍。此外，唇腺活检也被认为是诊断舍格伦综合征（Sjögren syndrome）的一种简便方法。

舌腭腺、腭腺均属纯黏液腺：前者位于舌腭皱襞的咽部，但也可从舌下腺后部延伸至软腭；腭腺位于硬腭的腺区、软腭和腭垂（悬雍垂）。

舌腺可分成几组：舌前腺位于舌腹面舌系带两侧近舌尖处黏膜下，以黏液性腺泡为主，仅有少数混合腺泡；舌根部和舌边缘区有舌后腺，是纯黏液腺；轮廓乳头环沟下方的味腺是纯浆液腺，亦称 von Ebner 腺，位于轮廓乳头下方的舌肌纤维之间，导管开口在轮廓乳头的沟内和叶状乳头之间的沟内。唇、颊、磨牙后区、腭、舌等处，是小唾液腺主要的分布部位。因此，这些部位也是黏液囊肿和唾液腺肿瘤的好发部位。

第 5 单元　口腔颌面部发育

重点提示

本单元内容重点集中在鳃弓和神经嵴的发育和面、腭发育异常原因，因为内容比较抽象，掌握起来有难度，考生可以通过经典试题，举一反三加以掌握，往往能事半功倍。

考点串讲

一、鳃弓和神经嵴

胚胎 4 周，神经嵴分化。可为：神经系统组织、内分泌组织、结缔组织和皮肤组织。神经嵴细胞移动形成外胚间充质。同一时期，原始咽部的间充质迅速增生，形成鳃弓，相邻的鳃弓之间有浅沟，在体表者称鳃沟，与鳃沟相对的浅沟称咽囊。第 1 鳃弓与面部发育密切，称下颌弓；第 2 对与舌发育有关，称舌弓。

二、面部的发育

1. 发育过程　胚胎第 3 周形成额鼻突，其下方出现下颌突，即第一鳃弓；胚胎第 4 周下颌突两侧上方形成上颌突，此时上颌突、额鼻突和下颌突形成原始口凹；胚胎第 4 周出现鼻板（分化中鼻突和两侧的侧鼻突）；胚胎第 5 周——中鼻突末端出现两个球状突；胚胎第 6 周——中鼻突+两个球状突联合形成人中；上颌突+球状突融合形成上唇；侧鼻突+上颌突形成鼻梁侧面、鼻翼和部分面颊；上颌突+下颌突形成面颊部；胚胎第 7～8 周——初具人形。

2. 常见畸形

（1）唇裂：上唇多见，球状突和上颌突未融合或部分融合。

（2）面裂：上颌突与下颌突未或部分联合发生横面裂，较轻者为大口畸形，联合过多则为小口畸形；上颌突与侧鼻突未联合形成斜面裂。

三、腭部的发育

1. 发育过程　胚胎第 6 周——前腭突：球状突与上颌突联合并向内生长形成，将形成前颌骨和上颌切牙。胚胎第 6 周末——侧腭突：两侧上颌突向内生长形成，与前腭突融合和联合。最初是垂直生长，至胚胎第 8 周，水平生长；胚胎第 9 周开始融合和联合。

2. 发育异常

（1）腭裂：一侧侧腭突和对侧侧腭突及鼻中隔未融合或部分融合。

（2）鼻唇囊肿，正中囊肿：腭突融合缝隙中，残留的上皮残余引发囊肿。

四、舌的发育

1. 发育过程

胚胎第 4 周——奇结节和侧舌隆突，同时第 3 鳃弓形成联合突。

胚胎第 6 周——两侧侧舌隆突在中线联合形成舌体（舌前 2/3），奇结节退化消失。联合突形成舌根（舌后 1/3）。发育异常

2. 发育异常

（1）分叉舌：侧舌隆突未联合或联合不全。

（2）异位甲状腺：甲状舌管下降过程发生停滞。

（3）甲状舌管囊肿：甲状舌管未退化或残留上皮形成。

五、唾液腺的发育

间充质诱导口腔上皮形成上皮蕾；上皮索形成及生长；上皮索末端分支；上皮索反复分支腺小叶形成；前期导管形成；细胞分化。

发育时间：腮腺——胚胎第 6 周；下颌下腺——胚胎第 6 周末；舌下腺——胚胎第 7~8 周；小唾液腺——胚胎第 12 周；味腺——胚胎第 14 周。

六、颌骨的发育

1. 下颌骨发育　下颌软骨-舌神经和下牙槽神经；胚胎第 6 周——软骨侧方出现结缔组织凝聚区，胚胎第 7 周——细胞凝聚区分化出成骨细胞、出现膜内骨化；胚胎第 16 周——髁突骨化。

2. 上颌骨及腭骨　上颌骨膜内骨化，腭骨由 6 个骨化中心形成。

第 6 单元　牙 的 发 育

========================== 重点提示 ==========================

本单元内容是口腔组织病理学的重点和难点。需要重点掌握成釉器发育的分期，牙胚牙囊的发育，牙板的结局，牙本质、牙釉质形成的顺序及各自矿化的特点，其次要熟悉牙髓的形成和牙根的发育，了解牙周组织（牙骨质、牙周膜及牙槽骨）的发育。

========================== 考点串讲 ==========================

一、牙胚的发生及分化

胚胎第 5 周，覆盖在原始口腔的上皮由两层细胞组成，外层是扁平上皮细胞，内层为矮柱状的基底细胞。在未来的牙槽突区，深层的外胚间叶组织诱导上皮增生，开始仅在上下颌弓的特定点上，上皮局部增生，很快增厚的上皮互相连接，依照颌骨的外形形成一马蹄形上皮带，称为原发性上皮带。胚胎第 7 周，这一上皮带继续向深层生长，并分叉为两个：向颊（唇）方向生长的上皮板称前庭板，位于舌（腭）侧的上皮板称为牙板。前庭板继续向深层生长，与发育的牙槽嵴分开，前庭板表面上皮变性，形成口腔前庭沟。

牙板向深层的结缔组织内伸延，在其最末端细胞增生，进一步发育成牙胚。

牙胚由三部分组成：①成釉器，起源于口腔外胚层，形成釉质；②牙乳头，起源于外胚间叶，形成牙髓和牙本质；③牙囊，起源于外胚间叶，形成牙骨质，牙周膜和固有牙槽骨。牙胚的发生是

口腔上皮和外胚间叶互相作用的结果。

（一）成釉器的发育

1. 蕾状期　胚胎第 8 周，在牙板的 20 个定点上牙板最末端膨大，上皮细胞迅速增生，形成圆形或卵圆形的上皮芽，形状如花蕾，这是乳牙早期的成釉器，其构成细胞类似基底细胞，呈立方或矮柱状。在上皮下方和周围的外胚间叶细胞增生，密集在一起包绕上皮芽，但未见细胞的分化。

在牙弓的每一象限内，最先发生的成釉器有 4 个，即乳切牙、乳尖牙、第一乳磨牙和第二乳磨牙。

所有的乳牙牙胚在胚胎第 10 周发生，而所有恒牙胚在胚胎第 4 个月形成。

2. 帽状期　胚胎第 9～10 周，上皮芽继续向外胚间叶中生长，体积逐渐增大。在长入的上皮周围，外胚间叶细胞密度增加，形成细胞凝聚区。长入上皮的基底部向内凹陷，形状如同帽子，覆盖在球形的外胚间叶细胞凝聚区上。该上皮具有形成釉质的功能，称为帽状期成釉器。成釉器分化为三层细胞，即外釉上皮层，内釉上皮层和星网状层。成釉器下方的球形细胞凝聚区称为牙乳头，将来形成牙本质和牙髓。包绕成轴器和牙乳头边缘的外胚间叶细胞，密集成一结缔组织层，称为牙囊，将来形成牙支持组织。在牙发育的这一阶段，已能见到形成牙及其支持组织的成分。成釉器、牙乳头和牙囊共同形成牙胚。

3. 钟状期

（1）外釉上皮层：成釉器的周边是一单层立方状细胞，称外釉上皮，借牙板与口腔上皮相连。外釉上皮细胞胞质少，含有游离核糖体和少量的粗面内质网以及线粒体和少量散在的微丝，细胞间有连接复合体。

（2）内釉上皮层：由单层上皮细胞构成，并整齐排列在成釉器凹面的基底膜上，与牙乳头相邻，以半桥粒将细胞固定在基底板上。从牙颈部到牙尖，细胞分化程度各异。内釉细胞开始是矮柱状或立方状，胞核大而居中，高尔基复合体分布在邻近中间层的胞质中，线粒体分布在胞质的其他部分。随着成釉器的发育，内釉细胞开始分化为成釉细胞。

内釉上皮与外釉上皮相连处，称颈环。在颈环处柱状的内釉上皮细胞向立方状外釉上皮细胞移行，在近内釉上皮细胞侧有无细胞区，内有少量胶原纤维，最终在该处形成牙本质。颈环在上皮根鞘的发生中起重要作用。

（3）星网状层：位于内外釉上皮之间。细胞为星形，有长的突起，细胞之间以桥粒相互连接成网状，故称星网状层。星形细胞含有通常应有的细胞器，但数量稀少，并以桥粒与外釉细胞和中间层细胞相连接。

（4）中间层：在内釉上皮与星网状层之间有 2～3 层扁平细胞，细胞核卵圆或扁平状，称为中间层。在钟状期早期，细胞核居中，高尔基复合体、粗面内质网、线粒体和其他细胞器数量不多。到晚期，细胞间隙增大充满微绒毛，上述细胞器增多，酸性黏多糖及糖原沉积。该层细胞具有高的碱性磷酸酶活性，与釉质的形成有关。

（二）牙乳头、牙囊的发育，牙板的结局

1. 牙乳头细胞为未分化的间充质细胞。在内釉上皮诱导下，牙乳头外胚层细胞分化为高柱状成牙本质细胞。牙乳头决定牙的形状，形成牙髓和牙本质。

2. 牙囊形成牙骨质、牙周膜和牙槽骨。

3. 牙板退化消失，未退化可能形成上皮岛或上皮团的形式存在于颌骨或牙龈中，称 Serre 上皮剩余。新生儿可见马牙。某些情况下，残余的牙板上皮，可成为牙源性上皮性肿瘤或囊肿，或被重新激活而形成多生牙。

二、牙体、牙周组织的形成

1. 牙本质的形成　成牙本质细胞完成，牙本质矿化形态主要是球形矿化。成牙本质细胞层与矿化牙本质间的有机基质，称为前期牙本质。成牙本质细胞合成纤维与基质共同形成最早牙本质基质称为罩牙本质。

2．牙釉质的形成　在牙本质形成之后，釉质的形成包括细胞分泌有机基质，立即部分矿化，矿化程度达 30%，而后釉质进一步矿化。釉质矿化是由成釉细胞调控的。釉质发育完成后，成釉细胞、中间层细胞和星网状层与外釉上皮细胞结合，形成缩余釉上皮，当牙萌出到口腔中，缩余釉上皮在牙颈部形成结合上皮。

3．牙髓的形成　牙乳头是牙髓产生的原始组织。原发性牙本质形成后，髓腔内的结缔组织即为牙髓。

4．牙根及牙周组织的形成

（1）牙根形成主要依靠上皮根鞘：上皮隔是上皮根鞘向根部生长时向牙髓方向弯曲形成的盘状结构，上皮隔和邻近外胚间叶细胞决定牙根长度、弯曲度、厚度和数量。牙根发育过程中，上皮隔的位置保持不变。

（2）牙周组织形成：牙骨质、牙周膜、牙槽骨。

①牙骨质：牙囊细胞穿过根鞘上皮，进入牙根牙本质表面分化为成牙骨质细胞。

②牙周膜：牙囊细胞分化为成纤维细胞，产生胶原纤维。

③牙槽骨：牙周膜形成时，骨隐窝壁上和发育牙周膜纤维束周围分化成骨细胞，形成新骨。

第 7 单元　牙的发育异常

重点提示

本单元内容相对不太重要，考试主要集中在氟牙症的病理及牙本质形成缺陷的病理，其他不太重要。与口腔预防学相关内容联系复习。

考点串讲

一、牙结构异常

（一）釉质形成缺陷症

釉质形成缺陷症的遗传类型最常见为常染色体显性型，较少见为 X 染色体相关型。

1．形成不全型

（1）普遍性凹陷者，针尖至针头大小的凹陷缺损遍布于牙面，牙颊面受累最严重，凹陷成排排列，可伴色素沉着。凹陷之间的釉质厚度、硬度、颜色正常。

（2）局限性凹陷者，表现为横向排列的凹陷、线型缺损或较大面积的缺陷而周围为钙化不全。典型病变位于牙颊面中 1/3，切缘、咬合面常不累及。病变影响乳、恒牙列或仅影响乳牙列，可所有牙或少数牙受累。常染色体隐性型（IC 型）病变更严重，常累及两牙列的所有牙。

2．成熟不全型　病变牙形态正常，但出现斑块状的白、黄、棕色变色不透光区，釉质较正常软，易磨耗，但不如钙化不全型者严重。釉质易于从牙本质脱落，X 线检查轴质透光度与牙本质相似。

3．钙化不全型　为釉质形成缺陷中最常见的类型，釉基质形成正常但无明显的矿化，分常染色体显性、常染色体隐性两种亚型。两型均为牙萌出时大小、形态、釉质厚度正常，但釉质很软，因磨耗而很快磨去，常磨至牙龈水平，仅遗留颈部釉质，因颈部釉质钙化较高。由于大部分釉质被磨去，造成牙本质暴露。萌出时釉质黄棕色或橙色，但很快由于色素沉着变为棕至黑色，并有牙石沉积。牙未萌及前牙开𬌗常见。两种亚型的表现相似，但常染色体隐性型病变常更严重。X 线检查示釉质硬度与牙本质相似。

4．成熟不全/形成不全型　此型表现为和釉质形成不全同时伴成熟不全，乳恒牙均可弥漫性累及。由于釉质厚度、牙大小的不同可分为两种亚型。

成熟不全/形成不全亚型的主要缺陷为釉质成熟不全，呈斑块状黄白、黄棕色，牙颊面常见凹陷。X 线检查示釉质密度与牙本质相近。除有不等程度的牛形牙外，单根牙可见大的牙髓腔。

形成不全/成熟不全亚型的主要缺陷为釉质形成不全，釉质薄而成熟不全。X 线检查示除了釉质厚度的减少，特征与成熟不全/形成不全亚型相似。

（二）氟牙症

氟牙症又称斑釉、氟斑牙。在牙发育阶段，如果饮用水中氟含量高于 1/100 万，或经其他途径摄入过多的氟，氟离子可导致釉质形成不全和钙化不全，这种釉质的发育障碍即为氟牙症。

病变严重程度与摄取氟的剂量、时间呈正相关，在牙发育的关键时期摄入较高的氟导致较严重的氟牙症。在釉质形成的成熟早期对氟特别敏感，而分泌期最不敏感。病变在牙弓上对称性地发生，但在牙与牙之间严重程度不同。主要见于恒牙列。由于胎盘的屏障作用，发生于乳牙的病变很少，但在严重病例及地方性氟中毒区，乳牙也可累及。前磨牙、上切牙、第二磨牙受到的影响最大，尖牙、第一磨牙、下颌切牙依次递减。

患牙的临床表现可有很大不同。病变轻者釉质上出现无光泽的白色斑点、斑块或条纹；中等程度者病变区呈黄色、棕色、黑色，可伴有程度不同的釉质形成障碍，牙面上出现不规则凹陷；在严重病例，窝状凹陷相互融合，牙正常形态丧失。

形态学观察氟斑牙牙面显示，发育不全使釉面横纹中断，在发育缺陷区牙面上可见清楚的釉柱末端。镜下可见釉质矿化不良，尤其是在釉柱之间及有机物较多的薄弱处。但釉质表层过度矿化，釉柱方向不规则，釉牙本质界的弧形结构较正常牙更加明显。表层钙化良好，其深方的表层下区存在弥漫性的矿化不良。

氟牙症在临床上和组织学上和其他类型的釉质矿化不全、发育不全难以区分。病变牙具有抗龋性，这是由于虽然病变使酸更易侵入，但釉柱较正常时有更强的抗酸溶解性。由于其他因素也可导致类似的釉质损伤，确诊氟牙症需要看到病变缺陷为双侧、有先前过度摄入氟的病史及釉质或其他组织中氟含量增高的证据。

造成氟牙症的确切机制尚不明了，但病变与牙发育期成釉细胞的损伤有关。组织学观察发现，成釉细胞有损伤，导致了成釉细胞形成釉基质功能的缺陷。同时，较高的氟也干扰了基质钙化过程。调查表明，在高氟区，尽管饮用同样的水，并非所有儿童表现出相同程度的氟斑牙，这可能是由于饮用水量的个体差异以致氟摄入量不同所致。

（三）先天性梅毒牙

先天性梅毒牙是由于梅毒螺旋体感染牙胚，侵犯成釉器使釉质发育障碍，在恒切牙、第一恒磨牙釉质产生特征性的发育不全改变。病变切牙称 Hutchinson 切牙，其近远中面向切缘而不是牙颈部逐渐变细，形成螺丝刀样外观，切缘中间常有一凹陷。这些改变在上颌中切牙最为明显。第一恒磨牙的病变称桑葚牙，表现为牙尖缩窄，咬合面直径小于牙颈部直径，咬合面及牙冠近咬合面 1/3 表面有许多颗粒状细小的釉质球团，呈桑葚状。同时可伴有牙本质发育障碍。

（四）牙本质形成缺陷症 Ⅱ 型

即遗传性乳光牙本质，常染色体显性遗传病。牙本质形成缺陷症 Ⅱ 型在乳牙列、恒牙列均累及。病变严重程度与牙的发育阶段有关，乳牙病变最严重，恒牙中恒切牙、第一恒磨牙次之，第二、第三恒磨牙受影响最小。

萌出时，牙外形正常，但呈乳光的琥珀样外观。以后牙颜色几乎正常，之后逐渐变成半透明，最终呈灰色或棕色，伴有釉质上的淡蓝色反光。大部分病例釉质结构正常，但釉质很易剥脱，牙本质暴露后牙显著磨损。X 线检查，牙冠呈球形，颈部缩窄，牙根细、短，根管、牙髓腔部分封闭或完全消失。

二、牙变色——四环素牙

四环素对牙和骨有亲和性，在牙发育期全身性应用四环素可导致药物在牙硬组织和骨组织中沉积形成四环素牙。在受累牙的磨片上，沿牙本质生长线有黄色的色素条带，紫外线下，条带显示为明亮的黄色荧光。牙体组织中，除牙本质外四环素还可沉积于牙骨质，但釉质中有四环素条带者少见。

受累牙萌出时呈亮黄色，暴露于光线后四环素氧化，颜色逐渐变深，呈灰或棕色。牙的变色程度受摄入四环素的剂型、剂量、时间、摄入药物时患者的年龄的影响。如果在牙冠已形成后摄入药物，四环素局限于牙根，临床上看不到变色。

四环素可通过胎盘屏障，如果在胚胎第29周至胎儿出生之间任何时候孕妇摄入药物，可导致乳牙的变色。而在出生至8岁之间摄入四环素，可导致恒牙变色，故在此期间特别要注意慎用四环素。

第8单元 龋 病

═══ 重点提示 ═══

本单元内容相对不太重要，考试很少出现。重点掌握釉质龋和牙本质龋的分层及各层的特点，其他内容了解即可。

═══ 考点串讲 ═══

一、釉质龋病理变化

（一）平滑面龋

平滑面龋多位于牙邻接面接触点下方、颊舌面近龈缘牙颈部。早期表现为牙表面白垩色不透明区，与周围正常的透明釉质不同，这种不透光是由于釉质的脱钙使其光折射率改变。此时，釉质表面的连续性未丧失，探针或常规X线摄影不能检测到病变。以后由于色素沉着，白色斑块状病变有黄色或棕色色素沉着，并向周围组织扩展，病变区逐渐变得粗糙，最终病变进展，组织崩溃，龋洞形成。

从X线上很难明确区分表面尚完整和有龋洞形成的釉质病变，对于X线检查透光性局限于釉质的病变，龋洞形成的可能性很低，透光性局限于牙本质外一半的病变龋洞形成的可能性40%～80%，透光性累及一半或大部分牙本质厚度的病变则已形成龋洞。颊舌面颈部龋由牙的颊、舌面龈缘相对处向咬合面扩展，其外观与邻面龋相似，但多数形成开放的龋洞。

光镜下观察釉质早期平滑面龋纵磨片，最早显示为病损区的釉柱横纹和生长线变得明显，以后逐渐有色素沉着。当釉质龋继续发展，轴质深层受累，病损呈三角形，三角形的顶部向着釉牙本质界，基底部向着釉质表面，三角形顶部为病变最早、最活跃的部分。病变的此种形态与釉柱从釉牙本质界向表面呈放射状排列有关。

结合透射光显微镜、偏光显微镜、显微放射摄影观察早期平滑面釉质龋纵磨片，由深层至表层病变可分为4层，即透明层、暗层、病损体部、表层。

1. 透明层 位于病损的最前沿，和正常釉质相连，是龋损最早发生的组织学改变。此层釉质晶体开始出现脱矿，晶体间孔隙较正常釉质增大，孔隙容积约为1%，较正常釉质的0.1%增多。透明层是釉质龋最初的表现，是由于釉质少量脱矿造成的。

2. 暗层 紧接于透明层表面，此层表现为暗黑色。偏光显微镜观察，暗层呈正双折射。暗层较透明层孔隙增加，孔隙容积为2%～4%。孔隙大小不一，部分孔隙较大，部分孔隙较透明层中的小。

3. 病损体部 是釉质龋病变的主要部分，从表层下一直延伸到近暗层。在偏振光下病损体部呈正双折射。此层脱矿程度较为严重，测量分析表明，孔隙容积在边缘处相对较少，约占釉质容积5%，至中心区逐渐增加，可达25%。病损体部为釉质龋中脱矿最严重的层次，在所有病损中都存在。

4. 表层 位于釉质龋的最表面，20～100μm厚，平均40μm。此层表现为相对完整而未受影响，之所以称为相对完整是由于此层的组织结构和理化特性与正常釉质较为相似，脱矿程度明显较病损体部轻。偏光显微镜下观察，表层表现为负双折射，孔隙容积约占釉质体积 5%。表层是龋损发生时首先受酸侵蚀的部位，但其脱矿程度反而较其深层的病损体部轻，表现为表层较正常，而表层下脱矿。

（二）窝沟龋

窝沟龋病损并非从底部开始，而是呈环状围绕着窝沟壁进展，并沿釉柱长轴方向向深部延伸，当病变进展超过窝沟底部时，侧壁病损相互融合。由于窝沟附近的釉柱排列方向为向窝沟底部集中，形成的龋损与形态与釉柱排列方向一致，即口小底大的三角形潜行性龋损，由于釉质在窝沟底较薄，窝沟龋病变很容易进展到牙本质。

二、牙本质龋

1. **发展过程**　牙本质龋的发展过程较釉质龋迅速。当釉质龋、牙骨质龋向深方进展达牙本质时，病变可沿釉牙本质界、牙骨质牙本质界向两侧扩展，同时沿牙本质小管深入，虽然早期细菌并未侵入，但细菌产生的酸的扩散较早就使近釉质、牙骨质病损前沿的牙本质发生脱矿，脱矿后释放出的钙、磷离子向周围扩散，成牙本质细胞也可分泌一定的钙、磷离子，由于在脱矿深层区域 pH 相对较高，在此微环境中矿物离子易重新沉积，使牙本质小管内矿化。这种小管内的再矿化现象发生于龋病进展较慢时，其形成有助于阻止外来有害物质的进入。龋病进一步进展，细菌侵入牙本质小管，尽管每一牙本质小管中可有大量细菌繁殖，但一般一个牙本质小管中为一种细菌。细菌除进一步产酸使管周、管间牙本质脱矿外，其产生的蛋白溶解酶使基质中的有机物溶解，小管扩张变形，最终结构破坏，相邻小管相互融合形成坏死灶。坏死灶继续扩大，以致大片结构崩解，最终龋洞形成。

2. **病理变化**　牙本质龋在病理形态上是一个累及范围较广的三角形病变，三角形的顶指向牙髓腔，底向着釉牙本质界，较大的病变表现为三角形的顶部增宽，接近于牙髓腔。按病变的组织形态、脱矿程度、细菌侵入情况的不同，一般可将牙本质龋的病理变化由病损深部向表面分为四层结构。

（1）透明层：又称硬化层，为牙本质龋最深层、最早出现的改变，位于病变的底部和侧面，在透射光下呈均质透明状。这种透明是由于牙本质小管管腔变窄、管腔中有矿物盐沉积，使管腔内折光率与周围细胞间质相似。矿物晶体可先沉积于成牙本质细胞突起内，也可先出现于细胞突周围呈向心性沉积。以后，晶体数量逐渐增多，最终可将小管完全堵塞。电镜下观察，小管内矿物晶体为针形或方形，电子衍射显示其为白磷钙石或磷酸八钙。这些矿物晶体可来源于其表面脱矿层游离出的无机盐离子的再矿化。

（2）脱矿层：位于透明层表面，是在细菌侵入之前，酸的扩散所导致的脱矿改变。此层牙本质小管形态仍然比较完整，牙本质小管内基本上无细菌侵入。但管周、管间牙本质磷灰石数目减少，说明有脱矿的存在。管间、管周牙本质中胶原纤维结构基本完好。此外，管周有时可见比正常牙本质中大的晶体，表明同时有再矿化现象发生。

（3）细菌侵入层：位于脱矿层表面，牙本质小管内有细菌侵入，细菌甚至进入牙本质小管分支。细菌在牙本质小管内向下延伸并繁殖。

细菌的侵入可能分为两阶段：第一阶段由产酸菌组成，主要是乳杆菌，细菌产生的酸向深层扩散达脱矿层；第二阶段由产酸菌和蛋白溶解菌混合组成，它们进一步破坏已脱矿的基质。对牙本质龋的细菌进行分层分析表明，在病损主要部位，细菌构成复杂，为需氧菌、微需氧菌、厌氧菌的混合，在深层病变则以厌氧菌为绝对优势，其中乳杆菌数量最多，可能是病变环境为其提供了适宜的生长条件。

（4）坏死崩解层：坏死崩解层为牙本质龋损的最表层，随着液化坏死灶扩大，数量增多，细菌不再局限于小管内，而侵入管周、管间牙本质，在此区几乎无正常牙本质结构保留，牙本质完全崩解破坏，只残留一些坏死崩解组织和细菌，龋洞开始从釉牙本质界处形成。

三、牙骨质龋

牙骨质龋多发生于牙龈萎缩、牙根面暴露后，牙骨质表面菌斑沉积，继而龋病形成，临床上多见于老年人根龋。由于根龋好发部位为牙颈部，所以病变常累及颈部的釉质、牙骨质、直接或间接累及牙本质。

形态学观察发现，电镜下，牙骨质表面有许多小而浅的凹陷，内有大量细菌。显微放射摄影显示，病变早期为表层 X 线阻射，即矿化较良好，而表层下脱矿。病变进展，牙骨质磷灰石晶体出现程度不同的溶解、破坏，胶原纤维断裂消失，最终结构崩解。当牙骨质龋进展缓慢时，在相应的牙髓腔侧也可出现类似于冠部牙本质龋发生时的修复反应，即形成修复性牙本质。

由于牙骨质龋进展较快，且颈部牙骨质很薄，所以病变很快进展到牙本质，此时的组织学病变与冠部牙本质龋类似。但由于随年龄增长，牙本质小管因矿物盐沉积而管径缩小，甚至封闭，故发生于颈部牙本质龋的进展多数较冠部牙本质龋慢。

第9单元　牙　髓　病

═══ 重点提示 ═══

本单元内容虽然不多，但考试经常出现，应该引起考生注意。考点主要是急慢性牙髓炎的病理表现，注意慢性牙髓炎 3 种类型的不同病理。了解牙髓变性的种类、牙髓钙化的病理特点。

═══ 考点串讲 ═══

一、牙髓炎

1.急性牙髓炎的病理变化　急性牙髓炎多数由牙髓充血发展而来或为慢性牙髓炎的急性发作，常因深龋感染牙髓所致。龋病时，细菌尚未进入牙髓，其代谢产物经牙本质小管进入牙髓导致局部牙髓充血或慢性炎症。当机体抵抗力降低或随龋损进一步发展，细菌进入，牙髓局部的慢性炎症便急性发作，进而发展为急性牙髓炎。无慢性过程的急性牙髓炎多由于牙髓受到急性物理、化学刺激或严重感染等情况，如手术切割牙体组织等导致的过度热刺激、消毒药物或充填材料化学刺激等。

早期病变局限在受刺激部位相对应的牙髓，如龋损下方，牙髓血管扩张充血，血管通透性增加，液体渗出，组织水肿，沿血管壁周围有纤维蛋白渗出，这时称急性浆液性牙髓炎。随着炎症加重，成牙本质细胞变性坏死，受损的组织、细胞和炎性细胞释放大量炎性介质和细胞因子，如组胺、5-羟色胺、白细胞介素、白三烯、前列腺素、转化生长因子等，这些炎症介质进一步增加血管的通透性，趋化更多的中性粒细胞向炎症中心集中。中性粒细胞、巨噬细胞等在杀灭细菌的同时释放溶酶体酶，使局部组织液化坏死，形成脓肿。早期脓肿局限，脓腔内有密集的中性粒细胞浸润，其余牙髓水肿伴炎性细胞浸润。这时若得以及时治疗，还可以保存部分牙髓，否则，炎症迅速向周围扩散，中性粒细胞广泛浸润至整个牙髓组织，形成多处小脓肿，此时，若炎性渗出未得到及时引流，髓腔压力极度增加，最终使整个牙髓液化坏死，此时称为急性化脓性牙髓炎，也称不可逆性牙髓炎。

2. 慢性牙髓炎的病理变化

（1）慢性闭锁性：镜下可见牙髓血管扩张充血，组织水肿，淋巴细胞、浆细胞、巨噬细胞、中性粒细胞浸润，同时可伴有毛细血管和成纤维细胞增生，肉芽组织形成。随病程迁延，可见增生的胶原纤维将炎症区与正常的牙髓组织隔开。若机体抵抗力弱而刺激较强时可形成脓肿，甚至牙髓坏死。脓肿周围常有肉芽组织包绕，而其余牙髓组织正常。病程长者，有时可见修复性牙本质形成。

（2）慢性溃疡性：镜下可见患牙有较大的穿髓孔，穿髓孔表面为炎性渗出物、食物残渣及坏死物质覆盖，其下方为炎性肉芽组织和新生的胶原纤维，深部有活力牙髓组织表现为血管充血扩张，其中散在有淋巴细胞、浆细胞、巨噬细胞等慢性炎性细胞浸润。有时溃疡表面可见不规则钙化物沉积或修复性牙本质形成，从而阻挡病原刺激向深部扩散，保护其余正常的牙髓组织。慢性溃疡性牙髓炎病程缓慢，如果早期得到及时而彻底的治疗，可保存部分活髓，否则，炎症将累及整个牙髓组织，导致牙髓坏死。

（3）慢性增生性：慢性增生性牙髓炎主要表现是增生的牙髓组织充填于龋洞中或超出殆面突向口腔。根据慢性增生性牙髓炎构成成分不同，可将其分为溃疡型和上皮型。溃疡型慢性增生性牙髓炎外观常呈红色或暗红色，探之易出血。显微镜下观察主要为增生的炎性肉芽组织充填于龋洞中或突出于龋洞外，表面为炎性渗出物和坏死组织被覆，深层为新生的毛细血管、成纤维细胞和散在的淋巴细胞、浆细胞、巨噬细胞和中性粒细胞等炎细胞浸润。病程长者可见较多的成纤维细胞和胶原纤维。上皮型慢性增生性牙髓炎肉眼观察呈粉红色较坚实，探之不易出血。显微镜下见息肉由大量成纤维细胞和胶原纤维构成，其中散在淋巴细胞、浆细胞浸润，表面被覆复层鳞状上皮。鳞状上皮可能由口腔黏膜上皮脱落细胞种植而来，或由龋洞邻近的牙龈上皮增生而来。

此外，慢性牙髓炎中还有一型较特殊的牙髓炎称残髓炎，残髓炎是发生在残留于根管内的牙髓组织的炎症。残髓炎常发生于干髓术后数月甚至数年，其次见于活髓切断术失败的患牙；牙髓塑化治疗时塑化不全或多根牙根管治疗时遗漏的根管均可继发残髓炎。临床表现为放射痛、冷热刺激痛，有时也可发生剧烈的自发性阵痛。因炎症发生在近根尖孔处的牙髓组织，故患牙常伴咬合不适或咬合痛。其病理变化常为慢性炎症，即残留牙髓血管扩张充血、组织水肿，淋巴细胞、浆细胞、中性粒细胞等炎细胞浸润，严重者也可见牙髓脓肿或坏死。

二、牙髓变性

成牙本质细胞空泡变性

（1）成牙本质细胞空泡性变：是成牙本质细胞间液体积聚形成水疱。镜下见成牙本质细胞体积变小，细胞间水疱将成牙本质细胞挤压成堆，状似稻草束。严重时，成牙本质细胞数目减少，甚至消失，仅留下大小不等的空泡。这种情况常常是由于牙髓血供不足、细菌及其毒素刺激、洞形制备的创伤或充填材料的刺激等所引起。

（2）牙髓钙化：是指牙髓组织由于营养不良或组织变性，并在此基础上钙盐沉积所形成的大小不等的钙化团块。牙髓钙化有两种形式：一种称髓石，多见于髓室内；另一种称弥散性钙化，钙化团块多散在于根管内。

（3）牙髓网状萎缩：多由于牙髓血供不足，牙髓组织出现大小不等的空泡状间隙，其中充满液体。牙髓细胞减少，成牙本质细胞、血管和神经消失，牙髓整体呈现纤维网状结构。这种情况多见于老年人牙髓。

（4）牙髓纤维性变：也常因牙髓血供不足，牙髓细胞、血管、神经萎缩减少，甚至消失，纤维成分增多。粗大的胶原纤维与牙髓长轴平行或呈现均质状红染的玻璃样变性，多见于老年人牙髓。

第 10 单元　根 尖 周 病

重点提示

本单元内容相对较少，但考点相对集中，本单元内容应全面掌握。急性根尖周炎掌握其不同的排脓途径；慢性根尖肉芽肿掌握病理表现特征、上皮来源；慢性根尖周脓肿掌握病理表现。

考点串讲

一、急性根尖周炎

1. 病理变化　炎症早期，根尖周组织血管扩张充血，浆液渗出，组织水肿，少量中性粒细胞游出血管，这阶段称急性浆液性根尖周炎，持续时间较短暂，随炎症进一步发展，根尖周血管持续扩张充血，在炎症介质趋化作用下，大量中性粒细胞游出，聚集在根尖周牙周膜中，形成脓肿。脓肿早期局限在根尖孔附近的牙周膜内，脓肿边缘可见淋巴细胞、浆细胞、巨噬细胞等浸润。细菌及其产物进一步损害牙周膜，中性粒细胞大量聚集吞噬细菌及其产物的同时，释放溶酶体酶等，使根尖周牙周膜坏死，液化形成大脓肿。其周围的牙槽骨骨髓腔中有较多中性粒细胞浸润。炎症继续发展，则迅速向周围牙槽骨扩散蔓延，形成局限性的牙槽突骨髓炎，此时称急性化脓性根尖周炎，也称急性牙槽脓肿。若此时脓肿得不到引流治疗，脓肿压力越来越大，并从组织结构薄弱处突破，形成自然引流。

2. 常见引流途径　①脓液通过骨髓腔达骨外板并穿破骨密质达骨膜下形成骨膜下脓肿，最后穿破骨膜，突破黏膜或皮肤排脓，突破口常靠近唇颊侧牙龈；②根管粗大及根尖孔也较大的牙经龋洞排脓；③有严重牙周炎的患者也可经深的牙周袋排脓。后两种情况少见。

二、慢性根尖周炎

1. 慢性根尖周肉芽肿　根尖周肉芽肿早期，根尖组织在根管内病原刺激物的作用下，根尖周牙周膜出现血管扩张，组织水肿，毛细血管和成纤维细胞增生，慢性炎症细胞浸润。病变范围较小，局限在根尖周牙周膜。病原刺激继续存在，炎症范围逐渐扩大，根尖周组织结构破坏，代之以炎性肉芽组织，即毛细血管和成纤维细胞增生，中性粒细胞、淋巴细胞、浆细胞和巨噬细胞等散在浸润。炎性肉芽组织周围纤维组织增生，限制炎症向周围扩展，这是机体对病原刺激的防御反应。肉芽组织中可见吞噬脂质的泡沫细胞呈灶性分布。部分病例可见含铁血黄素和胆固醇结晶沉着。胆固醇晶体在制片过程中溶解呈梭形裂隙，裂隙周围可见巨细胞反应。

有时根尖周肉芽肿内可见增生上皮团或上皮条索相互交织成网状。这些上皮可能来源于：Malassez上皮剩余；经瘘管口长入的口腔黏膜上皮或皮肤；牙周袋壁上皮；呼吸道上皮，这种情况见于病变与上颌窦或鼻腔相通的病例。

根尖周肉芽肿随机体抵抗力、病原刺激强度的变化、组织病理学特点可能出现以下改变。

（1）当机体抵抗力增强而病原刺激较弱时，肉芽组织中纤维成分增多，浸润的炎细胞减少，牙槽骨和根尖周牙骨质吸收暂停或出现修复，并分化出成骨细胞和成牙骨质细胞，形成新骨和新牙骨质修复缺损的牙槽骨和根尖牙骨质，使病变缩小。当机体抵抗力下降而病原刺激增强时，则炎症反应加重，炎细胞浸润增多，破骨细胞被激活，牙槽骨和根尖周牙骨质出现吸收、破坏，病变范围增大。

（2）根尖肉芽肿体积增大，营养难以抵达肉芽肿中心，肉芽肿中央组织可因缺血而坏死、液化，形成脓肿；向急性炎症转化，出现急性牙槽脓肿的症状。脓液可自行穿破骨壁引流或经不彻底的治疗，则可以迁延为慢性根尖周脓肿。这时，在相应牙龈上出现瘘口，时有脓液流出。临床上可出现反复肿胀。有研究发现，根尖周慢性炎症向急性转化过程中，炎细胞比例也发生改变，慢性炎症病灶中，浸润的细胞以T淋巴细胞为主，而转化为急性炎症时，则以B淋巴细胞浸润为主，并且检测到大量产生免疫球蛋白的浆细胞。

（3）上皮性根尖肉芽肿，可以转变成根尖周囊肿。通过以下方式转化：①增生的上皮团中心部分由于营养障碍，液化变性，渗透压增高吸引周围组织液，进而发展成囊肿；②增生的上皮被覆脓腔，当炎症缓解后转变成囊肿；③增生的上皮包裹的炎性肉芽组织也可以发生退变坏死形成囊肿。

（4）另有部分年轻患者，抵抗力强，在轻微低毒刺激下，炎症缓解，肉芽组织中纤维成分增加，病变范围缩小，吸收的牙槽骨重新沉积，骨小梁增粗增密，髓腔缩小，骨密度增大，髓腔中纤维组织增生，散在慢性炎细胞浸润。X线片示根尖周局灶性阻射影，与正常骨分界不清，称致密性骨炎。同时，吸收破坏缺损的根尖周牙骨质也出现修复，甚至过度沉积，出现牙骨质过度增厚。

2. 慢性根尖周脓肿

（1）临床表现：慢性根尖周脓肿多无明显的自觉症状，部分患者有咀嚼不适或咀嚼痛。患牙多伴有龋坏，多数患者有牙髓炎病史，如有反复牙疼痛史或反复肿胀史。脓肿自行破溃排脓者，常在患牙相对应的黏膜或皮肤上见到外观呈红色肉芽状的瘘口，时有脓液流出。检查患牙有轻叩痛。X

线片示根尖周呈现边界模糊的不规则透射影,其周围骨质较疏松而呈云雾状。

(2)病理变化:若拔除患牙,可见根尖有污秽的脓性分泌物黏附,根尖粗糙不平,根尖区牙周膜内脓肿形成,脓肿中央为坏死液化组织和脓细胞,脓肿周围为炎性肉芽组织,其中散在中性粒细胞、淋巴细胞、浆细胞、巨噬细胞和新生的毛细血管。肉芽组织外周包绕着纤维结缔组织。根尖牙骨质和牙槽骨呈现不同程度的吸收,破骨细胞位于吸收陷窝内,胞质红染,单核或多个核。有研究证实,炎性介质中白细胞介素-1(IL-1)、肿瘤坏死因子(TNF)、前列腺素(PG)等均能刺激破骨细胞前体细胞向破骨细胞分化而增强其活性,促进根尖周牙槽骨和牙骨质的吸收。

慢性根尖周脓肿表现有瘘和无瘘两种情况,有瘘者可见脓液穿破脓壁与口腔黏膜或颌面部皮肤相通,瘘管壁被覆复层鳞状上皮。这些上皮可来自 Malassez 上皮剩余,也可来自肉芽组织内,也可由口腔黏膜或皮肤上皮经瘘道口长入,瘘管壁上皮下毛细血管增生扩张,结缔组织水肿,其中大量中性粒细胞、淋巴细胞、浆细胞等浸润。

第 11 单元　牙周组织疾病

重点提示

本单元内容不多,但较为重要。主要掌握牙周炎发展过程的四个时期及各期特点,其次牙周炎活动和静止期的典型病例变化也要掌握。熟悉慢性龈炎和龈增生的病理,一个是炎症性,一个是增生性;了解剥脱性龈病损的病理变化。

考点串讲

一、牙龈病

1. 慢性龈炎和龈增生的病理变化

(1)慢性龈炎:主要在牙龈的龈沟壁处有炎症细胞浸润,在沟内上皮的下方可见中性粒细胞浸润,再下方为大量的淋巴细胞(主要为 T 淋巴细胞)。炎症细胞浸润区域的胶原纤维大多变性或丧失。根据慢性龈炎的病理变化又可分为以下两型。

①炎症水肿型:牙龈的纤维结缔组织水肿明显,其间有大量淋巴细胞、中性粒细胞浸润,还可见少量浆细胞,毛细血管增生、扩张、充血。

②纤维增生型:上皮下纤维结缔组织增生成束,束间可见淋巴细胞及浆细胞浸润,毛细血管增生不明显,其炎症成分比水肿型为少。

两型炎症均只局限于牙龈组织内,其深部的牙周膜与牙槽骨均未见明显变化。炎症水肿型类似于炎症肉芽组织;纤维增生型类似于瘢痕组织。

(2)龈增生:龈增生其主要组织病理学变化为纤维结缔组织增生,粗大的胶原纤维束类似瘢痕组织结构;还可出现胶原纤维水肿、变性及毛细血管增生、扩张、充血等变化。一般炎症不明显。龈增生合并口腔菌斑感染时,则与慢性龈炎并存,其病理学变化也出现炎症反应的一系列改变。

2. 剥脱性龈病损的概念和病理变化　剥脱性龈病损其镜下可分为疱型与苔藓型。

(1)疱型:上皮与结缔组织间形成基底下疱,结缔组织内有大量炎性细胞浸润,病变同良性黏膜类天疱疮;如在上皮层内形成上皮内疱,则病变同天疱疮。

(2)苔藓型:上皮萎缩、棘层变薄,基底细胞水肿、液化,常可观察到胶冻样小体。固有层可见密集的淋巴细胞浸润,病变多符合于类天疱疮样扁平苔藓或萎缩型扁平苔藓。

二、牙周炎

1. 牙周炎活动期的病理变化

(1)牙面上可见不同程度的菌斑、软垢及牙石堆积。

（2）牙周袋内有大量炎性渗出物、免疫球蛋白及补体等成分。

（3）沟内上皮出现糜烂或溃疡，一部分上皮向结缔组织内增生呈条索状或网眼状，有大量炎性细胞浸润，并见一部分炎性细胞及渗出物移出至牙周袋内。

（4）结合上皮向根方增殖、延伸，形成深牙周袋，其周围有密集的炎症细胞浸润。

（5）沟内上皮及结合上皮下方的胶原纤维水肿、变性、丧失，大部分已被炎症细胞取代，牙槽嵴顶骨吸收明显。

（6）牙槽骨出现活跃的破骨细胞性骨吸收陷窝。牙槽嵴顶及固有牙槽骨吸收、破坏。

（7）牙周膜的基质及胶原变性、降解，由于骨的吸收、破坏，导致牙周膜间隙增宽。

（8）深牙周袋致使根面的牙骨质暴露，可见牙石与牙骨质牢固的附着。

2．牙周炎静止期的病理变化

（1）沟内或袋壁上皮及结合上皮周围的炎症明显减少，在牙周袋与牙槽骨之间可见大量新生的纤维结缔组织或见粗大的胶原纤维束增生，其间可见少量的慢性炎症细胞浸润，还可见新生的毛细血管。

（2）牙槽骨的吸收呈静止态，一般看不到破骨细胞。常可见原有的吸收陷窝区有新的类骨质形成。牙槽嵴部位的吸收亦可见有类骨质或新骨形成。

3．其他病理变化

（1）牙周变性：病理改变包括牙周膜主纤维束消失并发生水样变性、玻璃样变、病理性钙化、局灶性坏死；牙槽骨及颌骨形成障碍、发生广泛的骨吸收、骨的沉积线紊乱等病理性成骨；牙骨质形成障碍，发生颗粒样钙化等病理性沉积。牙周膜内的血管也发生各种变化，如血管增生、扩张，管壁增厚，管腔狭窄甚至闭塞等改变。

（2）牙周创伤：牙槽骨的硬骨板消失，骨小梁改建，改建后的骨小梁，其分布与受力的分布方向一致，牙根面也可发生吸收。牙周膜间隙增宽，固有牙槽骨吸收，张力侧受牵引的硬骨板出现成层的增生，受压侧的牙周膜组织可有变性、坏死及钙化发生。牙周炎晚期，继发性咬合创伤加重，其组织病理改变也明显加重，出现牙周组织局部坏死、脱落。

（3）牙周萎缩：牙周萎缩的组织病理学变化并不明显，因为萎缩是器官或细胞成分在达到正常成熟之后，又出现缩小或量的减少所致，组织学主要表现为上皮细胞各层次减少，致使上皮变薄，结缔组织成分减少，可见毛细血管扩张。

第 12 单元　口腔黏膜病

重点提示

本单元内容丰富，知识点多，基本病理变化需要掌握各自特点及常见疾病；常见口腔黏膜病则需要掌握每种病的特征性病理表现，而且结合口腔黏膜病学，加以诊断和治疗。熟悉艾滋病的口腔表现。

考点串讲

一、基本病理变化

1．过度角化和角化不良

（1）过度角化：过度角化也称角化亢进，是指黏膜或皮肤的角化层过度增厚，临床上为乳白色或灰白色。在组织学上可分为过度正角化和过度不全角化两种。过度正角化是角化层增厚，细胞界限不清，细胞核消失，形成均匀性嗜伊红染色的角化物，伴有粒层增厚且透明角质颗粒异常明显；过度不全角化为增厚的角化层中胞核未分解消失，粒层增厚不明显。

（2）角化不良：角化不良也称错角化，为上皮的异常角化，在上皮棘层或基底层内个别或一群细胞发生角化。角化不良有两种情况：一种为良性角化不良，多在高度增生的上皮钉突中出现；另一种为恶性角化不良，有时可见胞核，细胞形态有一定异型性，见于原位癌及鳞状细胞癌。

2. **上皮异常增生**　上皮异常增生和细胞非典型增生是两个词，为 WHO 口腔癌和癌前病变研究中心提出：个别细胞改变称为非典型性，上皮总的紊乱称为上皮异常增生。

上皮异常增生可发生以下变化：①上皮基底细胞极性消失；②出现一层以上基底样细胞；③核浆比例增加；④上皮钉突呈滴状；⑤上皮层次紊乱；⑥有丝分裂象增加，可见少数异常有丝分裂；⑦上皮浅表 1/2 出现有丝分裂；⑧细胞多形性；⑨细胞核浓染；⑩核仁增大；⑪细胞黏着力下降；⑫在棘细胞层中单个或成团细胞角化。并不是以上第①至第⑫项均出现才诊断为上皮异常增生，根据第①至第⑫项出现的数目，而分为轻、中、重度上皮异常增生。

3. **棘层松解**　棘层松解是由于上皮棘层细胞间张力原纤维及黏合物质发生变性、断裂破坏，细胞间桥溶解，而使棘细胞间联系力松弛、断裂，严重时失去联系，解离，则在棘层形成裂隙或疱。此种病变见于天疱疮等。

4. **疱**　疱为黏膜或皮肤内储存液体而成疱。疱的内容物有浆液（水疱）、血液（血疱）及脓液（脓疱）。疱凸出于黏膜，表面呈半圆形，周围有的有红晕。疱的大小不一，小的肉眼仅可看出，大的如豌豆般大或更大一些，也可相互融合在一起，一般直径超过 5mm 者称大疱。小的水疱直径在 1～3mm，若聚集成簇，称为疱疹。口腔黏膜的疱由于经常接受机械刺激，所以疱形成后很快破裂，且不结痂，是由于口腔内经常有唾液湿润的缘故。

在组织学上根据疱形成的部位可分棘层内疱和基层下疱。

（1）棘层内疱：疱在上皮棘层内或在基底层上，有棘层松解，上皮细胞失去内聚力而分离。见于天疱疮，也见于病毒性水疱。

（2）基层下疱：疱在基底层之下，基底细胞变性，使上皮全层剥离，见于黏膜良性类天疱疮、多形渗出性红斑。

5. **基底细胞空泡性变及液化**　基底细胞空泡性变及液化为基底细胞内水肿，较轻时细胞稍增大，胞质呈空泡状，称空泡性变；水肿严重时，基底细胞即发生液化溶解破碎，基底细胞排列不齐，基底膜不清，甚至消失。此种病变常见于扁平苔藓和红斑狼疮。

6. **糜烂和溃疡**　糜烂为上皮浅层破坏，未侵犯上皮全层称糜烂。可由机械刺激或药物烧伤而引起，也可继发于水疱破溃后，如疱疹。糜烂面一般鲜红，表面平滑而湿润，可有疼痛。以后由上皮细胞增生而痊愈，并不遗留瘢痕。

溃疡是黏膜或皮肤表层坏死而脱落形成凹陷为溃疡。按其破坏组织的程度，可分为浅层溃疡和深层溃疡。浅层溃疡只破坏上皮层，愈合后不留瘢痕，如复发性阿弗他溃疡。而深层溃疡则病变波及黏膜下层，痊愈后遗留瘢痕，如复发性坏死性黏膜腺周围炎。

溃疡是多种多样的，大小、数目、深浅均不一。检查溃疡时要注意边缘是否整齐，有无倒凹；溃疡面有无假膜形成；基底部是平坦还是有颗粒结节；基底部有无硬结；是否向周围浸润。这些现象对于确定诊断及分析黏膜病特别是早期发现恶性病变都很重要。

7. **斑**　是黏膜或皮肤上的颜色异常，范围一般较局限，大小不等，不高起，也不变厚，也无硬度的改变，可为暂时性或永久性。红色斑为黏膜固有层血管增生、扩张及充血。

黑斑可由于上皮基底层的黑色素细胞增多；也可由于黏膜固有层有噬黑色素细胞存在；或含铁血黄素存在；黏膜内有某些金属颗粒沉积也可形成黑斑，如银汞沉着症，在吞噬细胞内、血管壁的嗜银膜及上皮的基底膜上均见棕黑色的细小颗粒。

二、常见口腔黏膜病

1. **口腔白斑病**

（1）临床表现：白斑可发生在口腔各部位黏膜，以颊、舌黏膜最为多见。男性较为多发，男与女之比为 13.5：1。白斑为灰白色或乳白色斑块，边界清楚，与黏膜平齐或略为高起，舌舔时有粗涩感。根据临床表现可分为均质型和非均质型两类。均质型可发生于口腔黏膜的各个部位，病损为白色，表面平坦、起皱、呈细纹状或浮石状。非均质型白斑亦见于口腔各部位黏膜，其表现为白色病损中夹杂有疣状、结节、溃疡或红斑样成分。一般情况下，非均质型白斑较均质型白斑的恶变危险性高。白斑的发病部位也与恶变有重要关系，特别是发生在口底。舌腹部及舌侧缘部位的白斑，被认为是高危险区，其癌变率比其他部位的口腔黏膜白斑都高，应提高警惕，并进行定期的追踪观察。

（2）病理变化：白斑的主要病理改变为上皮增生，有过度正角化或过度不全角化，或两者同时出现为混合角化。上皮单纯性增生为良性病变，主要表现为上皮过度正角化，上皮粒层明显和棘层增生，没有非典型细胞。上皮钉突可伸长且变粗，但仍整齐且基底膜清晰。固有层和黏膜下层有淋巴细胞、浆细胞浸润。

上皮疣状增生见于疣状白斑，上皮表面高低不平呈刺状或乳头状增生，表层有过度角化，粒层明显，棘层增生。上皮下结缔组织内可有慢性炎症细胞浸润。

白斑伴有上皮异常增生时，其恶变潜能随上皮异常增生程度的增加而增大。所谓"异常增生"其特征为细胞的不典型增生，丧失正常细胞成熟及分层过程，但较原位癌轻微。

2. 红斑

（1）临床表现：红斑发病情况男性稍多见，最多见于41～50岁者。以舌缘、龈、龈颊沟、口底及舌腹较多见，有时出现多发病变。红斑边界清楚，范围固定，临床有以下不同表现。

①均质型红斑：病变较软，鲜红色，边界明确，表面光滑，不高出黏膜面。

②间杂型红斑：红白间杂，红斑的基底上有散在的白色斑点，红斑区可以是不规则形态。

③颗粒型红斑：边缘不规则，稍高于黏膜面，表面不平整，有颗粒样微小的结节，似桑葚状或似颗粒肉芽状表面，微小结节为红色或白色，此型并不少见，往往是原位癌或早期鳞癌的表现。

（2）病理变化：口腔黏膜的红斑虽然不如白斑多见，但在组织学上其恶性者所占的比例却很高。均质型红斑在镜下有的表现为上皮萎缩，有的为上皮异常增生或原位癌。颗粒型红斑大多为原位癌或已经突破基底膜的早期浸润癌，只有少数为上皮异常增生，这种类型的癌可以面积较大，也有的表现为多中心性生长。颗粒型形成的机制是上皮钉突增大处的表面形成凹陷，而高突的结缔组织乳头形成红色颗粒。红斑的表面上皮由不全角化层所覆盖，钉突之间的上皮萎缩变薄，结缔组织中血管增生且扩张充血，因此临床表现为红斑。

3. 口腔扁平苔藓

（1）临床表现：本病好发于40～49岁的女性，患病率为0.5%左右，发病部位多见于颊、舌、唇及牙龈等黏膜，病变常为对称性分布，尤以颊黏膜最为多见。典型病损是在黏膜上出现白色或灰白色的条纹，条纹之间的黏膜发红，这些条纹可呈网状、线状、环状或树枝状。发生在舌黏膜的扁平苔藓一般为灰白色斑块状，似黏膜表面滴了一滴牛奶，比白斑色浅，且不似白斑高起、粗糙。

临床常分为6型：网状型、丘疹型、斑状型、萎缩型、溃疡型及疱型。以网状型最为多见。皮肤病变的特征为圆形或多角形扁平丘疹，中心有凹陷，开始为鲜红色或紫红色，以后逐渐变浅成为褐色斑。

（2）病理变化：在黏膜的白色条纹处，上皮为不全角化层，在黏膜发红部位，则上皮表层无角化，且结缔组织内血管可有扩张充血。一般棘层增生较多，也有少数棘层萎缩。上皮钉突显示不规则延长，少数上皮钉突下端变尖呈锯齿状。基底细胞层液化、变性，因此，基底细胞排列紊乱，基底膜界限不清，基底细胞液化明显者可形成上皮下疱。黏膜固有层有密集的淋巴细胞浸润带，其浸润范围一般不达到黏膜下层，并与其下组织分界相对较清。研究证实这些浸润的淋巴细胞主要是T细胞。在上皮的棘层、基底层或黏膜固有层可见圆形或卵圆形的胶样小体或称Civatte小体，其直径平均为10μm左右，为均质性嗜酸性，PAS染色阳性呈玫瑰红色。这种小体可能是细胞凋亡的一种产物。

电镜下：可见基底细胞内线粒体和粗面内质网肿胀，胞质内出现空泡，严重者空泡多而大，结构消失。基底细胞和基膜间半桥粒数量减少，可见基底膜增殖、断裂和脱位。在上皮内可见白细胞，且有变性现象。

4. 慢性盘状红斑狼疮

（1）临床表现：慢性盘状红斑狼疮主要发生于口颊部的皮肤与黏膜，多无全身性损害。先发生于皮肤的外露部位，面部的鼻梁两侧皮肤呈鲜红色斑，其上覆盖白色鳞屑，称之为蝴蝶斑。还可发生于面部其他部位或手背等处，为圆形红斑，当揭去其上面的鳞屑，可见扩大的毛囊，在鳞屑的内面，可见呈棘状突起的角质栓塞。口腔部位多发生于唇颊黏膜，其特征为红斑样病损。可有糜烂、出血，在唇红部可出现结痂。陈旧性病变可有萎缩、角化，病损周围可见白色放射状条纹。

（2）病理变化：上皮表面有过度角化或不全角化，粒层明显，角化层可有剥脱，有时可见角质栓塞；上皮棘层变薄，有时可见上皮钉突增生、伸长；基底细胞发生液化、变性，上皮与固有层之间可形成裂隙和小水疱，基底膜不清晰；上皮下结缔组织内有淋巴细胞浸润，主要为 T 细胞；毛细血管扩张、管腔不整，血管内可见玻璃样血栓，血管周围有类纤维蛋白沉积，PAS 染色阳性，管周有淋巴细胞浸润；胶原纤维发生类纤维蛋白变性，纤维水肿、断裂；基底膜增厚，PAS 反应阳性。上述各种病理变化不一定同时存在，但这些变化对诊断本病具有一定意义。

5. 口腔黏膜下纤维化

（1）临床表现：本病好发于 20～40 岁者，男女性别差异不大，易发于颊、软腭、唇、舌、口底、咽等部位。早期无症状，以后口腔有烧灼感，尤其在食刺激性食物时更为明显。大多早期出现疱，破溃后形成溃疡。有的有自发痛、口干、味觉减退。后期开口困难，不能吹口哨及吹灭蜡烛，言语及吞咽困难。口腔黏膜变白，轻度不透明，触诊发硬，可发现纤维条索。舌病变时舌乳头萎缩，运动受限。

（2）病理变化：主要变化为结缔组织发生纤维变。可分为 4 个阶段。

①最早期：出现一些细小的胶原纤维，并有明显水肿，血管有时扩张充血，有中性粒细胞浸润。

②早期：紧接上皮下方有一条胶原纤维玻璃样变，再下方胶原纤维间水肿，有淋巴细胞浸润。

③中期：胶原纤维中度玻璃样变，轻度水肿，有淋巴细胞、浆细胞浸润。

④晚期：胶原纤维全部玻璃样变，血管狭窄或闭塞。上皮萎缩、上皮钉突变短或消失，有的上皮增生、钉突肥大，上皮细胞内有空泡，上皮有时出现异常增生。在张口度严重受损的患者，则可见大量肌纤维坏死。

电镜下：上皮细胞间隙增宽，可见大量游离桥粒或细胞碎片。线粒体数量明显减少，部分线粒体肿胀。胶原纤维大量增生。呈束状分布，有的胶原纤维排列杂乱。病变严重者，胶原纤维变性，周期横纹消失，甚至呈灶性崩解。

6. 天疱疮

（1）临床表现：口腔黏膜的天疱疮可广泛发生于多个部位，以软腭、颊及龈黏膜最为多见。患者以中年人居多，其中女性稍多见。疱壁很薄易破裂形成糜烂面，如发生在唇红部病变，疱破裂后形成结痂。糜烂的黏膜面远比疱的面积为大，采用探针沿疱底向周围外观上似健康的黏膜上皮轻微挑拨，如出现剥离，说明有周缘扩展现象，周缘扩展是天疱疮的主要临床特征。此外，从表面看似乎为正常的皮肤或黏膜，如加压刺激或摩擦后易形成疱或脱皮，这种特点称为 Nikolsky 征阳性。口腔黏膜由于糜烂或继发感染，通常疼痛明显。由于疱液破裂后大量体液蛋白丢失，致使全身衰竭，病死率较高。

（2）病理变化：本病的病理特征为棘层松解和上皮内疱形成。由于疱壁薄且脆弱易破，以及有周缘扩展现象，很难切取到完整的疱，但镜下仍然见到松解的棘细胞，这种上皮细胞没有细胞间桥，细胞肿胀呈圆形，核染色深，常有胞质晕环绕着核周围，这种游离为单个或数个成团的细胞，称之为天疱疮细胞。如疱顶破裂脱落，依然可见到上皮的基底细胞附着于结缔组织的上方，往往在疱底可见不规则的乳头向上突起呈绒毛状，这些乳头表面均排列着单层的基底细胞。如将早期新鲜的大疱剪去疱顶，刮取疱底组织进行涂片，用姬姆萨或苏木精伊红染色，可观察到上述的天疱疮细胞。在上皮下黏膜固有层可见中等程度的炎症细胞浸润，主要为淋巴细胞及少量嗜酸性粒细胞。

免疫荧光技术见松解的棘细胞膜周围亦可见翠绿色的荧光环。

7. 良性黏膜类天疱疮

（1）临床表现：好发于 50 岁以上，口腔黏膜中最易发生于牙龈，此外腭、颊、舌等部位黏膜也可受累。发生于牙龈时其表现为发红、水肿，类似于剥脱性龈炎。也可形成疱性病损，一般疱壁较厚，色灰白，无周缘扩展现象，破溃后形成的溃疡面不扩大。类天疱疮一般不侵犯口唇。

（2）病理变化：形成上皮基底层下疱，基底细胞变性，病损部位的上皮全层剥脱，结缔组织表面光滑，胶原纤维水肿，其中有大量淋巴细胞浸润。晚期黏膜固有层纤维结缔组织增生。根据上皮剥脱后结缔组织表面无残留的基底细胞层，且上皮层内无棘层松解，可与寻常性天疱疮进行区别。

8. 念珠菌病

（1）临床分型（念珠菌病）：①急性假膜性念珠菌病，又称雪口病，其特征为颊、舌、腭及口角黏膜上形成乳白色绒状斑膜，状似凝乳，略为凸起。白色斑膜不易撕掉，强行撕下则成为出血面，且不久又为新的斑膜所覆盖。②慢性增生性念珠菌病，又称白斑型念珠菌病，口腔黏膜有硬而白的斑块，可存在多年，有时伴有皮肤念珠菌病。③ 慢性萎缩性念珠菌病，即托牙性口炎，为义齿承压区有弥漫的炎症，常伴有口角炎症。④ 肉芽肿性念珠菌病。

（2）病理变化：黏膜病变一般为亚急性或慢性炎症。念珠菌侵入组织，引起上皮表层水肿，角化层内有中性粒细胞浸润，常形成微小脓肿。上皮棘层增生，上皮钉突呈圆形，基底膜部分被炎症破坏。在角化层或上皮的外 1/3 处可见菌丝，菌丝与上皮表面多呈垂直型或呈一定角度，HE 染色不甚清晰，PAS 染色为强阳性。结缔组织中有充血的毛细血管及大量淋巴细胞、浆细胞和中性粒细胞浸润。

急性假膜性念珠菌病的白色斑膜：镜下见上皮变性坏死，并有大量念珠状菌的菌丝及孢子。孢子的直径约 4μm，有清楚的斑膜，革兰染色为阳性。真菌和孢子含有大量多糖类，PAS 染色为强阳性，呈玫瑰红色。孢子聚集成团，菌丝为细长杆形，呈串珠状或分节状。

病变处可做涂片检查，方法为轻轻刮白色斑膜的表层，放置于清洁的载玻片上，滴加 10%～15%氢氧化钾（或氢氟化钠）溶液，再加盖玻片，放于光镜下观察菌丝及孢子。也可将涂片进行 PAS 染色，观察其菌丝及孢子。

肉芽肿性念珠菌病，为发生于黏膜的特异性肉芽肿性反应，主要在黏膜固有层形成含有巨细胞的肉芽肿，病变多见于舌、口唇及软腭黏膜，PAS 染色在巨细胞的胞质内可见吞噬的芽胞，呈阳性反应。

9. 肉芽肿性唇炎

（1）临床表现：本病多在青春期后出现，一般从唇一侧发病，逐渐另一侧被侵犯，形成巨唇。唇部皮肤潮红、硬结及肿胀，无可凹性水肿，唇肿胀可时轻时重，但不能痊愈。可伴有神经系统失调的症状，如偏头痛、耳鸣、味觉及唾液分泌改变等症状。

（2）病理变化：镜下可见上皮下结缔组织内有弥漫性或灶性炎症细胞浸润，主要见于血管周围为上皮样细胞、淋巴细胞及浆细胞呈结节样聚集，有时结节内有多核巨细胞，类似结节病的组织表现，在结节中心部位无干酪样坏死。

三、艾滋病的口腔表现

1. 口腔毛状白斑的病理变化　上皮钉突肥厚伸长，棘层明显增生，表面不全角化，有时脱屑。棘层常可见气球样细胞。

2. 其他常见病变　口腔念珠菌病、HIV 牙龈炎、HIV 牙周炎、口腔 Kaposi 肉瘤、非霍奇金淋巴瘤。

第 13 单元 颌 骨 疾 病

===== **重点提示** =====

本单元内容相对不太重要，要求掌握骨髓炎的特征性病理表现及巨颌症的病理表现。总体来说，这个部分在口腔病理学出题不多，考生不需花太多时间，只需在了解基础上掌握即可。

===== **考点串讲** =====

一、颌骨骨髓炎

颌骨骨髓炎的常见类型及病理变化

1. 急性化脓性骨髓炎 骨髓组织高度充血和炎症性水肿，并见大量的中性粒细胞浸润；且随炎症的进行，组织溶解坏死，骨髓腔以化脓性渗出物和坏死物质充满，形成脓肿；病变区骨小梁的成骨活性降低，破骨活性增高；残存于脓肿内或坏死组织内的海绵状骨小梁，由于失去血供而导致成骨细胞和骨细胞的完全消失，形成死骨，其周围有炎性肉芽组织。

2. 慢性化脓性骨髓炎 其主要病理表现为伴有明显骨吸收和死骨形成的化脓性病灶。死骨主要表现为骨细胞消失，骨陷窝空虚，骨小梁周围缺乏成骨细胞。死骨周围有炎症性肉芽组织，使死骨与周围组织分离。小块死骨可从瘘管排出，大块死骨周围有纤维结缔组织围绕。病变周围有时可见成纤维细胞和毛细血管增生，伴不同程度的淋巴细胞、浆细胞、巨噬细胞和中性粒细胞浸润。死骨摘除后，纤维组织增生活跃，分化出成骨细胞，并形成反应性新骨。

3. 慢性硬化性颌骨骨髓炎 慢性局灶性硬化性骨髓炎又称为致密性骨炎。是轻度感染导致骨的局灶性反应，多与慢性根尖周炎有关。有时也可发生于无修补的正常牙附近，提示咬合紊乱也可能有致病作用。

（1）临床表现：可发生于任何年龄，但青年人多见。患者一般无特定症状，多在常规 X 线检查中偶然发现。多发生于下颌第一磨牙的根尖区，少数见于下颌第二磨牙或前磨牙的根尖区。在牙拔除后，病变可残留于颌骨内，X 线表现为圆形界限清楚的阻射区，局限于一个或两个牙的根尖区，与牙根容易识别，这点可以与其他牙骨质增生性疾病相鉴别。

（2）病理变化：病变区骨小梁比周围正常骨组织致密，主要是由编织骨和板层骨构成的不规则的骨小梁，狭小的骨髓腔含疏松的纤维结缔组织，可见少量淋巴细胞浸润。致密性骨炎可视为一种防御性反应，与健康无害，无须治疗。但有时需与根尖周牙骨质结构不良、骨瘤、成骨细胞瘤和牙骨质增生性病变相鉴别。

4. 慢性骨髓炎伴增生性骨髓炎

（1）临床表现：好发于青少年，下颌骨比上颌骨多见，下颌后份为典型的好发部位。表现为无痛性颌骨肿胀，质地坚硬，表面黏膜和皮肤色泽正常。病程发展缓慢，X 线表现为特征性的密质骨的肥厚，在骨密质外有不规则的骨质增生，形成双层或多层骨密质，骨髓腔内可有点状破坏。

（2）病理变化：骨膜下反应性新骨形成为本病的特点。在密质骨的表面，新生骨小梁与骨面垂直，互相呈平行排列，周围有成骨细胞围绕。骨小梁之间由纤维结缔组织构成，伴有散在的淋巴细胞和浆细胞浸润。病变中炎症细胞较少时，需与纤维骨性病损相鉴别。

5. 结核性骨髓炎

（1）临床表现：颌骨结核在全身骨髓系统结核病变中的发病率较低，一般多见于儿童，上、下颌骨均可发生。常伴发一般化脓性感染，其临床表现类似于慢性化脓性骨髓炎。经血行感染的颌骨结核，可形成广泛的颌骨病变，易发生病理性骨折。骨内的结核病变波及皮肤表面，可形成寒性脓肿或破溃形成瘘管。X 线表现为颌骨膨胀病变部位边缘模糊，不整齐，下颌骨可形成囊肿样腔洞，洞内可见不清晰的死骨影像。

（2）病理变化：颌骨骨髓腔内形成结核性肉芽组织，由上皮样细胞、朗格汉斯细胞及散在炎症细胞聚集形成上皮样细胞结节。结节中心常见干酪样坏死，周围可见增生的纤维结缔组织。有时可见死骨形成。若继发一般化脓性感染时，除淋巴细胞浸润外，还可见大量的中性粒细胞，有时可形成脓肿。

6. 放射性骨髓炎

（1）临床表现：<u>本病发病过程较缓慢，多在放疗后 0.5～3 年发病</u>，往往在拔牙或局部损伤后发生创口不愈。主要临床症状表现为局部间断性疼痛，有时出现深部组织持续性剧痛，开口受限，牙龈和周围软组织发生蜂窝织炎，有瘘管形成，口臭明显。死骨逐渐暴露，边界不清，不易分离。与一般性骨感染或外伤相比，放射性骨坏死的死骨形成过程较慢，这可能与放射线对成骨和破骨均有损害有关。全身症状可表现为衰弱、消瘦、贫血等。X 线示照射区骨密度普遍降低，并伴有不规则的破坏，呈斑点状或虫蚀样边缘不整。

（2）病理变化：病变主要是骨的变性和坏死，骨髓炎或细菌感染为继发病变，多位于骨组织暴露的部分。骨皮质的变化比骨松质变化更为明显，在照射后的早期，表现为层板骨纹理结构粗糙，着色不均匀，部分骨细胞消失，骨陷窝空虚，并可见微裂，成骨和破骨现象均不明显。随后骨破坏加重，层板骨结构消失或断裂，骨细胞大部分消失，形成死骨。骨松质变化较轻，可见骨小梁萎缩，偶见骨微裂，但骨小梁边缘仍可见骨的沉积线。骨髓组织有不同程度的纤维化和炎症细胞浸润。变性骨周围可见大量破骨细胞和成骨细胞。颌骨照射区内血管变化不突出，可见小动脉内膜、内弹力层消失，肌层纤维化，外膜增厚，偶见动脉管腔内存在脱落的内皮细胞团块，或血栓形成。电镜下显示骨细胞皱缩，细胞器消失，细胞核的染色质凝集，骨基质的胶原纤维溶解变性。

二、颌骨的非肿瘤性疾病

1. <u>骨纤维结构不良的病理变化</u>　肉眼见病变部位骨膨胀，剖面显示骨密度变薄，与骨松质之间无明显界限，骨髓腔被灰白色结缔组织代替，从质韧到砂砾样逐渐移行，可有出血或囊性变，囊内为淡黄色液体。当含有软骨时，表现为界清淡蓝色半透明物质。

镜下见疏松的细胞性纤维组织代替了正常骨组织，纤维组织背景下可见呈均匀分布、形态不一的编织状骨骨小梁，这些幼稚的骨小梁彼此缺乏连接，无层板结构，纤细呈弓形或分支状，<u>类似 O、C、V、W 等英文字母的形态</u>。这些骨小梁的周围往往缺乏成排的成骨细胞，提示骨小梁结构可能由周围纤维组织化生而来 。骨小梁之间的胶原纤维排列疏松或呈旋涡状，成纤维细胞大小一致，呈梭形或星形。增生的纤维结缔组织中富于血管，有时还可见到骨样组织、软骨岛、破骨细胞、泡沫细胞、多核巨细胞及继发性动脉瘤样骨囊肿或黏液性变等继发性改变亦可出现。

<u>McCune-Albright 综合征：多骨性骨纤维结构不良+皮肤色素沉着+女性性早熟。</u>

2. <u>朗格汉斯细胞组织细胞增生症（朗格汉斯细胞病、组织细胞增生症 X、嗜酸性肉芽肿）的病理变化</u>　分三种类型：嗜酸性肉芽肿、汉-许-克病、勒-雪病。

（1）嗜酸性肉芽肿：X 线表现溶骨性破坏或穿凿性破坏，组织学表现细胞增生，嗜酸性粒细胞呈灶性浸润，S-100 染色，朗格汉斯细胞呈阳性表达。

（2）汉-许-克病：慢性，3 岁以上，男性多见，颅骨病变、突眼、尿崩症。大量泡沫细胞。

（3）勒-雪病：急性，3 岁以下，增生的朗格汉斯细胞和浸润的嗜酸性粒细胞。

3. <u>巨细胞肉芽肿的病理变化</u>　好发于 20～30 岁下颌骨的前牙区。X 线呈现为边界明显的密度减低区。肉眼观病变组织呈灰白或红褐色。镜下见病变处骨组织被<u>富于血管的纤维结缔组织代替</u>。成纤维细胞较多，有明显的核仁，纤维纤细，排列疏松，其间有大量弥漫性或灶性分布的多核巨细胞。多核巨细胞多在新生骨周围或围绕出血区呈灶性分布，类似于骨巨细胞瘤，但纤维结缔组织成熟，由梭形的成纤维细胞和胶原纤维构成。巨细胞分布不均匀，数量少，较小。

第 14 单元　唾液腺疾病

重点提示

　　本单元内容是口腔组织病理学的重要内容，考点较多。需要重点掌握多形性腺瘤、腺淋巴瘤、基底细胞腺瘤、腺泡细胞癌、黏液表皮样癌及腺样囊性癌的病理变化。掌握慢性唾液腺炎和慢性复发性腮腺炎的造影变化。熟悉舍格伦综合征的病理变化。了解免疫组织化学在唾液腺肿瘤中的应用价值。

考点串讲

一、唾液腺非肿瘤性疾病

　　1. 慢性唾液腺炎的病理变化

　　（1）慢性唾液腺炎：结石或异物阻塞，唾液腺局部肿大，挤压流出黏稠咸味液体，造影表现主导管腊肠状，末梢导管点球状扩张。病理变化：唾液腺导管扩张，导管内有炎症细胞；导管周围及纤维间质中有淋巴细胞和浆细胞浸润，或形成淋巴滤泡；腺泡萎缩，被增生的纤维结缔组织取代；小叶内导管上皮增生。

　　（2）慢性复发性腮腺炎：小叶内导管囊状扩张，导管上皮增生，囊壁为一至数层扁平上皮，囊腔可融合；附近导管周围有淋巴细胞浸润或形成淋巴滤泡；腺泡细胞萎缩。电镜显示腺泡细胞间隙扩张，胞质内有许多电子致密的小分泌颗粒，腺泡细胞腔面微绒毛减少。唇腺活检表现为腺体萎缩，间质中淋巴细胞浸润。

　　过去曾把慢性阻塞性腮腺炎亦归为慢性复发性腮腺炎类。但慢性阻塞性腮腺炎除以瘢痕挛缩、导管内结石、异物和肿瘤压迫等局部因素为主要致病因素外，造影显示之影像亦迥然不同。成年人复发性腮腺炎除主导管稍扩张不整外，叶间、小叶间导管均无变化，只是末梢导管呈散在点球状扩张；而阻塞性腮腺炎是以导管系统，即主导管、叶间、小叶间导管扩张不整为特征。

　　2. 坏死性唾液腺化生的病理变化

　　（1）临床表现：本病多发生于腭部，也见于唇、颊及磨牙后腺，腭部病变多在硬软腭交界处，可单侧或双侧。本病特征为黏膜表面形成火山口样溃疡，溃疡可深达骨面，但不破坏骨组织，溃疡中心坏死，周围黏膜充血，亦有少数不出现溃疡，仅表面黏膜发红肿胀者。一般无痛或偶有刺激痛。病程 6～8 周，可自愈。

　　（2）病理变化：溃疡周围的表面上皮呈假上皮瘤样增生，腺小叶坏死，腺泡壁溶解消失，黏液外溢形成黏液池；腺导管上皮呈明显的鳞状化生，形成大小不等的上皮岛或上皮条索。有的腺小叶完全被鳞状细胞团片取代，易误认为分化好的鳞状细胞癌或黏液表皮样癌。但化生的鳞状细胞形态较一致，无核异形性或间变。腺体内有弥散的中性粒细胞、淋巴细胞及浆细胞浸润。

　　3. 舍格伦综合征的病理变化　　40 岁以上中年女性，自身免疫性疾病，慢性唾液腺炎、干燥性角膜炎和口干症。

　　（1）病理变化：肉眼观察，腺体弥漫性肿大或呈结节状包块，剖面呈灰白色。弥漫性者腺小叶边界清楚；结节状包块者腺小叶不明显，但仔细观察仍可辨认。与周围病变轻者或正常腺小叶似有界限，但两者之间无被膜间隔。光镜下，病变从小叶中心开始。早期淋巴细胞浸润于腺泡之间，将腺泡分开，进而使腺泡破坏、消失，为密集的淋巴细胞所取代，且形成滤泡，致使唾液分泌量显著减少，引起口腔干燥症。病变严重时，小叶内腺泡全部消失，而为淋巴细胞、组织细胞所取代，但小叶外形轮廓仍保留。腺小叶内缺乏纤维结缔组织修复，此表现可区别于腺体其他慢性炎症。小叶内导管上皮增生，形成实质性上皮团片，即上皮肌上皮岛，细胞呈圆形或多边形，具有泡状细胞核。上皮团片内可有嗜伊红无定形物质。小叶内导管增生扩张，有的形成囊腔，衬里上皮呈扁平或因变性液化而残缺不全。

（2）电镜下：显示早期腺泡细胞的胞质内分泌颗粒减少，线粒体肿胀，粗面内质网呈囊状扩张，腺腔面微绒毛减少，细胞间隙增宽，桥粒破坏或消失，细胞间可见无定形物质。病变重者，腺泡细胞内出现空泡、液化，胞核固缩，分泌颗粒消失，出现溶酶体，以至细胞结构破坏、溶解。导管细胞变性，电子密度减低，液化泡形成，出现溶酶体和脂滴。肌上皮细胞增生、肥大，胞质突伸长，突入腺上皮之间。并见淋巴细胞通过基膜，侵入肌上皮与腺上皮之间。

二、唾液腺肿瘤

1. **免疫组织化学在唾液腺肿瘤中的应用价值**　淀粉酶用于确定腺泡细胞癌之透明细胞变异型；S-100 蛋白、肌动蛋白、肌球蛋白用于鉴别肌上皮细胞来源的肿瘤；细胞角蛋白用于区分未分化癌和恶性淋巴瘤与肉瘤；癌胚抗原和甲状腺单球蛋白鉴别原发性唾液腺腺癌和转移性甲状腺癌。

2. **多形性腺瘤**

（1）临床表现：多形性腺瘤是最常见的唾液腺肿瘤，根据国内六所口腔医学院统计，多形性腺瘤占唾液腺上皮性肿瘤的 51%，占其良性肿瘤的 88%。可发生于任何年龄，以 30～60 岁最多见，平均就诊年龄是 46 岁。女性略多于男性。约 80% 发生于腮腺，其次为下颌下腺，舌下腺罕见。小唾液腺以腭部最多见，上唇、磨牙后腺、颊腺和舌等均可发生。临床上通常表现为生长缓慢的肿块，大小多数直径在 2～5cm，也有长至很大者，肿瘤呈不规则形，表面有结节，由于结构不同，触之软硬不一，可活动，发生于腭部和多次复发者一般不活动，腭部肿物较大时黏膜表面可形成创伤性溃疡。当生长加快并伴有疼痛时应考虑恶变。

（2）病理变化：肉眼观察，多呈不规则结节状。剖面多为实性，灰白色或黄色，有白色条纹，可见囊腔形成，囊腔内含透明黏液，有时可见浅蓝色透明的软骨样组织或黄色的角化物，偶见出血及钙化。肿瘤周围有厚薄不一的包膜，多数肿瘤包膜完整，但是以黏液样结构为主的肿瘤或发生于小唾液腺者包膜可不完整或无包膜。复发肿瘤多起因于手术过程中的种植，常为多灶性。

①光镜下：肿瘤细胞的类型多样，组织结构复杂。其基本结构为腺上皮、肌上皮、黏液、黏液样组织和软骨样组织。

②腺管样结构：腺上皮呈立方形或矮柱状，核圆形或卵圆形，呈空泡状，含 1～2 个核仁，胞质微嗜伊红，主要为导管样结构形成。腺管的外围为梭形的肌上皮细胞或柱状的基底细胞，胞质少，核染色深。

③肌上皮结构：根据细胞形态，肿瘤性肌上皮细胞区分为浆细胞样细胞、梭形细胞、透明肌上皮细胞和上皮样细胞四种形态，其中浆细胞样细胞多见，细胞呈圆形或卵圆形，核偏位或中位，胞质嗜伊红均质状，呈片状或弥漫散在分布。梭形细胞类似于平滑肌细胞，常排列成束，偶见胞质透明的肌上皮细胞和上皮样肌上皮细胞。肌上皮结构中可见巢状鳞状上皮化生，细胞之间有明显的细胞间桥，上皮团中央可形成角化珠，角化脱落可形成囊腔。有的细胞之间可见嗜伊红均质样物，偶呈菊花团样结构。

④黏液样组织和软骨样组织：黏液样组织细胞呈星形或梭形，PAS 弱阳，阿辛蓝阳性，甲苯胺蓝异染性。软骨样组织似透明软骨，Mallory 染色呈蓝色。

（3）生物学行为：为良性肿瘤，由于包膜内常有瘤细胞侵入，近黏液样成分包膜薄、不完整或无包膜，术后容易复发。病期长的多形性腺瘤可发生恶性转化，尤其细胞成分越丰富，发生恶性转化的危险性就越高。病期在 10 年以上、直径超过 4 cm 的多形性腺瘤，需仔细观察是否存在局灶性恶变和包膜外浸润。

（4）组织发生：多形性腺瘤来自闰管或闰管储备细胞，它既可向上皮分化，又可向肌上皮细胞分化，肿瘤性肌上皮细胞进一步形成黏液软骨样组织，从而形成了肿瘤的多形性结构。

3. **腺淋巴瘤（Warthin 瘤）**

（1）临床表现：在唾液腺良性肿瘤中发生率仅次于多形性腺瘤，据统计，Warthin 瘤占唾液腺上皮性肿瘤的 5%～10%。发病年龄为 2.5～92 岁，以 50～70 岁为发病高峰，平均年龄为 62 岁。

男性多于女性。绝大多数发生于腮腺和腮腺的淋巴结，多数位于腮腺下极，偶见于下颌下腺及小唾液腺。有的发生于双侧，有的为单侧多发性。与吸烟、辐射或自身免疫有关。临床表现为生长缓慢的无痛性肿块。如果继发感染，病程可缩短，少数患者出现疼痛。放射性核素成像表现为热结节。

（2）病理变化：肉眼观察，肿瘤呈圆形或卵圆形，平均直径 2～4cm，质地柔软，可有囊性感。包膜完整，界限清楚。剖面常有大小不等的囊腔，含透明的脓液样、乳白色或褐色液体，囊腔内可有乳头状突起。少数为实性，呈灰褐色或暗红色。囊内可有黏液样物溢出。

（3）光镜下：肿瘤由上皮和淋巴样组织构成。肿瘤上皮细胞形成大小和形态不一的腺管或囊腔样结构，有乳头突入囊腔。囊腔内衬上皮由双层细胞构成，腔面侧细胞为胞质内含有嗜伊红颗粒的大嗜酸粒细胞，为柱状上皮细胞，核浓缩，排列规则呈栅栏状，腺腔面常见顶浆分泌，偶见纤毛；基底侧细胞较小，呈扁平状或立方状，胞质较少，嗜伊红，核呈空泡状，淡染，可见核仁。肿瘤上皮细胞之间偶见鳞状上皮细胞灶、杯状细胞和皮脂腺细胞。囊腔内含嗜伊红性分泌物，偶有胆固醇结晶、变性的上皮细胞和淋巴细胞。肿瘤间质为不同程度的反应性淋巴样组织，其中可见浆细胞、嗜酸性粒细胞，常见淋巴滤泡形成。

Warthin 瘤为良性肿瘤，区域切除很少复发。

4. 嗜酸性腺瘤

（1）病理表现：肉眼观察，肿瘤为圆形或卵圆形，表面光滑，有时呈结节状，一般直径为 3～5 cm，包膜完整，界限清楚。剖面实性，淡黄色或褐色，分叶状，偶见小囊腔。

（2）光镜下：肿瘤细胞主要为大嗜酸粒细胞，细胞较大，呈圆形、多边形或立方形，细胞膜清晰，胞质丰富，内含大量的嗜伊红颗粒，胞核居中，椭圆形，空泡状，有一个或多个核仁，偶见双核，称为明细胞。还有一些细胞其胞质呈鲜明的嗜伊红染色，胞核浓缩，小而深染，称为暗细胞。肿瘤细胞磷钨酸苏木素染色阳性。这些细胞排列成实性、片状或小梁状结构，偶见微囊、腺泡状或导管样结构，有的管腔内含 PAS 染色阳性嗜伊红均质物。罕见情况下，由于固定或胞质内含有糖原等原因，肿瘤内可见大的多边形透明细胞。肿瘤间质为稀疏的纤维结缔组织，富含血管，近包膜处常见不等量淋巴细胞，但不形成滤泡。当肿瘤以透明细胞为主时，称透明细胞大嗜酸性粒细胞瘤。

5. 基底细胞腺瘤

（1）病理变化：肉眼观察，肿瘤呈圆形或卵圆形，直径 1～3 cm，包膜完整。膜性型基底细胞腺瘤可呈结节状，或多灶性。剖面实性、均质性，灰白色或黄褐色。有的呈囊性，内含褐色黏液样物。

（2）光镜下：肿瘤细胞为基底样细胞，细胞呈立方或柱状，边界不清楚，胞质较少，嗜伊红，细胞核较大，圆形或卵圆形。肿瘤细胞排列成实性、梁状、管状和膜性结构，在这些肿瘤上皮结构基底部还存在肌上皮细胞。同一肿瘤中可以有一种以上的排列方式，通常以其中某一为主。

①实性型：肿瘤细胞排列成不同大小和形态的片状或岛状结构，外围细胞为立方或柱状，呈栅栏状排列，中央细胞较大，为多边形，排列疏松，或见不规则的囊腔样裂隙。肿瘤细胞岛由致密的胶原纤维束分隔。

②小梁型：以肿瘤性基底样细胞排列成小梁或条索状结构为特征，有的条索彼此连接形成网状或假性腺腔。常混有管状结构，管腔内含嗜伊红均质性黏液。纤维结缔组织间质富含细胞和血管。

③膜性型：为少见的类型，肿瘤细胞团周边部为矮柱状细胞，排列成栅栏状，中央细胞较大，为多边形。此型的特点是细胞团周围有增厚的基底膜样物，表现为玻璃样均质带，也可位于细胞之间或间质中的毛细血管周围，PAS 染色阳性。肿瘤可呈多灶状、多结节状增生，常伴头皮圆柱瘤或毛发上皮瘤。患者可有家族史，一般认为是常染色体显性遗传性疾病。

④管状型：导管结构是管状型突出的特征，由双层立方或柱状细胞排列成管状结构，管腔大小不等，有时扩张呈囊状。管腔内有嗜伊红黏液，PAS 染色阳性，阿辛蓝染色阳性。肿瘤间质疏松。

6. 恶性多形性腺瘤　多形性腺瘤出现生长加快并伴有疼痛。

（1）肉眼下：大小是多形性腺瘤的 2 倍。

（2）镜下：多形性腺瘤的组织学结构，伴有癌或肉瘤的成分。

7. 腺泡细胞癌　病理变化：肉眼观察，肿瘤呈圆形或卵圆形，偶见结节状，质地较软，直径多在 1~3cm，可见薄层包膜，大多不完整。剖面多为实性，呈分叶状，褐色或红色，可见囊腔和坏死。

肿瘤实质细胞有腺泡样细胞、闰管样细胞、空泡样细胞、透明细胞和非特异性腺样细胞。腺泡样细胞呈圆形或多边形，内含微嗜碱性酶原颗粒，细胞核较小、偏位。PAS 染色阳性，抗淀粉酶抗体阳性，黏液伊红染色呈弱阳性或阴性。闰管样细胞呈立方或矮柱状，微嗜伊红或双嗜性，均质状，胞核位于细胞中央。空泡样细胞呈圆形或卵圆形，大小不一，内含数量不等的空泡，胞核固缩，常被挤压至细胞一侧。

根据肿瘤细胞类型和排列方式，分为四种组织类型。

（1）实体型：常见，约占 50%，以腺泡细胞为主，细胞排列成腺泡状或片状，细胞团片中可出现微腔隙、坏死、出血和钙化小体。

（2）微囊型：约占 30%，细胞之间形成大量微小囊状间隙，其中常见分化好的腺泡样细胞，也可见较多的空泡细胞和闰管细胞，微囊间隙是由于细胞内空泡互相融合、细胞破裂，致使液体潴留形成。

（3）滤泡型：约占 15%，肿瘤细胞形成类似甲状腺滤泡的结构，滤泡周围由立方状细胞或矮柱状细胞组成，腺腔内含均质性嗜伊红物质，类似甲状腺的胶状物。腺滤泡间可见腺泡样细胞、空泡样细胞及非特异性腺样细胞。

（4）乳头囊状型：约占 5%，以闰管样细胞为主，形成单个或多个囊腔，增生的上皮形成乳头突入囊腔。囊腔之间为大量的纤维结缔组织间隔，常发生玻璃样变。

肿瘤间质多少不一，偶见胶原纤维玻璃样变及钙化，有时可见明显的淋巴细胞浸润，甚至形成生发中心。包膜较薄，常不完整或无明显包膜。

电镜下：腺泡细胞癌肿瘤细胞内含大小、数量和密度不一的圆形分泌颗粒，并且含有粗面内质网、大量线粒体和少量的微绒毛，有些细胞内含有大小和形态不同空泡。腺泡细胞癌为低度恶性肿瘤，生长缓慢，可有不完整的包膜，呈浸润性生长，手术彻底切除预后良好。也可局部复发、颈淋巴结转移和远处转移。

8. 黏液表皮样癌　肉眼观察，高分化者与多形性腺瘤相似，但常无包膜，剖面为灰白色或浅粉红色，有散在的小囊腔，囊腔内有淡黄色黏液。高度恶性者与癌相似，肿瘤无包膜，与周围组织之间界限不清楚，向周围组织浸润。剖面灰白色，实性，囊腔很少，常见出血和坏死。

光镜下：肿瘤实质由黏液细胞、表皮样细胞和中间细胞构成。黏液细胞较大，为柱状或杯状，胞质呈泡沫状或网状，胞核较小，位于基部。表皮样细胞为多边形，细胞核居中，细胞之间可见细胞间桥，但角化罕见。中间细胞较小，呈立方状，胞质少，胞核圆形，大小一致，类似于上皮的基底细胞。

根据三种主要细胞成分的比例及细胞分化程度，黏液表皮样癌分为以下 3 种类型。

（1）高分化：肉眼下，常无包膜，剖面灰白色，散在小囊腔。镜下，黏液细胞和表皮样细胞占50%以上，缺乏异型性和核分裂象，细胞排列成巢状或片状，腔内有粉染黏液。

（2）低分化：肉眼下，无包膜，剖面实性，有出血，界限不清。镜下，主要中间细胞和表皮样细胞，黏液细胞低于 10%。异型性和核分裂象明显，可黏液染色。

（3）中分化：介于高分化和低分化两者之间，黏液细胞>10%。

黏液细胞及其囊腔内容物 PAS、黏液卡红和阿辛蓝染色阳性。

9. 腺样囊性癌　基底细胞样肿瘤，由上皮细胞和肌上皮细胞排列成管状、筛状和实性巢等，早期浸润血管和神经。

（1）腺样型：肿瘤细胞团块内含有筛孔状囊样腔隙，筛孔内黏液样物质 PAS 弱阳性，阿辛蓝强阳性。

（2）管状型：肿瘤细胞形成小管状或条索状结构，内层衬导管细胞，外层为肿瘤性肌上皮细胞，中央管腔含 PAS 强阳性黏液。

（3）充实型：细胞胞质少，核分裂多，排列成上皮团，预后不好。

10．多形性低度恶性腺癌　肉眼下：多发生腭部小唾液腺，平均直径 2cm，无包膜，浸润生长。镜下：细胞由肿瘤性肌上皮细胞和肿瘤性导管上皮细胞构成，大小一致性；组织结构多形性。浸润性生长。预后较好，术后多年不复发。

第 15 单元　口腔颌面部囊肿

重点提示

本单元内容较多，但是出题集中在含牙囊肿、鼻腭管囊肿和鳃裂囊肿三个部分，这 3 个疾病的病理表现需要掌握，其他的可以作为了解。

考点串讲

一、牙源性囊肿

1．牙源性囊肿的概念　牙形成器官上皮或上皮剩余发生的一组囊肿，分发育性和炎症性两类。

2．含牙囊肿和萌出囊肿的病理变化

（1）含牙囊肿：下颌第三磨牙常见，病理见囊腔有牙冠，囊壁附着牙颈部，囊液黄色，镜下 2～3 层扁平细胞构成复层鳞状上皮，无角化、钉突，炎症不明显，40%衬里上皮黏液细胞化生。极少数可发展为成釉细胞瘤。

（2）萌出囊肿：20 岁以前，正萌出牙上方光滑肿物，是由于缩余釉上皮与釉质之间的液体潴留。镜下囊肿上方为牙龈黏膜覆盖，衬里上皮具缩余釉上皮特征。

3．根尖周囊肿的病理变化　20～49 岁，常与末期龋、残根或死髓牙相伴，X 线片显示根尖区一圆形或卵圆形透射区，边缘整齐。病理见囊腔面衬无角化复层鳞状上皮，上皮钉突增生、伸长或呈网状，上皮及纤维囊壁内炎性细胞浸润，囊壁可见胆固醇结晶，透明小体。

二、非牙源性囊肿

1．鼻腭管囊肿　腭中线前部肿胀。X 线注意区分：上颌骨中线，呈卵圆形或心形放射区。病理见衬里上皮变异大，结缔组织囊壁内较大血管和神经束。

2．鼻唇囊肿　发生牙槽突表面近鼻孔基部软组织内，常见肿胀。镜下囊壁多皱褶状，衬里上皮多无纤毛假复层柱状上皮。

3．鳃裂囊肿　临床常见颈上部下颌角附近，胸锁乳突肌上 1/3 前缘。一般单侧，囊壁内衬复层鳞状上皮，纤维囊壁内含大量淋巴样组织，并形成淋巴滤泡。

4．甲状舌管囊肿　甲状舌管残余上皮发生，可发生在舌盲孔与甲状腺间任何部位，以甲状舌骨区最多见，随吞咽上下活动，囊内清亮黏液样物质，囊壁内衬假复层纤毛柱状上皮或复层鳞状上皮。纤维囊壁内含甲状腺滤泡。恶变者表现为乳头状甲状腺癌。

5．黏液囊肿

（1）外渗性黏液囊肿：机械外伤唾液腺导管，黏液池被炎性肉芽组织包绕，没有衬里上皮。

（2）潴留性黏液囊肿：唾液腺导管阻塞，囊腔含黏稠液物质，衬以假复层、双层柱状或立方状上皮细胞。

第16单元　牙源性肿瘤

重点提示

本单元内容相对比较重要，知识点较多。出题集中在成釉细胞瘤、牙源性钙化囊性瘤及牙源性腺样瘤上，另外恶性肿瘤主要是成釉细胞癌，这几个疾病的病理表现需要重点掌握，其他的可以只作为了解。

考点串讲

一、良性牙源性肿瘤

1. 成釉细胞瘤

（1）实性或多囊型成釉细胞瘤：30～49 岁，下颌磨牙区和下颌升支常见。无痛渐进膨大，X线表现单房或多房性透射影，囊腔含黄色或褐色液体，实性区呈白色或灰白色。根据表现有以下不同分型。

①滤泡型：肿瘤孤立性上皮岛，中心由多边形或多角形细胞组成，彼此疏松连接，岛周1层立方或柱状细胞，胞核栅栏状排列并远离基膜。星网状区囊性变。

②丛状型：肿瘤上皮增殖为网状连接上皮条索，周边1层立方或柱状细胞，肿瘤间质内囊性变。

③棘皮瘤型：肿瘤上皮岛内广泛鳞状化生，时见角化珠。

④颗粒细胞型：肿瘤上皮细胞颗粒变性。

⑤基底细胞型：肿瘤上皮密集成团或呈树枝状。

⑥角化成釉细胞瘤：罕见亚型，肿瘤内广泛角化。

（2）骨外或外周型成釉细胞瘤：发生牙龈或牙槽黏膜，术后无复发。

（3）促结缔组织增生型成釉细胞瘤：常发生颌骨前部，肿瘤边界不清，镜下以间质成分为主，瘤内结缔组织显著增生，可见玻璃样变。

（4）单囊型成釉细胞瘤：单囊性颌骨改变，囊腔衬里上皮可表现成釉细胞瘤样改变，增生肿瘤结节可突入囊腔内和浸润纤维组织囊壁。

2. 牙源性角化囊性瘤　常见下磨牙和升支部，上颌第一磨牙后区。X线片表现单房或多房透射区，边缘扇形切迹。

病理：衬里上皮薄，厚度一致，5～8层，无钉突，与结缔组织囊壁分离；上皮表面波浪状或皱褶状；棘细胞薄，常细胞内水肿；基底细胞栅栏状排列；纤维囊壁薄，可见微小子囊或上皮岛。

痣样基底细胞癌综合征（Corlin 综合征）：多发性痣样基底细胞癌综合征、多发性牙源性角化囊性瘤、骨骼异常（分叉肋、脊椎骨异常）、额部和颞顶部隆起、钙磷代谢异常。

3. 牙源性钙化上皮瘤　常见下颌前磨牙和磨牙区，X线表现为不规则透射区内含大小不等的阻射性团块。镜下多边形上皮细胞组成，细胞间桥清楚，肿瘤组织内见淀粉样物质，呈同心圆钙化。

4. 牙源性钙化囊性瘤　好发于上颌前磨牙区，病变囊性，衬里上皮基底细胞呈立方或柱状，胞核远离基膜。可见数量不等影细胞灶，并不同程度钙化，术后较少复发。

5. 牙源性腺样瘤　上颌单尖牙区好发，多发生于骨内，X线片类似含牙囊肿。实性灰白色，囊性腔内含淡黄色胶冻 状物质或血性液体。

镜下肿瘤上皮形成：结节状实性细胞巢（玫瑰花样结构）、腺管样结构、梁状或筛状结构、多边形嗜酸性小结节。

6. 成釉细胞纤维瘤　最常见的部位是下颌磨牙区。X线表现为界限清楚的放射透光区，切面呈灰白色，镜下见肿瘤由上皮和间充质两种成分组成。肿瘤性上皮呈条索状或团块状排列。

7. 牙瘤

（1）混合性牙瘤：下颌前磨牙和磨牙区多见。X线边界清楚放射透光区。镜下牙体组织排列紊乱，无典型牙结构。

（2）组合性牙瘤：好发上颌切牙-尖牙区。X 线片形态数目不一牙样物质堆积，镜下见<u>牙样结构排列如同正常牙</u>。

8. **牙源性黏液瘤**　下颌比上颌多见，常位于下颌前磨牙和磨牙区，偶可发生于髁突。剖面为灰白色，半透明，质脆，富有黏液，常无包膜。镜下见瘤细胞呈梭形或星形，排列疏松，核卵圆形，染色深，偶见不典型核，大小形态不一，但核分裂象罕见。

9. **成牙骨质细胞瘤**　下颌前磨牙或磨牙区，肿瘤常围绕牙根生长。X 线显示界限清楚致密钙化团块。由牙骨质样组织组成。有较多嗜碱性反折线。

二、恶性牙源性肿瘤

成釉细胞癌的病理变化

原发型：细胞瘤特征，但明显分化不良，细胞异型性和核分裂象增加。

继发型：由良性成釉细胞瘤恶变，有多次局部复发和放疗史，快速骨破坏。

三、与骨相关的病变

骨化纤维瘤　主要见于下颌后部，后期由于颌骨膨隆引起牙移位、关系紊乱和颌面部变形。肿瘤界限清楚，剖面黄白色、呈实性。镜下由结缔组织构成，钙化结构多样，小梁状编织骨常见，其周围绕成排的成骨细胞。

第 17 单元　其他肿瘤及瘤样病变

重点提示

本单元内容相对较少，出题知识点集中在疣状癌，需要重点掌握，其他内容可以作为了解，有区别地重点掌握即可。总体来说，这个部分在口腔病理学出题不多，考生不需花太多时间。

考点串讲

一、良性肿瘤及瘤样病变

1. **乳头状瘤**

（1）鳞状细胞乳头状瘤和寻常疣：乳头瘤病毒，质软有蒂，表面结节、乳头状或疣状。

（2）尖锐湿疣：乳头瘤病毒，多发于口腔前部唇黏膜、舌和腭部，无痛、圆形外生结节。

（3）免疫缺陷患者乳头瘤和乳头瘤病：病损大，多发。

2. **牙龈瘤**

（1）血管性龈瘤：质软，紫红色包块，常伴溃疡出血。血管内皮细胞增生或小血管增多。

（2）纤维性龈瘤：有蒂或无蒂包块，富有细胞肉芽组织和成熟胶原纤维束。

（3）巨细胞性龈瘤：少见，30～40 岁，女性，发生牙间区呈沙漏状，病理见间质含多核破骨细胞样细胞，灶性聚集，灶间纤维间隔，毛细血管丰富，常见出血灶和含铁血黄素。

3. **血管瘤**

（1）婴儿血管瘤：多为单发，约 1/5 的病例为多发性。增生期病变显示实性褐色小叶，界限清楚，但是没有包膜。镜下表现为内皮和血管周细胞组成的细胞团块，细胞含有丰富的胞质和增大的细胞核，毛细血管似小叶状排列。核分裂象多见，有丰富的动静脉血供。

（2）海绵状血管瘤：瘤体较大，边界欠清，常常累及深部组织，触之柔软，可被压缩，有时可扪及静脉石。镜下由多量薄壁血管构成，管腔相互吻合，腔内充满血液。管壁内衬 1 层扁平的内皮细胞，管壁外一般无平滑肌纤维。

4. **嗜酸性淋巴肉芽肿**　青壮年，腮腺区耳后，缓慢增大无痛包块，皮肤瘙痒和色素沉着。

病理肉芽肿结构：嗜酸性粒细胞和淋巴细胞弥漫浸润；病变血管增生。

二、口腔黏膜癌

1．**鳞状细胞癌** 40～60岁，早期广泛淋巴结转移，肉眼观察呈菜花状，可形成溃疡，分高、中、低分化三级。

（1）高分化：类似正常鳞状上皮，含基底细胞和具有细胞间桥鳞状细胞，角化明显，核分裂象少，胞核和细胞多形性不明显。

（2）中分化：核多形性、核分裂，角化不常见，细胞间桥不明显。

（3）低分化：大量核分裂，角化非常少，细胞间桥几乎不可见。

2．**疣状癌** 非转移型高分化鳞状细胞癌亚型，老年人下唇多见，开始白色角化斑块，迅速变厚，呈乳头状突起或疣状。镜下分化良好的鳞状上皮，基底部推进式生长，无浸润边缘。

第9章 生物化学

第1单元 蛋白质的结构与功能

================= **重点提示** =================

本单元每年必考。出题重点集中在蛋白质的结构（二级结构的种类、二级三级结构的化学键），其次是蛋白质的理化性质，应重点掌握。对8种必需氨基酸、酸性氨基酸和碱性氨基酸的种类也要求掌握，熟悉肽键的结构。

================= **考点串讲** =================

一、氨基酸与多肽

（一）氨基酸的结构和分类

蛋白质的元素组成相似，主要有碳、氢、氧、氮和硫。各种蛋白质含氮量很接近，平均为16%。

1. **氨基酸的一般结构**　氨基酸是组成蛋白质的基本单位。组成人体蛋白质的氨基酸仅有20种，而且均属 L-α-氨基酸（除甘氨酸外）。连在—COO^- 基上的碳称为 α-碳原子，为不对称碳原子（甘氨酸除外）。不同氨基酸的侧链（R）各异。

2. **氨基酸的分类**　根据侧链的结构和理化性质可分为四类。

（1）非极性、疏水性：甘氨酸、丙氨酸、缬氨酸、亮氨酸、异亮氨酸、苯丙氨酸、脯氨酸。

（2）极性中性：丝氨酸、酪氨酸、半胱氨酸、蛋氨酸、天冬酰胺、谷氨酰胺、苏氨酸。

（3）酸性：天冬氨酸、谷氨酸。

（4）碱性：赖氨酸、精氨酸、组氨酸。

（二）肽键与肽链

1. **肽键**　氨基酸分子之间通过去水缩合形成肽链，在相邻两个氨基酸之间新生的酰胺键称为肽键。

2. **肽链**　由两分子氨基酸脱水缩合成最简单的二肽，二肽通过肽键与另一个氨基酸缩合生成三肽，此反应可依次生成四肽、五肽等，由10个以内氨基酸相连而形成的肽称为寡肽，由更多的氨基酸相连而形成的肽称为多肽。肽链分子中的氨基酸相互衔接，形成的长链，称为多肽链。多肽链有两端。

（1）N-端：自由氨基的一端。

（2）C-端：自由羧基的一端。

3. **肽**　氨基酸通过肽键相连组成肽。

4. **寡肽**　10个以内氨基酸相连组成的肽称为寡肽。

5. **多肽**　10个以上氨基酸相连组成的肽称为多肽。50个氨基酸以下。

6. **蛋白质**　蛋白质是由许多氨基酸组成的多肽链。氨基酸数＞50个。

二、蛋白质的结构

（一）一级结构

蛋白质的一级结构是指氨基酸在肽中的排列顺序，以肽键连接。蛋白质分子的一级结构是其特异空间结构及生物学活性的基础。此外，蛋白质分子中所有二硫键的位置也属于一级结构范畴。

（二）二级结构

α螺旋结构特征：多肽链主链围绕中心轴旋转，每隔3.6个氨基酸残基上升一个螺距；氢键维持 α 螺旋结构的稳定；右手螺旋。

（三）三级和四级结构

1. 蛋白质三级结构　三级结构是指一条多肽链中所有原子在三维空间的整体排布为三级结构。主要通过非共价键如疏水键、盐键、二硫键、氢键、Van der Waals 力维系。

2. 蛋白质四级结构　四级结构是由二条肽链以上多肽主链构成，每条肽链具有独立的三级结构，每条肽链称为一个亚基，各亚基间以非共价键维系，称四级结构。单独亚基无生物学活性，通常各亚基之间的结合力主要是氢键和离子键。

三、蛋白质结构和功能的关系

（一）蛋白质一级结构与功能的关系

一级结构相似的多肽或蛋白质，其空间构象及功能也相似。但是，有时蛋白质分子中起关键作用的氨基酸残基缺失或被代替，都会影响空间构象乃至生理功能，甚至导致疾病的产生。这种由蛋白质分子发生变异所导致的疾病，被称为"分子病"，其病因为基因突变所致。

（二）蛋白质高级结构与功能的关系

以肌红蛋白（Mb）和血红蛋白（Hb）为例阐述蛋白质的空间结构与功能的关系。

1. Mb 和 Hb 都是含有血红素辅基的蛋白质，Mb 是一个只有三级结构的单链蛋白，Hb 具有 4 个亚基（$\alpha_2\beta_2$）组成的四级结构，一分子 Hb 共结合 4 分子氧。

2. Mb 和 Hb 均与 O_2 可逆性结合，Mb 与 O_2 结合曲线呈直角形，Hb 与 O_2 结合曲线呈 S 形。根据 S 形曲线的特征可知，Hb 中第一个亚基与 O_2 结合以后，促进第二及第三个亚基与 O_2 结合后，又促进第四个亚基与 O_2 结合，称为正协同效应。协同效应的定义是指一个亚基及其配体结合后，能影响此寡聚体中另一亚基与配体的结合能力，如果是促进作用称为正协同效应，反之则为负协同效应。

四、蛋白质的理化性质

1. 蛋白质的变性　在某些理化因素的作用下，蛋白质的空间结构（但不包括一级结构）遭到破坏，导致蛋白质理化性质和生物学活性的改变，称为蛋白质的变性作用。

2. 等电点

（1）两性电离：在一定 pH 条件下可解离为带正电荷或负电荷的基团。

（2）胶体性质：大小属胶粒范围，亲水基团可吸引水分子。

3. 蛋白质沉淀　蛋白质变形后，疏水侧链暴露，肽链融汇相互缠绕而聚集，因而从溶液中析出，这一现象称为蛋白质沉淀。变性蛋白质容易沉淀，但有时蛋白质沉淀并不是变性。

第 2 单元　核酸的结构与功能

══ 重点提示 ══

本单元内容每年必考，出题重点集中在 DNA 的结构与功能，其次是 DNA 变性，一定要重点掌握。其次要求掌握各种 RNA 的结构，了解核苷酸及核酸的分子组成。

══ 考点串讲 ══

一、核酸的基本组成单位——核苷酸

1. 核苷酸分子组成　核酸在酶作用下水解为核苷酸，核苷酸是由碱基、戊糖和磷酸三种成分连接而成。

2. 核酸（DNA 和 RNA）

（1）DNA：DNA 的基本组成单位是脱氧核糖核苷酸，碱基成分为 A、G、C、T 四种。戊糖是 β-D-2-脱氧核糖。

（2）RNA：RNA 的基本组成单位是核糖核苷酸，碱基成分为 A、G、C、U 四种。戊糖是 β-D 核糖。

二、DNA 的结构与功能

1．DNA 碱基组成规律　DNA 碱基组成规律：A=T，G=C。

2．DNA 的一级结构　DNA 一级结构是指脱氧核糖核酸的排列顺序，即碱基排列顺序。

DNA 中四种碱基组成的 Chargaff 规则：腺嘌呤与胸腺嘧啶的摩尔数相等，而鸟嘌呤与胞嘧啶的摩尔数相等；不同生物种属的 DNA 碱基组成不同；同一个体不同器官、不同组织的 DNA 具有相同的碱基组成。

3．DNA 双螺旋结构　DNA 的双螺旋结构，两条链呈反平行走向，碱基互补配对：一条链的走向是 5′到 3′；另一条链的走向是 3′到 5′。常见的 DNA 双螺旋有 A-DNA、B-DNA、Z-DNA 几种类型，A-DNA、B-DNA 都是右手螺旋，Z-DNA 是左手螺旋。

4．DNA 的高级结构　DNA 高级结构是超螺旋结构，分为正负超螺旋两种形式。

5．DNA 的功能　DNA 是以基因的形式荷载遗传信息，并作为基因复制和转录的模板；DNA 是生命遗传的物质基础，也是个体生命活动的信息基础遗传的物质基础，遗传信息的携带者。

三、DNA 理化性质及其应用

1．DNA 的变性和复性

（1）变性：在理化因素作用下，DNA 互补碱基对的氢键断裂，其双螺旋链解离为单链为 DNA 变性，通常以热变性为例。

（2）DNA 变性的复性：变性的 DNA 在适当条件下，两条互补链可重新配对，恢复天然的双螺旋构象。热变性的 DNA 经缓慢冷却后即可复性，这一过程称为退火。

2．核酸杂交　当不同来源的核酸变性后一起复性时，只要这些核酸分子中含有相同序列的片段，即可形成碱基配对，出现复性现象，形成杂种核酸分子，或称杂化双链，称核酸分子杂交。杂交可出现在 DNA 之间，也可发生在 RNA-DNA 之间。

3．核酸的紫外线吸收　嘌呤和嘧啶都含有共轭双键。碱基、核苷、核苷酸和核酸在紫外线波段有较强烈的吸收。在中性条件下，它们的最大吸收值在 260nm 附近。利用这一性质可以对它们进行定量和定性分析。

四、RNA 的结构与功能

RNA 的结构与功能见表 9-1。

表 9-1　RNA 的结构与功能

项目	mRNA	tRNA	rRNA
主要功能	蛋白质合成模板	将氨基酸转运至核糖体	核糖体组成成分
比例	最少	居中	最多
二级结构	单链	三叶草形	花状
特点	5′末端有帽子结构，3′末端有多聚 A 尾，带有遗传信息密码	含稀有碱基最多，如 DHU、假脲嘧啶、甲基化的嘌呤等	真核生物小亚基 40S 含有的 rRNA 是 18S，大亚基 60S 含有的 rRNA 是 28S

其他 RNA 还包括如下。

1．snmRNA　一类称之为非 mRNA 小 RNA 的 RNA。

2．组成　SnmRNAs 主要包括核内小 RNA（snRNA）、核仁小 RNA（snoRNA）、胞质小 RNA（scRNA）、催化性小 RNA、小片段干扰 RNA（siRNA）等。

3. 功能　在 hnRNA 和 rRNA 的转录后加工、转运及基因表达调控等方面具有非常重要的生理作用。

第 3 单元　酶

=== **重点提示** ===

本单元几乎每年必考，出题重点集中在酶的分子结构与催化作用，其次是酶促反应特点，应重点掌握。维生素与辅酶因子及酶促反应的竞争抑制考试也常涉及，应掌握。熟悉酶促反应的四种调节方式，了解核酶。

=== **考点串讲** ===

一、酶的催化作用

1. 酶的分子结构与催化作用

（1）酶的分子结构：酶按其分子组成，可分为单纯酶和结合酶。单纯酶是仅由肽链构成的酶。结合酶由蛋白质部分（称酶蛋白）和非蛋白质部分（称辅助因子）构成。辅助因子是金属离子或小分子有机化合物。金属离子最多见。酶蛋白与辅助因子结合形成的复合物称为全酶，只有全酶才有催化作用。其中，酶蛋白决定反应的特异性，辅助因子决定反应的种类与性质。

酶的辅助因子按其与酶蛋白结合的紧密程度及作用特点不同可分为辅酶和辅基。辅酶与酶蛋白的结合疏松，可以用透析或超滤的方法除去。辅基与酶蛋白的结合紧密，不能用透析或超滤的方法除去。金属离子多为辅基，而小分子有机化合物有的属于辅基，有的属于辅酶。

（2）活性中心：必需基团在一级结构可能相距很远，但在空间结构上彼此靠近，组成具有特定空间结构的区域，能和底物特异结合并将底物转化为产物，这一区域称为酶的活性中心。对于结合酶来说。辅酶和辅基参与活性中心的形成。活性中心外的必需基团虽不参加酶活性中心的组成，但却为维持酶活性中心应有的空间构象和作为调节剂的结合部位所必需。

2. 酶促反应的特点　酶促反应只是通过降低活化能加快反应的速度。具有催化效率高、特异性强、不稳定性、可调节性的特点。

3. 酶-底物复合物

（1）酶-底物复合物的形成与诱导契合假说：这种结合不是锁与钥匙的机械关系，而是在酶与底物接近时，其结构相互诱导、相互变形和相互适应，进而相互结合。

（2）酶促反应的机制：有临近效应与定向排列、多元催化和表面效应三种。

二、辅酶与酶辅助因子

1. 维生素与辅酶的关系　辅助因子中小分子有机化合物常含有维生素或维生素类物质，而小分子有机化合物有的属于辅基，有的属于辅酶。如 NAD^+（维生素 PP 的一种）、$NADP^+$ 属于辅酶（维生素 PP 的一种），FAD（维生素 B_2）、FMN（维生素 B_2）、生物素等属于辅基。

2. 辅酶作用　辅酶的作用是参与酶的催化反应，在反应过程中传递电子、质子或一些基团。辅酶和酶蛋白结合疏松，可以用透析或超滤的方法除去。

3. 金属离子作用　金属离子是最常见的辅助因子，约 2/3 的酶含有金属离子。作用：稳定酶的构象；参与催化反应，传递电子；在酶与底物间起桥梁作用；中和阴离子，降低反应中的静电斥力等。

三、酶促反应动力学

（一）K_m 和 V_{max} 的概念

米-曼方程式：

$$V = \frac{V_{max}[S]}{K_m + [S]}$$

V 为酶促反应速度，V_{max} 为最大反应速度，S 为底物浓度，K_m 为米氏常数

（二）最适 pH、最适温度和酶浓度

1. 最适 pH　酶催化活性最大时的环境 pH。动物体内多数酶的最适 pH 接近中性。它不是酶的特征性常数。

2. 最适温度　在某一温度范围时酶促反应速度最大，此温度称为酶作用的最适温度。

3. 酶浓度　酶浓度受所在环境的 pH 影响有差异，对温度的变化极敏感。

四、抑制药与激活药

（一）不可逆性抑制

这类抑制药通常以比较牢固的共价键与酶蛋白中的基团结合，而使酶失活，不能用透析、超滤等物理方法除去抑制药来恢复酶活性。

按照不可逆抑制作用的选择性不同，又可以分为专一性的不可逆抑制与非专一性的不可逆抑制两类。

（二）可逆性抑制

1. 竞争性抑制　与底物竞争结合酶的同一部位。特点：$K_m\uparrow$，V_{max} 不变。

2. 非竞争性抑制　与酶活性中心外必需基团结合。特点：K_m 不变，$V_{max}\downarrow$。

3. 反竞争性抑制　抑制药与酶和底物形成的中间产物结合，使中间产物的量下降。

（三）激活药

激活药大多数为金属离子，如 Mg^{2+}、K^+、Mn^{2+}；少数为阴离子，如 Cl^-；也有有机化合物，如胆汁酸盐。包括必需激活药和非必需激活药。必需激活药与酶、底物和酶-底物复合物结合参加反应，但不转化为产物。非必需激活药通过与酶或底物或酶-底物复合物结合，提高酶的催化活性。

五、酶活性的调节

（一）别构调节

一些代谢物可以与某些酶分子活性中心外的某一部位可逆的结合，使酶发生变构并改变其催化活性。此结合部位称为别构部位或调节部位。对酶催化活性的这种调节称为别构调节。受别构调节的酶称为别构酶。导致别构效应的代谢物称为别构效应。

（二）共价修饰

1. 定义　酶蛋白肽链上的一些基团可与某些化学基团发生可逆的共价结合，从而改变酶的活性。

2. 分类　磷酸化和脱磷酸化（最常见）、乙酰化和脱乙酰化、甲基化和脱甲基化、腺苷化和脱腺苷化。

（三）酶原激活

1. 酶原　有些酶在细胞内初合成或初分泌时是无活性的，这些酶的前身称为酶原。

2. 酶原的激活　在某些物质作用下，无活性的酶原转变为有活性的酶的过程。

3. 酶原激活的本质　酶原激活的实质是活性中心的形成和暴露过程。

4. 酶原激活的生理意义　酶原的存在形式对机体来说是一种保护作用。避免对自身起到消化作用。

（四）同工酶

同工酶是指能催化相同的化学反应，但酶蛋白的分子结构、理化性质和免疫学性质不同的一组酶。

六、核酶

核酶是具有高效、特异催化作用的核糖核酸，是一类新发现的生物催化剂，主要作用于核酸。

第4单元 糖 代 谢

重点提示

本单元几乎每年必考，出题量1~3道。出题重点集中在糖原分解代谢，包括糖酵解的关键酶，三羧酸循环的基本途径及其意义，其次是糖原合成，应重点掌握。可发生糖异生的物质、关键酶，乳酸循环的能量来源及磷酸戊糖途径的关键酶也应掌握，了解胰岛素及胰高血糖素对血糖的调节。

考点串讲

一、糖的分解代谢

（一）糖酵解的基本途径、关键酶和生理意义

1. 糖酵解的基本途径 葡萄糖磷酸化成为 6-磷酸葡萄糖（不可逆）；6-磷酸葡萄糖转变为 6-磷酸果糖；6-磷酸果糖转变为 1,6-双磷酸果糖（不可逆）；磷酸己糖裂解为 2 分子磷酸丙糖；磷酸丙糖的同分异构化；3-磷酸甘油醛氧化为 1,3-二磷酸甘油酸；1,3-二磷酸甘油酸转变成 3-磷酸甘油酸（底物水平磷酸化）；3-磷酸甘油酸转变为 2-磷酸甘油酸；2-磷酸甘油酸脱水生成磷酸烯醇式丙酮酸；磷酸烯醇式丙酮酸将高能磷酸基转移给 ADP 形成 ATP 和丙酮酸（底物水平磷酸化）（不可逆）；丙酮酸转变成乳酸。

2. 关键酶 6-磷酸果糖激酶-1、丙酮酸激酶和葡萄糖激酶。

3. 糖酵解的生理意义 在缺氧的情况下供给机体能量；生理情况下为红细胞、白细胞、神经和骨髓等供能；在某些病理情况下供能，如严重贫血、呼吸功能障碍和循环功能障碍等。

（二）糖有氧氧化的基本途径、关键酶和生理意义

1. 糖的有氧氧化基本过程 在有氧的条件下，葡萄糖或糖原氧化生成 CO_2 和 H_2O 的过程称为糖的有氧氧化，主要分为以下三个阶段。

（1）葡萄糖或糖原的葡萄糖单位转变为丙酮酸：此过程与糖酵解过程相同。

（2）丙酮酸氧化生成乙酰 CoA：此过程在线粒体的内膜进行，由丙酮酸脱氢酶复合体催化。

（3）乙酰 CoA 进入三羧酸循环完全氧化生成 CO_2 和 H_2O：这个循环以乙酰 CoA 和草酰乙酸缩合成含有三个羧基的柠檬酸开始，故称为三羧酸循环。

反应过程：柠檬酸的形成（不可逆）；异柠檬酸的形成；第一次氧化脱羧（不可逆）（脱氢，由 NAD^+ 接受）；第二次氧化脱羧（不可逆）（脱氢，由 NAD^+ 接受）；底物水平磷酸化（与 GDP 的磷酸化相耦联）；琥珀酸脱氢生成延胡索酸（脱氢，由 FAD^+ 接受）；延胡索酸加水生成苹果酸；苹果酸脱氢生成草酰乙酸（脱氢，由 NAD^+ 接受）。

3 种关键酶：柠檬酸合酶、异柠檬酸脱氢酶、α 酮戊二酸脱氢酶复合体。

2. 糖有氧氧化的生理意义

（1）糖有氧氧化：葡萄糖在有氧条件下彻底氧化成水和二氧化碳称为有氧氧化，有氧氧化是糖氧化的主要方式。

（2）供能：是机体产生能量的主要方式，1 分子葡萄糖在有氧氧化时共产生 30~32 个 ATP，是糖酵解的 18~19 倍。

（三）三羧酸循环的生理意义

1. 三羧酸循环是机体获取能量的主要方式 1 个分子葡萄糖经无氧酵解仅净生成 2 个分子

ATP，而有氧氧化可净生成 32 个 ATP，其中三羧酸循环生成 20 个 ATP，在一般生理条件下，许多组织细胞皆从糖的有氧氧化获得能量。糖的有氧氧化不但释能效率高，而且逐步释能，并逐步储存于 ATP 分子中，因此能的利用率也很高。

2．三羧酸循环是糖、脂肪和蛋白质三种主要有机物在体内彻底氧化的共同代谢途径 三羧酸循环的起始物乙酰 CoA，不但是糖氧化分解产物，它也可来自脂肪的甘油、脂肪酸和来自蛋白质的某些氨基酸代谢，因此三羧酸循环实际上是三种主要有机物在体内氧化供能的共同通路，估计人体内 2/3 的有机物是通过三羧酸循环而被分解的。

3．三羧酸循环是体内三种主要有机物互变的联结机构 因糖和甘油在体内代谢可生成 α-酮戊二酸及草酰乙酸等三羧酸循环的中间产物，这些中间产物可以转变成为某些氨基酸；而有些氨基酸又可通过不同途径变成 α-酮戊二酸和草酰乙酸，再经糖异生的途径生成糖或转变成甘油，因此三羧酸循环不仅是三种主要的有机物分解代谢的最终共同途径，而且也是它们互变的联络机构。

二、糖原的合成与分解

糖原是体内糖的储存形式，主要存在于肝和肌肉，分别称为肝糖原和肌糖原。人体内糖原总量为 70～100g，肌糖原为 180～300g。肝糖原是用以维持血糖浓度，以供应全身利用，而肌糖原是供给肌肉本身产生 ATP，维持其收缩功能。

（一）肝糖原的合成

1．合成部位 肝、肌肉组织。

2．合成过程 分为五步。

（1）活化：由葡萄糖在己糖激酶或葡萄糖激酶作用下生成 6-磷酸葡萄糖，是一耗能过程。

（2）6-磷酸葡萄糖转变为 1-磷酸葡萄糖：此反应在葡萄糖变位酶催化下完成。

（3）生成尿苷二磷酸葡萄糖：在尿苷二磷酸葡萄糖焦磷酸化酶作用下，1-磷酸葡萄糖与 UTP 作用，生成尿苷二磷酸葡萄糖（UDPG），释放出焦磷酸。焦磷酸被焦磷酸酶迅速水解，使反应向糖原合成方向进行，同时消耗 1 个高能磷酸键。

（4）从 UDPG 合成糖原：UDPG 中的葡萄糖单位在糖原合酶作用下，转移到细胞内原有的较小的糖原引物上，在非还原端以 α-1,4-糖苷键连接。每反应 1 次，糖原引物上即增加一个葡萄糖单位。糖原引物是在一种被称为糖原引物蛋白分子上形成的，这种蛋白质能对其自身进行共价修饰，即它的分子中第 194 位酪氨酸残基的酚羟基被糖基化，形成葡聚糖链，作为糖原合成时 UDPG 中葡萄糖基的接受体，此接受体即为糖原引物。

（5）形成分支：糖原合成酶只能催化形成 α-1，4-糖苷键，当糖链长度达到 12～18 个葡萄糖残基时，由分支酶使末端含 6～7 个葡萄糖的糖链转移，以 α-1，6-糖苷键连接，形成分支。由糖原合成酶与分支酶催化的反应不断进行，使作为引物的糖原分子不断延长，并增加新的分支。

3．关键酶 糖原合酶，分为两种形式。

（1）糖原合酶 a：有活性，是去磷酸化的，经磷酸化后变成糖原合酶 b 失去活性。

（2）糖原合酶 b：无活性，是磷酸化的，经去磷酸化后变成有活性的糖原合酶 a。

4．糖原合成反应的特点

（1）糖原合成的反应部位在胞质（肌肉/肝）；关键酶是糖原合成酶；原料是 G（葡萄糖）、UDP、ATP；产物是 Gn，生理意义是储存能量。

（2）糖原合酶催化的糖原合成反应不能从头开始，需要至少含 4 个葡萄糖残基的 α-1,4-葡聚糖作为引物。

（3）糖原合酶是糖原合成过程的限速酶，其活性受共价修饰和变构的调节。

（4）UDPG 是活性葡萄糖基的直接供体，其生成过程中要消耗 ATP 和 UTP，在糖原引物上每增加 1 个新的葡萄糖单位，要消耗 2 个高能磷酸键。

（5）葡萄糖进入细胞合成糖原过程中，伴有 K^+ 转移入细胞，使血 K^+ 趋于降低。因此，输注胰岛素和大量葡萄糖时，要注意防止出现低血钾。据此，血钾过高的患者，也可采用输注葡萄糖和少量胰岛素的方法降低血钾。

（二）肝糖原的分解

1. **分解部位**　肝、肌肉、肾。

2. **分解过程**

（1）糖原分解为 1-磷酸葡萄糖：从糖原分子的非还原端开始，由磷酸化酶催化 α-1, 4-糖苷键分解，逐个生成 1-磷酸葡萄糖；反应不断进行，α-1, 4-糖苷键逐渐被水解，糖原分子逐渐变小，直至距糖原分支部位 4 个葡萄糖单位为止。

（2）脱掉分支：当反应进行到葡萄糖链距分支处只剩 4 个葡萄糖单位时，脱支酶（转移酶）将3 个葡萄糖单位转移到其他分支的非还原末端，以 α-1, 6-糖苷键相连的最后一个葡萄糖继续由脱支酶水解生成游离的葡萄糖。至此，在磷酸化酶与脱支酶的协同和反复作用下，完成糖原分解过程。

（3）1-磷酸葡萄糖在变位酶作用下转变为 6-磷酸葡萄糖，在空腹和饥饿（10～12h）时，肝糖原分解为葡萄糖释放入血，以维持血糖浓度恒定。糖原分解时，伴有细胞内 K^+ 的释放。

（4）6-磷酸葡萄糖在葡萄糖-6-磷酸酶作用下水解为葡萄糖：葡萄糖-6-磷酸酶只存在于肝和肾，肌肉组织中无此酶，因此肌糖原不能分解为葡萄糖，而只有肝、肾组织中的糖原能够分解为葡萄糖。

3. **关键酶**　糖原磷酸化酶，该酶也存在两种形式。

（1）糖原磷酸化酶 a：有活性，由二聚体变成四聚体，是磷酸化的。

（2）糖原磷酸化酶 b：无活性，是二聚体，是去磷酸化的。

4. **糖原分解的特点**　水解反应在糖原的非还原端进行；是一非耗能过程；关键酶是糖原磷酸化酶，为一共价修饰酶，其辅酶是磷酸吡哆醛。

三、糖异生

从非糖化合物（乳酸、甘油、生糖氨基酸）转变为葡萄糖或糖原的过程，称为糖异生。

（一）糖异生的基本途径和关键酶

糖异生途径基本是糖酵解的逆反应过程。糖酵解途径中大多数反应是可逆的，但由己糖激酶、磷酸果糖激酶和丙酮酸激酶催化的反应是不可逆的，必须通过其他的酶催化反应，才能越过这三个不可逆反应进行糖异生。

1. **原料**　有乳酸、甘油、生糖氨基酸、GTP、ATP 及丙酮酸。

2. **部位**　肝、肾（胞质和线粒体）。

3. **基本途径**　糖异生途径基本上是糖酵解的逆过程，但并不完全相同。糖酵解途径中大多数催化反应是可逆，只有己糖激酶（糖酵解反应 1）、6-磷酸果糖激酶-1（糖酵解反应 4）和丙酮酸激酶（糖酵解反应 11）所催化的三步反应均为不可逆的步骤，在糖异生过程中这些步骤将被别的旁路反应所代替。

4. **关键酶**　葡萄糖-6-磷酸酶、果糖二磷酸酶-1、丙酮酸羧化酶和磷酸烯醇式丙酮酸羧激酶，其中丙酮酸羧化酶最重要。

（二）糖异生的生理意义

1. **维持血糖浓度恒定**　体内储存的糖原有限，实验证明，禁食 12～24h 后，肝糖原耗尽，糖异生显著增强，成为血糖的主要来源，维持血糖水平正常。

2. **补充肝糖原**　由于肝葡萄糖激酶 K_m 值高，摄取葡萄糖能力弱，即便进食以后也有相当一部分葡萄糖是先分解成丙酮酸、乳酸等三碳化合物，再异生成糖原，此途径称为糖原合成的三碳途径。

3. **调节酸碱平衡**　在剧烈运动或某些原因导致缺氧时，肌糖原酵解产生大量乳酸，引起组织pH 降低，通过乳酸循环的糖异生作用，肝将酸性的乳酸转变为中性的葡萄糖，防止酸中毒。

（三）乳酸循环

1．乳酸循环　肝组织，糖异生活跃。因葡萄糖-6-磷酸酶活性高，能水解 6-磷酸葡萄糖，释放葡萄糖；肌肉组织，因无葡萄糖-6-磷酸酶，因此肌肉乳酸不能异生为葡萄糖。

2．乳酸循环是一耗能过程　2 分子乳酸异生为葡萄糖，需消耗 6 分子 ATP。

3．乳酸循环的生理意义　其生理意义在于避免损失乳酸以及防止乳酸堆积引起酸中毒，既回收了乳酸中的能量，又重新积累了储存的糖原，对身体能量的利用很有意义。

四、磷酸戊糖途径

（一）磷酸戊糖途径的关键酶和重要的产物

1．反应部位　细胞液。

2．反应步骤　葡萄糖-6-磷酸→6-磷酸葡萄糖内酯→6-磷酸葡萄糖酸→核酮糖-5-磷酸→核糖-5-磷酸→果糖-6-磷酸和 3-磷酸甘油醛。

3．关键酶　催化第一步脱氢反应的是 6-磷酸葡萄糖脱氢酶，是代谢途径的关键酶。

4．重要的产物　两次脱氢由 $NADP^+$ 接受生成 $NADPH+H^+$；反应生成的磷酸戊糖为核酸的合成提供原料。

（二）磷酸戊糖途径的生理意义

1．5-磷酸核糖是核酸和核苷酸的组成成分　它既可由磷酸戊糖途径生成，也可通过糖分解代谢的中间产物 6-磷酸果糖和 3-磷酸甘油醛经前述基团转移反应的逆反应生成，但在人体主要是经前一过程生成。肌组织缺乏 6-磷酸葡萄糖脱氢酶，磷酸核糖则靠基团转移反应生成。

2．提供 NADPH 作为供氢体参与多种代谢反应

（1）NADPH 是体内许多合成代谢的供氢体，如乙酰辅酶 A 合成脂酸、胆固醇，合成非必需氨基酸。

（2）NADPH 参与体内的羟化反应；如从鲨烯合成胆固醇，从胆固醇合成胆汁酸、类固醇激素等。

（3）NADPH 用于维持谷胱甘肽的还原状态。

3．提供能量　必要时可通过转氢酶作用，使 NAD 还原成 NADH，后者通过呼吸链和氧化磷酸化过程，即可生成 ATP 提供能量需要。

五、血糖及其调节

（一）血糖浓度

1．正常的血糖水平　正常血糖 3.89～6.11mmol/L；血糖<3.0mmol/L 为低血糖，血糖＞6.9mmol/L 为高血糖。

2．血糖的来源　食物的消化吸收、肝糖原的分解和糖异生。

3．血糖的去路　无氧酵解、戊糖旁路、转化为脂肪和氨基酸、合成为糖原。

（二）胰岛素的调节

血糖水平的保持稳定是糖、脂肪、氨基酸代谢协调的结果，也是肝、肌、脂肪组织各器官组织代谢协调的结果。其次调节血糖水平还有以下几种激素。

1．胰岛素　是体内唯一的降低血糖的激素，也是唯一同时促进糖原、脂肪、蛋白质合成的激素。

2．胰高血糖素　升高血糖，可激活脂肪组织内激素敏感性脂肪酶，加速脂肪动员。

3．糖皮质激素　升高血糖，增加肝糖原。

（三）胰高血糖素的调节

促进肝糖原的分解，而抑制糖原的合成；抑制糖酵解途径，促进糖异生；促进脂肪的动员。

（四）糖皮质激素的调节

促进蛋白质（氨基酸）、脂肪的分解以升高血糖；促使脂肪组织的再体内的重新分布；抑制肝外组织摄取和利用葡萄糖；对儿茶酚胺的允许作用，间接的促进血糖的升高。

第5单元　生 物 氧 化

═══ 重点提示 ═══

本单元出题量较少，在考试中所占比重小，但考查重点集中在氧化磷酸化部分，应重点掌握，尤其两条呼吸链的组成与生成能量，其次是氧化磷酸化的调节（抑制药的调节）也应掌握，了解 ATP 及其他高能化合物。

═══ 考点串讲 ═══

有机物质（糖、脂肪、蛋白质等）在生物体细胞内氧化分解产生二氧化碳、水，并逐步释放出大量能量的过程称为生物氧化。

一、ATP 与其他高能化合物

（一）ATP 循环与高能磷酸键

1. 在体内所有高能磷酸化合物中，以 ATP 末端的磷酸键最为重要。当体内消耗 ATP 过多时，ADP 积累，在腺苷酸激酶催化下由 ADP 转化为 ATP 被利用，当 ATP 需要量降低时，AMP 从 ATP 中获得～$\textcircled{P}$生成 ADP。

2. 高能磷酸键是指磷酸化合物中具有高能的磷酸键，其键能在 5kcal/mol（1cal=4.18J）以上。

（二）ATP 的利用

生物体内能量的储存和利用都以 ATP 为中心。ATP 可转化为机械能，供肌肉收缩；可转化为渗透能，供物质主动转运使用；可转化为化学能，用于合成代谢；还可转化为电能、热能等。

（三）其他高能磷酸化合物

1. UTP、CTP、GTP　分别为糖原、磷脂、蛋白质的合成提供能量，但它们不能从物质氧化过程中直接生成，只能在核苷二磷酸激酶的催化下，从 ATP 中获得～$\textcircled{P}$。

2. 磷酸肌酸　它是肌酸由 ATP 中获得～$\textcircled{P}$而生成。是肌肉和脑中能量的一种储存形式。

当机体消耗 ATP 过多而致 ADP 增多时，磷酸肌酸将～$\textcircled{P}$转移给 ADP，生成 ATP，供生理活动之用。

二、氧化磷酸化

（一）氧化磷酸化的概念

氧化磷酸化是指代谢物养化脱氢经呼吸链传递给氧生成水，同时伴有 ADP 磷酸化生成 ATP 的过程。

（二）两条呼吸链的组成和排列顺序

1. NADH 氧化呼吸链　NADH+H$^+$脱下的 2H 经复合体 I 传递给 CoQ，在经复合体Ⅲ传至 Cyt c，然后传至复合体Ⅳ，最后将 2e 交给氧。

2. 琥珀酸氧化呼吸链（FADH$_2$氧化呼吸链）　琥珀酸由琥珀酸脱氢酶催化脱下的 2H 经复合体Ⅱ使 CoQ 形成 CoQH$_2$，再往下的传递与 NADH 氧化呼吸链相同。

（三）ATP 合酶

ATP 合酶　又称复合体ⅴ，由 F$_1$（亲水部分）和 F$_0$（疏水部分）组成，由 α3β3γδε 亚基组成，其功能是催化 ATP 生成。在 ATP 合酶中，催化亚基位于 β 亚基中。

（四）氧化磷酸化的调节

1. 抑制药

（1）呼吸链抑制药：此类抑制药能阻断呼吸链中某些部位电子传递。

（2）解耦联药：解耦联药使氧化与磷酸化过程脱离。举例：二硝基苯酚。

（3）氧化磷酸化抑制药：这类抑制药对电子传递和 ADP 磷酸化均有抑制作用。

2. ADP 的调节作用　正常机体氧化磷酸化的速率主要受 ADP 的调节。当机体利用 ATP 增多时，ADP 的浓度增高，转运入线粒体后使氧化磷酸化速度加快；反之，ADP 不足，使氧化磷酸化速度减慢。

3. 甲状腺激素　甲状腺激素诱导细胞膜上的 Na^+，K^+-ATP 酶的生成，使 ATP 加速分解为 ADP 和磷酸，ADP 增多促进氧化磷酸化。

第 6 单元　脂 类 代 谢

重点提示

本单元是重点单元，几乎每年必考。出题重点集中在脂肪的合成与分解代谢，其次是胆固醇代谢，应重点掌握。必需脂肪酸的种类、酮体的组成、酮体的合成关键酶等知识点也要掌握。

考点串讲

一、脂质的生理功能

脂类是脂肪及类脂的总称，是一类不溶于水而易溶于有机溶剂，并能为机体利用的有机化合物。生理功能如下。

1. 储能和供能　在大多数生物中脂肪是集体能量储存的主要形式，机体摄入糖、脂肪均可合成脂肪在脂肪组织储存，以供禁食、饥饿时的能量所需。

2. 生物膜的组成成分　生物膜的重要组成成分是磷脂和胆固醇。

3. 脂类衍生物的调节作用　有些脂质及其衍生物参与组织细胞间信息传递，调节多种细胞代谢活动，例如前列腺素、血栓素、白三烯、二酰甘油、IP_3。

二、脂质的消化与吸收

1. 脂肪乳化及消化所需酶　脂类不溶于水，必须在小肠经胆汁中胆汁酸盐的作用，乳化并分散成细小的微团后，才能被消化酶消化。胆汁酸盐是较强的乳化剂，能降低油与水之间的界面张力。脂类消化所需要的酶有胰脂酶、磷脂酶 A_2、胆固醇酯酶及辅酯酶。

2. 单酰甘油合成途径及乳糜微粒

（1）单酰甘油途径：小肠黏膜细胞主要利用消化吸收的单酰甘油及脂酸再合成三酰甘油的过程，称为单酰甘油途径。

（2）乳糜微粒：新合成的三酰甘油与磷脂、胆固醇、载脂蛋白 B_{48}、AⅠ、AⅣ、AⅡ等形成乳糜微粒。

三、脂肪的合成代谢

1. 合成的部位　肝细胞、脂肪组织和小肠黏膜上皮细胞是合成三酰甘油的主要场所，以肝细胞的合成能力最强。

2. 合成的原料　合成脂肪所需的甘油及脂酸主要由葡萄糖代谢所提供。食物脂肪消化吸收后以乳糜微粒的形式进入血液循环，运送至脂肪组织或肝，其脂酸也可用于合成脂肪。

3. 合成的基本途径

（1）单酰甘油途径：肠黏膜细胞主要利用消化吸收的单酰甘油及脂酸再合成三酰甘油，即脂肪。

（2）二酰甘油途径：肝细胞和脂肪细胞主要按此途径合成三酰甘油。葡萄糖循糖酵解途径生成3-磷酸甘油，在脂酰 CoA 转移酶的作用下，依次加上 2 分子脂酰 CoA 生成磷脂酸。后者在磷脂酸磷酸酶的作用下，水解脱去磷酸生成 1，2-二酰甘油，然后在脂酰 CoA 转移酶的催化下，再加上 1 分子脂酰基即生成三酰甘油。

四、脂肪酸的合成代谢

1. 合成的部位　脂肪酸的合成主要在肝细胞、肾、脑、肺、乳腺及脂肪组织等组织，因细胞质有合成的酶类，故其亚细胞位于细胞质。

2. 合成的原料

（1）主要原料：乙酰 CoA（所有代谢中产生的乙酰 CoA，糖为其主要碳源）。

（2）辅料：ATP、NADPH、HCO_3^-（CO_2）、Mn^{2+}、生物素（辅基）。

五、脂肪的分解代谢

1. 脂肪动员　脂肪动员是三酰甘油分解的起始步骤，其是指储存在脂肪细胞中的三酰甘油，被酯酶逐步水解为游离脂酸和甘油并释放入血，通过血液运输至其他组织氧化利用。脂肪动员的关键酶是激素敏感性三酰甘油酶（HSL）。它是脂肪分解的限速酶能促进脂肪动员的激素称为脂解激素。

2. 脂肪酸 β-氧化的基本过程　在供养充足的情况下，脂酸在体内分解为 CO_2 和水，释放大量能量，是体内脂肪酸分解代谢的主要形式。

（1）脂酸的氧化：在线粒体外进行。此反应消耗 1 分子 ATP，但为 2 个高能磷酸键。合成酶为脂酰 CoA 合成酶。

（2）脂酰 CoA 进入线粒体：脂酰 CoA 进入线粒体必须肉碱脂酰转移酶的辅助，此步骤是脂酸β-氧化的限速酶。

（3）β-氧化：脂酰 CoA 经脱氢、加水、再脱氢、硫解 4 步酶促反应，形成比原来分子少 2 个碳原子的脂酰 CoA，再照此循环，直至最后完成 β-氧化，形成大量的乙酰 CoA，乙酰 CoA 进入三羧酸循环彻底氧化为 CO_2 和水。

3. 酮体的生成、利用和生理意义

（1）酮体的生成：酮体是乙酰 CoA 在肝线粒体内合成的；乙酰 CoA 的来源是脂肪酸的 β-氧化；肝是酮体合成的特有器官。

（2）酮体的利用：由于肝具有活性较强的合成酮体的酶系，故可以合成酮体。但肝缺乏利用酮体的酶系，因此不能利用酮体。心、肾、脑、骨骼肌的线粒体具有高活性的琥珀酸转硫酶，因此可以利用酮体供能。

（3）酮体生成的生理意义：酮体是肝内正常脂肪酸代谢的中间产物，是肝输出能源的方式之一。由于酮体能通过血脑屏障及毛细血管壁，所以它是肌肉，尤其是脑组织的重要能源。人在饥饿时，大脑主要利用酮体供能。而在糖尿病患者，糖代谢障碍可引起脂肪动员的增加，酮体生成也增加。尤其在未经控制的糖尿病患者，酮体生成可为正常情况下的数十倍，这就是导致酮症酸中毒的主要原因。

六、甘油磷脂代谢

1. 甘油磷脂的基本结构与分类

（1）定义：含有磷脂的脂类称为磷脂，由甘油构成的磷脂统称为甘油磷脂。

（2）基本结构：甘油磷脂由甘油、脂酸、磷酸及含氮化合物组成。

（3）甘油磷脂的分类：因与磷酸基团相连的取代基不同，甘油磷脂分为磷脂酰胆碱（卵磷脂）、磷脂酰乙醇胺（脑磷脂）、磷脂酰肌醇、磷脂酰丝氨酸、磷脂酰甘油和二磷脂酰甘油（心磷脂）等。

2．合成部位和合成原料

（1）甘油磷脂合成部位：肝、肾、小肠的内质网。

（2）甘油磷脂合成原料：甘油、脂肪酸主要由葡萄糖代谢转化而来，其中的多不饱和脂肪酸必须由植物油摄取。另外，还需要磷酸盐、胆碱、丝氨酸、肌醇等。合成除需要 ATP 外，还需要 CTP。

七、胆固醇代谢

1．胆固醇的合成部位、原料和关键酶

（1）部位：细胞液及内质网。

（2）合成原料：乙酰 CoA、$NADPH+H^+$ 和 ATP。

（3）关键酶：HMG-CoA 还原酶。

2．胆固醇合成的调节 饥饿和禁食可抑制肝合成胆固醇；胆固醇可反馈抑制肝胆固醇的合成；激素对胆固醇的合成有调节作用。

3．胆固醇的转化及去路 胆固醇在体内并不能彻底氧化成 CO_2 和水，只能转化为其他类固醇物质：①转化为胆汁酸，胆固醇在肝内转化为胆汁酸是胆固醇在体内代谢的主要去路，约占 50%。②转化为类固醇激素，胆固醇是肾上腺皮质、睾丸、卵巢合成类固醇激素的原料。③转化为 7-脱氢胆固醇。

八、血浆脂蛋白代谢

1．血脂及其组成 血脂主要由蛋白质、三酰甘油、磷脂、胆固醇及其酯组成。

2．血浆脂蛋白的分类及功能 按密度可分为 4 类：乳糜微粒、极低密度脂蛋白、低密度脂蛋白和高密度脂蛋白（表 9-2）。

表 9-2 四种血脂蛋白的作用及特点

分类	乳糜微粒（CM）	极低密度脂蛋白（VLDL）	低密度脂蛋白（LDL）	高密度脂蛋白（HDL）
密度	最低	高于 CM	高于 LDL	高于 LDL
特点	含脂最多	含脂多，但蛋白含量高于 CM	含胆固醇和胆固醇酯最多	含蛋白最多，颗粒最小
功能	转运外源性三酰甘油及胆固醇	转运内源性三酰甘油及胆固醇	转运内源性胆固醇	逆向转运胆固醇

3．高脂蛋白血症 高脂蛋白血症是指血脂高于正常人上限，即为高脂血症，其诊断标准为三酰甘油＞2.26mmol/L、胆固醇＞6.21mmol/L，儿童胆固醇＞4.41mmol/L。

第 7 单元 氨基酸代谢

═══ 重点提示 ═══

本单元几乎每年必考。出题重点集中在氨基酸的脱氨基作用（转氨酶、辅酶、脱氨基的方式）和氨的代谢（氨的来源、体内氨的去路），应重点掌握。熟悉体内个别氨基酸的代谢。了解蛋白质的生理功能及营养作用及蛋白质在肠道的消化、吸收及腐败作用。

═══ 考点串讲 ═══

一、蛋白质的生理功能及营养作用

1．蛋白质与氨基酸的生理功能 维持组织的生长、更新和修复；参与多种重要的生理功能；氧化供能；蛋白质的互补作用：混合食用营养价值较低的蛋白质，必需氨基酸可以互相补充，从而提高营养价值。例如大米缺乏赖氨酸，大豆蛋白富含赖氨酸，相对色氨酸不足，玉米色氨酸含量丰富。大豆、玉米、大米混合食用时，其蛋白质生物价可提高。

2. 营养必需氨基酸的概念和种类

（1）概念：体内需要而不能自身合成，必须由食物供应的氨基酸称为必需氨基酸。

（2）种类：<u>包括赖氨酸、色氨酸、缬氨酸、亮氨酸、异亮氨酸、苏氨酸、甲硫氨酸、苯丙氨酸等</u>。

3. 氮平衡　人体氮平衡有三种情况，即氮的总平衡、氮的正平衡及氮的负平衡。氮的总平衡反映体内蛋白质的合成与分解处于动态平衡；氮的正平衡反映体内蛋白质的合成大于分解，如儿童、孕妇及恢复期的患者；氮的负平衡反映体内蛋白质的合成小于分解，见于饥饿、严重烧伤、出血及消耗性疾病患者。

二、蛋白质在肠道的消化、吸收及腐败作用

（一）蛋白酶在消化中的作用

人体在摄入食物蛋白质在胃、小肠和肠黏膜细胞中经一系列酶促水解反应分解成氨基酸及小分子肽的过程，称为蛋白质的消化，故蛋白酶在营养物质的消化中起到至关重要的作用。

1. 蛋白酶的特点　蛋白酶对所作用的反应底物有严格的选择性，一种蛋白酶仅能作用于蛋白质分子中一定的肽键，即相对专一性。如胰蛋白酶，对肽键有一定的专一性。

2. 种类

（1）胃蛋白酶原：由胃酸、胃蛋白酶激活，最适 pH 1.5～2.5。

（2）胰蛋白酶原：由肠激酶激活，最适 pH7.0。

（3）胰蛋白酶：可激活胰糜蛋白酶原、弹性蛋白酶原、羧基肽酶原，是消化蛋白质的主要酶。

3. 酶原激活的意义　可保护胰组织免受蛋白酶的自身消化，保证酶在其特定的部位和环境发挥催化作用，酶原可视为酶的储存形式。

（二）氨基酸的吸收

1. 吸收部位　主要在小肠。

2. 吸收形式　氨基酸、寡肽、二肽。

3. 吸收机制　耗能的主动吸收过程。

（三）蛋白质的腐败作用

1. 定义　蛋白质的腐败作用是指肠道细菌对未消化的蛋白质及其消化产物所起的作用。腐败作用的结果是会产生胺类、氨和其他有害物质，经肝的代谢转变而解毒，也会产生少量的脂肪酸和维生素被机体吸收利用。

2. 产物　NH_3、胺类和一些有害物质，少量脂肪酸及维生素。

三、氨基酸的一般代谢

大部分氨基酸的分解代谢在肝进行，氨的解毒过程也主要在肝进行。

（一）转氨基作用

转氨酶又称氨基转移酶，催化某一氨基酸的 α-氨基转移到另一种 α-酮酸的酮基上，形成转氨基反应，其<u>辅酶是磷酸吡哆醛</u>。

转氨基作用　是指在转氨酶的催化下，可逆地把 α-氨基酸的氨基转移给 α-酮基，结果是氨基酸脱去氨基生成相应的 α-酮酸，而原来的 α-酮酸则转变为另一种氨基酸。

（二）脱氨基作用

氨基酸的脱氨基作用，生成氨及相应的 α-酮基，这是氨基酸的主要分解代谢途径。脱氨基的方式包括联合脱氨基、转氨基、L-谷氨酸氧化脱氨基、非氧化脱氨基。

1. L-谷氨酸氧化脱氨基　是指 L-谷氨酸脱氢酶的作用下，谷氨酸氧化脱氨生成 α-酮戊二酸的

过程。L-谷氨酸脱氢酶是肝、肾、脑组织中广泛存在的一种不需氧脱氢酶，活性高，其辅酶是 NAD^+ 或 $NADP^+$。L-谷氨酸脱氢酶是唯一既能利用 NAD^+ 又能利用 $NADP^+$ 接受还原当量的酶。

2. **联合脱氨基** 主要在肝、肾组织中进行。氨基酸先与 α-酮戊二酸进行转氨基作用，生成相应的 α-酮酸及谷氨酸，然后谷氨酸在 L-谷氨酸脱氢酶作用下，脱去氨基生成原来的 α-酮戊二酸并释放出氨。

3. **嘌呤核苷酸循环** 因为肌肉组织 L-谷氨酸脱氢酶活性低，故嘌呤核苷酸循环是肌肉组织的主要脱氨基机制。

（三）α-酮酸的代谢

氨基化生成非必需氨基酸；生成糖或者酯；氧化功能。

四、氨的代谢

（一）体内氨的来源

1. 氨基酸脱氨基作用产生的氨是体内氨的主要来源，胺类的分解也可以产生氨。

2. 肠道吸收腐败菌分解蛋白质所产生的氨。

3. 肾小管上皮细胞分泌的氨（主要来自谷氨酰胺）。

（二）氨的转运

组织在代谢过程中产生的氨必须经过转运才能到达肝或肾。机体将有毒的氨转变为无毒的化合物，在血中安全转运。氨在体内的运输主要有丙氨酸和谷氨酰胺两种形式。

1. **葡萄糖－丙氨酸循环** 生理意义：肌肉中氨以无毒的丙氨酸形式运输到肝；肝为肌肉提供葡萄糖。

2. **谷氨酰胺的转氨作用** 在脑、肌肉合成谷氨酰胺，运输到肝和肾后再分解为氨和谷氨酸，从而进行解毒。生理意义：谷氨酰胺是氨的解毒产物，也是氨的储存及运输形式。

（三）体内氨的去路

1. 在肾内合成尿素：氨在体内的主要去路是在肾生成无毒的尿素后由肾排泄，这是集体对氨的一种解毒方式。

2. 谷氨酰胺的合成：氨与谷氨酸在谷氨酰胺合成酶的作用下合成谷氨酰胺，谷氨酰胺即为解毒产物也是储存于运输形式。

3. 氨可以是一些 α-酮酸经联合脱氨基逆行氨基化而合成相应的非必需氨基酸。

4. 氨还可以参加嘌呤碱和嘧啶碱的合成。

五、个别氨基酸的代谢

（一）氨基酸的脱羧基作用

1. 脱羧酶的辅酶为磷酸吡哆醛/胺。

2. 谷氨酸脱羧生成 γ-氨基丁酸（GABA），催化的酶是谷氨酸脱羧酶，在脑、肾组织中活性很高，GABA 是抑制性神经递质，对中枢神经有抑制作用。

3. 半胱氨酸脱羧后生成牛磺酸，牛磺酸是结合胆汁酸的组成成分。

4. 组氨酸脱羧后生成组胺，组胺具有强烈的血管舒张作用。

5. 色氨酸经羟化后脱羧产生 5-羟色胺（5-HT），在脑内作为神经递质其发挥抑制作用，在外周组织有收缩血管的作用。

6. 鸟氨酸脱羧生成腐胺，后转变为精脒和精胺，其限速酶是鸟氨酸脱羧酶。

（二）一碳单位的概念、来源、载体和意义

1. **一碳单位的概念** 某些氨基酸在分解代谢过程中可以产生含有一个碳原子的基因，称为一碳单位。

2. **一碳单位来源** 主要来源于丝氨酸、甘氨酸、组氨酸和色氨酸。

3．碳单位的载体　四氢叶酸是一碳单位的载体。

4．一碳单位的生理意义　一碳单位的主要生理作用是作为合成嘌呤及嘧啶的原料，故在核酸生物合成中占有重要地位。

（三）甲硫氨酸循环、SAM、PAPS

体内甲硫氨酸通过甲硫氨酸和 ATP、SAM、S-腺苷同型半胱氨酸、同型半胱氨酸反应提供甲基后转变为同型半胱氨酸后者可接收 N_5-甲基四氢叶酸提供的甲基重新生成甲硫氨酸形成一个循环过程催化最后一部反应酶是 N_5-甲基四氢叶酸转甲基酶其辅酶是维生素 B_{12}。半胱氨酸是体内硫酸根的主要来源，硫酸根一部分经 ATP 活化呈 PAPS，另一部分排出。

（四）苯丙氨酸和酪氨酸代谢

1．酪氨酸羟化酶是合成儿茶酚胺的限速酶。酪氨酸的另一代谢途径是合成黑色素，在黑色素细胞中酪氨酸酶的催化下生成。

2．当体内缺乏苯丙氨酸羟化酶时，苯丙氨酸不能转化为酪氨酸而在体内蓄积，经转氨基作用生成苯丙酮酸，后者进一步转变成苯乙酸等衍生物。此时，尿中出现大量苯丙酮酸等代谢产物，称为苯酮酸尿症。

3．酪氨酸还可在酪氨酸转氨酶的催化下生成对羟苯丙酮酸，后者经尿黑酸等中间产物变成延胡索酸和乙酰乙酸。

第 8 单元　核苷酸代谢

═══ 重点提示 ═══

本单元历年考试涉及较少，但本单元重点集中在核苷酸的合成与分解途径（嘌呤和嘧啶核苷酸合成原料、代谢产物及关键酶）应掌握。了解抗核苷酸代谢药物的生化机制。

═══ 考点串讲 ═══

一、核苷酸代谢

（一）两条嘌呤核苷酸合成途径的原料

1．从头合成途径　嘌呤核苷酸合成的原料有天冬氨酸、谷氨酰胺、甘氨酸、CO_2、甲酰基（来自 FH_4）。除某些细菌外，几乎所有的生物体都能合成嘌呤碱。嘌呤核苷酸从头合成过程在胞液中进行，涉及多个酶促反应。首先合成次黄嘌呤核苷酸（IMP），然后 IMP 分别转变成腺嘌呤核苷酸（AMP）与鸟嘌呤核苷酸（GMP）。合成过程是耗能过程，由 ATP 供能。

（1）IMP 的合成：IMP 的合成由各种前体分子经以下 9 步反应合成 IMP。

①磷酸戊糖途径中产生的 5-磷酸核糖由磷酸核糖焦磷酸合成酶催化（PRPP 合成酶），产生磷酸核糖焦磷酸（PRPP），PRPP 作为活性的核糖供体。

②由 PRPP 酰胺转移酶催化将谷氨酰胺的氨基转移给 PRPP 的磷酸核糖部分，形成 5-磷酸核糖胺（PRA）。PRA 极不稳定，半衰期为 30s。

③由 ATP 供能，甘氨酸与 PRA 缩合生成甘氨酰胺核苷酸（GAR）。

④N_5，N_{10}-甲炔四氢叶酸提供甲酰基，使 GAR 甲酰化成甲酰甘氨酰胺核苷酸（FGAR）。

⑤由 ATP 供能，谷氨酰胺提供酰胺氮，使 FGAR 生成甲酰甘氨咪核苷酸（FGAM）。

⑥由 AIR 合成酶催化，消耗 ATP 使 FGAM 脱水环化形成 5-氨基咪唑核苷酸（AIR），合成出嘌呤环中的咪唑环部分。

⑦羧化酶催化 CO_2 连接到咪唑环上，生成 5-氨基咪唑-4-羧酸核苷酸（CAIR）。

⑧在 ATP 存在下，天冬氨酸与 CAIR 缩合，其产物裂解出延胡索酸，生成 5-氨基咪唑-4-甲酰

胺核苷酸（AICAR）。

⑨N_{10}-甲酰四氢叶酸提供第 2 个一碳单位，使 AICAR 甲酰化生成 5-甲酰胺基咪唑-4-甲酰胺核苷酸（FAICAR）。FAICAR 脱水环化，生成 IMP。

（2）AMP 和 GMP 的生成：腺苷酸和鸟苷酸是 DNA、RNA 中共有的核苷酸组分，在从头合成途径中，IMP 作为共同前体，分别转变生成 AMP 和 GMP。AMP 合成时由天冬氨酸提供氨基，GTP 作为供能分子；而 GMP 合成时，则由谷氨酰胺提供氨基而以 ATP 供能。各类嘌呤核苷酸可以相互转变，维持浓度相互平衡。AMP 和 GMP 在激酶的作用下，经过两步磷酸化反应，分别生成 ATP 和 GTP。

（3）从头合成的调节：体内嘌呤核苷酸主要依靠从头合成的方式产生，需要消耗氨基酸等原料及大量 ATP。机体对其合成速度进行着精确的调节，调节合成嘌呤核苷酸的含量、相互比例、合成时间等方面，以适应机体合成核酸时对嘌呤核苷酸的需要，并以最大的可能节省物质和能量。调节的机制是对途径关键酶催化的反应活性进行反馈调节。PRPP 酰胺转移酶是一类别构酶，其单体有活性，二聚体无活性。IMP、AMP 及 GMP 促其单体聚合转变成无活性的二聚体状态，而 PRPP 作用则相反。PRPP 合成酶在嘌呤核苷酸合成调节中，可能起着更重要的作用。PRPP 合成的速度受 5′-磷酸核糖的供应及 PRPP 合成酶活性两方面的影响。嘌呤核苷酸作为变构效应剂抑制 PRPP 合成酶活性。IMP 转变为 AMP 与 GMP 的反应途径可被相应产物 AMP、GMP 分别独立地反馈抑制；AMP 浓度增加可通过激活关键酶交叉促进 GMP 生成，GMP 同样也促进 AMP 生成，而且 AMP 合成需要 GTP，GMP 合成需要 ATP。由此可见，GTP 促进 AMP 生成，ATP 也促进 GMP 生成。这种交叉调节作用对维持 ATP 与 GTP 浓度的平衡有着重要的意义。

2. 嘌呤核苷酸的补救合成　细胞重新利用嘌呤碱或嘌呤核苷合成嘌呤核苷酸，称为补救合成。补救合成途径比较简单，耗能量少。在这条途径中有两种特异性不同的酶参与：腺嘌呤磷酸核糖转移酶（APRT）和次黄嘌呤-鸟嘌呤磷酸核糖转移酶（HGPRT）。由 PRPP 提供磷酸核糖，分别催化 AMP 和 IMP、GMP 的补救合成。APRT 受 AMP 的反馈抑制，HGPRT 受 IMP 与 GMP 的反馈抑制。另外腺苷激酶催化下，腺嘌呤核苷可磷酸化生成 AMP。

嘌呤核苷酸补救合成的生理意义：①可节省从头合成时的能量和一些氨基酸前体的消耗；②机体的某些组织器官，如脑、红细胞、多形核白细胞等从头合成嘌呤核苷酸的酶活性缺陷，它们只能利用肝细胞产生的自由嘌呤碱及嘌呤核苷补救合成嘌呤核苷酸。补救合成途径对这些组织细胞具有更重要的意义。例如，由于基因缺欠而导致的 HGPRT 完全缺失的患儿，表现为自毁容貌征或称 Lesch-Nyhan 综合征，表现为智力减退、有自身残毁行为等，并伴有高尿酸血症。这是一种遗传代谢病。

3. 脱氧（核糖）核苷酸的生成　DNA 由 4 种脱氧核糖核苷酸组成，因此在细胞分裂增殖时 DNA 生物合成增加，需要大量脱氧核苷酸供应 DNA 生物合成。体内的脱氧核苷酸通过以氢取代其核糖分子中 2 位碳原子的羟基而直接还原产生,这种还原反应基本上在相应核糖核苷酸的二磷酸核苷（NDP）水平直接进行。

（二）嘌呤核苷酸的分解代谢产物

嘌呤核苷酸的分解最终代谢产物是尿酸，临床中使用别嘌醇治疗痛风，机制为别嘌醇是次黄嘌呤类似物，能竞争性抑制黄嘌呤氧化酶，从而抑制尿酸的生成。

（三）两条嘧啶核苷酸合成途径的原料

体内嘧啶核苷酸的合成也有从头合成与补救合成两条途径。嘧啶核苷酸合成的主要原料有天冬氨酸、谷氨酰胺、CO_2。

1. 嘧啶核苷酸的从头合成

（1）从头合成途径：从头合成途径是指利用一些简单的前体物逐步合成嘧啶核苷酸的过程。该过程主要在肝的胞液中进行。同位素示踪实验证明，嘧啶核苷酸从头合成的原料来自天冬氨酸、谷

氨酰胺和 CO_2。

（2）从头合成途径的过程：嘧啶核苷酸从头合成途径首先生成 UMP，其合成过程如下。

①尿嘧啶核苷酸的合成：嘧啶环的合成由 6 步反应完成。首先是生成氨基甲酰磷酸。肝细胞中存在两种氨基甲酰磷酸合成酶（CPS）。在肝细胞线粒体中氨基甲酰磷酸合成酶 I（CPS-I）催化生成氨基甲酰磷酸用于合成尿素；而肝细胞液中存在氨基甲酰磷酸合成酶 II（CPS-II）以 Gln、CO_2、ATP 为原料合成氨基甲酰磷酸。后者在天冬氨酸转甲酰酶的催化下，转移一分子天冬氨酸，从而合成氨甲酰天冬氨酸，然后再经脱氢、脱羧、环化等反应，合成第一个嘧啶核苷酸，即 UMP。

②CTP 的合成：UMP 经尿苷酸激酶和二磷酸核苷激酶的连续催化从 ATP 两次转移磷酸基生成 UTP。并在 CTP 合成酶作用下，消耗 1 分子 ATP，接受谷氨酰胺氨基转变为 CTP。

③脱氧胸腺嘧啶核苷酸（dTMP 或 TMP）的生成：脱氧胸腺嘧啶核苷酸是 DNA 特有的组分。dTMP 是由 dUMP 经甲基化而生成，反应由胸苷酸合酶催化，N_5，N_{10}-甲烯四氢叶酸作为甲基供体，反应后生成的二氢叶酸再经二氢叶酸还原酶的作用，生成四氢叶酸。四氢叶酸携带的一碳单位，一方面作为嘌呤从头合成的前体；另一方面又能参与脱氧胸苷酸的合成，与各种核苷酸合成代谢都密切相关。dUMP 在体内经两条途径生成：主要经 dCMP 脱氨基生成，也可经 dUDP 水解除去磷酸生成 dUMP。

2. 嘧啶核苷酸的补救合成　由分解代谢产生的嘧啶/嘧啶核苷转变为嘧啶核苷酸的过程称为补救合成途径。以嘧啶核苷的补救合成途径较重要。胸苷激酶在正常肝中活性很低，再生肝中活性升高，恶性肿瘤中明显升高，并与恶性程度有关。

（四）嘧啶核苷酸的分解代谢产物

嘧啶碱的讲解主要在肝中进行。胞嘧啶的主要代谢产物为 β-丙氨酸、CO_2 和 NH_3，胸腺嘧啶的主要代谢产物为 β-氨基异丁醇、CO_2 和 NH_3。

二、核苷酸代谢的调节

（一）核苷酸合成途径的主要调节酶

1. 氨基甲酰磷酸合成酶 I、II 的区别见表 9-3。

表 9-3　氨基甲酰磷酸合成酶 I、II 的区别

鉴别要点	氨基甲酰磷酸合成酶 I（CPS-I）	氨基甲酰磷酸合成酶 II（CPS-II）
分布	肝细胞线粒体中	胞液（所有细胞）
氮源	氨	谷氨酰胺
变构剂	N-乙酰谷氨酸	无
功能	尿素合成	嘧啶合成

2. 嘌呤核苷酸、嘧啶核苷酸均可抑制 PRPP 合成酶，当嘌呤核苷酸、嘧啶核苷酸含量增加时，PRPP 合成可减少，使嘌呤核苷酸、嘧啶核苷酸的合成均受到调节。

（二）抗核苷酸代谢药物的生化机制

1. 嘌呤核苷酸的抗代谢药物

（1）6-巯基嘌呤（6-MP）：抑制 IMP → GMP，AMP。

（2）氮杂丝氨酸：抑制谷氨酰胺参加的反应。

（3）甲氨蝶呤（MTX）：抑制二氢叶酸还原酶，干扰一碳单位代谢。

2. 嘧啶核苷酸代谢药物　主要以竞争性抑制或"掺假"等方式干扰或阻断嘧啶核苷酸的合成代谢，从而进一步阻止核酸以及蛋白质的生物合成。

第9单元 遗传信息的传递

=== **重点提示** ===

本单元并非每年必考，但也是重要考点。重点掌握 DNA 的生物合成，尤其是复制的基本规律、复制的酶学、反转录的遗传信息传递方向、DNA 损伤的修复方式这些知识点，其次熟悉 RNA 转录过程中的 RNA 聚合酶的基本结构和功能，以及 RNA 转录后的加工，了解中心法则。

=== **考点串讲** ===

一、遗传信息传递概述

DNA 是生物遗传的主要物质基础。遗传信息以密码形式编码在 DNA 分子上，表现为特定的核苷酸序列，并通过 DNA 的复制由亲代传递给子代，在后代的生长发育过程中，遗传信息自 DNA 传递给 RNA，然后翻译成特异的蛋白质，以执行各种生命功能。遗传信息的传递方式归纳为中心法则。

反转录现象是对中心法则的补充，它表明少数 RNA 也是传递信息的携带者。

二、DNA 的生物合成

（一）DNA 生物合成的概念

1. 定义　DNA 生物合成是指遗传物质的传代，以母链为模板合成子链 DNA 的过程。
2. 方式　DNA 复制、反转录和修复合成三种。
3. 分子基础　碱基配对规律和 DNA 双螺旋结构是复制的分子基础。
4. 化学本质　是酶促的生物细胞单核苷酸聚合。

（二）DNA 的复制过程

1. 复制的概念　DNA 复制开始时，亲代 DNA 双链分子打开，分别作为模板，在 DNA 依赖的 DNA 聚合酶催化下，按 A 与 T、G 与 C 碱基配对原则，自 $5'\rightarrow3'$ 连续的合成一条前导链；不连续地合成一些片段，而后连成一条随从链，所以 DNA 复制是半不连续合成。在子代 DNA 双链分子中，一条来自亲代的旧链，另一条为新合成的链，故 DNA 复制是半保留复制。

2. 复制需要的酶类　DNA 复制的化学本质是由其组成单位核苷酸逐一聚合成核酸大分子的过程。核苷酸之间是靠生成磷酸二酯键而彼此连接的。作为原料（底物）的核苷酸是脱氧三磷酸核苷（dATP，dCTP，dGTP，dTTP，总称 dNTP）。聚合是在 $3'-OH$ 和 $5'-P$ 之间生成 $3',5'-$磷酸二酯键，并以焦磷酸的方式脱出 dNTP 上的 $\beta,\gamma-$磷酸基。催化 DNA 的核苷酸聚合的酶是依赖 DNA 的 DNA 聚合酶，可简称为 DNA pol。原核生物的 DNA 聚合酶有 DNApol Ⅰ、Ⅱ、Ⅲ。DNA polⅢ是复制延长中起催化作用的，DNA pol Ⅰ有校读、填补空隙、修复等功能。真核生物 DNA 聚合酶有 DNApol α、β、γ、δ。复制延长中起催化作用的是 DNA polα 和 δ。复制的保真性，除了靠模板的指引，于链延长严格遵照碱基配对规律外，DNA 聚合酶Ⅰ的即时校读，DNA-pol Ⅲ的碱基选择功能，都能体现复制保真性。

除了 DNA 聚合酶外，复制需要的其他酶和因子大致有 3 类：①解链酶类，包括解螺旋酶和单链 DNA 结合蛋白（SSB）；②拓扑异构酶类，这类酶通过切断 DNA 链，绕过缺口又重新连接以达到解连环、解缠、解结的目的，使 DNA 解链中造成的过度盘绕、打结等现象得以理顺；③引物酶类，该酶通过组成引发体催化 RNA（不是 DNA）引物的生成，复制过程由引物提供 $3'-OH$ 末端，与底物 dNTP 的 $5'-P$ 生成磷酸二酯键。

3. DNA 复制过程　真核生物的 DNA 复制过程与原核生物基本相似，但机制尚不十分清楚。以原核生物为例，将正 coli DNA 复制过程分为以下阶段。

（1）螺旋的松弛与解链：复制起始首先要解开 DNA 双链。在 Ecoli，复制超始点称为 ori C，它有规律的结构能被四聚体的 DnaA 蛋白辨认结合。<u>在此基础上 DnaB 蛋白（解螺旋酶）在 DnaC 蛋白辅助下结合于起始点，并打开双链。</u>再由单链 DNA、结合蛋白保护和稳定 DNA 单链，形成复制点。复制点的形状像叉子，即复制叉。

（2）引发：引物酶催化 RNA 引物生成，由引物提供 3′–OH 基，复制就可进入延长阶段。用电镜观察原核生物的环状 DNA，是在一个起始点上进行双向复制。真核生物有多个复制起始点，两起始点之间的范围称为一个复制子。

主要由引发酶和引发前体参与合成 RNA 引物。在前导链合成中，先由引发酶催化合成一段 RNA 引物（10～60bp）；继而在 DNA 聚合酶Ⅲ催化下，以 5′→3′方向连续的合成 DNA 链。随从链引物的合成是在引物酶，引发前体以及 DnaA 蛋白联合作用下合成的。继而在引物的 3′-OH 端进行冈崎片段的合成。

（3）DNA 链的延长：DNA 链的延长是在 DNA 聚合酶（DNApol）催化下，以四种脱氧三磷酸（dNTP）即 dATP、dGTP、dCTP 和 dTTP 为原料进行的合成反应。反应体系中有 DNA 模板、引物及 Mg^{2+} 存在。聚合作用是自引物 3′-OH 端开始，沿 5′→3′方向逐个加入脱氧核苷酸&NMP 而脱下焦磷酸 PPi，使 DNA 链得以延长。DNApol 仅催化 DNA 链沿 5′→3′方向的聚合作用。因此，解开双链后在 5′→3′方向的模板上可以按 5′→3′方向合成前导链；而以 5′→3′方向链为模板、仍然按 5′→3′方向合成不连续的短冈崎片段。子链生成过程是半不连续式的。

（4）终止：复制的终止在原核生物是双向复制的两子链在复制终止点处汇合。其中包括把复制中的不连续片段连接成连续的子链。在 DNA 合成的片段内，由 DNA 聚合酶Ⅰ外切酶活性切除 RNA 引物，致使各片段之间形成空隙，然后由 DNA 聚合酶Ⅰ的聚合酶活性催化填补空隙，最后由 DNA 连接酶将这些片段再连接起来，成为一条长链。DNA 复制完毕后，DNATolm 将 DNA 分子引入超螺旋结构。真核生物的 DNA 复制与 Ecoli 基本相似，但仍有一些特点，如有多个起始点，冈崎片段的长度小于原核生物，在 DNA 聚合酶 δ 与 α 配合下催化合成。

（三）反转录

1. 反转录的概念　反转录又称逆转录，是 RNA 指导下的 DNA 合成作用，即以 RNA 为模板，由&NTP 聚合生成 DNA 的作用，因为此 RNA 指导下的 DNA 合成作用恰好与转录作用中遗传信息的流动呈反方向进行，所以称为反转录作用。催化此反应的酶为反转录酶或逆转录酶。在致癌的 RNA 病毒中，有反转录酶的存在。

2. 反转录酶与反转录　反转录酶具有三种酶活性：①RNA 指导的 DNA 合成反应；②RNA 的水解反应；③DNA 指导的 DNA 聚合反应。端粒酶类似于反转录酶，由 RNA 和蛋白质组成，该酶利用自身的 RNA 为模板，催化染色体 DNA 端区的合成，防止染色体缩短。

3. 反转录病毒　是一类 RNA 病毒，因含反转录酶而得名。人类免疫缺陷病毒（HIV）也是一种反转录病毒，因它的感染导致艾滋病。

（四）DNA 的损伤与修复

1. 光修复　主要修复嘧啶二聚体。

2. 切除修复　可修复多数 DNA 损伤，典型病例：着色性干皮病。

3. 重组修复　由错误模板复制的子链带有错误切口时。

4. SOS 修复　DNA 广泛损伤至难以复制时。

三、RNA 的生物合成

（一）RNA 生物合成的概念

模板 RNA 的转录合成需要 DNA 做模板，DNA 双链中只有一股链起模板作用，指导 RNA 合成的一股 DNA 链称为模板链，与之相对的另一股链为编码链，不对称转录有两方面含义：①DNA 链上只有部分的区段作为转录模板（有意义链或模板链）；②模板链并非自始至终位于同一股 DNA 单链上。

（二）真核转录体系的组成及转录过程

1. 转录体系的组成　模板（DNA）、原料 4 种 NTP、RNA 聚合酶及其他蛋白因子。

2. 转录过程

（1）<u>转录起始</u>：转录的起始就是生成由 RNA 聚合酶，模板和转录 5′端首位核苷酸组成的起始复合物。原核生物 RNA5′端是嘌呤核苷酸（A、G），而且保留三磷酸核苷的结构，所以其起始复合物是 pppG-DNA-RNA 聚合酶。真核生物起始，生成起始前复合物（PIC）。例如 RNA-pol-Ⅱ转录，是由各种 TFⅡ相互辨认结合，再与 RNA 聚合酶结合，并通过 TF 结合到 TATA 盒上。

（2）<u>转录延长</u>：转录的延长是以首位核苷酸的 3′-OH 为基础逐个加入 NTP 即形成磷酸二酸键，使 RNA 逐步从 5′向 3′端生长的过程。在原核生物，因为没有细胞膜的分隔，转录未完成即已开始翻译，而且在同一 DNA 模板上同时进行多个转录过程。电镜下看到的羽毛状图形和羽毛上的小黑点（多聚核糖体），是转录和翻译高效率的直观表现。

（3）<u>转录终止</u>：转录的终止在原核生物分为依赖 Rho 因子与非依赖 Rho 因子两类。Rho 因子有 ATP 酶和解螺旋酶两种活性，因此能结合转录产物的 3′末端区并使转录停顿及产物 RNA 脱离 DNA 模板。非依赖 Rho 因子的转录终止，其 RNA 产物 3′-端往往形成茎环结构，其后又有一串寡聚 U。茎环结构可使因子聚合酶变构而不再前移，寡聚 U 则有利于 RNA 不再依附 DNA 模板链而脱出。因此无论哪一种转录终止都有 RNA 聚合酶停顿和 RNA 产物脱出这两个必要过程。真核生物转录终止是和加尾（mRNA 的聚腺苷酸 poly A）修饰同步进行的。 RNA 上的加尾修饰点结构特征是有 AAAUAA 序列。

（三）转录后加工过程

1. mRNA 转录后加工　真核生物转录生成的 RNA，多需经加工后才具备活性，这一过程称为转录后修饰，mRNA 转录后修饰包括首、尾修饰和剪接。加尾修饰是和转录终止同步的，5′端修饰主要是指生成帽子结构，即把 5′-pppG 转变为 5′-pmGpppG。其过程需磷酸解、磷酸化和碱基的甲基化。mRNA 由 hRNA 加工而成。真核生物基因由内含子隔断编码序列的外显子，是断裂基因。内含子一般也出现在转录初级产物 hRNA。切除内含子，把外显子连结在一起，就是剪接加工。在电镜下看到加工过程，内含子往往被弯曲成套索状，因此称为套索 RNA。

2. tRNA 转录后加工　tRNA 的转录后修饰，除了剪接加工外，还包括 tRNA 链上稀有碱基的形成，以及加上 3′端的 CCA 序列。

3. rRNA 的转录后加工　45S-rRNA 是 rRNA 主要的初级转录产物，经剪接成为 5.8SrRNA、18SrRNA 和 8SrRNA。

第 10 单元　蛋白质生物合成

重点提示

本单元内容较少，但考点较多，在复习中要给予足够重视，重点掌握的内容为蛋白质生物合成体系的组成，遗传密码（顺反子、起始密码、终止密码、遗传密码的特点），蛋白质合成的场所、原料等，了解蛋白质合成的概念及蛋白质生物合成与医学的关系。

考点串讲

一、蛋白质生物合成的概念

<u>蛋白质的生物合成也称翻译</u>，以 mRNA 为模板合成蛋白质多肽链的过程。是遗传信息表达的最终阶段，而蛋白质是遗传信息表现的功能形式。此过程的本质是将 mRNA 分子中的 4 种核苷酸序列编码的遗传信息，解读为蛋白质的一级结构中 20 种氨基酸的排列顺序。

二、蛋白质生物合成体系和遗传密码

1. 蛋白质生物合成体系 反应体系中包括 20 种氨基酸、mRNA、tRNA、rRNA（核蛋白体）、各种酶、蛋白质因子、ATP、GTP 和无机离子。

2. 翻译模板 mRNA 及遗传密码

（1）基本概念

①顺反子：遗传学将编码一个多肽的遗传单位称为顺反子。

②多顺反子：原核细胞中数个结构基因常串联为一个转录单位。转录生成的 mRNA 可编码几种功能相关的蛋白质。

③密码子：mRNA 中每 3 个核苷酸组成一组，代表相应的氨基酸或翻译起始或终止信号。

④起始密码：5′端 AUG，编码甲酰甲硫氨酸（细菌）或甲硫氨酸（高等动物）。

⑤终止密码：包括 UAA、UAG 或 UGA。

（2）密码特性

①简并性：即同义密码子，一个以上密码子编码同一个氨基酸。

②连续性：编码蛋白质氨基酸序列的各个三联体密码连续阅读，密码间既无间断也无交叉。

③通用性：蛋白质生物合成的整套密码，从原核生物到人类都通用。

④摆动性：主要发生在密码子的第 3 位与反密码子的第 1 位之间。

3. 核蛋白体（核糖体） 是多肽链的"装配机"（表 9-4）。

表 9-4 真核生物和原核生物的核糖体的对比

核糖体区别	原核生物	真核生物
核糖体大亚基	30S	40S
核糖体小亚基	50S	60S
整个核糖体大小	70S	80S
核糖体组成	16SrRNA、5SrRNA 23SrRNA、蛋白质	18SrRNA、5SrRNA 28SrRNA、蛋白质

4. RNA 与氨基酸的活化

（1）不稳定的配对：除 A-U、G-C 配对外，还有 U-G、I-G、I-A、I-U 等的配对。

（2）氨基酸的活化：氨基酸与特异性 tRNA 结合形成氨基酰-tRNA，此过程由氨基酰-tRNA 合成酶催化。

5. 蛋白质因子 包括启始因子、延长因子、释放因子等。

三、蛋白质生物合成的基本过程

1. 原核生物肽链合成的基本过程

（1）起始：核糖体大小亚基分离；mRNA 在小亚基上定位结合；fMet-tRNA^{fMet} 的结合；核糖体大亚基结合。

（2）延长：进位，进位需要延长因子 EF-Tu 与 EF-Ts 参与；成肽；转位。

（3）终止：核糖体 A 位出现 mRNA 的终止密码子后，多肽链合成停止。

2. 真核生物肽链合成的基本过程

（1）起始：核糖体大小亚基分离；Met-tRNAi^{Met} 与核糖体小亚基结合；mRNA 在核糖体小亚基就位；核糖体大亚基结合。

（2）延长。

（3）终止。

真核生物与原核生物肽链合成主要差别见表 9-5。

表9-5 原核生物与真核生物肽链合成过程的主要差别

项目	原核生物	真核生物
mRNA	一条 mRNA 编码几种蛋白质（多顺反子）转录后很少加工	一条 mRNA 编码一种蛋白质（单顺反子）转录后进行首尾修饰及剪接
	转录、翻译和 mRNA 的降解可同时发生	mRNA 在核内合成，加工后进入胞液，再作为模板指导翻译
核蛋白体	30S 小亚基＋50S 大亚基 ↔ 70S 核蛋白体	40S 小亚基＋60S 大亚基 ↔ 80S 核蛋白体
起始阶段	始氨基酰-tRNA 为 fMet-tRNA^{fMet}	起始氨基酰-tRNA 为 Met-tRNAi^{Met}
	核蛋白体小亚基先与 mRNA 结合，再与 fMet-tRNA^{fMet} 结合	核蛋白体小亚基先与 Met-tRNAi^{Met} 结合，再与 mRNA 结合
	mRNA 中的 S-D 序列与 16S rRNA 3′-端的一段序列结合	mRNA 中的帽子结构与帽子结合蛋白复合物结合
	有 3 种 IF 参与起始复合物的形成	有至少 10 种 eIF 参与起始复合物的形成
延长阶段	延长因子为 EF-Tu、EF-Ts 和 EF-G	延长因子为 eEF-1α、eEF-1βγ 和 eEF-2
终止阶段	释放因子为 RF-1、RF-2 和 RF-3	释放因子为 eRF

四、蛋白质生物合成与医学的关系

蛋白质生物合成是很多抗生素和某些毒素的作用靶点，如抗生素、干扰素和毒素等抑制药等。

1. 四环素、土霉素 抑制氨基酰-tRNA 与核糖体小亚基结合。抑制细菌蛋白质生物合成。
2. 红霉素、氯霉素、林可霉素 与原核生物核糖体大亚基结合，抑制转肽酶，阻断翻译延长过程。
3. 链霉素、新霉素、巴龙霉素 与原核生物核糖体小亚基集合，导致读码错误，抑制起始。
4. 放线菌酮 与真核核糖体大亚基结合，抑制转肽酶、阻止肽链的延长。
5. 嘌呤霉素 与核糖体结合，使肽酰基转移到它的氨基上后脱落，终止肽链合成。

第 11 单元 基因表达调控

═══ 重点提示 ═══

本单元出题率较低，出题重点集中在基因表达调控的基本要素及真核基因表达调控（顺式作用元件、反式作用因子），应重点掌握。基因表达的概念及基因表达调控的意义、原核基因表达调控（乳糖操纵子）作一了解。

═══ 考点串讲 ═══

一、基因表达调控的概述

（一）基因表达及调控的概念和意义

1. 基因表达及调控的概念 基因表达是指基因转录及翻译的过程。在一定调节机制控制下，大多数基因经历基因激活、转录及翻译等过程，产生具有特异生物学功能的蛋白质分子，赋予细胞或个体一定的功能或形态表型。

2. 基因表达调控的意义 适应环境、维持生长和增殖；维持个体发育与分化，基因表达的时空性。

（二）基因表达的时空性

1. 时间特异性（阶段特异性）　某一特定的表达按严格特定的时间顺序发生。

2. 空间特异性（组织特异性）　在个体生长全过程中，某种基因产物在个体中按不同组织空间顺序出现。

（三）基因的组成性表达、诱导与阻遏

1. 管家基因　某些基因在一个个体的几乎所有细胞中持续表达，通常被称为管家基因。

2. 组成性基因表达　无论表达水平高低，管家基因较少受环境因素影响，在个体各个生长阶段的大多数或几乎全部组织中持续表达或变化很小。

3. 诱导　在特定环境信号刺激下，相应的基因被激活，基因表达产物增加，这种基因称为可诱导基因。可诱导基因在特定环境中表达增强的过程，称为诱导。

4. 阻遏　如果基因对环境信号应答是被抑制，这种基因是可阻遏基因。可阻遏基因表达产物水平降低的过程称为阻遏。

（四）基因表达的多级调控

基因表达的多级调控包括基因激活、转录起始、转录后加工、mRNA 降解、蛋白质翻译、翻译后加工修饰、蛋白质降解等过程。

（五）表达调控的基本要素

特异 DNA 序列和调节蛋白；DNA-蛋白质、蛋白质-蛋白质相互作用。

二、基因表达调控的基本原理

（一）原核基因表达调控（乳糖操纵子）

1. 原核基因转录调节特点　σ因子决定 RNA 聚合酶识别特异性；操纵子模型的普遍性；阻遏蛋白与阻遏机制的普遍性。

2. 原核生物转录起始调节　操纵子就是由功能上相关的一组基因在染色体上串联共同构成的一个转录单位。一个操纵子只含一个启动序列及数个可转录的编码基因。

（1）乳糖操纵子的结构：E.coli 的乳糖操纵子含 Z、Y 及 A 三个结构基因。由 P 序列、O 序列和 CAP 结合位点共同构成乳糖操纵子的调控区。

（2）乳糖操纵子的调节机制：阻遏蛋白的负性调节；CAP 的正性调节；协调调节。

（二）真核基因表达调控（顺式作用元件、反式作用因子）

1. 真核基因结构特点　真核基因结构庞大；单顺反子；重复序列；基因不连续性。

2. 真核基因表达调控特点　RNA 聚合酶；活性染色体结构变化；正性调节占主导；转录与翻译分隔进行；转录、修饰、加工。

3. 顺式作用元件与反式作用因子

（1）顺式作用元件：启动子；增强子；沉默子。

（2）反式作用因子：由某一基因表达产生的蛋白质因子，通过与另一基因的特异的顺式作用元件相互作用，调节其表达。

第 12 单元　信 号 转 导

═══ 重点提示 ═══

本单元题量较小，重点掌握细胞信息物质的种类及膜受体介导的信号转导机制。了解胞内受体介导的信号转导机制。

====== 考点串讲 ======

一、信号分子

（一）概念

具有调节细胞生命活动的化学物质称信息物质。凡是由细胞分泌的调节靶细胞生命活动的化学物质统称为细胞间信息物质，又称第一信使。在细胞内传递细胞调控信号的化学物质称为细胞内信息物质，也称第二信使。

（二）分类

1. 局部化学介质　又称旁分泌信号，如组胺和前列腺素。
2. 激素　又称内分泌信号，包括含氮激素和类固醇激素。
3. 神经递质　又称突触分泌信号，如乙酰胆碱、去甲肾上腺素。

二、受体和信号转导分子

（一）受体分类和作用特点

受体是指细胞膜外表面的表面分子（蛋白质、糖蛋白、蛋白聚糖），与相邻细胞的膜表面分子特异性识别和相互作用，达到功能上的相互协调，这种细胞通信方式称为膜表面分子接触通信。

1. 膜受体　分为离子通道受体、七跨膜受体（G蛋白耦联受体）和单跨膜受体三种类型。膜受体激素作为第一信使与膜受体结合，将信号传入胞内，然后通过第二信使传递，将信号逐级放大，产生生理、生化效应。

2. 胞内受体　多为反式作用因子，当与相应配体结合后，能与DNA的顺式作用元件结合，调节基因转录。其配体为类固醇激素、甲状腺激素和维甲酸。

（二）G蛋白

1. 作用　与GTP或GDP结合，位于细胞膜胞液面的外周蛋白，影响腺苷酸环化酶或磷脂酶C等的活性，引起细胞内产生第二信使。

2. 组成　α、β、γ三个亚基。

3. 构象　$\alpha\beta\gamma$三聚体与GDP结合的非活化型，α亚基同GTP结合的活化型，可互相转换。

（三）蛋白激酶和蛋白磷酸酶

由蛋白激酶和蛋白磷酸酶分别催化的蛋白质磷酸化和去磷酸化，是细胞信号转导通路的重要开关机制。蛋白质分子的磷酸化主要发生在含有羟基的氨基酸残基上。

三、膜受体介导的信号转导机制

膜受体介导的跨细胞膜信号转导途径包括 cAMP-蛋白激酶途径、Ca^{2+}依赖性蛋白激酶途径、cGMP-蛋白激酶系统、酪氨酸蛋白激酶体系四种。

（一）蛋白激酶A通路

信息分子+ 膜受体 → G蛋白 → cAMP → PKA → 生物学效应。

代表激素：肾上腺素、胰高血糖素、促肾上腺皮质激素。

（二）蛋白激酶C通路

磷脂酶C→ DG+ IP3 → Ca^{2+}↑→ PKC→ 生物学效应。

代表激素：促甲状腺激素释放激素、去甲肾上腺素、抗利尿激素。

（三）酪氨酸蛋白激酶通路

1. 特点　此受体激酶是一种跨膜结构，胞外结构结合配体，胞内结构有酪氨酸激酶结构域。一些生长因子（表皮生长因子、血小板源生长因子）胰岛素受体即属此类。胰岛素、表皮生长因子+受体→受体激酶活化→靶蛋白磷酸化→生物学。

2. 代表激素　甲状腺激素、糖皮质激素、盐皮质激素、性激素（雌激素、雄激素、孕激素）。

四、胞内受体介导的信号转导机制

类固醇激素和甲状腺素的作用机制如下。

1. 类固醇激素，包括糖皮质激素、盐皮质激素、雄激素、孕激素、雌激素、1，25（OH）2-D$_3$ 等。

2. 类固醇激素与核受体结合，受体构象改变，暴露出 DNA 结合区。在胞质中形成类固醇激素-受体复合物，以二聚体形式穿过核孔进入核内。在核内，复合物作为反式作用因子与 DNA 特异基因的激素反应元件结合，特异基因易于（或难于）转录。

3. 甲状腺素进入靶细胞后与胞内核受体结合，形成甲状腺素-受体复合物，与 DNA 上的甲状腺素反应元件调节基因的表达。

第 13 单元　重组 DNA 技术

══ 重点提示 ══

本单元出题率较低，出题点主要集中在重组 DNA 技术（DNA 克隆、限制性核酸内切酶的作用）应掌握。了解基因工程与医学。

══ 考点串讲 ══

一、重组 DNA 技术的概述

重组 DNA 技术又称遗传工程，基因工程就是要改建 DNA，在重组 DNA 技术中，基因的修饰甚至改造成为与其直接相关的工作。

（一）重组 DNA 技术相关的概念

1. 克隆与克隆化　同一母本的所有副本或拷贝的集合，获取同一拷贝的过程克隆化。

2. 基因工程　用酶学的方法，体外将各种来源的遗传物质与载体 DNA 结合，通过转化或转染等导入宿主细胞，筛选出含有目的基因的转化子细胞。转化子细胞经扩增、提取获得大量目的 DNA 的无性繁殖系，即 DNA 克隆，又称基因克隆。

3. 工具酶　如限制性核酸内切酶，DNA 聚合酶、反转录酶等。

4. 基因载体　如质粒。

5. PCR　聚合酶链反应。

6. 基因文库　包括 cDNA 文库和基因组文库。

（1）cDNA 文库：包含某一组织细胞在一定条件下所表达的全部 mRNA 经反转录而合成的 cDNA 序列的克隆群体，它以 cDNA 片段的形式储存着该组织细胞的基因表达信息。

（2）基因组文库：包含某一个生物细胞全部基因组 DNA 序列的克隆群体，它以 DNA 片段的形式储存着某一生物的全部基因组 DNA（包括所有的编码区和非编码区）信息。

（二）基因工程的基本原理

1. 目的基因的获取：主要来源有 cDNA；基因组 DNA；PCR；化学合成法。

2. 克隆载体的选择：选择标准有能自主复制；具有两个以上的遗传标志；便于重载体的筛选和鉴定；有克隆位点（外源 DNA 插入点）；分子量小。

3. 外源基因与载体的连接。

4. DNA 导入受体菌。

5. 重组体的筛选克隆。

6. 克隆基因的表达。

二、基因工程与医学

1．疾病相关基因的发现　脆性 X 综合征；Kallwann 综合征。

2．生物制药　利用基因工程生产有药用价值的蛋白质、多肽产品。

3．基因诊断——DNA 诊断　广泛用于基因的分离及扩增技术是 PCR 技术；常用的 DNA 分析手段有限制性片段长度多态性、单链构象多态性、核酸分子杂交、变性梯度胶电泳、DNA 序列分析等。

4．基因治疗　基因治疗是指向有功能缺陷的细胞导入具有相应功能的外源基因，以纠正或补偿其基因缺陷，从而达到治疗的目的。

第 14 单元　癌基因与抑癌基因

重点提示

本单元考试涉及内容较少，题量较小，重点掌握癌基因与抑癌基因的种类。熟悉抑癌基因的作用机制及生长因子的作用模式，了解生长因子的作用机制。

考点串讲

一、癌基因与抑癌基因

1．癌基因的概念

（1）定义：细胞内控制细胞生长和分化的基因，它的结构异常或表达异常，可以引起细胞癌变。

（2）病毒癌基因：存在于病毒基因组中的癌基因，它不编码病毒的结构成分，对病毒复制也没有作用，但可以使细胞持续增殖。

（3）细胞癌基因：存在于生物正常细胞基因组中的癌基因，或称原癌基因。原癌基因与细胞增殖相关，是维持机体正常生命活动所必需的，在进化上高度保守。

（4）癌基因的活化机制：获得启动子与增强子；基因易位；原癌基因扩增；点突变。

2．抑癌基因的概念　一类抑制细胞增殖并能潜在抑制癌变的基因，这类基因的缺失或失活导致细胞癌变。如 Rb 基因、p53 基因等。

二、生长因子

1．生长因子的概念　是指调节细胞生长与增殖的多肽类物质，如 EGF、EPO、IGF、NGF、PDGF 等。

2．生长因子的作用机制　通过与细胞膜上特异性受体结合发生促细胞增殖的效应；一般不是通过内分泌而主要是旁分泌或自分泌方式起作用。

第 15 单元　血 液 生 化

重点提示

本单元内容较少，出题点主要集中在红细胞代谢，需重点掌握。熟悉血浆白蛋白的电泳分类，了解血液生化、血浆白蛋白的来源及功能。

考点串讲

一、血液的化学成分

1．水和无机盐　血液中含水量为 77%～81%。无机成分主要为电解质，重要的阴离子有 Cl⁻、

HCO_3^-、HPO_4^{2-}等，重要的阳离子有 Na^+、K^+、Ca^{2+}、Mg^{2+}。它们在维持血浆晶体渗透压、酸碱平衡以及神经肌肉的正常兴奋性方面起重要的作用。

2. 血浆蛋白质　血浆蛋白是指血浆含有的蛋白质，是血浆中的主要固体成分。主要为清蛋白、球蛋白、纤维蛋白原。

3. 非蛋白质含氮物质　非蛋白质含氮物质是指蛋白中除蛋白质（或氨基酸）外的含氮化合物中所含的氮。主要包括尿素、尿酸、肌酐、氮和胆红素等。

4. 不含氮的有机化合物　主要有糖类和脂质。

二、血浆蛋白质

（一）血浆蛋白质的分类

血浆蛋白有 200 多种，通常按照来源、分离方法和功能分类。

1. 电泳分离可分为五类　包括清蛋白、α_1 球蛋白、α_2 球蛋白，β 球蛋白、γ 球蛋白。

2. 盐析法　清蛋白 $35\sim55g/L$；球蛋白 $20\sim30\ g/L$；清蛋白/球蛋白比值（A/G）$= 1.5\sim2.5$。

3. 按照功能可分为　结合蛋白或载体、免疫防御系统蛋白、凝血和纤溶蛋白、酶、蛋白酶抑制药、激素、参与炎症应答的蛋白。

（二）血浆蛋白质的来源

1. 绝大多数血浆蛋白质在肝合成，还有少量是由其他组织细胞合成的，如 γ 球蛋白是由浆细胞合成的。

2. 在急性炎症或某种类型组织损伤等情况下，某些血浆蛋白质的水平会增高，它们被称为急性时相蛋白质。

（三）血浆蛋白质的功能

维持血浆胶体渗透压；维持血浆正常 pH；运输物质；免疫作用；催化作用（血浆功能酶、外分泌酶、细胞酶）；营养作用；凝血、抗凝血和纤溶作用。

三、红细胞的代谢

（一）血红素合成的原料、部位和关键酶

1. 血红素合成的原料　琥珀酰辅酶 A、甘氨酸和 Fe^{2+}。

2. 合成的主要部位　是骨髓和肝，在幼稚红细胞和网织红细胞中合成，但成熟红细胞不能合成。

3. 关键酶　ALA 合酶，其受到血红素反馈抑制，受高铁血红素强烈抑制，某些固醇类激素可诱导其生产。

（二）成熟红细胞的代谢特点

1. 主要能量物质是葡萄糖。

2. 糖酵解提供能量。

3. 2,3-二磷酸甘油酸旁路形成 2,3-二磷酸甘油酸（2,3-DPG），可降低血红蛋白与氧的亲和力，从而提高供氧能力，其含量很高，氧化时可生成 ATP，2,3-DPG 是红细胞的能量储存形式。

4. 磷酸戊糖途径生成 NADPH，对抗氧化剂。

5. 成熟红细胞通过主动参入和被动交换不断地与血浆进行脂质交换。

6. 蚕豆病是在遗传性葡萄糖-6-磷酸脱氢酶（G-6-PD）缺陷的情况下，食用新鲜蚕豆后突然发生的急性血管内溶血。G-6-PD 有保护正常红细胞免遭氧化破坏的作用，新鲜蚕豆是很强的氧化剂，当 G-6-PD 缺乏时，则红细胞被破坏而致病。

第 16 单元　肝 生 化

本单元出题率较低，出题点主要集中在肝脏的生物转化作用，应掌握。了解胆汁酸和胆色素的代谢。

一、肝的生物转化作用

（一）肝生物转化的概念和特点

1．肝生物转化的概念　将非营养性物质在体内进行的代谢转变称为肝的生物转化作用。

2．肝生物转化的意义

（1）活性降低，毒性减低，溶解性增高而易于排出。

（2）有些物质经生物转化后，毒性反而增加或溶解性降低，不易排出体外。

3．肝生物转化作用的特点　多样性和连续性；解毒与致毒双重性。

（二）生物转化的反应类型及酶系

生物转化分为第一相反应和第二相反应，第一相反应包括氧化、还原、水解等；第二相反应是指各种结合反应。

1．氧化反应　最多见的生物转化类型。微粒体依赖 P450 的加单氧酶系；线粒体单胺氧化酶系；醇脱氢酶及醛脱氢酶系。

2．还原反应　硝基还原酶类、偶氮还原酶类、还原产物、相应的胺类。

3．水解反应　多种水解酶类。

4．结合反应

（1）结合反应：凡有羟基、羧基或氨基的药物、毒物或激素均可发生结合反应。

（2）常见的结合反应

①葡萄糖醛酸结合反应：UDP-葡萄糖醛酸基、葡萄糖醛酸基转移酶。

②硫酸结合反应：PAPS、硫酸转移酶。

③酰基化反应：乙酰辅酶 A、乙酰基转移酶。

④谷胱甘肽结合反应：甘氨酸、酰基转移酶。

⑤甲基化反应：SAM、甲基转移酶。

（三）影响肝生物转化作用的因素

1．影响因素　年龄、性别、疾病状态、诱导物及抑制物等。

2．指导性用药

（1）新生儿对药物和毒物的解毒排泄能力差，老年人微粒体酶类不易诱导，耐受性下降，故在临床用药时应谨慎。

（2）肝功能低下者治疗剂量接近毒性剂量，容易造成肝损害，需选择性用药。

（3）药物、毒物可诱导转化酶类的合成，长期服用某药可出现耐药性。

（4）许多物质的转化受到同一酶的催化，同时服用可引起竞争抑制。

二、胆汁酸代谢

胆汁酸的主要功能是促进脂肪类物质的消化吸收，其次为抑制胆汁中胆固醇的析出。

（一）胆汁酸的化学

1．成分有胆汁酸、胆色素、胆固醇、磷脂、黏蛋白等。

2．胆汁内的胆汁酸是以胆汁酸盐或钾盐形式存在，简称胆盐，是胆汁主要成分。

3．按结构分类：游离胆汁酸和结合胆汁酸。

（1）游离胆汁酸：包括胆酸、脱氧胆酸、鹅脱氧胆酸和少量石胆酸。

（2）结合胆汁酸：游离胆汁酸分别与甘氨酸和牛磺酸结合的产物。主要有甘氨胆酸、牛黄胆酸、甘氨鹅脱氧胆酸和牛磺鹅脱氧胆酸。

4．按来源分类：初级胆汁酸和次级胆汁酸。

（1）初级胆汁酸：肝细胞合成的胆汁酸称为初级胆汁酸，包括胆酸、鹅脱氧胆酸及其与甘氨酸、牛磺酸的结合产物。

（2）次级胆汁酸：初级胆汁酸在肠管中受细菌作用生成的脱氧胆酸和石胆酸。

（二）胆汁酸的代谢

1．初级胆汁酸的形成　肝细胞以胆固醇为原料合成初级胆汁酸，这是肝清除胆固醇的主要方式，其关键酶为 7-α 羟化酶，再经过还原、羟化等多步反应，生成初级胆汁酸。

2．次级胆汁酸的形成　次级胆汁酸在进入肠道后在回肠和结肠上端细菌的作用下，结合胆汁酸水解释放出游离胆汁酸，进行 7-位脱氢基，形成次级胆汁酸。

3．肝肠循环　由肝合成进入肠道的初级胆汁酸，在回肠和结肠上端细菌作用下形成次级胆汁酸。排入肠腔的胆汁酸约 95% 被重吸收，进入门静脉，再回到肝由肝细胞摄取，在肝细胞内游离胆汁酸被重新合成为结合胆汁酸，与新合成的结合胆汁酸再随胆汁排入小肠，这样就形成了胆汁酸的肠肝循环。

（三）胆汁酸代谢的调节

胆汁酸的代谢主要受到关键酶 7-α 羟化酶的调节，其次还受到高脂饮食、糖皮质激素、甲状腺激素等的影响。

三、胆色素代谢

胆色素是体内铁卟啉化合物的主要分解产物，包括胆红素、胆绿素、胆素原和胆素。

（一）游离胆红素和结合胆红素的性质

1．游离胆红素　血红素在单核吞噬系统细胞微粒体血红素加氧酶的催化下，形成线性四吡咯的水溶性胆绿素。胆绿素进一步在胞液活性很强的胆绿素还原酶催化下，还原生成胆红素。胆红素在血浆中主要以胆红素-清蛋白复合体形式存在和运输。

2．结合胆红素　血中的游离胆红素运输到肝后，迅速被肝细胞摄取。在肝细胞胞质中，胆红素主要与 Y 蛋白和 Z 蛋白相结合，其中以 Y 蛋白为主。

3．胆红素在内质网结合葡糖醛酸生成水溶性结合胆红素　在滑面内质网 UDP-葡糖醛酸基转移酶的催化下，由 UDP-葡糖醛酸提供葡糖醛酸基，胆红素分子的丙酸基与葡糖醛酸以酯键结合，生成葡糖醛酸胆红素。这些在肝与葡糖醛酸结合转化的胆红素称为结合胆红素。

4．结合胆红素与未结合胆红素的不同理化性质　见表 9-6。

表 9-6　两种胆红素理化性质的比较

理化性质	未结合胆红素	结合胆红素
同义名称	间接胆红素、游离胆红素、血胆红素、肝前胆红素	直接胆红素、肝胆红素
与葡糖醛酸结合	未结合	结合
水溶性	小	大
脂溶性	大	小
透过细胞膜的能力及毒性	大	小
能否透过肾小球随尿排出	不能	能
与重氮试剂反应	间接阳性	直接阳性

（二）胆色素代谢与黄疸

1. **胆红素在肠中的变化**　结合胆红素随胆汁排入肠道后，在肠道细菌的作用下，水解脱去普通糖醛酸，生成未结合胆红素，再还原成粪胆素原及尿胆素原。

2. **胆色素的肠肝循环**　生理情况下，肠道中有 10%～20%的胆素原可被肠黏膜细胞重吸收，经门静脉入肝。其中大部分（90%）再经胆汁分泌排入肠腔，形成胆素原的肠肝循环。少量经血入肾，随尿排出。

3. **黄疸**　体内胆红素生成过多或肝细胞对胆红素的摄取、转化及排泄能力下降等因素均可引起血浆胆红素含量增多。过量的胆红素可扩散进入组织造成组织黄染，这一体征称为黄疸。根据黄疸发生的原因可分为溶血性黄疸、肝细胞性黄疸和阻塞性黄疸。

第 17 单元　维　生　素

重点提示

本单元出题率较高，出题点主要集中在各类维生素的缺乏症表现，应掌握。

考点串讲

一、脂溶性维生素的生理功能及缺乏症

1. 维生素 A

（1）生理功能：视黄醛与视蛋白结合发挥其视觉功能；视黄醛对基因表达和组织分化具有调节作用；维生素 A 和胡萝卜素是有效的抗氧化剂。

（2）缺乏症：眼干燥症。

2. 维生素 D

（1）生理功能：1,25-（OH）$_2$D$_3$ 具有调节血钙和组织细胞分化的功能。

（2）缺乏症：少儿佝偻病和成年人的软骨病。

3. 维生素 E

（1）生理功能：维生素 E 是体内最重要的脂溶性抗氧化剂；具有调节基因表达的作用；提高血红素合成的关键酶，促进其合成。

（2）缺乏症：新生儿贫血、溶血性贫血症。

4. 维生素 K

（1）生理功能：具有促进凝血作用；对骨代谢具有重要作用；减少动脉钙化。

（2）缺乏症：引起出血。

二、水溶性维生素的生理功能及缺乏症

1. 维生素 B$_1$

（1）生理功能：α-酮酸氧化脱羧酶的辅酶；抑制胆碱酯酶酶活性；转酮基反应。

（2）缺乏症：脚气病、末梢神经炎。

2. 维生素 B$_2$

（1）生理功能：构成黄素酶的辅酶，参与生物氧化体系。

（2）缺乏症：口角炎、舌炎、唇炎、阴囊炎。

3. 烟酸（维生素 PP）

（1）生理功能：构成脱氢酶的辅酶，参与生物氧化体系。

（2）缺乏症：癞皮病。

4. 维生素 B_6

（1）生理功能：氨基酸脱羧酶和转氨酶的辅酶；ALA 合酶的辅酶；同型半胱氨酸分解代谢酶的辅酶；对类固醇激素的作用发挥调节作用。

（2）缺乏症：高同型半胱氨酸血症。

5. 泛酸

（1）生理功能：构成辅酶 A 的成分，参与体内酰基的转移，构成 ACP 成分，参与脂肪酸合成。

（2）缺乏症：人类未发现缺乏症。

6. 生物素

（1）生理功能：构成羧化酶的辅酶，参与 CO_2 固定；参与细胞信号转导和基因表达，影响细胞周期、转录和 DNA 损伤的修复。

（2）缺乏症：人类未发现缺乏症。

7. 叶酸

（1）生理功能：参与一碳单位的转移，与蛋白质、核酸合成、红细胞、白细胞成熟有关。

（2）缺乏症：巨幼红细胞性贫血、高同型半胱氨酸血症。

8. 维生素 B_{12}

（1）生理功能：促进甲基转移；促进 DNA 合成；促进红细胞成熟；琥珀酰辅酶 A 的生成。

（2）缺乏症：巨幼红细胞性贫血、高同型半胱氨酸血症。

9. 维生素 C

（1）生理功能：参与体内羟化反应；参与抗氧化反应；增强免疫力转移；促进铁吸收。

（2）缺乏症：坏血病。

第10章 药 理 学

第1单元 药物效应动力学

======= **重点提示** =======

本单元考试涉及较少，题量也较少，但本单元内容多为概念性叙述，考生重点记忆不良反应及相关概念。熟悉半数有效量和治疗指数，了解激动药和拮抗药的定义。

======= **考点串讲** =======

一、不良反应

凡与用药目的无关，并为患者带来不适或痛苦的反应统称为药物不良反应。多数不良反应是药物固有的效应，在一般情况下是可以预知的，但不一定是能够避免的。少数较严重的不良反应较难恢复，称为药源性疾病，例如庆大霉素引起的神经性聋、肼屈嗪引起的红斑狼疮等。

1. **不良反应** 由于药理效应选择性低，药理效应涉及多个器官，当某一效应用做治疗目的时，其他效应就成为不良反应。例如，阿托品用于解除胃肠痉挛时，可引起口干、心悸、便秘等不良反应。不良反应是在治疗剂量下发生的，是药物本身固有的作用，多数较轻微并可以预料。但是难以避免的。

2. **毒性反应** 毒性反应是指在剂量过大或药物在体内蓄积过多时发生的危害性反应，一般比较严重。毒性反应一般是可以预知的，应该避免发生。急性毒性多损害循环、呼吸及神经系统功能，慢性毒性多损害肝、肾、骨髓、内分泌等功能。致癌、致畸胎和致突变反应也属于慢性毒性范畴。

3. **后遗效应** 后遗效应指停药后血药浓度已降至阈浓度以下时残存的药理效应，例如服用巴比妥类催眠药后，次晨出现的乏力、困倦等现象。

4. **停药反应** 停药反应指突然停药后原有疾病加剧，又称回跃反应，例如长期服用可乐定降血压，停药次日血压将明显回升。

5. **变态反应** 变态反应是一类免疫反应。非肽类药物作为半抗原与机体蛋白结合为抗原后，经过接触 10d 左右的敏感化过程而发生的反应，也称过敏反应。常见于过敏体质。反应性质与药物原有效应无关，用药理性拮抗药解救无效。反应的严重程度差异很大，与剂量无关。停药后反应逐渐消失，再用时可能再发。致敏物质可能是药物本身，也可能是其代谢物，亦可能是制剂中的杂质。临床用药前虽常做皮肤过敏试验，但仍有少数假阳性或假阴性反应。

6. **特异质反应** 特异质反应是一类先天遗传异常所致的反应，但与药物固有的药理作用基本一致，反应严重程度与剂量成比例，药理性拮抗药救治可能有效。这种反应不是免疫反应，故不需预先敏化过程。例如，对骨髓肌松弛药琥珀胆碱发生的特异质反应是由于先天性血浆胆碱酯酶缺乏所致。

二、药物剂量与效应关系

药理效应与剂量在一定范围内成比例，这就是剂量-效应关系。效应强度为纵坐标、药物剂量或药物浓度为横坐标做图，则得量-效曲线。药理效应按性质可以分为量反应和质反应两种情况。效应的强弱呈连续增减的变化，可用具体数量或最大反应的百分率表示者称为量反应。如果药理效应不是随着药物剂量或浓度的增减呈连续性量的变化，而表现为反应性质的变化，则称为质反应。质反应以阳性或阴性、全或无的方式表现，如死亡与生存、惊厥与不惊厥等，其研究对象为一个群体。从质反应的量-效曲线可以看出下列特定位点。

1. 半数有效量 能引起50%的实验动物出现阳性反应时的药物剂量，即半数有效量（ED_{50}）；如效应为死亡，则称为半数致死量（LD_{50}）。

2. 治疗指数 治疗指数，即 TD_{50}/ED_{50} 或 TC_{50}/EC_{50} 的比值，是药物的安全性指标。

三、药物与受体

根据药物与受体结合后所产生效应的不同，习惯上将作用于受体的药物分为激动药、部分激动药和拮抗药（阻断药）3类。

1. 激动药 既有亲和力又有内在活性的药物，它们能与受体结合并激动受体而产生效应。依其内在活性大小又可分为完全激动药和部分激动药。

（1）完全激动药 完全激动药具有较强亲和力和较强内在活性。

（2）部分激动药 部分激动药具有较强亲和力，但内在活性不强。

2. 拮抗药 能与受体结合，具有较强亲和力而无内在活性（α=0）的药物。跟它们本身不产生作用，但因占据受体而拮抗激动药的效应。分为竞争性拮抗药和非竞争性拮抗药。竞争性拮抗药能与激动药竞争相同受体，其结合是可逆的。非竞争性拮抗药与激动药并用时，其与受体结合非常牢固，产生不可逆结合。

第2单元 药物代谢动力学

重点提示

本单元历年出题量较少，多为记忆性的概念题，考生在复习中要重点掌握一级消除动力学，其次是熟悉首关消除的概念，其他的概念要了解。

考点串讲

药物代谢动力学研究药物体内过程及体内药物浓度随时间变化的规律，简称药动学。

一、吸收

药物的吸收是指药物自体外或给药部位经过细胞组成的屏蔽膜进入血液循环的过程。药物只有经吸收后才能发挥全身作用。有些用药只要求产生局部作用，则不必吸收，如皮肤、黏膜的局部用药。某些只需要在肠腔内发挥作用的用药，如抗酸药和轻泻药，虽然是口服给药，也无须吸收。但即使是这些情况，药物仍可能被吸收而产生吸收作用。不同给药途径有不同的药物吸收过程和特点。

首关消除：大多数药物在胃肠道内是以简单扩散方式被吸收的。药物吸收后通过门静脉进入肝，有些药物首次通过肝就发生转化，减少进入体循环量，叫作首关消除。

二、分布

药物被吸收进入血液循环内，便可能分布到机体的各个部位和组织。药物吸收后从血液循环到达机体各个部位和组织的过程称为分布。药物在体内的分布受很多因素影响，包括药物的脂浓度、毛细血管通透性、器官和组织的血流量、与血浆蛋白和组织蛋白结合能力、药物的PKa，以及局部的pH、药物转运载体的数量和功能状态、特殊组织膜的屏障作用等。

1. 血脑屏障 脑组织内的毛细血管内皮细胞紧密相连，内皮细胞之间无间隙，且毛细血管外表面几乎均为星形胶质细胞包围，这种特殊结构形成了血浆与脑脊液之间的屏障。此屏障能阻碍许多大分子、水溶性或解离型药物通过，只有脂溶性高的药物才能以简单扩散的方式通过血脑屏障。血脑屏障的通透性也并非一成不变，如炎症可改变其通透性。

2. 胎盘屏障 胎盘屏障是胎盘绒毛与子宫血窦间的屏障，由于母亲与胎儿间交换营养成分与代谢废物的需要，其通透性与一般毛细管无显著差别，只是到达胎盘的母体血流量少，进入胎儿循环慢一些罢了。

三、体内药量变化的时间过程

生物利用度：是指经过肝脏首关消除过程后，能被吸收进入体循环的药物相对量和速度。

四、药物消除动力学

1. 零级消除动力学 药物在体内以恒定的速率消除，即不论血浆药物浓度高低，单位时间内消除的药物量不变。

2. 一级消除动力学 体内药物在单位时间内消除的药物百分率不变，也就是单位时间内消除的药物量与血浆药物浓度成正比，血浆药物浓度高，单位时间内消除的药物多，血浆药物浓度降低时，单位时间内消除的药物也相应降低。绝大多数药物都按一级动力学消除。

第 3 单元　胆碱受体激动药

───────── **重 点 提 示** ─────────

本单元内容较少，毛果芸香碱是本单元的重点药，考生应该全面掌握其药理作用及临床应用。

───────── **考 点 串 讲** ─────────

主要介绍毛果芸香碱。毛果芸香碱又名匹鲁卡品，是从毛果芸香属植物中提出的生物碱，其水溶液稳定，也能人工合成。

一、对眼和腺体的药理作用

1. 眼

（1）缩瞳：毛果芸香碱可激动瞳孔括约肌的 M 胆碱受体，表现为瞳孔缩小。

（2）降低眼内压：毛果芸香碱通过缩瞳作用使虹膜向中心拉动，虹膜根部变薄，从而使处于虹膜周围的前房角间隙扩大，房水易于经滤帘进入巩膜静脉窦，使眼内压下降。

（3）调节痉挛：毛果芸香碱作用后环状肌向瞳孔中心方向收缩，造成悬韧带放松，晶状体由于本身弹性变凸，屈光度增加，此时只适合于视近物，而难以看清远物，毛果芸香碱的这种作用称为调节痉挛。

2. 腺体 吸收后能激动腺体的 M 胆碱受体，汗腺和唾液腺分泌增加最明显。

二、临床应用

1. 青光眼 毛果芸香碱能使眼内压迅速降低，从而缓解或消除青光眼症状。

2. 虹膜炎 与扩瞳药交替使用，以防止虹膜与晶状体粘连。

3. 其他 本要口服可用于颈部放射后的口腔干燥，但在增加唾液分泌的同时，汗液分泌液明显增加。还可用作抗胆碱药阿托品中毒的解救。

第 4 单元　抗胆碱酯酶药和胆碱酯酶复活药

───────── **重 点 提 示** ─────────

本单元不常考，但本章内容可跟其他的相关考点综合考查。仍需重视。

考点串讲

一、易逆性抗胆碱酯酶药

（一）药理作用

1. 眼：缩瞳、调节痉挛、降低眼内压。

2. 胃、肠：增强胃、肠平滑肌收缩，增强肠蠕动，促进肠内容物排出。

3. 增加腺体分泌：支气管、泪腺、汗腺、唾液腺、胃腺、小肠、胰腺等。

4. 收缩支气管。

5. 泌尿系统：输尿管、逼尿肌收缩，膀胱括约肌松弛，增加排尿。

6. 心血管系统：拟胆碱作用，减慢心率。

7. 骨骼肌神经肌肉接头：ACh↑；直接兴奋骨骼肌（新斯的明）。

8. 高剂量可引起中枢抑制或麻痹。

（二）新斯的明的临床应用

1. 重症肌无力　口服、皮下或肌内注射。重症肌无力，其主要特征是肌肉经过短暂重复的活动后，出现肌无力症状。这是一种自身免疫性疾病。多数患者血清中有抗胆碱受体的抗体，其终板电位的胆碱受体数量减少 70%～90%。

2. 腹气胀和尿潴留　以新斯的明疗效较好，可用于手术后及其他原因引起的腹胀气及尿潴留，需要时可用 0.5mg 的甲硫酸新斯的明皮下注射，用药后 10～30min 可见肠蠕动。而口服溴化新斯的明 15～30mg，则需 2～4h 起作用。

3. 阵发性室上性心动过速

4. 解毒　竞争性神经肌肉阻滞药过量时，主要用新斯的明、依酚氯铵和加兰他敏治疗。

二、难逆性抗胆碱酯酶药

（一）毒理作用机制

主要为有机磷酸酯类，可与 AChE 牢固结合，形成难以水解的磷酰化 AChE，使 AChE 失去水解 ACh 的能力，造成体内 ACh 大量积聚而引起一系列中毒症状，主要表现为毒蕈碱样症状、烟碱样症状和中枢神经系统症状。

（二）急性中毒症状

主要表现为对胆碱能神经突触（包括胆碱能节后神经末梢及自主神经节部位）、胆碱能神经肌肉接头和中枢神经系统的影响。

1. 胆碱能神经突触　当人体吸入或经眼接触毒物蒸汽或雾剂后，眼和呼吸道症状可首先出现，表现为瞳孔明显缩小、眼球疼痛、结膜充血、睫状肌痉挛、视物模糊、眼眉疼痛。随着药物的吸收，由于血压下降所致交感神经的兴奋作用，缩瞳作用可能并不明显，但可见泪腺、鼻腔腺体、唾液腺、支气管和胃肠道腺体分泌增加。呼吸系统症状还包括胸腔紧缩感及由于支气管平滑肌收缩、呼吸道腺体分泌增加所致的呼吸困难。当毒物由胃肠道摄入时，则胃肠道症状可首先出现，表现为厌食、恶心、呕吐、腹痛、腹泻等。当毒物经皮肤吸收中毒时，则首先可见与吸收部位最邻近区域出汗及肌束颤动。严重中毒时，可见自主神经节呈先兴奋、后抑制状态，产生复杂的自主神经综合效应，常可表现为口吐白沫、呼吸困难、流泪、阴茎勃起、大汗淋漓、大小便失禁、心率减慢和血压下降。

2. 胆碱能神经肌肉接头　表现为肌无力、不自主肌束抽搐、震颤，并可导致明显的肌无力和麻痹，严重时可引起呼吸肌麻痹。

3. 中枢神经系统　除了脂溶性极低的毒物外，其他毒物均可进入血脑屏障而产生中枢作用，表现为先兴奋、不安，继而出现惊厥，后可转为抑制，出现意识模糊、共济失调、谵语、反射消失、昏迷、中枢性呼吸麻痹，以及延髓血管运动中枢和其他中枢抑制造成血压下降。

三、胆碱酯酶复活药

碘解磷定的药理作用及临床应用如下。

1. **药理作用** 恢复 AChE 活性；直接解毒作用。

2. **临床应用** 为最早应用的 AChE 复活药。药理作用和应用与氯解磷定相似。该药水溶性较低，水溶液不稳定，久置可释放出碘。本品对不同有机磷酸酯类中毒疗效存在差异，如对内吸磷、马拉硫磷和对硫磷中毒疗效较好，对美曲膦酯（敌百虫）、敌敌畏中毒疗效稍差，而对乐果中毒则无效。

3. **不良反应** 治疗量不良反应较少，但静脉注射过速可引起乏力、视物模糊、眩晕、恶心、呕吐和心动过速等反应。剂量过大，也可直接与胆碱酯酶结合，抑制酶的活性，会加剧有机磷酸酯类的中毒程度。由于含碘，有时会引起咽痛及腮腺肿大。由于疗效差，使用不便，目前已少用。

第 5 单元 M 胆碱受体阻断药

=== **重点提示** ===

本单元不常考，但阿托品的临床应用应重点掌握。熟悉其药理作用及不良反应。

=== **考点串讲** ===

胆碱受体阻断药能与胆碱受体结合而不产生或极少产生拟胆碱作用，却能妨碍乙酰胆碱或胆碱受体激动药与胆碱受体的结合，从而拮抗拟胆碱作用。本节主要介绍阿托品。

一、药理作用

1. **腺体** 阿托品通过 M 胆碱受体的阻断作用抑制腺体分泌，对唾液腺（M_3 受体亚型）与汗腺的作用最敏感。

2. **眼** 阿托品阻断 M 胆碱受体，使瞳孔括约肌和睫状肌松弛，出现扩瞳、眼内压升高和调节麻痹。

3. **平滑肌** 阿托品能松弛许多内脏平滑肌，对过度活动或痉挛的内脏平滑肌松弛作用较显著。

4. **心脏** 阿托品对心脏的主要作用为加快心率，但治疗量（0.4~0.6mg）部分患者常可见心率短暂性轻度减慢，一般每分钟减少 4~8 次。

阿托品可拮抗迷走神经过度兴奋所致的房室传导阻滞和心律失常。阿托品尚可缩短房室结的有效不应期，增加心房颤动或心房扑动患者的心室率。

5. **血管与血压** 由于许多血管床缺乏明显的胆碱能神经支配，治疗量阿托品单独使用时对血管与血压无显著影响，但可完全拮抗由胆碱酯类药物所引起的外周血管扩张和血压下降。

6. **中枢神经系统** 治疗剂量的阿托品（0.5~1mg）可轻度兴奋延髓及其高级中枢而引起弱的迷走神经兴奋作用，较大剂量（1~2mg）可轻度兴奋延髓和大脑，5mg 时中枢兴奋明显加强，中毒剂量（10mg 以上）可见明显中枢中毒症状，持续的大剂量可见中枢由兴奋转为抑制，发生昏迷与呼吸麻痹，最后死于循环与呼吸衰竭。

二、临床应用

1. **解除平滑肌痉挛** 对胃肠绞痛及膀胱刺激症状（如尿频、尿急等）疗效较好，对胆绞痛及肾绞痛的疗效较差。

2. **制止腺体分泌** 用于全身麻醉前给药，以减少呼吸道腺体及唾液腺分泌，防止分泌物阻塞呼吸道及吸入性肺炎的发生。也可用于严重的盗汗及流涎症。

3．眼科

（1）虹膜睫状体炎：0.5%～1%阿托品溶液滴眼，可松弛虹膜括约肌和睫状肌，使之充分休息，有助于炎症消退。尚可与缩瞳药交替应用，预防虹膜与晶状体的粘连。

（2）验光、检查眼底：眼内滴用阿托品可使睫状肌松弛，具有调节麻痹作用，此时由于晶状体固定，可准确测定晶状体的屈光度，亦可利用其扩瞳作用以利检查眼底。但阿托品作用持续时间较长，其调节麻痹作用可维持2～3d，现已少用。只有儿童验光时，仍用之。因儿童的睫状肌调节功能较强，须用阿托品发挥其充分的调节麻痹作用。

4．缓慢型心律失常　临床上常用阿托品治疗迷走神经过度兴奋所致窦房阻滞、房室阻滞等缓慢型心律失常，还可用于治疗继发于窦房结功能低下而出现的室性异位节律。

5．抗休克　对暴发型流行性脑脊髓膜炎、中毒性菌痢、中毒性肺炎等所致的感染性休克患者，可用大剂量阿托品治疗，能解除血管痉挛，舒张外周血管，改善微循环。但对休克伴有高热或心率过快者，不宜用阿托品。

6．其他　解救有机磷酸酯类中毒。

三、不良反应及中毒

常见不良反应有口干、视物模糊、心率加快、瞳孔扩大及皮肤潮红等。随着剂量增大，其不良反应逐渐加重，甚至出现明显中枢中毒症状。

阿托品的最低致死量成年人为80～130mg，儿童约为10mg。

阿托品中毒的解救主要为对症治疗。如属口服中毒，应立即洗胃、导泻，以促进毒物排出，并可用毒扁豆碱1～4mg（儿童0.5mg）缓慢静脉注射，可迅速对抗阿托品中毒症状（包括谵妄与昏迷）。但由于毒扁豆碱体内代谢迅速，患者可在1～2h再度昏迷，故需反复给药。如患者有明显中枢兴奋时，可用地西泮对抗，但剂量不宜过大，以免与阿托品导致的中枢抑制作用产生协同作用。不可使用吩噻嗪类药物，因这类药物具有M受体阻断作用而加重阿托品中毒症状。应对患者进行人工呼吸。此外，还可用冰袋及乙醇擦浴以降低患者的体温，这对儿童中毒者更为重要。

禁忌证：青光眼及前列腺肥大者禁用，后者因其可能加重排尿困难。老年人慎用。

第6单元　肾上腺素受体激动药

======= 重点提示 =======

本单元是药理学的重点章节，重点掌握肾上腺素的药理作用及临床应用，熟悉多巴胺的药理作用。了解其他代表药物的临床应用及不良反应。

======= 考点串讲 =======

一、去甲肾上腺素

（一）药理作用

激动α受体作用强大，对α_1和α_2受体无选择性。对心脏β_1受体作用较弱，对β_2受体几乎无作用。

1．血管　激动血管的α_1受体，使血管收缩，主要是使小动脉和小静脉收缩。

2．心脏　较弱激动心脏的β_1受体，使心肌收缩性加强，心率加快，传导加速，心排血量增加。也会出现心律失常，但较肾上腺素少见。

3．血压　小剂量滴注时由于心脏兴奋，收缩压升高，此时血管收缩作用尚不十分剧烈，故舒张压升高不多而脉压加大。较大剂量时，因血管强烈收缩使外周阻力明显增高，故收缩压升高的同时舒张压也明显升高，脉压变小。

4．其他 仅在大剂量时才出现血糖升高。对中枢神经系统的作用较弱。对于孕妇，可增加子宫收缩的频率。

（二）不良反应

1．局部组织缺血坏死 静脉滴注时间过长、浓度过高或药液漏出血管，可引起局部缺血坏死，如发现外漏或注射部位皮肤苍白，应停止注射或更换注射部位，进行热敷，并用普鲁卡因或 α 受体阻断药酚妥拉明做局部浸润注射，以扩张血管。

2．急性肾衰竭 静脉滴注时间过长或剂量过大，可使肾血管剧烈收缩，产生少尿、无尿和肾实质损伤，故用药期间应保持在每小时尿量 25ml 以上。

高血压、动脉硬化症、器质性心脏病及少尿、无尿、严重微循环障碍的患者及孕妇禁用。

3．禁忌证 高血压、动脉硬化症及器质性心脏病患者禁用。

二、肾上腺素

（一）药理作用

肾上腺素主要激动 α 和 β 受体，产生较强的 α 型和 β 型作用。

1．心脏 作用于心肌、传导系统和窦房结的 β_1 及 β_2 受体，加强心肌收缩性，加速传导，加快心率，提高心肌的兴奋性。

2．血管 激动血管平滑肌上的 α 受体，血管收缩；激动 β_2 受体，血管舒张。

3．血压 在皮下注射治疗量（0.5～1mg）或低浓度静脉滴注（每分钟滴入 10μg）时，由于心脏兴奋，心排血量增加，故收缩压升高；由于骨骼肌血管舒张作用对血压的影响，抵消或超过了皮肤黏膜血管收缩作用的影响，故舒张压不变或下降；此时身体各部位血液重新分配，使更适合于紧急状态下机体能量供应的需要。较大剂量静脉注射时，收缩压和舒张压均升高。

4．平滑肌 能激动支气管平滑肌的 β_2 受体，发挥强大的舒张作用。并能抑制肥大细胞释放组胺等过敏性物质，还可使支气管黏膜血管收缩，降低毛细血管的通透性，有利于消除支气管黏膜水肿。

5．代谢 肾上腺素能提高机体代谢。

6．中枢神经系统 肾上腺素不易透过血脑屏障，仅在大剂量时才出现中枢兴奋症状。

（二）临床应用

1．心搏骤停 用于溺水、麻醉和手术过程中的意外和药物中毒、传染病和心脏传导阻滞等所致的心搏骤停。

2．过敏性疾病

（1）过敏性休克：肾上腺素激动 α 受体，收缩小动脉和毛细血管前括约肌，降低毛细血管的通透性；激动 β 受体可改善心功能，缓解支气管痉挛；减少过敏介质释放，扩张冠状动脉，可迅速缓解过敏性休克的临床症状，挽救患者的生命，为治疗过敏性休克的首选药。应用时一般肌内或皮下注射给药，严重病例亦可用生理盐水稀释 10 倍后缓慢静脉注射，但必须控制注射速度和用量，以免引起血压骤升及心律失常等不良反应。

（2）支气管哮喘：控制支气管哮喘的急性发作，皮下或肌内注射能于数分钟内奏效。本品由于不良反应严重，仅用于急性发作者。

（3）血管神经性水肿及血清病：肾上腺素可迅速缓解血管神经性水肿、血清病、荨麻疹、枯草热等变态反应性疾病的症状。

3．与局部麻醉药配伍及局部止血 肾上腺素加入局部麻醉药注射液中，可延缓局部麻醉药的吸收，延长局部麻醉药的麻醉时间。一般局部麻醉药中肾上腺素的浓度为 1：25 万，一次用量不要超过 0.3mg。

4．其他 治疗青光眼。

三、多巴胺

（一）药理作用

多巴胺主要激动 α、β 和外周的多巴胺受体。

1. 心脏　主要激动心脏 β_1 受体，也具释放去甲肾上腺素作用，能使收缩性加强，心排血量增加。一般剂量对心率影响不明显，大剂量可加快心率。

2. 血管和血压　能作用于血管的 α 受体和多巴胺受体，而对 β_2 受体的影响十分微弱。多巴胺能增加收缩压和脉压，而对舒张压无作用或稍增加，这可能是心排血量增加，而肾和肠系膜动脉阻力下降，其他血管阻力微升是总外周阻力变化不大的结果。

3. 肾　多巴胺在低浓度时作用于 D_1 受体，舒张肾血管，使肾血流量增加，肾小球的滤过率也增加。同时多巴胺具有排钠利尿作用，可能是多巴胺直接对肾小管 D_1 受体的作用。大剂量时，可使肾血管明显收缩。

（二）临床应用

用于各种休克，如感染中毒性休克、心源性休克及出血性休克等。

本品与利尿药联合应用于急性肾衰竭。也可用于急性心功能不全，具有改善血流动力学的作用。

四、异丙肾上腺素

（一）药理作用

主要激动 β 受体，对 β_1 和 β_2 受体选择性很低。对 α 受体几乎无作用。

1. 心脏　对心脏 β_1 受体具有强大的激动作用，表现为正性肌力和正性频率作用，缩短收缩期和舒张期。

2. 血管和血压　对血管有舒张作用，主要是使骨骼肌血管舒张（激动 β_2 受体），对肾血管和肠系膜血管舒张作用较弱，对冠状血管也有舒张作用。

3. 支气管平滑肌　可激动 β_2 受体，舒张支气管平滑肌，作用比肾上腺素略强，并具有抑制组胺等过敏性物质释放的作用。

4. 其他　能增加肝糖原、肌糖原分解，增加组织耗氧量。不易透过血脑屏障，中枢兴奋作用不明显。

（二）临床应用

1. 支气管哮喘　舌下或喷雾给药，用于控制支气管哮喘急性发作，疗效快而强。

2. 房室传导阻滞　舌下含服或静脉滴注给药，治疗二、三度房室传导阻滞。

3. 心搏骤停　适用于心室自身节律缓慢、高度房室传导阻滞或窦房结功能衰竭而并发的心搏骤停，常与去甲肾上腺素或间羟胺合用做心室内注射。

4. 感染性休克　适用于中心静脉压高、心排血量低的感染性休克，但要注意补液及心脏毒性。

第 7 单元　肾上腺素受体阻断药

━━━ 重点提示 ━━━

本单元不常考。重点掌握 β 肾上腺素受体阻滞类药物的药理作用及临床应用。适当了解其不良反应及禁忌证。了解酚妥拉明的药理作用及临床应用。

考点串讲

一、α肾上腺素受体阻断药

（一）酚妥拉明的药理作用

酚妥拉明能竞争性地阻断 α 受体，对 α_1、α_2 受体具有相似的亲和力，拮抗肾上腺素的 α 型作用，使激动药的量效曲线平行右移。

1. 血管　具有阻断血管平滑肌 α_1 受体和直接扩张血管作用。静脉注射舒张血管，血压下降，对静脉和小静脉的 α 受体阻断作用比其对小动脉作用强。

2. 心脏　对心脏有兴奋作用，使心收缩力加强，心率加快，排血量增加。这种兴奋作用部分由血管舒张，血压下降，反射性兴奋交感神经引起；部分是阻断神经末梢突触前膜 α_2 受体，从而促进去甲肾上腺素释放的结果。偶可致心律失常。

3. 其他　有拟胆碱作用，使胃肠平滑肌兴奋。有组胺样作用，使胃酸分泌增加。酚妥拉明可引起皮肤潮红等。

（二）酚妥拉明的临床应用

1. 治疗外周血管痉挛性疾病。

2. 去甲肾上腺素滴注外漏的治疗　长期过量静脉滴注去甲肾上腺素或静脉滴注去甲肾上腺素外漏时，可致皮肤缺血、苍白和剧烈疼痛，甚至坏死，此时可用酚妥拉明 10mg 或妥拉唑林 25mg 溶于 $10\sim20ml$ 生理盐水中做皮下浸润注射。

3. 肾上腺嗜铬细胞瘤　酚妥拉明降低嗜铬细胞瘤所致的高血压，用于肾上腺嗜铬细胞瘤的鉴别诊断、骤发高血压危象及手术前的准备。做鉴别诊断试验时，可引起严重低血压，曾有致死的报道，故应特别慎重。

4. 抗休克　适用于感染性、心源性和神经源性休克。

5. 治疗急性心肌梗死和顽固性充血性心力衰竭　心力衰竭时，由于心排血量不足，导致交感张力增加、外周阻力增高、肺充血及肺动脉压力升高，易产生肺水肿。应用酚妥拉明可扩张血管、降低外周阻力，使心脏后负荷明显降低、左心室舒张末压与肺动脉压下降、心排血量增加，心力衰竭得以减轻。

6. 治疗药物引起的高血压　用于肾上腺素等拟交感胺药物过量所致的高血压。亦可用于突然停用可乐定或应用单胺氧化酶抑制药患者食用富含醋胺食物后出现的高血压危象。

7. 其他　酚妥拉明口服或直接阴茎海绵体内注射用于诊断或治疗阳痿。

二、β肾上腺素受体阻断药

（一）药理作用

1. β受体阻断作用

（1）心血管系统：主要由于阻断心脏 β_1 受体，可使心率减慢，心收缩力减弱，心排血量减少，心肌耗氧量下降，血压稍降低。

（2）支气管平滑肌：在支气管哮喘或慢性阻塞性肺疾病的患者，有时可诱发或加重哮喘。

（3）代谢

①脂肪代谢：长期应用非选择性 β 受体阻断药可以增加血浆中 VLDL，中度升高血浆三酰甘油，降低 HDL，而 LDL 浓度无变化，减少游离脂肪酸自脂肪组织的释放，增加冠状动脉粥样硬化性心脏病的危险性。选择性的自 β_1 受体阻断药对脂肪代谢作用较弱，其作用机制尚待研究。

②糖代谢：当 β 受体阻断药与 α 受体阻断药合用时则可拮抗肾上腺素的升高血糖的作用。普萘洛尔并不影响正常人的血糖水平，也不影响胰岛素的降低血糖作用，但能延缓用胰岛素后血糖水平的恢复。这可能是其抑制了低血糖引起儿茶酚胺释放所致的糖原分解。β 受体阻断药往往会掩盖低血糖症状（如心悸等），从而延误了低血糖的及时诊断。

（4）肾素：β受体阻断药通过阻断肾小球旁器细胞的 β_1 受体而抑制肾素的释放，这可能是其降血压作用原因之一。

2．内在拟交感活性　有些β肾上腺素受体阻断药与β受体结合后除能阻断受体外，对β受体具有部分激动作用，也称内在拟交感活性。

3．膜稳定作用　实验证明，有些β受体阻断药具有局部麻醉作用和奎尼丁样作用，这两种作用都由于其降低细胞膜对离子的通透性所致，故称为膜稳定作用。

4．其他　普萘洛尔有抗血小板聚集作用。β受体阻断药尚有降低眼内压作用，这可能是由于减少房水的形成所致。

（二）临床应用

1．心律失常　多种原因引起的快速型心律失常有效，尤其对运动或情绪紧张、激动所致心律失常或因心肌缺血、强心苷中毒引起的心律失常疗效好。

2．其他　心绞痛和心肌梗死，高血压，充血性心力衰竭；以及用于焦虑状态，辅助治疗甲状腺功能亢进及甲状腺中毒危象，对控制激动不安，心动过速和心律失常等症状有效。也用于嗜铬细胞瘤和肥厚性心肌病，普萘洛尔亦试用于偏头痛、肌震颤、肝硬化的上消化道出血等。噻吗洛尔常局部用药治疗青光眼，降低眼内压。

（三）不良反应及禁忌证

1．不良反应

（1）心血管反应：出现心脏功能抑制、外周血管收缩甚至痉挛，出现雷诺现象或间歇跛行，甚至可引起足趾溃烂和坏死。

（2）诱发或加重支气管哮喘：由于对支气管平滑肌 β_2 受体的阻断作用，非选择性β受体阻断药可使呼吸道阻力增加，诱发或加剧哮喘，选择性 β_1 受体阻断药及具有内在拟交感活性的药物，一般不引起不良反应，但这类药物的选择性往往是相对的，故对哮喘患者仍应慎重。

（3）反跳现象：长期应用β受体阻断药时如突然停药，可引起原来病情加重，如血压上升、严重心律失常或心绞痛发作次数增加，甚至产生急性心肌梗死或猝死，此种现象称为停药反跳。

（4）其他：偶见眼-皮肤黏膜综合征，个别患者有幻觉、失眠和抑郁症状。少数人可出现低血糖及加强降血糖药的降血糖作用，掩盖低血糖时出汗和心悸的症状而出现严重后果。

2．禁忌证　禁用于严重左心室心功能不全、窦性心动过缓、重度房室传导阻滞和支气管哮喘的患者。心肌梗死及肝功能不良者应慎用。

（四）代表药物

1．非选择性β受体阻断药　普萘洛尔、纳多洛尔、噻吗洛尔、吲哚洛尔。

2．选择性β受体阻断药　阿替洛尔和美托洛尔。

第 8 单元　局部麻醉药

═══ 重点提示 ═══

本单元考查的重点是各种麻醉药的临床应用。考生在复习中重点掌握利多卡因的临床应用及药理作用、各代表药的临床应用及不良反应。了解局部麻醉药的作用机制。

═══ 考点串讲 ═══

一、局部麻醉作用及作用机制

1．局部麻醉作用　局部麻醉药对任何神经，无论是外周或中枢、传入或传出、轴索或胞体、末梢或突触，都有阻断作用，使兴奋阈升高、动作电位降低、传导速度减慢、不应期延长，直至完全丧失兴奋性和传导性。此时神经细胞膜仍保持正常的静息跨膜电位，但对任何刺激不再引起除极化。局部麻醉药在较高浓度时也能抑制平滑肌和骨骼肌的活动。

局部麻醉药对神经、肌肉的麻醉的顺序：痛、温觉纤维＞触、压觉纤维＞中枢抑制性神经元＞中枢兴奋性神经元＞自主神经＞运动神经＞心肌（包括传导纤维）＞血管平滑肌＞胃肠平滑肌＞子宫平滑肌＞骨骼肌。

2. 作用机制　目前公认的是局部麻醉药阻断神经细胞膜上的电压门控性 Na^+ 通道，使传导阻滞，产生局部麻醉作用。局部麻醉药的作用具有频率和电压依赖性。

二、常用局部麻醉药

1. 普鲁卡因临床应用及不良反应　普鲁卡因是常用的局部麻醉药之一。对黏膜的穿透力弱。一般不用于表面麻醉，常局部注射用于浸润麻醉、传导麻醉、蛛网膜下腔麻醉和硬膜外麻醉。普鲁卡因在血浆中能被酯酶水解，转变为对氨苯甲酸和二乙氨基乙醇，前者能对抗磺胺类药物的抗菌作用，故应避免与磺胺类药物同时应用。普鲁卡因也可用于损伤部位的局部封闭。有时可引起变态反应，故用药前应做皮肤过敏试验，但皮试阴性者仍可发生变态反应。

2. 利多卡因临床应用　利多卡因作用比普鲁卡因快、强而持久，安全范围较大，能穿透黏膜，可用于各种局部麻醉方法。临床主要用于传导麻醉和硬膜外麻醉。本药属酰胺类，在肝中受肝微粒体酶水解灭活，$t_{1/2}$ 约 90min，利多卡因还可用于抗心律失常。

3. 丁卡因临床应用及不良反应　丁卡因化学结构与普鲁卡因相似，属于脂类局部麻醉药。本药对黏膜的穿透力强，常用于表面麻醉。以 0.5%～1%溶液滴眼，无角膜损伤等不良反应。本药也可用于传导麻醉、腰麻和硬膜外麻醉，因毒性大，一般不用于浸润麻醉。

第 9 单元　镇静催眠药

重点提示

本单元考题较少，重点掌握苯二氮䓬类药物的药理作用及临床应用。适当了解苯二氮䓬类药物的不良反应。

考点串讲

苯二氮䓬类根据各个药物（及其活性代谢物）的消除半衰期的长短可分为三类：长效类，如地西泮；中效类，如劳拉西泮；短效类，如三唑仑等。

一、药理作用及临床应用

1. 抗焦虑作用　苯二氮䓬类小于镇静药量时即有良好的抗焦虑作用，显著改善紧张、忧虑、激动和失眠等症状。主要用于焦虑症。对持续性焦虑状态则宜选用长效类药物。对间断性严重焦虑患者则宜选用中、短效类药物。临床常用地西泮和氯氮。

2. 镇静催眠作用　苯二氮䓬类随着剂量增大，出现镇静及催眠作用。能明显缩短入睡时间，显著延长睡眠持续时间，减少觉醒次数。主要延长非快动眼睡眠（NREMS）的第 2 期，对快动眼睡眠（REMS）的影响较小，停药后出现反跳性 REMS 睡眠延长较巴比妥类轻，其依赖性和戒断症状也较轻微。缩短 3 期和 4 期的 NREMS 睡眠，减少发生于此期的夜惊或梦游症。

3. 抗惊厥、抗癫痫作用　苯二氮䓬类有抗惊厥作用，临床上可用于辅助治疗破伤风、子痫、小儿高热惊厥及药物中毒性惊厥。地西泮静脉注射是目前治疗癫痫持续状态的首选药物。

4. 中枢性肌肉松弛作用　苯二氮䓬类有较强的肌肉松弛作用，可缓解动物的去大脑僵直，也可缓解人类大脑损伤所致的肌肉僵直。

二、作用机制

目前认为，苯二氮䓬类的中枢作用主要与药物加强中枢抑制性神经递质 γ-氨基丁酸（GABA）功能有关，还可能和药物作用于不同部位的 $GABA_A$ 受体密切相关。苯二氮䓬类与 $GABA_A$ 受体复合物上的 BZ 受点结合，可以诱导受体发生构象变化，促进 GABA 与 $GABA_A$ 受体结合，增加 Cl^- 通道开放的频率而增加 Cl^- 内流，产生中枢抑制效应。

第10单元　抗癫痫药

重点提示

本单元内容较多，但考试出题量较少，重点掌握各代表药物的临床应用。了解各代表药物的药理作用机制及不良反应。

考点串讲

一、苯妥英钠

1. 作用机制　本品具有膜稳定作用，可降低细胞膜对 Na^+ 和 Ca^{2+} 的通透性，抑制 Na^+ 和 Ca^{2+} 的内流，导致动作电位不易产生。这种作用除与其抗癫痫作用有关外，也是其治疗三叉神经痛等中枢疼痛综合征和抗心律失常的药理作用基础。产生膜稳定作用的机制可以概括为三点：阻滞电压依赖性钠通道；阻滞电压依赖性钙通道；对钙调素激酶系统的影响。

2. 临床应用

（1）抗癫痫：本品是治疗大发作和局限性发作的首选药物，但对小发作（失神发作）无效，有时甚至使病情恶化。

（2）治疗三叉神经痛和舌咽神经痛等中枢疼痛综合征。

（3）抗心律失常。

二、卡马西平

药理作用及临床应用：卡马西平的作用机制与苯妥英钠相似。对复杂部分发作（如精神运动性发作）有良好疗效，至少 2/3 病例的发作可得到控制和改善。对大发作和部分性发作也为首选药之一。对癫痫并发的精神症状，以及锂盐无效的躁狂、抑郁症也有效。

卡马西平对中枢性痛症（三叉神经痛和舌咽神经痛）有效，其疗效优于苯妥英钠。

三、苯巴比妥、扑米酮

1. 苯巴比妥临床应用　临床上主要用于治疗癫痫大发作及癫痫持续状态，对单纯的局限性发作及精神运动性发作也有效，对小发作和婴儿痉挛效果差。因其中枢抑制作用明显，均不作为首选药，在控制癫痫持续状态时，临床更倾向于用戊巴比妥钠静脉注射。

2. 扑米酮临床应用　化学结构类似苯巴比妥。其活性代谢产物为苯巴比妥和苯乙基丙二酰胺。与苯妥英钠和卡马西平合用有协同作用，与苯巴比妥合用无意义。本品与苯巴比妥相比无特殊优点，且价格较贵，只用于其他药物不能控制的患者。

四、乙琥胺

1. 临床应用　可对抗戊四氮引起的阵挛性惊厥。临床主要用于小发作（失神性发作），其疗效虽稍逊于氯硝西泮，但不良反应及耐受性的产生较少，故为防治小发作的首选药。对其他惊厥无效。

2. 不良反应　常见不良反应有嗜睡、眩晕、呃逆、食欲减退和恶心、呕吐等。偶见嗜酸性白细胞增多症和粒细胞缺乏症。严重者可发生再生障碍性贫血。

五、丙戊酸钠

1. **临床应用** 本品为广谱抗癫痫药，临床上对各类型癫痫都有一定疗效，对大发作疗效不及苯妥英钠、苯巴比妥，对小发作优于乙琥胺，但因其肝毒性不作首选药物。对复杂部分性发作疗效近似卡马西平，对非典型的小发作疗效不及氯硝西泮。它是大发作合并小发作时的首选药物，对其他药物未能控制的顽固性癫痫可能奏效。

2. **不良反应** 丙戊酸钠的不良反应较轻。但近偶见有肝损害，表现为谷草转氨酶升高，少数有肝炎发生，个别肝衰竭而死。儿童耐受性较好。对胎儿有致畸作用，常见脊柱裂。

第 11 单元 抗帕金森病药

========== **重点提示** ==========

本单元不常考，熟悉左旋多巴及其他代表药物的药理作用和临床应用。

========== **考点串讲** ==========

一、左旋多巴（L-DOPA）

（一）体内过程

口服左旋多巴后，通过芳香族氨基酸的主动转运系统从小肠迅速吸收，为 0.5～2h，血药浓度达峰值，血浆 $t_{1/2}$ 为 1～3h。其吸收速率受多种因素影响，如胃排空延缓（同服胆碱受体阻断药）、胃液酸度高或小肠中有其他氨基酸与之竞争主动转运系统（如高蛋白饮食）等，均可降低其生物利用度。吸收后，首次通过肝时大部分即被脱羧，转变成多巴胺。也有相当部分在肠、心、肾中被脱羧生成多巴胺。而多巴胺又不易透过血脑屏障，因此进入中枢神经系统的左旋多巴不到用量的 1%。在周围组织中形成大量多巴胺是造成不良反应的原因。小部分左旋多巴转变为黑色素；另有一部分左旋多巴经儿茶酚胺氧位甲基转移酶（COMT）而甲基化，转变为 3-甲氧基多巴；以上代谢物均由肾迅速排泄。

（二）药理作用及临床应用

PD 患者的黑质多巴胺能神经元退行性变，酪氨酸羟化酶同步减少，使脑内酪氨酸转化为 L-DOPA 极度减少，但将 L-DOPA 转化为多巴胺的能力仍存在。L-DOPA 是多巴胺的前体，通过血脑屏障后，补充纹状体中多巴胺的不足而发挥治疗作用。多巴胺因不易通过血脑屏障，不能用于治疗 PD。

治疗各种类型的 PD 患者，不论年龄和性别差异和病程长短均适用，但对吩噻嗪类等抗精神病药所引起的帕金森综合征无效。作用特点：①疗效与黑质-纹状体病损程度相关，轻症或较年轻患者疗效好，重症或年老体弱者疗效较差；②对肌肉僵直和运动困难的疗效好，对肌肉震颤的疗效差；③起效慢，用药 2～3 周出现体征改善，用药 6 个月后疗效最强。

用药早期，L-DOPA 可使 80% 的 PD 患者症状明显改善，其中 20% 的患者可恢复到正常运动状态。服用后先改善肌肉强直和运动迟缓，后改善肌肉震颤；其他运动功能，如姿态、步态联合动作、面部表情、言语、书写、吞咽、呼吸均可改善。也可使情绪好转，对周围事物反应增加，但对痴呆症状效果不明显。随着用药时间的延长，本品的疗效逐渐下降，5 年后疗效已不显著。

二、卡比多巴

药理作用及临床应用：卡比多巴不能通过血脑屏障，与 L-DOPA 合用时，仅能抑制外周 AADC。此时，由于 L-DOPA 在外周的脱羧作用被抑制，进入中枢神经系统的 L-DOPA 增加，使用最可减少 75%，而使不良反应明显减少，症状被动减轻，作用不受维生素 B_6 的干扰。

三、苯海索

药理作用及临床应用：通过拮抗胆碱受体而减弱黑质-纹状体通路中 ACh 的作用，抗震颤效果好，也能改善运动障碍和肌肉强直；外周抗胆碱作用为阿托品的 1/10～1/3，对少数不能接受 L-DOPA 或多巴胺受体激动药的 PD 患者，可用本药治疗。

临床上主要用于早期轻症患者、不能耐受左旋多巴或禁用左旋多巴的患者、抗精神病药所致的帕金森综合征。伴有明显痴呆症状的帕金森病患者应慎用本类药物。

第 12 单元　抗精神失常药

重点提示

本单元历年出题量相对较多，主要知识点集中在氯丙嗪及碳酸锂的药理作用和不良反应上，考生要重点掌握。熟悉各代表药的临床应用。

考点串讲

一、氯丙嗪

（一）药理作用

1. 对中枢神经系统作用

（1）抗精神病作用：氯丙嗪对中枢神经系统有较强的抑制作用，也称神经安定作用。氯丙嗪能显著控制活动状态和躁狂状态而又不损伤感觉能力；能显著减少动物自发活动，易诱导入睡，但动物对刺激有良好的觉醒反应；与巴比妥类催眠药不同，加大剂量也不引起麻醉；能减少动物的攻击行为，使之驯服，易于接近。精神分裂症患者服用氯丙嗪后则显现良好的抗精神病作用，能迅速控制兴奋躁动状态，大剂量连续用药能消除患者的幻觉和妄想等症状，减轻思维障碍，使患者恢复理智，情绪安定，生活自理。对抑郁无效，甚至可使之加剧。

（2）镇吐作用：氯丙嗪有强大镇吐作用，可对抗去水吗啡的催吐作用，大剂量则直接抑制呕吐中枢。但氯丙嗪对刺激前庭引起的呕吐无效。对顽固性呃逆有效。临床用于治疗多种疾病引起的呕吐，如癌症、放射病及某些药物引起的呕吐。

（3）对体温调节的作用：氯丙嗪对下丘脑体温调节中枢有很强的抑制作用，与解热镇痛药不同，氯丙嗪不但降低发热机体的体温，也能降低正常体温。氯丙嗪的降温作用随外界环境温度而变化，环境温度愈低其降温作用愈显著，与物理降温同时应用，则有协同降温作用；在炎热天气，氯丙嗪却可使体温升高，这是其干扰了机体正常散热机制的结果。

2. 对自主神经系统的作用　氯丙嗪具有明显的 α 受体阻断作用，可翻转肾上腺素的升压效应，同时还能抑制血管运动中枢，并有直接舒张血管平滑肌的作用，因而扩张血管、降低血压。但反复用药降血压作用减弱，故不适于高血压病的治疗。

3. 对内分泌系统的影响　氯丙嗪阻断 D_2 亚型受体，增加催乳素的分泌，抑制促性腺激素和糖皮质激素的分泌。氯丙嗪也可抑制垂体生长激素的分泌，可试用于巨人症的治疗。

（二）临床应用

1. 精神分裂症　主要用于 I 型精神分裂症的治疗，尤其对急性患者效果显著，但不能根治，需要长期用药，甚至终身治疗；对慢性精神分裂症患者疗效较差。

2. 呕吐和顽固性呃逆　氯丙嗪对多种药物（如洋地黄、吗啡、四环素等）和疾病（如尿毒症和恶性肿瘤）引起的呕吐具有显著的镇吐作用。对顽固性呃逆具有显著疗效。对晕动症无效。

3. 其他　低温麻醉与人工冬眠。

（三）不良反应

1. 常见不良反应　中枢抑制症状（嗜睡、淡漠、无力等）、M 受体阻断症状（视物模糊、口干、无汗、便秘、眼压升高等）、α 受体阻断症状（鼻塞、血压下降、直立性低血压及反射性心动过速等）。

2. 锥体外系反应　包括帕金森综合征、静坐不能、急性肌张力障碍和迟发性运动障碍。

3. 精神异常　氯丙嗪本身可以引起精神异常，如意识障碍、萎靡、淡漠、兴奋、躁动、消极、抑郁、幻觉、妄想等，应与原有疾病加以鉴别，一旦发生应立即减量或停药。

4. 惊厥与癫痫　少数用药过程中出现局部或全身抽搐，脑电有癫痫样放电，有惊厥或癫痫史者更易发生，应慎用，必要时加用抗癫痫药物。

5. 过敏反应　常见的症状有皮疹、接触性皮炎等。

6. 心血管和内分泌系统反应　直立性低血压，持续性低血压休克，多见于年老伴动脉硬化、高血压患者；心电图异常及心律失常者。长期用药还会引起内分泌系统紊乱，如乳腺增大、泌乳、月经停止、抑制儿童生长等。

7. 急性中毒　一次性吞服大剂量后可致急性中毒，患者出现昏睡、血压下降至休克水平，并出现心肌损害，如心动过速、心电图异常（P-R 间期或 Q-T 间期延长，T 波低平或倒置），此时应立即对症治疗。

二、丙米嗪

（一）药理作用

1. 对中枢神经系统的作用　正常人服用后出现安静、嗜睡、血压下降、头晕、目眩等反应，但抑郁症患者连续服药后，出现精神振奋现象。

2. 对自主神经系统的作用　治疗量丙米嗪有显著阻断 M 胆碱受体的作用，表现为视物模糊、口干、便秘和尿潴留等。

3. 对心血管系统的作用　治疗量丙米嗪可降低血压，致心律失常，其中心动过速较常见。丙米嗪对心肌有奎尼丁样直接抑制效应，故心血管病患者慎用。

（二）临床应用

有较强的抗抑郁作用，但兴奋作用不明显，镇静作用弱、对内源性忧郁症，反应性抑郁症及更年期抑郁症均有效，但疗效慢，对精神分裂症伴发的抑郁状态无效，亦可用于反应性抑郁、抑郁性神经症、小儿遗尿症。

三、碳酸锂

1. 药理作用　对躁狂症患者有显著疗效，特别是对急性躁狂和轻度躁狂疗效显著。有时也对抑郁症有效，有情绪稳定药之称。

2. 不良反应　不良反应多，安全范围窄。轻度的毒性症状包括恶心、呕吐、腹痛、腹泻和细微震颤；较严重的毒性反应涉及神经系统，包括精神紊乱、反射亢进、明显震颤、发音困难、惊厥、直至昏迷与死亡。由于该药治疗指数很低，测定血药浓度至关重要。

第 13 单元　镇　痛　药

重点提示

本单元考题量较少，考查重点在吗啡的不良反应及禁忌证，应重点掌握。熟悉吗啡的药理作用及临床应用，了解吗啡的作用机制、哌替啶的药理作用、临床应用及不良反应。

---考点串讲---

一、吗啡

（一）药理作用

1. 中枢神经系统

（1）镇痛作用：对多种疼痛有效（对钝痛的作用>锐痛），改善疼痛所引起的焦虑、紧张、恐惧等情绪反应，并可伴有欣快感。

（2）镇静、致欣快作用：吗啡能改善由疼痛所引起的焦虑、紧张、恐惧等情绪反应，产生镇静作用，提高对疼痛的耐受力。

（3）抑制呼吸：治疗量吗啡可降低呼吸中枢对血液 CO_2 张力的敏感性和抑制脑桥呼吸调整中枢，使呼吸频率减慢，潮气量降低。

（4）镇咳：直接抑制延髓咳嗽中枢，使咳嗽反射减轻或消失，产生镇咳作用。

（5）缩瞳：兴奋支配瞳孔的副交感神经。中毒时瞳孔缩小，针尖样瞳孔为其中毒特征。

（6）其他：作用于下丘脑体温调节中枢，改变体温调定点，使体温略有降低，但长期大剂量应用，体温反而升高；兴奋延髓催吐化学感受区，引起恶心和呕吐；抑制下丘脑释放促性腺激素释放激素和促肾上腺皮质激素释放激素。

2. 平滑肌

（1）胃肠道平滑肌：吗啡减慢胃肠蠕动，提高胃肠张力，易引起便秘。

（2）胆道平滑肌：治疗量吗啡引起胆道奥迪括约肌痉挛性收缩，可致胆绞痛。阿托品可部分缓解。

（3）其他平滑肌：降低子宫张力可延长产妇分娩时程；提高输尿管平滑肌及膀胱括约肌张力，可引起尿潴留；大剂量可引起支气管收缩，诱发或加重哮喘。

3. 心血管系统

（1）能扩张血管，降低外周阻力，可发生直立性低血压。

（2）抑制呼吸使体内 CO_2 蓄积，间接扩张脑血管而使颅内压升高。

（3）对心肌缺血性损伤具有保护作用。

4. 免疫系统　抑制免疫系统和 HIV 蛋白诱导的免疫反应。

（二）作用机制

内源性阿片肽由特定的神经元释放后可激动感觉神经突触前、后膜上的阿片受体，通过 G-蛋白耦联机制，抑制腺苷酸环化酶、促进 K^+ 外流、减少 Ca^{2+} 内流，使突触前膜递质释放减少、突触后膜超极化，最终减弱或阻滞痛觉信号的传递，产生镇痛作用。

吗啡类药物通过激动脊髓胶质区、丘脑内侧、脑室及导水管周围灰质 μ 受体，模拟内源性阿片肽而发挥镇痛作用，作用于边缘系统和蓝斑的阿片受体，则可减缓疼痛所引起的不愉快、焦虑等情绪和致欣快。

（三）临床应用

1. 镇痛　用于各种原因的疼痛，但仅用于癌症剧痛和其他镇痛药无效时的短期应用。缓解对心肌梗死引起的剧痛。特点：作用强、中枢性镇痛作用、依赖性。

2. 心源性哮喘　静脉注射吗啡可迅速缓解患者气促和窒息感，促进肺水肿液的吸收。此外，吗啡降低呼吸中枢对 CO_2 的敏感性，减弱过度的反射性呼吸兴奋，使急促浅表的呼吸得以缓解，也有利于心源性哮喘的治疗。

3. 止泻　适用于减轻急、慢性消耗性腹泻症状。

（四）不良反应

1. 症状　治疗量过大可产生恶心、呕吐、便秘、排尿困难等。

2. **耐受性及依赖性** 耐受性是指长期用药后中枢神经系统对其敏感性降低，需要增加剂量才能达到原来的药效。依赖性是指本类药物被人们反复使用后，使用者将对它们产生瘾癖的特性，又可分为身体依赖性和精神依赖性。

3. **急性中毒** 表现昏迷、瞳孔极度缩小、深度呼吸抑制、血压下降、严重缺氧及尿潴留等，多死于呼吸麻痹。抢救：人工呼吸、适量给氧、静脉注射纳洛酮。

二、哌替啶

（一）药理作用

1. **镇痛** 替代吗啡用于各种剧痛（创伤、术后、癌症）、绞痛（与解痉药合用）、分娩痛（产前 2～4h 不用）。

2. **麻醉前给药** 镇静、诱导麻醉。

3. **其他** 心源性哮喘和肺水肿；人工冬眠（与氯丙嗪、异丙嗪合用）。

（二）临床应用

1. **镇痛** 替代吗啡用于各种剧痛（创伤、术后、癌症）、内脏绞痛（与解痉药合用）、分娩痛（产前 2～4h 不用）。

2. **麻醉前给药及人工冬眠** 麻醉前给予哌替啶，能使患者安静，消除患者术前紧张和恐惧情绪，减少麻醉药用量并缩短诱导期。本品与氯丙嗪、异丙嗪组成冬眠合剂，以降低需人工冬眠患者的基础代谢。

3. **其他** 心源性哮喘。

（三）不良反应

治疗量时不良反应与吗啡相似，可致眩晕、出汗、口干、恶心、呕吐、心悸和直立性低血压等。剂量过大可明显抑制呼吸。偶可致震颤、肌肉痉挛、反射亢进，甚至惊厥，中毒解救时可配合抗惊厥药。久用产生耐受性和依赖性。

第 14 单元 解热镇痛抗炎药

重点提示

本单元内容少，本单元的 3 种代表性药物均常用，其中阿司匹林的抗血栓形成作用及其临床应用须全面掌握。其他内容适当了解。

考点串讲

一、阿司匹林

1. **药理作用** 解热镇痛抗炎；抗风湿；抑制血小板聚集、防止血栓形成。

2. **临床应用**

（1）解热镇痛疗效明显可靠，可用于感冒发热、头痛、牙痛、神经痛、关节痛、肌肉痛等。

（2）作用强，较大剂量治疗急性风湿性关节炎，疗效迅速确实，亦可作为急性风湿热的鉴别诊断依据。

（3）小剂量可用于预防脑血栓及心肌梗死。

（4）儿科用于皮肤黏膜淋巴结综合征（川崎病）的治疗。

3. **不良反应**

（1）胃肠道反应：最为常见。口服可直接刺激胃黏膜，引起上腹不适、恶心、呕吐，大剂量可诱发和加重溃疡及无痛性出血，故溃疡病患者应禁用。

（2）加重出血倾向：大剂量阿司匹林可以抑制凝血酶原的形成，引起凝血障碍，加重出血倾向，维生素 K 可以预防。

（3）水杨酸反应：大剂量服用可出现眩晕、恶心、呕吐、耳鸣、听力下降等症状。

处理：停药。并静脉滴注碳酸氢钠，以促进药物排泄。

（4）变态反应：大剂量服用可出现眩晕、恶心、呕吐、耳鸣、听力下降等症状。

处理：停药并静脉滴注碳酸氢钠，以促进药物排泄。

（5）其他：瑞夷综合征；肾损害。

二、对乙酰氨基酚

1. 药理作用　解热镇痛作用与阿司匹林相当，但抗炎作用极弱。通常认为在中枢神经系统，对乙酰氨基酚抑制前列腺素合成，产生解热镇痛作用，在周围组织对环氧酶没有明显的作用，这可能与其无明显抗炎作用有关。

2. 临床应用　治疗量不良反应很少，偶见过敏；大量可致急慢性肾衰竭。

3. 不良反应　短期使用不良反应轻，常见恶心和呕吐，偶见皮疹、粒细胞缺乏症、贫血、药热和黏膜损害等变态反应。过量中毒可引起肝损害。长期大量用药，尤其是在肾功能低下者，可出现肾绞痛或急性肾衰竭或慢性肾衰竭。

三、布洛芬

1. 药理作用　有明显的抗炎、解热、镇痛作用。

2. 临床应用　主要用于风湿性关节炎、骨关节炎、强直性关节炎、急性肌腱炎、滑液囊炎等，也可用于痛经的治疗。

第 15 单元　钙 拮 抗 药

═══ 重 点 提 示 ═══

本单元考试涉及的内容较少，题量较小，重点掌握钙离子拮抗药的分类和药理作用。

═══ 考 点 串 讲 ═══

一、钙拮抗药的分类及代表药

1. 选择性钙拮抗药　钙通道阻滞药主要是选择性作用于电位依赖性 Ca^{2+} 通道 L 亚型的药物，作用于 T、N、P、R、Q 亚型的阻滞药仍在研发中。选择性作用于 L 型钙通道的药物，根据其化学结构特点，分为 3 亚类。

（1）二氢吡啶类：硝苯地平、尼卡地平、尼群地平、氨氯地平、尼莫地平等。

（2）苯并噻氮䓬类：地尔硫䓬、克仑硫䓬、二氯呋利等。

（3）苯烷胺类：维拉帕米、戈洛帕米、噻帕米等。

2. 非选择性钙拮抗药　非选择性钙通道调节药主要有普尼拉明、卡罗维林和氟桂利嗪等。

二、钙拮抗药的药理作用及临床应用

（一）药理作用

1. 对心肌的作用　负性肌力作用；负性频率和负性传导作用。

2. 对平滑肌的作用

（1）血管平滑肌：因血管平滑肌的肌浆网的发育较差，血管收缩时所需要的 Ca^{2+} 主要来自细胞外，故血管平滑肌对钙通道阻滞药的作用很敏感。该类药物能明显舒张血管，主要舒张动脉，对静脉影响较小。动脉中又以冠状血管较为敏感，能舒张大的输送血管和小的阻力血管，增加冠状动脉流量及侧支循环量，治疗心绞痛有效。

脑血管也较敏感，尼莫地平舒张脑血管作用较强，能增加脑血流量。

钙通道阻滞药也舒张外周血管，解除其痉挛，可用于治疗外周血管痉挛性疾病。

（2）其他平滑肌：钙通道阻滞药对支气管平滑肌的松弛作用较为明显，较大剂量也能松弛胃肠道、输尿管及子宫平滑肌。

3. 抗动脉粥样硬化作用

（1）减少钙内流，减轻了 Ca^{2+} 超载所造成的动脉壁损害。

（2）抑制平滑肌增殖和动脉基质蛋白质合成，增加血管壁顺应性。

（3）抑制脂质过氧化，保护内皮细胞。

（4）硝苯地平可因增加细胞内 cAMP 含量，提高溶酶体酶及胆固醇酯的水解活性，有助于动脉壁脂蛋白的代谢，从而降低细胞内胆固醇水平。

4. 对红细胞和血小板结构与功能的影响

（1）对红细胞影响：与其他组织细胞一样，红细胞具有完整的钙转运系统，红细胞膜的稳定性与 Ca^{2+} 有密切关系，Ca^{2+} 增加，膜的脆性增加，在外界因素作用下容易发生溶血，由于红细胞膜富含磷脂成分，Ca^{2+} 能激活磷脂酶使磷脂降解，破坏膜的结构。钙通道阻断药抑制 Ca^{2+} 内流，减轻 Ca^{2+} 超负荷对红细胞的损伤。

（2）对血小板活化的抑制作用：实验证明，地尔硫䓬能抑制血栓素（TXA_2）的产生和由 ADP、Adr 以及 5-HT 等所引起的血小板聚集。

5. 对肾功能的影响　该药不伴有水钠潴留；高血压患者，二氢吡啶类药物明显增加血流量，但对肾小球滤过作用影响小；此外还有排钠利尿作用。

（二）临床应用

钙通道阻滞药的临床应用主要是防治心血管系统疾病，近年也试用于其他系统疾病。

1. 高血压　应用钙通道阻滞药治疗高血压已逐渐得到肯定。其中二氢吡啶类药物（如硝苯地平、尼卡地平、尼莫地平等）扩张外周血管作用较强，用于控制严重的高血压，长期用药后，全身外周阻力下降 30%～40%，肺循环阻力也下降。后一作用特别适合于并发心源性哮喘的高血压危象患者。维拉帕米和地尔硫䓬可用于轻度及中度高血压。

2. 心绞痛

（1）变异型心绞痛：常在休息时如夜间或早晨发作，由冠状动脉痉挛所引起。硝苯地平疗效最佳。

（2）稳定型（劳累型）心绞痛：常见于冠状动脉粥样硬化患者，休息时并无症状，此时心脏血供求关系是平衡的。劳累时心做功增加，血液供不应求，导致心绞痛发作。钙通道阻滞药通过舒张冠状动脉，减慢心率，降低血压及心收缩性而发挥治疗效果。三代钙通道阻滞药均可使用。

（3）不稳定型心绞痛：较为严重，昼夜都可发作，由动脉粥样硬化斑块形成或破裂及冠状动脉张力增高所引起。维拉帕米和地尔硫䓬疗效较好，硝苯地平宜与 β 受体阻断药合用。

3. 脑血管疾病　尼莫地平、氟桂利嗪等可预防由蛛网膜下腔出血引起的脑血管痉挛及脑栓塞。

4. 其他　①心律失常。②钙通道阻滞药用于外周血管痉挛性疾病，硝苯地平和地尔硫䓬可改善大多数雷诺现象患者的症状。③还用于预防动脉粥样硬化的发生。

第 16 单元　抗心律失常药

重点提示

本单元题量较小，重点掌握抗心律失常类药物分类及代表药。掌握利多卡因、普萘洛尔、胺碘酮、维拉帕米各自的药理作用及应用特点。

=========== 考 点 串 讲 ===========

一、抗心律失常药的分类

1. **Ⅰ类钠通道阻滞药**　阻断心肌和心脏传导系统的钠通道，具有膜稳定作用，降低动作电位 0 相除极上升速率和幅度，减慢传导速度，延长 APD 和 ERP。对静息膜电位无影响。根据药物对钠通道阻滞作用的不同，又分为三个亚类，即Ⅰa、Ⅰb、Ⅰc。

(1) Ⅰa 类：适度阻滞钠通道，复活时间常数 1～10s，以延长 ERP 最为显著，药物包括奎尼丁、普鲁卡因胺、丙吡胺等。

(2) Ⅰb 类：轻度阻滞钠通道，复活时间常数<1s，降低自律性，药物包括利多卡因、苯妥英钠、美西律等。

(3) Ⅰc 类：明显阻滞钠通道，复活时间常数>10s，减慢传导性的作用最强。药物包括普罗帕酮、恩卡尼、氟卡尼等。

2. **Ⅱ类 β 肾上腺素受体阻断药**　药物包括普萘洛尔、阿替洛尔、美托洛尔等。

3. **Ⅲ类选择性延长复极的药物**　包括胺碘酮、索他洛尔、溴苄铵、依布替利和多非替利等。

4. **Ⅳ类钙拮抗药**　钙通道阻滞药，包括维拉帕米和地尔硫䓬等。

二、利多卡因

1. **药理作用**　利多卡因对激活和失活状态的钠通道都有阻滞作用，当通道恢复至静息态时，阻滞作用迅速解除，因此利多卡因对除极化组织（如缺血区）作用强。心房肌细胞 APD 短，钠通道处于失活状态的时间短，利多卡因的阻滞作用也弱，因此对房性心律失常疗效差。利多卡因对正常心肌组织的电生理特性影响小，对除极化组织的钠通道（处于失活态）阻滞作用强，因此对于缺血或强心苷中毒所致的除极化型心律失常有较强抑制作用。

2. **临床应用**　利多卡因的心脏毒性低，主要用于室性心律失常，如心脏手术、心导管术、急性心肌梗死或强心苷中毒所致的室性心动过速或心室纤颤。

三、普萘洛尔

1. **药理作用**　普萘洛尔能降低窦房结、心房和浦肯野纤维自律性，在运动及情绪激动时作用明显。本药能减少儿茶酚胺所致的滞后除极发生，减慢房室结传导，延长房室结有效不应期。

2. **临床应用**

(1) 室上性心律失常：心房颤动、心房扑动及阵发性室上性心动过速，常与强心苷合用。

(2) 室性心动过速：室性期前收缩、室速、运动、情绪波动、缺血性心脏病。

四、胺碘酮

1. **药理作用**　可明显地阻滞复极过程，阻断钠、钾、钙通道，阻断 α 及 β 受体。降低自律性；减慢传导；延长不应期。

2. **临床应用**　广谱抗心律失常药，对心房扑动、心房颤动、室上性心动过速和室性心动过速都有效。

五、维拉帕米

临床应用：治疗室上性和房室结折返引起的心律失常效果好，对急性心肌梗死、心肌缺血及洋地黄中毒引起的室性期前收缩有效。为阵发性室上性心动过速首选药。

第 17 单元 治疗充血性心力衰竭药物

重点提示

本单元内容相对较少，但非常重要，应全面熟练掌握地高辛的药理作用、作用机制及临床应用，其次 ACEI 的作用机制也是考试经常考到的知识点，应牢固掌握。

考点串讲

一、强心苷

（一）地高辛的药理作用

1. 对心脏的作用

（1）正性肌力作用：加快心肌纤维缩短速度，使心肌收缩敏捷，舒张期相对延长；加强衰竭心肌收缩力，增加心排血量，但不增加心肌耗氧量。

（2）对传导组织和心肌电生理特性的影响：治疗剂量下，缩短心房和心室的动作电位时程和有效不应期；高浓度时，强心苷可使最大舒张电位减小（负值减小），使自律性提高。

（3）其他：减慢心率作用。

2. 对神经和内分泌系统的作用　中毒剂量强心苷可兴奋延髓极后催吐化学感受区而引起呕吐，还可兴奋交感神经中枢，明显地增加交感神经冲动。强心苷可减少肾血管紧张素 II 及醛固酮含量。

3. 利尿作用　对心功能不全患者有明显利尿作用。可直接抑制肾小管 Na^+-K^+-ATP 酶，发挥利尿作用。

4. 对血管的作用　强心苷能直接收缩血管平滑肌，使外周阻力上升。

（二）临床应用

治疗慢性心功能不全、心房颤动、心房扑动和阵发性室上性心动过速。

二、血管紧张素转化酶抑制药

抗心力衰竭的作用机制：降低外周血管阻力降低心脏后负荷；减少醛固酮生成；抑制心肌及血管重构；对血流动力学的影响；降低交感神经活性。

第 18 单元 抗心绞痛药

重点提示

本单元内容较少，但考点较多，复习中主要侧重硝酸甘油的药理作用、β 肾上腺素受体阻滞药物药理作用，这些内容要重点掌握，熟悉钙拮抗药的抗心绞痛作用机制及其临床应用。

考点串讲

一、硝酸甘油

（一）药理作用

硝酸甘油的基本作用是松弛平滑肌，以对血管平滑肌的作用最显著。由于硝酸甘油扩张了体循环血管及冠状血管，因而具有如下作用。

1. 降低心肌耗氧量：小剂量硝酸甘油可明显扩张静脉血管，减少回心血量，心室内压减小，心室壁张力降低，射血时间缩短，心肌耗氧量减少。稍大剂量也可显著舒张动脉血管，降低了心脏的射血阻力，从而降低了左心室内压和心室壁张力，降低心肌耗氧。

2. 扩张冠状动脉，增加缺血区血液灌注。

3．降低左心室充盈压，增加心内膜供血，改善左心室顺应性。

4．保护缺血的心肌细胞，减轻缺血损伤。

（二）作用机制

硝酸甘油通过与内源性血管内皮舒张因子（NO）相同的作用机制松弛平滑肌而又不依赖于血管内皮细胞。因此，在内皮有病变的血管仍可发挥作用。硝酸甘油在平滑肌细胞内经谷胱甘肽转移酶的催化释放出 NO。NO 与可溶性鸟苷酸环化酶活性中心的 Fe^{2+} 结合后可激活鸟苷酸环化酶，增加细胞内 cGMP 的含量，进而激活 cGMP 依赖性蛋白激酶，减少细胞内 Ca^{2+} 释放和外 Ca^{2+} 内流，细胞内 Ca^{2+} 减少使肌球蛋白轻链去磷酸化，而松弛血管平滑肌。硝酸甘油扩血管作用中还有 PGI2 和细胞膜超极化的机制参与。此外，硝酸甘油通过产生 NO 而抑制血小板聚集、黏附，也有利于冠心病的治疗。

二、β 肾上腺素受体阻断药

（一）药理作用

1．降低心肌耗氧量　β 受体拮抗药通过拮抗 β 受体使心肌收缩力减弱、心肌纤维缩短速度减慢、减慢心率及降低血压，可明显减少心肌耗氧量。但它抑制心肌收缩力可增加心室容积，延长心室射血时间，导致心肌耗氧增加，但总效应仍是减少心肌耗氧量。

2．改善心肌缺血区供血　冠状动脉血管 β 受体阻断后，非缺血区与缺血区血管张力差增加促使血液流向已代偿性扩张的缺血区，从而增加缺血区血流量。其次，由于心率减慢，心舒张期相对延长，有利于血液从心外膜血管流向易缺血的心内膜区。此外，也可增加缺血区侧支循环，增加缺血区血液灌注量。

3．其他　促进氧合血红蛋白解离；促进葡萄糖的摄取和利用；减少心肌游离脂肪酸含量。

（二）临床应用

β 受体拮抗药对硝酸酯类不敏感或疗效差的稳定型心绞痛，可使发作次数减少，对伴有心律失常及高血压者尤为适用。长期使用 β 受体阻断药能缩短仅有缺血心电改变而无症状的心绞痛患者的缺血时间。β 受体阻断药还能降低近期有心肌梗死者心绞痛的发病率和病死率。

对冠状动脉痉挛诱发的变异型心绞痛不宜应用。对心肌梗死也有效，能缩小梗死区范围，但因抑制心肌收缩力，故应慎用。β 受体拮抗药和硝酸酯类合用，宜选用作用时间相近的药物，通常以普萘洛尔与硝酸异山梨醇酯合用。β 受体拮抗药能对抗硝酸酯类所引起的反射性心率加快和心肌收缩力增强，硝酸酯类可缩小 β 受体拮抗药所致的心室容积增大和心室射血时间延长，二药合用能协同降低耗氧量，减少用量，不良反应也减少。

三、钙拮抗药

钙拮抗药是临床用于预防和治疗心绞痛的常用药，特别是对变异型心绞痛疗效最佳。
抗心绞痛作用及临床应用如下。

1．抗心绞痛作用　降低心肌耗氧量；舒张冠状血管；保护缺血心肌细胞；抑制血小板聚集。

2．临床应用　钙通道阻滞药治疗心绞痛有如下优点。

（1）钙通道阻滞药有强大的扩张冠状动脉作用，变异型心绞痛是最佳适应证。

（2）钙通道阻滞药因有松弛支气管平滑肌作用，故更适合心肌缺血伴支气管哮喘者。

（3）钙通道阻滞药抑制心肌作用较弱，特别是硝苯地平还具有较强的扩张外周血管、降低外周阻力作用且血压下降后反射性加强心肌收缩力，可部分抵消对心肌的抑制作用，因而较少诱发心力衰竭。

（4）心肌缺血伴外周血管痉挛性疾病患者禁用 β 受体拮抗药，而钙通道阻滞药因扩张外周血管恰好适用于此类患者的治疗。由于钙通道阻滞药有显著解除冠状动脉痉挛的作用，因此对变异型心绞痛疗效显著，对稳定型心绞痛及急性心肌梗死等也有效。

钙通道阻滞药与 β 受体拮抗药联合应用，特别是硝苯地平与 β 受体拮抗药合用更为安全，两者合用对降低心肌耗氧量起协同作用，β 受体拮抗药可消除钙通道阻滞药引起的反射性心动过速，后者可抵消前者收缩血管作用。临床证明对心绞痛伴高血压及运动时心率显著加快者最适宜。

第 19 单元 抗动脉粥样硬化药

重点提示

本单元内容较少且考试不常考，复习时注意侧重于 HMG-CoA 还原酶抑制药的药理作用，了解其临床应用及不良反应。

考点串讲

一、HMG-CoA 还原酶抑制药

（一）药理作用

1. 调血脂作用　他汀类有明显的调血脂作用。在治疗剂量下，对 LDL-C 的降低作用最强，TC 次之，降 TG 作用很弱，调血脂作用呈剂量依赖性，用药 2 周出现明显疗效，用药 4～6 周达高峰，而 HDL-C 略有升高。

2. 非调血脂作用
（1）改善血管内皮功能，提高血管内皮对扩血管物质的反应性。
（2）抑制血管平滑肌细胞（VSMCs）的增殖和迁移，促进 VSMCs 凋亡。
（3）减少动脉壁巨噬细胞及泡沫细胞的形成，使动脉粥样硬化斑块稳定和缩小。
（4）降低血浆 C 反应蛋白，减轻动脉粥样硬化过程的炎性反应。
（5）抑制单核细胞-巨噬细胞的黏附和分泌功能。
（6）抑制血小板聚集和提高纤溶活性等。

（二）临床应用

他汀类主要用于杂合子家族性和非家族性 Ⅱa、Ⅱb 和 Ⅲ 型高脂血症，也可用于 2 型糖尿病和肾病综合征引起的高胆固醇血症。对病情较严重者可与胆汁酸结合树脂合用。他汀类亦可用于肾病综合征、血管成形术后再狭窄、心脑血管急性事件的预防及器官移植后的排异反应和骨质疏松症等。

（三）不良反应

1. 大剂量应用时患者偶可出现胃肠反应、肌痛、皮肤潮红、头痛等暂时性反应。
2. 偶见有无症状性转氨酶升高、肌酸磷酸激酶升高，停药后即恢复正常。

二、贝特类药物

药理作用

1. 抑制乙酰辅酶 A 羧化酶，减少脂肪酸从脂肪组织进入肝合成 TG 及 VLDL。
2. 增强 LDL 活化，加速 CM 和 VLDL 的分解代谢。
3. 增加 HDL 的合成，减慢 HDL 的清除，促进胆固醇逆化转运。
4. 促进 LDL 颗粒的清除。
用于原发性高 TG 血症，对 Ⅲ 型高脂蛋白血症和混合型高脂蛋白血症有较好的疗效，亦可用于 2 型糖尿病的高脂蛋白血症。

三、胆汁酸结合树脂

考来烯胺的药理作用：被结合的胆汁酸失去活性，减少食物中脂类的吸收；阻滞胆汁酸在肠道的重吸收。

第 20 单元　抗高血压药

=== **重点提示** ===

本单元是属于药理学较为重点章节，内容较多，且题量较大，与其他章节有交叉内容，考生应全面、熟练掌握本类型降血压药的药理作用、代表药及临床应用。

=== **考点串讲** ===

一、利尿药

1. 药理作用及作用机制　各类利尿药单用即有降血压作用，并可增强其他降血压药的作用。其降血压机制可能有几种：因排钠而降低动脉壁细胞内 Na^+ 的含量，并通过 Na^+ -Ca^{2+} 交换机制，降低细胞内 Ca^{2+}；降低血管平滑肌对缩血管物质（如去甲肾上腺素）的反应性；诱导动脉壁产生血管舒张物质，如激肽、前列腺素等。

2. 临床应用　利尿药是治疗高血压的常用药，可单独治疗轻度高血压，也常与其他降血压药合并用以治疗中、重度高血压。噻嗪类利尿药是利尿降血压药中最常用的一类。单用噻嗪类降血压药治疗，尤其是长期使用应合并使用留 K^+ 利尿药或合用血管紧张素转化酶抑制药亦可减少 K^+ 的排出。长期大量使用噻嗪类除引起电解质改变外，尚对脂质代谢、糖代谢产生不良影响。对合并有氮质血症或尿毒症的患者可选用高效利尿药呋塞米。

二、β 肾上腺素受体阻断药

抗高血压药物的作用及作用机制：减少心排血量；抑制肾素分泌：抑制肾交感神经通过 β_1 受体促使球旁器分泌并释放肾素，从而降低血压；降低外周交感神经活性；中枢降血压作用。

三、血管紧张素转化酶抑制药

（一）药理作用及作用机制

1. ACEI 可通过抑制整体 AT II 形成，对血管、肾发挥直接作用；并进一步影响交感神经系统及醛固酮的分泌而发生间接作用。

2. ACEI 也抑制局部 RAAS，使局部生成的 AT II 减少。

3. 减少缓激肽的降解。

（二）临床应用

1. 对正常肾素型及高肾素型高血压疗效更佳。

2. 对伴有糖尿病及胰岛素抵抗、左心室肥厚、CHF、急性心肌梗死的高血压患者，可提高生活质量并降低病死率。

（三）不良反应

1. 低血压（2%）　见于开始剂量过大时，应小量开始使用。

2. 咳嗽（5%~20%）　为刺激性干咳，常在用药后 1 周至 6 个月内出现。

3. 高血钾　可见于伴有肾功能不全或服用保钾利尿药，β 受体阻断药及补钾的患者。

4. 对胎儿的影响　对胎儿器官形成的早期（妊娠第 1~3 个月）无致畸作用，但持续应用可造成胎儿死亡。

5. 其他　有血管神经性水肿、肾功能受损，久用可因血锌降低而引起皮疹、味觉及嗅觉缺损、脱发等，补充锌可望克服。

四、氯沙坦药理作用及作用机制

氯沙坦为血管紧张素 II 受体拮抗药，具有良好的抗高血压作用及逆转心肌肥厚的作用。能有效地阻断 Ang Ⅱ 与 AT1 型受体结合，降低外周阻力及血容量，而使血压下降。降压效果与 ACE 抑制药相似。

五、钙拮抗药

（一）药理作用

1. 对心肌的作用

（1）负性肌力作用：可在不影响兴奋除极的情况下，明显降低心肌收缩性。

（2）负性频率和负性传导作用：能减慢房室结的传导速度，降低窦房结自律性，而减慢心率。

2. 对平滑肌的作用

（1）血管平滑肌：该类药物主要舒张动脉，对静脉影响较小。又以冠状血管较为敏感，脑血管也较敏感。

（2）其他平滑肌：对支气管平滑肌的松弛作用较为明显。

3. 抗动脉粥样硬化作用　可干扰动脉粥样硬化的病理过程。

（1）减少钙内流，减轻了 Ca^{2+} 超载所造成的动脉壁损害。

（2）抑制平滑肌增殖和动脉基质蛋白质合成，增加血管壁顺应性。

（3）硝苯地平有助于动脉壁脂蛋白的代谢，从而降低细胞内胆固醇水平。

4. 对红细胞和血小板结构与功能的影响

（1）对红细胞影响：抑制 Ca^{2+} 内流，减轻 Ca^{2+} 超负荷对红细胞的损伤。

（2）其他：对血小板活化的抑制作用。

（二）不良反应

反射性交感兴奋、RAAS 激活、头痛、眩晕、心悸、踝部水肿等。

第 21 单元　利尿药及脱水药

=== 重点提示 ===

本单元题量小，但是很重要，在临床应用广泛，也很好出题。应全面熟练掌握高效利尿药的药理作用、代表药及不良反应、噻嗪类利尿药的药理作用。熟悉低效利尿药的药理作用、甘露醇的药理作用及临床应用。

=== 考点串讲 ===

一、高效利尿药

（一）药理作用

本类药物主要作用部位在髓袢升支粗段，由于本类药物对 NaCl 的重吸收具有强大的抑制能力，而且不易导致酸中毒，因此是目前最有效的利尿药。

利尿作用的分子机制是特异性地抑制分布在髓袢升支管腔膜侧的 Na^+-K^+-$2Cl^-$ 共转运子，因而抑制 NaCl 的重吸收。可以使尿中 Na^+、K^+、Cl^-、Mg^{2+}、Ca^{2+} 排出增多，大剂量呋塞米也可以抑制近曲小管的碳酸酐酶活性，使 HCO_3^- 排出增加。

高效利尿药通过对血管床的直接扩张作用影响血流动力学。对心力衰竭的患者，呋塞米和依他尼酸能迅速增加全身静脉血容量，降低左心室充盈压，减轻肺淤血。呋塞米还能增加肾血流量，改变肾皮质内血流分布。

（二）不良反应

1. 水与电解质紊乱　表现为低血容量、低血钾、低血钠、低氯性碱血症，长期应用还可引起低血镁。

2. 耳毒性　表现为耳鸣、听力减退或暂时性耳聋，呈剂量依赖性。肾功能不全或同时使用其他耳毒性药物，如并用氨基糖苷类抗生素时较易发生耳毒性。依他尼酸最易引起，布美他尼的耳毒性最小。

3. 高尿酸血症　襻利尿药可能造成高尿酸血症，并诱发痛风。这与利尿后血容量降低，细胞外液容积减少，导致尿酸经近曲小管的重吸收增加有关。

4. 其他　可引起高血糖（但很少促成糖尿病）；升高 LDH 胆固醇和三酰甘油、降低 HDL 胆固醇。对磺胺过敏的人对呋塞米、布美他尼和托拉塞米可发生交叉过敏反应，而非磺胺衍生物的依他尼酸则较少引起变态反应。

二、中效利尿药

噻嗪类利尿药的药理作用及不良反应。

（一）药理作用

1. 利尿作用　产生温和持久的利尿作用。其作用机制是抑制远曲小管近端 Na^+-Cl^- 共转运子，抑制 NaCl 的重吸收。尿中除排出 Na^+、Cl^- 外，K^+ 的排泄也增多，本类药也略增加 HCO_3^- 的排泄。

此外，与襻利尿药相反，本类药物还促进远曲小管由 PTH 调节的 Ca^{2+} 重吸收过程，减少 Ca^{2+} 在管腔中的沉积。

2. 抗利尿作用　噻嗪类利尿药能明显减少尿崩症患者的尿量及口渴症状，主要因 Na^+ 使血浆渗透压降低而减轻口渴感。

3. 降血压作用　噻嗪类利尿药是常用的降血压药，用药早期通过利尿、血容量减少而降血压，长期用药则通过扩张外周血管而产生降血压作用。

（二）不良反应

1. 电解质紊乱　如低血钾、低血钠、低血镁、低氯血症、代谢性碱血症等，合用留钾利尿药可防治。

2. 高尿酸血症　痛风者慎用。

3. 代谢变化　可导致高血糖、高脂血症，糖尿病、高脂血症患者慎用。

4. 过敏反应　本类药物为磺胺类药物，与磺胺类有交叉变态反应。

三、低效利尿药

1. 螺内酯的药理作用　螺内酯是醛固酮的竞争性拮抗药。另外，该药也能干扰细胞内醛固酮活性代谢物的形成，表现出排 Na^+ 保 K^+ 的作用。

2. 螺内酯的不良反应　其不良反应较轻，少数患者可引起头痛、困倦与精神错乱等。久用可引起高血钾。此外，还有性激素样不良反应。

四、脱水药

1. 甘露醇药理作用

（1）脱水作用：静脉注射后，该药不易从毛细血管渗入组织，能迅速提高血浆渗透压，使组织间液向血浆转移而产生组织脱水作用，可降低颅内压和眼内压。甘露醇口服用药则造成渗透性腹泻，可用于从胃肠道消除毒性物质。

（2）利尿作用：静脉注射甘露醇后，血浆渗透压升高，血容量增加，血液黏滞度降低，并通过稀释血液而增加循环血容量及肾小球滤过率。该药在肾小球滤过后不易被重吸收，使水在近曲小管和髓襻升支和近曲小管的重吸收减少，而产生利尿作用。

2. 甘露醇临床应用　甘露醇是治疗脑水肿、降低颅内压安全而有效的首选药物。也用于青光眼急性发作和患者术前应用以降低眼压及用于预防急性肾衰竭。

第 22 单元　作用于血液及造血器官的药物

本单元内容较多，出题点分散，须全面掌握，侧重于肝素药理作用，其他内容也要求熟悉。

一、肝素

1. 药理作用　抗凝作用；使血管内皮释放脂蛋白酯酶，水解血中乳糜微粒和 VLDL 发挥调血脂作用；抑制炎症介质活性和炎症细胞活动，呈现抗炎作用；抑制血管平滑肌细胞增生，抗血管内膜增生等作用；抑制血小板聚集。

2. 临床应用　血栓栓塞性疾病：主要用于防治血栓形成和栓塞，如深静脉血栓、肺栓塞和周围动脉血栓栓塞等，防止血栓的形成和扩大；弥散性血管内凝血；防治心肌梗死、脑梗死、心血管手术及外周静脉术后血栓形成；体外抗凝。

二、香豆素类抗凝血药

1. 药理作用　香豆素类是维生素 K 拮抗药，抑制维生素 K 在肝由环氧化物向氢醌型转化，从而阻止维生素 K 的反复利用。香豆素类体外无效，在体内也需在原有的凝血因子 Ⅱ、Ⅶ、Ⅸ、Ⅹ、抗凝血蛋白 C 和 S 耗竭后才发挥抗凝作用。

2. 药物相互作用

（1）阿司匹林、保泰松等使血浆中游离香豆素类浓度升高，抗凝作用增强。

（2）降低维生素 K 生物利用度的药物或各种病理状态导致胆汁减少，均可增强香豆素类的作用。

（3）广谱抗生素抑制肠道产生维生素 K 的菌群，减少维生素 K 的生成，增强香豆素类的作用。

（4）肝病时，因凝血因子合成减少也可增强其作用。

（5）肝药酶诱导剂苯巴比妥、苯妥英钠、利福平等能加速香豆素类的代谢，降低其抗凝作用。

三、抗血小板药

阿司匹林的药理作用、作用机制及临床应用：可抑制血小板聚集，作用持续 2～3d。阿司匹林与 COX-1 氨基酸序列第 530 位丝氨酸残基结合使之乙酰化，不可逆的抑制 COX-1 的活性，从而抑制血小板和血管内膜 TXA$_2$ 的合成。阿司匹林对胶原、ADP、抗原抗体复合物及某些病毒和细菌引起的血小板聚集都有明显的抑制作用，可防止血栓形成。阿司匹林能部分拮抗纤维蛋白原溶解导致的血小板激活，还可抑制 t-PA 的释放。

每日给予小剂量阿司匹林可防治冠状动脉性疾病、心肌梗死、脑梗死、深静脉血栓形成和肺梗死等。能减少缺血性心脏病发作和复发的危险，也可使一过性脑缺血发作患者的卒中发生率和病死率降低。

四、纤维蛋白溶解药

链激酶的药理作用及临床应用：其与内源性纤维蛋白溶酶原结合成复合物，并促使纤维蛋白溶酶原转变为纤溶酶，纤溶酶迅速水解血栓中纤维蛋白，导致血栓溶解。

临床主要用于治疗血栓栓塞性疾病。

五、促凝血药

维生素 K 的临床应用及不良反应如下。

1. 临床应用　主要用于梗阻性黄疸、胆瘘、慢性腹泻、早产儿、新生儿出血等，以及香豆素类、水杨酸类药物或其他原因导致凝血酶原过低而引起的出血者，亦可用于预防长期应用广谱抗生素继发的维生素 K 缺乏症。

2. **不良反应** 维生素 K 毒性低，静脉注射维生素 K_1 速度快时，可产生面部潮红、出汗、血压下降，甚至发生虚脱。一般以肌内注射为宜。维生素 K_3 和维生素 K_4 常致胃肠道反应，引起恶心、呕吐等，较大剂量可致新生儿、早产儿溶血性贫血，高胆红素血症及黄疸，对红细胞缺乏葡萄糖-6-磷酸脱氢酶的特异质者也可诱发急性溶血性贫血。肝功能不良者应慎用。

六、抗贫血药

1. **铁剂的临床应用** 治疗失血过多或需铁增加所致的缺铁性贫血，疗效极佳。

2. **叶酸的药理作用** 叶酸和叶酸制剂进入体内被还原和甲基化为具有活性的 5-甲基四氢叶酸。进入细胞后 5-甲基四氢叶酸作为甲基供给体使维生素 B_{12} 转成甲基 B_{12}，而自身变为四氢叶酸，后者能与多种一碳单位结合成四氢叶酸类辅酶，传递一碳单位，参与体内多种生化代谢。

（1）嘌呤核苷酸的从头合成。

（2）从尿嘧啶脱氧核苷酸（dUMP）合成胸腺嘧啶脱氧核苷酸（dTMP）。

（3）促进某些氨基酸的互变：当叶酸缺乏时，代谢发生障碍，其中最为明显的是 dTMP 合成受阻，导致 DNA 合成障碍，细胞有丝分裂减少。由于对 RNA 和蛋白质合成影响较少，使血细胞 RNA∶DNA 比率增高，出现巨幼红细胞性贫血，消化道上皮增殖受抑制，出现舌炎、腹泻。

3. **维生素 B_{12} 的药理作用** 维生素 B_{12} 参与 5-甲基四氢叶酸同型半胱氨酸甲基转移酶，促使同型半胱氨酸转为甲硫氨酸和 5-甲基四氢叶酸转为四氢叶酸和甲基丙二酰辅酶 A 变位酶，可促使甲基丙二酰辅酶 A 转变为琥珀酰辅酶 A 的反应。主要用于恶性贫血和巨幼红细胞性贫血。

七、血容量扩充药

右旋糖酐的药理作用及临床应用如下。

1. **药理作用** 右旋糖酐分子量较大，能提高血浆胶体渗透压，从而扩充血容量，维持血压。作用强度与维持时间依中、低、小分子量而逐渐降低。低、小分子右旋糖酐阻止红细胞和血小板集聚及纤维蛋白聚合，降低血液黏滞性，并对凝血因子Ⅷ有抑制作用，从而改善微循环。右旋糖酐具渗透性利尿作用。

2. **临床应用** 主要用于低血容量性休克，包括急性失血、创伤和烧伤性休克。低分子和小分子右旋糖酐改善微循环作用较佳，用于中毒性、外伤性及失血性休克，可防止休克后期 DIC。也用于防治心肌梗死、心绞痛、脑血栓形成、血管闭塞性脉管炎和视网膜动静脉血栓等。

第 23 单元 组胺受体阻断药

重点提示

本单元医师考试涉及内容较少，题量较小，但要求熟悉 H_1、H_2 受体阻滞药的药理作用特点及临床应用。

考点串讲

一、H_1 受体阻断药

（一）药理作用

1. **抗 H_1R 作用** 对抗组胺引起的支气管、胃肠道平滑肌的收缩作用。对组胺直接引起的局部毛细血管扩张和通透性增加（水肿）有很强的抑制作用。

2. **中枢抑制作用** 第一代药物镇静、嗜睡。第二代药物不易透过血脑屏障，故无中枢抑制作用。

3. **其他作用** 苯海拉明、异丙嗪等具有阿托品样抗胆碱作用，镇吐和防晕作用较强；咪唑斯汀对鼻塞尚具有显著疗效。

（二）临床应用

1. 皮肤黏膜变态反应性疾病　荨麻疹，过敏性鼻炎，昆虫叮咬，血清病，药疹，接触性皮炎效价。对支气管哮喘效果疗效差，对过敏性休克无效。

2. 防晕镇吐　晕动病、放射病等引起的呕吐，常用苯海拉明和异丙嗪。

3. 其他　抗胆碱作用：苯海拉明、异丙嗪——镇吐、防晕；咪唑斯汀——缓解鼻塞。

二、H₂受体阻断药

雷尼替丁的药理作用及临床应用如下。

1. 药理作用　竞争性拮抗 H₂ 受体，抑制组胺引起的胃酸分泌，降低胃酸和胃酶活性。H₂ 受体阻断药还有免疫功能调节作用。

2. 临床应用　用于十二指肠溃疡、胃溃疡，应用 6～8 周，愈合率较高。还可用于其他胃酸分泌过多的疾病，如胃肠吻合口溃疡、反流性食管炎等。

第 24 单元　作用于呼吸系统的药物

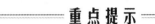

重点提示

本单元历年出题量较小，知识点考查主要集中在色甘酸钠的临床应用，要求重点掌握。其次沙丁胺醇及茶碱的药理作用及临床应用也应熟悉。

考点串讲

主要介绍平喘药。

一、沙丁胺醇、特布他林的药理作用

沙丁胺醇、特布他林是 β₂ 受体激动药，药理作用主要是松弛支气管平滑肌。机制：β₂ 受体激动药与平滑肌细胞膜上的 β₂ 受体结合后，引起受体构型改变，激活兴奋性 G 蛋白，从而活化腺苷酸环化酶，催化细胞内 ATP 转变为 cAMP，引起细胞内 cAMP 水平增加，转而激活 cAMP 依赖性蛋白激酶 A，再通过降低细胞内游离钙浓度、使肌球蛋白轻链激酶失活和开放钾通道 3 个途径，引起平滑肌松弛。

二、氨茶碱的药理作用、作用机制

1. 药理作用　茶碱是一类甲基黄嘌呤类衍生物，为常用的支气管扩张药，对气道平滑肌有直接松弛作用。

2. 作用机制　茶碱的作用机制涉及多环节，主要有如下几方面。

（1）抑制磷酸二酯酶。

（2）阻断腺苷受体。

（3）增加内源性儿茶酚胺的释放。

（4）干扰气道平滑肌的钙离子转运。

（5）茶碱在较低的血浆浓度（5～10mg/L）时具有免疫调节作用与抗感染作用。

（6）茶碱能增加膈肌收缩力，减轻膈肌疲劳，该作用有利于慢性阻塞性肺疾病的治疗。

（7）促进纤毛运动，加速黏膜纤毛的消除速度，有助于哮喘急性发作时的治疗。

（8）近年发现茶碱具有抗感染作用，体外试验表明，治疗浓度的茶碱可抑制肥大细胞释放炎症介质。

三、色甘酸钠的药理作用及临床应用

1. 药理作用　色甘酸钠无松弛支气管及其他平滑肌的作用，也没有对抗组胺、白三烯等过敏介质的作用。但在接触抗原前用药，可预防Ⅰ型变态反应所致的哮喘，也能预防运动或其他刺激所致的哮喘。它能抑制肺肥大细胞对各种刺激，包括IgE与抗原结合所引起脱颗粒作用，抑制组胺及颗粒中其他内容物的释放。这一作用有种属及器官选择性，人支气管肺泡洗液中的肥大细胞最为敏感。作用的发生与受刺激肥大细胞内Ca^{2+}浓度的降低有关。它还能逆转哮喘患者白细胞功能改变。

2. 临床应用　主要用于气管哮喘的预防性治疗，能降低支气管的较高反应性。也可用于过敏性鼻炎、溃疡性结肠炎及其他胃肠道过敏性疾病。

第25单元　作用于消化系统的药物

═══════ 重点提示 ═══════

本单元主要考核内容为奥美拉唑的药理作用、临床应用及不良反应。应全面、熟练掌握本单元内容。

═══════ 考点串讲 ═══════

奥美拉唑

抗消化性溃疡药，药理作用、临床应用及不良反应如下。

1. 药理作用　有强大持久的抑制胃酸分泌作用。每天口服40mg，连服8d，24h胃液平均升高至pH5.3。抑制胃酸作用持久，一次口服40mg，3d后胃酸分泌仍部分受抑制，连续服用的效果优于单次服用。由于胃内pH升高，反馈性地使胃黏膜的G细胞分泌胃泌素，从而使血中胃泌素水平升高。但由于本药对组胺，五肽胃泌素等刺激引起的胃酸分泌亦有明显抑制作用，所以并不影响其抑制胃酸分泌作用。动物实验证明奥美拉唑对阿司匹林、乙醇、应激所致的胃黏膜损伤有预防保护作用。体外试验证明奥美拉唑有抗幽门螺杆菌作用。

2. 临床应用

（1）反流性食管炎，有效率达75%～85%。

（2）消化性溃疡，服用1～6个月，溃疡愈合率达97%，其他类药物无效用4周，愈合率达90%。

（3）幽门螺杆菌感染，幽门螺杆菌83%～88%转阴。

（4）上消化道出血。

3. 不良反应　不良反应发生率较低（<3%），症状有头痛、头晕、失眠、外周神经炎等神经系统症状；在消化系统方面可见口干、恶心、呕吐、腹胀；其他可见男性乳腺发育、皮疹、溶血性贫血等。

第26单元　肾上腺皮质激素类药物

═══════ 重点提示 ═══════

本单元是药理学的重点章节，但近几年出题量减少，要求重点掌握糖皮质激素的药理作用（抗感染、抗休克、抗过敏、允许作用）、临床应用、不良反应及停药反应的原因。

考点串讲

糖皮质激素

（一）药理作用

1. 对物质代谢的影响

（1）糖代谢：减少葡萄糖的利用，促进糖原异生，增加肝、肌糖原含量，升高血糖。

（2）蛋白质代谢：加速蛋白质分解代谢，增高血清氨基酸和尿中氮的排泄量，造成负氮平衡；大剂量还能抑制蛋白质合成。

（3）脂质代谢：长期大剂量使用可促使皮下脂肪分解、重新分布，形成向心性肥胖。

（4）核酸代谢：可诱导某种特殊的 mRNA 合成，表达出抑制细胞膜转运功能的蛋白质，从而使细胞合成代谢抑制，分解代谢增强。

（5）水和电解质代谢：影响较弱，但也有一定保钠排钾作用。

2. 允许作用　对有些组织细胞无直接效应，但可给其他激素发挥作用创造有利条件，称为允许作用。

3. 抗炎作用及机制　在急性炎症初期，抑制毛细血管通透性、白细胞浸润及吞噬反应，减少各种炎性介质的释放，从而减轻渗出及局部水肿；在炎症后期，抑制毛细血管和纤维母细胞的增生及胶原蛋白的合成，防止粘连及瘢痕形成。

4. 抑制免疫与抗过敏作用

（1）对免疫系统的抑制作用：GCs 能干扰淋巴组织在抗原作用下的分裂和增殖，阻断致敏 T 淋巴细胞所诱发的单核细胞和巨噬细胞的募集从而抑制皮肤迟发性过敏反应。

机制：诱导淋巴细胞 DNA 降解；影响淋巴细胞的物质代谢；诱导淋巴细胞凋亡；抑制核转录因子 NF-κB 活性。

（2）抗过敏作用：能减少过敏介质的产生，因而减轻过敏性症状。

5. 抗休克作用　常用于严重休克，特别是中毒性休克的治疗。

6. 其他作用

（1）退热作用：用于严重的中毒型感染及晚期癌肿的发热，常具有迅速而良好的退热作用。

（2）中枢神经系统：可使中枢的兴奋性提高，偶可诱发精神失常，大剂量可致儿童惊厥。

（3）血液与造血系统：大剂量可使血小板、红细胞及中性白细胞数增多；但却降低中性白细胞功能。此外，可使血液中淋巴细胞减少，但存在明显的动物种属差异。

（4）骨骼：大剂量长期应用可出现骨质疏松，尤其是脊椎骨，甚至发生压缩性骨折、楔形及鱼骨样畸形。

（5）心血管系统：糖皮质激素增强血管对其他活性物质的反应性。

（二）临床应用

1. 严重感染或炎症

（1）严重继续感染：主要用于中毒型感染或同时伴有休克的严重急性感染者，其目的在于迅速消除机体的过度炎症反应，减轻症状，以防止心、脑等重要器官的严重损害，争取时间以利于抗菌药物控制感染。宜在有效、足量抗菌药物治疗感染的前提下，给予 GCs 进行辅助治疗。病毒性感染一般不用 GCs。但其对流行性腮腺炎、严重传染性肝炎、乙型脑炎和麻疹等，也有缓解症状作用。

对于多种结核病的急性期，尤其是以渗出为主的结核病，如结核性脑膜炎、心包炎、胸膜炎、腹膜炎等，在早期应用抗结核药物治疗的同时辅以短程 GCs，可迅速退热、减轻炎症渗出，使积液消退，减少愈合过程中纤维增生及粘连的发生。

（2）防止某些炎症的后遗症：应用 GCs 可减少炎性渗出，防止组织过度破坏，抑制粘连及瘢痕的形成，从而防止某些炎症后遗症的发生。

2. 自身免疫性疾病、器官移植排斥反应和过敏性疾病

（1）自身免疫性疾病：如严重风湿热、全身性红斑狼疮和肾病综合征等应用 GCs 后可缓解症状。对多发性皮肌炎，GCs 为首选药。不宜单用，一般采用综合疗法，以免引起不良反应。

（2）过敏性疾病：如血管神经性水肿和过敏性休克等，此类疾病一般发作快，消失也快，主要应用肾上腺素受体激动药和抗组胺药物治疗。对严重病例或其他药物无效时，可应用 GCs 做辅助治疗。

（3）器官移植排斥反应：若与免疫抑制药（如环孢素等）合用，疗效更好，并可减少两药的剂量。

3. 抗休克治疗　　在有效的抗菌药物治疗下，可及早、短时间突击使用大剂量 GCs 用于感染中毒性休克；在补液补电解质或输血后效果不佳的低血容量性休克者，可合用超大剂量的 GCs 进行治疗。可与首选药肾上腺素合用用于过敏性休克的治疗。

4. 替代疗法　　适用于急、慢性肾上腺皮质功能不全者，脑垂体前叶功能减退及肾上腺次全切除术后。

5. 其他　　血液病；局部应用。

（三）不良反应

1. 大剂量长期应用引起的不良反应

（1）消化系统并发症：因可刺激胃酸、胃蛋白酶的分泌并抑制胃黏液分酶，降低胃肠黏膜的抵抗力，故可诱发或加剧胃、十二指肠溃疡，甚至造成消化道出血或穿孔。

（2）诱发或加重感染：长期应用可诱发感染或使体内潜在病灶扩散，特别是在原有疾病已使抵抗力降低的白血病、再生障碍性贫血、肾病综合征等患者更易发生。

（3）医源性肾上腺皮质功能亢进：又称类肾上腺皮质功能亢进综合征，是过量 GCs 引起物质代谢和水盐代谢紊乱所致。

（4）心血管系统并发症：长期应用，由于钠、水潴留和血脂升高可引起高血压和动脉粥样硬化。

（5）骨质疏松、肌肉萎缩、伤口愈合迟缓等。糖尿病。

（6）其他：有癫痫或精神病史者禁用或慎用。

2. 停药反应

（1）医源性肾上腺皮质功能不全：长期大量用药，可导致肾上腺皮质萎缩；若减量过快或突然停药时，可诱发肾上腺皮质功能不全。临床表现为低血压、休克、恶心、呕吐和乏力等，须及时抢救。

防治措施：停药须经缓慢的减量过程，不可骤然停药；停用 GCs 后应连续应用 ACTH 7d 左右；在停药 1 年内如遇应激情况，应及时投予足量的 GCs。

（2）反跳现象：指突然停药或减量过快而致原病复发或恶化。其发生可能与患者对激素产生了依赖性或病情尚未完全控制有关。常需加大剂量再行治疗，待症状缓解后再缓慢减量、停药。

（四）代表药物

1. 短效糖皮质激素　　氢化可的松、可的松。

2. 中效糖皮质激素　　泼尼松、泼尼松龙、甲泼尼龙、曲安西龙。

3. 长效糖皮质激素　　倍他米松、地塞米松。

第 27 单元　　甲状腺激素及抗甲状腺药

━━━━━━━━━━━━ 重点提示 ━━━━━━━━━━━━

本单元考试涉及较少，主要考点为硫脲类药物的药理作用、临床应用及不良反应。考生在复习中要求熟悉。

主要介绍抗甲状腺药。

一、硫脲类的药理作用

1. 抑制甲状腺激素的合成 通过抑制甲状腺过氧化物酶，进而抑制酪氨酸的碘化及耦联。对已合成的甲状腺激素无效，故改善症状常需 2～3 周，恢复基础代谢率需 1～2 个月。

2. 抑制周围组织的 T_4 转化为生物活性较强的 T_3 在重症甲状腺功能亢进症、甲状腺危象时，该药可列为首选。

3. 其他 降低血液循环中甲状腺刺激性免疫球蛋白。

二、硫脲类的临床应用

1. 甲状腺功能亢进症的内科治疗 适用于轻症和不宜手术或放射性碘治疗者，如儿童、青少年、术后复发、年老体弱的中重度患者，以及兼有心、肝、肾、出血性疾病等患者。

2. 甲状腺手术前准备 减少甲状腺功能亢进症患者甲状腺手术合并症及甲状腺危象，但可使 TSH 分泌增多，使腺体增生，组织脆而充血。

3. 甲状腺危象的治疗 感染、外伤、手术、情绪激动等诱因，可致大量甲状腺激素突然释放入血，使患者发生高热、虚脱、心力衰竭、肺水肿、水和电解质紊乱等，严重时可致死亡，称为甲状腺危象。对此，除消除诱因、对症治疗外，主要给大剂量碘剂以抑制甲状腺激素释放，并立即应用硫脲类（常选用丙硫氧嘧啶）阻止甲状腺素合成，剂量约为治疗量的 2 倍，疗程一般不超过 1 周。

三、硫脲类的不良反应

1. 变态反应 最常见，如皮肤瘙痒、药疹，少数伴有发热。
2. 消化道反应 有厌食、呕吐、腹痛、腹泻等。
3. 粒细胞缺乏症 为最严重不良反应，发生率为 0.3%～0.6%。应定期检查血象，注意与甲状腺功能亢进症本身引起的白细胞数偏低相区别。
4. 甲状腺肿及甲状腺功能减退 甲状腺肿及甲状腺功能减退。孕妇慎用或不用，哺乳期妇女禁用。

第 28 单元 胰岛素及口服降血糖药物

本单元内容较少。重点掌握磺酰脲类药物的药理作用、作用机制及临床应用。其次要求掌握胰岛素的临床应用，了解胰岛素的药理作用及作用机制。

一、胰岛素

（一）胰岛素的药理作用及作用机制

1. 胰岛素的药理作用 胰岛素主要促进肝、脂肪、肌肉等靶组织糖原和脂肪的储存。
（1）降血糖：加速葡萄糖的氧化和酵解；促进糖原的合成和储存；抑制糖原分解和异生。
（2）能促进脂肪合成并抑制其分解，减少游离脂肪酸和酮体的生成，增加脂肪酸和葡萄糖的转运，使其利用增加。
（3）增加氨基酸的转运和核酸、蛋白质的合成，抑制蛋白质的分解。
（4）加快心率，加强心肌收缩力和减少肾血流，在伴发相应疾病时应给予充分注意。

2. 胰岛素的作用机制　胰岛素受体是由两个 α-亚单位及两个 β-亚单位组成的大分子蛋白复合物。α-亚单位在胞外，含胰岛素结合部位，β-亚单位为跨膜蛋白，其胞内部分含酪氨酸蛋白激酶。胰岛素与胰岛素受体的 α-亚基结合后迅速引起 β-亚基的自身磷酸化，进而激活 β-亚基上的酪氨酸蛋白激酶，由此导致对其他细胞内活性蛋白的连续磷酸化反应，进而产生降血糖等生物效应。

（二）胰岛素的临床应用

1. 胰岛素注射剂　注射用普通胰岛素制剂仍是治疗 1 型糖尿病的最重要药物，对胰岛素缺乏的各型糖尿病均有效。

（1）主要用于下列情况：1 型糖尿病；2 型糖尿病经饮食控制或用口服降血糖药未能控制者；糖尿病发生各种急性或严重并发症者，如酮症酸中毒及非酮症性高渗性昏迷；合并重度感染、消耗性疾病、高热、妊娠、创伤及手术的各型糖尿病；细胞内缺钾者，胰岛素与葡萄糖同用可促使钾内流。

（2）依据起效快慢、活性达峰时间及作用持续长短可将胰岛素制剂分为以下 4 种。

①速效胰岛素：包括正规胰岛素及经分子改构获得的 Lisproinsulin。其共同特点是溶解度高；可静脉注射，适用于重症糖尿病初治及有酮症酸中毒等严重并发症者；皮下注射起效迅速，作用时间短（维持 6～8h）。

②中效胰岛素：包括低精蛋白锌胰岛素，精蛋白含量较少，中性溶液，属中效类（维持 18～24h），临床应用最广；珠蛋白锌胰岛素，国内产品多为酸性溶液。

③长效胰岛素：如精蛋白锌胰岛素，近乎中性，注射后逐渐释出胰岛素，作用延长，但不能静脉给药。

④单组分胰岛素：为高纯度胰岛素（纯度大于99%）。单组分牛胰岛素仍有一定抗原性；单组分猪胰岛素抗原性很弱。用过普通胰岛素的患者改用单组分胰岛素后体内胰岛素抗体逐渐减少，胰岛素的需要量也同时降低。

2. 胰岛素吸入剂　胰岛素吸入剂是将重组胰岛素与适宜辅料制备的溶液经喷雾干燥后得到，患者使用专用的吸入器，将雾化的胰岛素经口腔吸入送达肺部，达到给药目的。

二、口服降血糖药

（一）磺酰脲类的药理作用

1. 降血糖作用　该类药降低正常人血糖，对胰岛功能尚存的患者有效，但对 1 型糖尿病患者及切除胰腺之动物则无作用。

2. 对水排泄的影响　格列本脲、氯磺丙脲有抗利尿作用，但不降低肾小球滤过率，这是促进 ADH 分泌和增强其作用的结果，可用于尿崩症。

3. 对凝血功能的影响　能使血小板黏附力减弱，刺激纤溶酶原的合成。

（二）磺酰脲类的作用机制

刺激胰岛 B 细胞释放胰岛素。当该类药物与胰岛 B 细胞膜上磺酰脲受体结合后，可阻滞与受体相耦联的 ATP 敏感钾通道而阻止钾外流，致使细胞膜除极，增强电压依赖性钙通道开放，促进胞外钙内流。胞内游离钙浓度增加后，触发胰岛素的释放；降低血清糖原水平；增加胰岛素与靶组织的结合能力。长期服用且胰岛素已恢复至给药前水平的情况下，其降血糖作用仍然存在，这可能与其增加靶细胞膜上胰岛素受体的数目和亲和力有关。

（三）磺酰脲类的临床应用

1. 用于胰岛功能尚存的 2 型糖尿病且单用饮食控制无效者。

2. 尿崩症：只用氯磺丙脲，0.125～0.5g/d，可使患者尿量明显减少。

（四）双胍类的药理作用、作用机制及临床应用

1. 药理作用　可明显降低糖尿病患者的血糖，但对正常人血糖无明显影响。

2．作用机制　可能是促进脂肪组织摄取葡萄糖，降低葡萄糖在肠的吸收及糖原异生，抑制胰高血糖素释放等。

3．临床应用　主要用于轻症糖尿病患者，尤适用于肥胖及单用饮食控制无效者。

第 29 单元　β-内酰胺类抗生素

重点提示

本单元内容较多，但考试对本章的考查较少。但出题点集中在青霉素的抗菌作用及临床应用、不良反应，以及头孢类抗生素的各代产品特点上，须重点掌握。

考点串讲

一、青霉素类

（一）青霉素的抗菌作用、临床应用及不良反应

1．抗菌作用　青霉素抗菌作用很强，在细菌繁殖期低浓度抑菌，较高浓度杀菌。

对下列细菌有高度抗菌活性：大多数革兰阳性球菌；革兰阳性杆菌；革兰阴性球菌；少数革兰阴性杆菌；螺旋体、放线杆菌。

2．临床应用　本药肌内注射或静脉滴注为治疗敏感所致感染的首选药。如溶血性链球菌引起的蜂窝织炎、丹毒、猩红热、咽炎、扁桃体炎、心内膜炎等；肺炎球菌引起的大叶性肺炎、脓胸、支气管肺炎等；草绿色链球菌引起的心内膜炎、淋球奈瑟菌所致的生殖道淋病；敏感的金黄色葡萄球菌引起的疖、痈、败血症等；脑膜炎奈瑟菌引起的流行性脑脊髓膜炎；也可用于放线杆菌病、钩端螺旋体病、梅毒、回归热的治疗。还可用于白喉、破伤风、气性坏疽和流产后产气荚膜梭菌所致的败血症的治疗。但因青霉素对细菌产生的外毒素无效，故必须加用抗毒素血清。

3．不良反应

（1）变态反应：为青霉素类最常见的不良反应，在各种药物中居首位。各种类型的变态反应都可出现，以皮肤过敏（荨麻疹、药疹等）和血清病样反应较多见，但多不严重，停药后可消失。最严重的是过敏性休克。

主要防治措施：问过敏史；避免滥用和局部用药；避免在饥饿时注射青霉素；不在没有急救药物（如肾上腺素）和抢救设备的条件下使用；初次使用、用药间隔 3d 以上或换批号者必须做皮肤过敏试验，反应阳性者禁用；注射液需临用现配；患者每次用药后需观察 30min，无反应者方可离去；一旦发生过敏性休克，应首先立即皮下或肌内注射肾上腺素 0.5~1.0mg，严重者应稀释后缓慢静脉注射或静脉滴注，必要时加入糖皮质激素和抗组胺药。

（2）赫氏反应：应用青霉素治疗梅毒、钩端螺旋体、雅司、鼠咬热或炭疽等感染时，可有症状加剧现象，表现为全身不适、寒战、发热、咽痛、肌痛、心率加快等症状。

4．其他　肌内注射青霉素可产生局部疼痛，红肿或硬结。剂量过大或静脉给药过快时可对大脑皮质产生直接刺激作用。鞘内注射可引起脑膜或神经刺激症状。

（二）氨苄西林的抗菌作用及临床应用

氨苄西林对革兰阴性杆菌有较强的抗菌作用，如对伤寒沙门菌、副伤寒沙门菌、百日咳鲍特菌、大肠埃希菌、痢疾志贺菌等均有较强的抗菌作用，对铜绿假单胞菌无效，对球菌、革兰阳性杆菌、螺旋体的抗菌作用不及青霉素，但对粪链球菌作用优于青霉素。临床用于治疗敏感菌所致的呼吸道感染、伤寒、副伤寒、尿路感染、胃肠道感染、软组织感染、脑膜炎、败血症、心内膜炎等，严重病例应与氨基糖苷类抗生素合用。

（三）阿莫西林的抗菌作用及临床应用

阿莫西林抗菌谱和抗菌活性与氨苄西林相似，但对肺炎球菌、肠球菌、沙门菌属、幽门螺杆菌的杀菌作用比氨苄西林强。主要用于敏感菌所致的呼吸道、尿路、胆道感染及伤寒治疗。此外也可用于慢性活动性胃炎和消化性溃疡的治疗。

二、头孢菌素类

1. 第一代头孢菌素特点及临床应用　第一代头孢菌素对革兰阳性菌抗菌作用较第二、三代强，但对革兰阴性菌的作用差。可被细菌产生的 β-内酰胺酶所破坏。主要用于治疗敏感菌所致呼吸道和尿路感染、皮肤及软组织感染。

2. 第二代头孢菌素特点及临床应用　第二代头孢菌素对革兰阳性菌作用略逊于第一代，对革兰阴性菌有明显作用，对厌氧菌有一定作用，但对铜绿假单胞菌无效。对多种 β-内酰胺酶比较稳定。可用于治疗敏感菌所致肺炎、胆道感染、菌血症、尿路感染和其他组织器官感染等。

3. 第三代头孢菌素特点及临床应用　第三代头孢菌素对革兰阳性菌的作用不及第一、二代，对革兰阴性菌包括肠杆菌类、铜绿假单胞菌及厌氧菌有较强的作用。对 β-内酰胺酶有较高的稳定性。可用于危及生命的败血症、脑膜炎、肺炎、骨髓炎及尿路严重感染的治疗，能有效控制严重的铜绿假单胞菌感染。

第30单元　大环内酯类及林可霉素类抗生素

==================== 重点提示 ====================

本单元并非每年都考，题量较小，重点掌握红霉素及林可霉素的临床应用。了解其抗菌作用。

==================== 考点串讲 ====================

一、红霉素

（一）抗菌作用

1. 抗菌机制　作用于 50S 亚基，可能与 P 位结合，抑制转肽作用及 mRNA 移位。

2. 抗菌谱　革兰阳性菌、革兰阴性球菌作用与 PG 相似（较弱）。革兰阴性杆菌：对百日咳、流感、布鲁杆菌、军团菌、空肠弯曲杆菌作用强。对螺旋体、肺炎支原体、沙眼衣原体、立克次体等有效。

（二）临床应用

临床常用于治疗耐青霉素的金黄色葡萄球菌感染和对青霉素过敏者，还用于上述敏感菌所致的各种感染，也能用于厌氧菌引起的口腔感染和肺炎支原体、肺炎衣原体、溶脲脲原体等非典型病原体所致的呼吸系统、泌尿生殖系统感染。红霉素的不良反应主要为胃肠道反应，少数患者可发生肝损害，个别患者可有过敏性药疹、药热、耳鸣、暂时性耳聋等。

二、林可霉素类

林可霉素类抗生素包括林可霉素和克林霉素，两药具有相同的抗菌谱和抗菌机制，但由于克林霉素的口服吸收、抗菌活性、毒性和临床疗效均优于林可霉素，故临床常用。两药的抗菌谱与红霉素类似。最主要特点是对各类厌氧菌有强大抗菌作用，对需氧革兰阳性菌有显著活性，对革兰阴性杆菌几乎无作用。

主要用于厌氧菌、包括脆弱类杆菌、产气荚膜梭菌、放线杆菌等引起的口腔、腹腔和妇科感染。治疗需氧革兰阳性球菌引起的呼吸道、骨及软组织、胆道感染及败血症、心内膜炎等。对金黄色葡萄球菌引起的骨髓炎为首选药。

第 31 单元　氨基糖苷类抗生素

重点提示

本单元并不是每年都有题，但是各个章节需要掌握的知识点较多，重点掌握氨基糖苷类抗生素抗菌作用特性及不良反应，其次要求掌握常用的氨基糖苷类抗生素的临床应用。

考点串讲

氨基糖苷类抗生素都由氨基糖分子和非糖部分的苷元结合而成，它包括链霉素、庆大霉素、卡那霉素、西索米星及人工半合成的妥布霉素、阿米卡星、奈替米星等。

一、氨基糖苷类抗生素的共性

（一）抗菌作用及作用机制

1. 抗菌作用　氨基糖苷类对各种需氧革兰阴性菌（如大肠埃希菌、克雷伯菌属、肠杆菌属、变形杆菌属等）具高度抗菌活性。此外，对沙雷菌属、产碱杆菌属、布鲁杆菌、沙门菌、痢疾杆菌、嗜血杆菌及分枝杆菌也具有抗菌作用。氨基糖苷类对革兰阴性球菌（如淋球菌、脑膜炎球菌）的作用较差。流感杆菌及肺炎支原体呈中度敏感，但临床疗效不显著。

2. 抗菌作用机制　氨基糖苷类的抗菌作用机制是阻碍细菌蛋白质的合成。

氨基糖苷类能影响蛋白质合成的许多环节：①起始阶段，抑制 70S 始动复合物的形成；②选择性地与 30S 亚基上靶蛋白结合，使 mRNA 上的密码错译，导致异常的、无功能的蛋白质合成；③阻碍终止因子（R）与核蛋白体 A 位结合，使已合成的肽链不能释放并阻止 70S 核蛋白体的解离，最终造成菌体内核蛋白体的耗竭。此外，氨基糖苷类通过离子吸附作用附着于细菌体表面造成胞膜缺损致使胞膜通透性增加，细胞内钾离子、腺嘌呤核苷酸、酶等重要物质外漏，从而导致细菌死亡。

（二）不良反应

氨基糖苷类的主要不良反应是耳毒性和肾毒性，尤其在儿童和老年人更易引起。毒性产生与服药剂量和疗程有关。

1. 耳毒性　包括前庭神经和耳蜗听神经损伤。前庭神经功能损伤发生率依次为新霉素＞卡那霉素＞链霉素＞西索米星＞阿米卡星≥庆大霉素≥妥布霉素＞奈替米星。耳蜗听神经功能损伤发生率依次为新霉素＞卡那霉素＞阿米卡星＞西索米星＞庆大霉素＞妥布霉素＞奈替米星＞链霉素。该毒性还能影响子宫内胎儿。

2. 肾毒性　氨基糖苷类是诱发药源性肾衰竭的最常见因素，其发生率依次为新霉素＞卡那霉素＞庆大霉素＞妥布霉素＞阿米卡星＞奈替米星＞链霉素。临床用药时应定期进行肾功能检查。有条件的地方应做血药浓度监测。肾功能减退患者慎用或调整给药方案。避免合用有肾毒性的药物。

3. 神经肌肉麻痹　各种氨基糖苷类抗生素均可引起神经肌肉麻痹作用，虽较少见，但有潜在性危险。神经肌肉阻断作用与剂量及给药途径有关，如静脉滴注速度过快或同时应用肌肉松弛药与全身麻醉药。重症肌无力者尤易发生，可致呼吸停止。

4. 变态反应　皮疹、发热、血管神经性水肿、口周发麻等常见。接触性皮炎是局部应用新霉素最常见的反应。链霉素可引起过敏性休克，其发生率仅次于青霉素，防治措施同青霉素。

二、常用氨基糖苷类

1. 庆大霉素临床应用　庆大霉素是治疗各种革兰阴性杆菌感染的主要抗菌药，尤其对沙雷菌属作用更强，为氨基糖苷类中的首选药。可与青霉素或其他抗生素合用，协同治疗严重的球菌感染。亦可用于术前预防和术后感染。还可局部用于皮肤、黏膜表面感染和眼、耳、鼻部感染。

2. 妥布霉素临床应用　妥布霉素对肺炎杆菌、肠杆菌属、变形杆菌属、铜绿假单胞菌的抑菌或杀菌作用较庆大霉素强，且对耐庆大霉素菌株仍有效，适合治疗铜绿假单胞菌所致的各种感染，通常应与青霉素类或头孢菌素类药物合用。

3. 阿米卡星临床应用　阿米卡星是卡那霉素的半合成衍生物，其抗菌谱为本类药物中最宽的。其突出优点是对许多肠道革兰阴性菌和铜绿假单胞菌所产生的钝化酶稳定，因而主要用于治疗对其他氨基糖苷类耐药菌株（包括铜绿假单胞菌）所致的感染，如对庆大霉素、卡那霉素耐药株引起的尿路、肺部感染，以及铜绿假单胞菌、变形杆菌所致的败血症。

第32单元　四环素类

重点提示

本单元出题内容较少，重点掌握四环素类药物作用机制，各种代表药物的不良反应及应用。

考点串讲

四环素类属广谱抗生素，对革兰阳性菌和阴性菌具有快速抑菌作用，对立克次体、支原体、衣原体、某些螺旋体和原虫也具有较强的抑制作用。

一、四环素抗菌作用、临床应用及不良反应

1. 抗菌作用　对革兰阳性菌的抑制作用强于阴性菌，但是对革兰阳性菌的作用不如青霉素类和头孢菌素类，对革兰阴性菌的作用不如氨基糖苷类及氯霉素类。极高浓度时具有杀菌作用。对伤寒杆菌、副伤寒杆菌、铜绿假单胞菌、结核分枝杆菌、真菌和病毒无效。

2. 临床应用　四环素类药物首选治疗立克次体感染、支原体感染、衣原体感染及某些螺旋体感染。还可首选治疗鼠疫、布鲁菌病、霍乱、幽门螺杆菌感染、肉芽肿鞘杆菌感染及牙龈卟啉单胞菌。由于耐药菌株日益增多和药物的不良反应，四环素一般不作首选药。首选多西环素。

3. 不良反应

(1) 局部刺激作用：口服可引起恶心、呕吐、腹泻等症状，餐后服用可减轻刺激症状，但影响药物吸收。肌内注射刺激性大，禁用。静脉滴注易引起静脉炎。

(2) 二重感染：较常见的二重感染有两种。

①真菌感染：多由白假丝酵母菌引起，表现为鹅口疮、肠炎；应立即停药并同时进行抗真菌治疗。

②对四环素耐药的艰难梭菌感染所致的假膜性肠炎：表现为剧烈的腹泻、发热、肠壁坏死、体液渗出，甚至休克死亡；应立即停药并口服万古霉素或甲硝唑。

(3) 对骨骼和牙生长的影响：造成恒牙永久性棕色色素沉着，牙釉质发育不全，还可抑制胎儿、婴幼儿骨骼发育。

(4) 其他：长期大剂量使用可引起严重肝损伤或加重原有的肾损伤，多见于孕妇特别是肾功能异常的孕妇。

二、多西环素抗菌作用、临床应用

1. 抗菌作用　属长效半合成四环素类，是四环素类药物的首选药；抗菌活性比四环素强 2～10 倍，具有强效、速效、长效的特点。口服吸收良好，不易受食物影响。

2. 临床应用　大部分药物随胆汁进入肠腔排泄，肠道中的药物多以无活性的结合型或络合型存在，很少引起二重感染。少量药物经肾排泄，肾功能减退时粪便中药物排泄增多，故肾衰竭时也可使用。应饭后服用，以大量水送服，服药后保持直立体位 30 min 以上，以避免引起食管炎。静脉注射时，可能出现舌麻木及口腔异味感。易致光敏反应。其他不良反应少于四环素。

三、米诺环素抗菌作用、临床应用

1. 抗菌作用　口服吸收良好，不易受食物影响。脑脊液中的浓度高于其他四环素类。抗菌活性强于其他同类药物；此外，对四环素或青霉素类耐药的 A 群链球菌、B 群链球菌、金黄色葡萄球菌和大肠埃希菌对米诺环素仍敏感。

2. 临床应用　主要用于治疗酒渣鼻、痤疮和沙眼衣原体所致的性传播疾病，以及上述耐药菌引起的感染。除四环素类共有的不良反应外，米诺环素产生独特的前庭反应，出现恶心、呕吐、眩晕、运动失调等症状；首剂可迅速出现，女性多于男性。用药期间不宜从事高空、驾驶和精密作业。

第 33 单元　人工合成的抗菌药物

===== **重点提示** =====

本单元出题量较小，熟悉第三代喹诺酮类药物的抗菌作用、作用机制及临床应用。

===== **考点串讲** =====

一、喹诺酮类

氟喹诺酮是第 3 代喹诺酮类药物，包括诺氟沙星、环丙沙星、氧氟沙星、左氧氟沙星、洛美沙星、氟罗沙星、司帕沙星等；20 世纪 90 年代后期至今新研制的氟喹诺酮类有莫西沙星、加替沙星。

1. 抗菌作用

（1）抗菌谱广，尤其对革兰阴性杆菌（包括铜绿假单胞菌）有强大的杀菌作用，对金黄色葡萄球菌及产酶金黄色葡萄球菌也有良好抗菌作用，某些品种对结核杆菌、支原体、衣原体及厌氧菌也有作用。

（2）细菌对本类药与其他抗菌药物间无交叉耐药性。

2. 作用机制　DNA 回旋酶的 A 亚基是喹诺酮类药物抗革兰阴性菌的重要靶点，药物与酶结合形成 DNA 回旋酶-DNA-喹诺酮三元复合物，并抑制酶的切口活性和封口活性，从而抑制细菌 DNA 复制而达到杀菌作用。拓扑异构酶Ⅳ是喹诺酮类药物抗革兰阳性菌的重要靶点。拓扑异构酶Ⅳ通过解除 DNA 结节、解环连体和松弛超螺旋的功能，协助子代染色质分配到子代细菌，在 DNA 复制过程中发挥重要作用。喹诺酮类通过对拓扑异构酶Ⅳ的抑制作用，干扰细菌 DNA 复制。

3. 临床应用　氟喹诺酮类具有抗菌谱广、抗菌活性强、口服吸收良好、与其他类别的抗菌药之间无交叉耐药等特点。临床用于泌尿生殖道感染、呼吸系统感染、肠道感染与伤寒。氟喹诺酮类对脑膜炎奈瑟菌具有强大的杀菌作用，其在鼻咽分泌物中浓度高，可用于鼻咽部带菌者的根除治疗。对于其他抗菌药物无效的儿童重症感染，可选用氟喹诺酮类；囊性纤维化患儿感染铜绿假单胞菌时，应选用环丙沙星。

二、磺胺类

1. 抗菌作用　对大多数革兰阳性菌和阴性菌有良好的抗菌活性，其中最敏感的是 A 群链球菌、肺炎链球菌、脑膜炎奈瑟菌、淋病奈瑟菌、鼠疫耶尔森菌和诺卡菌属；也对沙眼衣原体、疟原虫、卡氏肺孢子虫和弓形虫滋养体有抑制作用。但是对支原体、立克次体和螺旋体无效，甚至可促进立克次体生长。磺胺米隆和磺胺嘧啶银尚对铜绿假单胞菌有效。

2. 作用机制　磺胺药是抑菌药，它通过干扰细菌的叶酸代谢而抑制细菌的生长繁殖。与人和哺乳动物细胞不同，对磺胺药敏感的细菌不能直接利用周围环境中的叶酸，只能利用对氨苯甲酸（PABA）和二氢蝶啶，在细菌体内经二氢叶酸合成酶的催化合成二氢叶酸，再经二氢叶酸还原酶的作用形成四氢叶酸。四氢叶酸的活化型是一碳单位的传递体，在嘌呤和嘧啶核苷酸形成过程中起着重要的传递作用。磺胺药的结构和 PABA 相似，因而可与 PABA 竞争二氢叶酸合成酶，阻碍二氢叶酸的合成，从而影响核酸的生成，抑制细菌生长繁殖。

三、甲硝唑的抗菌作用及临床应用

分子中的硝基在细胞内元氧环境中被还原成氨基，从而抑制病原体 DNA 合成，发挥抗厌氧菌作用，对脆弱类杆菌尤为敏感。对滴虫、阿米巴滋养体及破伤风梭菌具有很强的杀灭作用。甲硝唑对需氧菌或兼性需氧菌无效。临床主要用于治疗厌氧菌引起的口腔、腹腔、女性生殖器、下呼吸道、骨和关节等部位的感染。对幽门螺杆菌感染的消化性瘤及四环素耐药艰难梭菌所致的假膜性肠炎有特殊疗效。是治疗阿米巴病、滴虫病和破伤风的首选药物。

第 34 单元　抗真菌药及抗病毒药

══ 重点提示 ══

本单元出题量较少，重点掌握氟康唑和利巴韦林的临床应用。其他代表药物适当了解。

══ 考点串讲 ══

一、抗真菌药

氟康唑的药理作用及临床应用：氟康唑是广谱抗真菌药，对隐球菌属、念珠菌属和球孢子菌属等均有作用。是治疗艾滋病患者隐球菌性脑膜炎的首选药。

1. 作用机制　它能选择性抑制真菌细胞色素 P450 依赖性的 14-α-去甲基酶，使 14-α-甲基固醇蓄积，细胞膜麦角固醇不能合成，使细胞膜通透性改变，导致胞内重要物质丢失而使真菌死亡。

2. 临床应用　主要用于治疗全身性深部真菌感染。为广谱抗真菌药，但主要用于念珠菌病与隐球菌病。

3. 不良反应　因氟康唑可能导致胎儿缺陷，禁用于孕妇。

二、抗病毒药

利巴韦林的药理作用及临床应用：利巴韦林是一种人工合成的鸟苷类衍生物，为广谱抗病毒药，对多种 RNA 和 DNA 病毒有效，包括甲型肝炎病毒和丙型肝炎病毒。也有抗腺病毒、痘疹病毒和呼吸道合胞病毒的作用。对急性甲型和丙型肝炎有一定疗效，治疗呼吸道合胞病毒肺炎和支气管炎效果最佳，通常以小颗粒气雾剂给药，流感也用气雾剂给药，而其他大多数病毒感染则通过静脉注射进行治疗。气雾吸入一般能很好耐受。极少数患者口服或静脉注射时有口干、软便或稀便、白细胞减少等症状，停药后可恢复正常。动物实验有致畸作用，故妊娠 3 个月前期禁用。

第 35 单元　抗结核病药

══ 重点提示 ══

本单元出题量较小。重点掌握各药作用特点、临床应用及不良反应。了解抗结核药的用药原则。

══ 考点串讲 ══

一、异烟肼

（一）临床应用

用于各种类型的结核病，除早期轻症肺结核或预防应用外，均宜与其他第一线药联合应用。对急性粟粒性结核和结核性脑膜炎应增大剂量，必要时采用静脉滴注。

（二）不良反应

1. 神经系统　常见反应为周围神经炎，表现为手脚麻木、肌肉震颤和步态不稳等。大剂量可出现头痛、头晕、兴奋和视神经炎，严重时可导致中毒性脑病和精神病。

2. 肝毒性　以 35 岁以上及快代谢型患者较多见，可有暂时性转氨酶值升高。用药时应定期检查肝功能，肝病患者慎用。

3. 其他　可发生各种皮疹、发热、胃肠道反应、粒细胞减少、血小板减少和溶血性贫血，用药期间亦可能产生脉管炎及关节炎综合征。

二、利福平

1. 临床应用　与其他抗结核药联合使用可治疗各种类型的结核病，包括初治及复发患者。也可治疗麻风病和耐药金黄色葡萄球菌及其他敏感细菌所致感染。因利福平在胆汁中浓度较高，也可用于重症胆道感染。此外，利福平局部用药可用于沙眼、急性结膜炎及病毒性角膜炎的治疗。

2. 不良反应　较常见的为胃肠道刺激症状，少数患者可见肝损害而出现黄疸，有肝病或与异烟肼合用时较易发生。变态反应（如皮疹、药热、血小板和白细胞减少等）多见于间歇疗法，出现变态反应时应停药。利福平可激活肝微粒体酶，加速皮质激素和雌激素等的代谢，因而它能降低肾上腺皮质激素、口服避孕药、双香豆素和甲苯磺丁脲等的作用。对动物有致畸胎作用。妊娠早期的妇女和肝功能不良者慎用。

三、乙胺丁醇

1. 药理作用　对繁殖期结核杆菌有较强的抑制作用。乙胺丁醇对其他细菌无效。单独使用可产生耐药性，降低疗效，因此常联合其他抗结核病药使用，目前无交叉耐药现象。

2. 临床应用　用于各型肺结核和肺外结核，一线抗结核药。

第 36 单元　抗　疟　药

=== 重点提示 ===

本单元不常考。重点掌握氯喹。其他适当了解即可。

=== 考点串讲 ===

一、主要用于控制症状的抗疟药

（一）氯喹药理作用和临床应用

1. 抗疟作用　氯喹对各种疟原虫的红细胞内期裂殖体均有较强的杀灭作用，能迅速有效地控制疟疾的临床发作；但对于孢子、休眠子和配子体均无效，不能用于病因预防，以及控制远期复发和传播。氯喹具有在红细胞内尤其是被疟原虫入侵的红细胞内浓集的特点，有利于杀灭疟原虫，具有起效快、疗效高、作用持久的特点。氯喹也能预防性抑制疟疾症状发作，在进入疫区前 1 周和离开疫区后 4 周期间，每周服药 1 次即可。

2. 抗肠道外阿米巴病作用　氯喹对阿米巴痢疾无效，但由于它在肝组织内分布的浓度比血药浓度高数百倍，对阿米巴肝脓肿有效。

3. 免疫抑制作用　大剂量氯喹能抑制免疫反应，偶尔用于类风湿关节炎、系统性红斑狼疮等免疫功能紊乱性疾病。

（二）青蒿素药理作用和临床应用

青蒿素对红细胞内期滋养体有杀灭作用，对红细胞外期无效。用于治疗间日疟和恶性疟。与氯喹只有低度交叉耐药性，用于耐氯喹虫株感染仍有良好疗效。青蒿素可透过血脑屏障，对凶险的脑型疟疾有良好抢救效果。

二、主要用于控制复发和传播的抗疟药

伯氨喹的药理作用、临床应用及不良反应如下。

1. **药理作用和临床应用**　伯氨喹对间日疟和卵形疟肝中的休眠子有较强的杀灭作用，是防治疟疾远期复发的主要药物。与红细胞内期抗疟药合用，能根治良性疟，减少耐药性的产生。能杀灭各种疟原虫的配子体，阻止疟疾传播。对红细胞内期的疟原虫无效。伯氨喹抗疟原虫作用的机制可能是其损伤线粒体，以及代谢产物 6-羟衍生物促进氧自由基生成或阻碍疟原虫电子传递而发挥作用。尽管有对伯氨喹感性下降的间日疟原虫株出现的报道，但对伯氨喹的耐药的发生是很罕见的。

2. **不良反应**　治疗剂量的伯氨喹不良反应较少，可引起剂量依赖性的胃肠道反应，停药后可恢复。大剂量（60～240mg/d）时，可致高铁血红蛋白血症伴有发绀。红细胞内缺乏葡萄糖-6-磷酸脱氢酶的个体可发生急性溶血。

三、主要用于病因性预防的抗疟药

乙胺嘧啶的药理作用及临床应用：乙胺嘧啶是目前用于病因性预防的首选药。乙胺嘧啶对恶性疟和间日疟某些虫株的原发性红细胞外期有抑制作用，用作病因预防药，作用持久，服药 1 次，预防作用可维持 1 周以上。对红细胞内期的未成熟裂殖体也有抑制作用，对已成熟的裂殖体则无效。用于控制耐氯喹株恶性疟的症状发作，生效较慢，常需在用药后第二个无性增殖期才能显效。

第 37 单元　抗恶性肿瘤药

重点提示

本单元题量较大，重点掌握抗肿瘤药物的分类及代表药，其次是环磷酰胺、氟尿嘧啶的临床应用。其他内容适当了解。

考点串讲

一、抗肿瘤药的分类

1. **干扰核酸合成**　药物分别在不同环节阻止 DNA 的生物合成，属于抗代谢物。根据药物主要干扰的生化步骤或所抑制的靶酶的不同，可进一步分为：二氢叶酸还原酶抑制药，如甲氨蝶呤等；胸苷酸合成酶抑制药，如氟尿嘧啶等；嘌呤核苷酸互变抑制药，如巯嘌呤等；核苷酸还原酶抑制药，如羟基脲等；DNA 多聚酶抑制药，如阿糖胞苷等。

2. **破坏 DNA 结构与功能**　药物分别破坏 DNA 结构或抑制拓扑异构酶活性，影响 DNA 复制和修复功能。DNA 交联剂，如氮芥、环磷酰胺和塞替派等烷化剂；破坏 DNA 的铂类配合物，如顺铂；破坏 DNA 的抗生素，如丝裂霉素和博来霉素；拓扑异构酶抑制药，如喜树碱类和鬼臼毒素衍生物。

3. **嵌入 DNA 及干扰转录过程而阻止 RNA**　药物可嵌入 DNA 碱基对之间，干扰转录过程，阻止 mRNA 的形成，属于 DNA 嵌入剂，如多柔比星等蒽环类抗生素和放线菌素 D。

4. **干扰蛋白质合成**　①影响纺锤丝形成的药物。纺锤丝是一种微管结构，由微管蛋白的亚单位聚合而成。长春碱类和鬼臼毒素类属本类药物。②干扰核蛋白体功能的药物，如三尖杉酯碱。③干扰氨基酸供应的药物，如 L-门冬酰胺酶。

5. **影响激素平衡发挥抗癌作用的药物**　有肾上腺皮质激素、雄激素、雌激素等。

二、常用药物

1. **环磷酰胺的临床应用**　环磷酰胺（CTX），为氮芥与磷酸胺基结合而成的化合物。CTX 体

外无活性，进入体内后经肝微粒体细胞色素 P450 氧化，裂环生成中间产物醛磷酰胺，在肿瘤细胞内分解出磷酰胺氮芥而发挥作用。CTX 抗瘤谱广，为目前广泛应用的烷化剂。对恶性淋巴瘤疗效显著，对多发性骨髓瘤、急性淋巴细胞白血病、肺癌、乳腺癌、卵巢癌、神经母细胞瘤和睾丸肿瘤等均有一定疗效。常见的不良反应有骨髓抑制、恶心、呕吐、脱发等。大剂量环磷酰胺可引起出血性膀胱炎，可能与大量代谢物丙烯醛经泌尿道排泄有关，同时应用巯乙磺酸钠可预防发生。

2. 氟尿嘧啶的临床应用　用于乳腺癌和消化系统癌症。机制是脱氧核苷酸合成酶，掺入 RNA 中干扰蛋白质合成。

第11章 医学微生物学

第1单元 微生物的基本概念

=== **重点提示** ===

本单元不常考。重点掌握医学微生物学概念，熟悉微生物定义和分类，了解微生物与人类关系。

=== **考点串讲** ===

一、微生物和医学微生物的定义

1. 微生物 体积微小、结构简单、肉眼看不见，必须借助光学显微镜或电子显微镜才能观察到的微小生物。

2. 医学微生物 医学微生物学主要研究与医学有关的病原微生物的生物学特性、感染与免疫的机制、特异性诊断方法以及所致疾病的防治措施的一门基础医学学科。

二、三大类微生物及其特点

1. 分类及特点

（1）原核细胞型微生物：分化低，有拟核，无核仁、核膜，有线粒体，无其他细胞器，如细菌、螺旋体、衣原体、支原体等。

（2）真核细胞型微生物：有染色体、核膜、核仁及细胞器，如真菌。

（3）非细胞型微生物：无细胞成分，仅由核酸或蛋白质组成，如病毒。

2. 微生物与人类的关系 绝大多数微生物对人类、动物和植物是有益的，而且有些是必需的。少数微生物可以引起人类、动物和植物产生病害，这些微生物被称作原微生物。

第2单元 细菌的形态与结构

=== **重点提示** ===

本单元的出题首先集中在细菌的特殊结构（荚膜、鞭毛、菌毛、芽胞）各自的作用，其次是肽聚糖的结构和细胞质内的一些重要结构上面，特别是肽聚糖层的各组成成分应重点掌握。本单元内容考查偏重对知识点的记忆，对于细胞膜考查的题目较少，考生适当了解即可。

=== **考点串讲** ===

一、细菌的形态

1. 细菌大小一般以微米（μm）为单位。

2. 细菌为无色半透明体，一般采用革兰染色方法观察细菌形态。根据革兰染色结果可以将细菌分为革兰阳性和革兰阴性两大类。

3. 细菌按照外形可以分为球菌、杆菌和螺旋菌三大类。

二、细菌的基本结构

细菌的基本结构包括细胞壁、细胞膜、胞质和核质。

1. 细胞壁

（1）肽聚糖层：肽聚糖是细菌细胞壁的主要成分，为原核细胞所特有。革兰阳性菌的肽聚糖由聚糖骨架、四肽侧链和五肽交联桥三部分组成，革兰阴性菌的肽聚糖仅由聚糖骨架和四肽侧链两部分组成。

（2）革兰阳性菌和阴性菌细胞壁特殊组分

①革兰阳性菌的细胞壁较厚（20～80nm），除含有 15～50 层肽聚糖结构外，大多数尚含有大量的磷壁酸或磷壁醛酸。

②革兰阴性菌细胞壁较薄（10～15nm），但结构较复杂。除含有 1～2 层的肽聚糖结构外，尚有其特殊组分外膜。外膜由脂蛋白、脂质双层和脂多糖三部分组成。

③革兰阳性和阴性菌细胞壁结构显著不同，导致这两类细菌在染色性、抗原性、致病性及对药物的敏感性等方面的差异很大。

（3）细菌细胞壁缺陷型：细胞壁的肽聚糖结构受到理化或生物因素直接破坏或合成被抑制后的细菌，在高渗环境下仍可存活，这种细胞壁受损的细菌能够生长和分裂者称为细胞壁缺陷型或 L型。

（4）细胞壁的主要功能：维持菌体固有形态；保护细菌抵抗低渗环境；抗原性；屏障结构。

2. 细胞膜 细菌细胞膜位于细胞壁内侧，由磷脂和多种蛋白质组成，但不含胆固醇。细菌细胞膜主要有物质转运、生物合成、呼吸和分泌等作用。

3. 细胞质 细菌细胞膜包裹的溶胶状物质为细胞质或称原生质，其中含有核糖体、质粒、胞质颗粒、中介体等。

（1）核糖体：是细菌合成蛋白质的场所，链霉素和红霉素等抗生素可与核糖体结合，而起到抗菌作用。

（2）质粒：是细菌染色体外的遗传物质，它是核质以外的遗传物质，能携带多种遗传性状，并可通过结合、转化等方式在细菌间传递质粒，而使细菌获得新的生物学性状。由于质粒的结构简单，在分子生物学研究中被广泛地用作载体。

（3）胞质颗粒：多为细菌储存的营养物质，其中异染颗粒为白喉棒状杆菌、鼠疫耶尔森菌和结核分枝杆菌等所特有的胞质颗粒，它由 RNA 和偏磷酸盐构成。经亚甲蓝染色呈紫色，此着色特点用于鉴别诊断。

（4）中介体：是细胞膜内陷形成的囊状物，多见于革兰阳性菌，其功能类似于真核细胞的线粒体，故亦称拟线粒体。

4. 核质 细菌是原核细胞，不具成形的核。细菌的遗传物质称为核质或拟核，集中于细胞质的某一区域，多在菌体中央，无核膜、核仁和有丝分裂器，习惯上称之为细菌的染色体。

三、细菌的特殊结构

1. 荚膜

（1）荚膜的化学组成：大多数细菌的荚膜由多糖组成。

（2）荚膜的功能：抗吞噬作用，荚膜具有抵抗宿主吞噬细胞的吞噬和消化作用，因而是细菌的重要毒力因子；黏附作用；抵抗体液中杀菌物质。

2. 鞭毛 许多细菌在菌体上附有细长呈波状弯曲的丝状物，称为鞭毛。是细菌的运动器官。

（1）分类：根据鞭毛位置和数量，分为单毛菌、双毛菌、丛毛菌和周毛菌。

（2）鞭毛与医学的关系：鞭毛能使鞭毛菌趋向营养物质，而逃避有害物质；鞭毛抗原有很强的抗原性，对某些细菌的鉴定、分型及分类具有重要意义；有些细菌的鞭毛与其致病性有关。

3. 菌毛 菌毛可分为普通菌毛和性菌毛两种。

（1）普通菌毛：普通菌毛遍布菌细胞表面，与细菌的致病性密切相关。

（2）性菌毛：性菌毛能在细菌之间传递 DNA，细菌的毒性及耐药性即可通过这种方式传递，这是某些肠道杆菌容易产生耐药性的原因之一。

4. 芽胞　芽胞是指某些细菌在一定环境条件下，能在菌体内形成一个圆形或卵圆形小体，是细菌的休眠形式，简称芽胞，产生芽胞的细菌都是革兰阳性菌。

芽胞与医学的关系：芽胞对热力、干燥、辐射、化学消毒剂等理化因素均有强大的抵抗力；芽胞不能直接引起疾病，当其发芽成为繁殖体后就能迅速大量繁殖而致病。

四、细菌形态与结构的检查法

1. 革兰染色及其医学应用意义　革兰染色法将细菌分为革兰阳性菌与革兰阴性菌。
2. 革兰染色的步骤及其结果判定
（1）革兰染色法：是最常用、最重要的分类鉴别染色法。

具体步骤：标本固定后，先用碱性染料结晶紫初染，再加碘液媒染，使之生成结晶紫-碘复合物；此时不同细菌均被染成深紫色。然后用 95%乙醇处理，有些细菌被脱色，有些不能。最后用稀释复红或沙黄复染。

革兰染色法在鉴别细菌、选择抗菌药物、研究细菌致病力等方面都具有极其重要的意义。

（2）结果判定：凡未被 95%乙醇脱色，菌体被结晶紫和复红染成紫色者为革兰阳性菌，而经乙醇脱色后，被复红染成红色者为革兰阳性菌。

第 3 单元　细菌的生理

重点提示

本单元内容比较复杂，但历年出题量不多，考生应当掌握细菌代谢对分子氧需求的分类、细菌各种生化反应试验的原理和用途及细菌代谢产物的种类，了解细菌培养的方法和意义。了解人工培养细菌在医学中的应用。

考点串讲

一、细菌生长繁殖的条件

1. 细菌生长繁殖的基本条件　充足的营养物质、能量和适宜的环境（温度、酸碱度、气体条件、渗透压）是细菌生长的必备条件。
2. 细菌生长繁殖的方式
（1）细菌个体的生长繁殖：细菌一般以简单的二分裂方式进行无性繁殖。细菌分裂数量倍增的时间称为代时。
（2）细菌群体的生长繁殖：将一定数量的细菌接种于培养基内，然后以培养时间为横坐标，活菌数目为纵坐标，可以绘制出细菌的生长曲线。

根据细菌浓度，可以将生长曲线分为 4 个重要的时期：迟缓期，对数期，最大稳定期，衰亡期。

细菌的生长曲线在研究工作和生产实践中都有指导意义。掌握细菌生长规律，可以人为地改变培养条件，调整细菌的生长繁殖阶段，更为有效地利用对人类有益的细菌。

3. 分类　根据细菌代谢对分子氧的需要与否，可以将细菌分为 4 类。
（1）专性需氧菌：结核分枝杆菌、霍乱弧菌。
（2）微需氧菌：空肠弯曲菌、幽门螺杆菌。
（3）兼性厌氧菌：大部分细菌属于此类。
（4）专性厌氧菌：破伤风梭菌、脆弱类杆菌。

二、细菌的分解和合成代谢

合成代谢产物　细菌利用分解代谢中的产物和能量不断合成菌体自身成分，如细胞壁、多糖、蛋白质、脂肪酸、核酸等，同时还合成一些在医学上具有重要意义的代谢产物。

（1）热原质或称致热原：是细菌合成的一种注入人体或动物体内能引起发热反应的物质，称为热原质，热原质即其细胞壁的脂多糖。

（2）毒素与侵袭性酶：细菌产生外毒素和内毒素两类毒素，在细菌致病作用中甚为重要。

（3）色素：某些细菌能产生不同颜色的色素，有助于鉴别细菌。

（4）抗生素：某些微生物代谢过程中产生的一类能抑制或杀死某些其他微生物或肿瘤细胞的物质，称为抗生素。

（5）细菌素：某些菌株产生的一类具有抗菌作用的蛋白质称为细菌素。

（6）维生素：细菌能合成某些维生素除供自身需要外，还能分泌至周围环境中。

三、细菌的人工培养

1. 培养基　培养基是由人工方法配制而成的，专供微生物生长繁殖使用的混合营养物制品。

（1）培养基按其营养组成和用途不同分类：基础培养基，增菌培养基，选择培养基，鉴别培养基，厌氧培养基。

（2）根据培养基的物理状态的不同分类：液体、固体和半固体 3 大类。

2. 细菌在液体和固体培养基中的生长现象

（1）在液体培养基中生长情况：大多数细菌在液体培养基生长繁殖后呈现均匀浑浊状态；少数链状的细菌则呈沉淀生长；枯草芽胞杆菌，结核分枝杆菌等专性需氧菌呈表面生长，常形成菌膜。

（2）在固体培养基中生长情况：细菌在固体培养基上一般以菌落形式生长。细菌的菌落一般分为 3 型：光滑型菌落，粗糙型菌落，黏液型菌落。

3. 人工培养细菌在医学中的应用　感染性疾病的病原学诊断；细菌学的研究；生物制品的制备；在基因工程中的应用。

第 4 单元　消毒与灭菌

=== 重点提示 ===

本单元内容较多，比较烦琐，但是历年出题量不大。考生应当熟悉消毒与灭菌的分类；掌握各种消毒灭菌方法的用途，尤其是高压蒸汽灭菌法。了解消毒、灭菌、抑菌、防菌、无菌的概念，各种消毒剂的种类、杀菌机制。

=== 考点串讲 ===

一、基本概念

消毒与灭菌的方法一般可分为物理学方法和化学方法两大类。通常用以下术语表示物理或化学方法对微生物的杀灭程度。

1. 消毒　杀死物体上病原微生物的方法，并不一定能杀死含芽胞的细菌或非病原微生物。用以消毒的药品称为消毒剂。

2. 灭菌　杀灭物体上所有微生物的方法。灭菌比消毒要求高，包括杀灭细菌芽胞在内的全部病原微生物和非病原微生物。

3. 抑菌　抑制体内或体外细菌的生长繁殖。常用的抑菌药为各种抗生素。

4. 防腐　防止或抑制体外细菌生长繁殖的方法。

5. 无菌　不存在活菌的意思。防止细菌进入人体或其他物品的操作技术，称为无菌操作。

二、物理灭菌法

用于消毒灭菌的物理因素有热力、紫外线、辐射、超声波、滤过、干燥和低温等。

1. 热力灭菌法　高温对细菌具有明显的致死作用，因此最常用于消毒和灭菌。热力灭菌法分干热灭菌和湿热灭菌两大类。

（1）干热灭菌法：干热的杀菌作用是通过脱水干燥和大分子变性。干热灭菌法主要包括焚烧、烧灼、干烤、红外线和微波。

（2）湿热灭菌法：可以在较低的温度达到和干热灭菌法相同的灭菌效果。

①巴氏消毒法：用较低温度杀灭液体中的病原菌或特定微生物，而仍保持物品中所需的不耐热成分不被破坏的消毒方法，主要用于生乳等消毒。

②高压蒸汽灭菌法：是一种最有效的灭菌方法。灭菌的温度取决于蒸汽的压力。在 103.4kPa（1.05kg/cm²）蒸汽压下，温度达到 121.3℃，维持 15～20min，可杀灭包括细菌芽胞在内的所有微生物。常用于一般培养基、生理盐水、手术敷料等耐高温、耐湿物品的灭菌。

③其他：煮沸法，流动蒸汽消毒法，间歇蒸汽灭菌法。

2. 射线杀菌法的原理和应用

（1）紫外线：波长 240～280nm 的紫外线具有杀菌作用。原理：紫外线可使 DNA 链上相邻的两个胸腺嘧啶共价结合而形成二聚体，阻碍 DNA 正常转录，导致微生物的变异或死亡。用于实验室、手术室、病房的消毒。

（2）电离辐射：包括高速电子、X 射线和 γ 射线等。对于各种微生物均有致死作用。

（3）微波：多用于检验室用品、非金属器械、无菌病室的食品食具、药及其他用品的消毒。

三、化学消毒灭菌法

消毒剂的主要种类、浓度及应用如下。

1. 酚类　酚类化合物在低浓度时破坏菌细胞膜，使胞质内容物漏出；高浓度时使菌体蛋白质凝固。也有抑制细菌脱氢酶、氧化酶等作用。常用的有 3%～5%石炭酸、2%甲酚（来苏儿）和 0.02%～0.05%氯己定。多用于术前洗手、腹腔和阴道冲洗等。

2. 醇类　杀菌机制在于去除细菌胞膜中的脂类，并使菌体蛋白质变性。常用的是 70%～75%乙醇，主要用于皮肤消毒和浸泡体温计等。

3. 重金属盐类　高浓度时易与带负电荷的菌体蛋白质结合，使之发生变性或沉淀，又可与细菌酶蛋白的－SH 基结合，使其丧失酶活性。常用的是 0.05%～0.1%氯化汞（升汞）和 2%汞溴红（红汞）。

4. 氧化剂　常用的有过氧化氢、过氧乙酸、高锰酸钾与卤素等。它们的杀菌作用是依靠其氧化能力，导致酶活性的丧失。常用的是 0.1%高锰酸钾、3%～6%过氧化氢和 0.2%～0.3%过氧乙酸。多用于皮肤和尿道消毒、冲洗伤口、地面消毒等。

5. 表面活性剂　具清洁作用，吸附于细菌表面，改变胞壁通透性，使菌体内的酶、辅酶、代谢中间产物逸出。常用的是 0.05%～0.1%苯扎溴铵和 0.05%～0.1%度米芬。常用于手术前洗手。

第 5 单元　噬　菌　体

重点提示

本单元不常考。考生应掌握噬菌体、毒性噬菌体和温和噬菌体的概念。了解噬菌体的形态和化学组成及在医学研究中的应用。

考点串讲

一、噬菌体的生物学性状

1. 概念　噬菌体是感染细菌、真菌、放线菌或螺旋体等微生物的病毒的总称，因部分能引起宿主菌的裂解，故称为噬菌体。

2．噬菌体的形态和化学组成

（1）噬菌体的形态有蝌蚪形、微球形和细杆形。大多数噬菌体呈蝌蚪形，有头部和尾部之分。

（2）噬菌体头部是由蛋白质衣壳包绕核酸组成、呈六边形立体对称。尾部由蛋白质组成，与吸附宿主有关。

3．噬菌体的应用　由于噬菌体结构简单、基因数少，是分子生物学与基因工程的良好实验系统。

二、毒性噬菌体和温和噬菌体

噬菌体感染细菌有两种结果：①噬菌体增殖，细菌被裂解，建立溶菌性周期；②噬菌体核酸与细菌染色体整合，成为前噬菌体，细菌变成溶原性细菌，建立溶原周期。

1．毒性噬菌体的概念　能在宿主菌细胞内复制增殖，产生许多子代噬菌体，并最终裂解细菌，称为毒性噬菌体。

2．温和噬菌体的概念　侵袭细菌后能在感染细菌后并不增殖，其核酸与细菌染色体整合，随细菌分裂传给子代的噬菌体，即溶原性噬菌体或温和噬菌体。

3．温和噬菌体与细菌遗传物质转移的关系　温和性噬菌体感染细菌后不增殖，其核酸整合到细菌染色体上，即前噬菌体，随细菌染色体复制而复制，并随细菌分裂而分配至子代细菌的染色体中。带有前噬菌体基因组的细菌称为溶原性细菌，温和性噬菌体又称为溶原性噬菌体。

有些前噬菌体可以使溶原性细菌的表型发生改变，称为溶原性转换。若失去前噬菌体则有关性状发生改变。

第 6 单元　细菌的遗传与变异

══ 重点提示 ══

本单元虽内容较多，但考试涉及较少。重点掌握质粒以及转化、接合、转导、溶原性转换的概念。熟悉并理解耐药质粒及其与耐药性的关系，熟悉局限性转导与溶原性转换的区别和 R 质粒与耐药性的关系。其余内容适当了解。

══ 考点串讲 ══

一、细菌遗传与变异的物质基础

1．细菌染色体　细菌染色体是单一的环状双螺旋 DNA 长链，附着在横膈中介体上或细胞膜上。细菌染色体缺乏组蛋白，外无核膜包围。

2．质粒　质粒是细菌染色体以外，不依赖于染色体而自我复制的遗传物质。大多数质粒是环状闭合的双链 DNA 分子。

特征：自我复制、赋予细菌某些性状特征、可自行丢失与消除、转移性，可以通过接合、转化或转导等方式在细菌间转移、相容性与不相容性。

3．转位因子　转位因子是存在于细菌染色体或质粒 DNA 分子上的一段可移动的遗传元素，它能在一个基因组内或不同的基因间从一个位置移动到另一个位置。

分类：原核生物中的转位因子有插入序列、转座子和转座噬菌体三类。

4．噬菌体基因组　带有温和噬菌体的溶原性细菌，其噬菌体基因组片段可整合到细菌染色体中，可使其细菌性状发生改变。

二、细菌遗传与变异的机制

细菌的遗传性变异机制包括基因突变、基因损伤后的修复和基因的转移与重组。

1. 基因的转移与重组　外源性的遗传物质由供体菌转入某受体菌细胞内的过程称为基因转移。转移的基因与受体菌 DNA 整合在一起称为重组。细菌的基因转移和重组可通过转化、接合、转导和溶原性转换等方式进行。

（1）转化：转化是供体菌裂解游离的 DNA 片段被受体菌直接摄取，使受体菌获得新的性状。

（2）转导：转导是以温和噬菌体为媒介，将供体菌一段 DNA 片段转移给受体菌内，使受体菌获得新的遗传性状的过程。细菌转导分为普遍性转导和局限性转导。

①普遍性转导：是指在转导过程中，被装入的 DNA 片段可以是供体菌染色体上的任何部分。

②局限性转导：是指在转导过程中，为噬菌体所介导的基因是供体菌染色体上个别特定基因。

（3）接合：是细菌通过性菌毛相互连接沟通，将遗传物质（主要是质粒 DNA）从供体菌转移给受体菌，从而使受体菌获得新的性状的过程。

（4）溶原性转换：是当噬菌体感染细菌时，宿主菌染色体中获得了噬菌体的 DNA 片段，使其成为溶原状态时而致细菌获得新的性状。

2. 耐药质粒及耐药性的关系

（1）质粒的接合：耐药质粒携带耐药性基因，是细菌产生抗菌药物耐药性的质粒，也称 R 质粒。细菌的耐药性与耐药性的基因突变及 R 质粒的接合转移等有关。

（2）R 质粒与耐药性的关系

①接合性耐药质粒中的耐药决定子可携带多个耐药基因，表达对多种抗菌药物的耐药性，即多重耐药性。

②耐药质粒可在细菌间通过结合、转导、转化的方式传递，环境的抗生素形成中选择性压力有利于耐药质粒的传播和耐药株的存活。

③接合性耐药质粒中的耐药性传递因子能编码性菌毛，促使耐药质粒通过接合方式在同一种属细菌间或不同菌属间进行传递，使细菌耐药性迅速播散，耐药菌株不断增加。

第 7 单元　细菌的感染与免疫

重点提示

本单元考试出题量较多，重点为细菌内、外毒素的主要区别，须熟练掌握。另外，应当熟悉正常菌群、机会性致病菌、菌群失调、菌群失调症的概念，医院感染的概念和医院感染的来源分类。了解医院感染的控制原则及菌血症、毒血症、败血症、脓毒血症和内毒素血症的概念。

考点串讲

一、正常菌群与机会性致病菌

1. 正常菌群　正常人体寄居着不同种类和数量的微生物。当人体免疫功能正常时，这些微生物对宿主无害，有些对人还有利，是为正常微生物群，通称正常菌群。

2. 机会性致病菌　有些细菌在正常情况下并不致病，在某些条件改变的特殊情况下可以致病，这类细菌被称作机会性致病菌。

3. 菌群失调和菌群失调症　菌群失调指寄生在正常人体某部位的正常菌群，各菌种之间的比例发生了较大幅度的超出正常范围的改变，多由滥用广谱抗生素引起。由于菌群失调引起的疾病，称为菌群失调症。

4. 机会性致病菌致病的特定条件主要有几种　寄居部位的改变；免疫功能低下；菌群失调，菌群失调是宿主某部位正常菌群中各菌种间的比例发生较大幅度变化而超出正常范围的状态。由此产生的病症，称为菌群失调症或菌群交替症。

二、医院感染

1. 医院感染的来源

（1）外源性感染

①交叉感染：由医院内患者或医务人员直接或间接传播引起的感染。

②医源性感染：在治疗、诊断或预防过程中，因所用器械等消毒不严而造成的感染。

（2）内源性感染：或称自身感染，由患者自己体内正常菌群引起的感染。

常见的医院感染微生物的特点：条件致病；常具有耐药性甚至多重耐药。

2. 医院感染的控制　消毒灭菌和无菌操作；隔离；检测；抗生素的应用；建立医院感染控制机构和法规。

三、细菌的致病性

1. 细菌的毒力

（1）侵袭力：致病菌能突破宿主皮肤、黏膜生理屏障，进入机体并在体内定植、繁殖和扩散的能力，称为侵袭力。主要包括荚膜、黏附素和侵袭性物质。

（2）毒素：细菌毒素是细菌在黏附、定居及生长繁殖过程中合成并释放到菌体外的毒性蛋白质。

2. 细菌内、外毒素的主要区别　见表 11-1。

表 11-1　细菌外毒素和内毒素的主要区别

区别要点	外毒素	内毒素
来源	革兰阳性菌与部分革兰阴性菌	革兰阴性菌
存在部位	由活菌分泌到菌外，少数是细菌崩解后释出	细胞壁组分，菌裂解后释出
化学成分	蛋白质	脂多糖
稳定性	60～80℃，30min 后被破坏	160℃，2～4h 才被破坏
作用方式	与细胞的特异受体结合	刺激宿主细胞分泌细胞因子、血管活性物质
毒性作用	强，对组织器官有选择性毒害效应，引起特殊的临床表现	较弱，各细菌的毒性效应大致相同，引起发热、白细胞增多、微循环障碍、休克、DIC 等
抗原性	强，刺激机体产生抗毒素；甲醛液处理脱毒形成类毒素	弱，刺激机体产生中和抗体作用弱；甲醛液处理不形成类毒素

四、宿主的固有免疫

1. 天然免疫（非特异性免疫）的组成　皮肤黏膜上皮细胞、吞噬细胞、NK 细胞，以及正常体液和组织的免疫成分等。

（1）屏障结构：皮肤黏膜屏障；血脑屏障；胎盘屏障。

（2）吞噬细胞

①吞噬细胞杀菌过程：一般分为三个连续的阶段，即识别与结合、吞噬、消化。

②吞噬细胞杀菌机制：分为依氧和非依氧两类。

③体液中的抗菌物质：主要有补体、溶酶菌、防御素和乙型溶素。

④吞噬细胞吞噬作用的后果：病原菌被吞噬细胞吞噬后的结果有完全吞噬和不完全吞噬两种。

完全吞噬：指病原菌不仅被吞噬，而且被杀死消化。

不完全吞噬：指病原菌虽被吞噬，但未被杀死。

2. 获得性免疫　获得性免疫也称为特异性免疫，包括体液免疫和细胞免疫。

（1）抗胞外感染：体液免疫是胞外菌感染的主要获得性免疫。

抗菌机制主要包括：中和细菌外毒素；调理吞噬分为依赖抗体的调理吞噬和依赖补体的调理吞

噬；阻止吸附；激活补体，抗体与病原菌形成免疫复合物可以激活补体系统，产生杀菌和引起炎性反应的作用；抗体导致的免疫病理，抗体与各型变态反应的发生有关。

（2）抗胞内感染：细胞免疫是胞内菌感染的主要获得性免疫机制。

作用特点：CD$^+$Th1 细胞释放淋巴因子；CD$^+$CDL 细胞的细胞毒作用。

（3）外毒素致病的免疫特点：抗体，抗毒素与细胞外毒素结合使外毒素失去毒性发挥免疫作用；抗毒素与外毒素结合形成的复合物，易被吞噬细胞吞噬清除；分泌细胞因子辅助 B 细胞产生抗体、诱导局部炎症反应及激活巨噬细胞吞噬作用。

五、感染的发生与发展

1. 细菌感染的来源

（1）外源性感染：是指来自体外细菌的感染，包括急性或慢性患者、带菌者，以及病畜和带菌动物，他（它）们均向外环境排出病原菌。

（2）内源性感染：是由机体体内或体表的条件致病菌，或者潜伏体内的病原病，当机体免疫力低下或滥用广谱抗生素时，引起异位感染或菌群失调症。

2. 菌血症、败血症和脓血症的概念

（1）菌血症：病原菌经局部入血，尚未大量繁殖和引起严重的临床症状，通常指败血症的临床早期。

（2）败血症：病原菌入血后，大量繁殖并产生毒性代谢产物，引起严重的全身中毒症状，称为败血症。

（3）脓血症：化脓性细菌入血，并大量繁殖，引起严重的中毒症状和形成新的化脓病灶的最严重的一种感染类型。

第 8 单元　细菌感染的检查方法与防治原则

重点提示

本单元不常考。掌握特异性免疫的获得方式及常用的人工主动免疫和被动免疫的方法，了解致病菌的检验程序及常用的血清学诊断方法。

考点串讲

一、细菌学诊断

1. 标本的采集原则　应注意无菌操作，避免正常菌群的污染；不同病程，采取不同标本；采集标本应在使用抗菌药物之前；尽可能采集病变明显部位的材料；标本必须新鲜，采集后尽快送检。

在采集、运送和处理标本时应考虑生物安全。

2. 致病菌的检验程序　形态学检查：染色检查法、显微镜检查；分离培养；生化试验；血清学试验；药物敏感试验。

二、血清学诊断

用已知的细菌或其特异性抗原检测患者体液中有无相应特异性抗体和其效价的动态变化。一般采取患者的血清进行试验，故这类方法通常称为血清学诊断。

常用于细菌性感染的血清学诊断种类有凝集试验，沉淀试验，补体结合试验，中和试验等。

三、细菌感染的防治原则

1. 细菌类疫苗

（1）细菌减毒活疫苗：冻干皮内注射用卡介苗、冻干皮上划痕用鼠疫活菌苗、冻干皮上划痕用布鲁氏菌病活菌苗、皮上划痕人用炭疽活菌苗。

（2）细菌灭活疫苗：钩端螺旋体病灭活菌苗、吸附纯化百日咳疫苗、A 群脑膜炎球菌多糖疫苗等。

（3）类毒素疫苗：精制白喉类疫苗等。

（4）联合疫苗：百白破疫苗，伤寒、副伤寒甲、乙三联疫苗，伤寒、副伤寒甲、乙与霍乱四联灭活疫苗，肺炎链球菌荚膜多糖多价疫苗。

（5）基因工程疫苗。

（6）亚单位疫苗：肺炎链球菌、脑膜炎奈瑟菌疫苗。

2. 人工被动免疫制剂

（1）抗病毒：精制白喉抗毒素、破伤风抗毒素（TAT）、精制肉毒抗毒素等。

（2）抗血清：人血丙种球蛋白、抗破伤风特异性丙种球蛋白等。

第9单元　病原性球菌

■ 重点提示

本单元重点是致病性葡萄球菌属、链球菌属、肺炎链球菌、脑膜炎奈瑟菌、淋病奈瑟菌的致病物质及所致疾病。了解以上菌种的生物学性状及微生物学检查。

■ 考点串讲

一、葡萄球菌属

1. 生物学性状和分类

（1）形态染色：球形或椭圆形、无鞭毛、无芽胞、革兰阳性。

（2）分类与分型：可分为金黄色葡萄球菌、表皮葡萄球菌和腐生葡萄球菌三种。

（3）抗原结构：葡萄球菌 A 蛋白；多糖抗原；荚膜抗原。

2. 致病物质和所致疾病

（1）致病物质

①凝固酶：能使含有枸橼酸钠或肝素抗凝剂的人或兔的血浆发生凝固的酶类物质，致病菌株多能产生，常作为鉴别葡萄球菌有无致病性的重要标志。

②其他：葡萄球菌溶血素；杀白细胞素；肠毒素；表皮溶解毒素；毒性休克综合征毒素 I。

（2）所致疾病

①化脓性炎症：皮肤软组织感染；内脏器官感染；全身感染。

②毒素性疾病：食物中毒；烫伤样皮肤综合征；毒性休克综合征；葡萄球菌性肠炎。

3. 致病性葡萄球菌的鉴别要点　致病性葡萄球菌可以产生凝固酶、金黄色色素和耐热核酸酶，有溶血性并且可以发酵甘露醇。

二、链球菌属

1. 分类　链球菌分类，常用下列 3 种方法。

（1）按溶血现象分类：甲型溶血性链球菌；乙型溶血性链球菌；丙型链球菌。

（2）按抗原结构分类：根据细胞壁多糖抗原不同，将链球菌分为 A、B、C……共 20 个群，对人致病的菌株 90% 属 A 群。同一群链球菌又分若干型。

（3）根据对氧的需要分类：需氧、兼性厌氧和厌氧性链球菌。

2. A 群链球菌

（1）生物学性状：个体菌呈球形或卵圆形，链状排列、革兰阳性。营养要求较高。生化反应：触酶阴性。一般不分解菊糖，不被胆汁溶解，据此可区别甲型溶血性链球菌与肺炎链球菌。

（2）致病性

①致病物质主要有 3 大类细胞壁成分；外毒素类、致热外毒素、溶血素。侵袭性酶，主要包括透明质酸酶、链激酶（SK）和链道酶（SD）。

②所致疾病

化脓性感染：局部皮肤及皮下组织感染、化脓性扁桃体炎、咽炎、鼻窦炎、中耳炎等。

中毒性疾病：猩红热、链球菌毒素休克综合征。

超敏反应性疾病：风湿热和急性肾小球肾炎。

（3）免疫性：感染后，血清中可出现多种抗体，主要是抗 M 蛋白抗体。可反复感染。患过猩红热后可获得牢固的同型抗毒素免疫。

3．链球菌溶血素和临床检测关系　链球菌常用的血清学试验如下。

抗 O 试验：常用于风湿热的辅助诊断。

抗链球菌 DNA 酶及透明质酸酶试验：用于链球菌引起的皮肤感染。

Dick 试验：检测猩红热的皮内试验。

三、肺炎链球菌

肺炎链球菌是细菌性大叶性肺炎、脑膜炎、支气管炎的主要病原菌。

1．形态和染色　矛头状、成双排列、有较厚荚膜、革兰阳性。

2．主要致病物质与所致疾病

（1）致病物质：有荚膜、肺炎链球菌溶素 O、脂磷壁酸和神经氨酸酶等。

（2）所致疾病：主要引起大叶性肺炎。肺炎链球菌在正常人的口腔及鼻咽部经常存在，一般不致病，只形成带菌状态。只有在免疫力下降时才致病。感染后，可建立较牢固型特异性免疫。其免疫机制主要是产生荚膜多糖型特异抗体，起调理作用，增强吞噬功能。

四、脑膜炎奈瑟菌

脑膜炎奈瑟菌俗称脑膜炎球菌，是流行性脑脊髓膜炎（流脑）的病原菌。

1．生物学性状

（1）形态：肾形、双球菌、有荚膜和菌毛、革兰阴性。

（2）培养特性和生化反应：营养要求较高，专性需氧。

（3）抗原结构与分类

①荚膜多糖抗原：具有群特异性，将本菌分为 A、B、C、D、X、Y、Z、29E、W135 和 L10 个血清群。

②外膜蛋白型特异性抗原：将本菌各血清群分为若干血清型。

③脂多糖抗原。

④抵抗力：极低。

2．主要致病物质与所致疾病

（1）致病物质：主要包括有荚膜、菌毛和内毒素。

（2）所致疾病：病菌经飞沫侵入人体的鼻咽部，并在局部繁殖。一般表现为 3 种临床类型，即普通型（占 90%）、暴发型和慢性败血型（成年人多见）。常引起化脓性脑脊髓膜炎。严重者表现为暴发型脑脊髓膜炎。儿童发病率较高。

3．微生物学检查

（1）直接涂片镜检。

（2）分离培养与鉴定：先增菌，再在巧克力色平板上划线分离，挑取可疑菌落进行生化反应和玻片凝集试验鉴定。

（3）快速诊断法：用已知群抗体快速检测相应抗原的有无。

五、淋病奈瑟菌

1. 生物学性状

（1）形态染色：与脑膜炎奈瑟菌相似。

（2）培养特性和生化反应：分解葡萄糖、产酸不产气、氧化酶试验阳性。

（3）抗原构造与分类：菌毛蛋白抗原；脂多糖；外膜蛋白抗原。

（4）抵抗力：与脑膜炎奈瑟菌相似。

2. 致病物质和所致疾病

（1）致病物质：菌毛；外膜蛋白；内毒素；IgA_1 蛋白酶。

（2）所致疾病：人类是本菌的唯一自然宿主。主要通过性接触传播引起淋病。

①男性：主要为尿道炎、前列腺炎、精索炎和附睾炎等。

②女性：主要引起尿道炎、宫颈炎。

③母亲：患有淋菌性阴道炎或宫颈炎时，婴儿出生时易感染淋菌性结膜炎。

3. 防治原则

（1）预防为先，广泛开展性病的知识教育。

（2）婴儿出生时，以 1% 硝酸银或其他银盐溶液滴眼，防止新生儿淋菌性结膜炎的发生。

（3）抗生素治疗（药敏试验）。

第 10 单元　肠 道 杆 菌

━━━━ 重点提示 ━━━━

本单元要求考生掌握埃希菌的血清型及所致疾病及我国规定的卫生标准、志贺菌的致病因素及所致疾病、沙门菌属所致疾病及肥达试验结果判断。了解肠道杆菌的共同特性、埃希菌属、志贺菌属微生物学检查。

━━━━ 考点串讲 ━━━━

一、肠道杆菌的共同特征

1. 形态染色　杆状、有菌毛和鞭毛、不形成芽胞、革兰阴性。

2. 抗原结构　菌体抗原（O 抗原）；鞭毛抗原（H 抗原）；包膜抗原（K、Vi 抗原）。

3. 微生物学检查的特点　生化反应活泼，肠道杆菌能分解多种糖类和蛋白质，其中致病菌一般不分解乳糖，而非致病菌大多分解乳糖，用以初步鉴别。

二、埃希菌属

致病性大肠埃希菌的种类：肠产毒型大肠埃希菌（ETEC）、肠侵袭型大肠埃希菌（EIEC）、肠致病型大肠埃希菌（EPEC）、肠出血型大肠埃希菌（EHEC）、肠集聚型大肠埃希菌（EAEC）。

1. 致病性

（1）致病物质：黏附素和外毒素。

（2）所致疾病

①肠外感染：病变以泌尿系统及化脓性炎症最为常见。

败血症：是最常见的革兰阴性菌（占 45%）。

新生儿脑膜炎：是 1 岁以内婴幼儿中枢神经系统感染的主要致病因子。

泌尿道感染：常见的有尿道炎、膀胱炎、肾盂肾炎、前列腺炎等。

②胃肠炎：某些血清型可引起肠内感染，为外源性感染，根据致病机制不同，主要有五种类型。

肠产毒型大肠埃希菌（ETEC）致病物质：肠毒素和定植因子，引起 5 岁以下婴幼儿及游泳者腹泻。

肠侵袭型大肠埃希菌（EIEC）致病物质：质粒和内毒素。侵犯大龄儿童和成年人，似痢疾。

肠致病型大肠埃希菌（EPEC）致病物质：质粒介导黏附和破坏肠黏膜细胞。婴幼儿腹泻。

肠出血型大肠埃希菌（EHEC）血清型以 O_{157}：H_7 为主，为出血型结肠炎、溶血性尿毒综合征病原体。

肠集聚型大肠埃希菌（EAEC）：致病物质是黏附素和毒素。引起婴儿持续性腹泻、脱水。

2. 在卫生细菌学检查中的应用　分离培养与鉴定；卫生细菌学检查。

卫生细菌学常以"大肠菌群数"作为水源、饮料、食品等被粪便污染程度的指标。

我国规定的卫生标准：每 1000ml 饮水中大肠菌群数不得超过 3 个；每 100ml 瓶装汽水、果汁中大肠菌群数不得超过 5 个。

三、志贺菌属

1. 种类

（1）抗原构造与分类：有 O 和 K 两种抗原。

（2）O 抗原是分类的依据，将志贺菌属分为四群（种）：A 群，痢疾志贺菌；B 群，福氏志贺菌；C 群，鲍氏志贺菌；D 群，宋内志贺菌。

2. 致病性与所致疾病

（1）致病物质：主要是侵袭力和内毒素，有的菌株尚产生外毒素。

①侵袭力：借菌毛黏附、穿入回肠末端和结肠黏膜上皮细胞，在上皮细胞内繁殖，形成感染灶，引起炎症反应。

②内毒素：所有菌株均有强烈的内毒素。

③外毒素：志贺毒素，肠毒素活性、细胞毒活性、神经毒活性 3 种活性。

（2）所致疾病：细菌性痢疾。

①急性菌痢：局部症状有脓血便、腹痛、里急后重。急性中毒性菌痢，主要表现全身严重的中毒症状。临床主要有高热、神志障碍、休克，病死率较高。

②慢性菌痢：病程>2 个月，迁延不愈，局部症状为主。

（3）免疫性：病后建立的特异型免疫（SIgA）短暂、不持久，无交叉。

3. 微生物学检查

（1）标本采集：黏液脓血便、肛拭标本。

（2）分离培养与鉴定。

（3）快速诊断法

①免疫染色法：镜下观察有无凝集现象。

②免疫荧光菌球法：简便、快速、特异性高。

③协同凝集试验：查粪便中有无志贺菌可溶性抗原。

四、沙门菌属

1. 致病物质与所致疾病及致病菌主要种类

（1）致病物质：菌毛、菌体 O 抗原、内毒素和肠毒素。

（2）所致疾病：伤寒和副伤寒；食物中毒；败血症。

（3）致病菌的主要种类：伤寒沙门菌、肖氏沙门菌、希氏沙门菌等。

2. 肠热症的标本采集及分离鉴定

（1）标本采集：根据病程选择采集标本，发病 1 周内应取静脉血，发病第 1～3 周取骨髓，发病第 2～4 周时可取粪便和尿液。

（2）分离鉴定：血液和骨髓液需要增菌，后接种于肠道选择鉴别培养基；粪便和尿液等直接接种于肠道鉴别培养基或 SS 选择培养基。

3．肥达试验和结果判断　肥达试验的实质为直接凝集试验。用伤寒菌体（O）、鞭毛（H）抗原和甲、乙副伤寒 H 抗原，与患者系列稀释血清进行定量凝集试验。

若 O 和 H 效价均增高，或患者恢复期抗体效价增高 4 倍以上，则具有诊断意义。若 O 和 H 效价的增高不平行，O 效价增高而 H 效价不高，可能为早期感染或者其他沙门菌的交叉感染，H 效价增高而 O 效价不高，可能是预防接种或者非特异性回忆反应。

第 11 单元　弧　菌　属

重点提示

本单元重点是对霍乱弧菌生物学性状和致病因素的考查。考生应当重点掌握，同时也要掌握霍乱弧菌的分型、致病因素及所致疾病。了解副溶血性弧菌所致疾病及其主要症状表现。

考点串讲

一、霍乱弧菌

1．生物学性状

（1）形态染色：弧状或逗点状、单鞭毛、有普通菌毛和性菌毛、革兰阴性。

（2）培养特性与生化反应：营养要求不高，耐碱不耐酸，能分解甘露醇、葡萄糖和蔗糖产酸不产气。

（3）抵抗力：较弱。

（4）抗原构造与分型：有 O 抗原和 H 抗原。O 抗原特异性高，依其抗原性不同将弧菌分为 155 个血清群。

2．致病物质及所致疾病

（1）致病物质：鞭毛和黏液素酶；菌毛；霍乱肠毒素（CE）。

（2）所致疾病：霍乱（我国甲类法定传染病）。

二、副溶血性弧菌所致疾病

副溶血性弧菌主要引起副溶血性弧菌食物中毒，临床上以急性起病、腹痛、呕吐、腹泻及水样便为主要症状。

第 12 单元　厌氧性杆菌

重点提示

本单元重点要求掌握破伤风梭菌的致病物质、所致疾病，产气荚膜梭菌所致疾病、肉毒梭菌的致病性、无芽胞厌氧菌的致病条件和感染特征，熟悉破伤风梭菌的抵抗力和防治原则和破伤风梭菌的形态染色特征。

考点串讲

一、厌氧芽胞梭菌

1．破伤风梭菌

（1）生物学性状

①形态结构：细长杆菌、有鞭毛、无荚膜、革兰阳性。

②培养与抵抗力：专性厌氧，抵抗力强。

（2）致病物质：产生两种外毒素，即破伤风溶血素和破伤风痉挛毒素。主要致病物质是破伤风痉挛毒素。

（3）所致疾病：<u>主要引起破伤风，造成肌肉活动的兴奋与抑制失调，表现为破伤风特有的苦笑面容和角弓反张等症状</u>。致病条件是机体出现深部伤口，造成局部缺血、缺氧的微环境。

（4）防治原则

①一般预防：正确处理伤口，防止形成厌氧微环境。

②特异性预防：<u>注射破伤风抗毒素（TAT）进行被动免疫紧急预防，同时还可以注射破伤风类毒素做主动免疫</u>。

③特异性治疗：对已感染者可以早期足量使用破伤风抗毒素；抗菌治疗可以使用四环素、红霉素。

2. 产气荚膜梭菌

（1）生物学性状

①形态结构：<u>革兰阳性大杆菌、有荚膜、无鞭毛</u>。

②培养与抵抗力：厌氧不严格、牛乳培养基上出现"汹涌发酵"。

（2）致病物质：能产生 10 余种外毒素，其中 α 毒素毒性最强。

（3）所致疾病：<u>引起气性坏疽、食物中毒、坏死性肠炎和厌氧性蜂窝织炎</u>。

（4）微生物学检查：产气荚膜梭菌的尽早诊断极为重要。

①直接涂片镜检。

②分离培养：厌氧培养，取培养物涂片镜检。

（5）防治原则：对局部感染应尽早进行扩创手术，清除局部厌氧环境。局部使用过氧化氢冲洗，大剂量使用青霉素等抗生素杀灭病原菌。有条件可以使用气性坏疽多价抗毒素和高压氧舱治疗。

3. 肉毒梭菌

（1）生物学性状

①形态结构：革兰阳性短粗杆菌、有鞭毛、无荚膜。

②培养和抵抗力：严格厌氧，对酸和蛋白酶有较强抵抗力。肉毒素不耐热。

（2）致病物质：主要是外毒素，即肉毒素。肉毒素是已知最剧烈的神经外毒素，人的致死量是 0.1μg。

（3）所致疾病：<u>食物中毒；创伤感染中毒；婴儿肉毒</u>。

4. 艰难梭菌的致病性　耐药的艰难梭菌能引起抗生素相关性腹泻和假（伪）膜性结肠炎。

二、无芽胞厌氧菌

1. 致病条件　<u>寄居部位改变；菌群失调；机体免疫力降低；局部形成厌氧环境</u>。

2. 感染特征　多为慢性感染过程，其感染特征如下。

（1）口腔、颌面部、鼻咽腔、胸腔、腹腔、盆腔及肛门等处的慢性深部脓肿。

（2）感染部位的分泌物或脓液呈血性或黑色或乳白色浑浊液，有恶臭。

（3）所引起的脓肿分泌物，用直接涂片染色常可见革兰阴性或阳性杆菌。

（4）长期使用氨基糖苷类抗生素治疗无效。

3. 所致疾病种类　<u>口腔感染、女性生殖道及盆腔感染、腹腔感染、肺部和胸膜感染、颅内感染、败血症、感染性心内膜炎和皮肤软组织慢性脓肿等</u>。

第 13 单元　棒状杆菌属

══ 重点提示 ══

本单元内容较少，考题量也较少，考生应当掌握白喉棒状杆菌的形态染色特征、白喉棒状杆菌的所致疾病。熟悉白喉棒状杆菌的特异性防治方法。

===== 考点串讲 =====

白喉棒状杆菌

1. 生物学性状

（1）形态结构：革兰阳性，一端或两端膨大呈棒状。有异染颗粒；奈瑟染色菌体黄褐色，颗粒呈蓝黑色，具有重要鉴别意义。

（2）细菌培养：营养要求较高，常用吕氏血清培养基。

（3）抵抗力：不强。

2. 致病性与免疫性

（1）致病物质：白喉毒素；索状因子；K 抗原。

（2）所致疾病：白喉。

（3）免疫性：主要依靠抗毒素的中和作用。

（4）锡克试验：是调查人体对白喉有无抗毒素免疫力的皮内试验。试验是根据毒素抗毒素中和原理，以少量毒素测定机体内有无抗毒素的一种方法。还可用于预防接种后的效果考核。

3. 微生物学检查

（1）形态学检查：找到白喉杆菌即可初步诊断。

（2）分离培养：鉴别产毒白喉棒状杆菌与其他棒状杆菌的重要方法是豚鼠实验、琼脂平板毒力试验。

4. 防治原则

（1）人工主动免疫：白喉类毒素（百白破三联疫苗）。

（2）人工被动免疫：白喉抗毒素作为应急预防和治疗。

（3）抗生素治疗：青霉素、红霉素等。具有抑制本菌和预防继发感染双重作用。

第 14 单元　分枝杆菌属

===== 重点提示 =====

本单元考试所占比重较少，考生应当掌握结核分枝杆菌形态染色特征、结核菌素试验原理及其意义。熟悉结核分枝杆菌的致病性和结核分枝杆菌的检查方法及防治原则，了解麻风分枝杆菌的致病性及防治原则。

===== 考点串讲 =====

一、结核分枝杆菌

1. 生物学性状

（1）形态染色：革兰阳性杆菌、齐-尼抗酸染色法。

（2）培养及生化反应：专性需氧，营养要求高，常用罗氏固体培养基。触酶试验阳性，热触酶试验阴性（与非结核分枝杆菌鉴别）。

（3）抵抗力：较强。

2. 致病性和免疫性

（1）致病物质：主要是菌体成分。

①脂质：高含量脂质与细菌毒力密切相关，与毒力有关的主要有索状因子、磷脂、蜡质 D、硫酸脑苷脂。

②蛋白质：有多种，有的能与蜡质 D 结合激发迟发型超敏反应，引起组织坏死和全身中毒症状，并在形成结核结节中发挥一定作用。有抗原性。

③多糖：致病作用尚不清。

（2）所致疾病：主要造成肺部感染和肺外感染，以肺部感染多见。

①肺部感染：肺结核，最多见，可分两大类。

原发感染：初次感染，多见于儿童。

原发后感染：多见于成年人。由外源性或内源性感染所致。

②肺外感染：结核分枝杆菌经血液、淋巴液扩散，引起脑、肾、骨关节结核。

（3）免疫性：结核分枝杆菌感染后的免疫特点。

①抗结核免疫属于带菌免疫，体内的结核菌一旦被清除，免疫力即随之消失。

②抗结核免疫主要是细胞免疫激活的致敏 T 细胞可释放白细胞介素-2、肿瘤坏死因子和干扰素等多种淋巴因子，使巨噬细胞聚集于炎症部位，并增强巨噬细胞对结核分枝杆菌的杀伤作用，而机体产生的特异性抗体无保护作用。

③抗结核免疫与机体迟发型超敏反应同时并存。

（4）结核菌素试验

①原理：应用结核菌素来测定机体对结核分枝杆菌有无超敏反应以判断机体对本菌有无免疫力。

②结果判断：局部红肿、硬结和直径。

阳性反应：直径≥5mm。表示机体对结核分枝杆菌有免疫力。

强阳性反应：直径≥15mm。对临床诊断有意义（可能有活动性肺结核）。

阴性反应：<5mm。表示机体对结核分枝杆菌无免疫力。

③应用：用于选择卡介苗接种对象及免疫效果的测定。作为婴幼儿结核病诊断的参考。测定肿瘤患者等细胞免疫功能状况。在未接种卡介苗的人群中做结核分枝杆菌感染的流行病学调查。

3. 微生物学检查

（1）形态学检查。

（2）浓缩集菌：经过碱化、离心浓缩后可提高检出阳性率。

（3）分离培养：细菌培养阳性是结核病诊断的金标准。

（4）动物实验。

（5）细菌核酸检测。

4. 防治原则

（1）接种卡介苗：出生后 24h 内初种，7 岁和 12 岁复种。

（2）发现和治疗痰菌阳性者。

（3）药物治疗：常用链霉素、异烟肼、利福平、乙胺丁醇、吡嗪酰胺等，联合用药不仅有协同作用，还能降低耐药性的产生。

二、麻风分枝杆菌

1. 生物学性状

（1）形态染色：细长略弯曲、胞内菌；细胞胞质呈泡沫状，称麻风细胞，据此可区别于结核分枝杆菌；染色与结核分枝杆菌相似。

（2）体外培养至今尚未成功，小白鼠足垫和犰狳可作为研究麻风的模型。

2. 致病性 主要引起麻风病。

（1）传染源：患者。在口鼻、咽喉分泌物、皮疹渗出液、乳汁、精液、阴道分泌物中均可分离到本菌。

（2）传播途径：主要经呼吸道、破损皮肤黏膜、密切接触方式传播。

第 15 单元　放线菌属和诺卡菌属

=== **重点提示** ===

本单元内容很少，考点也比较少，至今未出现过考点。考生应当掌握主要致病放线菌的种类，熟悉放线菌属的致病性。

=== **考点串讲** ===

放线菌属是一大类与细菌相似的原核细胞型微生物，多数不致病。由于在感染的组织中菌丝呈放射状排列而得名。

1. 放线菌属

（1）主要致病菌种类：正常寄居在人和动物的口腔、上呼吸道、胃肠道和泌尿生殖道。致病的有衣氏放线菌、牛放线菌、内氏放线菌等，其中对人致病性较强的为衣氏放线菌。

（2）致病性：属正常菌群，条件致病。若无继发感染大多呈慢性无痛性过程，常伴有多发性瘘管形成，脓汁中排出硫黄样颗粒为特征，称放线菌病。

2. 硫黄样颗粒及其临床意义

（1）硫黄样颗粒：病灶组织和瘘管中流出的脓汁有肉眼可见的黄色小颗粒。

（2）临床意义：临床表现为颈面部肿胀、不断产生新结节，多发性脓肿和瘘管形成。若累及颅骨可引起脑膜炎和脑脓肿。也可累及胸部或吸入性肺部感染。腹部感染常能触及包块与腹壁粘连。盆腔感染多继发于腹部感染。

3. 诺卡菌属　主要致病性诺卡菌及其致病性如下。

（1）星形诺卡菌：主要经呼吸道或伤口侵入机体，可引化脓性感染。尤其在 AIDS、肿瘤及长期使用免疫抑制药患者，感染后引起肺炎、肺脓肿、肺真菌病等。星形诺卡菌易通过血行播散引起脑膜炎、脑脓肿。

（2）巴西诺卡菌：引起慢性化脓性肉芽肿。

第 16 单元　动物源性细菌

=== **重点提示** ===

本单元考点较少，考生掌握布鲁杆菌传播途径及所致疾病、耶尔森菌属及炭疽芽胞杆菌所致疾病，了解布鲁杆菌的生物学性状和炭疽芽胞杆菌的防治原则。

=== **考点串讲** ===

一、布鲁氏菌属

1. 生物学性状

（1）形态与染色：革兰阴性、杆菌、有微荚膜、无鞭毛。

（2）种类：使人致病的有羊布鲁菌、牛布鲁菌、猪布鲁菌和犬布鲁菌，我国主要是羊布鲁菌病，其次为牛布鲁菌病。

2. 所致疾病　布鲁菌病（波浪热）。

二、耶尔森菌属

鼠疫耶尔森菌俗称鼠疫杆菌，是鼠疫的病原菌。

1. 生物学性状

（1）形态与染色：卵圆形、革兰阴性、短杆菌、有荚膜。

（2）培养特性：兼性厌氧。

（3）抵抗力：较弱。

2. 致病性

（1）致病物质：主要与 F1 抗原、V-W 抗原、外膜抗原及鼠毒素相关。

（2）所致疾病：鼠疫，临床常见有腺型，肺型（黑死病）和败血症型三种鼠疫。

三、炭疽芽胞杆菌

1. 生物学性状

（1）形态与染色：革兰阳性、杆菌、有荚膜和芽胞、致病菌中最大的细菌。

（2）培养特性：需氧。

（3）抵抗力：芽胞抵抗力强。

2. 所致疾病　炭疽病（人畜共患）。炭疽芽胞杆菌的芽胞可经多种途径侵入机体引起感染。①皮肤炭疽（黑炭样坏死），最多见。②肺炭疽（出血性肺炎）病死率高。③肠炭疽（出血性肠炎）病死率高。三型均可并发败血症、炭疽性脑膜炎、病死率极高。

3. 防治原则

（1）一般预防：炭疽的预防重点应该放在家畜感染的防治、牧场的卫生防护和生物恐怖活动的防范方面。

（2）特异性预防：接种炭疽减毒活疫苗（注意接种对象）。

（3）治疗：用青霉素、强力霉素等抗生素。

第17单元　其　他　细　菌

═══════ 重 点 提 示 ═══════

本单元内容较多，但考点比较少。考生应当掌握流感嗜血杆菌的所致疾病、百日咳鲍特菌、幽门螺杆菌的形态染色，重点掌握所致疾病和防治原则。了解军团菌的传播途径及其所致疾病及军团菌的生物学性状和防治原则，铜绿假单胞菌的形态染色、培养特性和弯曲菌属的致病性。

═══════ 考 点 串 讲 ═══════

一、流感嗜血杆菌

1. 生物学性状

（1）形态染色：革兰阴性杆菌、有菌毛、有荚膜。

（2）培养特性：需氧或兼性厌氧，需 X 因子和 V 因子（巧克力色血平板）。呈现"卫星现象"。

2. 致病性与免疫性

（1）致病物质：荚膜、菌毛、内毒素和 IgA 蛋白酶。

（2）所致疾病

①原发性感染（外源性）：多为有荚膜的 b 型菌株引起急性化脓性感染，如脑膜炎等，儿童多见。

②继发性感染（内源性）：多为无荚膜菌株引起，常继发于流感、麻疹、百日咳、肺结核病之后，主要有慢性支气管炎、中耳炎、鼻窦炎等，多见于成年人。

二、百日咳鲍特菌

1. 生物学性状

（1）形态染色：有荚膜和菌毛、革兰阴性、杆菌。

（2）抵抗力：较弱。

2. 致病性与免疫性

（1）致病物质：百日咳毒素、丝状血凝素、腺苷酸环化酶毒素、气管细胞毒素和皮肤坏死毒素等。

（2）所致疾病：细菌使气管上皮细胞纤毛运动受抑制或破坏，黏稠分泌物增多不能及时排出，导致剧烈咳嗽，由于病程较长，故名百日咳。易并发肺炎、中耳炎等。

3. 防治原则

（1）预防：我国用百日咳鲍特菌死菌苗与白喉及破伤风类毒素混合，制成"百白破"三联疫苗进行人工主动免疫，效果较好。

（2）治疗：首选红霉素，也可选用其他广谱抗生素。

三、幽门螺杆菌

1. 生物学性状

（1）形态染色：革兰阴性，细长弯曲呈弧形、一端或两端有多根鞭毛。

（2）培养特性：微需氧，营养要求高。生长缓慢，在含血液、血清或心脑浸液琼脂培养基上培养。

2. 致病性与免疫性

（1）致病物质和致病机制尚未完全清楚。

（2）所致疾病：本菌肯定是慢性胃炎、大多数胃炎和十二指肠溃疡的病因。

四、军团菌

1. 所致疾病　主要引起军团菌病。也引起医院内感染，医院中央空调冷却塔污染的循环水气溶胶是病菌的主要来源。

2. 传播途径　经吸入带菌飞沫、气溶胶被直接吸入下呼吸道引起以肺为主的全身性感染。

五、铜绿假单胞菌

1. 生物学性状　有鞭毛、革兰阴性杆菌、专性需氧、可产生带荧光的水溶性色素（青脓素和绿脓素，使培养基呈亮绿色）。

2. 致病性

（1）致病物质：内毒素、菌毛、荚膜、胞外酶和外毒素等。

（2）所致疾病

①原发性皮肤感染：严重烧伤、创伤、手术切口的化脓性感染。

②医源性感染：条件致病菌，占 10%～30%。使用各种导管、内镜、呼吸性治疗装置等而感染。

六、弯曲菌属

1. 生物学性状

（1）形态染色：革兰阴性、细长、一端或两端有单鞭毛。

（2）培养特性：微需氧，营养要求高。

（3）抵抗力：弱。

2. 所致疾病　本菌是人类散发性细菌性胃肠炎最常见菌种之一。

3. 防治原则　目前尚无特异性疫苗，治疗可以选用抗生素。

第18单元　支　原　体

本单元内容较少，因此考点较少。考生应当掌握溶脲脲原体所致疾病、掌握支原体的生物学性状和培养特性，理解并掌握支原体及其与细菌 L 型的区别。

一、生物学性状

1．概念　支原体是一类无细胞壁、形态上呈多形性、可通过滤菌器，能在无生命的培养基中生长繁殖的最小的原核细胞型微生物。

2．培养特性

（1）培养条件：营养要求比一般细菌高，除基础营养物质外还需加入 10%～20% 人或动物的血清以提供支原体所需的胆固醇。大多数兼性厌氧，生长缓慢。

（2）菌落特点：在琼脂含量较少的固体培养基出现典型的"煎荷包蛋样"菌落。

3．支原体和细菌 L 型的区别　见表 11-2。

表 11-2　支原体和细菌 L 型的区别

性状	支原体	细菌 L 型
细胞壁	无	无
通过滤菌器	能	能
对青霉素敏感	不敏感	不敏感
来源	自然界、人与动物体内	在一定条件下诱导细菌形成
遗传性	与细菌无关	与原菌相同，去除诱导因素后可恢复为原菌
培养	含胆固醇培养基	大多需要高渗培养基

二、主要病原性

1．肺炎支原体

（1）致病物质：主要包括黏附因子 P1 蛋白、荚膜和神经毒素、核酸酶、过氧化氢等毒性代谢产物。

（2）所致疾病：支原体肺炎，病理变化以间质性肺炎为主，曾称为原发性非典型性肺炎。

2．溶脲脲原体

（1）所致疾病：溶脲脲原体可引起泌尿生殖道感染和不育症。

（2）致病物质：磷脂酶；尿素酶；IgA 蛋白酶。

第19单元　立　克　次　体

本单元内容少，要求考生应当掌握立克次体的主要病原型（普氏立克次体、斑疹伤寒立克次体、恙虫病立克次体、贝纳柯克斯体）所致疾病及传播媒介，了解立克次体的概念、形态染色及培养特点。

━━━━ 考 点 串 讲 ━━━━

一、生物学性状

1. 概念 立克次体是一类体积微小，绝大多数为自身代谢不完善，严格细胞内寄生的原核细胞型微生物。大多为人畜共患病的病原体。

2. 形态与染色 球杆状或呈多形态性、革兰阴性、常用姬氏（立克次体染成蓝或紫色）和马氏法染色（染成红色）。

3. 培养特点 大多数立克次体只能在活的宿主细胞内生长，以二分裂方式繁殖。常用培养立克次体的方法有动物接种、鸡胚接种和细胞培养。

4. 外斐试验 斑疹伤寒、恙虫病立克次体与变形杆菌某些 X 株有共同抗原，故常用后者代替立克次体作抗原，与患者血清做凝集反应，检查抗体的水平和变化以辅助诊断。

二、主要病原性

1. 普氏立克次体

（1）所致疾病：流行性斑疹伤寒。

（2）传染源和储存宿主：患者。

（3）传播媒介：人虱。

2. 斑疹伤寒立克次体（莫氏立克次体）

（1）所致疾病：主要引起地方性斑疹伤寒（鼠型斑疹伤寒）。

（2）储存宿主：鼠类。

（3）传播媒介：鼠蚤或鼠虱。

3. 恙虫病立克次体

（1）所致疾病：主要引起恙虫病。

（2）传染源：主要是鼠类。

（3）储存宿主和传播媒介：恙螨幼虫。并可经卵传代。

第20单元 衣 原 体

━━━━ 重 点 提 示 ━━━━

本单元不常考，内容不多，重点掌握沙眼衣原体所致疾病。熟悉衣原体的概念、形态染色，了解沙眼衣原体的各亚种类型及衣原体的培养特性。

━━━━ 考 点 串 讲 ━━━━

一、生物学性状

1. 概念 衣原体是一类能通过细菌滤器，严格细胞内寄生，有独特发育周期的原核细胞性微生物。

2. 形态染色

（1）原体：有胞壁、内有核质和核蛋白体、发育成熟、Giemsa 染色呈紫色、Gimenez 染色呈红色。

（2）网状体：始体。圆形或椭圆形无胞壁、无感染性、Macchiavello 染色呈蓝色。

3. 培养特性 衣原体为专性细胞内寄生，不能用人工培养基培养，可用鸡胚卵黄囊及 HeLa-299、BHK-21、McCoy 等细胞培养。

二、主要病原性衣原体

1. 沙眼衣原体所致疾病

（1）致病物质：主要包括内毒素样物质和主要外膜蛋白。

（2）沙眼衣原体各亚种及其所致疾病

①沙眼亚种：主要寄生于人类，无动物储存宿主，引起沙眼、包涵体结膜炎、泌尿生殖道感染和婴儿沙眼衣原体肺炎。

②性病淋巴肉芽肿亚种：通过性接触传播，主要侵犯淋巴组织。

③鼠亚种：不感染人类。

2. 肺炎衣原体所致疾病　主要寄生于人的呼吸道，是呼吸道感染的重要病原体之一。主要引起青少年急性呼吸道感染，尤其是咽炎、鼻窦炎、支气管炎和肺炎等，还可引起心包炎、心肌炎和心内膜炎。并且与冠状动脉硬化性心脏病的发生有关。

3. 鹦鹉热嗜衣原体所致疾病

（1）鹦鹉热嗜衣原体（鸟株）：感染呼吸道致鹦鹉热。

（2）鹦鹉热嗜衣原体（羊株）：感染呼吸道致肺炎。

第 21 单元　螺　旋　体

重点提示

本单元考生应重点掌握钩端螺旋体、密螺旋体、疏螺旋体（伯氏疏螺旋体、回归热疏螺旋体和奋森疏螺旋体）所致的疾病。了解以上病原体的生物学性状和防治原则。

考点串讲

一、钩端螺旋体

1. 生物学性状

（1）形态染色：螺旋细密而规则、一端或两端呈钩状。镀银染色法呈棕褐色。

（2）培养特性：常用 Korthof 培养基，生长缓慢。

2. 所致疾病　主要是钩体病，是一种人畜共患病。

（1）传染源：鼠类和猪。

（2）临床表现：轻者仅出现轻微的自限性发热；重者可出现黄疸、出血、DIC，甚至死亡。临床上根据损伤脏器不同分为肺出血型、流感伤寒型等。

3. 防治原则

（1）消灭传染源：切断传播途径（防鼠、灭鼠及对家畜的管理）。

（2）易感人群疫苗接种：钩体多价全细胞死疫苗；钩体外膜疫苗。

（3）治疗：青霉素、庆大霉素、强力霉素等。部分患者使用青霉素后出现赫氏反应。

二、密螺旋体

主要致病种类为梅毒螺旋体。

1. 形态染色　细长、有 8~14 个致密规则的螺旋、两端尖直、镀银染色为棕褐色。

2. 所致疾病　主要引起梅毒。

（1）后天性梅毒：临床上可分为三期，表现反复、潜伏和再发现象。

（2）先天性梅毒：垂直传播给胎儿，引起胎儿的全身性感染，导致流产、早产、死胎或出生梅毒儿。

3. 防治原则　加强性卫生教育和严格社会管理，确诊后及早使用青霉素彻底治疗。

三、疏螺旋体

对人致病的主要有伯氏疏螺旋体、回归热疏螺旋体和奋森疏螺旋体。这里主要介绍伯氏疏螺旋体。

1. 生物学性状　稀疏纤细、革兰阴性，但不易着色。Giemsa 或 Wright 染色效果较好。

2. 致病性

（1）致病物质：侵袭力——黏附素。抗吞噬——外膜蛋白 OspA。内毒素样物质——细胞壁中的 LPS。

（2）所致疾病：莱姆病的病原体存在着异质性，分类尚未统一，目前仍以伯氏疏螺旋体作为莱姆病病原体的统称。

第 22 单元　真　　菌

=== 重点提示 ===

本单元内容虽多，但考试中所占比例较少，几乎不考。熟悉多细胞真菌的两大基本结构（菌丝和孢子）、真菌的繁殖方式、致病性、深部感染真菌种类、新生隐球菌的生物学性状，并且需要知道新生隐球菌所致疾病的种类。其他内容适当了解。

=== 考点串讲 ===

一、概述

1. 生物学性状

（1）分类：真菌是微生物中的一大类，按国际通用的真菌分类法可以将真菌界分为黏菌门和真菌门。真菌门又可以分为 5 个亚门：鞭毛菌亚门，接合菌亚门，子囊菌亚门，担子菌亚门，半知菌亚门。

（2）形态与结构

①单细胞真菌：呈圆形或卵圆形。

酵母型真菌：不产生菌丝，芽生方式繁殖，菌落同细菌。

类酵母型真菌：芽生方式繁殖，可产生假菌丝，培养基内可见假菌丝体。

②多细胞真菌：由菌丝和孢子两大基本结构组成。

菌丝：显微镜下不同菌丝形态不同，是鉴别真菌的重要标志。

孢子：是真菌的生殖结构。分有性孢子和无性孢子。孢子形态与结构各不相同，是真菌鉴别和分类的主要依据。

2. 真菌的繁殖与培养

（1）真菌的繁殖方式：真菌的繁殖能力较强，繁殖方式多样，可分为无性繁殖和有性繁殖两大类型。

①无性繁殖：指不经过两性细胞的结合就能形成新个体的繁殖方式。病原性真菌主要是此种方式繁殖。

②有性繁殖：指经过两性细胞配合产生新个体的繁殖方式。有性繁殖是普通真菌主要的繁殖方式。

（2）真菌的培养

①培养要求：营养要求不高，病原性真菌常用沙保培养基。由于真菌在不同培养基上形成的菌落形态差别很大，故鉴定真菌时均以沙保培养基上形成的菌落为准。

②培养特性：生长慢，培养时间长。

③菌落形态：沙保培养基上，一般真菌可形成酵母型菌落、类酵母型菌落、丝状型菌落三种

类型。

3. 真菌的致病性　真菌在机会感染及食品卫生中具有重要意义，不同的真菌可通过不同的形式致病。

（1）浅表真菌感染：由致病性强的外源性真菌引起。

（2）真菌机会性感染：多由寄居在人体的正常微生物群引起。

（3）深部真菌感染。

（4）真菌毒素的致病作用：真菌中毒症；真菌毒素与肿瘤。

（5）超敏反应：某些菌丝或孢子可引起临床超敏反应。

此外，菌群失调或因患肿瘤、服用免疫抑制药、HIV 感染等均可引起机会致病性真菌感染。

二、主要病原性真菌

1. 皮肤感染真菌　引起表面角化组织感染的真菌统称浅部真菌，引起浅部真菌病（癣）。包括两类。

（1）皮肤癣菌：是指一些主要引起皮肤浅部感染的真菌。

①种类：主要有毛癣菌、表皮癣菌和小孢子癣菌 3 个属。

②致病性：直接或间接接触（毛巾、衣服、浴盆、理发工具等）传播。引起多种癣病，以足癣最常见，也是人类最多见的真菌病。一种皮肤癣菌可引起全身多部位的癣；一种癣也可由几种不同皮肤癣菌引起。

（2）角层癣菌：主要侵犯皮肤角质或毛干表面，不引起组织炎症反应的一类真菌。可引起花斑癣（俗称汗斑），一般只影响外观而不影响健康。

2. 白假丝酵母菌　是假丝酵母菌属中最常见的病原菌。是临床上最常见的机会致病性真菌，主要引起皮肤、黏膜和内脏的急性或慢性炎症，即念珠菌病。口腔念珠菌病是艾滋病患者最先出现的继发性感染。

（1）生物学性状：圆或卵圆形，革兰阳性，着色不均，出芽方式繁殖。在玉米粉培养基上形成丰富的假菌丝和厚膜孢子，有助于鉴定。

（2）致病性：通常寄生在正常人口腔、上呼吸道、肠道及阴道黏膜，当机体抵抗力下降或菌群失调时引起各种念珠菌病。常见：皮肤黏膜感染；内脏及中枢神经感染。

（3）微生物学检查

①直接镜检：必须同时看到出芽的酵母菌和假菌丝，才能确认念珠菌感染。

②分离培养鉴定。

3. 新生隐球菌

（1）生物学性状

①形态染色：圆形、有荚膜、一般染色法不被着色（故称隐球菌）、用墨汁做负染色。

②培养特性：在沙保培养基及血琼脂上 25～37℃均生长良好。

（2）致病性

①致病物质：荚膜多糖。

②感染方式：大量存在于鸽粪中，人因吸入而感染。为外源性感染。机体抵抗力低下时亦引起条件性感染（也属于正常菌群），为内源性感染。

③临床表现：大多数肺隐球菌感染无症状或仅有流感样症状，且能自愈。抵抗力低下者病原菌大量繁殖，引起支气管炎。严重病例呈暴发型感染迅速死亡。部分患者发生血行播散而累及中枢神经系统及其他组织，主要引起慢性脑膜炎。症状可自行缓解或恶化，病程长。

有 5%～8%艾滋病患者伴有隐球菌性脑膜炎。

（3）微生物学检查：直接镜检，脓、痰可直接镜检，脑脊液则需离心后取沉淀检查。分离培养鉴定。胶乳凝集试验检查荚膜抗原。动物实验。

第 23 单元　病毒的基本性状

重点提示

本单元考试涉及较少，但考试重点集中在病毒的组成结构，考生需掌握常见病毒的结构组成。掌握病毒体的概念和测量单位及病毒复制的五个阶段。了解病毒异常增殖表现及温度、射线、干燥和酸碱度等物理因素和脂溶剂、醛类、氧化剂和抗生素等化学因素对病毒的影响。

考点串讲

一、病毒的形态

1. 概念　病毒是一类体积非常微小，结构简单，只含有一种类型核酸（DNA 或 RNA），具有严格细胞内寄生性的非细胞型微生物。

2. 测量单位　纳米级（多数＜150nm）、球形或近似球形（噬菌体大多呈蝌蚪状）。可通过电子显微镜、X 线晶体衍射等技术观察测量。

二、病毒的结构和化学组成

1. 病毒的结构和对称性　完整的成熟病毒颗粒称为病毒体。病毒体的基本结构是核心和衣壳，两者构成核衣壳。

（1）病毒核心：主要为核酸，是决定病毒遗传、变异和复制的物质。根据核酸的不同可将病毒分为 DNA 病毒和 RNA 病毒。

（2）病毒衣壳

①功能：维持病毒体形态、保护病毒核酸、介导病毒进入宿主细胞、抗原性。

②衣壳是由一定数量的壳粒组成。病毒的结构可有 3 种立体对称型：螺旋对称型、20 面体立体对称型和复合对称型。

（3）包膜：有包膜的病毒称为包膜病毒，无包膜的病毒称为裸露病毒。包膜的化学组成为脂质、蛋白质和少量糖类。

2. 病毒的化学组成和功能

（1）核酸：DNA 或 RNA 功能，指导病毒复制；储存病毒遗传信息，决定病毒特性；具有感染性。

（2）蛋白质：衣壳的主要成分。

（3）脂类和糖蛋白：包膜的成分。

三、病毒的增殖

1. 复制周期　吸附和穿入；脱壳；生物合成；装配；释放。

2. 病毒增殖的细胞效应　干扰现象：当两种病毒同时感染同一细胞时，可发生一种病毒的增殖抑制了另一种病毒增殖的现象。

3. 病毒的异常增殖

（1）缺陷干扰颗粒：带有不完整基因组的病毒体，称为缺陷病毒。当缺陷病毒不能复制，但却能干扰同种成熟病毒体进入细胞则被称为缺陷干扰颗粒。

（2）顿挫感染：因细胞条件不合适，病毒虽可进入细胞但不能复制的感染过程称为顿挫感染。

四、理化因素对病毒的影响

1. 物理因素的影响

（1）温度：大多数病毒耐冷不耐热，有些病毒（如乙型肝炎病毒）耐热。

（2）射线：电离辐射和紫外线均可使病毒灭活。

（3）干燥：病毒在常温中干燥条件下易被灭活。

（4）酸碱度：大多数病毒在 pH 6～8 内比较稳定，而在 pH 5.0 以下或 pH 9.0 以上迅速被灭活。

2. 化学因素的影响

（1）脂溶剂：可使包膜病毒的脂质溶解而灭活病毒。

（2）醛类：对病毒蛋白质和核酸都有破坏作用，使病毒失去感染性。

（3）氧化剂、卤素及其化合物：病毒对过氧化氢、漂白粉、高锰酸钾、碘和碘化物及其他卤素类化学物质都很敏感。

（4）抗生素与中草药：抗生素对病毒无效。某些中草药对某些病毒有一定的抑制作用。

第 24 单元　病毒的感染和免疫

═══════ 重点提示 ═══════

本单元内容较多，但关于本单元的考题量较少。复习时重点把握病毒的传播方式、感染类型。理解干扰素的概念、抗病毒机制及应用。了解病毒的致病机制，中和抗体的概念及作用机制。

═══════ 考点串讲 ═══════

一、病毒的传播方式

1. 水平传播　一般指病毒通过皮肤、呼吸道、消化道、泌尿生殖道等在人群机体间传播。

2. 垂直传播　一般指病毒从母亲通过胎盘、分娩、哺乳等传给子代。主要见于乙肝病毒、人类免疫缺陷病毒、巨细胞病毒和风疹病毒等。

二、病毒的感染类型

1. 隐性感染　病毒侵入机体不引起临床症状且被机体清除的感染称为隐性感染或亚临床感染。

2. 显性感染　机体在感染病毒后因组织细胞受损严重而表现出明显的临床症状，称为显性感染。

3. 急性感染　指病毒在感染机体后，短时间内即被清除或导致机体死亡的过程。

4. 持续性感染

（1）慢性感染：指病毒在感染机体后可出现或不出现急性症状，随着机体免疫系统的激活，大部分病毒被清除，但仍有少量残存在体内，并维持在较低浓度。

（2）潜伏感染：指病毒侵入机体后，并不引起临床症状，也不复制出大量的病毒颗粒，仅在一定的组织中潜伏存在。在某些条件下病毒被激活而急性发作。

（3）慢发病毒感染：感染后潜伏期很长，达数月、数年至数十年。待疾病出现后，其发展呈亚急性进行性，最终成为致死性感染，一般病程不超过 1 年，如麻疹病毒引起的亚急性硬化性全脑炎。

（4）急性病毒感染的迟发并发症：急性病毒感染后 1 年或数年，发生致死性的并发症，如亚急性硬化性全脑炎。

三、致病机制

1. 病毒对宿主细胞的直接作用

（1）病毒杀死细胞或致细胞病变感染的机制：病毒感染细胞后可破坏和降解细胞骨架、抑制宿主细胞的大分子合成、裂解细胞、造成细胞膜功能障碍、形成包涵体并诱导细胞凋亡，对细胞代谢造成影响，引起细胞死亡或病变。

（2）病毒引起细胞转化或永生化的机制

①细胞转化：是指细胞受外界因素影响后在形态学、生物化学以及生长参量上的改变。

②永生化：则指细胞发生转化后比正常细胞更易突变和发生染色体重排，获得无限生长的能力。

2. 病毒感染诱导的免疫病理作用　大部分病毒感染对宿主造成的损害是由病毒抗原刺激诱发宿主的免疫应答对机体造成的间接损伤所致，称为免疫病理损伤，一般由 T 细胞介导。

四、病毒的感染与免疫

1. 抗病毒免疫　参与非特异性免疫应答的主要分子包括一些吞噬细胞、NK 细胞、树突状细胞、干扰素、趋化因子及防御素等。其中最重要的是 NK 细胞核干扰素。

2. 干扰素

（1）概念及功能：干扰素是机体受病毒及其他干扰素诱生剂作用后，由感染细胞等多种细胞所产生的能抑制病毒复制的小分子蛋白。其主要功能是抗病毒，还有调节免疫、抑制肿瘤细胞生长和控制细胞凋亡等作用。

（2）抗病毒机制：作用于宿主细胞，与细胞表面的干扰素受体作用后，经信号转导等一系列生化过程，激活细胞抗病毒蛋白基因，使之合成抗病毒蛋白，这些蛋白通过降解病毒的 mRNA 而抑制病毒蛋白质的合成，亦可影响病毒的组装和释放，从而起到抗病毒感染的作用。

（3）干扰素抗病毒特点及应用：广谱性、间接性和相对种属特异性。主要用于某些病毒感染的治疗，也用于抗肿瘤治疗。

3. 中和抗体的概念和作用机制

（1）中和抗体：一类能与病毒结合并使之丧失感染力的抗体，主要包括 IgG、IgM、IgA 等。

（2）中和抗体的作用机制：是改变病毒表面构型；与吸附有关的病毒表位结合，阻止病毒吸附，使之不能侵入细胞进行增殖；与病毒形成免疫复合物，易被吞噬细胞吞噬清除；有包膜病毒的表面抗原与中和抗体结合后，激活补体，可导致病毒的溶解。

第 25 单元　病毒感染的检查方法和防治原则

重点提示

本单元题量不大。考生应重点掌握病毒感染免疫预防中主动免疫和被动免疫的特点及常用制剂。熟悉病毒分离培养方法、病毒感染的血清学诊断方法。了解标本的采集和送检。

考点串讲

一、病毒感染的检查方法

1. 标本的采集与送检

（1）供分离病毒、检出核酸及抗原的标本采集原则

①标本采集时间：在发病初期（急性期）采集标本，较易检出病毒。

②标本采集部位：最好在感染部位采集。

③标本运输：尽快冷藏送检，标本在处理、接种前切忌反复冻融，病变组织则应保存于 50% 的甘油缓冲盐水中。

④标本的处理与储存：采集标本时要注意无菌操作。临床标本中可加入高浓度的抗生素。尽量及时接种，如不能当时接种，标本应保存在-70℃低温冰柜或液氮中。

（2）供血清学检测的标本采集原则：检测特异性抗体需要采取急性期与恢复期双份血清，血清标本应在-20℃冰箱保存，试验前血清标本以 56℃ 30min 处理去除非特异性物质及补体。

2. 病毒分离和培养方法

（1）细胞培养：培养细胞分类。

①原代细胞：常用的有人胚肾、猴肾、鸡胚等原代细胞，对病毒的敏感性高，可用于生产病毒疫苗，但不能持续传代培养，故不便用于诊断。

②二倍体细胞：染色体数为二倍体，生长迅速，并可传 50 代保持二倍体特征，可用于制备病毒疫苗，也可用于病毒的实验室诊断。

③传代细胞系：由癌细胞或二倍体细胞突变而来，染色体数为非整倍数，细胞生长迅速，可无限传代，在液氮中能长期保存，目前广泛用于病毒的实验室诊断。

（2）动物接种：常用大鼠、小鼠、豚鼠、家兔和猴等动物。

（3）鸡胚接种。

3. 病毒感染血清学检测（病毒抗体的检测）

（1）中和试验：病毒在活体内或细胞培养中被特异性中和抗体作用而失去感染性的一种试验。

（2）补体结合试验：常用病毒内部可溶性抗原检测血清中 IgM 类抗体。

（3）血凝抑制试验。

（4）ELISA 法。

（5）蛋白印迹技术。

二、病毒感染的防治原则

1. 常用的预防病毒病的人工主动免疫生物制剂　病毒的减毒活疫苗、病毒的灭活疫苗、基因工程疫苗、预防病毒病的联合疫苗。

2. 人工被动免疫制剂包括抗病毒及抗血清　人血丙种球蛋白、特异性丙种球蛋白、抗狂犬病血清和抗狂犬病特异性丙种球蛋白。

第 26 单元　呼吸道病毒

═══ 重点提示 ═══

本单元内容较多，但考试对本单元的考查较少，题量不大。考生应当重点掌握流行性感冒病毒、腺病毒、风疹病毒和 SARS 病毒的致病性，适当了解流行性感冒病毒的生物学性状。

═══ 考点串讲 ═══

一、正黏病毒

正黏病毒科只有流行性感冒病毒一个种，包括人流感病毒和动物流感病毒。

1. 生物学性状　流感病毒呈球形或丝状，核衣壳呈螺旋对称，有包膜，为单链分节段 RNA 病毒。

2. 正黏病毒的变异　流感病毒分为甲、乙、丙三型，甲型又分若干亚型。

流感病毒的变异形式

①抗原性转变：变异幅度大，属质变。

②抗原性漂移：变异幅度小，属量变。

3. 致病性和免疫性　主要经飞沫、气溶胶在人群间直接传播，也可通过手和物体接触间接传播，儿童为最易感人群。流感的特点：发病率高，病死率低。

人体在感染流感病毒后或接种疫苗后产生特异性的细胞免疫和体液免疫。

二、副黏病毒

副黏病毒科引起人类感染的重要病原体有麻疹病毒、腮腺炎病毒、副流感病毒和呼吸道合胞病毒以及近年新发现的人偏肺病毒、尼帕病毒和亨德拉病毒等。

1. 麻疹病毒　麻疹病毒只有一个血清型，是麻疹的病原体。

（1）致病性与免疫性

①传染源：急性期患者（人是麻疹病毒的唯一自然宿主）。

②传播途径：通过呼吸道或密切接触传播。

③免疫性：麻疹自然感染后一般免疫力牢固，抗体可持续终身，母亲抗体能保护新生儿。麻疹的恢复主要靠细胞免疫，T 细胞缺陷者会产生麻疹持续感染，导致死亡。

（2）防治原则：鸡胚细胞减毒活疫苗用于主动免疫，用丙种球蛋白或胎盘球蛋白进行人工被动免疫。

2. 腮腺炎病毒的致病性　病毒通过飞沫或人与人直接传播，学龄儿童易感，潜伏期 7～25d。好发于冬春季，主要症状为一侧或双侧腮腺肿大，有发热、肌痛和乏力等。病后可获持久免疫。

三、冠状病毒

冠状病毒属于冠状病毒科冠状病毒属。人冠状病毒是引起普通感冒最重要的病毒之一，也可引起婴儿胃肠炎。

1. 生物学性状　不规则球形，核心为单正链 RNA，不分节段，核衣壳呈螺旋对称，有包膜，包膜有刺突。基因组为线状单链 RNA。人呼吸道冠状病毒突起为花瓣状，对理化因素的耐受力较差，对乙醚、氯仿等脂溶剂及紫外线敏感。

2. 致病性与免疫性　病毒易经气溶胶和飞沫传播。感染一般局限在上呼吸道，潜伏期 2～5 d，多种人冠状病毒引起类似感冒的上呼吸道感染。

SARS－CoV 冠状病毒可引起严重的呼吸道疾病——SARS，能导致肺炎和进行性呼吸衰竭，病死率约 10%。病毒感染后，机体可产生特异性抗体，有保护作用。

四、其他病毒

1. 腺病毒

（1）生物学特性：双链 DNA 无包膜病毒。核衣壳呈 20 面体立体对称，其中 20 面体 12 个顶角的壳粒称五邻体，五邻体上各有一条纤突，纤突含有病毒吸附蛋白和特异性抗原，还具有血凝性。

（2）致病性：主要经粪-口传播，也可经飞沫和污染物感染。大多数人感染后临床表现为呼吸道感染、眼部感染、胃肠道感染等。

2. 风疹病毒

（1）致病性：病毒经呼吸道传播，人是唯一自然宿主。儿童是主要易感者，成年人感染症状较严重。妊娠早期感染风疹病毒，引起胎儿畸形、死亡、流产或产后死亡。

（2）防治原则：感染后机体可获得持久免疫力。减毒活疫苗接种是预防风疹的有效措施。

第 27 单元　肠 道 病 毒

重点提示

本单元并非考试重点单元，题量不大。但在复习中应掌握人类肠道病毒的种类和共性，掌握脊髓灰质炎病毒的致病性和免疫性。了解轮状病毒的形态特点、致病性、免疫性和防治原则。了解柯萨奇病毒和艾柯病毒的致病性。

考点串讲

一、概述

1. 种类　肠道病毒主要包括脊髓灰质炎病毒、柯萨奇病毒、人肠道致细胞病变孤儿病毒（艾柯病毒）、新肠道病毒 68～71 型。急性胃肠炎病毒包括轮状病毒、诺瓦克病毒、星状病毒和腺病毒等。

2. 共性　主要经消化道传播的病毒，包括肠道病毒和急性胃肠炎病毒。

二、脊髓灰质炎病毒

1. **生物学特性**　病毒分Ⅰ型、Ⅱ型、Ⅲ型，无交叉免疫，预防接种时，三型疫苗均需应用。

2. **致病性和免疫性**

(1) 所致疾病：脊髓灰质炎。

(2) 人类是脊髓灰质炎病毒的唯一宿主，通过患者的粪便或口腔分泌物传染。

(3) 免疫性：脊髓灰质炎病毒能诱生中和抗体，可持续多年。

3. **防治原则**

(1) 服用脊髓灰质炎疫苗。现在我国使用Ⅰ、Ⅱ、Ⅲ型混合糖丸疫苗。

(2) 对于已发病的患者，从发病日起隔离不少于 40d。同时，患者的排泄物、分泌物及被污染用具要及时消毒。

三、柯萨奇病毒和艾柯病毒及肠道病毒 70 型及 71 型

1. **柯萨奇病毒的致病性**　柯萨奇病毒 B 型感染引起特征性传染性胸肋痛（Bornholm 病）。可合并脑膜炎、心肌炎、发热、肝炎、溶血性贫血和肺炎等。

2. **艾柯病毒的致病性**　艾柯病毒分为若干型，各型致病力和致病类型也不同。艾柯病毒感染的临床表现类似于风疹，第一孕即感染虽可累及胎儿，但很少引起畸形。

3. **肠道病毒 70 型及 71 型致病性**　70 型引起急性出血性结膜炎。71 型多次引起手足口病流行及无菌性脑膜炎暴发流行。

四、急性胃肠炎病毒（轮状病毒）

1. **形态**　球形、双层衣壳、无包膜。复染后在电镜下观察外形呈球形、分节段双链 RNA 病毒。

2. **致病性**　传染源是患者和无症状带毒者，主要经粪-口途径传播。

A 组轮状病毒是 2 岁以下婴幼儿严重腹泻最主要的病原体。主要在秋冬季流行，故又称为婴幼儿"秋季腹泻"。年长儿童和成年人常呈无症状感染。

B 组轮状病毒可引起年长儿童和成年人腹泻，常呈暴发流行，目前仅见于我国。感染后可产生特异性抗体，对同型病毒有保护作用，其中肠道 SIgA 最为重要。

第 28 单元　肝　炎　病　毒

═══════ 重点提示 ═══════

本单元内容较多，考点也多，较为重要。考生应掌握 HAV 生物学特性、Dane 颗粒的概念、特性以及戊肝的传播途径。熟悉考查丙肝传播途径及丁型乙肝病毒的致病性。

═══════ 考点串讲 ═══════

一、甲型肝炎病毒（HAV）

1. **生物学性状**　球形、20 面体立体对称、无包膜、基因组为单正链 RNA、只有一个血清型。HAV 对温度、酸、碱和干燥有较强抵抗力。

2. **致病性与免疫性**

(1) 传染源：多为患者和亚临床感染者。

(2) 传播途径：粪-口途径传播。

(3) 致病机制：引起甲型肝炎。HAV 经口侵入人体，在口咽部或唾液腺中早期增殖，然后在肠黏膜与局部淋巴结中大量增殖，并侵入血流形成病毒血症，最终侵犯靶器官肝。机体的免疫病理

反应在引起肝细胞损害上起主要作用。甲型肝炎预后良好，不发展成慢性肝炎。

3. 微生物学检查

（1）病毒学检查：在潜伏期和急性期可用电镜或免疫电镜观察患者粪便中的病毒颗粒；或用 ELISA 和 RIA 检测 HAV 抗原。

（2）血清学检查：抗-HAV IgM 可作为早期诊断和近期感染的指标。检测抗-HAV IgG 有助于流行病学调查。

4. 防治原则

（1）加强粪便管理与水源保护，注意饮食卫生、个人与环境卫生。患者的排泄物、食具、物品和床单、衣物等，要认真消毒处理。

（2）人工自动免疫：我国使用的减毒甲肝活疫苗，主要用于学龄前和学龄儿童及其他易感人群；人工被动免疫：丙种球蛋白。

二、乙型肝炎病毒（HBV）

1. 生物学性状

（1）形态与结构：具有大球形颗粒、小球形颗粒和管型颗粒三种形态。

①大球形颗粒：又称为 Dane 颗粒，是有感染性的完整成熟 HBV 颗粒，呈球形，具有双层衣壳。外衣壳含表面抗原 HBsAg。内衣壳含核心抗原 HBcAg，在酶或去垢剂作用下，可暴露出 e 抗原 HBeAg。内部核心为病毒的 DNA 和 DNA 聚合酶。

②小球形颗粒：是病毒多余的衣壳成分，主要成分为 HBsAg，不含 DNA 和 DNA 聚合酶，无传染性。

③管型颗粒：成分与小球形颗粒相同，是由小球形颗粒"串联而成"，内无核酸。

（2）动物模型与细胞培养：黑猩猩是对 HBV 最敏感的动物，常用的动物模型有鸭乙型肝炎病毒感染的鸭、土拨鼠和地鼠等。

（3）抵抗力：抵抗力较强，对低温、干燥、紫外线和一般消毒剂均有耐受性。

2. 致病性与免疫性

（1）传染源：主要传染源是患者或无症状 HBsAg 携带者。

（2）传播途径：血液、血制品等传播；母-婴传播；性传播。

（3）致病机制：病毒进入机体后最终侵犯靶器官肝，机体的免疫病理反应在引起肝细胞损害上起主要作用。其机制主要包括抗体介导的免疫病理损害、细胞介导的免疫病理损害和免疫复合物引起的病理损害。

（4）临床表现：呈多样性，包括无症状带病毒、急性肝炎、慢性肝炎、重症肝炎等。慢性肝炎又可促进肝硬化发生，少数可发展为肝癌。

（5）免疫性：对 HBV 的免疫由体液免疫和细胞免疫组成。抗体主要是抗-HBs 可参与破坏病毒感染的肝细胞及中和病毒。

3. 微生物学检查

（1）抗原与抗体检测：乙型肝炎抗原、抗体检测 HBsAg、抗-HBs、HBeAg、抗-HBe 及抗-HBc（俗称"两对半"）。HBsAg 的检测最为重要，可发现无症状携带者，是献血员筛选的必检指标。

（2）核酸检测：应用核酸杂交法和 PCR 检测血清中有无 HBV DNA。指标阳性表示血液中具有传染性的完整的病毒存在。

4. 防治原则

（1）加强对献血员的筛选，对患者的血液、分泌物和排泄物等物品须严格消毒，提倡使用一次性注射用具。

（2）主动免疫：注射乙肝疫苗是最有效的预防方法。

（3）被动免疫：用高效价抗-HBs 的人血清免疫球蛋白可做紧急预防和阻断母-婴传播。

三、丙型肝炎病毒（HCV）

1. **生物学性状**　HCV 是一类具有包膜的 RNA 病毒。基因组为单正链线状 RNA。

2. **致病性与免疫性**

（1）传染源：患者及亚临床感染者。

（2）传播途径：主要经输血或血制品传播，性接触传播和母-婴传播也是重要途径。

（3）致病性：HCV 感染易形成持续感染，病毒感染引起急性或慢性丙型肝炎，表现为黄疸、血清谷丙转氨酶升高等。约 20% 可逐渐发展至肝硬化或肝癌。

（4）免疫性：HCV 感染患者体内先后出现 IgM 和 IgG 型抗体，产生低度免疫力，但由于 HCV 基因组易变异导致抗原性改变，故保护作用不强。

3. **微生物学检查及防治**

（1）检测病毒抗体：以核心蛋白与 NS3、NS4 及 NS5 区蛋白为抗原，用 ELISA 法检测抗-HCV，阳性者表示已被 HCV 感染。

（2）防治原则：目前无有效疫苗，切断传播途径尤其是控制输血传播仍是目前最主要的预防措施。

四、丁型肝炎病毒（HDV）

HDV 是一种缺陷病毒，须在 HBV 或其他嗜肝 DNA 病毒辅助下才能复制，其感染常导致乙型肝炎感染者的症状加重恶化。目前尚无特异性预防措施，接种乙肝疫苗也可预防其感染。

五、戊型肝炎病毒（HEV）

戊性肝炎病毒呈圆球状，无包膜，归属于环状病毒科，单股 RNA 链。戊型肝炎的病原体 HEV 通过粪-口传播，常因患者的粪便污染水源和食物所致，可表现为亚临床型或临床型，与甲型肝炎相似。防治原则与甲型肝炎相同。疫苗正在研制中，治疗尚无特效药物。免疫电镜检测患者粪便中的 HEV 颗粒，酶联免疫试验法检测血清中抗 HEV IgM 或 IgG。

第 29 单元　虫 媒 病 毒

━━━━ 重点提示 ━━━━

本单元重点是乙型脑炎病毒的传播途径和媒介，考生需要重点掌握这部分内容。适当了解登革病毒的生物学性状和其致病性。

━━━━ 考点串讲 ━━━━

虫媒病毒是指一大群通过吸血的节肢动物叮咬人、家畜及野生动物而传播疾病的病毒，具有自然疫源性。

一、流行性乙型脑炎病毒

1. **传播途径**　我国乙脑病毒的传播媒介主要为三带喙库蚊。家畜和家禽在流行季节感染乙脑病毒，成为乙脑病毒的暂时储存宿主，经蚊叮咬反复传播，成为人类的传染源。

2. **所致疾病**　乙型脑炎，临床上表现为高热、意识障碍、抽搐、颅内压升高及脑膜刺激征。重症患者可能死于呼吸循环衰竭，部分患者病后遗留失语、强直性痉挛、精神失常等后遗症。

3. **免疫性**　本病病后 4～5d 可出现血凝抑制抗体，2～4 周达高峰，可维持 1 年左右。补体结合抗体在发病 2～3 周或以后方可检出，约存半年。中和抗体约在病后 1 周出现，于 5 年内维持高水平，甚至维持终身。

4. **防治原则**

（1）预防：现用的乙脑灭活疫苗是用地鼠肾细胞培养增殖，甲醛灭活制成。其次，防蚊灭蚊是预防本病的有效措施。

（2）治疗：目前乙脑治疗仍采用对症处理及支持疗法；有报道，用利巴韦林（病毒唑）、干扰素、恢复期血清等治疗，可减轻病势。

二、登革病毒

1. 传播途径　登革热的病原病毒，经蚊（主要是埃及伊蚊）传播。
2. 所致疾病　登革热，以持续 1 周的高热和皮肤发疹为特征，多见于热带地区。

第 30 单元　出血热病毒

=== 重点提示 ===

本单元内容较少，考试题量较小。考生应重点掌握汉坦病毒的致病性——肾综合征出血热。

=== 考点串讲 ===

汉坦病毒

1. 形态结构、培养特性及主要型别　病毒呈圆形、椭圆形或多形态性，单股负链 RNA，有包膜。

可将汉坦病毒分为 14 个不同的型别。与人类疾病关系密切的病毒分为 6 个血清型。我国流行的为 Ⅰ 型、Ⅱ 型和 Ⅲ 型。

2. 流行环节　姬鼠属、家鼠属等是主要传染源。携带病毒的宿主通过排泄物、分泌物及其所形成的气溶胶污染环境，人或动物经呼吸道、消化道、感染皮肤伤口接触等方式被传染。

3. 致病性及免疫性

（1）肾综合征出血热：以高热、出血、肾损害和免疫功能紊乱为突出表现。典型的临床经过分为五期：发热期、低血压期、少尿期、多尿期和恢复期。

（2）汉坦病毒肺综合征：以双侧肺弥漫性浸润、间质水肿并迅速发展为呼吸窘迫、衰竭为特征，病死率较高，主要在北美流行。感染后可获得持久免疫力。

第 31 单元　疱 疹 病 毒

=== 重点提示 ===

本单元内容虽多但不常考。考生应当重点掌握单纯疱疹病毒、水痘-带状疱疹病毒、EB 病毒的致病特点。熟悉巨细胞病毒的致病特点。了解单纯疱疹病毒、水痘-带状疱疹病毒、EB 病毒的生物学性状和防治原则。

=== 考点串讲 ===

一、单纯疱疹病毒（HSV）

常见临床表现是黏膜或皮肤局部集聚的疱疹，偶尔也可发生严重甚至致死的全身性疾病。

1. 原发感染　初次感染多为隐性感染。HSV-1 原发感染常见龈口炎，即在口颊黏膜和牙龈处发生成群疱疹。此外可引起唇疱疹、湿疹样疱疹、疱疹性角膜炎等。HSV-2 的原发感染主要引起生殖器疱疹。

2. 其他　潜伏与再发感染。先天性及新生儿感染。

二、水痘-带状疱疹病毒（VZV）

人是 VZV 唯一的自然宿主，皮肤是其主要靶器官。

水痘-带状疱疹常见于中老年人或有免疫缺陷和免疫抑制患者，是由潜伏在体内的 VZV 被激活所致。

三、巨细胞病毒（CMV）

CMV 在人群中感染非常广泛，常呈隐性感染，无临床症状。但在一定条件下侵袭多个器官和系统可产生严重疾病。

1. 先天性感染　妊娠母体 CMV 感染可通过胎盘侵袭胎儿引起先天性感染，少数造成早产、流产、死产或生后死亡。

2. 儿童及成年人感染　通常为亚临床型，也能导致嗜异性抗体阴性单核细胞增多症。

3. 细胞转化与致癌潜能　在某些肿瘤（如宫颈癌、结肠癌、前列腺癌、Kaposi 肉瘤）中 CMV DNA 检出率高，CMV 抗体滴度亦高于正常人，提示 CMV 具有潜在致癌可能。

四、EB 病毒（EBV）

1. 传染性单核细胞增多症　一种急性淋巴组织增生性疾病。多见于青春期初次感染后。临床表现多样，典型症状为发热、咽炎和颈淋巴结大。

2. 非洲儿童恶性淋巴瘤（Burkitt 淋巴瘤）　好发部位为颜面、腭部。所有患者血清含 EBV 抗体，其中 80%以上滴度高于正常人。

3. 鼻咽癌　与 EBV 密切相关的一种常见上皮细胞恶性肿瘤。中老年多见。

第 32 单元　逆转录病毒

重点提示

本单元考查重点在反转录病毒的生物学性状及复制特点。考生需要重点掌握这部分内容。适当了解反转录病毒的致病性及防治原则。

考点串讲

人类免疫缺陷病毒（HIV）

1. 生物学性状

（1）形态与结构

①核心：圆柱状核心，为两条相同的单股 RNA 构成。

②HIV 核衣壳：颗粒外面为病毒的核衣壳，由内膜蛋白和衣壳蛋白组成。

③包膜：最外层为病毒包膜，包括病毒糖蛋白 gp120 和 gp41。

（2）病毒的复制与变异：主要靶细胞是 $CD4^+$ 的 T 淋巴细胞和单核-巨噬细胞，皮肤的 Langerhans 细胞、淋巴结的滤泡树突状细胞、脑小胶质细胞等也能被感染。在体外，HIV 只感染 $CD4^+$ 的 T 淋巴细胞和单核-巨噬细胞。

①HIV 病毒体的包膜糖蛋白首先与细胞膜上的 $CD4^+$ 分子及 CCR5（或 CXCR4）相互作用，病毒包膜与细胞膜发生融合。继而核衣壳进入细胞质内脱壳，并释放病毒 RNA 以进行复制。

②在病毒自身反转录酶的作用下，以病毒 RNA 为模板，经反转录形成互补的负链 DNA，构成 RNA：DNA 中间体。中间体中的 RNA 被水解，再由负链 DNA 复制成双股 DNA。

③在病毒整合酶的协助下，病毒 DNA 整合入细胞染色体中。这种整合的病毒双链 DNA 即前病毒。在宿主细胞 RNA 多聚酶作用下，病毒 DNA 转录形成 RNA。mRNA 在细胞核糖体上先转译成大分子多肽，多肽被裂解并折叠成各种结构蛋白和调节蛋白。

④病毒子代 RNA 与结构蛋白装配成核衣壳，组成完整的有感染性的子代病毒，以出芽方式释放到细胞外。

HIV 基因组可发生变异，最易发生变异的是编码包膜糖蛋白的包膜糖蛋白基因和调节基因。

2．致病性

（1）传染源：HIV 无症状携带者和艾滋病患者。

（2）传播途径：①性传播。②血液传播。通过输入带 HIV 的血液或血制品、器官或骨髓移植、人工授精、静脉药依赖者共用污染的注射器及针头。③母-婴传播：包括经胎盘、产道或哺乳等方式引起的传播。

（3）临床过程：未经治疗的典型 HIV 感染通常经过原发感染、临床潜伏期、AIDS 相关临床综合征和 AIDS 期 4 个阶段，大约持续 10 年；一般在发生典型临床症状后 2 年死亡。

（4）致病机制：HIV 选择性侵犯含 CD4$^+$分子的辅助性 T 细胞，导致严重细胞免疫缺陷，还出现体液免疫功能阻碍和迟发性超敏反应减弱或消失。HIV 也可以感染单核-巨噬细胞，在这些细胞内潜伏和繁殖导致间质性肺炎和中枢神经系统症状。

3．微生物学检查

（1）检测抗体：ELISA 检测是常用的 HIV 感染初筛试验，对阳性者必须再用免疫印迹试验检测针对 HIV 不同结构蛋白的抗体，后者阳性可判断为 HIV 感染。

（2）检测病毒及其组分

①病毒分离及鉴定：将患者血液、骨髓、血浆或脑脊液等标本接种正常人淋巴细胞或脐血淋巴细胞，观察细胞病变，然后用间接免疫荧光法检测培养细胞中的病毒抗原，或检测培养液中的反转录酶活性以确定 HIV 的存在。

②测定病毒抗原：用免疫学方法测定培养液中的 HIV 特异性 p24 抗原。

③测定病毒核酸：用反转录-多聚酶链反应（RT-PCR）和支链 DNA 扩增反应可定量检测血浆中的 HIV RNA。常用于检测 HIV 慢性感染者病情的发展，以及作为药物治疗效果的评估。

4．防治原则　综合措施；疫苗研究；抗病毒治疗。

目前临床上用于治疗艾滋病的药物分为 4 类：核苷类反转录酶抑制药、非核苷类反转录酶抑制药、蛋白酶抑制药和病毒包膜融合抑制药。将核苷类和（或）非核苷类反转录酶抑制药与蛋白酶抑制药组合成二联或三联疗法的高效抗反转录病毒治疗（俗称鸡尾酒疗法）能有效抑制 HIV 复制并且延长患者的存活期，但不能将患者体内的 HIV 彻底清除。

第 33 单元　其 他 病 毒

重点提示

本单元不常考，内容也较少。重点掌握狂犬病病毒的致病性和防治原则。熟悉狂犬病病毒的生物学性状和人乳头瘤病毒的致病性。适当了解人乳头瘤病毒的生物学性状。

考点串讲

一、狂犬病病毒（RV）

1．生物学性状

（1）形态：子弹状、中心为螺旋形对称的核衣壳、单负链 RNA、有包膜、表面嵌有糖蛋白（G 蛋白）刺突。

（2）病毒在细胞中增殖时，可以在胞质内形成一个或多个、圆形或椭圆形的嗜酸性包涵体，称内基小体（Negri body）。通过检查动物或人脑组织标本中的内基小体，可以辅助诊断狂犬病。

2. 致病性

（1）所致疾病：狂犬病。

（2）狂犬病毒能感染多种动物，如犬、猫等家畜，以及狼、狐狸等野生动物。

3. 防治原则　捕杀野犬，加强家犬管理，注射犬用疫苗，是预防狂犬病的主要措施。

二、人乳头瘤病毒

1. 分类　HPV 有 100 余型。高危性有 16 型、18 型等，低危性有 6 型、11 型等。

2. 致病性

（1）所致疾病：宫颈癌。

（2）传播途径：HPV 的传播主要通过直接接触感染者的病损部位或间接接触被病毒污染的物品、性交传播等。

第34单元　亚　病　毒

━━━ 重点提示 ━━━

本单元内容很少，不常考。重点掌握朊粒的致病性，了解朊粒的生物学特性。

━━━ 考点串讲 ━━━

朊粒

1. 生物学性状　朊粒是一种特殊的蛋白质，具有传染性，由正常宿主细胞基因编码产生的构象异常的蛋白质 PrP 组成。

细胞朊蛋白（PrP^C）是神经元普遍显著表达的糖蛋白，可能在调节和维持神经元功能方面有重要作用，无致病性。

羊瘙痒病朊蛋白（PrP^{SC}）由无毒的 PrP^C 转变而来，有毒性和对蛋白酶的抗性，具有致病性和传染性。

2. 致病性　由于 PrP^C 发生结构改变，最终使 PrP^{SC} 大量增殖、聚集，并沉积于脑组织中，引起神经细胞空泡变性等病变而造成海绵状脑病。重要的疾病有羊瘙痒病、牛海绵状脑病、库鲁病、克-雅病等。

第12章 医学免疫学

第1单元 绪 论

=== 重点提示 ===

本单元内容较少且考试对本单元的考查也较少。主要为基本概念，应掌握免疫的基本概念（固有免疫、适应性免疫），知道免疫系统的功能，了解克隆选择及免疫系统的组成。

=== 考点串讲 ===

一、基本概念

机体对感染的抵抗能力；免除疫病，抵抗多种疾病的发生。

二、免疫系统组成

1. 免疫器官 胸腺、骨髓、脾、淋巴结。
2. 免疫组织 黏膜相关淋巴组织。
3. 免疫细胞 吞噬细胞、自然杀伤细胞、T淋巴细胞及B淋巴细胞。
4. 免疫分子 细胞表面分子、抗体、细胞因子、补体等。

三、固有免疫和适应性免疫

1. 固有免疫 病原入侵早期发挥免疫防御作用（固有免疫细胞，单核-巨噬细胞、自然杀伤细胞、多形核中性粒细胞等，表面受体-配基作用活化），不经历克隆扩增，不产生免疫记忆。
2. 适应性免疫 T及B淋巴细胞执行的免疫作用。克隆扩增，免疫细胞分化为效应细胞及记忆细胞。作用特异，作用强。

四、免疫系统的主要功能

1. 免疫防御功能 针对外界病原。
2. 免疫监视功能 监督体内环境（突变细胞及早期肿瘤）。
3. 免疫自身稳定 维持免疫系统内环境的稳定。

第2单元 抗 原

=== 重点提示 ===

本单元在考试中为重点内容，重点掌握抗原及其特性，完全抗原和半抗原的概念。熟悉TD-Ag、TI-Ag的概念，了解超抗原的概念，超抗原和普通抗原的区别，佐剂的基本概念及临床应用。

=== 考点串讲 ===

一、基本概念

1. 抗原的特性

（1）抗原：为TCR或BCR识别并结合，促进淋巴细胞增殖、分化，产生抗体或致敏淋巴细胞，并与之结合，发挥免疫效应的物质。

（2）抗原的特性：免疫原性（本质为异物性）和抗原性（特异性，免疫应答中最重要特点）。

2．抗原表位

（1）概念：决定抗原特异性的特殊化学基团，可特异性结合 TCR/BCR 及抗体的基本结构单位。

（2）类型：顺序表位、构象表位。

3．T 细胞抗原表位和 B 细胞抗原表位

（1）概念：根据 T、B 细胞识别的抗原表位不同分类为 T 细胞抗原表位和 B 细胞抗原表位。

（2）T 细胞抗原表位：为线性表位，8～17 个氨基酸大小，位于抗原分子任意部位，TCR 识别，MHC 分子为识别必需。

（3）B 细胞抗原表位：构象表位或线性表位均有 5～15 个氨基酸或 5～7 个单糖、核苷酸大小，仅位于抗原分子表面，BCR 识别，识别过程无须 MHC 分子参与。

4．共同抗原（共有决定基）　不同抗原之间相同或相似的抗原表位。

5．交叉反应　抗体或致敏淋巴细胞对具有相同和相似表位的不同的抗原的反应。

6．耐受原与变应原　耐受原诱导免疫耐受；变应原诱导变态反应。

二、抗原的分类

1．完全抗原和半抗原

（1）完全抗原：兼具免疫原性和抗原性的抗原。

（2）半抗原：即不完全抗原，只具备抗原性，不具备免疫原性。

2．胸腺依赖性抗原（TD-Ag）和胸腺非依赖性抗原（TI-Ag）

（1）胸腺依赖性抗原：刺激 B 细胞产生抗体的过程依赖 T 细胞辅助，T 细胞依赖抗原。大多数蛋白质抗原，如病原微生物、血细胞、血清蛋白等。

（2）胸腺非依赖性抗原：刺激机体产生抗体的过程不需要 T 细胞的辅助，T 细胞非依赖性抗原。TI-1，多克隆活化 B 细胞，如细菌脂多糖（LPS）；TI-2，仅刺激成熟 B-2 细胞。

3．异嗜性抗原、异种抗原、同种异型抗原、自身抗原和独特型抗原

（1）根据抗原与机体的亲缘关系分类。

（2）异嗜性抗原：Forssman 抗原，人、动物及微生物均具有的共同抗原。

（3）异种抗原：不同物种之间，来源于另一物种的抗原性物质。

（4）同种异型抗原：同一种属不同个体之间的抗原。

（5）自身抗原：可诱导特异性免疫应答的自身成分。

（6）独特型抗原：TCR/BCR/Ig 的 V 区具有的独特的氨基酸顺序和空间构象，相应的特异性抗体。

三、超抗原

1．概念　某些抗原物质，极低浓度（1～10ng/ml）即可激活 2%～20%T 细胞克隆，产生极强的免疫应答。

2．种类　超抗原主要分为外源性超抗原、内源性超抗原两种。前者如金黄色葡萄球菌肠毒素 A～E，后者如小鼠乳腺肿瘤病毒蛋白。

3．超抗原与普通抗原的区别

（1）超抗原：细菌外毒素、反转录病毒蛋白为主，结合 MHC 非多态区、TCR 的 Vβ 区，MHC 限制性阴性，直接刺激 T 细胞，由 CD4$^+$T 细胞做出反应，具有 1/20～1/5 的反应频率。

（2）普通抗原：多为普通蛋白质、多糖等，结合 MHC 多态区肽结合槽、TCR 的 Vα、Jα 及 Vβ、Dβ、Jβ 区，存在 MHC 限制性，需 APC 处理后被 T 细胞识别，T、B 细胞均可反应，反应频率为 1/（10^4～10^6）。

4．与临床疾病的关系　超抗原防癌抗癌的功能；具有软化血管、净化血液，防治心血管疾病；超抗原可以活化、修复胰岛细胞，增加胰岛素的活性，防治糖尿病；保肝护肝，防治肝病；防治退

行性骨病，提高机体免疫力。

四、佐剂

1. 概念　非特异性免疫增强性物质，预先或与抗原同时注入体内，可增强或改变机体对该抗原的免疫应答或类型。

2. 种类　种类繁多，生物性佐剂（卡介苗、短小棒状杆菌、脂多糖等）、无机化合物类（氢氧化铝等）、人工合成的双链多聚肌苷酸:胞苷酸和双链多聚腺苷酸:尿苷酸、矿物油等。

3. 作用机制　改变抗原物理形状，延长抗原在体内潴留时间；增强单核-巨噬细胞对抗原的处理和提呈能力；增强和扩大淋巴细胞免疫应答能力。

第 3 单元　免疫器官

重点提示

本单元在考试中所占比例较小，且出题量少。首先中枢免疫器官的组成，考生应掌握。此外，应熟悉中枢免疫器官的功能，以及 T 细胞、B 细胞的产生部位；外周免疫器官的概念和组成，以及主要功能（定居场所、免疫应答场所及过滤作用等）。其他内容适当了解。

考点串讲

一、中枢免疫器官

1. 概念与组成　中枢免疫器官，为免疫细胞发生、分化、发育和成熟的场所。骨髓和胸腺（人或其他哺乳动物）组成。

2. 主要功能

（1）骨髓：各种血细胞和免疫细胞发生和分化的场所，具有造血诱导微环境；为 B 细胞分化成熟的场所，发生再次体液免疫应答的主要部位。

（2）胸腺：T 细胞分化、发育、成熟的场所，具有胸腺微环境；骨髓迁入的淋巴样组织在胸腺微环境基质细胞的相互作用下，经过复杂的分化发育过程，最终成为功能性 $CD4^+$、$CD8^+$T 细胞。

二、外周免疫器官

1. 概念与组成

（1）外周免疫器官的概念：又称次级淋巴器官，为成熟 T 细胞、B 细胞等免疫细胞定居的场所，产生免疫应答的部位。

（2）外周免疫器官的组成：淋巴结、脾和黏膜免疫系统。

2. 主要结构

（1）淋巴结的结构：皮质区和髓质区。B 细胞定居于浅皮质区（非胸腺依赖区），形成淋巴滤泡或淋巴小结。T 细胞定居于深皮质区（胸腺依赖区），含高内皮小静脉。

（2）脾的结构：白髓和红髓。白髓中央动脉周围淋巴鞘（T 细胞区），旁侧为淋巴滤泡（B 细胞区）。红、白髓交界处为边缘区，含 T 细胞、B 细胞和较多巨噬细胞。

（3）黏膜免疫系统：呼吸道、肠道及泌尿生殖道黏膜固有层和上皮细胞下散在的无被膜淋巴组织。M 细胞、上皮细胞间淋巴细胞等组成（肠相关淋巴组织）。

3. 主要功能

（1）淋巴结的功能：为 T 细胞和 B 细胞的定居场所，免疫应答的场所，参与淋巴细胞再循环，过滤侵入机体的抗原性异物（病原、毒素等）。

（2）脾的功能：T 细胞和 B 细胞的定居场所，机体对血源性抗原产生免疫应答的主要场所，合成分泌某些生物活性物质（补体成分等），过滤作用。

（3）黏膜免疫系统：参与黏膜局部免疫应答，产生分泌型 IgA。

第4单元 免 疫 细 胞

重点提示

本单元是免疫学的重点内容，出题量相对较多。考生要重点掌握 T 细胞表面特征性的分子标志，T 细胞的功能；B 细胞表面标志（BCR 的组成）。熟悉 B 细胞的功能；NK 细胞表面标志及 NK 细胞的生物学功能。抗原提呈细胞的分子表面标记，树突状细胞和 MHC-Ⅱ类分子为重点掌握的内容。其他内容适当了解即可。

考点串讲

一、T 淋巴细胞

1. T 淋巴细胞的表面标志

（1）T 细胞表面的重要膜分子。

（2）参与抗原识别、T 细胞的活化、增殖、分化及效应功能的发挥。

（3）区分 T 细胞及 T 细胞亚群的重要标志。

（4）主要有 TCR-CD3 复合物（T 细胞的特征性标志）、CD4 分子和 CD8 分子、协同刺激分子受体（CD28 和 CTLA-4）及丝裂原结合分子等。

2. TCR 基因及 TCR-CD3 复合物

（1）TCR 的结构和功能

①TCR 存在于所有 T 细胞表面，为 T 细胞特征性标志。

②体内 TCR 又分为 TCR$\alpha\beta$ 和 TCR$\gamma\delta$ 两种类型。

③二硫键相连接的跨膜蛋白

胞外区：含一个可变区（V 区，识别抗原肽-MHC 复合物的功能区）和一个恒定区（C 区）。

跨膜区：由带正电荷的氨基酸残基通过盐桥连接 CD3 分子的跨膜区，形成 TCR/CD3 复合体。

胞质区：短，不具备信号转导功能。

（2）CD3 分子的结构和功能

①跨膜蛋白：同 TCR 连接形成 TCR/CD3 复合物。

②胞质区：具有免疫受体酪氨酸活化基序（ITAM），向胞内传递活化信号。

（3）通过 TCR-CD3 复合物，转导 TCR 识别抗原所产生的活化信号。

3. T 淋巴细胞亚群及其功能

（1）T 细胞亚群的分类

①根据活化阶段：初始 T 细胞、效应 T 细胞和记忆性 T 细胞。

②根据表达 TCR 的类型：TCR$\alpha\beta^+$ T 细胞、TCR$\gamma\delta^+$ T 细胞。

③根据是否表达 CD4 或 CD8 分子：CD4$^+$ T 细胞和 CD8$^+$ T 细胞。

④根据免疫效应功能：辅助性 T 细胞、细胞毒性 T 细胞、调节性 T 细胞等。

（2）CD4$^+$ 辅助性 T 细胞

①来源：初始 CD4$^+$ T 细胞→Th0 细胞→Th1 细胞、Th2 细胞和 Th3 细胞。

②功能：Th1 细胞，分泌 IFN-γ、IL-2 等，增强吞噬细胞介导的抗感染机制；Th2 细胞，分泌 IL-4、IL-5、IL-6、IL-9、IL-10 等，分泌细胞因子促进 B 细胞的增殖、分化和抗体生成；Th3 分泌 TGF-β 抑制 Th1 细胞介导的免疫应答和炎症反应；Tr1 细胞通过 IL-10 抑制巨噬细胞功能间接抑制 Th1 细胞。

（3）CD8$^+$ 杀伤性 T 细胞：称细胞毒细胞（CTL），可特异性直接杀伤靶细胞。分泌穿孔素、颗粒酶、颗粒溶解素及淋巴毒素等物质。通过 Fas/FasL 途径诱导靶细胞凋亡。

4. 调节性 T 细胞

（1）细胞表面标志：CD4$^+$ 和 CD25$^+$。

（2）功能：抑制性调节 CD4$^+$ 和 CD8$^+$ T 细胞的活化和增殖，免疫负调节作用。

（3）可能机制：直接接触靶细胞发挥抑制作用，下调靶细胞 IL-2Ra 链的表达，抑制 APC 的抗原提呈功能。

二、B 淋巴细胞

1. B 淋巴细胞的表面标志

（1）B 细胞抗原受体复合物（BCR）。

（2）辅助受体：CD19/CD21/CD81/CD225（增强 B 细胞对抗原刺激的敏感性）、CD72（双向调节 B 细胞的激活）。

（3）协同刺激分子：CD40（成熟 B 细胞表面）、CD27、CD70、CD80 和 CD86、黏附分子等。

（4）丝裂原结合的膜分子。

（5）其他：CD20（除浆细胞外各阶段的 B 细胞）、CD22（特异表达于 B 细胞）、CD32。

2. BCR 复合物的组成

（1）胞膜免疫球蛋白（mIg）mIg 的 V 区识别和特异性结合抗原，但不能传递抗原的刺激信号。

（2）Igα/Igβ 属 Ig 基因超家族，胞内区含 ITAM 基序，转导抗原与 BCR 结合产生的信号；参与 Ig 从胞内向胞膜的转运。

3. B 淋巴细胞亚群及其功能

（1）B-1 细胞和 B-2 细胞

①B-1 细胞：表达 CD5，个体发育早期发生，参与固有免疫，主要存在于肠道黏膜固有层等部位。

②B-2 细胞：CD5 阴性，参与适应性免疫，肠道派氏集合淋巴结，可产生 IgA 型抗体。

（2）B 细胞的功能

①产生抗体：中和作用（针对病毒和胞内细菌）、调理作用（通过 Fc 受体介导吞噬）、ADCC（活化补体裂解微生物）。

②提呈抗原：活化后表达抗原肽-MHC 分子复合物提呈给 T 细胞。

③免疫调节：产生细胞因子作用于 B 细胞自身或其他 B 细胞。

三、自然杀伤（NK）细胞

1. NK 细胞的表面标志 目前临床将 TCR$^-$、mIg$^-$、CD56$^+$、CD16$^+$淋巴样细胞鉴定为 NK 细胞。

2. NK 细胞的受体

（1）NK 细胞表面识别 HLA I 类分子的活化或抑制性受体

①杀伤细胞免疫球蛋白样受体（KIR）KIR2DL 和 KIR3DL，含免疫受体酪氨酸抑制基序（ITIM），为抑制性受体；KIR2DS 和 KIR3DS，活化性受体。

②杀伤细胞凝集素样受体（KLR）CD94/NKG2A 共同组成抑制性受体，传导抑制信号，CD94/NKG2C 与含有 ITAM 基序的 DAP-12 分子结合，共同组成活化性受体，传导活化信号。

（2）NK 细胞表面识别非 HLA I 类分子配体的杀伤活化受体：NKG2D；自然细胞毒性受体 NKp48 和 NKp30，NKp44。

3. NK 细胞的功能

（1）NK 细胞属非特异性免疫细胞，无须抗原预先致敏。

（2）抗肿瘤和早期抗病毒或细胞内寄生菌感染。

（3）ADCC 以 IgG 抗体作为中间桥梁，介导抗体依赖性细胞介导的细胞毒作用。

（4）免疫调节作用：活化的 NK 细胞分泌 IFN-γ、IL-2 和 TNF 等细胞因子。

四、抗原提呈细胞

1. 抗原提呈细胞的概念

（1）概念：摄取、加工、处理抗原并将抗原信息提呈给 T 淋巴细胞。

（2）多指能表达 MHC Ⅱ 类分子的细胞：如单核-巨噬细胞、树突状细胞、B 淋巴细胞等。

2. 抗原提呈细胞的种类

（1）专职性抗原提呈细胞

①单核-巨噬细胞：通过细胞表面分子介导抗原的摄取和加工处理，MHC Ⅰ 类和 MHC Ⅱ 类分子为提呈抗原必不可少。

②树突状细胞：已知功能最强的抗原提呈细胞，能显著刺激初始 T 细胞增殖，适应性 T 细胞免疫应答的始动者：高表达 MHC Ⅱ 类分子，还表达特异性结合病原微生物的受体及 FcR（参与抗原的摄取）、辅助刺激分子 CD80 及 CD86、黏附分子等。

③B 淋巴细胞：膜免疫球蛋白浓集并内化抗原后提呈给辅助性 T 细胞。

（2）非专职性抗原提呈细胞：内皮细胞、纤维母细胞、各种上皮及间皮细胞等。

3. 外源性抗原提呈过程

（1）外源性抗原：被吞噬细胞吞噬的细菌、细胞、蛋白质抗原。

（2）外源性抗原的摄取：专职的抗原提呈细胞（未成熟的 DC 细胞、单核-巨噬细胞）摄取至细胞内。

（3）外源性抗原的加工：抗原提呈细胞"内体"和"溶酶体"中进行加工，抗原肽与 MHC Ⅱ 类分子结合成稳定的抗原肽-MHC Ⅱ 类分子复合物，转运至细胞膜。

（4）外源性抗原的提呈：CD4$^+$T 细胞识别 APC 上的抗原肽-MHC Ⅱ 类分子复合物，进而受到活化。

4. 内源性抗原提呈过程

（1）内源性抗原：细胞内合成的抗原，如病毒感染的细胞或体内肿瘤细胞合成的蛋白。

（2）内源性抗原的加工：所有有核细胞均可。

①内源性抗原在细胞浆经蛋白酶体降解后，转移至内质网与 MHC Ⅰ 类分子结合。

②组装后的抗原肽-MHC：Ⅰ 类分子经高尔基体转运到细胞膜上。

（3）内源性抗原的提呈：CD8$^+$T 细胞识别抗原肽-MHC Ⅰ 类分子复合物，形成 TCR-抗原肽-MHC 分子三元体，活化 T 细胞。

5. 抗原的交叉提呈　MHC Ⅰ 类分子也能提呈外源性抗原，内源性抗原也能通过 MHC Ⅱ 类途径加以提呈。

五、其他免疫细胞

1. 单核-巨噬细胞

（1）包括单核细胞和巨噬细胞，巨噬细胞表达多种模式识别受体、调理受体，以及与其趋化和活化相关的细胞因子受体。

①模式识别受体：甘露糖受体、清道夫受体、Toll 样受体。

②病原相关模式分子：革兰阴性菌的脂多糖、革兰阳性菌的肽聚糖和磷脂壁酸、分枝杆菌和螺旋体的脂蛋白和脂肽、细菌和真菌的甘露糖、细菌或病毒非甲基化 CpGDNA 和病毒双股/单股 RNA 等。

③调理性受体：IgG Fc 受体、补体受体。

④细胞因子受体。

（2）巨噬细胞的主要生物学功能：清除、杀伤病原体；参与和促进炎症反应；杀伤靶细胞；加工、呈递抗原；免疫调节。

2. 中性粒细胞　占血液白细胞总数的 60%～70%。

中性粒细胞胞质中含有两种颗粒。①初级颗粒：内含髓过氧化物酶、酸性磷酸酶和溶菌酶等。②次级颗粒：内含碱性磷酸酶、溶菌酶、防御素和杀菌渗透增强蛋白等。具有很强的趋化作用和吞噬功能。

3. 嗜酸性粒细胞　占血液白细胞总数的 1%～3%。胞质内含嗜酸性颗粒，颗粒内含碱性蛋白、嗜酸粒细胞阳离子蛋白、嗜酸粒细胞过氧化物酶、芳基硫酸酯酶和组胺酶。嗜酸粒细胞具趋化作用和一定的吞噬、杀菌能力。

4. 嗜碱性粒细胞　仅占血液白细胞总数的 0.2%。炎症反应中，可被趋化因子募集至局部炎症组织而发挥作用。嗜碱粒细胞也是参与Ⅰ型超敏反应的重要效应细胞。

5. 肥大细胞　表面具有模式识别受体、过敏毒素 C3a/C5a 受体和高亲和力 IgE Fc 受体。肥大细胞不能吞噬、杀伤侵入体内的病原体，但可以通过上述识别受体与相应配体结合而被激活或处于致敏状态。

第 5 单元　免疫球蛋白

＝＝ 重点提示 ＝＝

本单元内容较多，考点也较多，应重点掌握：免疫球蛋白轻链、重链的结构，以及蛋白酶水解片段等；Ig 的类别划分依据——重链 C 区。应熟悉：分泌型 IgA、IgE、IgM 的特性；各种抗体的优点和缺点，能够明确单克隆抗体和多克隆抗体的差异。其他内容适当了解即可。

＝＝ 考点串讲 ＝＝

一、基本概念

1. 免疫球蛋白（Ig）　具有抗体活性或化学结构与抗体相似的球蛋白；分泌型（存在血液及组织液中）和膜型（B 细胞膜上的抗原受体）。

2. 抗体（Ab）　介导体液免疫反应的重要效应分子；B 细胞接受抗原刺激后增殖分化为浆细胞所分泌的糖蛋白；与抗原特异性的结合，显示免疫功能。

二、免疫球蛋白的结构

1. 免疫球蛋白的基本结构　四肽链分子组成，肽链间有数量不等的链间二硫键。Ig 单体 Y 字形结构，为免疫球蛋白的基本单位。

（1）重链和轻链

①重链：组成免疫球蛋白分子量较大（50～75kD）的多肽链，恒定区具有不同的抗原性，据此分为 IgM（μ）、IgD（δ）、IgG（γ）、IgA（α）和 IgE（ε）五个种型。

②轻链：分子量较小（25kD），分为 κ 链和 λ 链。

（2）可变区与恒定区

①可变区：VH（重链可变区）和 VL（轻链可变区），各有三个区域的氨基酸组成和排列顺序高度可变（CDR，高变区或互补决定区）。占重联的 1/4，轻链的 1/2。

②恒定区：CH（重链 C 区）和 CL（轻链 C 区），同一种属个体产生的同一类别 Ig，C 区免疫原性相同，均含 γ 链，故第二抗体均能与之结合。占重链的 3/4，轻链的 1/2。

（3）铰链区：含丰富脯氨酸、易伸展弯曲。

（4）结构域：轻链或重链折叠的球性结构域，具有 β 片层的二级结构，折叠为“β 桶状”或“β 三明治”（免疫球蛋白折叠），有其相应功能。

2. 免疫球蛋白的功能区

（1）IgV 区：识别并特异性结合抗原，CDR 部位在其中起决定性作用。不同的多聚体结合抗原表位数目（抗原结合价）不同。

（2）IgC 区：V 区结合抗原后，借助 C 区的作用，发挥免疫效应。

①激活补体：IgG1～IgG3 和 IgM，经典途径激活补体系统，IgA、IgE 和 IgG4 本身难于激活补体，但形成聚合物后通过旁路途径激活补体系统，IgD 不能激活补体。

②结合 Fc 受体：IgG、IgE，产生调理作用（IgG Fc 段与中性粒细胞和巨噬细胞上 IgG Fc 受体结合）、抗体依赖的细胞介导的细胞毒作用（抗体 Fc 段结合 NK 细胞）、介导 I 型超敏反应（IgE 的 Fc 段同肥大细胞和嗜碱性粒细胞表面 Fc 受体结合）。

③穿过胎盘和黏膜：IgG 结合胎盘滋养细胞表达的 FcRn 穿过胎盘，对新生儿的被动免疫具有重要意义；分泌型 IgA 在呼吸道和消化道黏膜形成局部黏膜免疫。

3. 免疫球蛋白的其他成分

（1）J 链：富含半胱氨酸，浆细胞合成，将单体 Ig 分子连接为多聚体。

（2）分泌片：分泌型 IgA 分子上的辅助成分，黏膜上皮细胞合成，非共价结合于 IgA 二聚体上，介导 IgA 的跨黏膜转运。

三、免疫球蛋白的类型

1. 免疫球蛋白的同种型　类、亚类、型和亚型。

（1）类：根据 Ig 重链 C 区的抗原表位不同划分为 IgM（μ）、IgD（δ）、IgG（γ）、IgA（α）和 IgE（ε）五个种型。

（2）亚类：根据重链抗原性及二硫键数目和位置的不同划分为 IgG1～IgG4，IgA1、IgA2。

（3）型：根据 Ig 轻链 C 区抗原表位划分为 κ 和 λ 两型。

（4）亚型：同一免疫球蛋白根据轻链 C 区 N 端氨基酸排列的差异划分。

2. 免疫球蛋白的同种异型

（1）同种型：种属型标志，同种抗体分子中的抗原表位，同一种属所有个体 Ig 分子共有，存在于 IgC 区。

（2）同种异型：个体型标志，存在于同种但不同个体中的免疫原性，存在 IgC 区和 V 区。

3. 免疫球蛋白的独特型、抗独特型、独特型网络

（1）独特型：同一种属、同一个体来源，由 CDR 区决定，每个免疫球蛋白分子所特有的抗原特异性标志。

（2）抗独特型：抗体作为抗原在体内诱发的抗抗体，针对抗体分子上的独特型，故称抗独特型抗体，针对 V 区的支架部分（α 型）和抗原结合部位（β 型），后者结构与抗原表位相似，称为体内的抗原内影像，可竞争结合 Ab1。

（3）独特型网络：由抗体及其所诱发的抗抗体等构成，作为负反馈调节因素，对 Ab1 的分泌起抑制作用。

四、免疫球蛋白的功能

1. 免疫球蛋白 V 区的功能　识别并特异性结合抗原。

2. 免疫球蛋白 C 区的功能

（1）激活补体。

（2）结合 Fc 受体：产生调理作用（IgG Fc 段与中性粒细胞和巨噬细胞上 IgG Fc 受体结合）、抗体依赖的细胞介导的细胞毒作用（抗体 Fc 段结合 NK 细胞）、介导 I 型超敏反应（IgE 的 Fc 段同肥大细胞和嗜碱性粒细胞表面 Fc 受体结合）。

（3）穿过胎盘和黏膜：IgG 结合胎盘滋养细胞表达的 FcRn 穿过胎盘，对新生儿的被动免疫具有重要意义；分泌型 IgA 在呼吸道和消化道黏膜形成局部黏膜免疫。

五、各类免疫球蛋白的特性和功能

1. IgG 的特性和功能

（1）特性

①血清和细胞外液含量最高的 Ig，占 75%～80%。

②四个亚类：IgG1、IgG2、IgG3、IgG4。

③半衰期 20～23d。

④再次免疫应答产生的主要抗体，高亲和力，分布广，机体抗感染的"主力军"。

（2）功能

①新生儿抗感染免疫：IgG1、IgG2、IgG3 可穿过胎盘屏障。

②活化补体：IgG1、IgG2、IgG3 的 CH2 通过经典途径活化补体。

③调理作用和 ADCC 作用：IgG 的 CH2 与巨噬细胞、NK 细胞的 Fc 受体结合。

④用于免疫诊断：IgG1、IgG2、IgG3 通过 Fc 段和葡萄球菌蛋白 A 结合，借此纯化抗体。

⑤某些自身抗体：甲状腺球蛋白抗体、抗核抗体，以及 Ⅱ、Ⅲ 型超敏反应的抗体属 IgG。

2. IgM 的特性和功能

（1）特性

①个体发育过程中最早合成和分泌的抗体，占血清免疫球蛋白 5%～10%。

②单体 IgM 以膜结合型（mIgM）表达于 B 细胞表面，构成 BCR。

③分泌型 IgM 五聚体，分子量最大的 Ig，称巨球蛋白，不能过血管壁，存在血液中，具有很强的抗原结合能力，比 IgG 更易激活补体。

④天然血型抗体为 IgM。

（2）功能：初次免疫应答中最早出现，抗感染免疫的"先头兵"；活化补体；提示近期感染，用于感染的早期诊断；mIgM 为未成熟 B 细胞的标志。

3. IgA 的特性和功能

（1）分为两型：血清型（单体）、分泌型（二聚体，由 J 链连接）。

（2）SIgA 外分泌液中的主要抗体类别（胃肠道和支气管分泌液、初乳、唾液和泪液），参与黏膜局部免疫。

（3）母亲初乳中的 SIgA 重要的自然被动免疫。

4. IgE 的特性和功能

（1）正常人血清中含量最少的 Ig。

（2）黏膜下淋巴组织中的浆细胞分泌。

（3）亲细胞性，引起 Ⅰ 型超敏反应 IgE 的 CH2 和 CH3 结构域可与肥大细胞、嗜碱性粒细胞上 FcεRI 结合所致。

（4）宿主抗寄生虫免疫。

5. IgD 的特性和功能

（1）正常人血清浓度很低，个体发育任何时候产生。

（2）较长的铰链区，易被蛋白酶水解。

（3）B 细胞分化发育成熟的标志：成熟 B 细胞表达 mIgD，未成熟 B 细胞仅表达 mIgM，活化的 B 细胞或记忆 B 细胞表面 mIgD 逐渐消失。

六、抗体的制备

1. 多克隆抗体

（1）天然抗原分子具有多种不同的抗原表位，激活多个 B 细胞克隆产生的免疫球蛋白。

（2）针对多种不同的抗原表位。

（3）获得途径：动物免疫血清、恢复期患者血清或免疫接种人群。

2. 单克隆抗体

（1）针对单一表位的抗体。

（2）杂交细胞系（杂交瘤）合成和分泌。

（3）优点：结构均一、纯度高、特异性强、效价高、血清交叉反应少或无、制备成本低。

（4）缺点：鼠源性对人具有较强免疫原性。

3. 人源化抗体

（1）均一性强、特异性强，可工业化生产。

（2）亲和力弱，效价不高。

第6单元 补体系统

重点提示

本单元内容较多但考点较少，所以出题量较少。考生应重点掌握补体系统的激活，主要是各个途径的激活物、转化酶，尤其注意区分替代途径和经典途径各种参与成分及转化酶之间的差异。熟悉膜攻击复合物及补体片段的生物学效应。其他内容适当了解即可。

考点串讲

一、基本概念

1. 补体系统的概念　新鲜血清中的不耐热成分；抗体发挥溶细胞作用的必要补充条件；参与机体抗微生物防御反应、免疫调节、介导免疫病理的损伤性反应。

2. 补体系统的组成

（1）补体的固有成分

①经典激活途径：C1q、C1r、C1s、C4、C2。

②甘露聚糖结合凝集素（MBL）：MBL、MASP。

③旁路激活途径：B因子、D因子。

④共同末端通路：C3、C5、C6、C7、C8和C9。

（2）补体调节蛋白：备解素、C1抑制物、I因子、C4结合蛋白、H因子、S蛋白等。

（3）补体受体：CR1-CR5、C3aR、C5aR、C1qR等。

二、补体系统的激活

1. 经典（传统）激活途径

（1）激活物和激活条件

①免疫复合物（IC）为主要激活物。

②激活条件 IgM的CH3区或某些IgG亚类的CH2区，同时与两个以上Ig分子的Fc段结合，抗体与抗原或细胞表面结合后Fc段发生构象改变才能促发补体激活。

（2）固有成分及激活顺序

①识别阶段：补体C1同抗原-抗体复合物的Fc段补体结合部位结合，称为补体激活的启动或识别。

②活化阶段：活化的C1s依次裂解C4、C2，形成C4b2b（C3转化酶），裂解C3，形成C4b2b3b（C5转化酶）。

2. 旁路（替代）激活途径　不经C1、C4、C2途径，由C3、B因子、D因子参与。

（1）激活物：某些革兰阴性细菌的内毒素、酵母多糖、葡聚糖、凝聚的IgA和IgG4等。

（2）启动的关键分子　C3。

（3）启动和活化的阶段。

①C3b 同 B 因子结合，D 因子裂解 B 因子，形成 C3bBb（C3 转化酶），进一步裂解 C3，放大反应。

②C3bBb3b（C5 转化酶）形成，裂解 C5。

③其后反应过程见补体活化的共同末端效应。

3. 甘露糖结合凝集素（MBL）激活途径

（1）激活物：急性期蛋白（MBL、CRP）和病原体的结合物。

（2）识别：MBL 结构同 C1q 相似，与病原微生物的糖类配体结合，激活 MBL 相关的丝氨酸蛋白酶（MASP）。

（3）活化阶段

①MASP1 直接切割 C3，形成 C3 转化酶。

②MASP2 水解 C4 和 C2，形成 C3 转化酶。

③其后的反应过程见补体活化的共同末端效应。

三、补体激活的调节

1. 补体的自身调控　中间产物的不稳定性，级联反应的重要自限因素。

2. 补体调节因子的调控

（1）经典途径的调节

①C1 抑制分子。

②C3 转化酶形成的抑制：C4 结合蛋白、I 因子、膜辅助蛋白、衰变加速因子（DAF）。

（2）旁路途径的调节

①抑制 C3 转化酶的组装：H 因子、CR1 和衰变加速因子。

②抑制 C3 转化酶的形成：I 因子、MCP、CR1 等。

③促进已形成的 C3 转化酶解离：CR1 和 DAF。

④对旁路途径的正调节：备解素。

（3）MAC 形成的调节：同源限制因子（HRF）、膜反应溶解抑制物（CD59）。

四、补体的生物学功能

1. 膜攻击复合物介导的生物学作用

（1）膜攻击复合物（MAC）：补体活化的终末产物（C5b6789）。

（2）生物学作用：溶解细胞、细菌和病毒。

2. 补体活性片段介导的生物学作用

（1）调理作用：C3b、C4b、iC3b 为重要的调理素，促进吞噬细胞的吞噬作用。

（2）致炎症作用：C3a、C4a 和 C5a 等，作用于肥大细胞、嗜中性粒细胞、单核-巨噬细胞和内皮细胞，参与炎症反应。

（3）维持内环境的稳定：清除免疫复合物（C3b）、清除凋亡细胞（C1q、C3b 和 iC3b 等）。

（4）参与适应性免疫

①适应性免疫的诱导：促进 APC 对抗原的处理与提呈（C3）、B 细胞的活化（C3d）、T 细胞的活化（补体调节蛋白 CD55、CD46、CD59）。

②参与免疫细胞的增殖和分化。

③参与免疫应答的效应阶段　C3b 可增强杀伤细胞的 ADCC 作用。

④参与免疫记忆。

五、补体与临床疾病

（一）补体与疾病的发生

1. 遗传性补体缺损相关的疾病　由于补体成分缺损，致使补体系统不能被激活，导致患者对病原体易感，同时由于体内免疫复合物清除障碍而易患相关的自身免疫病。

2. 补体与感染性疾病　某些情况下，病原微生物可借助补体受体入侵细胞。

3. 补体与炎症性疾病　创伤、烧伤、感染、缺血再灌注、体外循环、器官循环等均可激活补体系统，所产生的炎性因子或复合物，可激活单核细胞、内皮细胞和血小板，使之释放炎症介质和细胞因子参与炎症反应。

4. 补体与异种器官移植　人体内存在针对猪细胞表面某种组分的天然抗体，猪—人间异种移植后，该天然抗原与猪器官血管内皮细胞结合，引起超急性排斥反应。

（二）补体与疾病的诊治

猪是异种器官移植最理想的供体。补体膜调节蛋白具有同源限制性，借助转基因技术使供体动物组织表达人的跨膜型补体调节蛋白，有可能阻断猪-人异种器官移植引起超急性排斥反应。

第7单元　细 胞 因 子

═══ 重点提示 ═══

本单元虽然内容较多，但考试出题量不大。应重点掌握：细胞因子的种类及大致的作用，尤其是白细胞介素、干扰素、集落刺激因子、肿瘤坏死因子等；细胞因子的分泌，即分别是由什么细胞分泌的，及其大致的生物学效应；细胞因子对免疫系统的调节。其他内容适当了解即可。

═══ 考点串讲 ═══

一、基本概念

细胞因子：机体多种细胞分泌的小分子蛋白质；结合细胞表面的相应受体发挥生物学作用。

二、细胞因子的种类

1. 白细胞介素

（1）原指由白细胞产生，在白细胞间发挥作用的细胞因子，其他细胞亦可产生。

（2）目前已发现 29 种，分别命名为 IL-1～IL-29。

2. 干扰素

（1）最早发现的细胞因子，具有干扰病毒感染和复制的能力。

（2）α、β、γ 三种类型。

3. 肿瘤坏死因子　能使肿瘤发生出血性坏死的物质，目前至少有 18 个成员。

4. 集落刺激因子

（1）能够刺激多能造血干细胞和不同发育分化阶段的造血干细胞增殖分化，在培养基中形成相应细胞集落的细胞因子。

（2）粒细胞-巨噬细胞集落刺激因子（GM-CSF）、粒细胞集落刺激因子（G-CSF）、红细胞生成素（EPO）、干细胞生长因子（SCF）、血小板生成素（TPO）等。

5. 趋化因子

（1）募集血液中的单核细胞、中性粒细胞、淋巴细胞等进入感染部位。

（2）四个亚家族 CC、CXC、C、CX_3C。

三、细胞因子受体

细胞因子受体均为跨膜分子，由胞膜外区、跨膜区和胞质区组成。

四、细胞因子的功能

1. 调节固有免疫应答

（1）激活血管内皮细胞（IL-1），促进免疫效应细胞进入感染部位、活化淋巴细胞。

（2）增加血管通透性（TNF-α），促进 IgG、补体、效应细胞进入感染部位。

（3）趋化中性粒细胞和 T 细胞进入感染部位（IL-8）。

（4）促进自然杀伤细胞增殖（IL-15）、活化自然杀伤细胞（IL-12）。

（5）促进病毒感染的细胞及邻近未感染细胞产生抗病毒蛋白酶（IFN-α/β）。

（6）激活自然杀伤细胞（IFN-α、IFN-β）。

（7）刺激受病毒感染细胞高表达 MHC I 类分子（IFN-γ）。

2. 调节适应性免疫应答

（1）刺激免疫活性细胞的增殖：促进 T 淋巴细胞的增生（IL-2、IL-15）；促进 B 淋巴细胞的增生（IL-6、IL-13）。

（2）刺激免疫活性细胞的分化：IL-12 促进未致敏 $CD4^+$ T 细胞分化为 Th1 细胞；IL-4 促进未致敏 $CD4^+$T 细胞分化为 Th2 细胞。

（3）调节 B 细胞的类别转换：IL-4 刺激 B 细胞产生 IgE；TGF-β 刺激 B 细胞产生 IgA。

3. 刺激造血细胞生成　粒细胞-巨噬细胞集落刺激因子（GM-CSF）、粒细胞集落刺激因子（G-CSF）、红细胞生成素（EPO）、干细胞生长因子（SCF）、血小板生成素（TPO）等控制血液细胞的生成和转化。

4. 细胞毒效应　IFN-γ 激活细胞毒性 T 淋巴细胞，增加有核细胞 MHC I 类分子的表达，杀灭感染胞内寄生物的细胞，IL-2 亦刺激 CTL 的增殖和分化。

5. 促进损伤修复　IL-8 在内的多种 CXC 趋化性因子和成纤维细胞生长因子促进新生血管形成，对损伤修复有重要意义。

五、细胞因子与疾病

1. 疾病的发生　细胞因子既可以发挥免疫调节作用，在一定条件下也可参与多种疾病的发生。在类风湿关节炎、强直性脊柱炎、银屑病关节炎和银屑病患者体内均可检测到高水平的 TNF-α，拮抗 TNF-α 的生物制剂对上述疾病有治疗作用。多种趋化因子促进类风湿关节炎、肺炎、哮喘和过敏性鼻炎的发展。

2. 疾病的诊断　细胞因子检测有助于疾病的诊断。

3. 疾病的治疗

（1）重组 α 干扰素治疗人毛细胞白血病。

（2）重组促红细胞生成素治疗慢性肾衰竭引起的重度贫血和艾滋病药物引起的严重贫血。

（3）重组 γ 干扰素治疗慢性肉芽肿疾病。

（4）重组 β 干扰素治疗多发性硬化，重组 IL-11 治疗化疗引起的血小板减少症。

（5）TNF-α 嵌合抗体治疗类风湿关节炎、克隆病（人 TNF-α 单克隆抗体）、银屑病性关节炎、溃疡性结肠炎和强直性脊柱炎，抗 IL-2 受体 α 链人源化抗体用于预防肾移植引起的急性排斥反应。

（6）重组 IL-1 受体拮抗蛋白、人 TNF-α 单克隆抗体和 TNF-受体-Ig 融合蛋白治疗类风湿关节炎。

（7）抗 EGFR 嵌合抗体治疗转移性结肠直肠癌和头颈部肿瘤，抗 VEGF 人源化单克隆抗体治疗转移性结肠癌，抗 VEGF 人源化抗体治疗年龄相关的黄斑变性。

第8单元　白细胞分化抗原和黏附分子

=========== **重点提示** ===========

本单元内容相对其他单元较少，且题量较小。重点掌握人 CD 分组，其中 T、B 细胞的 CD 分子表达。熟悉在 T 细胞、B 细胞活化过程中参与信号转导及提供辅助刺激的 CD 分子；黏附分子的大体分类及其功能。其他内容适当了解即可。

=========== **考点串讲** ===========

一、白细胞分化抗原

1. 分化群（CD）概念

（1）白细胞分化抗原的概念：血细胞在分化成熟为不同谱系、分化不同阶段及细胞活化过程中，出现或消失的细胞表面标记分子。

（2）CD 的概念：单克隆抗体鉴定的方法，不同实验室来源的单克隆抗体所识别的同一分化抗原、其编码基因及其分子表达的细胞种类均鉴定明确者，统称为 CD。

①T 细胞：CD2、CD3、CD4、CD5、CD8 等。

②B 细胞：CD19、CD20、CD21、CD40、CD79a（Igα）、CD79b（Igβ）、CD80、CD86。

③NK 细胞：CD16、CD56、CD94、CD158、CD161。

2. 参与 T 细胞黏附、活化的 CD 分子　免疫细胞识别中的辅助受体和协同刺激信号：T 细胞/APC 识别时提供协同刺激信号的黏附分子 CD4/MHC Ⅱ类分子、CD8/MHC Ⅰ类分子、CD28/CD80 或 CD86、CD2/CD58、LFA-1/ICAM-1 等。

3. 参与 B 细胞黏附、活化的 CD 分子

（1）B 细胞以 BCR 识别抗原，由 CD79a（Igα）、CD79b（Igβ）传导第一信号，加工后表达为抗原肽-MHC Ⅱ类分子。

（2）B 细胞活化的辅助受体 CD19/CD21、CD81（TAPA-1）及 CD225（LEU-13）等。

4. CD 分子的应用

（1）阐明发病机制：人类 CD4 为 HIV 的主要受体、CD18 基因缺陷导致白细胞黏附缺陷症。

（2）疾病的诊断：HIV 患者外周血 CD4/CD8 比例异常。

（3）疾病的预防和治疗：CD3、CD25 等单克隆抗体作为免疫抑制药用于防治移植排斥反应。

二、黏附分子

1. 概念　黏附分子是以黏附功能来归类，其配体有膜分子，细胞外基质，以及血清和体液中的可溶性因子和补体 C3 片段。

2. 功能　作为免疫细胞识别中的辅助受体和协同刺激信号；介导炎症过程中白细胞与血管内皮细胞黏附；介导淋巴细胞归巢。

第9单元　主要组织相容性复合体及其编码分子

=========== **重点提示** ===========

本单元考试中涉及较少，且题量不大。考生需掌握：主要组织相容性复合体和抗原的概念；HLA 基因的编码产物及其遗传特性。熟悉：HLA Ⅰ类和 HLA Ⅱ类基因的结构及基因的编码产物；HLA Ⅰ类抗原和 HLA Ⅱ类抗原结构、分布及功能。其他内容适当了解即可。

考点串讲

一、基本概念

1. **主要组织相容性抗原**

（1）移植反应中，代表个体特异性的同种异型抗原称组织相容性抗原。

（2）能引起强而迅速排斥反应的抗原称主要组织相容性抗原。

2. **主要组织相容性复合体（MHC）**　编码主要组织相容性抗原的一组基因；在排斥中起主要作用，为移植物不相容的主要决定者；结构上为基因复合体；人类的 MHC 称为 HLA（人类白细胞抗原）。

二、HLA 复合体及其产物

1. **HLA 复合体的定位和结构**　HLA 基因复合体的定位，人第 6 染色体短臂 6p21.31。

2. **HLA 复合体的分类**

（1）HLA Ⅰ类基因：集中在远离着丝点的一端，包括 B、C、A 三个座位。

（2）HLA Ⅱ类基因：近着丝点一端，由 DP、DQ 和 DR 三个亚区组成。

（3）HLA Ⅲ类基因。

3. **HLA 复合体的遗传特征（多基因性、多态性、单元型遗传、共显性遗传、连锁不平衡）**

（1）HLA 复合体的多态性：群体概念，群体中不同个体的等位基因拥有状态上存在的差别。

（2）HLA 复合体的基因性：个体水平，同一个个体中 HLA 基因座位的变化。

（3）连锁不平衡：分属两个或两个以上基因座位的 HLA 等位基因，同时出现在一条染色体上的概率高于随机出现的频率。

（4）单元型遗传：染色体上 HLA 不同座位等位基因的特定组合，作为整体遗传。

（5）共显性遗传：同一 HLA 基因座位上的两个等位基因均表达。

4. **HLA 编码的产物**

（1）调控特异性免疫应答

①HLA Ⅰ类分子：仅编码 Ⅰ类分子异二聚体中的重链（α 链），轻链为 β_2 微球蛋白。编码基因位于 15 号染色体，为共显性遗传。

②HLA Ⅱ类分子：编码分子量相近的 α 链和 β 链，形成 DRα-DRβ、DQα-DQβ 和 DPα-DPβ 三种异二聚体。

（2）调控固有免疫应答：HLA Ⅲ类基因。

三、HLA-Ⅰ类抗原

1. **结构**　α 链（45kD）和 β_2-M（12kD）组成的异二聚体。

2. **分布**　所有有核细胞表面均有分布。

3. **主要功能**　识别和提呈内源性抗原肽，与辅助受体 CD8 结合，对 CTL 的识别起限制作用。

四、HLA-Ⅱ类抗原

1. **结构**　α 链（35kD）和 β 链（28kD）组成的异二聚体。

2. **分布**　APC、活化的 T 细胞表达。

3. **主要功能**　识别和提呈外源性抗原肽，与辅助受体 CD4 结合，对 Th 的识别起限制作用。

五、HLA 在医学上的意义

1. **HLA 与同种器官移植的关系**　器官移植的成败主要取决于供受者间的组织相容性，HLA 等位基因的匹配程度起关键作用。

2. **HLA 与输血反应的关系**　HLA 抗体可导致非溶血性发热性输血反应。

3. HLA 与疾病的相关性　HLA 是人体对疾病易感的主要免疫遗传学成分，如 HLA-B$_{27}$ 携带者对强直性脊柱炎易感，可作为疾病关联的原发成分。

4. HLA 的生理学意义　HLA 可作为个体性的遗传标志，用于法医学和亲子鉴定。

第10单元　免疫应答

■ 重点提示 ■

本单元在考试中的出题量较少，所占比例也较少。从复习的角度考虑，需要掌握：免疫应答的类型和基本过程；适应性免疫应答的种类及特点；体液免疫应答中初次应答和再次应答所产生的抗体；掌握 T 细胞的双信号识别和激活，三种 T 细胞的免疫效应功能。其他内容适当了解。

■ 考点串讲 ■

一、基本概念

1. 免疫应答　当抗原性物质进入机体，激发免疫细胞活化、分化并表现出一定效应的过程，称为免疫应答。

2. 免疫应答的类型　免疫应答可被分为固有免疫应答（非特异性免疫应答）和适应性免疫应答（特异性免疫应答）。后者又分为体液免疫应答和细胞免疫应答。

3. 免疫应答的过程　可分为识别、活化、效应阶段。

二、固有免疫应答

1. 概念　天然免疫或非特异性免疫；机体在种系发生和进化过程中逐渐形成的一种天然免疫防御功能；构成机体抵御病原微生物入侵的第一道防线。

2. 固有免疫识别

（1）固有免疫细胞经其细胞表面受体，识别病原体表面的模式分子而活化。

（2）模式识别受体膜型 PRR，识别病原相关分子模式（PAMP）（革兰阴性菌的脂多糖、革兰阳性菌的肽聚糖和脂磷壁酸等）。

（3）Toll 样受体介导信号转导。

3. 组成

（1）组织屏障：皮肤、黏膜及附属成分的屏障作用、血脑屏障、血胎盘屏障。

（2）固有免疫细胞：吞噬细胞、自然杀伤细胞、γδT 细胞、NKT 细胞、B1 细胞等。

（3）效应分子：补体系统、细胞因子、防御素、溶菌酶等。

4. 效应

（1）吞噬细胞的效应：抗感染早期清除入侵的病原微生物，吞噬杀菌效应；氧依赖/氧非依赖杀菌系统和多种蛋白酶水解作用；兼具吞噬杀菌和抗原提呈功能；活化后具有杀瘤效应；释放细胞因子和炎症介质。

（2）自然杀伤细胞的效应：直接杀伤某些肿瘤细胞、病毒或胞内寄生菌感染的靶细胞；通过 ADCC 效应定向杀伤 IgG 特异性结合的肿瘤和病毒感染的靶细胞；可分泌 IFN-γ、IL-12 和 TNF 等调节免疫。

（3）γδT 细胞的效应：皮肤黏膜局部抗病毒感染，活化后可分泌多种细胞因子。

（4）补体系统的效应：溶解细菌或病毒、引起炎症反应、免疫调理和免疫黏附作用。

（5）细胞因子：诱导产生抗病毒作用（IFN-α/β、IFN-γ）、诱导和促进炎症反应（IL-1、IL-6、TNF-α、CRP 等）、增强抗肿瘤作用（IFN-γ、GM-CSF）。

5．与疾病的关系　吞噬细胞具有抗感染免疫作用，NKT 细胞、γδT 细胞和 B-1 细胞可以产生抗肿瘤、抗感染免疫作用。临床上大量不适当的应用抗生素，可杀伤或抑制消化道正常菌群，引发葡萄球菌性肠炎。血脑屏障能保护中枢神经系统，血胎屏障可防止病原体和有害物质进入胎儿体内。

三、适应性免疫应答

1．概念　体内抗原特异性 T/B 淋巴细胞接受抗原刺激后，自身活化、增殖、分化为效应细胞，产生一系列生物学效应的全过程。

2．分类　主要根据参加免疫应答的细胞不同分为：B 细胞介导的体液免疫应答和 T 细胞介导的细胞免疫应答两种类型。

3．特点

（1）获得性：机体出生后接受特异性抗原刺激而获得的免疫。

（2）特异性应答：免疫应答只针对特异性的抗原进行。

（3）具有免疫记忆性：产生免疫记忆细胞，当机体再次接触相同抗原时，由免疫记忆细胞增殖分化再次产生应答。

（4）可传递性：被动免疫，免疫应答产物可直接输注体内。

（5）自限性：可通过免疫调节使应答控制在适度水平或自限终止。

四、B 细胞介导的体液免疫应答

1．TD 抗原诱导的体液免疫应答

（1）BCR 识别 TD 抗原（胸腺依赖抗原，绝大多数的蛋白质抗原均属此类），提供 B 细胞活化的第一信号。

（2）Th 细胞向 B 细胞提供第二活化信号　Th 细胞的 CD40L 同 B 细胞上的 CD40 相互作用。

（3）B 细胞在淋巴中心克隆性扩增、分化并最后发育成为浆细胞产生抗体。

2．TI 抗原诱导的体液免疫应答

（1）高浓度的 TI 抗原（细菌多糖、多聚蛋白质及脂多糖等）可直接与 B 细胞结合，多克隆诱导 B 细胞的增殖和分化。

（2）无须 T 细胞的辅助。

3．体液免疫应答的一般规律

（1）初次应答：初次接受抗原刺激时，机体发生初次应答，根据抗体的产生分为潜伏期、对数期、平台期和下降期，产生的抗体主要为 IgM。初次应答的潜伏期较长，效价较低，维持时间较短。

（2）再次应答：再次接受相同抗原刺激时发生的免疫应答。

①潜伏期短：为初次应答潜伏期的一半。

②抗体浓度增加快。

③到达平台期快，平台高，时间长。

④下降期持久。

⑤较少量的抗原刺激即可诱发二次应答。

⑥二次应答中产生的抗体主要为 IgG，抗体亲和力高，且较均一。

五、T 细胞介导的细胞免疫应答

1．T 细胞活化的双识别、双信号

（1）T 细胞活化的第一信号：树突状细胞表达的抗原肽-MHC 分子复合物同 TCR 结合，提供 T 细胞活化的第一信号。

（2）T 细胞活化的第二信号：CD28/B7 提供 T 细胞活化的第二信号，专职的抗原提呈细胞高表达共刺激分子。

2. Th1 细胞的效应

（1）Th1 细胞对巨噬细胞的作用

①激活巨噬细胞：Th1 细胞通过诱生 IFN-γ 等巨噬细胞活化因子，Th1 细胞表面 CD40L 和巨噬细胞表面 CD40 结合。

②诱生并募集巨噬细胞：促进骨髓造血干细胞分化为新的巨噬细胞（Th1 细胞产生 IL-3 和 GM-CSF），促进巨噬细胞和淋巴细胞黏附穿越血管内皮募集至感染灶（TNF-α、LTα、MCP-1 等）。

③结合巨噬细胞所提呈的特异性抗原，诱导巨噬细胞激活。

（2）Th1 对淋巴细胞的作用：促进 Th1 细胞、CTL 细胞的增殖（IL-2 等），辅助 B 细胞的作用。

（3）Th1 对中性粒细胞的作用：通过产生淋巴毒素和 TNF-α 活化中性粒细胞。

3. Th2 细胞的效应

（1）辅助体液免疫应答：通过产生 IL-4、IL-5、IL-10、IL-13 等协助、促进 B 细胞增殖、分化及抗体的产生。

（2）参与超敏炎症反应：通过细胞因子激活肥大细胞、嗜碱性粒细胞、嗜酸性粒细胞等。

4. Th17 细胞的效应　分泌 IL-17，刺激上皮细胞、内皮细胞、成纤维细胞和巨噬细胞等分泌多种细胞因子。

（1）分泌 IL-8、MCP-1 等趋化因子，趋化和募集中性粒细胞和单核细胞。

（2）分泌 G-CSF 和 GM-CSF 等集落刺激因子，活化中性粒细胞和单核细胞，并可刺激骨髓造血干细胞产生更多的髓样细胞。

（3）分泌 IL-1β、IL-6、TNF-α 和 PGE2 等诱导局部炎症反应。

Th17 参与了炎症反应、感染性疾病及自身免疫性疾病的发生。

5. CTL 的细胞毒效应

（1）效-靶细胞结合：CTL 高表达黏附分子，有效结合表达相应受体的靶细胞，选择性杀伤所结合的靶细胞，不影响正常细胞。

（2）CTL 的极化：CTL 识别靶细胞表面抗原肽-MHC I 类分子后，CTL 内部发生改变（细胞骨架重排等），非特异性效应分子集中作用于靶细胞。

（3）致死性攻击：穿孔素/颗粒酶途径。Fas/FasL 途径：CTL 表达的膜 FasL 同靶细胞表面的 Fas 结合，诱导靶细胞凋亡。

第 11 单元　黏 膜 免 疫

重 点 提 示

本单元不常考。重点掌握分泌型 IgA 为其中发挥主要免疫效应的分子。适当了解黏膜免疫及黏膜相关淋巴组织的概念及黏膜免疫系统的细胞。

考 点 串 讲

一、基本概念

1. 黏膜免疫

（1）黏膜系统为人体重要的防御屏障。

（2）主要指分布在呼吸道、消化道、泌尿生殖道及外分泌腺等黏膜组织内的淋巴组织和免疫活性细胞共同形成的一个完整的免疫应答网络。

2. 黏膜相关淋巴组织（MALT）

（1）指呼吸道、消化道、泌尿生殖道黏膜固有层和上皮下散在的无被膜淋巴组织，以及某些带有生发中心的器官化的淋巴组织，如扁桃体、小肠的派氏集合淋巴结及阑尾等。

（2）发生局部特异性应答的部位。

二、黏膜免疫系统的细胞和分子

1．细胞

（1）M 细胞：肠集合淋巴小结处的派氏集合淋巴滤泡内，一种特化的抗原转运细胞。

（2）上皮细胞间淋巴细胞：40%为胸腺依赖性（$\alpha\beta^+$ T 细胞）、60%胸腺非依赖性（$\gamma\delta^+$ T 细胞）。

2．分子　分泌型 IgA 为主要的发挥免疫效应的分子。

三、黏膜免疫的功能

1．诱导免疫耐受

2．抗感染　肠道、呼吸道及泌尿生殖道的一层抗感染免疫屏障；分泌型 IgA 为黏膜局部抗感染的主要机制。

3．与肠道菌群的关系　肠相关淋巴组织的主要作用是抵御侵入肠道的病原微生物感染。

4．参与免疫调节　参与黏膜局部的免疫应答；产生分泌型 IgA。

第 12 单元　免疫耐受

重点提示

本单元在考试中涉及较少，考点也较少。复习中需熟悉免疫耐受的概念、机制、维持和终止。适当了解免疫耐受的分类。

考点串讲

一、基本概念

1．免疫耐受

（1）抗原刺激下，对抗原特异应答的 T、B 细胞不能被激活产生特异免疫效应细胞，不能执行正免疫效应的现象。

（2）具有免疫特异性，只对特异抗原不应答。

2．中枢免疫耐受　胚胎期及出生后 T、B 细胞发育的过程中，遇到自身抗原所形成的耐受。

3．外周免疫耐受　成熟的 T、B 细胞，在遇到内源性或外源性抗原时，不产生正免疫应答。

二、免疫耐受的形成与维持

1．影响免疫耐受形成的因素

（1）抗原因素与免疫耐受

①抗原剂量：低带耐受和高带耐受。

②抗原类型：非聚合形式的可溶性抗原易于诱导免疫耐受。

③抗原免疫途径：静脉注射最易诱导免疫耐受。

④抗原表位特点：不同表位，诱导能力不同。

（2）抗原变异与免疫耐受：易发生变异的病原体抗原，使细胞处于耐受状态，如 HIV 病毒感染。

2．形成免疫耐受的机制

（1）中枢耐受的机制：阴性选择和克隆消除。

（2）外周耐受的机制：克隆清除及免疫忽视；克隆无能或不活化；免疫调节（抑制）细胞的作用；细胞因子的作用；信号转导障碍与免疫耐受 T、B 细胞的活化受到负信号分子的反馈调控，如负调控分子缺陷或不足，则破坏免疫耐受。

3. 免疫耐受的维持与终止

（1）影响免疫耐受持续时间的因素：抗原的持续存在；机体免疫系统处于未成熟状态时，如婴儿、幼年期，经特殊处理所诱导的免疫耐受性维持时间长。

（2）免疫耐受的终止

①自发终止：已建立了耐受性的个体（如无抗原的再度刺激），免疫耐受性随着体内抗原被清除而自行消退，重新出现对特异抗原的免疫应答，此即为免疫耐受性的自发终止。

②特异终止：使用各种模拟抗原物质，特异地破坏已建立的耐受性。

三、免疫耐受与临床

1. 建立免疫耐受

（1）口服免疫原，建立全身免疫耐受。

（2）静脉注射单体抗原，建立全身免疫耐受。

（3）移植骨髓及胸腺，建立或恢复免疫耐受。

（4）脱敏治疗，防治 IgE 型抗体的产生。

（5）防止感染。

（6）诱导产生具有特异拮抗作用的调节性 T 细胞，抑制效应免疫细胞对靶细胞的攻击。

（7）自身抗原肽拮抗药的使用。

2. 打破免疫耐受　恢复对慢性感染及肿瘤的免疫应答。

（1）免疫原及免疫相关分子：用于恢复对肿瘤细胞的免疫应答。

（2）细胞因子及其抗体的应用。

（3）多重抗感染，防止病原体产生抗原拮抗分子。

第 13 单元　抗感染免疫

重点提示

本单元不常考。适当了解即可。

考点串讲

一、概述

1. 抗感染免疫是机体抵抗病原生物及其有害产物，以维持生理稳定的功能。

2. 抗感染能力的强弱，与遗传因素、年龄、机体的营养状态等有关，主要决定于机体的免疫功能。

二、机制

1. 抗感染固有免疫

（1）针对胞外抗细菌：主要依赖补体、肥大细胞、单核-巨噬细胞、中性粒细胞等。补体系统可通过替代、MBL 途径裂解细菌，C3a、C5a 片段可调理吞噬细胞杀菌，C3a/ C5a 或巨噬细胞分泌的趋化因子可趋化中性粒、淋巴细胞到达感染部位吞噬杀菌。

（2）针对胞内抗病毒：病毒通常在感染细胞 3～5d 达到复制高峰，在感染早期，固有免疫发挥重要的抗病毒复制作用。组织细胞分泌的 IFN-α/β 可迅速激活邻近细胞合成抗病毒蛋白，有效抑制病毒转录复制。NK 细胞具有直接杀伤病毒感染细胞的作用，同时分泌 IFN-γ 以激活邻近的巨噬细胞，上调其抗原提呈功能和分泌细胞因子功能。

2. 抗感染适应性免疫

（1）针对胞外抗细菌：局部组织 DC 吞噬细菌后迁移至引流淋巴结激活 Th2，淋巴结 FDC 捕获抗原并在 Th 辅助下激活 B 细胞并分泌特异性抗体。抗体随体液循环至全身，可中和游离的毒素，而分泌型 SIgA 可阻断细菌的黏膜黏附。

Th2 应答对清除胞外菌感染很关键：诱导抗体中和细菌和毒素；促进吞噬杀菌。

（2）针对胞内抗病毒：局部组织的 DC、巨噬细胞摄取病毒抗原后，迁移至引流淋巴结，同时加工处理病毒抗原并提呈给 CD4$^+$Th 细胞和 CD8$^+$T 细胞，启动适应性免疫应答。所产生的病毒特异性 CTL 是清除病毒的主力，可杀伤大部分藏匿病毒的靶细胞；Th1 细胞所分泌的细胞因子对于有效诱导 CTL 必不可少；病毒特异性 B 细胞的激活和 IgG 抗体的分泌约在 1 周以后，具有中和血液和体液游离病毒、通过调理吞噬和 ADCC 作用清除病毒的功能。

三、病原体的免疫逃逸机制

1. 抗原性的变化　病原菌抗原表位系列频繁变异，影响 CTL 对抗原的识别。

2. 持续性感染　病原体进入潜伏感染状态或维持低的复制，不引起机体的免疫应答，感染持续存在。

3. 免疫抑制　病原体产生一些物质直接抑制机体的免疫应答，起到免疫抑制的作用，或破坏机体免疫系统，如获得性免疫缺陷病毒。

第 14 单元　超　敏　反　应

===== 重点提示 =====

本单元是考试经常涉及的重点内容，考试点较多。重点掌握：超敏反应的分型；各型超敏反应的代表疾病；Ⅰ型超敏反应的变应原、变应素及变应细胞。了解各型超敏反应的发生机制。

===== 考点串讲 =====

一、基本概念

1. 超敏反应　超敏反应又称变态反应，为某些抗原刺激时，机体出现生理功能紊乱或组织细胞损伤的异常适应性免疫应答所致。

2. 超敏反应的分型

Ⅰ型超敏反应：速发型超敏反应，如花粉过敏。

Ⅱ型超敏反应：细胞毒型或细胞溶解型超敏反应，如输血引起的溶血性反应。

Ⅲ型超敏反应：免疫复合物型或血管炎型超敏反应，如血清病、类风湿关节炎等。

Ⅳ型超敏反应：迟发型超敏反应，如接触性迟发型超敏反应。

二、Ⅰ型超敏反应

1. Ⅰ型超敏反应的特点

（1）超敏反应发生快，消退快。

（2）常引起生理功能紊乱，几乎无严重组织细胞损伤。

（3）有明显个体差异和遗传背景。

2. Ⅰ型超敏反应的变应原、变应素和变应细胞

（1）变应原

①药物或化学物质，如青霉素、磺胺、有机碘化合物等。

②吸入性变应原，如花粉颗粒、尘螨排泄物、真菌菌丝及孢子、动物皮毛等。

③食物变应原，如牛奶、鸡蛋、鱼虾等。

④某些酶类物质，尘螨中的半胱氨酸蛋白导致呼吸道过敏反应，枯草菌溶素引发支气管哮喘。

（2）变应素：IgE 型抗体。

（3）变应细胞

①肥大细胞和嗜碱性粒细胞：表达高亲和力的 FcεRI，胞质中含嗜碱性颗粒，储存有生物活性介质（肝素、白三烯、组胺和嗜酸性粒细胞趋化因子）。

②嗜酸性粒细胞：具有毒性作用的颗粒蛋白和酶类物质（嗜酸性粒细胞阳离子蛋白等），另一类介质与肥大细胞相似，组胺酶和芳基硫酸酯酶（抑制肥大细胞释放的组胺和 LTs，抑制炎症反应）。

3. Ⅰ型超敏反应的发生机制

（1）致敏阶段

①变应原进入机体，选择性机体产生 IgE 类抗体应答，使机体处于致敏状态。

②IgE 抗体结合于肥大细胞和嗜碱性粒细胞表面，称为致敏的肥大细胞和嗜碱性粒细胞。

（2）激发阶段

①处于致敏状态的机体再次接触相同变应原时，变应原特异性结合致敏的肥大细胞和致敏的嗜碱性粒细胞表面的 IgE 抗体，使细胞活化释放生物介质。

②预先形成储备的介质及作用

组胺：刺激支气管、胃肠道平滑肌收缩、增加黏膜腺体分泌，舒张微血管。

激肽原酶：支气管痉挛，增强毛细血管通透性，吸引嗜酸性粒细胞和中性粒细胞向局部趋化。

③新合成的介质及作用

LTs、PGD2：强烈持久的收缩支气管平滑肌，增强毛细血管通透性，增加黏膜腺体分泌。

PAF：凝聚和活化血小板并释放组胺、5-羟色胺等血管活性物。

（3）效应阶段：释放生物活性介质作用于效应组织器官，引起变态反应。

4. 临床常见的Ⅰ型超敏反应性疾病

（1）全身性变态反应：药物过敏性休克、血清过敏性休克。

（2）呼吸道变态反应：过敏性哮喘，过敏性鼻炎。

（3）消化道变态反应：过敏性胃肠炎。

（4）皮肤变态反应：荨麻疹，特应性皮炎。

5. Ⅰ型超敏反应的防治原则

（1）查明变应原，避免与之接触。

（2）脱敏治疗。

（3）药物治疗：抑制生物活性介质合成和释放（阿司匹林、色甘酸钠、肾上腺素）、生物活性介质拮抗药物（苯海拉明、氯苯那敏等抗组胺药）、改善效应器官反应性的药物（肾上腺素，葡萄糖酸钙等）、免疫新疗法。

三、Ⅱ型超敏反应

1. Ⅱ型超敏反应的发生机制

（1）经典补体活化途径：IgG 或 IgM 类抗体结合靶细胞表面抗原后，激活经典途径补体活化，以及补体裂解产物的调理作用，溶解靶细胞。

（2）吞噬或 ADCC 效应：IgG 抗体结合靶细胞表面抗原，通过 Fc 段与效应细胞（NK 细胞、巨噬细胞、中性粒细胞）表面存在的 Fc 受体结合，调理吞噬和（或）ADCC 作用，溶解破坏靶细胞。

2. 临床常见的Ⅱ型超敏反应性疾病

（1）输血反应：ABO 血型不符的输血，引起溶血反应。

（2）新生儿溶血症：母子间 Rh 血型不符。

（3）自身免疫性溶血性贫血。

（4）药物过敏性血细胞减少症：青霉素、磺胺等药物半抗原。

（5）肺出血-肾炎综合征：针对基膜抗原的自身抗体（Ⅳ型胶原）。

（6）甲状腺功能亢进：抗甲状腺刺激素受体的自身抗体。

四、Ⅲ型超敏反应

1. Ⅲ型超敏反应的发生机制

（1）可溶性免疫复合物沉积于局部或全身多处毛细血管基膜。

（2）激活补体和效应细胞（血小板、嗜碱性粒细胞、中性粒细胞等）。

（3）以充血性水肿、局部坏死和中性粒细胞浸润为主的炎症反应和组织损伤。

2. 临床常见的Ⅲ型超敏反应性疾病

（1）局部免疫复合物病：Arthus 反应和类 Arthus 反应。

（2）全身性免疫复合物病：血清病、链球菌感染后肾小球肾炎、类风湿关节炎。

五、Ⅳ型超敏反应

1. Ⅳ型超敏反应的发生机制

（1）抗原诱导的细胞性免疫应答。

（2）效应 T 细胞与特异性抗原结合作用，引起单个核细胞浸润和组织损伤为主要特征的炎症反应。

（3）发生较慢，称迟发型超敏反应。

（4）与抗体和补体无关，与效应 T 细胞和吞噬细胞及其产生的细胞因子或细胞毒性介质有关。

2. 临床常见的Ⅳ型超敏反应性疾病

（1）感染性迟发型超敏反应，结核菌肉芽肿。

（2）接触性迟发型超敏反应，接触油漆、农药、化妆品等引起的接触性皮炎。

第 15 单元　自身免疫和自身免疫性疾病

=== 重点提示 ===

本单元历年考试涉及较少，应重点掌握比较常见的自身抗体。能够区分器官特异性自身免疫性疾病与全身性自身免疫性疾病，熟悉自身免疫和自身免疫性疾病的概念，了解自身免疫损伤机制及治疗原则。

=== 考点串讲 ===

一、基本概念

1. 自身免疫的概念　机体对自身成分发生免疫应答的能力，存在于所有个体，通常不对机体产生伤害。

2. 自身免疫性疾病的概念

（1）自身免疫性疾病：机体对自身成分发生免疫应答而导致的疾病状态。

（2）分类

①器官特异性自身免疫性疾病：疾病局限于某一特定的器官，桥本甲状腺炎、突眼性甲状腺肿、胰岛素依赖型糖尿病、重症肌无力等。

②全身性自身免疫性疾病：系统性红斑狼疮。

二、自身免疫的组织损伤机制

1. 自身抗体引起的自身免疫性疾病

（1）自身抗体引起的细胞破坏性自身免疫性疾病

①由自身抗体启动：抗红细胞表面抗原抗体（自身免疫性溶血性贫血）、抗血小板抗体（自身免疫性血小板减少性紫癜）等。

②自身细胞的破坏：自身抗体识别激活补体系统、Fc 段介导的吞噬细胞清除，ADCC 效应，中性粒细胞经 C5a 趋化到达组织局部引起损伤。

（2）细胞表面受体自身抗体引起的自身免疫性疾病

①自身抗体激动细胞表面受体引起的疾病：突眼性甲状腺肿（自身抗体作用于甲状腺 TSH 受体，刺激甲状腺素过度分泌），抗甲状腺球蛋白抗体等。

②阻断细胞受体的功能引起的自身免疫性疾病：重症肌无力（乙酰胆碱受体的自身抗体阻断乙酰胆碱同神经肌肉接头处结合），非胰岛素依赖型糖尿病（胰岛素受体拮抗药样自身抗体）。

（3）细胞外成分自身抗体引起的自身免疫性疾病：肺出血-肾炎综合征（抗基膜Ⅳ型胶原自身抗体）。

（4）自身抗体-免疫复合物引起的自身免疫性疾病：系统性红斑狼疮。

2. 自身反应性 T 细胞引起的自身免疫性疾病

（1）针对自身抗原的自身反应性 T 淋巴细胞导致。

（2）胰岛素依赖型糖尿病：自身反应性 T 淋巴细胞持续杀伤胰岛 B 细胞→胰岛素分泌严重不足。

三、自身免疫性疾病的诱因

1. 隐蔽抗原的释放：免疫隔离部位抗原在外伤等情况下释放，如脑、睾丸、眼和子宫等。T 淋巴细胞和 B 淋巴细胞库中相应的自身反应性淋巴细胞克隆在个体发育过程中不曾被克隆清除，接触以上抗原后可产生自身免疫性疾病。

2. 自身抗原的改变。

3. 分子模拟：微生物和宿主之间相似的抗原表位，如柯萨奇病毒引发的糖尿病，链球菌感染后的肾小球肾炎和风湿性心脏病。

4. 淋巴细胞的多克隆激活。

5. 表位扩展：针对病原体的表位数目不断增加的免疫应答，激活针对自身抗原隐蔽并表位的免疫细胞克隆，使疾病加重。

6. 免疫调节异常。

7. 遗传相关因素。

四、自身免疫性疾病的治疗

1. 自身免疫性疾病的基本治疗原则　预防和减少导致自身免疫性疾病的诱因；应用药物减轻自身免疫应答的强度，建立对自身成分的免疫耐受。

2. 自身免疫性疾病的治疗策略　预防和控制微生物感染；应用免疫抑制药抑制自身抗体的生成和自身应答性 T 细胞的增殖和分化；应用细胞因子抗体；细胞因子受体阻滞药的应用。

第 16 单元　免疫缺陷病

重点提示

本单元内容相对较多，但出题点较为集中。主要出题重点是各种原发性免疫缺陷的代表疾病及获得性免疫缺陷病毒在人体内的主要靶细胞。熟悉 AIDS 的主要传播途径，了解 HIV 体内致病机制。

考点串讲

一、基本概念

1. 免疫缺陷病的概念　是免疫系统先天发育不全或后天损害而使免疫细胞发育、分化、增殖和代谢异常，并导致免疫功能障碍所出现的临床综合征。

2. 免疫缺陷病的分类

（1）根据病因不同：分为原发性（先天性）和继发性（获得性）。

（2）根据累及的免疫系统成分不同：分为体液免疫缺陷、细胞免疫缺陷、联合免疫缺陷、吞噬细胞缺陷、补体缺陷。

二、原发性免疫缺陷病

1. B 细胞缺陷

（1）X 性连锁无丙种球蛋白血症：这是最常见的原发性 B 细胞缺陷病，又称 Bruton 病，与 X 性连锁隐性遗传有关。该病的发病机制是 B 细胞的信号转导分子酪氨酸激酶基因缺陷。特点：血液循环和淋巴组织中 B 细胞数目减少或缺失，血清中各类 Ig 水平明显减低或缺失，而 T 细胞数量及功能正常。

（2）选择性 IgA 缺乏症：这是一种最常见的选择性 Ig 缺陷，为常染色体显性或隐性遗传。主要特点：血清 IgA 和黏膜表面分泌型 IgA（SIgA）含量极低或缺乏。IgM 和 IgG 水平正常或略高，患者细胞免疫功能正常，多无明显症状。

（3）X 性连锁高 IgM 综合征：这是一种罕见的免疫球蛋白缺陷病，为 X 性连锁隐性遗传。该病发病机制是 X 染色体上 CD40L 基因突变，使 T 细胞表达 CD40L 缺陷，T 细胞与 B 细胞相互作用受阻，导致 B 细胞不能增殖或不能进行 Ig 类别转换。患者 IgG、IgA、IgE 缺乏，但 IgM 增高。

2. T 细胞缺陷

（1）DiGeorge 综合征：DiGeorge 综合征又称先天性胸腺发育不全，是由于染色体 22q11 的微基因缺失所致，胚胎早期第 Ⅲ、Ⅳ 对咽囊发育异常引起。胸腺、甲状旁腺、部分颜面、主动脉弓及心脏结构发育不良，患者 T 细胞数目降低，缺乏 T 细胞应答；而 B 细胞数目正常，但是用特异性 TD 抗原刺激后不产生相应抗体。

（2）T 细胞活化和功能缺陷：T 细胞膜分子表达异常所致的疾病，包括常染色体隐性遗传和 X 性连锁隐性遗传两种类型。

3. 联合免疫缺陷

（1）重症联合免疫缺陷病：源自骨髓干细胞的 T、B 细胞发育异常所致。包括两种类型：X 性连锁重症联合免疫缺陷病；常染色体隐性遗传重症联合免疫缺陷病。

（2）其他联合免疫缺陷病。

4. 吞噬细胞缺陷　本病表现为吞噬细胞数量减少、游走功能障碍、吞噬能力虽正常，但由于细胞内缺乏各种消化病原的酶而丧失了杀灭和消化病原的能力。患者对致病与非致病微生物均易感，因而易发生反复感染甚至危及生命。中性粒细胞数量减少；吞噬细胞功能缺陷。

5. 补体系统缺陷

（1）遗传性血管神经性水肿：为常见的补体缺陷病，是由于 C1INH 基因缺陷所致。

（2）阵发性夜间血红蛋白尿：是由于 GPI 合成障碍所致。患者红细胞膜因缺乏衰变加速因子和 MAC 抑制因子而发生补体介导的溶血。

三、获得性免疫缺陷病

1. 概念　获得性免疫缺陷病是后天因素造成的，继发于某些疾病或使用药物后产生的免疫缺陷性疾病。

2. 种类

（1）非感染因素：恶性肿瘤（霍奇金、骨髓瘤）、营养不良、医源性免疫缺陷。

（2）感染因素：某些病毒、细菌和寄生虫感染，可不同程度影响机体免疫系统，导致获得性免疫缺陷病，如 HIV、麻疹病毒、巨细胞病毒、EB 病毒等。

第17单元 肿瘤免疫

重点提示

本单元不常考。重点掌握肿瘤抗原的概念，其他内容适当了解即可。

考点串讲

一、肿瘤抗原

1. 肿瘤抗原的概念 细胞癌变过程中新出现的抗原及过度表达的抗原物质的总称。

2. 肿瘤抗原的分类

（1）根据肿瘤抗原的特异性：肿瘤特异性抗原；肿瘤相关抗原。

（2）根据肿瘤诱发和发生的情况分类

①理化因素诱发的肿瘤抗原：特异性高，抗原性弱，有明显的个体特异性。

②病毒诱发的肿瘤抗原：同一病毒诱发的不同种类的肿瘤，无论其组织来源或动物种类如何不同，均表达相同抗原，且抗原性强。

③自发性肿瘤抗原：环境因素或自发突变形成，大多数人类肿瘤属于这一类。

④胚胎抗原或分化抗原：胚胎抗原为胚胎组织的正常抗原，出生后逐渐消失或极微量，但在癌变细胞中又大量出现，如甲胎蛋白、癌胚抗原等。

二、机体抗肿瘤免疫的效应机制

1. 体液免疫机制

（1）激活补体系统溶解肿瘤细胞。

（2）抗体依赖的细胞介导的细胞毒作用（ADCC）。

（3）抗体调理作用：抗体封闭肿瘤细胞上的某些受体；抗体使肿瘤细胞的黏附特性改变或丧失。

2. 细胞免疫机制

（1）CD4$^+$T细胞的抗肿瘤免疫：参与B细胞、巨噬细胞、NK细胞和CTL细胞的活化和抗肿瘤效应。

特异性识别肿瘤抗原，激活巨噬细胞或其他抗原提呈细胞；具有MHCⅡ类分子限制的杀伤肿瘤细胞作用；可以释放多种细胞因子增强CTL的功能。

（2）CD8$^+$T细胞的抗肿瘤免疫：CD8$^+$T细胞在抗肿瘤效应中起关键作用。

通过抗原受体识别肿瘤细胞上的特异性抗原，具有MHCⅠ类分子限制的直接杀伤肿瘤细胞的作用；活化的CTL可以分泌IFN-γ、TNF等细胞因子间接杀伤肿瘤细胞。

三、肿瘤的免疫逃逸机制

1. 与肿瘤细胞有关的因素 肿瘤细胞的抗原缺失和抗原调变；肿瘤细胞的"漏逸"；肿瘤细胞MHCⅠ类分子表达低下；肿瘤细胞导致的免疫抑制；肿瘤细胞缺乏共刺激信号。

2. 与宿主免疫系统有关的因素 宿主处于免疫功能低下状态或免疫耐受状态，各类效应细胞功能异常等。

四、肿瘤的免疫治疗

非特异性免疫治疗；主动免疫治疗；被动免疫治疗。

第 18 单元　移 植 免 疫

=================== **重点提示** ===================

本单元内容较少，考试对本单元的考查也较少，但重要知识点集中在同种移植排斥反应的类型及机制，应重点掌握。其他适当了解。

=================== **考点串讲** ===================

一、基本概念

1. **自体移植**　将受者自身的组织移植到受者上。
2. **同种异基因移植**　同一动物种属内之间遗传背景不同个体间，如人与人之间的移植。
3. **异种移植**　指不同动物种属个体间的移植。
4. **宿主抗移植物反应**　由宿主同种异型反应性淋巴细胞识别移植物同种异型组织抗原而发生的一种排斥反应。见于实体器官移植术后。
5. **移植物抗宿主反应**　由移植物中同种异型反应性淋巴细胞（主要是 T 细胞）识别宿主同种异型宿主抗原而发生的一种排斥反应。主要见于骨髓移植后。

二、同种移植排斥反应的类型及机制

1. 同种移植排斥反应的类型

（1）宿主抗移植物反应（HVGR）：按发生的时间、机制和病理表现可分为三类。

①超急性排斥反应：移植术后移植器官与受者的血管接通后数分钟至数小时内发生的排斥反应。受者体内存在针对供者同种异型组织抗原的天然抗体。

②急性排斥反应：移植术后数天至 2 周后发生的排斥反应。类似于机体对普通抗原产生的免疫应答。

③慢性排斥反应：发生于移植后数月至数年的排斥反应，多由反复发作的急性排斥反应造成，可以使移植器官功能进行性丧失。

（2）移植物抗宿主反应（GVHR）：主要见于骨髓移植后。

发生条件：供者-受者 HLA 不相容；移植物中含有足够数量的免疫细胞，尤其是 T 细胞；受者处于免疫功能低下或免疫无能的状态。

2. 同种移植排斥反应的机制

（1）针对移植物的细胞免疫应答效应：CD4$^+$Th1 为主要的效应细胞，产生针对同种异型抗原的抗体通过调理、ADCC、CDC 等作用参与排斥反应的发生。

（2）针对移植物的细胞免疫应答效应。

（3）非特异性效应机制。

三、延长移植物存活的措施

组织配型；免疫抑制；诱导耐受。

第 19 单元　免疫学检测技术

=================== **重点提示** ===================

本单元内容较多，但历年考试涉及较少，出题量少，重点把握放射免疫分析和流式细胞术。

=========== 考点串讲 ===========

一、抗体的检测及应用抗体进行的检测

1. 概念　指抗原与相应抗体之间所发生的特异性结合反应。根据反应的基本原理与表现主要分为凝集反应、沉淀反应和补体参与的各种反应。

2. 血凝抑制　当病毒的悬液中加入特异性抗体，且这种抗体的量足以抑制病毒颗粒或其血凝素时，则红细胞表面的受体就不能与病毒颗粒或血凝素直接接触，这时红细胞的凝集现象就被抑制，称为血凝抑制反应。

3. 凝集反应和血型的鉴定　指凝集反应颗粒性抗原与相应抗体结合后形成凝集团块的过程。

（1）直接凝集反应：指细菌或细胞与相应抗体直接反应，出现的凝集现象。

①玻片凝集：用于定性测定抗原，如 ABO 血型鉴定、细菌鉴定等。

②试管凝集：用于定量检测抗体，如诊断伤寒病的肥达凝集试验。

（2）间接凝集反应：指可溶性抗原或抗体包被在载体表面，与相应抗体或抗原反应出现的凝集现象；也可用已知抗体包被乳胶颗粒，检测标本中的相应抗原。

4. 免疫荧光法　用荧光素标记抗体或第二抗体，再与待检标本抗原反应，使抗原抗体复合物发荧光，以此对标本抗原鉴定和定位。

（1）直接荧光法：用荧光素直接标记抗体。但每一种抗原必须有相应的荧光素标记抗体。

（2）间接荧光法：用一抗与抗原结合，而用荧光素标记的二抗进行染色。

5. 放射免疫　用放射性核素标记抗原或抗体进行免疫检测的技术。通过将放射性核素显示高灵敏性和抗原-抗体反应的高特异性相结合，可以使检测的敏感度达 pg/ml 水平。常用于标记的放射性核素有 ^{125}I 和 ^{131}I。

6. 酶免疫测定　用酶标记抗体或抗原进行的抗原抗体反应，将抗原抗体反应的高特异性与酶催化作用的高效性相结合，通过酶催化底物显色判断结果。目测定性或酶标仪测定光密度值定量。常用的有酶联免疫吸附试验（ELISA）。

（1）ELISA：是酶免疫测定技术中应用最广的技术。其基本方法是将已知抗原或抗体吸附于固相载体，使抗原-抗体反应在载体表面进行，通过洗涤将固相上的免疫复合物与液相中的游离成分分开。

常见的有双抗体夹心法、间接法、BAS-ELISA、酶联斑点法、免疫组化技术五种。

（2）酶联免疫斑点试验：基本原理是用已知细胞因子的抗体包被固相载体，加入待检的效应细胞，温育一定时间后洗去细胞，如待检效应细胞产生相应细胞因子，则与已包被的抗体结合，再加入酶标记抗该细胞因子抗体，加底物显色。

7. 免疫电镜　将抗体进行特殊标记后用电子显微镜观察免疫反应的结果，称为免疫电镜技术。根据标记方法的不同，分为免疫铁蛋白技术、免疫酶标技术和免疫胶体金技术。

8. 免疫沉淀　免疫沉淀法是研究体内蛋白质之间相互作用的重要工具。它可以灵敏地检测目标蛋白与其他蛋白或 DNA 片段的结合情况，还可以用来研究信号转导通路以及基因表达等。

9. 免疫印迹法　又称 Western blotting。将凝胶电泳与固相免疫结合，把电泳分区的蛋白质转移至固相载体，再用酶免疫、放射免疫等技术测定。该法能分离分子大小不同的蛋白质并确定其分子量，常用于检测多种病毒的抗体或抗原。

二、免疫细胞的分离

1. 免疫荧光法　用直接或间接免疫荧光法检查淋巴细胞的表面标志，可以鉴定细胞的群、亚群。

2. 磁珠分离法　将已知抗细胞表面标记的抗体交联于微珠磁性颗粒上，抗体与抗原结合后再通过磁场将相应细胞群分离出来。

3. 流式细胞仪 借助荧光激活细胞分选器对免疫细胞及其他细胞进行快速准确鉴定和分类。

三、免疫细胞的特异性、数量和功能检测

1. 流式细胞术 根据表面表达 CD 分子的种类、水平和多种 CD 表达格局，以流式细胞术可以二维荧光方图和比例统计显示待测细胞群体中某群 CD^+ 细胞的比例及数量、CD 分子表达水平的高低，同时以 IFN-γ 等细胞因子或 AnnexinV 凋亡标志等，可测定的功能性 CTL、凋亡细胞的比例，以 FITC 等标记靶细胞，通过荧光强度的减弱程度可测定 CTL 的杀伤活性。

2. 增殖试验

（1）T 细胞增殖试验：T 细胞受 PHA 等丝裂原非特异活化开始增殖，增殖过程中 DNA、RNA、蛋白质合成增加，细胞形态改变，形成淋巴母细胞并进行分裂。此试验称为淋巴细胞转化试验。

测定掺入细胞的 ^3H 量或记录淋巴母细胞的百分率或测定细胞氧化还原反应程度均可反映细胞增殖情况。

常用方法有 ^{3}H-TdR 掺入法、形态法和 MTT 法。

（2）B 细胞增殖试验：B 细胞受丝裂原刺激后分裂增殖，培养一定时间后检查形成抗体细胞的数目。小鼠 B 细胞用细菌脂多糖刺激；人 B 细胞用金黄色葡萄球菌或 IgM 抗体刺激。

3. 细胞毒试验 CTL 对相应靶细胞有直接杀伤作用，测定靶细胞的杀伤率就可以反映 CTL 的功能。

常用方法有 ^{51}Cr 释放法、乳酸脱氢酶释放法、凋亡细胞检查法（琼脂糖电泳法、TUNEL 法）。

4. 细胞凋亡检测 检查靶细胞凋亡有多种方法，如琼脂糖电泳法、TUNEL 法和流式细胞术等。

5. 芯片技术 目前，最成功的生物芯片形式是以基因序列为分析对象的"微阵列"，也被称为基因芯片或 DNA 芯片。

6. 细胞因子检测技术

（1）生物活性测定法：可根据细胞因子的生物学活性，选用相应的实验室系统，包括细胞增殖法、直接杀伤法、细胞免疫病毒病变抑制法等。

（2）ELISA：如用细胞因子单克隆抗体包被固相的双抗体夹心法或 ELISPOT 测定法。

（3）PCR：根据编码细胞因子的核酸序列，设计特定的细胞因子 cDNA 的引物，利用反转录 PCR 测定待检细胞中特异的 mRNA。

第 20 单元　免疫学防治

══ 重点提示 ══

本单元不常考，重点掌握疫苗的种类和应用，其他适当了解即可。

══ 考点串讲 ══

一、免疫治疗

1. 免疫治疗的概念 指利用免疫学原理，针对疾病的发生机制，人为地调整机体的免疫功能。达到治疗目的所采取的措施。

2. 免疫治疗的分类及应用

（1）免疫增强疗法：用于免疫缺陷、肿瘤、感染的治疗。

（2）免疫抑制疗法：用于自身免疫病、超敏反应、移植排斥、炎症的治疗。

（3）主动免疫治疗：疫苗接种，诱导其产生特异性免疫应答或免疫耐受，达到治疗疾病的目的。

（4）被动免疫治疗：直接输注免疫效应物质，使机体立即获得免疫力，达到治疗目的。

（5）特异性疗法：特异性免疫调节剂调节机体免疫功能失衡的状况，以达到治疗的目的。

（6）非特异性免疫治疗：采用非特异性免疫调节剂来调节机体免疫功能失衡的状况。

二、免疫预防

1. 人工免疫的概念　　人工免疫是指人为地使机体获得特异性免疫，是免疫预防的重要手段。

2. 人工免疫的分类

（1）人工主动免疫：用疫苗接种机体，使之产生特异性免疫，从而预防感染的措施。

（2）人工被动免疫：指通过给人体注射含特异性抗体的免疫血清或细胞因子等制剂，以治疗或紧急预防感染的措施。因为机体不能通过免疫反应主动生成这些物质，只能维持较短时间，一般为2～3周。

3. 疫苗的种类及应用

（1）人工主动免疫

①灭活疫苗：亦称为死疫苗。选用免疫原性强的病原体，经人工培养后灭活制成。灭活疫苗不能感染机体，也不能在机体内增殖，但保留有一定的免疫原性，主要诱导特异抗体的产生，可以抵御自然感染的病原微生物。为了维持血清抗体的水平，一般需要多次注射。

优点：安全、易保存、易运输。

目前使用的灭活疫苗：伤寒、霍乱、钩体、流感、百日咳、狂犬病、甲型肝炎、乙型肝炎和乙型脑炎疫苗等。

②减毒活疫苗：用减毒或无毒力的活病原微生物制成，无毒性、无致病性，但保存了免疫原性和在体内增殖的活性。

优点：可以在体内增殖，需要接种剂量小；接种的过程里类似隐性感染，免疫效果好。

缺点：稳定性较差，不易保存；有毒力回复突变的可能（罕见），免疫缺陷者和孕妇一般不宜接种。

目前使用的减毒活疫苗：卡介苗、麻疹活疫苗、脊髓灰质炎疫苗等。

③类毒素：用细菌的外毒素经 0.3%～0.4%的甲醛处理制成。毒性减弱或消失，但保存免疫原性，可以诱导机体产生针对外毒素的抗体，即抗毒素。

（2）人工被动免疫

①抗毒素：是用细菌外毒素或类毒素免疫动物制备的免疫血清，具有中和外毒素毒性的作用，使用时注意可能会发生Ⅰ型超敏反应。

目前使用的抗毒素：白喉类毒素：破伤风类毒素等。

②人免疫球蛋白制剂：是从大量混合血浆或胎盘血中分离制成的免疫球蛋白浓缩剂。

肌内注射剂：预防甲型肝炎、丙型肝炎、麻疹、脊髓灰质炎等。

静脉注射：治疗原发性和继发性免疫缺陷病。

特异性免疫球蛋白：预防特定病原微生物感染，如乙型肝炎免疫球蛋白。

③细胞因子与单克隆抗体：可望成为肿瘤、艾滋病等的有效治疗手段。

第三部分

预防医学综合

第13章 口腔预防医学

第1单元 绪 论

===== 重点提示 =====

本单元内容考试涉及较少，具体要求掌握口腔三级预防的整体内容。其余部分适当了解。

===== 考点串讲 =====

预防口腔医学概述

1. 概念 通过有组织的社会努力，预防口腔疾病，维护口腔健康和提高生命质量的科学和艺术。包括全民途径，共同危险因素途径，高危人群重点突破途径。

2. 研究对象 研究人群的集体预防措施为主要对象；研究个人预防保健方法为基本要素；发现并掌握预防口腔疾病的发生与发展规律，促进整个社会口腔健康水平提高。

3. 研究内容 包括口腔流行病学和口腔健康调查方法、龋病和牙周病的预防、口腔其他疾病的预防、口腔保健用品的开发及使用、特定人群的口腔保健、口腔健康促进与健康教育、口腔卫生项目管理和口腔卫生政策以及口腔保健中的感染控制等。

4. 三级预防的原则

（1）初级预防：如氟化物应用、饮食控制、窝沟封闭、保护牙髓。

（2）二级预防（干预）：牙体外科、牙周病学、正畸学及其他领域问题早期诊断与治疗。

（3）三级预防（修复）：固定与活动义齿修复学方面的功能恢复与健康。

第2单元 口腔流行病学

===== 重点提示 =====

本单元内容十分重要，出题量多，又是掌握的难点，与结合预防医学，融会贯通。要求掌握口腔流行病学的定义和方法，理解记忆；掌握氟斑牙的 Dean 分类；掌握口腔健康状况调查方法各自特点；临床试验设计一般都是结合病例出题，难度较大。

===== 考点串讲 =====

一、概述

1. 口腔流行病学定义 流行病学一分支，用流行病学原则、基本原理和方法，研究人群口腔疾病发生、发展和分布规律及其影响因素，同时研究口腔健康及其影响因素，为探讨口腔疾病的病因和流行因素，制订口腔保健计划，选择防治策略和评价服务效果打下良好基础。

2. 口腔流行病学的作用 描述人群口腔健康与疾病的分布状态、研究口腔疾病的病因和影响流行的因素、研究疾病预防措施并评价其效果、监测口腔疾病流行趋势、为制订口腔卫生保健规划提供依据。

二、研究方法

1. 描述性流行病学

（1）横断面研究（现况调查）：调查目标人群某种疾病或现象在某一特定的时间点上的情况。

（2）纵向研究（疾病监测）：对一组人群定期随访，多次横断面调查结果的分析。动态观察。

（3）常规资料分析（历史资料分析）：如对病史资料、疾病监测资料进行分析研究。

2. 分析性流行病学

（1）病例对照研究：探讨病因、相关因素对疾病发生的影响。

特点：观察时间短，需要研究对象少，适合病程长慢性病、少见病、原因未明疾病。

（2）群组研究（队列研究）：按是否暴露某因素分两组，跟踪观察，比较两组发病率，以检测该因素与某疾病联系的假设。

特点：研究结果准确度高，可以获得不同因素与疾病的关系，也可观察同一因素与不同疾病的关系。属前瞻性研究，但研究时间长。

3. 试验流行病学　分为现场试验、社区干预试验、临床试验。

（1）特点：是试验法而非观察法；设立严格对照观察。

（2）主要内容和步骤：明确试验目的；确定试验现场；确定试验对象；确定试验样本量；确定试验组与对照组；现场试验应遵循的原则是随机、对照和盲法；开放试验与盲法试验；措施标准化；确定试验观察期限。

三、口腔健康状况调查

1. 调查目的

（1）查明口腔疾病在特定时间发生频率和分布特征及其流行规律。

（2）了解和分析影响口腔健康的有关因素。

（3）为探索病因，建立和验证病因假设提供依据。

（4）选择预防保健措施和评价预防保健措施效果。

（5）评估治疗与人力需要。

2. 调查项目　一般项目；健康状况项目；问卷调查项目。

3. 指数和标准　常用的龋病指数有 DMFT、DMFS 等，牙周健康状况用 CPI 指数，氟牙症用 Dean 指数。

4. 调查方法

（1）普查：能发现全部病例并给予治疗，但工作量大，成本太高。

（2）抽样调查

①单纯随机抽样：按一定方式以同等概率抽样。

②系统抽样：按一定间隔随机抽样。

③分层抽样：先分层，每层中随机抽样。

④整群抽样：以整群为抽样单位。

⑤多级抽样：多个阶段，每个阶段可采用单纯随机。

5. 样本含量　$n=k \times Q/P$，允许误差 10% 时，$k=400$；允许误差 15%，$k=178$；允许误差 20%，$K=100$。

6. 误差及预防方法　随机误差是在抽样调查过程中产生的变异，由于机遇的不同，不可避免。偏倚是某种原因造成检查结果与现实不符，属系统误差，不可避免。常见种类如下。

（1）选择性偏倚：调查对象选择性很差，造成偏差。如用医院病例说明人群患病情况。

（2）无应答偏倚：受检者由于主观或客观未能接受调查，难以估计总体的现患率，如漏查。

（3）信息偏倚

①检查器械造成测量偏倚：使用标准器械并保持稳定环境条件。

②调查对象引起偏倚：尽量提供可供回忆目标。

③检查者引起偏倚：诊断标准明确，认真培训。

标准一致性试验：Kappa 统计法，<0.40 可靠度不合格，0.41～0.60 可靠度中等，0.61～0.80

可靠度优，0.81～1.0 完全可靠。

7．数据整理和统计

（1）数据整理和统计指标

①数据整理：核对、分组、计算。

②统计指标

平均数：反映一组性质相同的观察值的平均水平或集中趋势的统计指标。

标准差：说明一组观察值之间的变异程度。

标准误：反映样本均数与总体均数之间的差别。

可信区间率：说明某种现象发生的频率。

构成比：说明某事物内部各构成部分所占的比重。

（2）统计分析

①计量资料统计分析

两样本均数比较：样本均数小采用 t 检验，均数大采用 Z 检验。

多个样本均数比较：通常用方差分析、秩和检验方法。

②计数资料统计分析

两样本率差异假设检验：一般用 Z 检验。

两个或两个以上样本率和构成比之间差别的假设检验：常用卡方检验。

8．其他　调查表格设计。

四、口腔健康问卷调查

1．调查内容　研究对象的属性；口腔健康知识、态度和行为；口腔健康相关生活质量。

2．问卷结构

（1）首页：含封面信、调查对象编码和基本情况、调查日期等。

（2）题目：一个完整的题目由问题、答案和编码三部分组成。

（3）联结部分：有指导语、过渡语和结束语。

3．问卷设计

（1）原则：围绕调查目的的设计问卷；根据调查对象的特点设计问卷；针对调查内容设计问卷；便于资料处理和分析；针对问卷使用方式设计问卷。

（2）步骤：根据调查目的，确定所需收集的信息，并以此为基础进行问题的设计与选择；确定问题的顺序；测试与修改问卷。

（3）问题的设计：结构有开放型问题、封闭型问题、半封闭型问题；形式有填空式、二项式、列举式、多项选择式、顺位式问句、多项任选式、评分式问句、矩阵式。

（4）答案设计原则：应具有穷尽性和互斥性；与内容应协调一致；按同一标准分类；程度式答案应按一定顺序排列且对称；注意等级答案的明确性；合理安排答案的排列方式。

4．调查方式　常使用的为自填式和访谈式。自填式问卷调查包括送发式问卷调查和邮寄调查。访谈式问卷调查包括面对面访谈。口腔流行病学调查常用送发式问卷调查和面对面访谈。

5．质量控制

（1）问卷的信度：折半信度、Cronbach α 系数用于评价内部一致性；重测信度、复本信度等用于评价稳定性。

（2）问卷的效度：检验效度的方法有内容效度、准则效度和建构效度等。

（3）预调查：预调查时应选择与研究对象相似，而不是研究对象的少数人群进行。

（4）问卷调查员培训：应熟悉问卷内容，掌握访谈技巧。

（5）问卷回收率（提高回收率的常用方法）：版面设计简洁、美观且容易阅读；问卷问题数量合适且容易回答，最好采用打钩、画圈等选择形式；争取权威机构的支持，以其名义发放问卷，较易引起重视；让调查对象事先对研究目的和意义有所了解，从而更愿意接受调查；方便调查对象；注重调查员的培训；赠送纪念品以表明调查者要求配合的恳切希望，并表达谢意。

五、口腔临床试验方法

1. 定义和用途

（1）定义：以人体为观察对象，以临床为研究场所，对口腔诊断技术、口腔治疗方法和口腔预防措施效果进行评价的研究方法。

（2）用途：临床效果观察；对人体不良反应评价；致病原因研究。

2. 基本分类　历史性对照研究，非随机同期对照试验，随机对照试验，交叉设计临床试验，序贯临床试验。

3. 临床试验设计

（1）原则：遵循随机化分组、对照和盲法三个原则。

（2）方法：选择研究对象，估计样本量，设立对照组，随机化分组，确定干预方案，盲法试验，选择评价指标。

4. 临床试验结果评价　设计层面评价，测量层面评价，文献分析层面评价。

第 3 单元　龋　病

══ 重点提示 ══

本单元内容十分重要，出题所占比例很大。出题重点集中：龋病常用指数的判断，要掌握每个指数评分区别点；龋病三级预防及方法，需要记忆；氟防龋是个大内容，考题丰富，还结合氟斑牙等考查；窝沟封闭的临床操作，按规范治疗。

══ 考点串讲 ══

一、龋病流行病学

1. 龋病常用指数

（1）恒牙龋、失、补指数（DMFT/DMFS）：龋（患龋未治）、失（因龋缺失）、补（因龋充填）牙数或牙面数之和。

（2）乳牙龋、失、补指数（dmft/dmfs）：与恒牙相同。

（3）龋均：龋、失、补牙数之和/受检人数；龋面均：龋、失、补牙面数之和/受检人数。反应受检人群的龋病的严重程度。

（4）患龋率：患龋病人数/受检人数。

（5）龋病发病率：受检人群在一段时间内（通常是 1 年）新发生的龋病的频率。

（6）龋面充填构成比：受检人群已充填牙面数/受检人群龋、失、补牙面数之和。

（7）根龋指数（RCI）：根龋数/牙龈退缩牙面数。

（8）无龋率：该年龄组全口无龋人数占/受检年龄组人数的百分率。

2. 流行特征及其影响因素

（1）流行特征

①地区分布：以 12 岁儿童龋均为衡量标准，工业发达国家的龋均普遍处于中等以下水平，而目前排在前面的发展中国家占大多数。

②时间分布：西方发达国家 20 世纪 60 年代龋均较高，之后开始下降；发展中国家一直上升。

③人群分布

年龄：5～8 岁乳牙患龋率最高，六龄齿易患龋，12～15 岁是恒牙患龋易感时期，50 岁后患龋率上升。

性别：乳牙男性多于女性，恒牙龋女性高于男性。

城乡差别：发展中国家一般城市高于农村。

民族：也有差异，彝族最高。

（2）影响因素：除上述因素外，还与以下因素有关。

①氟摄入量：一般 0.6～0.8mg/L，龋均最低，高于 0.8mg/L 时患龋率上升。

②饮食习惯：糖摄入量多、频率高患龋率高。

③家族影响。

二、龋病预测与早期诊断

1. 龋病预测

（1）临床预测，存在以下龋危险因素：乳牙龋发生数量多；牙根面外露；釉质发育不全；早产儿和低出生体重儿；舍格伦综合征；菌斑滞留；重度氟牙症；阻生牙；口腔卫生不良；不合理饮食习惯。

（2）实验室检测

①变形链球菌检测

培养法：菌数>10^6 cfu/ml 为龋活性显著。

Dentocult SM 试验：结果判断标准"3"为高龋活性。

刃天青纸片法：结果判断粉色（+++）、白色（++++）为龋活性。

Dentocult-LB 试验：结果判断＞10 000/ml 为高龋活性。

②酸性代谢产物检测（Cariostat 试验）：结果判断黄绿色（++）为危险龋活性；黄色（+++）为明显龋活性。

③唾液缓冲能力检测（Dentobuff Strip 试验）：黄色试条变蓝色说明唾液有缓冲能力，不变则缓冲能力差。

2. 龋病早期诊断

（1）临床诊断：视触觉诊断——白垩色，探粗糙，X 线片脱钙透影表现。

（2）仪器诊断：X 线、激光荧光诊断、电阻法诊断。

三、龋病的分级预防及方法

1. 龋病的三级预防

（1）一级预防：口腔健康教育；窝沟封闭、防氟涂料等。

（2）二级预防：早期龋及时充填。

（3）三级预防：牙髓炎、根尖周炎及时治疗；牙体缺损或牙列缺失及时修复。

2. 龋病的预防方法

（1）菌斑控制：机械方法（牙刷、牙膏、牙线）、化学方法（漱口液、防龋涂漆）、生物学方法、免疫方法。

（2）糖代用品：木糖醇、山梨醇、甘露醇、异麦芽酮糖醇。

（3）增强宿主抵抗力：氟防龋、激光防龋。

（4）定期进行口腔健康检查，做到早发现早治疗。

四、氟化物与牙健康

1. 人体氟来源　饮水（65%）；食物（25%）；空气、其他途径（含氟牙膏）、氟的总摄入量：每天每千克体重 0.05～0.07mg 为宜。

2. 人体氟代谢

（1）吸收：消化道、呼吸道和皮肤接触等途径进入人体。

（2）分布：75%氟存在血浆中，乳汁、软组织、骨和牙也有部分。

（3）排泄：经肾，尿占总排泄 75%，其他经粪便或汗腺排出。

3. 氟的生理作用　防龋；参与骨骼代谢；促进机体生长发育；其他功能（生殖功能、对铁的吸收）。

4. 氟化物防龋机制　降低釉质溶解度和促进釉质再矿化；对微生物作用（抑制酶、抑制细菌对糖的摄入、抑制细菌产酸）；影响牙的形态学结构，增强牙的抗龋能力。

5. 氟的毒性作用　目前推荐 F⁻ 5mg/kg 体重的摄入量为氟化物的可能中毒剂量。

（1）急性氟中毒：恶心、呕吐、腹泻、肌肉抽搐、虚脱、呼吸困难，一般 4h 内可能死亡。

（2）慢性氟中毒：氟牙症和氟骨症。氟牙症多发生在恒牙，出生在高氟区全口牙受侵害，6～7 岁以后迁入高氟区不出现氟牙症，牙白垩色，有些出现黄色色染，严重的出现牙体缺损。一般用 Dean 分类法分类。

6. 氟化物防龋的全身应用

（1）饮水氟化：浓度保持在 0.7～1.0mg/L。

（2）食盐氟化：90～350mg/kg 氟化食盐。

（3）牛奶氟化：0.5mg/d。

（4）氟片、氟滴剂。

7. 氟化物防龋的局部应用

（1）含氟牙膏：单氟磷酸钠、氟化亚锡、氟化钠、氟化胺。

（2）含氟漱口液：0.2%氟化钠溶液每周 1 次；0.05%氟化钠溶液每天 1 次，5～6 岁每次 5ml，6 岁每次 10ml，含漱 1min，半小时内不进食，5 岁以下不建议使用。

（3）局部涂氟：酸性磷酸氟；含氟涂料；含氟凝胶和含氟泡沫。

五、窝沟封闭

1. 定义　不去牙体组织，在𬌗面、颊面或舌面点隙裂沟涂布一层粘结性树脂，保护牙釉质不受细菌及代谢产物侵蚀，达到预防龋病发生的一种有效防龋方法。

2. 窝沟解剖形态及龋患特点　牙点隙裂沟解剖形态容易为细菌定殖；深度不能为个体与专业人员清洁；被有机物填塞、再生釉质上皮、食物残渣甚至菌斑形成阻挡阻止局部用氟的进入。龋损呈金字塔形，窝沟龋较平滑面容易发生，发展迅速。

3. 窝沟封闭剂组成、类型及特点

（1）组成：树脂基质、稀释剂、引发剂。

（2）类型：光固化、自凝固化。

（3）特点：光固化常用 430～490nm 可见光，自凝固化应在 1～2min 操作，最好不产生气泡。

4. 适应证和非适应证

（1）适应证：窝沟深，可以插入或卡住探针；患者其他牙特别对侧同名牙患龋或有倾向。

（2）非适应证：牙𬌗面无深沟裂点隙，自洁作用好；患较多邻面龋损者；患者不合作，不能配合正常操作；牙尚未完全萌出，被牙龈覆盖。

5. 操作方法及步骤

（1）清洁牙面。

（2）酸蚀：恒牙 20～30s，乳牙 60s。

（3）冲洗和干燥：保持干燥不被唾液污染是封闭成功关键。唾液污染时造成临床窝沟封闭失败的主要原因。

（4）涂布封闭剂：自凝固化调拌的 45s 内应涂布。光固化直接涂封闭剂。

（5）固化：自凝固化 1～2min 固化，光固化可见光光照 20～40s 固化。

（6）检查：固化程度，边缘封闭性，有无遗漏，咬合高低。

6. 临床效果评价

封闭剂保留率=封闭剂保留牙数/复查牙总数×100%

龋降低相对有效率=（对照组龋数－试验者龋数）/对照组龋数×100%

六、预防性树脂充填

1. 定义　即对小的窝沟龋和窝沟可疑龋进行树脂充填术。预防性树脂充填方法仅去除窝沟处的病变釉质或牙本质，根据龋损的大小，采用酸蚀技术和树脂材料充填龋洞并在牙面上涂一层封闭剂。

2. 适应证　窝沟有龋损能卡住探针；深的点隙窝沟有患龋倾向；沟裂有早期龋迹象，釉质浑浊或白垩色；无邻面龋损。

3. 分类

（1）类型 A：小号圆钻去除脱矿釉质，用不含填料封闭剂充填。

（2）类型 B：小号或中号圆钻去除龋损组织，洞深基本在牙釉质内，通常用稀释树脂充填。

（3）类型 C：中号或较大圆钻去除龋坏组织，洞深达牙本质需垫底，涂布粘结剂后复合树脂充填。

4. 操作步骤

（1）去除点隙窝沟龋坏组织，不做预防性扩展。

（2）清洁牙面，彻底冲洗干燥，隔湿。

（3）C 型酸蚀前将暴露牙本质用氢氧化钙垫底。

（4）酸蚀牙𬌗面及窝洞。

（5）C 型在窝洞内涂布一层牙釉质粘结剂后复合树脂充填；B 型用稀释的树脂或加填料的封闭剂充填；A 型仅用封闭剂涂布牙𬌗面及窝洞。注意避免唾液污染。

（6）术后检查充填及固化情况，有无漏涂，咬合是否过高等。

七、非创伤性修复治疗

1. 定义　用手用器械清除龋坏组织，然后用有粘结性、耐压和耐磨性能好的新型玻璃离子材料将龋洞充填。

2. 适应证　恒牙、乳牙中小龋洞，允许最小挖器进入；无牙髓暴露，无可疑牙髓炎。

3. 材料和器械

（1）材料：玻璃离子粉、液，牙本质处理剂。

（2）器械：口镜、镊子、探针、挖匙、牙用手斧、雕刻刀等。

4. 临床操作步骤　洞形准备；清洁；混合与调拌；充填。

第 4 单元　牙　周　病

══ 重点提示 ══

本单元内容也很重要，出题数多。常考的知识点有牙周健康指数、三级预防、刷牙，以上内容要求重点掌握，具体复习时应该注意结合真题，把细小部位的内容都掌握起来。

══ 考点串讲 ══

一、牙周病流行病学

1. 牙周健康指数

（1）简化口腔卫生指数（OHI-S），包括简化牙垢指数（DI-S）和简化牙石指数（CI-S）。

记分：0=无软垢或牙石

　　1=软垢或龈上牙石覆盖牙面 1/3 以下

　　2=软垢或龈上牙石覆盖牙面 1/3 与 2/3 之间或牙颈部有散在龈下牙石

　　3=软垢或龈上牙石覆盖牙面 2/3 以上或牙颈部有连续而厚的龈下牙石

（2）菌斑指数（PLI）：评价口腔卫生状况和衡量牙周病的防治效果。

记分：0=龈缘区无菌斑

　　　1=龈缘区牙面有薄菌斑，视诊不可见，探诊可见

　　　2=龈缘区或邻面可见中等量菌斑

　　　3=龈沟内或龈缘区及邻面有大量软垢

（3）改良 Q-H 菌斑指数

记分：0=牙面无菌斑

　　　1=牙颈部龈缘处有散在点状菌斑

　　　2=牙颈部菌斑宽度不超过 1mm

　　　3=牙颈部菌斑覆盖宽度超过 1mm，但在牙面 1/3 以下

　　　4=菌斑覆盖面积占牙面 1/3 与 2/3

　　　5=菌斑覆盖面积占牙面 2/3 以上

（4）牙龈指数（GL）

记分：0=牙龈健康

　　　1=牙龈轻度炎症，色有轻度改变并轻度水肿，探诊不出血

　　　2=牙龈中等炎症，色红，水肿光亮，探诊出血

　　　3=牙龈严重炎症，明显红肿或有溃疡，并有自动出血倾向

（5）龈沟出血指数（SBI）

记分：0=龈缘和乳头外观健康，轻探龈沟不出血

　　　1=龈缘和乳头轻度炎症，轻探龈沟不出血

　　　2=牙龈轻度炎症，颜色改变，无肿胀或水肿，探诊点状出血

　　　3=牙龈中度炎症，颜色改变，轻度水肿，探诊后出血，血溢在龈沟内

　　　4=牙龈重度炎症，不但有色的改变，并且明显肿胀，探诊后出血，血溢出龈沟

　　　5=牙龈有色的改变，明显肿胀，有时有溃疡，探诊后出血或自动出血

（6）社区牙周指数（CPI）

①检查器械：牙周探针尖端小球直径 0.5mm，距顶端 3.5～5.5mm 为黑色部分，距顶端 8.5mm 和 11.5mm 处有两条环线所使用的力不超过 20g。

②检查牙位：将口腔分为 6 个区段。

20 岁以上检查 10 颗指数牙：11、16、17、26、27、31、36、37、46、47。

20 岁以下，15 岁以上，检查 6 颗指数牙：11、16、26、31、36、46。

③检查项目：牙龈出血、牙石、牙周袋深度。

记分：0=牙龈健康

　　　1=龈炎，探诊出血

　　　2=探诊发现牙石，探针黑色部分全在龈袋外

　　　3=早期牙周病，龈缘覆盖部分探针黑色部分，龈袋深度 4～5mm

　　　4=晚期牙周病，探针黑色部分被龈缘完全覆盖，牙周袋深度 6mm 或以上

　　　X=除外区段（少于 2 颗功能牙存在）

　　　9=无法检查（不记录）

　　2. 流行特征及其影响因素

（1）流行特征：地区分布，发展中国家的牙龈炎和牙石等的患病程度高于发达国家，农村高于城市；时间分布，20 世纪 60 年代发病率高；年龄分布，牙周炎患病率逐渐上升；性别分布，男性

重于女性；民族分布，差异很大。

（2）影响因素：口腔卫生；吸烟；营养；系统性疾病。

二、牙周病的分级预防

1．一级预防　口腔健康教育和指导；定期口腔保健。

2．二级预防　目的：早发现、早诊断、早治疗，减轻严重程度，控制发展。X线检查，洁治、治疗牙周脓肿、袋内刮治、根面平整、牙周手术、拔除不能治疗牙。

3．三级预防　义齿修复缺牙；随访、精神疗法和口腔健康维护；治疗相关全身性疾病。

4．社区牙周保健

（1）基本急诊保健：缓解疼痛，常用龈下刮治、切开引流、药物治疗与拔牙。

（2）一级水平：社区教育项目。

（3）二级水平：帮助自我保健，用机械和化学方法清除菌斑与牙石。

（4）三级水平：包括一、二级水平，加监督、筛选与治疗。

（5）四级水平：包括一、二、三级水平，加复杂牙周治疗（根面平整和各种牙周手术）。

三、控制菌斑及其他局部相关危险因素

1．机械性控制菌斑方法　刷牙（清除50%口内菌斑）；牙线；牙签；牙间刷及橡胶按摩棒；龈上洁治术和根面平整术。

2．化学性控制菌斑方法　0.12%～0.2%氯己定；甲硝唑；替硝唑；抗生素（螺旋霉素、四环素）；其他药物（酚类化合物、季铵化合物、血根碱、氟化亚锡、三氯羟苯醚）。

3．其他局部因素控制方法　改善食物嵌塞；调𬌗；破除不良习惯；预防、矫治错𬌗畸形；制作良好修复体。

4．菌斑控制的临床评估　O'Leary的菌斑控制记录卡、Turesky改良菌斑指数、口腔卫生指数。

四、提高宿主抵抗力

1．合理的营养　富含蛋白质、维生素A、维生素D、维生素C及钙和磷的营养物质。

2．控制全身疾病　内分泌紊乱、糖尿病及遗传性疾病等。

五、自我口腔保健方法

1．漱口

（1）目的与用途：家庭用；临床用。

（2）种类：一般用自备清洁水或盐水，常加入某些药物作为含漱剂。

（3）应用：时间常为饭后；每次用量适当；药物漱口液不作为日常口腔护理。

（4）作用：防龋；减少口腔致病微生物数量；镇痛作用。

（5）有效的特点：无毒害；不吸收或吸收有限；独立性；细菌特异性；耐药性低。

2．刷牙

（1）牙刷：刷毛尼龙丝直径一般在0.20mm以下。刷毛一般为10～12束长，3～4束宽。刷牙后要用清水多次冲洗，并甩干、干燥，应及时更换。

（2）牙膏：基本成分包括摩擦剂、洁净剂、润湿剂、胶黏剂、防腐剂、甜味剂、芳香剂等。

①摩擦剂：占牙膏含量20%～60%，常用碳酸钙、焦磷酸钙、磷酸氢钙、氢氧化铝、二氧化硅、硅酸盐等。

②洁净剂（又称发泡剂）：为活性成分，占1%～2%。如月桂醇硫酸钠，N-十二烷基氨酸钠。

③润湿剂：占20%～40%，常用甘油、聚乙二醇和山梨醇。

④胶粘剂：占 1%～2%，常用有机亲水胶体，如藻酸盐。

⑤防腐剂：常用乙醇、苯甲酸盐及二氯化酚，三氯羟苯醚。

⑥甜味剂：占 2%～3%，如山梨醇。水分作溶媒，占 20%～40%。

用量：6 岁以下儿童黄豆粒大小。

（3）刷牙方法：巴斯刷牙法（水平颤动法）；Fones 刷牙法（圆弧法）。

每次牙刷占 1～3 颗牙面距离，每次设置至少刷 5～10 次，每天至少刷 2 次。

3．牙间隙清洁

（1）牙签：污物去除率约 50%。

（2）牙线：约能去除 90%的菌斑。

（3）牙间隙刷：牙列不齐、复杂修复体或牙龈萎缩、根分叉暴露。

第 5 单元　其他口腔疾病的预防

重点提示

本单元内容相对较少，出题也不多，常考知识点是口腔癌流行情况及预防方法。考生只要掌握所画重点内容即可。

考点串讲

一、口腔癌

1．流行情况

（1）发病率：最低发病率为日本女性，最高发病率为美拉尼西亚男性；平均最高发病率为印度。

（2）年龄分布：40～60 岁高发。随年龄增长呈升高趋势。

（3）性别分布：男性∶女性=2∶1。

（4）部位差异：我国舌癌最常见。

（5）种族差异：不同种族发病率不同。

（6）其他：死亡率。

2．危险因素

（1）不良生活方式

①吸烟：口腔癌的危险度与吸烟量呈正相关，假设不吸烟危险度是 1，每天吸烟 10～19 支，危险度上升为 6.0，吸烟 20～40 支为 7.7，吸烟 40 支以上危险度高达 12.4。

②嚼槟榔：常发生在峡部，危险性是普通者 7 倍。

③其他：饮酒；营养。

（2）环境因素：光辐射；核辐射；空气污染。

（3）生物因素：口腔感染与局部刺激；病毒与梅毒。

3．预防方法

（1）口腔健康教育

①预防和控制危险因素：戒除烟酒等不良嗜好；注意光辐射防护；平衡膳食营养；避免过热饮食；避免口腔不良刺激；保持良好口腔卫生。

②提高公众对口腔癌警告标志的认识：口腔内溃疡 2 周以上尚未愈合；口腔黏膜有白色、红色和发暗斑；口腔与颈部有不正常肿胀和淋巴结大；口腔原因不明反复出血；面部、口腔、咽部和颈部不明原因麻木与疼痛。

（2）定期口腔检查：对 40 岁以上长期吸烟，且吸烟 20 支以上，既吸烟又饮酒，已有白斑，以及长期嚼槟榔者应定期口腔检查，至少半年 1 次。

烟盒印制吸烟有害忠告应占烟盒面积的 30%～50%。

2003 年 3 月 1 日 WHO 通过《烟草控制框架公约》。

二、酸蚀症

（一）危险因素

牙酸蚀症确切的病因尚未明确。

1. 化学因素

（1）内源性酸：体内的酸进入口腔。常见疾病包括持续性反酸、慢性呕吐、神经性呕吐、神经性厌食症、神经性贪食症、代谢及内分泌紊乱、长期酗酒、一些药物的不良反应等。

（2）内源性酸

①饮食因素：各类酸性水果、果汁、各种碳酸类饮料与牙酸蚀症的发生发展有关，而且与这些食物和饮料的摄入时间、频率及方式关系密切。

②药物因素：维生素 C 片剂、补铁剂、阿司匹林等。

③环境因素：暴露于酸性环境易患牙酸蚀症。

2. 生物因素　唾液的缓冲能力、获得性膜、牙的结构和矿化程度、牙和软组织的位置关系等。

3. 行为因素　生活方式、口腔卫生习惯。

（二）预防方法

1. 加强口腔健康教育。

2. 治疗可引起牙酸腐蚀症的疾病。

3. 减少饮食中的酸对牙侵蚀。

4. 避免酸性环境中与酸的接触。

5. 增强牙对酸的抵抗力。

6. 改变不良的饮食习惯及口腔卫生习惯。

三、牙外伤

1. 危险因素　摔倒、碰撞；交通意外伤害；运动损伤：体育运动是牙外伤的主要原因之一。暴力。行为因素。

2. 预防方法

（1）增强保健意识。

（2）环境保护：清除可能造成创伤的坚硬物品。尽可能进行草坪建设或其他软化地面的方法，尽量减少不规则的小台阶或者意外障碍物。应建立安全的娱乐场所和人性化的生活交通设施，如专用的活动场所。体育设施和游乐设施应提高安全性能。加强专用校车的管理，公共汽车设置专用扶手，专用盲道建设和管理等。

3. 护牙托　作用：保护牙和口腔内其他组织；防止颌骨骨折，特别是保护颞下颌关节；预防外力对颅脑的冲击伤害，降低脑震荡发生的可能；增强运动员的安全感。

第 6 单元　口腔健康促进

重点提示

本单元内容相对较多，考点集中在口腔健康教育和促进的区别。总体来说，这个部分出题虽不多，但容易丢分，主要还是概念混淆，考生复习时应加以注意。

========================= **考 点 串 讲** =========================

一、口腔健康促进的内涵

口腔健康促进：保证和维护口腔健康所需条例、制度和法律等措施，也包括专业人员建议等。如调整自来水氟浓度和含氟牙膏的应用及推广使用窝沟封闭剂等，在社区开展有指导的口腔卫生措施。

二、口腔健康促进的组成、途径和任务

1. 组成　口腔疾病预防；口腔健康教育（核心组成）；口腔健康维护。
2. 途径　政策支持途径；全民途径；共同危险因素途径；针对高危人群途径。
3. 任务
（1）制订危险因素预防政策。
（2）制订有效的、相关部门承诺的政策，预防口腔健康高危险因素。
（3）加强国际国内和各级部门间的合作，强化控制危险因素能力，提高公众认知和预防意识。
（4）在口腔健康促进行动中协调政府、社会团体和个人行动。
（5）组织社区口腔健康促进示范项目。

三、口腔健康促进的计划和评价

1. 计划
（1）确立口腔健康目标：一般包括改进健康状况的目标、减少危险因素的目标、改进服务与预防的目标和提高公众及专业人员认识的目标。
（2）计划的基本模式：PRECEDE-PROCEED 模式。
2. 评价
（1）评价的主要内容：口腔疾病预防的效果评价；对口腔健康教育效果的评价；口腔健康保护的评价。
（2）评价的基本程序：综合评价模式。
（3）评价的基本要素：基本要素是确定标准和获取信息。用于判断健康促进干预价值标准有效果、适合性、可接受性、效率、平等。
（4）评价的分类：过程评价、影响评价和结果评价。

四、口腔健康教育

1. 概念　以教育的手段促使人们主动采取有利于口腔健康的行为。如行为矫正、口腔健康咨询、信息传播等。
2. 任务和方法
（1）口腔健康教育的任务：提高社会人群口腔预防保健知识水平，建立口腔健康行为。深化口腔健康教育内容，扩大教育面，提高口腔教育能力。引起各方人员对口腔健康问题的关注，为寻求口腔预防保健资源做准备。争取各级行政领导和卫生行政领导支持，合理分配资源，制订方针政策。传递最新科学信息，积极参加新的口腔保健措施的应用与推广。
（2）方法：大众传媒、社区活动、小型讨论会、个别交谈。
3. 计划、实施和评价
（1）计划
①计划的基本步骤：确定与口腔健康有关的问题；制订可以达到和可以测量的目标；确定实现目标的策略。
②设计计划应考虑的方面：确定有待解决的问题，确定目标，评估本目标实施的条件，确定内容的选择方法，充分估计执行中的困难，评估效果。

（2）实施：学会如何确定和分析口腔健康及其相关问题；使口腔健康信息容易达到社区的每个人；推荐可供选择的解决办法；强调进行有效交流的重要性；把目标变成简单，可以理解、实现的口号或海报；为各年龄组或特殊人群准备口腔健康教育手册；模拟或示范个人与家庭口腔保健的适宜技术；建立个人与社区参与监督过程的标准与方法；口腔健康教育项目中监督口腔健康教育内容所取得的效果；口腔卫生保健项目中建立与其他相关单位的合作；口腔健康教育项目是社区卫生发展项目一部分；随访与复诊。

（3）评价

①评价的内容：口腔健康目标达到的程度、项目的计划与内容是否合理有效以及项目的投入与效益。

②评价的时间：在口腔健康教育之前了解个人与社区口腔健康需要与兴趣，收集、分析、整理行为流行病学的基线资料。在教育期间，了解项目进展情况，获取反馈信息，适当调整现行项目。在教育之后评价教育的效果，重新发展和改进教育项目。

③评价方法：书面测试、自我评价、个别交谈。

第7单元　特定人群的口腔保健

重点提示

本章内容涉及的是特殊人群的口腔保健，像婴幼儿、妊娠期妇女、老年人的口腔保健都涉及很多其他科目内容，可以结合起来一起复习。总体来说，本部分内容趋向出题综合化，但又要考虑特殊人群的特殊特点，有针对性地采取治疗方法或对策，预计只要掌握了特点，得分不是很难。

考点串讲

1．妊娠期妇女口腔保健　做好妊娠前准备工作；合理营养，膳食平衡；培养良好生活习惯，谨慎用药；加强口腔健康教育，定期口腔检查。

2．婴儿口腔保健　保持口腔清洁；避免致龋菌早期定植；预防早期婴幼儿龋；关注颌面部生长发育；首次口腔检查时应在第一颗乳牙萌出后6个月内。

3．幼儿口腔保健　养成良好口腔清洁习惯；养成良好的饮食习惯，1岁以上应停止使用奶瓶喂养；适量补充氟化物；定期检查和治疗乳牙龋；预防乳牙外伤。

4．学龄前儿童口腔保健　家庭口腔保健，良好口腔卫生习惯（含氟牙膏）；注意营养、合理进食甜食；定期口腔检查；乳牙早期窝沟封闭。

5．老年人口腔保健　提高自我口腔保健能力（正确刷牙，按摩牙龈，经常漱口合理膳食）；定期洁治，定期口腔健康检查；康复口腔基本功能（至少20颗功能牙）。

6．残疾人口腔保健　重视残疾人口腔保健；口腔卫生保健和特殊口腔护理；定期口腔健康检查。

第8单元　社区口腔卫生服务

重点提示

本单元内容相对比较重要，主要考察社区口腔卫生服务的任务与基本原则。本章题目难度不大，考生只要结合临床判断认真分析，以防丢分。

===== 考点串讲 =====

一、基本概念

1. 社区　功能相互联系在一起的人类社会群体，某一特定时期生活在某一特定地区，处于相同社会结构中，具有基本一致文化传统和价值观念，共同感觉到自己是一个具有相对独立和一定自治性的社会实体。

2. 社区卫生服务　以社区人群和家庭为基础提供的医疗保健服务，通常会超越传统意义上的医疗服务范畴，融入许多社会服务措施。其特点包括以健康为中心、以人群为对象、以家庭为单位、以基层卫生保健为主要内容、提供综合服务、提供协调性服务、提供可及性服务。

3. WHO 倡导的基本口腔保健　口腔急诊治疗；可负担得起的含氟牙膏；非创伤修复治疗。

二、任务、基本原则、内容

1. 任务　提高人群口腔健康水平、改善生活质量；提供基本口腔卫生服务、满足社区居民日益增长的口腔卫生服务需求；营造口腔健康社区；保证区域卫生规划的实施、保证医疗卫生体制改革和城镇职工基本医疗保险制度改革的实施；完善社区口腔卫生服务机构的功能。

2. 基本原则

(1) 坚持为社区居民服务的宗旨，依据社区人群对口腔卫生的实际需求，正确处理社会效益和经济效益的关系，并应把社会效益放在首位。

(2) 坚持政府领导，各部门协同，社会广泛参与，多方集资，公有制为主导的原则。

(3) 坚持预防为主、防治结合的方针，提供综合性口腔卫生服务，促进社区居民口腔健康。

(4) 坚持以区域卫生规划为指导，引进竞争机制，合理配置和充分利用现有的口腔卫生资源；努力提高口腔卫生服务的可及性，做到低成本、广覆盖、高效益、方便群众。

(5) 坚持社区口腔卫生服务与社区发展相结合，保证社区口腔卫生服务可持续发展。

(6) 坚持因地制宜，分类指导，以点带面，逐步完善的工作方针。

3. 内容　口腔健康教育、口腔预防、口腔医疗、口腔保健、康复等初级口腔卫生保健的内容。

第 9 单元　口腔医疗保健中的感染与控制

===== 重点提示 =====

本单元内容相对比较重要，有几个知识点是考试经常出现的，其中无菌意识和消毒方法应该重点掌握，而且本部分内容需要记忆性内容多，考生应该认真总结，深刻记忆。

===== 考点串讲 =====

一、口腔医疗保健中的感染传播级感染控制

1. 口腔医疗保健中的感染

(1) HIV 与艾滋病：AIDS 在口腔的传播方式有二，一种是直接传播（接触患者唾液、血液），另一种是间接传播（污染的器械、飞溅到皮肤上的血液或唾液、空气中的微生物）。常见的艾滋病在口腔中的表现：口腔念珠菌病；口腔毛状白斑；卡波西肉瘤是感染 HIV 口腔病损。

(2) 乙型肝炎病毒：95℃，5min 才能杀灭，工作台表面能存活几周。

(3) 结核、腮腺炎病毒：经飞沫由空气传播。

(4) 梅毒：常因不戴手套接触患者口腔黏膜感染。

2. 感染传播方式与途径　经污染器械伤害传播；经术者手部伤口传播；空气飞沫传播。

二、感染控制及方法

1. 检查与评价　采集病史；社会史；口腔软组织检查。

2. 个人保护　个人防护屏障（手套、口罩、防护眼罩、工作服）；避免刺伤。

3. 无菌技术　高度的无菌观念，防止血液及唾液污染；防止飞沫及碎片污染；一次性用品；外科和诊室清洁。

4. 消毒及消毒剂

（1）戊二醛：2%浓度，3h 杀灭芽胞，5min HBV 灭活。戊二醛酚溶液一般用 1∶16 稀释度。

（2）次氯酸钠：0.5%次氯酸钠抗感染，须每日配制。亚氯酸和二氧化氯作为 3min 强消毒剂。

（3）酚类：1∶32 稀释度，对芽胞无作用。作为表面和浸泡消毒需 10min 接触时间。

（4）碘伏：1∶213 稀释液，常用于外科手术前皮肤，医疗器械浸泡 1～2h。

（5）乙醇：对芽胞无效。不建议使用表面或浸泡消毒。

5. 器械灭菌　灭菌前预清洗（浸泡清洗，一般选 1∶32 稀释的合成酚）；包裹器械；灭菌。

高压蒸汽灭菌：手机、金刚砂石钻和钨钢钻可用此法，针头、油类、粉类、蜡类不应高温灭菌。

干热灭菌：玻璃陶瓷器具，不宜用于明胶海绵、凡士林、油脂、液状石蜡和粉剂灭菌。设备灭菌需 6min，包扎物品需 12min。

化学熏蒸灭菌（碳钢钻针）；玻璃球/盐灭菌。

6. 牙科设备消毒　消毒区划定；牙科设备消毒。

7. 医疗废弃物处理　规章制度：要求废弃物要放入可封闭的无缝口袋内消毒。

临床废物处理：尖锐物品放入带标记的容器内，污染废物焚烧；污染的固体废物处理。

第14章 预防医学

第1单元 绪 论

本单元理论性内容较多，出题量较少，重点为预防医学的概念，要求考生深刻理解、准确记忆。

══════════ 考点串讲 ══════════

一、预防医学的概述

1. 定义 以环境-人群-健康为模式，以人群为主要对象。

2. 内容 利用流行病学统计原理和方法，充分利用对健康有益的因素。控制或消除环境中的有害因素，达到预防疾病、增进身心健康的目的。

3. 特点 研究对象包括个体和群体；重点是健康人；环境和机体相联系；对策和效益产生于疾病之前；宏观和微观相结合。

4. 意义 完整的认识现代医学；学习运用预防医学的思维方法；学习和掌握预防医学观念、知识和技能。

二、健康及其影响因素

1. 当代健康观 没有疾病，且躯体、精神和社会适应方面的完好状态。

2. 影响健康的主要因素 环境因素、行为生活方式、医疗卫生服务、生物学因素。

3. 健康决定因素的生态学模型。

三、三级预防策略

第一级预防：病因预防。

第二级预防：临床前期预防，早发现早诊断早治疗。

第三级预防：临床预防，有效地治疗和康复。

第2单元 医学统计学方法

══════════ 重点提示 ══════════

本单元最重要的出题点是关于数值变量数据的统计推断的方面，尤其是理解分析题，难度颇大，要求考生在熟练掌握公式和概念的基础上，根据题目要求和题干叙述，灵活应用。另一出题重点是数值变量数据的统计描述，包括集中及离散指标的分类、用途，是考试中的常考点，多以概念考查的形式出现，需要扎实的理论基础。

══════════ 考点串讲 ══════════

一、基本概念和基本步骤

1. 统计学中的几个基本概念

（1）根据随机化的原则从总体中抽出的有代表性的一部分观察单位组成的子集称作样本。

（2）从同一总体中抽样，得到某变量值的统计量和总体参数之间有差别，被称为抽样误差。

（3）描述随机事件（如发病）发生可能性大小的度量为概率，常用 P 值表示。$P=0\sim1$，$P\leqslant0.05$ 或 $P\leqslant0.01$ 的随机事件，通常称作小概率事件。

2. 统计工作的基本步骤　设计、搜集资料、整理资料、分析资料。

二、定量资料的统计描述

1. 集中趋势指标

（1）算术均数：简称对数（mean）。习惯上以表示样本均数，以希腊字母 μ 表示总体均数。均数适用于对称分布，特别是正态或近似正态分布的计量资料。

（2）几何均数（G）：适用于原始数据呈倍数关系或偏态分布，对其取对数后呈近似正态分布的资料。

（3）中位数（M）：一组观察值从小到大排列，位置居中的数即为中位数，适用于非正态分布。

2. 离散趋势指标

（1）极差：全距（R），最大最小值之差。

（2）四分位数间距（Q）：常用于描述偏态分布以及分布的一端或两端无确切数值资料的离散程度。

（3）方差：离均差的平方和除以观察值的个数反映个体变异。

（4）标准差：标准差的应用。说明观察值离散程度的大小；与均数一起描述正态分布资料的特征；计算变异系数；计算标准误差。

（5）变异系数（CV）：常用于比较度量单位不同或均数相差悬殊的两组（或多组）资料的变异度。

3. 正态分布的特点、面积分布规律　标准正态分布是均数为 0、标准差为 1 的正态分布。

特点：直角坐标中，正态曲线左右对称；μ 恒定，σ 越大，曲线越平坦；σ 越小，曲线越陡峭。

面积分布规律：X 轴与正态曲线所夹面积恒定为 1；区间 $\mu\pm\sigma$，面积为 68.27%，区间 $\mu\pm1.96\sigma$，面积为 95%，区间 $\mu\pm2.58\sigma$，面积为 99.00%。

三、定量资料的统计推断

1. 均数的抽样误差

（1）在遵循随机化原则的前提下，由样本算得的统计量与总体参数之间仍存在差异。这种由于抽样引起的样本统计量与总体参数之间的差异称为抽样误差。

（2）样本均数的标准差（亦称标准误）是说明均数抽样误差大小的指标。由于实际工作中 σ 往往是未知的，可用样本标准差 s 作为 σ 的估计值，计算标准误的估计值。

2. 总体均数可信区间及其估计方法。

3. 假设检验的基本步骤

（1）建立假设和确定检验水准

H_0（无效假设）：$\mu=\mu_0$（或 $\mu_1=\mu_2$）；H_1（备择假设）双侧 $\mu\neq\mu_0$（或 $\mu_1\neq\mu_2$），单侧 $\mu>\mu_0$（或 $\mu_1>\mu_2$）或 $\mu<\mu_0$（或 $\mu_1<\mu_2$）；α（检验水准）$=0.05$ 或 $\alpha=0.01$。

（2）计算统计量 t 值。

（3）确定 P 值：根据自由度和 t 值查 t 界值表确定 P 值。

（4）判断结果：当 $P\leqslant\alpha$ 时，按检验水准拒绝 H_0，接受 H_1；当 $P>\alpha$ 时，按检验水准不拒绝 H_0。

4. Z 检验和 t 检验

（1）t 检验：样本含量较小，两组观察值的标准差相差不太大。

（2）Z 检验：样本含量较大时，样本均数的分布服从正态分布。

小样本均数与总体均数比较的 t 检验；两个小样本均数比较的 t 检验；配对资料的 t 检验。

四、分类资料的统计描述

1. 相对数常用指标及其意义

（1）率：又称频率指标，指在大量观察的基础上，某现象实际发生数与可能发生该现象总数之比。用以说明某现象发生的频率或强度。

（2）构成比：又称构成指标，为事物内部某组分例数与该事物各组分总例数之比。用以表示某事物内部各构成部分所占的比重。

（3）相对比。

2. 应用相对数应注意的问题　计算相对数的分母不宜过小；不能以构成比代替率；正确计算平均率；作率的比较时注意资料的可比性。

五、分类资料的统计推断

1. 率的抽样误差、总体率的可信区间及其估计方法　标准误；总体率的可信区间：<u>总体率95%可信区间 $P \pm 1.96 S_p$。</u>

2. Z 检验和 χ^2 检验　<u>χ^2 检验可用于两个及两个以上率或构成比的比较；两分类变量相关关系分析。其数据构成，一定是相互对立的两组数据，四格表资料自由度 v 永远等于 1。</u>

六、秩和检验

1. 配对资料的符号秩和检验

（1）检验步骤

①求出各对数据的差值。

②建立假设检验：H_0，差值的总体中位数为零；H_1，差值的总体中位数不为零；确定检验水平 α。

③编秩次并求秩和：依差值绝对值，从小到大编秩，并按差值的正负，标上正负号。对差值为 0 的对子，舍去不计，相应的总的对子数也要减去其对子数，记为 n。分别求正负秩次之和 T_+ 与 T_-，并以绝对值较小者作为统计量 T 值，所示 $T = \min(T_+, T_-)$。

正负秩和相加应等于总秩和，即 $T_+ + T_- = n(n+1)/2$，通过计算判断 T_+ 和 T_- 的计算是否有误。

④查表确定 P 值范围：当 $n \leqslant 25$ 时，可查附表 8 的 T 界值表，T 愈小 P 愈小。当 T 恰为附表中的界值时，P 值一般都小于表中对应的概率值。

当 $n > 25$ 时，无法查表，可按近似正态分布 Z 检验。公式：

$$Z = \frac{\left| T - n(n+1)/4 \right| - 0.5}{\sqrt{n(n+1)(2n+1)/24}}$$

校正公式：

$$Z = \frac{\left| T - n(n+1)/4 \right| - 0.5}{\sqrt{\dfrac{n(n+1)(2n+1)}{24} - \dfrac{\sum(t_i^3 - t_i)}{48}}}$$

（2）基本思想：如果 H_0 成立，则理论上样本的正负秩和应相等，即 T 值应为总秩和 $\dfrac{n(n+1)}{2}$ 的一半，即 $\dfrac{n(n+1)}{4}$，由于存在抽样误差，T 应接近 $\dfrac{n(n+1)}{4}$，T 愈小，T 与 $\dfrac{n(n+1)}{4}$ 的差距就越大，相应 P 值就愈小。当 $P \leqslant \alpha$ 时，拒绝 H_0。

2. 两样本的秩和检验

（1）检验步骤

①建立假设检验及确定显著水 α

H_0：两总体分布相同。

H_1：两总体分布不同。

$\alpha=0.05$。

②编秩号：两样本观察值从小到大混合编秩，属不同组的相同观察值取原秩次的平均秩次。

③求秩和：设 n_1 与 n_2 分别为两样本的含量，规定 $n_1<n_2$，两组合计列数 $N=n_1+n_2$。分别计算两样本含量为 n_1 和 n_2 组对应的秩和 T_1 和 T_2（两组的秩和合计等于总秩和，即 $T_1+T_2=N（N+1）/2$，可用于核对），取样本含量小的 n_1 的秩和 T_1 为统计量 T 值。

④确定 P 值：当 $n_1<10$，$n_2-n_1\leqslant10$ 时，查附表 9 的 T 界值表。T 值在表中范围外（包括端点时），P 值小于表中对应的概率值，T 值在表中范围内，P 值大于表中对应的概率值。

当 n_1 与 n_2 超出 T 界值表的范围时，可按近似正态用 Z 检验：

$$Z=\frac{\left|T-\frac{1}{2}n_1(N+1)\right|-0.5}{\sqrt{n_1\cdot n_2(N+1)/12}}$$

当相同秩次较多时（如等级资料），采用校正公式：

$$Z=\frac{\left|T-\frac{1}{2}n_1(N+1)\right|-0.5}{\sqrt{\frac{n_1n_2}{12N(N-1)}\left[N^3-N-\sum(t_i^3-t_i)\right]}}$$

其中 t_i 为相同秩次的个数。

（2）基本思想：如果 H_0 成立，则两样本来自分布相同的总体，两样本的平均秩次 T_1/n_1 与 T_2/n_2 应相等或很接近，且都和总体的平均秩次 $(N+1)/2$ 相差很小。含量为 n_1 样本的秩和 T_1，应在 $n_1(T+1)/2$ [T 值表范围中心为 $n_1(N+1)/2$] 的左右变化，当 T 值偏离此值太远，H_0 发生的可能性就很小；若偏离出给定 α 值所确定的范围，即 $P<\alpha$ 时，拒绝 H_0。

3. 多样本比较秩和检验　设有 k 个样本，每个样本含量为 n_i（$i=1，\cdots，k$），总例数 $N=\cdots\cdots$ 检验的具体步骤如下。

（1）建立假设检验

①H_0：各抽样总体分布相同。

②H_1：各抽样总体的分布不同或不全相同。

$\alpha=0.05$。

（2）计算统计量

①编秩次：将各组数据统一从小到大编秩次，对相等的数值，如果分属不同组时应取平均秩次。

②求秩和：分别计算各组的秩和 T_i，可用关系式 $\sum T_i=N（N+1）/2$ 检验 T_i 的计算是否正确。

③计算 H 值：

$$H=\frac{12}{N(N+1)}\sum\frac{T_i^2}{n_i}-3(N+1)$$

当相同秩次较多时（如等级资料），采用校正的 H_c 值：

$$H_c=\frac{H}{1-\frac{\sum(t_i^3-t_i)}{N^3-N}}$$

式中 t_i 为相同秩次的个数。H 或 H_c 近似服从自由度 $v=k-1$ 的 χ^2 分布。按 χ^2 的界值表确定 P 的范围。

七、直线相关和回归

1. 线性相关分析的用途，相关系数及其意义 直线相关用于描述两个变量之间线性相关程度。相关系数是定量，表示两个变量（X，Y）之间线性关系的方向和密切程度的指标，用 r 表示，其值在 –1 至 +1 间，r 没有单位。

2. 线性回归分析的作用和回归系数及其意义 直线回归是研究一个变量依存于另一些变量变化关系的分析方法。回归方程式 $Y=bX+a$ 中之斜率 b，称为回归系数，表示 X 每变动一单位，平均而言，Y 将变动 b 单位。

3. 直线回归与相关应用的注意事项

（1）线性相关分析的注意事项

①分析两个变量之间有无相关关系可首选绘制散点图，散点图呈现出直线趋势时，再计算相关系数和做假设实验。

②相关系数的计算只适用于两个变量都服从正态分布的情形，如果资料不服从正态分布，应先通过变量变换，使之正态化，再根据变换值计算相关系数。

③依据公式计算出的相关系数仅是样本相关系数，它是总体相关系数的一个估计值，与总体相关系数之间存在着抽样误差，要判断两个事物之间有无相关及相关的密切程度，必须做假设检验。当检验拒绝了无效假设时，才可以认为两个事物之间存在着相关关系，然后再根据计算出的相关系数大小判断相关关系的密切程度。

④相关分析两个事物之间的关系既可能是依存因果关系，也可能仅是相互伴随的数量关系。

（2）线性回归分析的注意事项

①只有将两个内在有联系的变量放在一起进行回归分析才是有意思的。

②作回归分析时，如果两个有内在联系的变量之间存在的是一种依存因果的关系，那么应该以原因变量为 X，以结果变量为 Y。如果变量之间因果关系难以确定，则应以易于测定、较为稳定或变异较小者为 X。

③在回归分析中，因变量是一个服从正态分布的随机变量，自变量既可以是随机变量（Ⅱ型回归模型，两个变量应该都服从正态分布），也可以是给定变量（Ⅰ型回归模型，每个 X 取值相对应的 Y 服从正态分布）。如果 Y 不服从正态分布，在进行回归分析前，应先进行变量的变换以使变量符合要求。

④使用回归方程计算估计值时，不要轻易把估计的范围扩大到建立方程时的自变量的取值范围之外。如 X 的取值范围为 2～22，计算估计值时 X 的取值最好为 2～22。

八、统计表和统计图

1. 统计表的基本结构和要求 基本原则：重点突出，简单明了（一张表包括一个中心内容）；主谓分明，层次清楚（标目安排合理）。

（1）表号及标题：表号后加空格，然后是标题，标题需要高度概括表的中心内容，用词确切、简练，置于表的上端。

（2）标目：有纵标目和横标目。横标目通常置于表的左侧，纵标目列在表的上方。

（3）线条：力求简洁，统计表两侧的封口线和斜线一律不用。

（4）数字：用阿拉伯数字，同栏数值的位数及小数点位置上下对齐，小数点后所取位数也应上下一致。

（5）备注：不是必备部分，一般不列入表内，必要时可用*号或其他符号标注在某数字或指标的右上方，在表的下方解释。

2. 统计图形的类型、选择，制图通则 常见的统计图有直方图、累计频率分布图、箱式图、直条图、百分条图、圆图、线图、半对数线图、散点图和统计地图等。

（1）直条图：资料性质，适用于彼此独立的资料；分析目的直条图是用等宽直条的和长短来表示各统计量的大小，进行比较。

（2）其他图：圆图、线图、直方图。

第3单元　流行病学原理和方法

═══ 重 点 提 示 ═══

本单元历年来的出题量较大，几乎每年必考。主要的出题点是流行病学研究中的常用方法（病例对照研究、队列研究、现况调查），题型多为记忆型，要求熟练掌握相关的概念，另外理解分析型题目，难道较大，要求理解记忆。另一重要出题点是偏激控制及病因推断，多是对概念的考查，应牢固记忆。

═══ 考 点 串 讲 ═══

一、流行病学概论

1．定义　研究人群中疾病与健康状况的分布及其影响因素，并研究如何防治疾病及促进健康的策略和措施的学科。

2．流行病学的研究方法　包括观察法、实验法。病例对照研究是选择一定数量的病例，调查其中假设因素出现的频率，与对照组比较，分析假设因素与疾病的联系。这种研究方法可假设因素进行初步检验，但不能决定某因素与某疾病的因果关系。

3．原理　包括疾病与健康在人群中分布的原理、疾病的发病过程、人与环境的关系、病因推断的原则、疾病防制的原则和策略。

4．基本原则　群体原则、现场原则、对比原则、代表性原则。

5．流行病学的用途　疾病预防和健康促进；疾病监测；病因和危险因素的研究；疾病的自然史；疾病防治的效果评价。

二、流行病学资料的来源与疾病分布

1．健康相关资料的来源　根据信息来源可将数据分为3类。

第一类：常规的工作记录，如住院患者的病案资料、户籍与人口资料、医疗保险资料等。

第二类：各种统计报表，如人口出生报告，居民的疾病、损伤、传染病的分月、季度与年报等资料。

第三类：专题科学研究工作所获得的现场调查资料或实验研究资料。

2．描述疾病分布的指标

（1）罹患率：是测量新发病例频率的指标。区别在于它常用来衡量人群中在较短时间内新发病例的频率。观察时间可用日、周、旬、月为单位，常用于疾病流行或暴发的病因调查。

（2）患病率：患病率常用于慢性病调查统计，罹患率用于衡量人群新病例数的指标，小范围短时间。

（3）发病率：一定时间内，一定人群某病新病例出现的频率。观察时间多以年为单位。

（4）续发率：某些传染病最短潜伏期到最长潜伏期之间，易感接触者中发病的人数占所有易感接触者总数的百分率。

3．描述疾病流行强度　散发；流行，指某地区某病发病率明显超过历年的散发发病率水平（>历年水平）；大流行；暴发。

4．疾病三间分布的特征　人群、时间、地区。

5．疾病三间分布的综合描述　出生队列研究也是一种对疾病的人群、时间和地区分布的一种综合描述。

三、常用流行病学研究方法

1. 描述流行病学

（1）描述流行病学概念：描述流行病学又称描述性研究。它是将专门调查或常规记录所获得的资料，按照不同地区、不同时间和不同人群特征分组，以展示该人群中疾病或健康状况分布特点的一种观察性研究。

（2）现况研究：又称横断面研究或患病率研究，它是在某一人群中，用普查或抽样调查的方法收集特定时间内，特定人群中疾病、健康状况及有关因素的资料，并对资料的分布状况、疾病与因素的关系加以描述。

（3）普查和抽样调查

①普查：特定时点或时期、特定范围内的全部人群均为研究对象的调查。

②抽样调查：通过随机抽样的方法，对特定时点、特定范围内人群的一个代表性样本的调查。

（4）抽样方法及样本含量的估计

①方法：随机抽样（单纯随机抽样、系统抽样、分层抽样、整群抽样、多级抽样）和非随机抽样。

②样本含量：预期的现患率，对调查结果精确性的要求。

2. 其他　分析流行病学、实验流行病学。

四、偏倚控制及病因推断

1. 偏倚控制　在流行病学研究中易出现且对观察结果有较大影响的偏倚可以分为选择性偏倚、信息偏倚和混杂偏倚三类。

常见的选择性偏倚：入院率偏倚；检出症候偏倚；现患病例——新发病例偏倚，又称奈曼偏倚；无应答偏倚；易感性偏倚；时间效应偏倚；领先时间偏倚。

2. 病因推断　因果关系的判断标准：关联的强度；关联的重复性；关联的特异性；关联的时间性；剂量-反应关系；关联的合理性；实验证据；相似性。

五、诊断试验和筛检试验

筛检试验和诊断试验的评价主要从真实性、可靠性和预测值三方面进行。

1. 真实性　评价试验真实性的指标有灵敏度、特异度、假阳性率、假阴性率、约登指数和粗一致性。

（1）灵敏度：指金标准确诊的病例中被评试验也判断为阳性者所占的百分比。

（2）特异度：指金标准确诊的非病例中被评试验也判断为阴性者所占的百分比。

（3）假阳性率：指金标准确诊的非病例中被评试验错判为阳性者所占的百分比。

（4）假阴性率：指金标准确诊的病例中被评试验错判为阴性者所占的百分比。

（5）约登指数：是灵敏度和特异度之和减 1。

（6）粗一致性：是试验所检出的真阳性和真阴性例数之和占受试人数的百分比。

2. 其他　可靠性，预测值。

六、疾病监测

1. 疾病监测　长期的、连续系统地收集、核对、分析疾病的动态分布和影响因素的资料，并将信息及时上报和反馈，以便及时采取干预措施并评价效果。

2. 方法　主动监测、被动检测、常规报告和哨点监测。

第4单元　临床预防服务

—— 考点串讲 ——

一、临床预防服务概述

1. 概念

（1）临床预防服务：在临床场所对健康者和无症状的"患者"病伤危险因素进行评价，然后实施个体的干预措施来促进健康和预防疾病。

（2）健康管理：对个人或人群的健康危险因素进行全面检测、分析、评估，以及预测和预防的全过程。

（3）内容：临床预防服务包括求医者的健康咨询、健康筛检、免疫接种和化学预防四项内容。

（4）意义：合理控制慢性非传染性疾病，降低医疗费用；提高临床疗效；提高人群期望寿命和生活质量；解决卫生服务面临的矛盾和挑战。

（5）实施原则：贯彻三级预防策略，服务项目要有选择性，强调医师转变思维观念。

2. 健康危险因素评估　健康危险因素评估；健康危险因素收集；危险度评估方法。

3. 健康维护计划的制定与实施

（1）健康维护计划：根据个体的健康危险因素，由医护人员等进行个体指导，设定个体目标，并动态追踪结果。

（2）健康维护计划制定的原则：健康为向导；个性化；综合性利用；动态性；个人积极参与。

（3）健康维护计划的实施：首先建立健康维护流程表，在此基础上还需与"患者"共同制订一份某项健康危险因素干预行动计划。实施过程中为患者提供健康教育资料。

二、健康相关行为干预

1. 概念

（1）健康教育：是旨在促使人们自愿采纳有益于健康的行为和生活方式，从而预防疾病、促进健康、提高生活质量的社会活动。

（2）健康促进：是促使人们维护和提高他们自身健康的过程。

2. 健康咨询的基本模式——5A模式及健康咨询的原则

（1）5A模式：评估、劝告、达成共识、协助、安排随访。

（2）原则：建立友好关系、鉴定需求、移情、调动参与、保守秘密、尽量提供信息和资源。

3. 烟草使用的行为干预

（1）烟草使用与二手烟流行：也称为环境烟草烟，既包括吸烟者吐出的主流烟雾，也包括从纸烟、雪茄或烟斗中直接冒出的侧流烟。

（2）烟草使用与二手烟流行与健康的主要危害及机制：长期危害有引发疾病和死亡；对女性有特殊危害且吸烟孕妇的胎儿易发生早产和体重不足；被动吸烟者也遭到健康危害；含有大量有害化学物质。

（3）烟草依赖疾病的概念：烟草依赖是一种慢性成瘾性疾病，指带有强制性的使用与觅求烟草，并于戒断后不断产生再次使用倾向的行为方式。

（4）临床戒烟指导：针对愿意戒烟者采用5A戒烟法；为愿意戒烟者提供强化干预服务；对于不愿意戒烟者采用提高戒烟动机5R法；针对最近已戒烟者采用基本干预和规范干预预防复吸；针对从未吸烟者表扬并鼓励继续远离烟草。

（5）常用戒烟药物

①一线药物：BupropionSR、尼古丁口香糖、尼古丁吸入剂、尼古丁鼻腔喷雾剂、尼古丁贴片。

②二线药物（一线药物无效时）：可乐定、去甲替林，鼓励吸烟者在药店自行购买戒烟贴。

4. 合理营养

（1）营养：食物中的营养素和其他物质间的相互作用，与平衡对健康和疾病的关系，以及机体摄食、消化、吸收、转运、利用和排泄物质的过程。

（2）营养素：食物中含有的可给人体提供能量、构成机体成分和组织修复、维持生理调节功能的化学成分。

（3）膳食营养素参考摄入量：DRIs，在每日膳食中营养素供给量的基础上发展起来的一组每日平均膳食营养素摄入量的参考值，包括平均需要量 EAR、推荐摄入量 RNI、适宜摄入量 AI、可耐受最高摄入量 UL。

（4）平衡膳食的概念及基本要求：膳食所提供的能量及营养素在数量上能满足不同生理条件、不同劳动条件下用膳者的要求，并且膳食中各种营养素之间比例适宜的膳食。提供种类齐全、数量充足、比例合适的营养素；保证食物安全；科学的烹调加工；合理的进餐制度和良好的饮食习惯。

（5）中国居民膳食指南：食物多样，谷类为主；吃动平衡，健康体重；多吃蔬果、奶类、大豆；适量吃鱼、禽、蛋、瘦肉；少盐少油，控糖限酒；杜绝浪费，兴新食尚。

中国居民平衡膳食宝塔：建议平均每人每天摄入量：烹调油 25～30g，奶类及奶制品 300g，豆类及豆制品 25～35g，畜禽肉类 40～75g，水产品 40～75g，蛋类 40～50g，蔬菜类 300～500g，水果类 200～400g，谷类及杂豆食物 250～400g，水 1500～1700ml。

5. 身体活动与健康

（1）身体活动的概念：指由于骨骼肌收缩产生的机体能量消耗增加的活动。

（2）身体活动的健康益处：可以增加能量消耗，不仅有助于体重的控制，对老年人而言，适当的活动对改善健康和生活质量也有作用。促进心血管和代谢系统健康。

（3）身体活动伤害：缺乏身体活动，引起体重增加及代谢紊乱，避免导致肥胖、血胆固醇及血糖水平升高，肥胖、高胆固醇血症及血糖升高作为主要危险因素导致心脑血管疾病、糖尿病、乳腺癌、结肠癌等慢性病的大量发生。身体活动强度过大，会造成肌肉损伤等。

（4）有益健康的身体活动推荐量：每日进行 6000～1 万千步当量身体活动。

经常进行中等强度的有氧运动：推荐身体活动量达到每周 8～10 代谢当量小时。

日常生活"少静多动"：至少应包含 24～30 千步当量的中等强度有氧运动。

第 5 单元 社区公共卫生

重点提示

本单元内容相对较多，出题量在 1～3 道，突发性公共卫生事件的定义及分类要求重点掌握，其次是传染病的控制方法及职业病的危害因素和常见职业病种类也要求掌握。熟悉食品中毒的定义及特点。了解人群健康与社区卫生服务、环境卫生及医院安全管理相关内容。

考点串讲

一、传染病的预防与控制

1. 传染病的流行过程 任何传染病的发生、发展和传播都是病原体、宿主和外界环境相互作用的结果。流行过程有三个条件：传染源、传播途径和易感人群。影响因素为自然因素和社会因素。

2. 传染病预防控制的策略与措施 早发现，早诊断，早报告，早隔离，早治疗。切断传播途径，增强免疫，停工停课停业，临时征用房屋交通工具，封闭被污染的公共饮水源。

3. 计划免疫

（1）定义：是指根据疫情监测和人群免疫状况分析，按照规定的免疫程序，有计划地进行预防接种，以提高人群免疫水平，达到控制乃至最终消灭相应传染病的目的。

（2）预防接种的种类：人工自动免疫、人工被动免疫和被动自动免疫。

（3）计划免疫方案：扩大免疫规划；计划免疫工作的主要内容有接种四苗，预防六病。最新计划还要求添加乙肝疫苗免疫，并在部分地区增加对乙型脑炎、流行性脑脊髓膜炎等的免疫接种工作。

（4）疫苗的效果评价：通过测定接种后人群抗体阳转率、抗体平均滴度和抗体持续时间来评价疫苗的效果。

4. 其他　医院感染的预防与控制。

二、环境卫生

1. 环境卫生的概念　是以人类及其周围的环境为对象，阐述环境因素对人群健康影响的发生与发展规律，并通过识别、评价、利用或控制与人群健康有关的各种环境因素，达到保护和促进人群健康的目的。

2. 环境污染及其来源　生产性、生活性、其他（噪声、尾气、微电波、放射性污染）。

3. 环境有害因素对健康的危害

（1）远期作用：致癌；致畸胎；致突变。

（2）间接效应：温室效应；臭氧层的破坏；酸雨。

三、职业卫生

1. 职业卫生的概念　人类从事各种职业劳动过程中的卫生问题。

2. 职业人群健康监护

（1）概念：通过检查和分析，评价职业性有害因素对接触者健康的影响，以及其程度，掌握职工健康状况，及时发现健康损害征象，以便采取相应的预防措施，防止有害因素所致疾病的发生和发展。

（2）职业人群健康检查：就业前健康检查、定期健康检查、离岗或转岗时体格检查、职业的健康筛检。

（3）职业环境监测：对作业者工作环境进行有计划、系统的检测，分析工作环境中有毒有害因素的性质、强度及其在时间、空间的分布及消长规律。

四、食品安全

1. 食品中常见污染物

（1）依据病原学分类法，可分为细菌性、有毒动植物、化学性、真菌毒素和霉变食物四类，在我国发生的食物中毒中，以细菌性食物中毒占绝大部分，其中又以沙门菌属引起者为多。

（2）常见几种细菌性和非细菌性食物中毒

①副溶血弧菌：不耐酸、不耐热、嗜盐。

②亚硝酸盐：高铁血红蛋白不能与氧结合，临床症状组织缺氧、皮肤青紫。

2. 常见食物中毒

（1）常见细菌性食物中毒

①流行病学特点：发病率高，病死率因致病菌不同而有差异；全年皆可发生但夏秋季高发；动物性食品是引起中毒的主要食品。

②临床表现：急性胃肠炎为主，主要表现为恶心、呕吐、腹痛、腹泻等。

③预防与急救措施：预防；急救，催吐、洗胃、导泻迅速排出毒物；对症治疗，抢救呼吸衰竭。

（2）真菌毒素和霉变食品中毒：常见的有赤霉病麦中毒、霉玉米中毒、霉甘蔗中毒等。

（3）有毒动植物食物中毒：常见河豚鱼中毒。

（4）化学性食物中毒：亚硝酸盐中毒、砷中毒、有机磷中毒等。

五、突发公共卫生事件及其应急策略

1. 突发公共卫生事件的概念、分类和应急预案

（1）概念：<u>突发公共卫生事件是指突然发生，造成社会公众健康严重损害的重大传染病疫情、群体性不明原因疾病、重大食物和职业中毒及其他严重影响公众健康的事件。</u>

（2）分类：重大传染病疫情、群体性不明原因疾病、重大食物中毒和职业中毒、新发传染性疾病、群体性预防接种反应和群体性药物反应，重大环境污染事故，核事故和放射事故，生物、化学、核辐射恐怖事件，自然灾害及其他影响公众健康的事件。

（3）应急预案：应急组织体系及职责；突发公共卫生事件的监测、预警与报告；突发公共卫生事件的应急反应和终止；善后处理；突发公共卫生事件应急处置的保障；预案管理与更新。

2. 群体不明原因疾病的应急处理 核实诊断、确定暴发；准备和组织；现场调查；资料整理；确认暴发终止；文字总结。全过程中同时进行暴发控制。

3. 急性化学中毒的应急处理 组织调度、个体防护、现场卫生救援区域设定、现场调查、毒物的检测和监测、现场医疗救援、应急响应终止、技术队伍及必备的特效解毒药品和必备的医疗器械。

4. 电离辐射损伤的应急处理 进入现场开展调查、保证人群脱离伤害区并设立警戒防护、治疗病人及隔离伤害源、调查采样、确定原因、设立卫生防护分区、实行现场处理、提高群众自身防护能力。

第 6 单元 卫生服务体系与卫生管理

═══ 重 点 提 示 ═══

本单元不常考，适当了解即可。

═══ 考 点 串 讲 ═══

一、卫生系统及其功能

（一）卫生系统与卫生组织结构

1. 卫生系统 在一定的法律和规章制度规定的范围内，提供以促进、恢复和维护健康为基本目的的活动总体，我国卫生系统包括卫生服务、医疗保障和卫生执法监督三部分。

2. 卫生系统的功能和目标

（1）功能：卫生服务提供，公平对待所有人，满足人群对卫生服务的期望。

（2）目标：提高所服务人群的健康水平，反应性，筹资的公平性。

3. 卫生组织结构 一般分为卫生行政组织、卫生服务组织和群众卫生组织。

（二）公共卫生体系

1. 公共卫生 组织社会共同努力，改善环境卫生条件，控制传染病和其他疾病流行，培养良好的卫生习惯和文明的生活方式，提供医疗卫生服务，达到预防疾病，促进人民身体健康的目的。

2. 使命 通过保障人人健康的环境来满足社会的利益。

3. 体系及其功能 突发公共卫生事件应急指挥体系；疾病预防控制体系；应急医疗救治体系；卫生监督执法体系；疫情和突发公共卫生事件监测、预警和报告信息体系。

（三）医疗保健体系

定义 一个国家筹集、分配和使用卫生保健基金，为个人和集体提供防病治病等卫生服务的一

种综合性措施和制度。

二、医疗保障

（一）概述

1．定义　指一个国家或地区为解决居民健康问题，按照保险原则而筹集、分配和使用卫生基金的综合性措施。

2．特点　普通性；涉及面广，具有复杂性；短期的经常性的保险。

3．主要医疗保险模式　国家医疗保险模式、社会医疗保险模式、商业性医疗保险模式、储蓄医疗保险模式。

4．我国医疗保障体系　积极推进多层次医疗保障体系的建设，其中城镇职工基本医疗保险制度和农村合作医疗制度是基础和核心。

（二）我国医疗保障体系

城镇职工基本医疗保险；城镇居民基本医疗保险；补充医疗保险；商业医疗保险；社会医疗救助；新型农村合作医疗。

（三）医疗费用控制措施

控制供方措施、控制需方措施及第三方管理措施。

第四部分

临床医学综合

第15章 内 科 学

第1单元 常见症状与体征

=== 重点提示 ===

本单元涉及临床10种常见症状，其中发热的各种热型常见疾病需要掌握的重点内容。咯血、腹痛、呕血及肝大的病因，急性胸痛、呼吸困难、紫癜及头痛的临床表现为需要一般掌握内容。

=== 考点串讲 ===

一、发热

（一）常见病因

临床上可分为感染性发热与非感染性发热两大类，而以前者多见。

（1）感染性发热：各种病原体（如病毒、细菌、支原体、立克次体、螺旋体、真菌、寄生虫等）引起的感染，均可出现发热。

（2）非感染性发热：主要有下列几类原因。

①无菌性坏死物质的吸收：由于组织细胞坏死、组织蛋白分解及组织坏死产物的吸收，所致的无菌性炎症，常可引起发热，亦称为吸收热。常见于机械性、物理或化学性损害；因血管栓塞或血栓形成而引起的心肌、肺、脾等内脏梗死或肢体坏死。

②组织坏死与细胞破坏。

③抗原-抗体反应。

④内分泌与代谢疾病。

⑤皮肤散热减少。

⑥体温调节中枢功能失常：有些致热因素不通过内源性致热源而直接损害体温调节中枢，使体温调定点上移后发出调节冲动，造成产热大于散热，体温升高，称为中枢性热。

⑦自主神经功能紊乱。

（二）临床表现

1. 发热的分度 按体温的高低分：低热 37.3～38℃，中等度热 38.1～39℃，高热 39.1～41℃，超高热 41℃以上。

2. 发热的临床过程及特点

（1）体温上升期：常有疲乏无力、肌肉酸痛、皮肤苍白、畏寒或寒战等现象。皮肤苍白是因体温调节中枢发出的冲动经交感神经而引起皮肤血管收缩，浅层血流减少所致，甚至伴有皮肤温度下降。体温上升有两种方式。

①骤升型：体温在几小时内达 39～40℃或以上，常伴有寒战，小儿易发生惊厥。见于疟疾、大叶性肺炎、败血症、流行性感冒、急性肾盂肾炎、输液或某些药物反应等。

②缓升型：体温逐渐上升在数日内达高峰，多不伴寒战，如伤寒、结核病、布氏杆菌病等所致的发热。

（2）高热期：指体温上升达高峰之后保持一定时间，持续时间的长短可因病因不同而有差异。如疟疾可持续数小时，大叶性肺炎、流行性感冒可持续数天，伤寒则可为数周。

（3）体温下降期：由于病因的消除，致热源的作用逐渐减弱或消失，体温中枢的体温调定点逐渐降至正常水平，产热相对减少，散热大于产热，使体温降至正常水平。此期表现为出汗多，皮肤潮湿。体温下降有两种方式。

①骤降：指体温于数小时内迅速下降至正常，有时可略低于正常，常伴有大汗淋漓。常见于疟疾、急性肾盂肾炎、大叶性肺炎及输液反应等。

②渐降：指体温在数天内逐渐降至正常，如伤寒、风湿热等。

（4）热型及临床意义

①稽留热：是指体温恒定地维持在39~40℃以上的高水平，达数天或数周，24h内体温波动范围不超过1℃。常见于大叶性肺炎、斑疹伤寒及伤寒高热期。

②弛张热：又称败血症热型。体温常在39℃以上，波动幅度大，24h内波动超过2℃，但都在正常水平以上。常见于败血症、风湿热、重症肺结核及化脓性炎症等。

③间歇热：体温骤升达高峰后持续数小时，又迅速降至正常水平，无热期（间歇期）可持续1d至数天，如此高热期与无热期反复交替出现。常见于疟疾、急性肾盂肾炎等。

④波状热：体温逐渐上升达39℃或以上，数天后又逐渐下降至正常水平，持续数天后又逐渐升高，如此反复多次。常见于布氏杆菌病。

⑤回归热：体温急剧上升至39℃或以上，持续数天后又骤然下降至正常水平。高热期与无热期各持续若干天后规律性交替一次。可见于回归热、霍奇金病等。

⑥不规则热：发热的体温曲线无一定规律，可见于结核病、风湿热、支气管肺炎、渗出性胸膜炎等。

二、咯血

常见原因

1．支气管疾病 常见有支气管扩张、支气管肺癌、支气管结核和慢性支气管炎等；少见的有支气管结石、支气管腺瘤、支气管黏膜非特异性溃疡等。其发生机制主要是炎症、肿瘤、结石致支气管黏膜或毛细血管通透性增加，或黏膜下血管破裂所致。

2．肺部疾病 常见有肺结核、肺炎、肺脓肿等，较少见于肺淤血、肺栓塞、肺寄生虫病、肺真菌病、肺泡炎、肺含铁血黄素沉着症和肺出血-肾炎综合征等。

3．心血管疾病 常见于二尖瓣狭窄，其次为先天性心脏病所致肺动脉高压或原发性肺动脉高压，另有肺栓塞、肺血管炎、高血压等。心血管疾病引起咯血可表现为小量咯血或痰中带血、大量咯血、粉红色泡沫样血痰和黏稠暗红色血痰。其发生机制多因肺淤血造成肺泡壁或支气管内膜毛细血管破裂和支气管黏膜下层支气管静脉曲张破裂所致。

4．其他疾病 如白血病、血小板减少性紫癜、血友病、再生障碍性贫血、某些急性传染病（如流行性出血热、肺出血型钩端螺旋体病等）、风湿性疾病（如结节性多动脉炎、系统性红斑狼疮、Wegener肉芽肿、白塞病等）或气管、支气管子宫内膜异位症等均可引起咯血。

三、急性胸痛

1．发病年龄 青壮年胸痛应注意结核性胸膜炎、心肌炎等，在40岁以上应注意心绞痛、急性冠状动脉综合征与肺癌。

2．胸痛部位 包括疼痛部位及放射部位。胸壁疾病疼痛部位局限，局部压痛；食管及纵隔病变，位于胸骨后，进食或吞咽时加重；心绞痛和心肌梗死多在心前区、胸骨后或剑突下，常放射至左肩、左臂内侧等。

3．胸痛性质 带状疱疹呈刀割样痛或灼痛，剧烈难忍；食管炎则为烧灼痛或辣痛；心绞痛呈绞窄性伴重压窒息感；心肌梗死更为剧烈，伴恐惧、濒死感。

4．持续时间 平滑肌痉挛致血管狭窄缺血所致疼痛为阵发性；炎症、肿瘤、栓塞或梗死所致疼痛为持续性。

5．影响疼痛的因素 包括发生诱因、加重与缓解因素等。

四、呼吸困难

临床常见类型与特点

1. 肺源性呼吸困难

（1）吸气性呼吸困难：主要特点表现为吸气显著费力，严重者吸气时可见"三凹征"，表现为胸骨上窝、锁骨上窝和肋间隙明显凹陷，此时亦可伴有干咳及高调吸气性喉鸣。"三凹征"的出现主要是由于呼吸肌极度用力，胸腔负压增加所致。常见于喉部、气管、大支气管的狭窄与阻塞。

（2）呼气性呼吸困难：主要特点表现为呼气费力、呼气缓慢、呼吸时间明显延长，常伴有呼气期哮鸣音。主要是由于肺泡弹性减弱和（或）小支气管的痉挛或炎症所致。常见于慢性支气管炎（喘息型）、慢性阻塞性肺气肿、支气管哮喘、弥漫性泛细支气管炎等。

（3）混合性呼吸困难：主要特点表现为吸气期及呼气期均感呼吸费力、呼吸频率增快、深度变浅，可伴有呼吸音异常或病理性呼吸音。主要是由于肺或胸膜腔病变使肺呼吸面积减少导致换气功能障碍所致。常见于重症肺炎、重症肺结核、大面积肺栓塞（梗死）、弥漫性肺间质疾病、大量胸腔积液、气胸、广泛性胸膜增厚等。

2. 心源性呼吸困难　　主要是由于左侧心力衰竭和（或）右侧心力衰竭引起，尤其是左侧心力衰竭时呼吸困难更为严重。

3. 中毒性呼吸困难

（1）代谢性酸中毒：有引起代谢性酸中毒的基础病因，如尿毒症、糖尿病酮症等；出现深长而规则的呼吸，可伴有鼾音，称为酸中毒大呼吸（Kussmaul 呼吸）。

（2）某些药物（吗啡类、巴比妥类、有机磷杀虫药中毒）：有药物或化学物质中毒史；呼吸缓慢、变浅伴有呼吸节律异常的改变如 Cheyne-Stokes 呼吸（潮式呼吸）或 Biots 呼吸（间停呼吸）。

（3）化学毒物中毒（一氧化碳中毒、亚硝酸盐、苯胺类中毒、氢化物中毒）：严重缺氧发生呼吸困难。

4. 神经精神性呼吸困难　　神经性呼吸困难临床上常见于重症颅脑疾病，如脑出血、脑炎、脑膜炎、脑脓肿、脑外伤及脑肿瘤等。主要表现为呼吸频率快而浅，伴有叹息样呼吸或出现手足搐搦。

5. 血源性呼吸困难　　表现为呼吸浅，心率快。临床常见于重度贫血、高铁血红蛋白血症、硫化血红蛋白血症。

五、腹痛

常见原因

1. 急性腹痛

（1）腹腔器官急性炎症：如急性胃炎、肠炎、胰腺炎、出血坏死性肠炎、胆囊炎等。

（2）空腔脏器阻塞或扩张：如肠梗阻、肠套叠、胆道结石、胆道蛔虫病、泌尿系统结石梗阻等。

（3）脏器扭转或破裂：如肠扭转、肠绞窄、胃肠穿孔、肠系膜或大网膜扭转、卵巢扭转、肝破裂、脾破裂异位妊娠破裂等。

（4）腹膜炎症：多由胃肠穿孔引起，少数自发性腹膜炎。

（5）腹腔内血管阻塞：如缺血性肠病、腹主动脉夹层。

（6）腹壁疾病：如腹壁挫伤、脓肿及腹壁皮肤带状疱疹。

（7）胸腔疾病所致的腹部牵涉性痛：如肺炎、肺梗死、心绞痛、心肌梗死、急性心包炎、胸膜炎、食管裂孔疝。

（8）全身性疾病所致的腹痛：如腹型过敏性紫癜、糖尿病酮症酸中毒、尿毒症、铅中毒、血卟啉病等。

2. 慢性腹痛

（1）腹腔脏器慢性炎症：如慢性胃炎、十二指肠炎、慢性胆囊炎及胆道感染、慢性胰腺炎、结核性腹膜炎、溃疡性结肠炎、Crohn 病等。

（2）消化道运动障碍：如功能性消化不良、肠易激综合征及胆道运动功能障碍等。

（3）胃、十二指肠溃疡。

（4）腹腔脏器扭转或梗阻：如肠扭转、慢性肠梗阻。

（5）脏器包膜的牵张：实质性器官因病变肿胀，导致包膜张力增加而发生的腹痛，如肝淤血、肝炎、肝脓肿、肝癌等。

（6）中毒与代谢障碍：如铅中毒、尿毒症等。

（7）肿瘤压迫及浸润：以恶性肿瘤居多，与肿瘤不断生长、压迫和侵犯感觉神经有关。

六、呕血

常见出血病因及出血部位

1. **食管疾病** 食管静脉曲张破裂、食管炎、食管癌、食管异物、食管静脉曲张破裂、食管裂孔疝及食管外伤等。

2. **胃及十二指肠疾病** 最常见为胃、十二指肠溃疡，其次为服用非甾体类消炎镇痛药（如阿司匹林、吲哚美辛等）和应激所引起的急性胃黏膜病变。

3. **肝、胆道疾病** 肝硬化门静脉高压胃底及食管静脉曲张破裂出血，肝恶性肿瘤、肝脓肿或肝动脉瘤破裂出血，胆囊、胆道结石、胆道蛔虫病、胆囊癌、胆管癌及壶腹癌等。

4. **胰腺疾病** 急性胰腺炎合并脓肿破裂出血、胰腺癌。

5. **血液疾病** 血小板减少性紫癜、过敏性紫癜、白血病、血友病、霍奇金病、遗传性毛细血管扩张症、弥散性血管内凝血及其他凝血机制障碍等。

6. **急性传染病** 肾综合征出血热、钩端螺旋体病、登革热、暴发型肝炎。

7. **其他** 尿毒症、呼吸功能衰竭、肝衰竭等。

<u>呕血的原因甚多，但以消化性溃疡引起最为常见，其次为食管或胃底静脉曲张破裂，再次为急性胃黏膜病变。</u>

七、黄疸

1. **溶血性黄疸**

（1）临床表现：一般黄疸为轻度，呈浅柠檬色，不伴皮肤瘙痒。急性溶血时可有发热、寒战、头痛、呕吐、腰痛，并有不同程度的贫血和血红蛋白尿（尿呈酱油或茶色），严重者可有急性肾衰竭；慢性溶血多为先天性，除伴贫血外尚有脾大。

（2）实验室检查：血清 TB 增加，以 UCB 为主，CB 基本正常。尿胆原增加，粪胆原随之增加，粪便颜色加深。尿中尿胆原增加，但无胆红素。急性溶血性黄疸尿中有血红蛋白排出，粪便隐血试验阳性。血液检查除贫血外尚有网织红细胞增加、骨髓红细胞系列增生旺盛等。

2. **肝细胞性黄疸**

（1）临床表现：皮肤、黏膜浅黄至深黄色，可伴有轻度皮肤瘙痒，其他为肝原发病的表现，如疲乏、食欲缺乏，严重者可有出血倾向、腹水、昏迷等。

（2）实验室检查：血中 CB 与 UCB 均增加，黄疸型肝炎时，CB 增加幅度多高于 UCB。尿中 CB 定性试验阳性，而尿胆原可因肝功能障碍而增高。此外，血液生化检查有不同程度的肝功能损害。

3. **胆汁淤积性黄疸**

（1）临床表现：皮肤呈暗黄色，完全阻塞者颜色更深，甚至呈黄绿色，并有皮肤瘙痒及心动过速，尿色深，粪便颜色变浅或呈白陶土色。

（2）实验室检查：血清 CU 增加，尿胆红素试验阳性，因肠肝循环途径被阻断，故尿胆原及粪胆素减少或缺如，血清碱性磷酸酶及总胆固醇增高。

八、肝大

常见原因及病理

1. 病毒性肝炎　急、慢性病毒性肝炎是肝大最常见的原因。变质性炎症，肝细胞质疏松化和气球样变是广泛且常见的变性病变。

2. 肝炎肝硬化　正常肝小叶结构消失或破坏，被假小叶取代。

3. 原发性胆汁性肝硬化　体积增大，表面黄绿色，细胞内胆色素沉着、肝细胞变性坏死。

4. 原发性肝癌　病理类型分巨块型、多结节型、弥散型。巨块型为巨大肿块周围常有卫星结节。多结节型为瘤结节多个散在，大小不等。弥散型为，肝内弥漫分布，结节不明显。

5. 淤血性肝大　充血性心力衰竭、心包炎、三尖瓣狭窄或关闭不全、下腔静脉或肝静脉阻塞等，均可因淤血而肝大。槟榔肝，肝体积增大，切面呈红黄相间的斑纹状。

6. 淋巴瘤　淋巴结、鼻咽部、胃肠道、骨骼是最易受到累及的部位。瘤细胞浸润到肝时，可引起肝大。病理学检查发现 R-S 细胞是诊断霍奇金淋巴瘤的特点。

九、紫癜

1. 概念　通常是由血管因素或血小板因素导致毛细血管通透性和脆性增加，出现自发性或轻微外伤后红细胞外溢于皮下的出血性疾病的主要临床表现。

2. 常见原因

（1）血管因素。

（2）血小板因素：血小板减少；原发性血小板增多症；血小板功能异常。

（3）凝血机制障碍：先天性，包括血友病、血管性血友病；获得性，包括肝病、阻塞性黄疸、DIC、应用肝素或香豆素类药物等。

3. 临床表现及意义和与充血性皮疹的鉴别

（1）临床表现及意义：出生后或幼年即有出血倾向者为先天性出血性疾病，成年人发病者多考虑获得性出血性疾病；伴发热者可能为败血症；伴严重贫血或肝、脾、淋巴结大应考虑血液系统疾病；伴黄疸者提示肝胆疾病及恶性组织细胞病；伴牙龈肿胀、出血和毛囊周围出血提示维生素 C 缺乏性紫癜；唇、舌、鼻腔、面部、手指、手背等部位有毛细血管扩张者，提示遗传性毛细血管扩张症；双下肢对称性紫癜伴荨麻疹者，首先考虑过敏性紫癜；伴脾大者提示脾功能亢进；伴休克或其他部位广泛而严重出血者，提示 DIC；伴关节腔出血者提示血友病。

（2）与充血性皮疹的鉴别：紫癜是皮肤上出现的红色或暗红色斑点，压之不褪色，一般不高出皮肤表面。皮肤小红痣，虽然压之不褪色，但却高出皮肤表面且表面光亮。而充血性皮疹是在皮疹基础上发生的充血现象，常可高起皮肤表面，按压褪色，愈后可有皮肤脱屑。

十、头痛

（一）常见原因及机制

1. 颅脑病变

（1）感染：如脑膜炎、脑膜脑炎、脑炎、脑脓肿等。

（2）血管病变：如蛛网膜下腔出血、脑出血、脑血栓形成、脑栓塞、高血压脑病、脑供血不足、脑血管畸形、风湿性脑脉管炎和血栓闭塞性脑脉管炎等。

（3）占位性病变：如脑肿瘤、颅内转移瘤、颅内囊虫病或棘球蚴病（包虫病）等。

（4）颅脑外伤：如脑震荡、脑挫伤、硬膜下血肿、颅内血肿、脑外伤后遗症。

（5）其他：如偏头痛、丛集性头痛、头痛型癫痫、腰椎穿刺后及腰椎麻醉后头痛。

2. 颅外病变

（1）颅骨疾病：如颅底凹入症、颅骨肿瘤。

（2）颈部疾病：颈椎病及其他颈部疾病。

（3）神经痛：如三叉神经、舌咽神经及枕神经痛。

（4）其他：如眼、耳、鼻和齿疾病所致的头痛。

3. 全身性疾病

（1）急性感染：如流感、伤寒、肺炎等发热性疾病。

（2）心血管疾病：如高血压病、心力衰竭。

（3）中毒：如铅、乙醇、一氧化碳、有机磷、药物（如颠茄、水杨酸类）等中毒。

（4）其他：尿毒症、低血糖、贫血、肺性脑病、系统性红斑狼疮、月经及绝经期头痛、中暑等。

4. 神经症

（二）临床表现和伴随症状

1. 发病情况

（1）急剧发作：颅内血管性疾病（如蛛网膜下腔出血）。

（2）长期反复发作：血管性头痛（如偏头痛）或神经官能症。

（3）慢性进行性头痛伴颅内压增高：颅内占位性病变。

（4）青壮年慢性头痛，但无颅内压增高，常因焦急、情绪紧张而发生，多为肌收缩性头痛（或称肌紧张性头痛）。

2. 头痛部位

（1）偏头痛：多在一侧。

（2）颅内病变的头痛：常为深在性且较弥散，颅内深部病变的头痛部位不一定与病变部位相一致，但疼痛多向病灶同侧放射。

（3）高血压头痛：额部或整个头部。

（4）全身性或颅内感染性疾病的头痛：全头部痛。

（5）蛛网膜下腔出血或脑脊髓膜炎：头痛伴颈痛。

（6）眼源性、鼻源性、牙源性头痛：浅在性、局限于眼眶、前额或颞部。

3. 头痛的程度与性质

（1）三叉神经痛、偏头痛及脑膜刺激的疼痛最为剧烈。

（2）脑肿瘤的痛多为中度或轻度。

（3）高血压性、血管性及发热性疾病的头痛，往往带搏动性。

（4）神经痛多呈电击样痛或刺痛，肌肉收缩性头痛多为重压感、紧箍感或钳夹样痛。

4. 头痛出现的时间与持续时间　颅内占位性病变往往清晨加剧；鼻窦炎的头痛也常发生于清晨或上午；丛集性头痛常在晚间发生；女性偏头痛常与月经期有关；脑肿瘤的头痛多为持续性可有长短不等的缓解期。

5. 加重、减轻头痛的因素

（1）咳嗽、打喷嚏、摇头、俯身可使颅内高压性头痛，以及血管性头痛、颅内感染性头痛及脑肿瘤性头痛加剧。

（2）丛集性头痛在直立时可缓解。

（3）颈肌急性炎症所致的头痛可因颈部运动而加剧。

（4）慢性或职业性的颈肌痉挛所致的头痛，可因活动按摩颈肌而逐渐缓解。

（5）偏头痛在应用麦角胺后可获缓解。

6. 伴随症状

（1）头痛伴剧烈呕吐者为颅内压增高，头痛在呕吐后减轻者见于偏头痛。

（2）头痛伴眩晕者见于小脑肿瘤、椎-基底动脉供血不足。

（3）头痛伴发热者常见于感染性疾病，包括颅内或全身性感染。

（4）慢性进行性头痛出现精神症状者应注意颅内肿瘤。

（5）慢性头痛突然加剧并有意识障碍者提示可能发生脑疝。

（6）头痛伴视力障碍者可见于青光眼或脑肿瘤。

（7）头痛伴脑膜刺激征者提示有脑膜炎或蛛网膜下腔出血。

（8）头痛伴癫痫发作者可见于脑血管畸形、脑内寄生虫病或脑肿瘤。

（9）头痛伴神经功能紊乱症状者可能是神经功能性头痛。

（三）诊断方法和步骤

1. 问诊　病史。

2. 体格检查　视诊、触诊、听诊、血压、体温、眼压、鼻窦、乳突、鼻咽部等。

3. 神经学检查　眼底和瞳孔检查、脑膜刺激症状、脑局部症状、有无意识障碍等。

4. 一般临床辅助检查　头颅及颈椎 X 线检查、脑电图检查、头部 CT 扫描、头部 MRI 检查、脑脊液检查、脑血管造影、神经耳和眼科检查及其他检查。

5. 综合分析　得出诊断。

第2单元　慢性支气管炎和阻塞性肺气肿

重点提示

重点掌握慢性支气管炎和阻塞性肺气肿的临床表现，此内容考查形式灵活，常结合诊断和治疗综合考查。

考点串讲

一、慢性支气管炎

（一）临床表现

1. 症状　主要症状为咳嗽、咳痰或伴有喘息。急性加重系指咳嗽、咳痰、喘息等症状突然加重。

2. 体征　早期多无异常体征。急性发作期可在背部或双肺底听到干、湿啰音，咳嗽后可减少或消失。

（二）实验室检查

1. X 线检查早期可无异常　反复发作引起支气管壁增厚，细支气管或肺泡间质炎症细胞浸润或纤维化，表现为肺纹理增粗、紊乱，呈网状或条索状、斑点状阴影，以双下肺野明显。

2. 呼吸功能检查早期无异常　如有小气道阻塞时，最大呼气流速-容量曲线在 75% 和 50% 肺容量时，流量明显降低。

3. 其他　血被检查细菌感染时偶可出现白细胞总数和（或）中性粒细胞增高。痰液检查可培养出致病菌。

（三）预防

避免高危因素，减少诱因，增加免疫力。戒烟。

二、阻塞性肺疾病

（一）临床表现

1. 症状

（1）咳嗽晨间咳嗽明显，夜间有阵咳或排痰。

（2）咳痰：一般为白色黏液或浆液性泡沫性痰，急性发作期痰量增多，可有脓性痰。

（3）气短或呼吸困难。

（4）喘息和胸闷。

（5）其他：晚期患者有体重下降，食欲缺乏等。

2．体征 桶状胸，触诊双侧语颤减弱，叩诊肺部过清音，心浊音界缩小，肺下界和肝浊音界下降，两肺呼吸音减弱，呼气延长，部分患者可闻及湿啰音和（或）干啰音。

（二）预防

COPD 的预防主要是避免发病的高危因素、急性加重的诱发因素以及增强机体免疫力。

1．戒烟是预防 COPD 最简单易行的重要措施。

2．控制职业和环境污染，减少有害气体或有害颗粒的吸入。

3．流感疫苗、肺炎链球菌疫苗等应用。

4．加强体育锻炼，增强体质，提高机体免疫力。

第 3 单元 慢性肺源性心脏病

重点提示

本单元出题量大，重点掌握慢性肺源性心脏病的肺心功能代偿期和失代偿期的临床表现，其次是急性期的治疗也要求考生的重视，一般了解慢性肺源性心脏病诊断。

考点串讲

一、临床表现

1．肺、心功能代偿期 $P_2 > A_2$，三尖瓣区可出现收缩期杂音或剑突下心脏搏动增强，提示有右心室肥厚。

2．肺、心功能失代偿期

（1）呼吸衰竭

①症状：呼吸困难加重，夜间为甚，常有头痛、失眠、食欲缺乏，白天嗜睡，甚至出现表情淡漠、神志恍惚、谵妄等肺性脑病的表现。

②体征：明显发绀，球结膜充血、水肿，严重时可有视网膜血管扩张、视盘水肿等颅内压升高的表现。腱反射减弱或消失，出现病理反射。因高碳酸血症可出现周围血管扩张的表现，如皮肤潮红、多汗。

（2）右心衰竭

①症状：气促更明显，心悸、食欲缺乏、腹胀、恶心等。

②体征：发绀更明显，颈静脉怒张，心率增快，可出现心律失常，剑突下可闻及收缩期杂音，甚至出现舒张期杂音。肝颈静脉回流征阳性，下肢水肿，少数出现肺水肿及全心衰竭。

3．实验室和其他检查

（1）X 线检查：右下肺动脉干扩张，其横径≥15mm；其横径与气管横径比值≥1.07；肺动脉段明显突出或其高度≥3mm；中央动脉扩张，外周血管纤细，形成"残根"征；右心室增大征。

（2）心电图检查：主要表现有右心室肥大改变出现肺型 P 波，右束支传导阻滞。

（3）超声心动图检查：右心室流出道内径（≥30mm）、右心室内径（≥20mm）、右心室前壁的厚度、左、右心室内径比值（<2）、右肺动脉内径或肺动脉干及右心房增大。

（4）血气分析：当 $PaO_2 < 60mmHg$、$PaCO_2 > 50mmHg$ 时，表示有呼吸衰竭。

（5）血液检查：红细胞及血红蛋白可升高；合并感染时白细胞总数增高，中性粒细胞增加。部分患者血清学检查可有肾功能或肝功能改变。

二、诊断

症状＋体征＋检查。

三、治疗

1. 急性加重期　控制感染；通畅呼吸，改善功能；纠正缺氧；控制呼吸和心力衰竭；处理并发症。

（1）控制感染。

（2）氧疗：通畅呼吸道，纠正缺氧和二氧化碳潴留，可用鼻导管吸氧或面罩给氧。

（3）控制心力衰竭：积极控制感染、改善呼吸功能后心力衰竭便能得到改善。

①利尿药：减少血容量、减轻右心负荷、消除水肿的作用。原则上宜选用作用轻的利尿药，小剂量使用。利尿药应用后可出现低钾、低氯性碱中毒，痰液黏稠不易排痰和血液浓缩等。

②正性肌力药：正性肌力药的剂量宜小，一般约为常规剂量的 1/2 或 2/3 量，同时选用作用快、排泄快的洋地黄类药物。

③血管扩张药：血管扩张药在扩张肺动脉的同时也扩张体动脉，往往造成体循环血压下降，反射性产生心率增快、氧分压下降、二氧化碳分压上升等不良反应。包括钙拮抗药、一氧化氮（NO）、川芎嗪等。

④控制心律失常：一般经过治疗慢性肺心病的感染、缺氧后，心律失常可自行消失。

⑤抗凝治疗：应用普通肝素或低分子肝素防止肺微小动脉原位血栓形成。

⑥加强护理工作：加强心肺功能的监护，勤翻身、拍背。

2. 缓解期　目的是增强患者的免疫功能，去除诱发因素，减少或避免急性加重期的发生，长期家庭氧疗等。

第4单元　支气管哮喘

═══ 重点提示 ═══

本单元内容历年考试内容涉及较少，考生一般了解支气管哮喘的临床表现及其辅助检查。

═══ 考点串讲 ═══

临床表现

1. 症状　反复发作性的呼气性呼吸困难或发作性胸闷和咳嗽，严重者被迫采取坐位或呈端坐呼吸，干咳或咳大量白色泡沫痰，用支气管舒张药后缓解或自行缓解，在夜间及凌晨发作和加重常是哮喘的特征之一。有些青少年，其哮喘症状表现为运动时出现胸闷、咳嗽和呼吸困难（运动性哮喘）。

2. 体征　发作时胸部呈过度充气状态，但在轻度哮喘或非常严重哮喘发作，哮鸣音可不出现，即称为寂静胸。严重哮喘患者可出现心率增快、奇脉、胸腹反常运动和发绀。非发作期体检可无异常。

第5单元　呼 吸 衰 竭

═══ 重点提示 ═══

本单元在历年考试中出题量较少，考生简单了解呼吸衰竭的分型、慢性呼吸衰竭的临床表现、诊断及治疗。

=== 考点串讲 ===

一、概论

动脉血气分析分型

1. **Ⅰ型呼吸衰竭** 缺氧性呼吸衰竭，$PaO_2<60mmHg$，$PaCO_2$ 降低或正常。主要见于肺换气障碍疾病，如肺部感染、间质性肺疾病、急性肺栓塞等。

2. **Ⅱ型呼吸衰竭** 高碳酸性呼吸衰竭，$PaO_2<60mmHg$，同时伴有 $PaCO_2>50mmHg$。主要见于肺通气不足。单纯通气不足，低氧血症和高碳酸血症程度平行，若伴换气功能障碍，则低氧血症更为严重，如 COPD。

二、慢性呼吸衰竭

（一）临床表现

除引起慢性呼吸衰竭的原发症状外，主要是缺氧和二氧化碳潴留所致的多脏器功能紊乱的表现。

1. **呼吸困难** 表现在频率、节律和幅度的改变。如中枢性呼衰呈潮式、间歇或抽泣样呼吸；慢阻肺是由慢而较深的呼吸转为浅快呼吸，辅助呼吸肌活动加强，呈点头或提肩呼吸。中枢神经药物中毒表现为呼吸匀缓、昏睡；严重肺心病并发呼衰二氧化碳麻醉时，则出现浅慢呼吸。

2. **神经症状** 慢性呼吸衰竭伴二氧化碳潴留时，随 $PaCO_2$ 升高可表现为先兴奋后抑制现象。

（1）兴奋症状：失眠、烦躁、躁动、夜间失眠而白天嗜睡（昼夜颠倒现象）。但此时切忌用镇静或催眠药，以免加重二氧化碳潴留，发生肺性脑病。

（2）肺性脑病表现：神志淡漠、肌肉震颤或扑翼样震颤、间歇抽搐、昏睡，甚至昏迷等。亦可出现腱反射减弱或消失，锥体束征阳性等。

3. **循环系统表现** 外周体表静脉充盈、皮肤充血、温暖多汗、血压升高、心排血量增多而致脉搏洪大；心率加快；搏动性头痛。

（二）诊断

临床上Ⅱ型呼吸衰竭患者还见于吸氧治疗后，$PaO_2>60mmHg$，但 $PaCO_2$ 仍高于正常水平。

（三）治疗原则

治疗原则：治疗原发病、保持气道通畅、恰当的氧疗。

1. **氧疗** 是通过提高肺泡内氧分压（PaO_2），增加氧弥散能力，提高动脉血氧分压和血氧饱和度，增加可利用的氧。

2. **机械通气**

（1）无创机械通气：COPD 急性加重早期，缓解呼吸肌疲劳，减少后期气管插管率，改善预后。

（2）有创机械通气。

3. **抗感染** 感染为慢性呼吸衰竭急性加重常见诱因。

4. **呼吸兴奋药的应用** 呼吸兴奋药阿米三嗪萝巴新 50～100mg，每日 2 次，刺激颈动脉体和主动脉体化学感受器兴奋呼吸中枢，增加通气量。

5. **其他** 纠正酸碱平衡失调。

第 6 单元 肺 炎

=== 重点提示 ===

本单元重点是掌握肺炎院内及院外感染的主要致病菌及所致疾病，熟悉肺炎球菌肺炎的临床表现、诊断及治疗，了解肺炎的病因分类。

= **考 点 串 讲** =

一、概论

1. 病因分类

（1）病毒性肺炎：呼吸道合胞病毒（RSV）占首位，其次为腺病毒（ADV）3、7、11、21 型、流感病毒、副流感病毒1、2、3 型，巨细胞病毒和肠道病毒等。

（2）细菌性肺炎：肺炎链球菌、金黄色葡萄球菌、肺炎杆菌、流感嗜血杆菌、大肠埃希菌、军团菌等。

（3）支原体肺炎：由肺炎支原体所致。

（4）衣原体肺炎：由沙眼衣原体（CT）、肺炎衣原体（CP）和鹦鹉热衣原体引起，以 CT 和 CP 多见。

（5）原虫性肺炎：卡氏肺囊虫（卡氏肺孢子虫）肺炎，免疫缺陷病患者为易感人群。

（6）真菌性肺炎：由白念珠菌、肺曲菌、组织胞浆菌、毛霉菌、球孢子菌等引起的肺炎，多见于免疫缺陷病及长期使用抗生素者。

（7）非感染病因引起的肺炎：如吸入性肺炎、坠积性肺炎、嗜酸性粒细胞性肺炎等。

2. 院内感染的病原学　无感染高危因素患者的常见病原体依次为肺炎链球菌、流感嗜血杆菌、金黄色葡萄球菌、大肠埃希菌、肺炎克雷伯杆菌、不动杆菌属等；有感染高危因素患者为铜绿假单胞菌、肠杆菌属、肺炎克雷伯杆菌等，金黄色葡萄球菌的感染有明显增加的趋势。

3. 院外感染的病原学　致病菌仍以肺炎球菌最为常见，约占 40%，其次为流感嗜血杆菌、肺炎支原体、葡萄球菌、肺炎克雷伯杆菌、肺炎军团菌等。

二、肺炎球菌肺炎

1. 临床表现

（1）症状：发病前常有受凉、淋雨、疲劳、醉酒、病毒感染史，多有上呼吸道感染的前驱症状。起病多急骤，高热、寒战、全身肌肉酸痛，体温通常在数小时内升至 39～40℃ 。高峰在下午或傍晚，或呈稽留热，脉率随之增速。可有患侧胸部疼痛，放射到肩部或腹部，咳嗽或深呼吸时加剧。痰少，可带血或呈铁锈色，胃纳锐减，偶有恶心、呕吐、腹痛或腹泻，易被误诊为急腹症。

（2）体征

①呈急性热病容，面颊绯红，鼻翼扇动，皮肤灼热、干燥，口角及鼻周有单纯疱疹；病变广泛时可出现发绀。

②肺实变时叩诊浊音、触觉语颤增强并可闻及支气管呼吸音。消散期可闻及湿啰音。有败血症者，可出现皮肤、黏膜出血点，巩膜黄染。

③重症感染时可伴休克、急性呼吸窘迫综合征及神经精神症状，表现为神志模糊、烦躁、呼吸困难、嗜睡、谵妄、昏迷等。

2. 诊断　根据典型症状与体征，结合胸部 X 线检查，易作出初步诊断。病原菌检测是确诊本病的主要依据。

3. 治疗

（1）抗菌药物治疗：首选青霉素，对青霉素过敏者或耐青霉素或多重耐药菌株感染者，可用呼吸氟喹诺酮类、头孢噻肟后或头孢曲松等药物，多重耐药菌株感染者可用万古霉素、替考拉宁等。

（2）支持疗法

①卧床休息，注意补充足够蛋白质、热量及维生素。

②有明显麻痹性肠梗阻或胃扩张，应暂时禁食、禁饮和胃肠减压。

③烦躁不安、谵妄、失眠者酌用地西泮 5mg 或水合氯醛 1～1.5g，禁用抑制呼吸的镇静药。

④剧烈胸痛者，可酌用少量镇痛药，不用阿司匹林或其他解热药。

（3）并发症的处理：10%～20%肺炎链球菌肺炎伴发胸腔积液者，应酌情取胸腔积液检查及培养以确定其性质。若治疗不当，约 5%并发脓胸，应积极排脓引流。

第 7 单元 肺 结 核

重点提示

本单元为重点内容，考试涉及较多，主要掌握肺结核的临床表现、诊断与治疗。

考点串讲

一、临床表现

1. 症状

（1）呼吸系统症状

①咳嗽、咳痰：是肺结核最常见症状。

②咯血：1/3～1/2 的患者有咯血。

③胸痛：结核累及胸膜时可表现胸痛，为胸膜性胸痛。随呼吸运动和咳嗽加重。

④呼吸困难：多见于干酪样肺炎和大量胸腔积液患者。

（2）全身症状：发热为最常见症状，多为长期午后潮热，部分患者有倦怠乏力、盗汗、食欲缺乏和体重减轻等。育龄期女性患者可有月经不调。

2. 体征

（1）渗出性病变范围较大或干酪样坏死时，则可以有肺实变体征，如触觉语颤增强、叩诊浊音、听诊闻及支气管呼吸音和细湿啰音。

（2）较大的空洞性病变听诊也可以闻及支气管呼吸音：当有较大范围的纤维条索形成时，气管向患侧移位，患侧胸廓塌陷、叩诊浊音、听诊呼吸音减弱并可闻及湿啰音。

（3）结核性胸膜炎时有胸腔积液体征：气管向健侧移位，患侧胸廓望诊饱满、触觉语颤减弱、叩诊实音、听诊呼吸音消失。支气管结核可有局限性哮鸣音。

（4）少数患者可以有类似风湿热样表现，称为结核性风湿症。多见于青少年女性。常累及四肢大关节。在受累关节附近可见结节性红斑或环形红斑，间歇出现。

二、诊断与鉴别诊断

（一）诊断方法

1. 病史和症状体征

（1）症状体征情况：症状一般无特异性。

（2）诊断治疗过程：确定患者是新发现还是已发现病例。

（3）其他：肺结核接触史。

2. 影像学诊断 胸部 X 线检查是诊断肺结核的重要方法，CT 能提供横断面的图像，减少重叠影像，易发现隐蔽的病变而减少微小病变的漏诊。

3. 痰结核分枝杆菌检查 是确诊肺结核病的主要方法，也是制订化疗方案和考核治疗效果的主要依据。

4. 纤维支气管镜检查 常应用于支气管结核和淋巴结支气管瘘的诊断。

5. 结核菌素试验 广泛应用于检出结核分枝杆菌的感染，而非检出结核病。结核菌素试验对儿童、少年和青年的结核病诊断有参考意义。

（二）诊断程序

可疑症状患者的筛选；是否肺结核；有无活动性；是否排菌。

（三）鉴别诊断

1. **肺炎**　主要与继发型肺结核鉴别。各种肺炎因病原体不同而临床特点各异，但大都起病急伴有发热、咳嗽、咳痰明显。X 线胸片表现密度较淡且较均匀的片状或斑片状阴影，抗菌治疗后体温迅速下降，1～2 周阴影有明显吸收。

2. **慢性阻塞性肺疾病**　多表现为慢性咳嗽、咳痰，少有咯血。冬季多发，急性加重期可以有发热。肺功能检查为阻塞性通气功能障碍。胸部影像学检查有助于鉴别诊断。

3. **支气管扩张**　慢性反复咳嗽、咳痰，多有大量脓痰，常反复咯血。轻者 X 线胸片无异常或仅见肺纹理增粗，典型者可见卷发样改变，CT 特别是高分辨 CT 能发现支气管腔扩大，可确诊。

4. **肺癌**　肺癌多有长期吸烟史，表现为刺激性咳嗽，痰中带血、胸痛和消瘦等症状。胸部 X 线表现肺癌肿块常呈分叶状，有毛刺、切迹。癌组织坏死液化后，可以形成偏心厚壁空洞。多次痰脱落细胞和结核分枝杆菌检查和病灶活体组织检查是鉴别的重要方法。

5. **肺脓肿**　多有高热、咳大量脓臭痰，X 线胸片表现为带有液平面的空洞伴周围浓密的炎性阴影。血白细胞和中性粒细胞增高。

6. **纵隔和肺门疾病**　原发型肺结核应与纵隔和肺门疾病相鉴别。小儿胸腺在婴幼儿时期多见，胸内甲状腺多发生于右上纵隔，淋巴系统肿瘤多位于中纵隔，多见于青年人，症状多，结核菌素试验可呈阴性或弱阳性。皮样囊肿和畸胎瘤多呈边缘清晰的囊状阴影，多发生于前纵隔。

7. **其他疾病**　肺结核常有不同类型的发热，需与伤寒、败血症、白血病等发热性疾病鉴别。

三、治疗

（一）化学治疗原则

肺结核化学治疗的原则是早期、规律、全程、适量、联合。整个治疗方案分强化和巩固两个阶段。

（二）化学治疗的主要作用

杀菌作用、防止耐药菌产生、灭菌。

（三）常用抗结核药药物

异烟肼、利福平、吡嗪酰胺、乙胺丁醇、链霉素等（表 15-1）。

表 15-1　常用抗结核药物成年人剂量和主要不良反应

药名	每日剂量(g)	间歇疗法每日剂量(g)	主要不良反应
异烟肼	0.3	0.6～0.8	周围神经炎、偶有肝功能损害
利福平	0.45～0.6*	0.6～0.9	肝功能损害、变态反应
链霉素	0.75～1.06	0.75～1.0△	听力障碍、眩晕、肾功能损害
吡嗪酰胺	1.5～2.0	2～3	胃肠不适、肝功能损害、高尿酸血症、关节痛
乙胺丁醇	0.75～1.0**	1.5～2.0	视神经炎
对氨基水杨酸钠	8～12***	10～12	胃肠不适、变态反应、肝功能损害
丙硫异烟胺	0.5～0.75	0.5～1.0	胃肠不适、肝功能损害
卡那霉素	0.75～1.06	0.75～1.0△	听力障碍、眩晕、肾功能损害
卷曲霉素	0.75～1.06	0.75～1.0△	听力障碍、眩晕、肾功能损害

注：*体重<50kg 用 0.45g；体重≥50kg 用 0.6g，链霉素、吡嗪酰胺、丙硫异烟胺用量亦按体重调节；△老年人每次 0.75g；**前 2 个月 25mg/kg 体重；其后减至 15mg/kg 体重，***每日分 2 次服用（其他药均为每日 1 次）

（四）统一标准化学治疗方案

1. 初治涂阳肺结核治疗方案含初治涂阴有空洞形成或粟粒型肺结核

（1）每日用药方案

①强化期：异烟肼、利福平、吡嗪酰胺和乙胺丁醇，顿服，2 个月。

②巩固期：异烟肼、利福平，顿服，4 个月。

（2）间歇用药方案

①强化期：异烟肼、利福平、吡嗪酰胺和乙胺丁醇，隔日 1 次或每周 3 次，2 个月。

②巩固期：异烟肼、利福平，隔日 1 次或每周 3 次，4 个月。

2. 复治涂阳肺结核治疗方案

（1）每日用药方案

①强化期：异烟肼、利福平、吡嗪酰胺、链霉素和乙胺丁醇，每日 1 次，2 个月。

②巩固期：异烟肼、利福平和乙胺丁醇，每日 1 次，4～6 个月。巩固期治疗 4 个月时，痰菌未转阴，可继续延长治疗期 2 个月。

（2）间歇用药方案

①强化期：异烟肼、利福平、吡嗪酰胺、链霉素和乙胺丁醇，隔日 1 次或每周 3 次，2 个月。

②巩固期：异烟肼、利福平和乙胺丁醇，隔日 1 次或每周 3 次，6 个月。

3. 初治涂阴肺结核治疗方案

（1）每日用药方案

①强化期：异烟肼、利福平、吡嗪胺，每日 1 次，2 个月。

②巩固期：异胺丁、利福平，每日 1 次，4 个月。

（2）间歇用药方案

①强化期：异烟肼、利福平、吡嗪酰胺，隔日 1 次或每周 3 次，2 个月。

②巩固期：异烟肼、利福平，隔日 1 次或每周 3 次，4 个月。

4. 耐药肺结核　主要治疗是依据药物敏感性检测结果，详细询问既往用药史，选择至少 2～3 种敏感或未使用过的抗结核药物，强化期最好由 5 种药物组成，巩固期至少有 3 种药物，并实施全程监督管理完成治疗。

（五）其他治疗

1. 对症治疗　少量咯血，多以安慰患者、消除紧张、卧床休息为主，可用氨基己酸、氨甲苯酸、酚磺乙胺、卡络柳钠等药物止血。大咯血时先用垂体后叶素 5～10U 加入 25%葡萄糖注射液 40ml 中缓慢静脉注射，一般为 15～20min，然后将垂体后叶素加入 5%葡萄糖注射液按 0.1U/（kg·h）速度静脉滴注。

2. 糖皮质激素　仅用于结核毒性症状严重者。必须确保在有效抗结核药物治疗的情况下使用。

3. 肺结核外科手术治疗　主要的适应证是经合理化学治疗后无效、多重耐药的厚壁空洞、大块干酪灶、结核性脓胸、支气管胸膜瘘和大咯血非手术治疗无效者。

第 8 单元　动脉粥样硬化

重点提示

本单元非常重要，历年考试中所占比重大，应重点掌握急性心肌梗死的临床表现、心电图、血清心肌损伤标记物、诊断、鉴别诊断、并发症及治疗措施。熟悉急性心肌梗死的发病机制。

━━━━━━━━━━━━━━━━ 考点串讲 ━━━━━━━━━━━━━━━━

一、急性心肌梗死的发病机制、临床表现、心电图和心肌损伤标志物、诊断与鉴别诊断及并发症

（一）发病机制

基本病因是冠状动脉粥样硬化（偶为冠状动脉栓塞、炎症、先天性畸形、痉挛和冠状动脉口阻塞所致），造成 1 支或多支血管管腔狭窄和心肌血供不足，而侧支循环未充分建立。在此基础上，一旦血供急剧减少或中断，使心肌严重而持久地急性缺血达 30min 以上，即可发生急性心肌梗死。

（二）临床表现

与梗死的大小、部位、侧支循环情况密切有关。

1. 先兆　半数以上患者在发病前数日有乏力，胸部不适，活动时心悸，气急，烦躁，心绞痛等前驱症状，其中以新发生心绞痛和原有心绞痛加重最为突出，心绞痛发作较以前频繁，硝酸甘油疗效差，应警惕心肌梗死的可能。

2. 症状

（1）疼痛是最先出现的症状，多发生于清晨，疼痛部位和性质与心绞痛相同，但诱因多不明显，且常发生于安静时，程度较重，持续时间较长，可达数小时或更长，休息和含用硝酸甘油片多不能缓解。患者常烦躁不安、出汗、恐惧，胸闷或有濒死感。

（2）全身症状有发热、心动过速、白细胞增高和红细胞沉降率增快等，由坏死物质被吸收所引起。

（3）胃肠道症状疼痛剧烈时常伴有频繁的恶心、呕吐和上腹胀痛，与迷走神经受坏死心肌刺激和心排血量降低组织灌注不足等有关。肠胀气亦不少见。重症者可发生呃逆。

（4）心律失常多发生在起病 1～2 周，而以 24h 内最多见。以室性心律失常最多尤其是室性期前收缩。房室和束支传导阻滞亦较多。

（5）低血压和休克疼痛期中血压下降常见，未必是休克。如疼痛缓解而收缩压仍低于 80mmHg，有烦躁不安、面色苍白、皮肤湿冷、脉细而快、大汗淋漓、尿量减少（<20ml／h），神志迟钝，甚至晕厥者，则为休克表现。

（6）心力衰竭主要是急性左侧心力衰竭。

3. 体征

（1）心脏体征：心脏浊音界可轻度至中度扩大；心率多增快，少数也可减慢；心尖区 S_1 减弱；可出现 S_4（心房性）奔马律。少数有心包摩擦音，心尖部可有粗糙收缩期杂音或收缩中晚期喀喇音，为二尖瓣乳头肌功能失调或断裂所致。

（2）血压除极早期血压可增高外，几乎所有患者都有血压降低。起病前有高血压者，血压可降至正常，且可能不再恢复到起病前的水平。

（3）其他可有与心律失常、休克或心力衰竭相关的其他体征。

（三）辅助检查

1. 心电图

（1）特征性改变：ST 段抬高性心肌梗死者其心电图表现特点如下。

①宽而深的 Q 波（病理性 Q 波），在面向透壁心肌坏死区的导联上出现。

②T 波倒置，在面向损伤区周围心肌缺血区的导联上出现。

在背向心肌梗死区的导联则出现相反的改变，即 R 波增高、ST 段压低和 T 波直立并增高。非 ST 段抬高性心肌梗死者心电图有 2 种类型：无病理性 Q 波，有普遍性 ST 段压低≥0.1mV，但 aVR 导联（有时还有 V_1 导联）ST 段抬高，或有对称性 T 波倒置为心内膜下心肌梗死所致。无病理性 Q 波，也无 ST 段变化，仅有 T 波倒置改变。

（2）动态性改变：ST 段抬高性心肌梗死。

①起病数小时内，可尚无异常或出现异常高大两肢不对称的 T 波，为超急性期。

②数小时后，ST 段明显抬高，弓背向上，与直立的 T 波连接，形成单相曲线。数小时至 2d 内出现病理性 Q 波，同时 R 波减低，是为急性期改变。Q 波在 3～4d 稳定不变，以后 70%～80% 永久存在。

③早期如不进行治疗干预，ST 段抬高持续数日至 2 周，逐渐回到基线水平，T 波则变为平坦或倒置，是为亚急性期改变。

（3）非 ST 抬高性心肌梗死：ST 段抬高性心肌梗死类型，先是 ST 段普遍压低（除 aVR，有时 V_1 导联外），继而 T 波倒置加深呈对称型；ST、段和 T 波的改变持续数日或数周后恢复。T 波改变在 1～6 个月恢复。

2. 血心肌坏死标记物

（1）肌红蛋白：是心肌梗死早期诊断的良好指标。起病 2h 内升高，12h 达高峰，24～48h 恢复正常。

（2）肌钙蛋白 I 或肌钙蛋白 T：是更具有心脏特异性的标记物，在发病 3～4h 即可升高，11～24h 达高峰，7～10d 恢复正常，对心肌梗死的早期诊断和发病后较晚就诊的患者均有意义。

（3）肌酸激酶的同工酶（CK-MB）：诊断的特异性较高，在起病后 4h 内增高，16～24h 达高峰，3～4d 恢复正常，其增高的程度能较准确地反映梗死的范围，高峰出现时间是否提前有助于判断溶栓治疗的是否成功。

（4）肌酸磷酸激酶（CK）：在起病 6h 内升高，24h 达高峰，3～4d 恢复正常。

（5）天冬酸氨基转移酶（AST）：在起病 6～12h 后升高，24～48h 达高峰，3～6d 降至正常。

（6）乳酸脱氢酶（LDH）：敏感性稍差，在起病 8～10h 后升高，达到高峰时间在 2～3d，持续 1～2 周才恢复正常。

（四）诊断和鉴别诊断

根据典型的临床表现、特征性的心电图改变及实验室检查发现，诊断本病并不困难。对老年患者，突然发生严重心律失常、休克、心力衰竭而原因未明，或突然发生较重而持久的胸闷或胸痛者，都应考虑本病的可能。宜先按急性心肌梗死来处理，并短期内进行心电图、血清心肌酶测定和肌钙蛋白测定等的动态观察以确定诊断。对非 ST 段抬高性心肌梗死，血清肌钙蛋白测定的诊断价值更大。鉴别诊断要考虑以下一些疾病。

1. 主动脉夹层 胸痛一开始即达高峰，常放射到背、肋、腹、腰和下肢，两上肢的血压和脉搏可有明显差别，可有主动脉瓣关闭不全的表现，偶有意识模糊和偏瘫等神经系统受损症状。但无血清心肌坏死标记物升高等可资鉴别。二维超声心动图检查、X 线或磁共振体层显像有助于诊断。

2. 急性肺动脉栓塞 胸痛、咯血、呼吸困难、休克等表现。常有急性肺源性心脏病改变，与 AMI 心电图改变明显不同。

3. 急腹症 急性胰腺炎、消化性溃疡穿孔、急性胆囊炎、胆石症等，均有上腹部疼痛，可能伴休克。仔细询问病史、做体格检查、心电图检查、血清心肌酶和肌钙蛋白测定可协助鉴别。

4. 急性心包炎 胸痛与发热同时出现，有心包摩擦音或心包积液的体征。心电图改变常为普遍导联 ST 段弓背向下型抬高，T 波倒置，无异常 Q 波出现。

5. 其他 心绞痛。

（五）并发症

1. 乳头肌功能失调或断裂 总发生率可高达 50%。二尖瓣乳头肌因缺血、坏死等使收缩功能发生障碍，造成不同程度的二尖瓣脱垂并关闭不全，心尖区出现收缩中晚期喀喇音和吹风样收缩期杂音，第一心音可不减弱，可引起心力衰竭。轻症者，可以恢复，其杂音可消失。

2. 心脏破裂 较少见。常在起病 1 周内出现，多为左室游离壁破裂，致急性心脏压塞而猝死。

偶为心室间隔破裂造成穿孔，引起心力衰竭或休克。

3．栓塞　发生率 1%～6%，见于起病后 1～2 周，可为左心室附壁血栓脱落所致，引起脑、肾、脾或四肢等动脉栓塞。也可因下肢静脉血栓形成部分脱落所致，则产生肺动脉栓塞。

4．心室壁瘤　或称室壁瘤，主要见于左心室，发生率 5%～20%。体格检查可见左侧心界扩大，心脏搏动范围较广，可有收缩期杂音。瘤内发生附壁血栓时，心音减弱。心电图 ST 段持续抬高。X 线透视、摄影、超声心动图、放射性核素心脏血池显像及左心室造影可见局部心缘突出，搏动减弱或有反常搏动。

5．心肌梗死后综合征　发生率约 10%。于心肌梗死后数周至数月内出现，可反复发生，表现为心包炎、胸膜炎或肺炎，有发热、胸痛等症状，可能为机体对坏死物质的变态反应。

二、急性心肌梗死的治疗措施

对 ST 段抬高的急性心肌梗死，强调及早发现、及早住院并加强住院前的就地处理。治疗原则是尽快恢复心肌的血液灌注（到达医院后 30min 内开始溶栓或 90min 内开始介入治疗）以挽救濒死的心肌、防止梗死扩大或缩小心肌缺血范围，保护和维持心脏功能，及时处理严重心律失常、泵衰竭和各种并发症，防止猝死，使患者不但能度过急性期，且康复后还能保持尽可能多的有功能的心肌。

1．监护和一般治疗　明确或怀疑 AMI 诊断的患者应立即收入冠心病监护病房。

（1）休息：急性期卧床休息，保持环境安静。减少探视，防止不良刺激，解除焦虑。

（2）监测：在冠心病监护室进行心电图、血压和呼吸的监测，除颤仪应随时处于备用状态。对于严重泵衰者还监测肺毛细血管压和静脉压。

（3）吸氧：对有呼吸困难和血氧饱和度降低者，最初几日间断或持续通过鼻管面罩吸氧。

（4）护理：急性期 12h 卧床休息，若无并发症，24h 内应鼓励患者在床上行肢体活动，若无低血压，心肌梗死后第 3 天就可在病房内走动；心肌梗死后第 4～5 天，逐步增加活动直至每天 3 次步行 100～150m。

（5）建立静脉通道。

（6）立即嚼服阿司匹林 150～300mg。

2．解除疼痛　选用药物尽快解除疼痛：哌替啶；疼痛较轻者可以使用罂粟碱或可待因或地西泮（安定）10mg 肌内注射。

3．再灌注心肌

（1）直接 PCI

①适应证：ST 段抬高和新出现左束支传导阻滞（影响 ST 段的分析）的心肌梗死；ST 段抬高性心肌梗死并发心源性休克；适合再灌注治疗而有溶栓治疗禁忌证者；非 ST 段抬高性心肌梗死，但梗死相关动脉严重狭窄，血流≤TI 心肌梗死Ⅱ级。

②注意：发病 12h 以上不宜施行 PCI；不宜对非梗死相关的动脉施行 PCI；要由有经验者施术，以避免延误时机。有心源性休克者宜先行主动脉内球囊反搏术，待血压稳定后再施术。

③补救性 PCI：溶栓治疗后仍有明显胸痛，抬高的 ST 段无明显降低者，应尽快进行冠状动脉造影，如显示心肌梗死 0～Ⅱ级血流，说明相关动脉未再通，宜立即施行补救性 PCI。

④溶栓治疗再通者的 PCI：溶栓治疗成功的患者，如无缺血复发表现，可在 7～10d 后行冠状动脉造影，如残留的狭窄病变适宜于 PCI 可行 PCI 治疗。

（2）溶栓疗法

①目标：尽早开通梗死相关冠状动脉；尽可能挽救濒死心肌，限制梗死面积，保存左心室功能；降低死亡率，改善远期预后；预防缺血或梗死再发。

②适应证：心电图至少两个以上相邻导联出现 ST 段抬高，病史提示急性心肌梗死伴左束支传导阻滞，发病＜12h，年龄＜75 岁；ST 段抬高心肌梗死患者＞75 岁，可以谨慎进行溶栓治疗；ST

段抬高心肌梗死起病 12~24h，仍然有胸痛及 ST 段抬高者。

③禁忌证：近 1 年内的脑血管意外；3 周内进行过大手术或严重外伤或分娩；2~4 周有活动性内脏出血或溃疡病出血；2 周内穿刺过不能压迫止血的大血管；疑有或确诊有主动脉夹层；头颅损伤或已知的颅内肿物或动静脉畸形；正在使用治疗剂量的抗凝剂或有出血倾向者；重度未控制的高血压或慢性严重的高血压史；2~4 周有心肺复苏史。

④常用的溶栓药物：尿激酶、链激酶、重组组织型纤溶酶原激活药。

⑤溶栓疗效评价：冠状动脉造影直接观察。

临床再通的标准：第一，开始给药后 2h 内，缺血缓解或明显减轻。第二，开始给药后 2h 内，心电图相应导联升高的 ST 段比用药前下降≥50%。第三，开始给药后 2~4h 出现再灌注心律失常。CK-MB 的峰值前移到距起病 14h 以内，但单有第一或第三不能判断为再通。

（3）紧急主动脉-冠状动脉旁路移植术：介入治疗失败或溶栓治疗无效有手术指征者，宜争取 6~8h 施行主动脉-冠状动脉旁路移植术。

再灌注损伤：急性缺血心肌再灌注时，可出现再灌注损伤，常表现为再灌注性心律失常。各种快速、缓慢性心律失常均可出现，应做好相应的抢救准备。但出现严重心律失常的情况少见，最常见的为一过性非阵发性室性心动过速，对此不必行特殊处理。

4. 消除心律失常　心律失常必须及时消除，以免演变为严重心律失常、甚至猝死。

5. 控制休克　根据休克不同因素所致，而分别处理。

6. 治疗心力衰竭　主要是治疗急性左心衰竭，以应用吗啡（或哌替啶）和利尿药为主，亦可选用血管扩张药减轻左心室的负荷，或用多巴酚丁胺静脉滴注或用短效血管紧张素转化酶抑制药从小剂量开始等治疗。

7. 并发症的处理　并发栓塞时，用溶解血栓和（或）抗凝疗法。心室壁瘤如影响心功能或引起严重心律失常，宜手术切除或同时做主动脉-冠状动脉旁路移植手术。

第9单元　感染性心内膜炎

重点提示

本单元内容在历年考题中涉及内容较少，复习重点应放在自体瓣膜感染性心内膜炎的常见致病微生物及辅助检查上，其他内容了解。

考点串讲

主要介绍自体瓣膜感染性心内膜炎。

一、常见致病微生物

链球菌和葡萄球菌分别占自体瓣膜心内膜炎病原微生物的 65% 和 25%。急性：主要由金黄色葡萄球菌引起，少数由肺炎球菌、淋球菌、A 族链球菌和流感杆菌等所致。亚急性：草绿色链球菌最常见，其次为 D 族链球菌（牛链球菌和肠球菌），表皮葡萄球菌，其他细菌较少见。

二、亚急性感染性心内膜炎的发病相关因素

血流动力学因素；非细菌性血栓性心内膜炎；短暂性菌血症；细菌感染无菌性赘生物。

三、临床表现

从短暂性菌血症的发生至症状出现之间的时间间隔长短不一，多在 2 周以内，但不少患者无明确的细菌进入途径可寻。

1. 发热　发热是感染性心内膜炎最常见的症状，除有些老年或心、肾衰竭重症患者外，几乎

均有发热。亚急性者起病隐匿，<u>可有全身不适、乏力、食欲缺乏和体重减轻等非特异性症状</u>。可有弛张性低热，一般<39℃，午后和晚上高。头痛、背痛和肌肉关节痛常见。急性者呈暴发性败血症过程，有高热寒战。突发心力衰竭者较为常见。

2．心脏杂音　80%～85%的患者可闻心脏杂音，可由基础心脏病和（或）心内膜炎导致瓣膜损害所致。急性者要比亚急性者更易出现杂音强度和性质的变化或出现新的杂音。瓣膜损害所致的新的或增强的杂音主要为关闭不全的杂音，尤以主动脉瓣关闭不全多见。

3．周围体征　多为非特异性：<u>瘀点；指（趾）甲下线状出血；Roth 斑；Osler 结节；Janeway 损害</u>。引起这些周围体征的原因可能是微血管炎或微栓塞。

4．动脉栓塞　赘生物引起动脉栓塞占 20%～40%，尸检检出的亚临床型栓塞更多。栓塞可发生在机体的任何部位。脑、心脏、脾、肾、肠系膜和四肢为临床所见的体循环动脉栓塞部位。

5．感染的非特异性症状

（1）脾大：见于 15%～50%、病程>6 周的患者，急性者少见。

（2）贫血：IE 时贫血较为常见，尤其多见于亚急性者，有苍白无力和多汗。主要由于感染抑制骨髓所致。多为轻、中度贫血，晚期患者有重度贫血。

四、并发症

1．心脏　心力衰竭是最常见的并发症，瓣膜穿孔及腱索断裂导致急性心力衰竭；心肌脓肿常见于急性，可以引起传导阻滞；急性心肌梗死大多由冠状动脉栓塞所致，以主动脉瓣感染者多见；<u>化脓性心包炎；心肌炎</u>。

2．细菌性动脉瘤　多见于亚急性。受累动脉依次为近端主动脉（包括主动脉窦）、脑、内脏和四肢，一般见于病程晚期，多无症状，为可扪及的搏动性肿块。

3．迁移性脓肿　多见于急性，亚急性少见，多发生于肝、脾、骨髓和神经系统。

4．神经系统　脑栓塞占其中 1/2，大脑中动脉及其分支最常受累；脑细菌性动脉瘤，除非破裂出血，多无症状；脑出血，由脑栓塞或细菌性动脉瘤破裂所致；中毒性脑病，可有脑膜刺激征；脑脓肿；化脓性脑膜炎，不常见。中毒性脑病、脑脓肿、化脓性脑膜炎主要见于急性患者，尤其是金黄色葡萄球菌性心内膜炎。

5．肾　大多数患者有肾损害：肾动脉栓塞和肾梗死，多见于急性患者；免疫复合物所致局灶性和弥漫性肾小球肾炎（后者可致肾衰竭），常见于亚急性患者；肾脓肿不多见。

五、血培养及超声心动图检查

1．血培养　<u>是诊断菌血症和感染性心内膜炎的最重要方法</u>。

2．超声心动图检查　如果发现赘生物及瓣周并发症则为支持心内膜炎的证据，有助于明确诊断。

（1）经胸超声检查可诊断出 50%～75%的赘生物，经食管超声检查的敏感性高达 95%以上，能探测出<5mm 的赘生物。但未发现赘生物时，不能除外感染性心内膜炎。

（2）还可以明确其他异常，如瓣膜病、先天性心脏病及心包积液等。赘生物≥10mm 者，发生动脉栓塞的危险性大。

六、诊断标准

阳性血培养对本病诊断有重要价值。凡有提示细菌性心内膜炎的临床表现，如发热伴有心脏杂音，尤其是主动脉瓣关闭不全杂音、贫血、血尿、脾大、白细胞增高和伴或不伴栓塞时，血培养阳性，可诊断本病。

七、抗生素治疗原则

抗微生物药物治疗　为最重要的治疗措施。用药原则：<u>①早期应用，在连续送 3～5 次血培养</u>

后即可开始治疗；②充分用药，选用杀菌性抗微生物药物，大剂量和长疗程；③静脉用药为主，保持高而稳定的血药浓度；④病原微生物不明时，急性者选用针对金黄色葡萄球菌、链球菌和革兰阴性杆菌均有效的广谱抗生素，亚急性者选用针对大多数链球菌（包括肠球菌）的抗生素；⑤已分离出病原微生物时，应根据致病微生物对药物的敏感程度选择抗微生物药物。

第10单元 高 血 压

══════ 重点提示 ══════

　　本单元内容在历年考题中涉及内容较多，复习重点应放在高血压的临床表现和治疗上，其他内容了解。

══════ 考点串讲 ══════

主要介绍原发性高血压。

一、临床表现

　　1. 症状　一般缺乏特殊的临床表现，一般常见症状有头晕、头痛、颈项板紧、疲劳、心悸等，呈轻度持续性，多数症状可自行缓解，在紧张或劳累后加重。也可出现视物模糊、鼻出血等较重症状。高血压头痛在血压下降后即可消失。还可以出现受累器官的症状，如胸闷、气短、心绞痛、多尿等。

　　2. 体征　高血压时体征一般较少。周围血管搏动、血管杂音、心脏杂音等是重点检查的项目。

　　3. 恶性或急进型高血压　少数患者病情急骤发展，舒张压持续≥130mmHg，并有头痛、视物模糊、眼底出血、渗出和视盘水肿，肾损害突出，持续蛋白尿、血尿与管型尿。

二、诊断

　　高血压诊断主要根据诊所测量的血压值，采用经核准的汞柱或电子血压计，测量安静休息坐位时上臂肱动脉部位血压。高血压的诊断必须是在未用降压药物情况下2次以上非同日血压测定所得的平均值为依据。

三、治疗

　　1. 降血压治疗的最终目的　是减少高血压患者心、脑血管病的发生率和死亡率。

　　2. 高血压治疗原则

　　（1）改善生活行为：减轻体重；减少钠盐摄入；补充钙和钾盐；减少脂肪摄入；戒烟、限制饮酒；增加运动。

　　（2）降血压药治疗对象：高血压2级或以上患者（≥160/100mmHg）；高血压合并糖尿病，或者已经有心、脑、肾靶器官损害和并发症患者；凡血压持续升高，改善生活行为后血压仍未获得有效控制患者。

　　（3）血压控制目标值：目前一般主张血压控制目标值至少<140/90mmHg。糖尿病或慢性肾病合并高血压患者，血压控制目标值<130/80mmHg。

　　（4）多重心血管危险因素协同控制。

　　3. 主要降血压药物

　　（1）利尿药：常用的有氢氯噻嗪和氯噻酮。

　　（2）β受体阻滞药：常用的有美托洛尔、阿替洛尔、比索洛尔、卡维地洛、拉贝洛尔。

　　（3）钙通道阻滞药（CCB）：常用的有硝苯地平、维拉帕米和地尔硫䓬。

（4）血管紧张素转化酶抑制药（ACEI）：常用的有卡托普利、依那普利、贝那普利、赖诺普利、西拉普利、培哚普利、雷米普利和福辛普利。

（5）血管紧张素Ⅱ受体阻滞药：常用的有氯沙坦、缬沙坦、厄贝沙坦、替米沙坦、坎地沙坦和奥美沙坦。

4. 降血压治疗方案　比较合理的两种降血压药联合治疗方案是：利尿药与β受体阻滞药；利尿药与 ACEI 或 ARB；二氢吡啶类钙拮抗药与β受体阻滞药；钙拮抗药与利尿药或 ACEI 或 ARB。

5. 有并发症和合并症的降血压治疗

（1）脑血管病：可选择 ARB、长效钙拮抗药、ACEI 或利尿药。注意从单种药物小剂量开始，再缓慢递增剂量或联合治疗。

（2）冠心病：合并稳定性心绞痛的降压治疗，应选择口服阻滞药、转换酶抑制药和长效钙拮抗药；发生过心肌梗死患者应选择 ACEI 和β受体阻滞药，预防心室重构。

（3）心力衰竭：合并无症状左心室功能不全的降压治疗，应选择 ACEI 和β受体阻滞药，注意从小剂量开始；在有心力衰竭症状的患者，应采用利尿药、ACEI 或 ARB 和β受体阻滞药联合治疗。

（4）伴妊娠者，不宜用 ACEI 及 ARB，可选择甲基多巴。

（5）合并支气管哮喘、抑郁症、糖尿病患者不宜用β受体阻滞药；痛风患者不宜用利尿药；心脏起搏传导障碍者不宜用β受体阻滞药及非二氢吡啶类钙拮抗药。

第 11 单元　胃、十二指肠疾病

═══════ 重点提示 ═══════

此单元是整个内科学中的重点单元，消化性溃疡重点掌握临床表现（好发部位、疼痛特点、并发症）及治疗，熟悉消化性溃疡的病因，了解发病机制。

═══════ 考点串讲 ═══════

主要介绍消化性溃疡。

一、病因和发病机制

1. 幽门螺杆菌（Hp）感染。

2. 胃酸分泌过多。

3. 非甾体类抗炎药与黏膜屏障损害。

4. 其他因素：包括吸烟、遗传、急性应激、胃十二指肠运动异常等。

在十二指肠溃疡的发病机制中，胃酸分泌过多起重要作用。胃溃疡患者平均胃酸分泌比正常人低，胃排空延缓、十二指肠液反流是导致胃黏膜屏障破坏形成溃疡的重要原因。Hp 感染和 NSAID 是影响胃黏膜防御机制的外源性因素，可促进溃疡形成。胃小弯是胃窦黏膜与泌酸胃体黏膜的移行部位，该处的黏膜下血管网为终末动脉供血吻合少，易引起黏膜与黏膜下的血供不足，黏膜防御机制较弱，是溃疡的好发部位。

二、临床表现

1. 症状　上腹痛为主要症状，性质多为灼痛，多位于中上腹。疼痛常有典型的节律性，多在进食或服用抗酸药后缓解。可伴有反酸、嗳气、上腹胀等症状。

2. 体征　溃疡活动时上腹部可有局限性轻压痛，缓解期无明显体征。

三、诊断

1. **病史** 慢性病程、周期性发作的节律性上腹疼痛，且上腹痛可为进食或抗酸药所缓解的临床表现是诊断消化性溃疡的重要临床线索。

2. **胃镜检查** 是确诊消化性溃疡首选的检查方法。

3. **X 线钡剂检查** 溃疡的 X 线征象有直接和间接两种，龛影是直接征象；局部压痛、十二指肠球部激惹和球部畸形、胃大弯侧痉挛性切迹均为间接征象。X 线钡剂检查发现龛影亦有确诊价值。

第 12 单元 肝 病

重点提示

本单元内容在口腔执业医师考试中出题量较少，应熟悉肝硬化的临床表现、诊断和治疗，其次是辅助检查，了解肝硬化的病因。

考点串讲

主要介绍肝硬化。

一、病因

包括病毒性肝炎、慢性酒精中毒、非酒精性脂肪性肝炎、胆汁淤积、肝静脉回流受阻、遗传代谢性疾病、先天性酶缺陷疾病、工业毒物或药物、自身免疫性肝炎、血吸虫病和隐源性肝硬化等，我国以病毒性肝炎为主，欧美国家以慢性酒精中毒多见。

二、临床表现

1. **代偿期肝硬化** 可有乏力、食欲缺乏、腹胀不适等。可触及肿大的肝、质偏硬，脾可增大。肝功能检查正常或仅有轻度酶学异常。

2. **失代偿期肝硬化**

（1）症状

①全身症状：乏力为早期症状。体重下降，低热，注意与合并感染、肝癌鉴别。

②消化道症状：食欲缺乏为常见症状，可有恶心、偶伴呕吐。腹胀常见，腹水量大时，腹胀成为患者最难忍受的症状。对脂肪和蛋白质耐受差，易发生腹泻。部分患者有肝区隐痛，明显腹痛时要注意合并肝癌、原发性腹膜炎、胆道感染、消化性溃疡等情况。

③出血倾向：可有牙龈、鼻腔出血、皮肤紫癜，月经过多等，主要与肝合成凝血因子减少及脾功能亢进所致血小板减少有关。

④与内分泌紊乱有关的症状：男性有性功能减退、男性乳房发育，女性可发生闭经、不孕。糖尿病发病率增加，严重肝功能减退易出现低血糖。

⑤门静脉高压症状：如食管胃底静脉曲张破裂而致上消化道出血时，表现为呕血及黑粪；脾功能亢进可致血细胞减少，因贫血而出现皮肤黏膜苍白等；腹水时腹胀明显。

（2）体征：呈肝病病容，消瘦、肌肉萎缩。皮肤可见蜘蛛痣、肝掌、男性乳房发育。腹壁静脉曲张，严重者脐周静脉突起呈水母状并有静脉杂音。黄疸提示肝功能储备明显减退，黄疸呈持续性或进行性加深提示预后不良。腹水伴或不伴下肢水肿是失代偿期肝硬化最常见表现，可伴肝性胸腔积液，以右侧多见。肝早期肿大可触及，质硬而边缘饨；后期缩小，肋下常触不到。半数患者可触及肿大的脾，常为中度，少数重度。

大结节性肝硬化起病较急，进展较快，肝功能损害较重，而门静脉高压症相对较轻；血吸虫病性肝纤维化则以门静脉高压症为主，巨脾多见，肝功能损害较轻，肝功能试验基本正常。

三、实验室检查及其他

1. **常规检查**　血常规；尿常规；粪常规。

2. **肝功能试验**

（1）血清酶学：转氨酶一般轻至中度升高，以 ALT 升高较明显，肝细胞严重坏死时则 AST 升高更明显。GGT 及 ALP 也可有轻至中度升高。

（2）蛋白代谢：血清白蛋白下降、球蛋白升高，A/G 倒置，血清蛋白电泳显示以 γ-球蛋白增加为主。

（3）凝血酶原时间：不同程度延长，且不能为注射维生素 K 纠正。

（4）胆红素代谢：肝储备功能明显下降时出现总胆红素升高，结合胆红素及非结合胆红素均升高，仍以结合胆红素升高为主。

（5）其他

①反映肝纤维化的血清学指标：包括Ⅲ型前胶原氨基末端肽（PⅢP）、Ⅳ型胶原、透明质酸、层粘连蛋白等升高。

②总胆固醇：下降，特别是胆固醇酯。

③定量肝功能试验：包括吲哚菁绿（ICG）清除试验、利多卡因代谢产物（MEGX）生成试验，可定量评价肝储备功能，主要用于对手术风险的评估。

3. **血清免疫学检查**

（1）乙、丙、丁病毒性肝炎血清标记物：有助于分析肝硬化病因。

（2）甲胎蛋白（AFP）：明显升高提示合并原发性肝细胞癌。肝细胞严重坏死时 AFP 亦可升高，但往往伴有转氨酶明显升高，且随转氨酶下降而下降。

（3）血清自身抗体测定：自身免疫性肝炎引起的肝硬化可检出相应的自身抗体。

4. **影像学检查**

（1）X 线检查：食管静脉曲张时行食管吞钡 X 线检查显示虫蚀样或蚯蚓状充盈缺损，纵行黏膜皱襞增宽，胃底静脉曲张时胃肠钡剂可见菊花瓣样充盈缺损。

（2）腹部超声检查：能提示肝硬化改变和门静脉高压，还能检出体检难以检出的少量腹水。超声可检出原发性肝癌，是肝硬化是否合并原发性肝癌的重要初筛检查。

（3）CT 和 MRI：CT 对肝硬化合并原发性肝癌的诊断价值则高于超声，诊断仍有疑问者，可配合 MRI 检查。

5. **内镜检查**　可确定有无食管胃底静脉曲张，食管胃底静脉曲张是诊断门静脉高压的最可靠指标。在并发上消化道出血时，可判明出血部位和病因，并进行止血治疗。

6. **肝穿刺活组织检查**　具确诊价值，尤适用于代偿期肝硬化的早期诊断、肝硬化结节与小肝癌鉴别及鉴别诊断有困难的其他情况者。

7. **门静脉压力测定**　正常多<5mmHg，>10mmHg 则为门静脉高压症。

8. **其他**　腹腔镜检查；腹水检查。

第 13 单元　肾小球疾病

重点提示

本单元主要涉及两方面内容：慢性肾小球肾炎和肾病综合征，应熟悉二者的临床表现。

考点串讲

一、慢性肾小球肾炎

临床表现：差异性大，症状轻重不一，可有相当长的无症状尿异常期。以血尿，蛋白尿，高血压和水肿为基本症状。肾功能损害，最终发展至终末期肾衰竭-尿毒症。有急性发作倾向。晚期主要为终末期肾衰竭-尿毒症症状。

二、肾病综合征

肾病综合征（NS）诊断标准：尿蛋白大于 3.5g/d；血浆白蛋白低于 30g/L；水肿；血脂升高。

1．微小病变型肾病　典型的临床表现为 NS，仅 15%左右患者伴有镜下血尿，一般无持续性高血压及肾功能减退。可因严重钠水潴留导致一过性高血压和肾功能损害。

2．系膜增生性肾小球肾炎　肾炎者约 50%患者表现为 NS，约 70%患者伴有血尿；而 IgA 肾病者几乎均有血尿，约 15%出现 NS。

3．系膜毛细血管性肾小球肾炎　50%～60%患者表现为 NS，几乎所有患者均伴有血尿，其中少数为发作性肉眼血尿；其余少数患者表现为无症状性血尿和蛋白尿。肾功能损害、高血压及贫血出现早。

4．膜性肾病　约 80%表现为 NS，约 30%可伴有镜下血尿，一般无肉眼血尿。

5．局灶性节段性肾小球硬化　大量蛋白尿及 NS 为其主要临床特点（发生率可达 50%～75%），约 75%患者伴有血尿，部分可见肉眼血尿。本病确诊时患者约 50%有高血压和约 30%有肾功能减退。

第 14 单元　尿 路 感 染

=== **重点提示** ===

本单元在考试中所占比例较少，主要内容为急性肾盂肾炎，掌握急性肾盂肾炎的常见致病菌及其临床表现，了解其治疗方法。

=== **考点串讲** ===

1．急性肾盂肾炎　肠道革兰阴性杆菌最常见。主要为大肠埃希菌，其次为变形杆菌。

2．临床表现及特点　起病急，有或无尿频、尿急、尿痛，耻骨弓上不适和全身感染性症状，如寒战、发热、头痛、恶心、呕吐、白细胞升高等，无高血压和氮质血症，肾浓缩功能减退，治疗后恢复。

第 15 单元　肾功能不全

=== **重点提示** ===

出题点主要集中在临床表现和诊断方面，其次是病因和治疗，须重点掌握。此内容考查形式常结合临床表型和治疗综合考查。

=== **考点串讲** ===

慢性肾衰竭　慢性肾衰竭的病因主要有糖尿病肾病、高血压肾小动脉硬化、原发性与继发性肾小球肾病、肾小管间质病变（慢性肾盂肾炎、慢性尿酸性肾病、梗阻性肾病、药物性肾病等）、肾血管病变、遗传性肾病（如多囊肾、遗传性肾炎）等。

第 16 单元　贫　　血

---**重点提示**---

　　本单元考试重点在贫血的概论，重点掌握贫血的诊断标准及分类，熟悉贫血的临床表现、诊断步骤及治疗原则，了解缺铁性贫血的概念、铁代谢、病因及发病机制、临床表现。

---**考点串讲**---

一、贫血概论

（一）诊断标准

　　在海平面地区 Hb 低于下述水平诊断为贫血：6 月龄至 5 岁儿童 110g/L，6～14 岁儿童 120g/L，成年男性 130g/L，成年女性 120g/L，孕妇 100g/L。

（二）分类

　　1. 按红细胞形态分　见表 15-2。

表 15-2　贫血的细胞形态学分类

类型	MCV（fl）	MCHC（%）	常见疾病
大细胞性贫血	>100	32～35	巨幼细胞贫血、溶血性贫血、肝病、甲状腺功能减退症、MDS
正常细胞性贫血	80～100	32～35	再生障碍性贫血、溶血性贫血、急性失血性贫血
小细胞低色素性贫血	<80	<32	缺铁性贫血、铁粒幼贫血珠蛋白生成障碍

　　注：MCV.平均红细胞体积；MCHC.平均红细胞血红蛋白浓度；MDS.骨髓增生异常综合征

　　2. 根据发病机制与病因分类

　　（1）红细胞生成减少：造血干细胞异常，再生障碍性贫血、纯红细胞再生障碍性贫血、造血系统恶性克隆性疾病（各类血液系统肿瘤性疾病、MDS），先天性红细胞生成异常性贫血；造血调节异常，骨髓基质细胞受损（如骨髓纤维化、骨髓坏死、骨髓转移癌、骨髓炎等），造血调节因子水平异常（肾功能不全、甲低、肝病等 EPO 生成不足，慢性疾病体内产生炎症因子等造血负调控因子），淋巴细胞功能亢进（介导造血细胞凋亡或产生抗体破坏或抑制造血细胞），造血细胞凋亡亢进（如 PNH）；造血原料不足或利用障碍，缺铁性贫血（铁相对或绝对缺乏或利用障碍）；巨幼细胞贫血（叶酸或维生素 B_{12} 相对或绝对缺乏或利用障碍）。

　　（2）红细胞破坏过多

　　①内源性

　　红细胞形态异常：遗传性球形细胞增多症、遗传性椭圆形细胞增多症。

　　红细胞酶异常：G-6-PD 缺乏症、丙酮酸激酶缺乏症。

　　血红蛋白异常：镰形细胞贫血、海洋性贫血等血红蛋白病。

　　抗红细胞膜抗体：自身免疫性溶血性贫血。

　　②外源性

　　机械性因素：微血管病性溶血性贫血，行军性血红蛋白尿。

　　生物因素：疟疾、溶血链球菌感染、梭状芽胞杆菌感染。

　　化学因素：苯、铅、砷中毒，磺胺类，伯氨喹林。

　　物理因素：大面积烧伤。

　　其他：脾功能亢进症。

　　（3）失血性贫血：急性失血性贫血、慢性失血性贫血。

　　①出凝血性疾病：血友病、严重肝病、特发性血小板减少性紫癜等。

②非出凝血性疾病：消化性溃疡、支气管扩张、肺癌、肺结核、痔疮、功能失调性子宫出血病。

（三）临床表现

1. 神经系统 头昏、耳鸣、头痛、失眠、多梦、记忆减退、注意力不集中等，乃是贫血缺氧导致神经组织损害所致常见的症状。小儿贫血时可哭闹不安、躁动，甚至影响智力发育。

2. 皮肤黏膜 苍白是贫血时皮肤、黏膜的主要表现。毛发角质粗糙缺少光泽。

3. 呼吸循环系统 心悸气短，活动后加剧。体格检查可能发现脉压差增大及闻及心脏杂音。

4. 消化系统 食欲缺乏，腹胀、腹部不适、腹泻或便秘、舌质改变等。缺铁性贫血可有吞咽异物感。

5. 泌尿生殖系统 多尿、尿比重低、蛋白尿、肾小球滤过功能和肾小管分泌及回收功能障碍。性功能减退，月经紊乱或闭经。

6. 内分泌系统 内分泌功能紊乱，长期贫血影响睾酮的分泌，减弱男性特征；因影响女性激素的分泌而导致月经异常。

（四）诊断

病因诊断最为重要。实验室检查目的是确定贫血程度和贫血类型。

1. 血红蛋白及红细胞计数是确定贫血的可靠指标。

2. 外周血涂片检查可对贫血的性质、类型提供诊断线索。

3. 网织红细胞计数可以帮助了解红细胞的增生情况以及作为贫血疗效的早期指标。

4. 骨髓检查。

综合分析贫血患者的病史、体格检查和实验室检查结果，即可明确贫血的病因或发病机制，从而做出贫血的疾病诊断。

（五）治疗

1. 病因治疗 最重要，有原发病者治疗原发病。①缺铁性贫血或巨幼细胞贫血者补充铁剂或叶酸、维生素 B_{12}。②溶血性贫血给予糖皮质激素治疗或行脾切除；遗传性球形细胞增多症行脾切除。③再生障碍性贫血给予造血正调控因子、抗胸腺细胞球蛋白、环孢素 A 等治疗。④肾性贫血补充 EPO 等。

2. 对症治疗 目的是减轻重度血细胞减少对患者的致命影响，为对因治疗发挥作用赢得时间。包括输血、吸氧、防治感染和加强营养支持治疗等。

3. 输血指征 血红蛋白（Hb）>100g/L 不需要输血；Hb<70g/L 可输入浓缩红细胞；Hb 70～100g/L 时，应根据患者的具体情况来决定是否输血。

4. 注意事项 输血前必须仔细核对患者和供血者姓名、血型和交叉配合单，并检查血袋是否渗漏，血液颜色有无异常及保存时间。除生理盐水外，不向血液内加入任何其他药物和溶液，以免产生溶血或凝血。输血时应严密观察患者，询问有无不适症状，检查体温、脉搏、血压及尿液颜色等，发现问题及时处理。输血完毕后仍需要观察病情，及早发现延迟型输血反应。输血后血袋应保留 2h，以便必要时化验检查。

5. 其他 骨髓移植。

二、缺铁性贫血

（一）铁代谢

人体内铁：①为功能状态铁，包括血红蛋白铁（占体内铁 67%）、肌红蛋白铁（占体内铁 15%）、转铁蛋白铁（3～4mg）及乳铁蛋白、酶和辅因子结合的铁。②为储存铁（男性 1000mg，女性 300～400mg），包括铁蛋白和含铁血黄素。铁总量：正常成年男性 50～55mg/kg，正常成年女性 35～40mg/kg。正常人每天造血需 20～25mg 铁，主要来自衰老破坏的红细胞。正常人维持体内铁平衡需每天从食物摄铁 1～1.5mg，妊娠期、哺乳期女性 2～4mg。动物食品铁吸收率高（可达 20%），植物食品铁吸收率低（1%～7%）。铁吸收部位主要在十二指肠及空肠上段。食物铁状态（三价铁、二价铁）、胃肠功能（酸碱度等）、体内铁贮量、骨髓造血状态及某些药物（如维生素C）均会影响铁吸收。吸收入血的二价铁经铜蓝蛋白氧化成三价铁，与转铁蛋白结合后转运到组织或通过幼红细胞膜转铁蛋白受体胞饮入细胞内，再与转铁蛋白分离并还原成二价铁，参与形成血红蛋白。多余的铁以铁蛋白和含铁血黄素形式储存于肝、脾、骨髓等器官的单核-巨噬细胞系统。人体每天排铁不超过 1mg，主要通过肠黏膜脱落细胞随粪便排出，少量通过尿、汗液排出，哺乳期妇女还通过乳汁排出。

（二）病因和发病机制

1. 病因

（1）损失过多：慢性失血占缺铁原因的首位。

（2）需铁量增加而摄入量不足。

（3）铁的吸收不良：游离铁主要在十二指肠及小肠上 1/4 段黏膜吸收，吸收不良可导致缺铁性贫血。

2. 发病机制　缺铁使血红蛋白合成减少，引起低色素性贫血；由于含铁酶的活性降低，引起脂类、蛋白质及糖类在幼红细胞内合成障碍及成熟红细胞的内部缺陷，红细胞寿命缩短，易在脾内破坏；体内含铁酶类的缺乏，引起肌肉、脑、心、肝、肾等多脏器的活力降低，组织细胞内线粒体肿胀，临床上出现肌肉疲劳，神经、循环及消化系统等功能紊乱。

（三）临床表现

1. 一般表现　皮肤黏膜苍白，精神差等。

2. 消化系统　异食癖。

3. 呼吸循环系统　呼吸、心率加快，可出现全心扩大、心脏杂音，甚至心力衰竭。

4. 免疫功能降低　T淋巴细胞功能减弱及粒细胞杀菌能力降低，易患各种感染。

5. 骨髓外造血反应　肝、脾、淋巴结大。

第 17 单元　白　血　病

重点提示

本单元为考试重点，重点掌握各类急性白血病的表现和诊断，治疗也为常考内容。

考点串讲

主要介绍急性白血病。

一、临床表现

急性者可以是突然高热，类似"感冒"，也可以是严重的出血。缓慢者常为脸色苍白、皮肤紫癜，月经过多或拔牙后出血难止。

1. 正常骨髓造血功能受抑制表现

（1）贫血：50%的患者就诊时已有重度贫血。

（2）发热：往往提示有继发感染。感染可发生在各个部位，以口腔炎、牙龈炎、咽峡炎最常见，可发生溃疡或坏死；肺部感染、肛周炎、肛旁脓肿亦常见，严重时可致败血症。

（3）出血：出血可发生在全身各部位，以皮肤瘀点、瘀斑、鼻出血、牙龈出血、月经过多为多见。眼底出血可致视力障碍。

2. 白血病细胞增殖浸润的表现

（1）淋巴结和肝脾增大：淋巴结大以急性淋巴细胞白血病（ALL）较多见。纵隔淋巴结大常见于 T 细胞 ALL。白血病患者可有轻至中度肝脾大，除慢性粒细胞白血病（CML）急性变外，巨脾罕见。

（2）骨骼和关节：常有胸骨下段局部压痛。可出现关节、骨骼疼痛，尤以儿童多见。发生骨髓坏死时，可引起骨骼剧痛。

（3）眼部：以眼眶部位最常见，可引起眼球突出、复视或失明。

（4）口腔和皮肤：AL 尤其是 M_0 和 M_5，由于白血病细胞浸润可使牙龈增生、肿胀；皮肤可出现蓝灰色斑丘疹，局部皮肤隆起、变硬，呈紫蓝色结节。

（5）中枢神经系统白血病（CNSL）：临床上轻者表现头痛、头晕，重者有呕吐、颈项强直，甚至抽搐、昏迷。

（6）睾丸：睾丸出现无痛性肿大，多为一侧性。

二、诊断

根据临床表现、血象和骨髓象特点，诊断白血病一般不难。

1. 血象　白细胞增多性白血病大多数患者白细胞增多，超过 $10 \times 10^9/L$；白细胞不增多性白血病白细胞计数正常或减少，低者可 $<1.0 \times 10^9/L$。患者常有不同程度的正细胞性贫血。血小板减少。外周血分类幼稚细胞增多。

2. 骨髓象　是诊断 AL 的主要依据和必做检查：FAB 协作组提出原始细胞≥骨髓非红系有核细胞（ANC）的 30%为 AL 的诊断标准；WHO 分类将骨髓原始细胞≥20%定为 AL 的诊断标准；可出现"裂孔"现象；M_2 以多颗粒的异常早幼粒细胞为主，此类患者的原始细胞也可能<30%，正常的巨核细胞和幼红细胞减少；Auer 小体仅见于 AML，有独立诊断意义。

三、治疗

1. 一般治疗　防治感染、纠正贫血、控制出血、防治高尿酸血症性肾病、维持营养等。

2. 化疗原则　早期、联合、充分、间歇、分阶段（诱导缓解、巩固强化、维持治疗）。完全缓解指白血病症状、体征消失，血象和骨髓象基本正常。

标准：相关的症状及体征消失；血象，Hb≥100g/L（男性）或≥90g/L，WBC 正常，中性粒细胞≥$1.5 \times 10^9/L$，PLT≥$100 \times 10^9/L$，外周白细胞分类中无白血病细胞；骨髓象，原始细胞≤5%，红系、巨核系正常。

3. 常用化疗方案

（1）ALL：诱导缓解治疗，VP（长春新碱、泼尼松），成年人常用 VP＋柔红霉素（VDP）或 VDP＋左旋门冬酰胺酶（VDLP）。缓解后强化巩固、维持治疗和中枢神经系统白血病。大剂量甲氨蝶呤巩固缓解。

（2）AML：诱导缓解治疗，DA（柔红霉素+阿糖胞苷）方案，此外还有 HA（三尖杉酯碱+阿糖胞苷）。M_3 型使用全反式维甲酸和（或）砷剂治疗。

4. 中枢神经系统白血病的防治　采用静脉大剂量甲氨蝶呤化疗，甲氨蝶呤鞘内注射。此外可用颅脑脊髓放射治疗。

5. 异基因骨髓移植　适应证：第一次完全缓解期，有 HLA 相合供者的成人 ALL，高危型儿童 ALL，除 M_3 型之外的 AML，患者年龄 50 岁以下。

第 18 单元　淋　巴　瘤

重点提示

历年考题对本单元内容考查较少，复习中了解淋巴瘤的病理分型，非霍奇金淋巴瘤的临床分期，淋巴瘤比较特殊的临床表现（无痛性淋巴结大、周期性发热、瘙痒等）。

一、基本病理分类

淋巴细胞为主型（预后好）；结节硬化型；混合细胞型（最常见）；淋巴细胞消减型（预后差）。

二、临床表现和分期

原发部位可在淋巴结，也可在结外的淋巴组织，例如扁桃体、鼻咽部、胃肠道、脾、骨骼或皮肤等。

首发症状常是无痛性的颈部或锁骨上的淋巴结大，其次为腋下淋巴结大。肿大淋巴结可以活动，无痛性淋巴结大为首起表现者以霍奇金病多见。

原发结外淋巴组织多见于非霍奇金淋巴瘤。结外累及者，以胃肠道、骨髓及中枢神经系统为多见。胃肠道累及者，以小肠为多，尤其是回肠，其次为胃，临床表现为腹痛、腹泻和腹块，甚至引起肠梗阻。骨髓累及者，骨髓涂片中霍奇金病可找到里-斯细胞，非霍奇金淋巴瘤可找到淋巴肉瘤细胞，晚期亦可并发淋巴细胞白血病。此外，肝浸润、脾大、肺浸润、胸腔积液、骨骼损害、皮肤浸润也不少见。

Ann Arbor 临床分期方案现主要用于 HD，NHL 也参照使用。

1. Ⅰ期　病变仅限于一个淋巴结区（Ⅰ）或单个结外器官局限受累（ⅠE）。

2. Ⅱ期　病变累及横膈同侧两个或更多的淋巴结区（Ⅱ）或病变局限侵犯淋巴以外器官及横膈同侧一个以上淋巴结区（ⅡE）。

3. Ⅲ期　横膈上下均有淋巴结病变（Ⅲ），可伴脾累及（ⅢS），结外器官局限受累（ⅢE），或脾与局限性结外器官受累（ⅢSE）。

4. Ⅳ期　一个或多个结外器官受到广泛性或播散性侵犯，伴或不伴淋巴结大，如肝或骨髓受累，即使局限性也属Ⅳ期。

各期按全身症状有无分为 A、B 两组：无症状者为 A，有症状者为 B。全身症状包括 3 个方面：发热 38℃以上，连续 3d 以上，且无感染原因；6 个月内体重减轻 10%以上；盗汗。

第 19 单元　出血性疾病

特发性血小板减少性紫癜是这一考点的重点，其出血特点、骨髓表现、首选治疗应该掌握。对于特发性血小板减少性紫癜的病因和发病机制、鉴别诊断适当了解。

主要介绍特发性血小板减少性紫癜（ITP）。

一、定义

特发性血小板减少性紫癜（ITP）是一组免疫介导的血小板过度破坏所致的出血性疾病。以广泛皮肤黏膜及内脏出血、血小板减少、骨髓巨核细胞发育成熟障碍、血小板生存时间缩短及血小板膜糖蛋白特异性自身抗体出现等为特征。

二、发病机制

1. 免疫因素急性型　多发生于病毒感染的恢复期。

（1）病毒抗原与相应抗体形成免疫复合物，与血小板膜的 Fc 受体结合，促使血小板破坏。

（2）病毒组分结合于血小板后改变了血小板结构，使其抗原性发生改变，导致自身抗体形成。

2．免疫因素慢性型

（1）血小板结构抗原变化，导致自身抗体产生，与抗体或补体相结合的血小板易遭破坏，寿命缩短。

（2）自身抗体导致巨核细胞生成血小板的功能受损。

3．脾和肝的作用　脾是产生血小板抗体的主要器官，也是消除致敏血小板的重要场所。肝主要破坏受抗体作用较重的血小板，破坏也较急剧。

4．其他因素

三、诊断与鉴别诊断

1．诊断

（1）多次检查血小板计数减少。

（2）脾不大或轻度大。

（3）骨髓巨核细胞增多或正常，有成熟障碍。

（4）排除继发性血小板减少症。

（5）具备下列 5 项中任何 1 项：泼尼松治疗有效；脾切除治疗有效；PAIg 阳性；PAC3 阳性；血小板寿命缩短。

2．与继发性血小板减少症的鉴别要点　见表 15-3。

表 15-3　特发性血小板减少性紫癜与继发性血小板减少症区别

项目	特发性血小板减少性紫癜	继发性血小板减少症
与感染的关系	一般在感染恢复期出现	常与感染同时发生
原发性疾病	无	再生障碍性贫血、结缔组织病、肝病、脾功能亢进等
其他病史	无	常有用药、输血、接触化学物质及电离辐射史等
贫血	一般无贫血，若有贫血，多与出血量一致，而 Evans 综合征时不一致	可有，程度往往与出血量不一致
淋巴结大	无	可有
脾大	一般不大或轻度大	可有
骨髓巨核细胞数	增多或正常，伴成熟障碍	可减少
Coombs 试验	阴性（Evans 综合征阳性）	可阳性

第 20 单元　血　友　病

重点提示

本单元考试内容不常出现，了解即可。

考点串讲

一、临床表现

（一）出血

血友病 A 出血较重，血友病 B 则较轻。按血浆 FⅧ：C 的活性，可将血友病 A 分为 3 型：重型，FⅧ：C 活性低于健康人的 1%。中型，FⅧ：C 活性相当于健康人的 1%～5%。轻型，FⅧ：C 活性相当于健康人的 5%～25%。血友病的出血多为自发性或轻度外伤、小手术后（如拔牙、扁桃体切除）出血不止。重症患者可发生呕血、咯血，甚至颅内出血。

（二）血肿压迫症状及体征

血肿压迫周围神经可致局部疼痛、麻木及肌肉萎缩；压迫血管可致相应供血部位缺血性坏死或淤血、水肿；口腔底部、咽后壁、喉及颈部出血可致呼吸困难甚至窒息；压迫输尿管致排尿障碍。

二、诊断与鉴别诊断

（一）诊断

1. 血友病 A

（1）临床表现：男性患者，有或无家族史，有家族史者符合 X 连锁隐性遗传规律；关节、肌肉、深部组织出血，可呈自发性，或发生于轻度损伤、小型手术后，易引起血肿及关节畸形。

（2）实验室检查：CT 正常或延长；APTT 多数延长，PCT、STGT 多数异常；TGT 异常，并能被钡吸附正常血浆纠正；FⅧ：C 水平明显低下；vWFAg 正常，FⅧ：C/vWFAg 比值降低。

2. 血友病 B

（1）临床表现：基本同血友病 A，但程度较轻。

（2）实验室检查：APTT 延长，PCT 缩短；TGT 延长，不能被钡吸附正常血浆纠正；FIX 抗原及活性明显减低。

3. 遗传性因子Ⅺ缺乏症　本病国内极少见（诊断标准从略）。

4. 携带者及胎儿产前诊断　采用 FⅧ：C、FIX 定量检测、PCR 及基因芯片技术等，可对携带者及胎儿做出诊断，以利优生优育。

（二）鉴别诊断

血友病 A、B 应与血管性血友病相鉴别。

第21单元　甲状腺疾病

═══ 重点提示 ═══

甲状腺功能亢进症为甲状腺疾病中的重点，为重中之重。甲状腺功能亢进症的特征性临床表现应该重点掌握。

═══ 考点串讲 ═══

甲状腺功能亢进症。

1. 女性多见，20～40 岁为高发年龄。

2. 甲状腺激素分泌过多症候群

（1）代谢增高：怕热、多汗、乏力、消瘦。

（2）心血管系统：心悸、胸闷、气短，高动力循环状态导致心脏增大、S_1 增强、收缩压升高、舒张压降低、脉压增加、周围血管征；严重者发生甲状腺功能亢进症性心脏病（可能导致房颤）。

（3）消化系统：食欲亢进、排便次数多。

（4）神经系统：脾气急躁、手抖。

（5）生殖系统：女性月经稀少，周期延长；男性出现阳痿。

（6）血液系统：外周白细胞数减低，可发生营养性贫血。

3. 甲状腺肿弥漫性、对称性肿大，无压痛。甲状腺大小与病情轻重无关，可有震颤，收缩期血管杂音。对甲状腺功能亢进症最有诊断意义。

4. 突眼

（1）单纯性突眼：眼球突出；眼裂宽（平视时可见角膜上缘）；瞬目减少（stellwag）；下视露

白（graefe）；上视无额纹（joffroy）；集合运动不良（mobius）；病理改变轻微，主要是由于 TH 使眼外肌和上睑提肌张力增加；预后较好。

（2）浸润性突眼：较少见；眶内软组织增生明显；眼内异物感、畏光、流泪、眼痛、眼球突出、复视、眼裂不能闭合。

第 22 单元 肾上腺疾病

重点提示

本单元在考试中所占比例较少，对原发性慢性肾上腺皮质功能减退病临床表现应重点掌握。了解肾上腺危象的临床表现与治疗。

考点串讲

原发性慢性肾上腺皮质功能减退。

1. **最具特征性表现** 皮质醇缺乏和醛固酮缺乏引起的多系统症状和代谢紊乱。典型表现可以出现皮肤、黏膜色素沉着，以暴露部位、皮肤皱褶处、瘢痕处和易摩擦部位更明显。黏膜色素沉着见于牙龈、舌部、颊黏膜等处。

2. **其他症状**

（1）神经、精神系统：乏力，淡漠，疲劳，重者嗜睡、意识模糊，可出现精神失常。

（2）胃肠道：食欲减退，嗜咸食，胃酸过少，消化不良；有恶心、呕吐、腹泻者，提示病情加重。

（3）心血管系统：血压降低，心脏缩小，心音低钝；可有头昏、眼花、直立性昏厥。

（4）代谢障碍：可发生低血糖症状。

（5）肾：低钠血症。

（6）生殖系统：女性阴毛、腋毛减少或脱落、稀疏，月经失调或闭经，但病情轻者仍可生育；男性常有性功能减退。

（7）可出现肾上腺危象。

（8）如病因是结核且病灶活跃或伴有其他脏器活动性结核者，常有低热、盗汗等症状，体质虚弱，消瘦更严重。

3. **肾上腺危象** 表现为恶心、呕吐、腹痛或腹泻、严重脱水、血压降低、心率快、脉细弱、精神失常、常有高热、低血糖症、低钠血症，血钾可低可高。如不及时抢救，可发展至休克、昏迷、死亡。

第 23 单元 糖 尿 病

重点提示

糖尿病为本单元也是内分泌系统疾病的重点，重中之重，必须重点掌握。包括各种治疗手段的适应证、禁忌证。考试内容涉及糖尿病的分型、临床表现及诊断标准，应掌握。熟悉口服降血糖药的种类及各自适应证与禁忌证。了解胰岛素的治疗。

考点串讲

一、临床表现

一般症状为多尿、多饮、多食和体重减轻，常伴有软弱、乏力，许多患者有皮肤瘙痒。糖尿病并发症包括慢性并发症和急性并发症。慢性并发症可累及全身各器官，如各种感染、血管病变、神经病变、眼部病变，少数患者以糖尿病酮症酸中毒或高渗性非酮症性糖尿病昏迷等急性并发症为首发表现。

二、诊断标准

1. 诊断线索

（1）三多一少症状。

（2）以糖尿病的并发症或伴发病首诊的患者：原因不明的酸中毒、失水、昏迷、休克；反复发作的皮肤疖或痈、真菌性阴道炎、结核病等；血脂异常、高血压、冠心病、脑卒中、肾病、视网膜病、周围神经炎、下肢坏疽及代谢综合征等。

（3）高危人群糖调节受损（IGR）、年龄超过 45 岁、肥胖或超重、巨大胎儿史、糖尿病或肥胖家族史。

2. 诊断标准

（1）糖尿病症状加任意时间血浆葡萄糖≥11.1mmol/L，或空腹血浆葡萄糖（FPG）≥7.0mmol/L或口服葡萄糖耐量试验（OGTT）≥11.1mmol/L。重复一次确认。

（2）葡萄糖氧化酶法测定静脉血浆葡萄糖，不主张测定血清葡萄糖。

（3）无糖尿病症状、仅一次血糖值达到诊断标准者，必须在另一天复查核实而确定诊断。如复查结果未达到糖尿病诊断标准，应定期复查。空腹血糖受损（IFG）或糖耐量异常（IGT）的诊断应根据 3 个月内的 2 次 OGTT 结果，用其平均值来判断。在急性感染、创伤或各种应激情况下可出现血糖暂时升高，不能以此诊断为糖尿病，应追踪随访。

（4）儿童糖尿病诊断标准与成年人相同。

三、综合防治原则

1. 治疗原则　早期和长期、积极而理性及治疗措施个体化。

2. 治疗目标　纠正代谢紊乱，消除症状、防止或延缓并发症的发生，维持良好健康和学习、劳动能力，保障儿童生长发育，延长寿命，降低病死率，提高患者生活质量。

3. 防治策略　全面治疗心血管危险因素，积极控制高血糖，纠正脂代谢紊乱、控制血压、抗血小板治疗、控制体重和戒烟等。

4. 糖尿病健康教育　是重要的基础治疗措施之一。包括糖尿病防治专业人员的培训，医务人员的继续医学教育，患者及其家属和公众的卫生保健教育。

5. 医学营养治疗　是另一项重要的基础治疗措施，应长期严格执行。

（1）计算总热量：根据理想体重和工作性质，参照原来生活习惯等。

（2）营养物质含量：糖类占饮食总热量 50%～60%；蛋白质一般不超过 15%，至少有 1/3 来自动物蛋白质；脂肪约占 30%。

（3）合理分配。

（4）随访。

6. 体育锻炼　有规律的合适运动。胰岛素依赖型糖尿病患者宜在餐后进行，量不宜过大，时间不宜过长。

7. 病情监测　定期监测血糖，每 3～6 个月复查，每年 1～2 次全面复查。

四、口服降血糖药物治疗

目前常用口服降糖药有磺脲类药物，双胍类药物，α-葡萄糖苷酶抑制药和胰岛素增敏剂等。

1. 双胍类药物　尤其适用于肥胖或超重的非胰岛素依赖型糖尿病患者，单用双胍类药物不发生低血糖，常用药物为二甲双胍，常见不良反应为胃肠道反应，偶可诱发乳酸性酸中毒，应慎用。

2. 磺脲类药物　磺脲类药物是非肥胖的非胰岛素依赖型糖尿病的第一线药物，但不适用于胰岛素依赖型糖尿病和非胰岛素依赖型糖尿病中合并严重感染、酮症酸中毒、高渗性昏迷、进行大手术、妊娠、伴有肝肾功能不全者。常见不良反应为低血糖等。

3．格列奈类药物　为非磺脲类促胰岛素分泌剂，常用药物有瑞格列奈和那格列奈，常见不良反应主要是低血糖。

4．α-葡萄糖苷酶抑制药　适用于餐后高血糖为主要表现的患者，常用药物有阿卡波糖和伏格列波糖，常见不良反应为胃肠反应，单用本药一般不引起低血糖。

5．噻唑烷二酮类药物　常用药物有罗格列酮、吡格列酮等，又将称为胰岛素增敏剂，适用于以胰岛素抵抗为主的非胰岛素依赖型糖尿病患者，常见不良反应主要有水肿、体重增加等。

五、胰岛素治疗

1．适应证

（1）胰岛素依赖型糖尿病。

（2）糖尿病酮症酸中毒（DKA）、高血糖高渗状态和乳酸性酸中毒伴高血糖。

（3）各种严重的糖尿病急性或慢性并发症。

（4）手术、妊娠和分娩。

（5）非胰岛素依赖型糖尿病 B 细胞功能明显减退者。

（6）某些特殊类型糖尿病。

2．胰岛素制剂

（1）速效：有普通（正规）胰岛素（RI），皮下注射后发生作用快，但持续时间短，是唯一可经静脉注射的胰岛素，可用于抢救 DKA。主要控制一餐饭后高血糖。

（2）中效：有低精蛋白胰岛素，中性精蛋白胰岛素和慢胰岛素锌混悬液。主要控制两餐饭后高血糖，以第二餐饭为主。

（3）长效：有精蛋白锌胰岛素注射液和特慢胰岛素锌混悬液。主要提供基础水平胰岛素。

3．治疗原则和方法　胰岛素治疗应在综合治疗基础上进行。胰岛素剂量决定于血糖水平、B细胞功能缺陷程度、胰岛素抵抗程度、饮食和运动状况等，一般从小剂量开始，根据血糖水平逐渐调整。

（1）胰岛素依赖型糖尿病：强化胰岛素治疗方案：餐前多次注射速效胰岛素加睡前注射中效或长效胰岛素。一部分胰岛素依赖型糖尿病患者在胰岛素治疗后一段时间内病情部分或完全缓解，胰岛素剂量减少或可以完全停用，称为"糖尿病蜜月期"，通常持续数周至数月。

（2）非胰岛素依赖型糖尿病

①胰岛素作为补充治疗：用于经合理的饮食和口服降血糖药治疗仍未达到良好控制目标的患者，通常白天继续服用口服降血糖药，睡前注射中效胰岛素（早晨可加或不加小剂量）或每天注射1～2次长效胰岛素。

②胰岛素作为替代治疗：每天注射 2 次中效胰岛素或预混制剂；B 细胞功能极差的患者应按与胰岛素依赖型糖尿病类似的方案长期采用强化胰岛素治疗。适应证：非胰岛素依赖型糖尿病诊断时血糖水平较高，特别是体重明显减轻的患者；口服降血糖药治疗反应差伴体重减轻或持续性高血糖的患者；难以分型的消瘦的糖尿病患者；在非胰岛素依赖型糖尿病患者胰岛素补充治疗过程中，当每日胰岛素剂量已经接近 50U 时，可停用胰岛素促分泌剂而改成替代治疗。

（3）采用强化胰岛素治疗方案后，有时早晨空腹血糖仍然较高，可能的原因如下。

①夜间胰岛素作用不足。

②"黎明现象"：即夜间血糖控制良好，也无低血糖发生，仅于黎明短时间内出现高血糖，可能由于清晨皮质醇、生长激素等胰岛素拮抗素激素分泌增多所致。

③Somogyi 效应：即在夜间曾有低血糖，在睡眠中未被察觉，但导致体内胰岛素拮抗素激素分泌增加，继而发生低血糖后的反跳性高血糖。

（4）不良反应：低血糖反应，轻度水肿，视物模糊。

第 24 单元 传 染 病

重点提示

本单元内容多，但从历年考试涉及考点角度看，对本单元的考查较少，复习过程中应慎重。应掌握传染过程的表现，特别是显性感染、隐性感染，应重点掌握，其次是传染病流行过程中的基本环节和传染病的预防。熟悉各型肝炎（乙型肝炎）病原学（乙型肝炎病毒的表面抗原）、传播途径，熟悉艾滋病的病原学、传播途径及预防，了解细菌性痢疾的致病菌。

传染病的诊断及治疗适当了解。

考点串讲

一、传染病总论

（一）传染病感染过程的五种表现

1. 病原体被清除　病原体进入人体后，被机体皮肤、黏膜阻挡或进入体内被胃酸清除或通过其他非特异性免疫机制（如溶菌酶及单核-巨噬细胞吞噬等）被清除，也可受到机体内已经存在的抗体的中和而被清除。此过程不引起任何病理生理反应。

2. 隐性感染　指病原体侵入人体后，仅诱导机体产生特异性的免疫应答，不引起或轻微的组织损伤，临床上多无症状、体征和生化改变，只有经免疫学检查才能发现。大多数人获得特异性主动免疫；少数人转为病原携带者。

3. 显性感染　又称临床感染，是指病原体侵入人体后，不但诱导机体发生免疫应答，而且，通过病原体本身的作用或机体的变态反应，导致组织损伤，引起病理改变和临床表现。显性感染过程结束后，病原体被清除，感染者可获得较为稳固的免疫力。

4. 病原携带状态　指病原体进入人体后，停留、存在于机体一定的部位生长繁殖并排出体外，引起轻度病理损害，而人体不出现疾病的临床表现。一般又分为健康携带者、潜伏期携带者、恢复期携带者。不出现临床症状而能排出病原体，因而在许多传染病中成为重要的传染源。

5. 潜伏性感染　病原体感染人体后，机体免疫功能可将病原体局限到某些组织或部位，但又不能将病原体清除，病原体长期潜伏在组织中，待机体免疫功能下降时，则可引起显性感染。潜伏性感染期间，病原体一般不排出体外。

（二）传染病流行过程中三个基本条件

1. 传染源　是指病原体已在体内生长、繁殖并能将其排出体外的人和动物。包括患者、隐性感染者、病原携带者和受感染动物。

2. 传播途径　病原体离开传染源到达另一个易感者的途径称为传播途径。呼吸道传播；消化道传播；接触传播；虫媒传播；血液、体液传播；母婴传播。

3. 人群易感性　对某种传染病缺乏特异性免疫力的人称为易感者。易感者在人群中所占的比例决定着该人群的易感性。

（三）影响流行过程因素

自然因素；社会因素。

（四）传染病的基本特征

1. 有病原体　每种传染病都是由特异性病原体引起。

2. 有传染性　每种传染病都有一定的传染性，每种传染病传染性的大小和强弱不同，传染性通过一定的传播途径而实现。

3．有流行病学特征　流行性；季节性；地方性。

4．有感染后免疫　免疫功能正常的人体经显性或隐性感染某种病原体后，都能产生针对该病原体及其产物的特异性免疫。

（五）传染病治疗

1．治疗原则　不仅要促进患者康复，还要控制传染源，防止进一步传播。要坚持综合治疗的原则，即治疗与护理、隔离与消毒并重，一般治疗、对症治疗与病原治疗并重的原则。

2．治疗方法　一般治疗（包括隔离、消毒、护理和心理治疗）和支持疗法；病原治疗；对症治疗；免疫治疗；康复治疗；中医治疗。

（六）传染病主要预防方法

1．管理传染源　甲类传染病为强制管理传染病；乙类传染病为严格管理传染病；丙类传染病为监测管理传染病。

2．切断传播途径　消毒；灭菌；隔离。

3．其他　保护易感人群。

二、病毒性肝炎

（一）病原学

1．甲型肝炎病毒（HAV）　属微小 RNA 病毒科，嗜肝 RNA 病毒属。HAV 呈球形，直径 27～32nm，无包膜，由 32 个亚单位结构（称为壳粒）组成 20 面对称体颗粒。电镜下实心颗粒为完整的 HAV，有传染性；空心颗粒为未成熟的不含 RNA 的颗粒，有抗原性，无传染性。HAV 基因组为单股线状 RNA，全长 7478bp。HAV 分为 7 个基因型，1 个血清型。灵长类动物，如黑猩猩、狨猴、狒狒、恒河猴等均对 HAV 易感。

2．乙型肝炎病毒（HBV）

（1）乙型肝炎病毒属嗜肝 DNA 病毒。

（2）抗原-抗体系统

①表面抗原：成年人感染乙型肝炎病毒后最早在血中出现。无症状携带者和慢性患者血中乙型肝炎病毒可持续多年，甚至终身。

②表面抗体：恢复期开始出现，可持续多年。是一种保护性抗体，其出现表示对乙型肝炎病毒有免疫力，见于乙型肝炎恢复期，过去感染和乙型肝炎疫苗接种后。

③e 抗原：仅见于乙型肝炎表面抗原阳性血清。稍后（或同时）与乙型肝炎表面抗原在血中出现，在病变极期后消失。是 HBV 活动性复制和传染性强的标志。

④e 抗体：e 抗原消失，e 抗体产生。e 抗体阳转后，病毒复制多处于静止状态，传染性降低。

⑤核心抗原：核心抗原主要存在于受感染的肝细胞内，外周血中游离的极少，故一般不检测。

⑥核心抗体：在乙型肝炎表面抗原阳转后 3～5 周出现，乙型肝炎病毒感染者几乎均可检测出核心抗体，为感染过 HBV 的标志。

3．丙型肝炎病毒　丙型肝炎病毒（HCV）呈球形颗粒，直径 30～60nm，外有脂质外壳、囊膜和棘突结构，内有由核心蛋白和核酸组成的核衣壳。黑猩猩对 HCV 易感。HCV 对有机溶剂敏感，煮沸、紫外线等亦可灭活。HCV 基因组为单股正链 RNA，全长约 9.4kb。基因组两侧分别为 5′ 和 3′ 非编码区，中间为 ORF，编码区从 5′ 端依次为核心蛋白区（C），包膜蛋白区（E_1，E_2/NS_1），非结构蛋白区（NS_2，NS_3，NS_4，NS_5）。根据基因序列的差异，将 HCV 分为 6 个不同的基因型，同一基因型可再分为不同亚型。HCV 抗原抗体系统包括 HCV Ag 与抗 HCV，血清中 HCV Ag 含量低，不易检出；抗 HCV 不是保护性抗体，是 HCV 感染的标志，分为 IgM 型和 IgG 型。在发病后即可检测到抗 HCV IgM，如持续阳性，提示病毒持续复制，易转为慢性。HCV RNA 阳性是病毒感染和复制的直接标志。

4．丁型肝炎病毒（HDV）　呈球形，直径 35～37nm，是一种缺陷病毒，外膜为 HBV 表面抗原，内含 HDV 抗原和基因组。HDV 基因组为单股环状闭合负链 RNA，长 1679bp。黑猩猩和美洲土拨鼠为易感动物。HDV 可与 HBV 同时感染人体，但大部分情况下是在 HBV 感染的基础上引起重叠感染。HDV Ag 是 HDV 唯一的抗原成分，仅有一个血清型。HDV Ag 最早出现，然后分别是抗 HDV IgM 和抗 HDV IgG，抗 HDV 不是保护性抗体。血清或肝组织中 HDVRNA 是诊断 HDV 感染最直接的依据。

5. **戊型肝炎病毒**　戊型肝炎病毒基因组为单股正链 RNA；抗-HEVIgM 在发病初期产生，是近期感染的标志。

6. **其他相关病毒**　包括庚型肝炎病毒（HGV/GBV-C）、输血传播病毒（TTV）、Sen 病毒等。

（二）流行病学

1. 甲型肝炎

（1）传染源：急性期患者和隐性感染者。

（2）传播途径：主要由粪-口途径传播。

（3）人群易感性：未受染者及未接种甲型肝炎疫苗者均易感。感染后可获得持久免疫力。

2. 乙型肝炎

（1）传染源：<u>主要是急、慢性乙型肝炎患者和病毒携带者</u>。

（2）传播途径：母-婴传播；血液、体液传播；其他方式。

（3）人群易感性：凡未感染过 HBV 也未进行乙型肝炎疫苗接种者均易感。

3. 丙型肝炎

（1）传染源：急、慢性患者和无症状病毒携带者。

（2）传播途径：<u>输血及血制品，曾是最主要的传播途径，随着筛查方法改善，此传播方式已得到明显控制</u>。经破损的皮肤和黏膜暴露，是目前最主要的传播方式，如静脉注射毒品、使用非一次性注射器和针头等。性传播，多个性伴侣及同性恋者属高危人群。母-婴传播。

（3）人群易感性：普遍易感。长期血液透析和其他血液暴露者，静脉吸毒、不洁性行为者高危。

4. 丁型肝炎

（1）传染源：丁型肝炎患者和 HDV 携带者。

（2）传播途径：主要为输血和应用血制品，日常接触也有可能，围生期传播少见。

（3）人群易感性：HBsAg 阳性者。

5. 戊型肝炎

（1）传染源：患者及隐性携带者。

（2）传播途径：主要为粪-口传播，其中水型传播最重要。

（3）人群易感性：普遍易感。感染后免疫力不持久。

（三）临床表现

潜伏期：甲型肝炎 30（15～45）d；乙型肝炎 70～80（28～160）d；丙型肝炎 40（15～180）d；丁型肝炎 30～140d；戊型肝炎 36（15～75）d。

1. **急性肝炎**　包括急性黄疸型肝炎和急性无黄疸型肝炎。

（1）黄疸型肝炎：临床经过分为三期。

①黄疸前期：主要为乏力及消化道症状。如食欲减退、恶心、呕吐、厌油、腹胀、肝区痛、尿色加深等，肝功能改变主要为谷丙转氨酶（ALT）升高，本期持续 5～7d。

②黄疸期：自觉症状好转，发热消退，尿黄加深，巩膜和皮肤出现黄疸，1～3 周黄疸达高峰。可有一过性粪便颜色变浅、皮肤瘙痒等梗阻性黄疸表现。肝大，有压痛及叩痛。也可有脾大。ALT 和胆红素升高，尿胆红素阳性，本期持续 2～6 周。

③恢复期：症状、体征、化验均逐渐恢复正常。本期持续约 1 个月。

（2）急性无黄疸型肝炎：除无黄疸外，其他临床表现与黄疸型相似。甲型肝炎、戊型肝炎引起者黄疸型较多，戊型肝炎黄疸更重，持续时间更长，发生淤胆较多；乙型肝炎、丙型肝炎无黄疸型较多。甲型肝炎儿童高发，戊型肝炎青壮年为主；孕妇罹患戊型肝炎时病死率高。

2. 慢性肝炎 急性肝炎病程超过半年，或原有乙、丙、丁型肝炎或有 HBsAg 携带史而因同一病原再次出现肝炎症状、体征及肝功能异常者。依据病情轻重可分为轻、中、重三度。

（1）轻度：病情轻，反复出现乏力、头晕、食欲缺乏、厌油、尿黄、肝区不适、睡眠欠佳、肝稍大有轻触痛，可有轻度脾大，症状、体征可缺如，肝功能指标仅 1 或 2 项轻度异常。

（2）中度：症状、体征、实验室检查居于轻度和重度之间。

（3）重度：有明显或持续的肝炎症状，如乏力、食欲缺乏、腹胀、尿黄、便溏等，伴肝病面容、肝掌、蜘蛛痣、脾大，ALT 和（或）谷草转氨酶（AST）反复或持续升高，白蛋白降低、丙种球蛋白明显升高。

3. 重型肝炎（肝衰竭）

（1）急性肝衰竭：又称暴发型肝炎，特征是起病急，发病 2 周内出现极度乏力，并有严重消化道症状和（或）腹水；短期内黄疸进行性加深，出血倾向明显，凝血酶原活动度（PTA）＜40%，不同程度肝性脑病；肝进行性缩小，甚至脑水肿、脑疝和肝肾综合征。

（2）亚急性肝衰竭：又称亚急性肝坏死。起病较急，在出现黄疸 15d 至 26 周内出现急性肝衰竭表现。

（3）慢加急性肝衰竭（ACLF）：在慢性肝病基础上，短期内发生急性肝功能失代偿。

（4）慢性肝衰竭：在肝硬化基础上，肝功能进行性减退和失代偿，出现腹水或其他门静脉高压表现、肝性脑病、血清总胆红素升高、白蛋白＜30g/L，凝血功能障碍，PTA＜40%。

4. 淤胆性肝炎

（1）急性淤胆性病毒性肝炎：表现为较长期（超过 3 周）的肝内梗阻性黄疸，血清胆红素＞170μmol/L，而自觉症状相对较轻。转氨酶轻至中度增高。

（2）慢性淤胆性病毒性肝炎：在慢性肝炎基础上出现明显胆汁淤积，表现为完全梗阻性黄疸。

（3）FCH：强效免疫抑制药或全身免疫抑制时，出现进行性加重的黄疸伴肝大；ALP 和 γ-GT 显著升高；但 ALT 和 AST 轻至中度升高，病毒载量显著升高，迅速发生肝衰竭伴凝血障碍和肝性脑病。

5. 肝炎肝硬化

（1）根据肝脏炎症情况分：活动性肝硬化，有慢性肝炎活动表现，乏力及消化道症状明显，ALT 升高，黄疸，白蛋白下降，伴有腹壁、食管静脉曲张，腹水，肝缩小质地变硬，脾进行性增大，门静脉、脾静脉增宽等门静脉高压征表现。静止性肝硬化，无肝脏炎症活动的表现，症状轻或无特异性。

（2）根据肝组织病理及临床表现分：代偿性肝硬化，指早期肝硬化，属 Child-Pugh A 级；ALB≥35g/L，TBil＜35μmol/L，PTA＞60%；可有门脉高压征，无腹水、肝性脑病或上消化道大出血。失代偿性肝硬化，指中晚期肝硬化，属 Child-Pugh B、C 级；有明显肝功能异常及失代偿征象，可有腹水、肝性脑病或门静脉高压引起的食管、胃底静脉明显曲张或破裂出血。

（四）诊断

1. 流行病学资料

（1）甲型肝炎：病前到过甲型肝炎流行区，有进食未煮熟海产品（如毛蚶、蛤蜊）及饮用污染水。多见于儿童。

（2）乙型肝炎：输血、不洁注射史，与 HBV 感染者接触史，家庭成员有 HBV 感染，婴儿母亲 HBsAg 阳性。

（3）丙型肝炎：有输血及血制品、静脉吸毒、血液透析、多个性伴侣、母亲为 HCV 感染等。

（4）丁型肝炎：同乙型肝炎。

（5）戊型肝炎：基本同甲型肝炎，暴发以水传播为多见，多见于成年人。

2. 临床诊断

（1）急性肝炎：起病较急，常有畏寒、发热、乏力、食欲缺乏、恶心、呕吐等急性感染症状。肝大质偏软，ALT 显著升高。黄疸型肝炎血清胆红素＞1.1μmol/L，尿胆红素阳性。黄疸型肝炎可有三期经过，病程不超过 6 个月。

（2）慢性肝炎：病程超过半年或发病日期不明确而有慢性肝炎症状、体征、实验室检查改变者。常有乏力、厌油、肝区不适等症状，可有肝病面容、肝掌、蜘蛛痣、胸前毛细血管扩张，肝大质偏硬，脾大等体征。根据病情轻重，实验室指标改变等综合评定轻、中、重三度。

（3）重型肝炎（肝衰竭）：急性黄疸型肝炎病情迅速恶化，2 周内出现Ⅱ度以上肝性脑病或其他重型肝炎表现者，为急性肝衰竭；15d 至 26 周出现上述表现者为亚急性肝衰竭；在慢性肝病基础上出现的急性肝功能失代偿为慢加急性（亚急性）肝衰竭。在慢性肝炎或肝硬化基础上出现的重型肝炎为慢性肝衰竭。

（4）淤胆型肝炎：起病类似急性黄疸型肝炎，黄疸持续时间长，症状轻，有肝内梗阻的表现。

（5）肝炎肝硬化：多有慢性肝炎病史。有乏力、腹胀、尿少、肝掌、蜘蛛痣、脾大、腹水、足肿、胃底食管下段静脉曲张、白蛋白下降和 A/G 倒置等肝功能受损和门静脉高压表现。

3. 病原学诊断

（1）甲型肝炎：抗 HAV IgM 阳性；抗 HAV IgG 急性期阴性，恢复期阳性；粪便中检出 HAV 颗粒或抗原或 HAV RNA。

（2）乙型肝炎：慢性 HBV 感染可分为以下几种。

①慢性乙型肝炎

HBeAg 阳性慢性乙型肝炎：血清 HBsAg、HBVDNA 和 HBeAg 阳性，抗-HBe 阴性，血清 ALT 持续或反复升高，或肝组织学检查有肝炎病变。

HBeAg 阴性慢性乙型肝炎：血清 HBsAg 和 HBV DNA 阳性，HBeAg 持续阴性，抗-HBe 阳性或阴性，血清 ALT 持续或反复异常，或肝组织学检查有肝炎病变。

②HBV 携带者

慢性 HBV 携带者：血清 HBsAg 和 HBV DNA 阳性，HBeAg 或抗-HBe 阳性，但 1 年内连续随访 3 次以上，血清 ALT 和 AST 均在正常范围，肝组织学检查无明显异常。

非活动性 HBsAg 携带者：血清 HBsAg 阳性、HBeAg 阴性、抗-HBe 阳性或阴性，HBV DNA 检测不到或低于最低检测限，1 年内连续随访 3 次以上，ALT 均正常，肝组织学检查显示 HAI＜4 或病变轻微。

隐匿性慢性乙型肝炎：血清 HBsAg 阴性，但血清和（或）肝组织中 HBV DNA 阳性，并有慢性乙型肝炎的临床表现，伴有血清抗 HBs、抗-HBe 和（或）抗-HBc 阳性，部分患者仅 HBVDNA 阳性。

（3）丙型肝炎：抗 HCV IgM 和（或）IgG 阳性，HCV RNA 阳性可诊断。无任何症状和体征，肝功能和肝组织学正常者为无症状 HCV 携带者。

（4）丁型肝炎：有现症 HBV 感染，同时血清 HDV Ag 或抗 HDV IgM 或高滴度抗 HDV IgG 或 HDV RNA 阳性，或肝内 HDV Ag 或 HDV RNA 阳性可诊断。不具备临床表现，仅血清 HBsAg 和 HDV 血清标记物阳性时，可诊断为无症状 HDV 携带者。

（5）戊型肝炎：急性肝炎患者抗 HEV IgG 高滴度，或由阴性转为阳性，或由低滴度到高滴度，或由高滴度到低滴度甚至阴转，或血 HEV RNA 阳性，或粪便 HEV RNA 阳性或检出 HEV 颗粒，均可诊断。抗 HEV IgM 阳性可作为诊断参考，但须排除假阳性。

（五）预防

1. 控制传染源　急性患者应隔离治疗至病毒消失。慢性患者和携带者可根据病毒复制指标评估传染性大小。符合抗病毒治疗条件的尽可能予抗病毒治疗。现症感染者不能从事食品加工、饮食服务、托幼保育等工作。对献血员进行严格筛选。

2. 保护易感人群

（1）甲型肝炎：国内使用的甲型肝炎疫苗有甲肝纯化灭活疫苗和减毒活疫苗两种类型。

（2）乙型肝炎

①乙型肝炎疫苗：是我国预防和控制乙型肝炎流行的最关键措施。

②HBIG：属于被动免疫，主要用于 HlBV 感染母亲的新生儿及暴露于 HBV 的易感者。

（3）丙、丁、戊型肝炎：尚缺乏特异性免疫预防措施。

3. 其他　切断传播途径。

三、细菌性痢疾

1. 病原学　痢疾杆菌为本病病原体，分为 4 群和 47 个血清型。4 群：A 群（痢疾志贺菌）、B 群（福氏志贺菌）、C 群（鲍氏志贺菌）、D 群（宋内志贺菌）。我国是 B 群（福氏志贺菌）为主要菌群，痢疾杆菌产生内毒素，是主要的致病因素。

2. 流行病学

（1）传染源：菌痢患者及带菌者。

（2）传播途径：消化道传播。

（3）人群易感性：普遍易感，易复发和重复感染。

3. 临床表现　潜伏期 1~2d，A 群（痢疾志贺菌）临床表现较重，D 群（宋内志贺菌）临床表现较轻，B 群（福氏志贺菌）易转为慢性。

急性细菌性痢疾：普通型表现为起病急、发热、腹痛、腹泻、里急后重、脓血便。

4. 诊断及确诊依据

（1）流行病学资料：夏秋季多发，有进食不洁食物或与菌痢患者接触史。

（2）临床表现：发热、腹痛、腹泻、里急后重及黏液脓血便；左下腹明显压痛。

（3）实验室检查

①血象：急性期白细胞总数少，慢性期可有贫血。

②粪便检查：常规检查，外观黏液脓血便，镜检有大量脓细胞或白细胞及红细胞，如见吞噬细胞更有助于诊断。病原学检查，确诊有赖于粪便培养出痢疾杆菌。

5. 鉴别诊断　与急性阿米巴痢疾鉴别诊断：阿米巴痢疾病原体是阿米巴原虫，全身症状不明显，腹痛轻，无里急后重感，右下腹多见，便量多，呈果酱样，特殊臭味，可见溶组织阿米巴滋养体。

6. 预防　管理传染源、切断传播途径、保护易感人群。

第 25 单元　精神病概论

重点提示

本单元的考查较少，复习时了解各种症状判断，其判断主要是依据各种症状的概念进行判断。

考点串讲

一、概述

1. 精神病　是指患者的认知、情感、意志和行为等心理功能出现明显的异常，他们大都对自身异常的精神状况缺乏认识能力，也无求治心。患者的劳动能力受到损害，严重病例甚至对社会和群体造成影响。

2. 精神障碍的心理、社会因素　应激性生活事件、情绪状态、人格特征、性别、父母的养育方式、社会阶层、社会经济状况、种族、文化宗教背景、人际关系等均可构成影响疾病的心理、社会因素。

二、症状学

（一）定义

异常的精神活动通过人的外显行为（如言谈、书写、表情、动作行为等）表现出来，称之为精神症状。研究精神症状及其产生机制的学科称为精神障碍的症状学。

（二）认知障碍

认识障碍：①感知障碍，如感觉过敏、感觉迟钝、内感不适、感觉变质、感觉剥夺、病理性错觉、幻觉、感知综合障碍；②思维障碍，如思维联想障碍、思维逻辑障碍、妄想（一种在病理基础上产生的歪曲信念）等。

（三）情感的概念

情感和情绪在精神医学中常作为同义词，它是指个体对客观事物的态度和因之而产生相应的内心体验。

（四）情感障碍

在精神疾病中，情感障碍通常表现三种形式，即情感性质的改变、情感波动性的改变及情感协调性的改变。

1. **情感性质的改变**　可表现为躁狂、抑郁、焦虑和恐惧等。正常人在一定的处境下也可表现上述情感反应，因此只有当此种反应不能依其处境及心境来解释时方可作为精神症状。

（1）情感高涨：情感活动明显增强，表现为不同程度的病态喜悦，自我感觉良好，有与环境不相符的过分的愉快、欢乐。常见于躁狂症。

（2）情感低落：患者表情忧愁、唉声叹气、心情苦闷，觉得自己前途灰暗，严重时悲观绝望而出现自杀观念及企图。情感低落是抑郁症的主要症状。

（3）焦虑：是指在缺乏相应的客观因素情况下，患者表现为顾虑重重、紧张恐惧，以至搓手顿足似有大祸临头，惶惶不可终日，伴有心悸、出汗、手抖、尿频等自主神经功能紊乱症状。多见于焦虑症、恐惧症及围绝经期精神障碍。

（4）恐惧：是指面临不利的或危险处境时出现的情绪反应。恐惧亦可见于儿童情绪障碍及其他精神疾病。

2. **情感波动性的改变**

（1）情感不稳：表现为情感反应（喜、怒、哀、愁等）极易变化，从一个极端波动至另一极端，显得喜怒无常，变幻莫测。与外界环境有关的轻度的情感不稳可以是一种性格的表现；与外界环境无相应关系的情感不稳则是精神疾病的表现，常见于脑器质性精神障碍。

（2）情感淡漠：指对外界刺激缺乏相应的情感反应，即使对自身有密切利害关系的事情也如此。患者对周围发生的事物漠不关心，面部表情呆板，内心体验贫乏。可见于单纯型及慢性精神分裂症。

（3）易激惹性：表现为极易因小事而引起较强烈的情感反应，持续时间一般较短暂。常见于疲劳状态、人格障碍、神经症或偏执型精神病患者。

3. **情感协调性的改变**

（1）情感倒错：指情感表现与其内心体验或处境不相协调。多见于精神分裂症。

（2）情感幼稚：指成年人的情感反应如同小孩，变得幼稚，缺乏理性控制，反应迅速而强烈，没有节制和遮掩。见于癔症或痴呆患者。

（五）意志行为障碍

1. **常见的意志障碍**

（1）意志增强：指意志活动增多。

（2）意志减弱：指意志活动的减少。常见于抑郁症及慢性精神分裂症。

（3）意志缺乏：指意志活动缺乏。多见于精神分裂症晚期精神衰退及痴呆。

（4）犹豫不决：表现为遇事缺乏果断，常常反复考虑，不知如何是好。多见于精神分裂症。

2. 常见的动作行为障碍

（1）精神运动性兴奋：指动作和行为增加。可分为协调性和不协调性精神运动性兴奋两类。

①协调性精神运动性兴奋：动作和行为的增加与思维、情感活动协调一致时称作协调性精神运动性兴奋状态，并和环境密切配合。患者的行为是有目的的、可理解的，整个精神活动是协调的，多见于躁狂症。

②不协调性精神运动兴奋：主要是指患者的言语动作增多与思维及情感不相协调。患者动作单调杂乱，无动机及目的性，使人难以理解，所以精神活动是不协调的，与外界环境也是不配合的。如紧张型精神分裂症的兴奋、青春型精神分裂症的愚蠢淘气的行为和装相、扮鬼脸等。谵妄时也可出现明显的不协调性行为。

（2）精神运动性抑制：指行为动作和言语活动的减少。临床上包括木僵、蜡样屈曲、缄默症和违拗症。

①木僵：指动作行为和言语活动的完全抑制或减少，并经常保持一种固定姿势。严重的木僵称为僵住，患者不言、不动、不食、面部表情固定，大小便潴留，对刺激缺乏反应，如不予治疗，可维持很长时间。轻度木僵称作亚木僵状态，表现为问之不答、唤之不动、表情呆滞，但在无人时能自动进食，能解大小便。严重的木僵见于精神分裂症，称为紧张性木僵。较轻的木僵可见于严重抑郁症、反应性精神障碍及脑器质性精神障碍。

②蜡样屈曲：是在木僵的基础上出现的，患者的肢体任人摆布，即使是不舒服的姿势，也较长时间似蜡塑一样维持不动。如将患者头部抬高似枕着枕头的姿势，患者也不动，可维持很长时间，称之为"空气枕头"，此时患者意识清楚，病愈后能回忆。见于精神分裂症紧张型。

③缄默症：患者缄默不语，也不回答问题，有时可以手示意。见于癔症及精神分裂症紧张型。

④违拗症：患者对于要求他做的动作，不但不执行，而且表现抗拒及相反的行为。若患者的行为反应与医师的要求完全相反时称作主动违拗，例如要求患者张开口时他反而紧闭口。若患者对医师的要求都加以拒绝而不做出行为反应，称作被动违拗。多见于精神分裂症紧张型。

（3）刻板动作：指患者机械刻板地反复重复某一单调的动作，常与刻板言语同时出现。多见于精神分裂症紧张型。

（4）模仿动作：指患者无目的地模仿他人的动作，常与模仿言语同时存在，见于精神分裂症紧张型。

（5）作态：指患者做出古怪的、愚蠢的、幼稚、做作的动作、姿势、步态与表情，如做怪相、扮鬼脸等。多见于精神分裂症青春型。

三、精神障碍的检查和诊断

（一）病史采集的原则和内容

1. 病史采集的原则

（1）病史采集应尽量客观、全面和准确。

（2）采集病史时询问的顺序：在门诊一般先从现病史问起，住院病史的采集则多从家族史、个人史、既往史谈起，在对发病背景有充分了解的情况下更有利于现病史的收集。

（3）记录病史应如实描述，但应进行整理加工使条理清楚、简明扼要，能清楚发生发展过程及各种精神症状特点。

2. 病史采集的内容　一般资料；主诉；现病史；既往史；个人史；家族史。

（二）精神检查的原则和内容

1．精神状况检查的内容

（1）言谈与思维：言谈的速度和量；言谈的形式与逻辑；言谈内容。

（2）情绪状态：情感活动可通过主观询问与客观观察两个方面来评估。

（3）感知：有无错觉，是否存在幻觉。

（4）认知功能：定向力；注意力；意识状态；记忆；智能。

（5）其他：外表与行为；自知力。

2．特殊情况下的精神状况检查

（1）不合作的患者：医师可以通过观察患者一般外貌、言语、面部表情、动作行为等得出正确的诊断推论。

（2）意识障碍的患者：应从定向力、即刻记忆、注意力等几个方面评估。要估计意识障碍的严重程度，并推测造成意识障碍的原因，以便紧急采取有可能挽救患者生命的措施。

第 26 单元　脑血管疾病

重点提示

本单元出题重点集中在临床表现，诊断和鉴别诊断常结合临床表现综合考查，应重点掌握。临床表现的考点针对性强。治疗方面需重点掌握药物的选择。

考点串讲

一、脑血栓形成

（一）常见病因

1．最常见的为动脉粥样硬化，常伴高血压病。

2．动脉炎：结缔组织病、抗磷脂抗体综合征及细菌、病毒、螺旋体感染均可导致。

3．其他少见原因：包括药源性（如可卡因、安非他明）；血液系统疾病（如红细胞增多症、血小板增多症、血栓栓塞性血小板减少性紫癜、弥散性血管内凝血、镰状细胞贫血、抗凝血酶Ⅲ缺乏、纤溶酶原激活物不全释放伴发的高凝状态等）；蛋白 C 和蛋白 S 异常；脑淀粉样血管病、烟雾病、肌纤维发育不良和颅内外（颈动脉和椎动脉）夹层动脉瘤等。

（二）临床类型

1．完全型　通常指 6h 内病情达到高峰，常为完全性偏瘫，病情一般较重，甚至昏迷。

2．进展型　局限性脑缺血症状在 48h 内逐渐进展，呈阶梯式加重。直至出现完全性偏瘫或意识障碍等。

3．缓慢进展型　起病 2 周后症状仍进展，常与全身或局部因素所致的脑灌流减少，侧支循环代偿不良，血栓向近心端逐渐扩展等有关。

4．可逆性缺血性神经功能缺损　缺血出现的症状一般持续 24～72h，但可在 3 周内恢复。

5．特殊类型的脑梗死

（1）大面积脑梗死：由颈内动脉主干、大脑中动脉主干闭塞或皮质支完全性卒中所致，表现为病灶对侧完全性偏瘫、偏身感觉障碍及向病灶对侧凝视麻痹。病程呈进行性加重，易出现明显的脑水肿和颅内压增高征象，甚至发生脑疝死亡。

（2）分水岭脑梗死（CWSI）：由相邻血管供血区交界处或分水岭区局部缺血导致，也称边缘带脑梗死。典型病例发生于颈内动脉严重狭窄或闭塞伴全身血压降低时，分为皮质前型、皮质后型和皮质下型。

（3）出血性脑梗死：脑梗死灶内动脉自身滋养血管同时缺血，导致动脉血管壁损伤、坏死，在此基础上如果血管腔内血栓溶解或其侧支循环开放等使已损伤血管血流得到恢复，则血液会从破损的血管壁漏出，引发该病，常见于大面积脑梗死后。

（4）多发性脑梗死：指两个或两个以上不同供血系统脑血管闭塞引起的梗死。

（三）临床表现

1. 一般特点　动脉粥样硬化性脑梗死多见于中老年，动脉炎性脑梗死以中青年多见。常在安静或睡眠中发病，局灶性体征多在发病后 10h 后或 1～2d 达到高峰。患者一般意识清楚；基底动脉血栓或大面积脑梗死时可出现意识障碍。

2. 不同脑血管闭塞的临床特点

（1）大脑中动脉闭塞

①主干闭塞：少见，导致三偏症状，即病灶对侧偏瘫、偏身感觉障碍及偏盲，伴头、眼向病灶侧凝视。优势半球受累，出现完全性失语症；非优势半球受累，出现体像障碍，可有意识障碍。

②皮质支闭塞：上部分支闭塞，导致病灶对侧面部、上下肢瘫痪和感觉缺失，下肢瘫痪较上肢轻，足部不受累，头、眼向病灶侧凝视程度轻，伴 Broca 失语（优势半球）和体像障碍（非优势半球），意识障碍少见；下部分支闭塞，导致对侧同向性上 1/4 视野缺损，伴 Wernicke 失语（优势半球）和急性意识模糊状态（非优势半球），无偏瘫。

③深穿支闭塞：最常见的是纹状体内囊梗死，表现为对侧中枢性均等性轻偏瘫、对侧偏身感觉障碍，可伴对侧同向性偏盲。优势半球病变出现皮质下失语。

（2）椎-基底动脉闭塞：血栓性闭塞多发生于基底动脉中部，栓塞性通常发生在基底动脉尖。基底动脉或双侧椎动脉闭塞可引起脑干梗死，出现眩晕、呕吐、四肢瘫痪、共济失测、肺水肿、消化道出血、昏迷和高热等。脑桥病变出现针尖样瞳孔。

①闭锁综合征：基底动脉的脑桥支闭塞致双侧脑桥基底部梗死。

②脑桥腹外侧综合征：基底动脉短旋支闭塞，表现为同侧面神经、展神经麻痹和对侧偏瘫。

③脑桥腹内侧综合征：基底动脉的旁中央支闭塞，同侧周围性面瘫、对侧偏瘫和双眼向病变同侧同向运动不能。

④基底动脉尖综合征：基底动脉尖端闭塞后导致眼球运动障碍及瞳孔异常、觉醒和行为障碍，可伴有记忆力丧失、对侧偏盲或皮质盲。中老年卒中，突发意识障碍并较快恢复，出现瞳孔改变、动眼神经麻痹、垂直凝视麻痹，无明显运动和感觉障碍，应想到该综合征的可能，如有皮质盲或偏盲、严重记忆障碍更支持。CT 及 MRI 显示双侧丘脑、枕叶、颞叶和中脑多发病灶可确诊。

⑤延髓背外侧综合征：由小脑后下动脉或椎动脉供应延髓外侧的分支动脉闭塞所致。

（四）诊断标准

中年以上的高血压及动脉硬化患者，静息状态下或睡眠中急性起病，一至数日内出现局灶性脑损害的症状和体征，并能用某一动脉供血区功能损伤来解释，临床应考虑急性脑梗死可能。CT 或 MRI 检查发现梗死灶可明确诊断。

（五）急性期治疗

1. 一般治疗

（1）血压：血压过高者需慎重降血压，首选容易静脉滴注和对脑血管影响小的药物（如拉贝洛尔）。血压过低首先补充血容量和增加心排血量，必要时应用升血压药。

（2）吸氧和通气支持：脑干卒中和大面积梗死等病情危重患者或有气道受累者，需要气道支持和辅助通气。

（3）血糖：应常规检查，超过 11.1mmol/L 时应立即给予胰岛素治疗，将血糖控制在 8.3mmol/L 以下。

（4）脑水肿：治疗目标是降低颅内压、维持足够脑灌注和预防脑疝发生。可应用 20%甘露醇 125～250ml 静脉滴注；对心、肾功能不全患者可用呋塞米 20～40mg 静脉注射。

（5）感染：患者采用适当体位，经常翻身叩背及防止误吸，预防肺炎。治疗主要包括呼吸支持（如氧疗）和抗生素治疗；尿路感染一旦发生应及时根据细菌培养和药敏试验应用敏感抗生素。

（6）上消化道出血：常规应用静脉抗溃疡药；对已发生消化道出血者，应进行冰盐水洗胃、局部应用止血药；必要时需要输注新鲜全血或红细胞成分输血。

（7）发热：中枢性发热患者，以物理降温为主（冰帽、冰毯或乙醇擦浴），必要时给予人工亚冬眠。

（8）深静脉血栓形成（DVT）：鼓励患者尽早活动，下肢抬高，避免下肢静脉输液。预防性药物治疗，首选低分子肝素 4000U 皮下注射，每日 1～2 次；抗凝治疗症状无缓解者应溶栓治疗。

（9）水电解质平衡紊乱：应对患者常规进行水电解质监测并及时加以纠正。

（10）心脏损伤：密切观察心脏情况，必要时进行动态心电监测和心肌酶谱检查。措施包括减轻心脏负荷，慎用增加心脏负担的药物，注意输液速度及输液量，对高龄患者或原有心脏病患者甘露醇用量减半或改用其他脱水药，积极处理心肌缺血、心肌梗死、心律失常或心功能衰竭等心脏损伤。

（11）癫痫：有癫痫发作或癫痫持续状态时可给予相应处理。

2. 特殊治疗   包括超早期溶栓治疗、抗血小板治疗、抗凝治疗、血管内治疗、细胞保护治疗和外科治疗等。

（1）静脉溶栓：尿激酶，常用 100 万～150 万 U 加入 0.9%氯化钠注射液 100～200ml，持续静脉滴注 30min。重组组织型纤溶酶原激活物，一次用量 0.9mg/kg 体重，最大剂量<90mg，先给予 10%的剂量静脉推注，其余剂量在约 60min 内持续静脉滴注。

（2）动脉溶栓：大动脉闭塞引起的严重卒中患者，如发病时间在 6h 内可选择动脉溶栓治疗。常用药物为 UK 和 rt-PA，剂量比静脉溶栓减少。

（3）抗血小板聚集治疗：常用阿司匹林和氯吡格雷。

（4）抗凝治疗：主要包括肝素、低分子肝素和华法林。

（5）脑保护治疗：脑保护药包括自由基清除药、阿片受体阻断药、电压门控性钙通道阻断药、兴奋性氨基酸受体阻断药和镁离子等。

（6）血管内治疗：包括经皮腔内血管成形术和血管内支架置入术等。

（7）外科治疗：对于有或无症状、单侧重度颈动脉狭窄>70%或经药物治疗无效者可以考虑进行颈动脉内膜切除术。

（8）其他药物治疗：包括降纤治疗、中药制剂等。

二、脑出血

（一）常见病因

多因高血压合并小动脉硬化所致，也可由动脉瘤或动-静脉血管畸形破裂所致，其他病因包括脑动脉粥样硬化、血液病、脑淀粉样血管病变、抗凝或溶栓治疗等。

（二）临床表现

1. 一般表现   好发于 50～70 岁，冬春两季发病较多，多有病史。多在情绪激动或活动中突然发病，病情常于数分钟至数小时内达到高峰。发病后多有血压明显升高，常伴头痛、呕吐和不同程度的意识障碍。

2. 局限性定位表现

（1）基底节区出血

①壳核出血：最常见。常有病灶对侧偏瘫、偏身感觉缺失和同向性偏盲，还可出现双眼球向病灶对侧同向凝视不能，优势半球受累可有失语。

②丘脑出血：由丘脑膝状动脉和丘脑穿通动脉破裂所致。表现突发对侧偏瘫、偏身感觉障碍、偏盲等内囊性三偏症状。

③尾状核头出血：少见，常有头痛、呕吐、颈强直、精神症状，神经系统功能缺损症状少见。

（2）小脑出血：常有头痛、呕吐，眩晕和共济失调明显，起病突然。出血量较少者主要表现为小脑受损症状；出血量较多者病情迅速进展，出现昏迷及脑干受压征象，双侧瞳孔缩小至针尖样、呼吸不规则等。暴发型常突然昏迷，数小时内死亡。

（三）诊断与鉴别诊断

1. 诊断　中老年患者在活动中或情绪激动时突然发病，迅速出现局灶性神经功能缺损症状，以及头痛、呕吐等颅高压症状应考虑脑出血的可能，结合头颅 CT 检查，可明确诊断。

2. 鉴别诊断　需与脑梗死出血、引起昏迷的全身性中毒、外伤性颅内血肿相鉴别，CT 和 MRI 有助于鉴别诊断。

（四）急性期治疗

1. 内科治疗

（1）一般处理：卧床休息，严密观察生命体征；保持呼吸道通畅，吸氧，必要时行气管插管或切开术；有意识障碍、消化道出血者禁食；维持水、电解质平衡和营养，调整血糖；明显头痛、过度烦躁不安者，可酌情适当给予镇静镇痛药。

（2）降低颅内压：控制脑水肿、降低颅内压是治疗的重要环节。

①甘露醇：静脉滴注，通常 125～250ml，每 6～8 小时 1 次，疗程 7～10d。

②利尿药：呋塞米，每次 20～40mg，每日 2～4 次静脉注射。

③甘油果糖：500ml 静脉滴注，每日 1～2 次，3～6h 滴完。

④10%人血白蛋白：50～100ml 静脉滴注，每日 1 次。

不建议应用激素治疗减轻脑水肿。

（3）调整脑压：降低血压应首先以进行脱水降颅压治疗为基础。调控血压时应考虑患者的年龄、有无高血压史、有无颅内高压、出血原因及发病时间等因素。

（4）止血治疗：凝血功能障碍者可针对性给予止血药物治疗。

（5）亚低温治疗：是脑出血的辅助治疗方法。

（6）并发症的防治。

①感染：可给予预防性抗生素治疗。

②应激性溃疡：预防应用 H_2 受体阻滞药，一旦出血应按上消化道出血处理。

③抗利尿激素分泌异常综合征：应限制水摄入量，缓慢纠正低钠血症。

④脑耗盐综合征：应输液补钠。

⑤痫性发作：可使用地西泮或苯妥英钠控制发作。

⑥中枢性高热，物理降温为主。

⑦下肢深静脉血栓形成或肺栓塞，给予普通肝素或低分子肝素。

2. 外科治疗

（1）目的：尽快清除血肿，降低颅内压，尽可能早期减少血肿对周围组织压迫，降低残疾率。同时可以针对出血原因进行治疗，包括去骨瓣减压术、小骨窗开颅血肿清除术、钻孔血肿抽吸术和脑室穿刺引流术等。

（2）外科治疗适应证：基底节区中等量以上出血（壳核出血≥30ml，丘脑出血≥15ml）；小脑出血≥10ml 或直径≥3cm 或合并明显脑积水；重症脑室出血（脑室铸型）。

第16章 外 科 学

第1单元 水、电解质代谢和酸碱平衡失调

本单元为内、外科交叉内容，是考试重点。低钾的原因、临床表现及补钾原则相对更为重要，水钠代谢紊乱中补液原则及液体选择考试经常涉及，尤其在外科术前和术后中的应用，考生需认真掌握。酸碱代谢失衡的临床表现及诊断亦多次考到，必须牢记。

一、水和钠的代谢紊乱

（一）等渗性缺水

1. 病因

（1）消化液急性丧失，如肠外瘘、大量呕吐。

（2）体液丧失在感染区或软组织内，如烧伤、腹腔感染、肠梗阻。

2. 临床表现

（1）缺水表现：尿少、乏力、恶心、厌食但不口渴，黏膜干燥，眼球下陷，无口渴感。

（2）休克表现：当丧失体液达体重的 5%（相当于丧失细胞外液 20%）时，出现血容量不足症状；当丧失体液达体重的 6%～7%时，可出现严重休克，合并代谢性酸中毒。

（3）当体液的丧失主要是胃液时，可伴发代谢性碱中毒征象。

3. 诊断

（1）病史及临床表现。

（2）实验室检查：红细胞、血红蛋白及血细胞比容升高、血清 Na^+ 和 Cl^- 浓度正常、酸碱失衡。

4. 治疗

（1）治疗原发病。

（2）补充水钠：平衡盐水或等渗盐水。

补充量 =（血细胞比容上升值/正常值）×体重（kg）×0.20＋日需水量（2000ml）＋日需钠（4.5g）

（3）液体选择：临床常用的等渗盐水（生理盐水）为 0.9%氯化钠溶液，其 Na^+ 和 Cl^- 含量均为 154mmol/L，其中 Cl^- 含量明显高于血浆。若大量输入这种液体，易导致高氯性酸中毒。因此，临床上主张用平衡盐溶液代替等渗盐水，其电解质含量接近于血浆，故更符合生理。目前常用的平衡盐溶液的配制方法有复方氯化钠和乳酸钠溶液（复方氯化钠和 1.86%乳酸钠之比为 2：1）及等渗盐水和碳酸氢钠溶液（等渗盐水和 1.25%碳酸氢钠之比为 2：1）两种。同时应积极纠正酸碱平衡失调。

（4）见尿补钾：尿量超过 40ml/h，补钾。

（二）低渗性缺水

1. 病因

（1）胃肠道消化液持续丧失：反复呕吐、胃肠道持续吸引、慢性肠梗阻。

（2）大创面的慢性渗液：烧伤。

（3）应用利尿药。

（4）等渗缺水时补充水过多。

2. 临床表现常见症状　头晕、视物模糊、软弱无力、脉细速，甚至神志不清、肌痉挛性疼痛、

腱反射减弱、昏迷等。

（1）轻度缺钠：乏力、头晕、手足麻木、口渴不明显。尿 Na^+ 减少。血清钠 130～135mmol/L。每千克体重缺氯化钠 0.5g。

（2）中度缺钠：除轻度缺钠症状外，尚有恶心、呕吐、脉细速、血压不稳或下降、浅静脉萎陷、站立性晕倒。尿少，尿中几乎不含钠和氯。血清钠 120～130mmol/L。每千克体重缺氯化钠 0.5～0.75g。

（3）重度缺钠：患者神志不清、肌痉挛性抽搐、腱反射减弱或消失，出现木僵，甚至昏迷。常发生休克。血清钠 120mmol/L 以下。每千克体重缺氯化钠 0.75～1.25g。

3．诊断　依据病史及表现；尿 Na^+ 和 Cl^- 明显减少；血清钠低于 135mmol/L；红细胞计数、血红蛋白、血细胞比容、血非蛋白氮和尿素氮均有增高；尿比重常在 1.010 以下。

4．治疗　积极处理病因；采用含盐溶液或高渗盐水静脉注射。输液速度先快后慢，根据情况随时调整输液计划。

（三）高渗性缺水

1．病因

（1）摄入水不足：如食管癌吞咽困难，病危患者给水不足等。

（2）水分丧失过多：如高热大汗、烧伤暴露疗法、糖尿病昏迷等。

2．临床表现

（1）轻度缺水：除口渴外，无其他症状。缺水量为体重的 2%～4%。

（2）中度缺水：极度口渴、乏力、尿少、尿比重高；唇干舌燥、皮肤弹性差、眼窝下陷，常出现烦躁。缺水量为体重的 4%～6%。

（3）重度缺水：除轻、中度缺水症状外，出现躁狂、幻觉、谵妄，甚至昏迷。缺水量超过体重的 6%。

3．诊断　依据病史及表现；尿比重增高；血清钠 150mmol/L 以上；红细胞计数、血红蛋白、血细胞比容轻度增高。

4．治疗

（1）尽早祛除病因。

（2）补充水分，不能经口补充者，可以经静脉滴注 5%葡萄糖溶液或 0.45%氯化钠溶液。

（3）因血液浓缩，体内总钠量仍有减少，故补水的同时应适当地补充钠盐。

（4）尿量达 40ml/h 后应补充钾盐。

（5）经补液后酸中毒仍未能完全纠正者，应给碳酸氢钠。

（四）水中毒

1．临床表现

（1）急性水中毒：脑细胞肿胀或脑组织水肿导致颅内压增高，引起各种神经精神症状，有时可发生脑疝。

（2）慢性水中毒：软弱乏力、恶心、呕吐、嗜睡等，往往被原有疾病所掩盖。患者体重明显增加，皮肤苍白而湿润。

2．诊断　红细胞计数、血红蛋白、血细胞比容和血浆蛋白量均降低；血浆渗透压降低。

3．治疗　预防重于治疗。

二、低钾血症

血清钾低于 3.5mmol/L，称为低钾血症（正常值 3.5～5.5mmol/L）。

1．病因　长期进食不足；应用呋塞米和依他尼酸等利尿药；补液患者长期接受不含钾盐的液体；静脉营养液中钾盐补充不足；呕吐、持续胃肠减压、禁食、肠瘘、结肠绒毛状腺瘤和输尿管乙状结肠吻合术等。

2. 临床表现

（1）中枢及周围神经兴奋性降低症状：<u>肌无力（最早出现），有时有吞咽困难、进食及饮水呛咳，可有软瘫、腱反射减弱或消失。</u>

（2）消化道症状：<u>口苦、恶心、呕吐和肠麻痹</u>等。

（3）循环系统症状：传导阻滞和心律失常。<u>典型的心电图改变为 T 波降低、变宽、双相或倒置；随后出现 ST 段降低、Q-T 间期延长和 U 波。</u>

（4）<u>患者可出现低钾性碱中毒症状，但尿呈酸性（反常性酸性尿）。</u>

3. 治疗　祛除病因。分次补钾。如患者有休克，应尽快恢复血容量，<u>尿量达 40ml/h 后，再给予经静脉补钾，补钾速度不宜超过 20mmol/h，每日补钾量不宜超过 100mmol；能口服者，应口服钾盐。</u>难以纠正的低钾血症，首先需要排除合并低镁血症和代谢性碱中毒。

三、代谢性酸中毒

代谢性酸中毒是酸碱平衡失调中最为常见的一种。

1. 临床表现

（1）轻度者常被原发病症状所掩盖。

（2）重症患者有疲乏、眩晕、嗜睡，可有感觉迟钝或烦躁。

（3）最突出的表现是呼吸深而快，呼气中有时带有酮味。

（4）<u>患者面部潮红、心率加快、血压偏低，可出现神志不清或昏迷。</u>

（5）有对称性肌张力减退、腱反射减弱或消失。

（6）患者可出现心律失常、急性肾功能不全或休克。

（7）<u>尿液一般呈酸性。</u>

2. 诊断　病史、临床表现，结合尿液检查（多呈酸性）、CO_2CP 的测定、ABG 等。

3. 治疗

（1）祛除病因。

（2）纠正缺水，<u>轻度酸中毒（$HCO_3^- 16\sim18mmol/L$），常可自行纠正，不必补充碱剂。</u>若酸中毒较重，或病因一时难以祛除，适量补碱。

第 2 单元　外 科 休 克

═══════ 重 点 提 示 ═══════

本单元为重点单元，考试所占比重较大，重点掌握休克的临床分期及其表现、诊断与监测指标及治疗原则和方法。本单元考题特点是根据临床表现要求做出正确的诊断和治疗，因此对休克的临床表现和处理方法为重中之重。

═══════ 考 点 串 讲 ═══════

一、概论

1. 临床表现　分期：休克代偿期和休克抑制期，或称休克早期和休克期。

（1）休克代偿期：<u>精神紧张，兴奋，烦躁，皮肤苍白，四肢厥冷，心率快，脉压小，呼吸快，尿量少。</u>

（2）休克抑制期：神情淡漠，反应迟钝，意识模糊或昏迷，出冷汗，口唇发绀，脉速，血压下降，严重时全身发绀，血压测不出，尿少或无尿，DIC 及 ARDS。

2. 诊断与监测

（1）精神状态：神志清楚——血容量尚可；谵妄或昏迷——脑血循环障碍。

（2）皮肤温度、色泽：面色苍白转红润、四肢冰冷转温暖——休克好转。

（3）血压：收缩压＜90mmHg、脉压＜20mmHg 休克表现。

（4）脉率：脉率恢复，肢体温暖——休克好转。

（5）尿量：＜25ml 休克早期，＞30ml 休克恢复。

（6）中心静脉压：CVP＜0.49kPa 血容量不足；CVP＞1.47kPa 心功能不全或外周血管阻力增加；CVP＞1.96kPa 充血性心力衰竭。

（7）化学检测：动脉血 pH，动脉血氧分压，二氧化碳分压等。

3．治疗　原则：不同类型采取相对治疗措施。重点是恢复灌注和对组织提供足够的氧。①一般疗法，应急处理，头和躯干抬高 20º～30º，下肢抬高 15º～20º，早建立静脉通路，早吸氧，肢体保温；②补充血容量；③积极处理原发病；④纠正酸碱平衡失调；⑤血管活性药物的应用；⑥改善微循环；⑦皮质类固醇和其他药物的应用。

二、低血容量休克

治疗：止血、补充血容量。

三、感染性休克

治疗：有效镇痛、补充血容量、手术、防治感染、防治急性肾衰竭等并发症。

第 3 单元　外 科 感 染

══ 重 点 提 示 ══

本单元考生应重点掌握外科感染的常见病因、软组织急性感染的分类、临床表现及应急处理办法。其次要掌握特异性感染的常见病原体及其治疗方法，了解全身化脓性感染的分类、诊断及治疗。

══ 考 点 串 讲 ══

一、概论

1．病因和预防

（1）致病菌入侵及其致病因素：病菌毒素包括胞外酶、外毒素、内毒素。

（2）机体的易感性：局部因素、全身因素、条件因素。

预防：防止病原微生物的侵入；增强机体抵抗力；切断传播途径。

2．感染发生的病理

（1）感染后的炎症反应：致病菌侵入组织并繁殖，产生多种酶与毒素，激活凝血、补体、激肽系统和巨噬细胞等，导致炎症介质生成，血管扩张和通透性增加，白细胞游出感染部位发挥吞噬作用。

（2）感染的转归：非特异性感染的病理演变主要分为炎症局限；炎症扩散；转为慢性炎症。

3．诊断

（1）临床检查：病史和体格检查。

（2）实验室检查：血常规检查显示白细胞计数及中性粒细胞增加；血生化检查有助于明确患者的营养状况和各脏器功能状态；血、尿、粪、分泌物、渗出液、脓液或穿刺液做涂片、细菌培养及药敏试验，可以明确致病菌。

（3）影像学检查：主要用于内在感染的诊断。

4．治疗

（1）局部处理

①患部制动：避免局部受压，有利于炎症局限和消退。

②局部用药：浅表的急性感染在未形成脓肿阶段可选用中、西药。

③物理治疗：红外线法可改善局部血液循环、促进炎症吸收、消退或局限。

④手术治疗：包括脓肿切开引流和严重感染器官的切除。

（2）全身治疗：支持治疗、抗生素、中医药等。

二、软组织急性感染

1. 病因

（1）疖：一个毛囊及其所属皮脂腺的急性化脓性感染，常扩散至周围组织。致病菌以金黄色葡萄球菌为主。

（2）痈：相邻的毛囊及其所属皮脂腺或汗腺的急性化脓性感染，或由多个疖融合而成。多见于免疫力差的老年人和糖尿病患者。致病菌以金黄色葡萄球菌为主。

（3）急性蜂窝织炎：皮下、筋膜下、肌间隙或深部疏松结缔组织的急性弥漫性化脓性感染。致病菌多为溶血性链球菌、金黄色葡萄球菌及大肠埃希菌或其他类型链球菌等。

（4）急性淋巴管炎和淋巴结炎：致病菌经破损的皮肤、黏膜，或其他感染病灶侵入，经组织的淋巴间隙进入淋巴管，引起淋巴管及其周围组织的急性炎症。主要致病菌为乙型溶血性链球菌、金黄色葡萄球菌等。

（5）常见的手部急性化脓性感染：甲沟炎、指头炎、腱鞘炎、滑囊炎和掌间隙感染。主要致病菌为金黄色葡萄球菌。

2. 临床表现

（1）疖：初起时，局部出现红、肿、痛的小硬结，逐渐增大呈锥形隆起。化脓后中央组织坏死软化，脓栓脱落后流脓，炎症逐渐消退而愈合。面部危险三角区可引起颅内感染导致死亡。

（2）痈：初起为小片皮肤硬肿，色暗红，其中可有数个脓点，疼痛较轻。随发展范围扩大，周围浸润性水肿，淋巴结大，疼痛加剧，全身症状加重。最后破溃流脓，组织坏死脱落。患者多伴有寒战、发热、食欲缺乏、乏力和全身不适等症状。严重者可因流脓或全身化脓感染而危及生命。

（3）急性蜂窝织炎

①一般性皮下蜂窝织炎：表现为局部皮肤组织肿胀疼痛，表皮发红发热，红肿边界不清，中央部位呈暗红色，边缘稍淡。

②产气性皮下蜂窝织炎：主要为厌氧菌，常发生在易被大小便污染的会阴部或下腹部的伤口处。

③颌下急性蜂窝织炎：炎症迅速波及咽喉部，可引起喉头水肿而压迫气管导致呼吸困难，甚至窒息。

④新生儿皮下坏疽：多见新生儿背、臀部等经常受压的部位。

（4）急性淋巴管炎和淋巴结炎：急性淋巴管炎又可以分为网状淋巴管炎和管状淋巴管炎。网状淋巴管炎又称丹毒，好发于下肢和面部，起病急，一开始就有全身症状，皮肤表现为鲜红色片状红疹，略隆起，中央较淡，边界清楚。管状淋巴管炎常见于四肢，以下肢最多见，常因足癣所致。皮下浅层表现为一条或多条红线，触之硬且压痛。

急性淋巴结炎早期局部淋巴结大、疼痛和触痛，与周围软组织分界清楚，表面皮肤正常。轻者多能自愈。常有全身不适、寒战、发热、乏力、食欲缺乏等全身症状。

（5）甲沟炎和脓性指头炎

①甲沟炎：一侧甲沟皮肤出现红肿疼痛，一般无全身症状，部分可以自行或治疗后消退，部分可迅速发展成脓肿。

②脓性指头炎：早期表现为发红、轻度肿胀、刺痛继之加重，出现跳痛尤其以肢体下垂为甚。常有全身不适、寒战、发热、乏力、食欲缺乏等全身症状。

3．治疗

（1）疖

①促使炎症消退：可以用热敷或超短波等理疗措施。

②排脓：可用针头、刀尖将脓栓剔除，以加速脓栓脱落。

③全身治疗：选用抗生素治疗并适当补充维生素加强营养。

（2）痈

①局部处理：痈范围大、中央坏死组织较多时，应及时手术切开排脓，清除坏死组织，伤口内堵塞碘仿纱布止血，之后更换辅料，促进肉芽生长。

②全身治疗：及时足量使用有效的广谱抗生素以控制脓毒症，可选用青霉素或复方新诺明；保证休息；加强营养等。

（3）急性蜂窝织炎

①局部制动：早期可给予中西药局部湿热敷、理疗。

②脓肿引流：脓肿形成者，应尽早实施多处切开减压，引流并清除坏死组织。

③其他：及时应用有效抗生素；营养支持；注意休息。

（4）急性淋巴管炎和淋巴结炎：局部外敷黄金散、玉露散或用呋喃西林溶液湿热敷。全身及时、合理利用抗生素。急性淋巴结炎一般先处理原发灶，有脓肿形成者应穿刺抽脓或切开引流。

（5）甲沟炎和脓性指头炎：感染初期未形成脓肿者甲沟炎应局部热敷、理疗、外敷金黄散等中西药。指头炎患者手与前臂保持平衡位置，患指向上，避免下垂加重疼痛。给予鱼石脂软膏及金黄散等中西药敷贴。已经形成脓肿者，切开减压，引流和合理应用抗生素。

三、全身化脓性感染

1．分类

（1）革兰阴性菌：最常见的主要有大肠埃希菌、铜绿假单胞菌、变形杆菌，其次为肠杆菌等。

（2）革兰阳性菌：主要为金黄色葡萄球菌，其次为表皮葡萄球菌和肠球菌。

（3）无芽胞厌氧菌：常见的有拟杆菌、梭形杆菌、厌氧葡萄球菌和肠球菌。

（4）真菌：外科常见的真菌感染的致病菌为白念珠菌、曲霉菌、毛霉菌及新型隐球菌。

2．诊断

（1）血白细胞计数显著升高，或降低、核左移、幼稚型增多，出现中毒颗粒。

（2）不同程度的氮质血症、溶血；尿中出现蛋白、管型和酮体等肝肾功能受损的表现。

（3）寒战高热时做血液细菌或真菌培养。

3．治疗   处理原发感染灶、控制感染和全身支持疗法。

四、特异性感染

1．破伤风的临床表现、诊断、治疗

（1）破伤风病原菌：破伤风杆菌，为革兰阳性杆菌的厌氧芽胞杆菌。

（2）临床表现

①潜伏期：一般为 6～12d，个别患者可伤后 1～2 个月发病，最长可迟达数月，潜伏期越短，预后越差。

②前驱期：无特征性表现，患者感全身无力、头晕、头痛、咀嚼肌紧张、烦躁不安、打哈欠等；常持续 12～24h。

③发作期：典型的症状是在肌紧张性收缩的基础上呈阵发性的强烈痉挛。通常最先受影响的是咀嚼肌，以后其次是面部表情肌、颈、背、腹、四肢肌和膈肌。患者会出现咀嚼不便、张口困难、皱眉、口角下缩、苦笑脸、角弓反张。在肌肉持续紧张的基础上，任何轻微的刺激，如光线、声响、接触或饮水等，均可引发全身性的阵发痉挛。发作患者口吐白沫、大汗淋漓、呼吸急促、口唇发绀、流涎、牙关紧闭、磨牙、抽搐不止。每次发作持续数秒或数分钟不止，间歇时间长短不一。发作频

繁者提示病情严重。还可导致骨折、水电解质、酸碱平衡失调，严重者可发生心力衰竭。患者的主要死亡原因为窒息、心力衰竭或肺部感染。病程一般为3~4周。

（3）诊断：主要根据临床表现。

（4）防治：创伤后早期彻底清创，改善局部循环是关键；应进行人工免疫。

①清除毒素来源：彻底清创。

②中和游离毒素：注射破伤风抗毒素（TNT），一般用量为1万~6万U肌内注射或静脉注射。注射破伤风免疫球蛋白，早期应用剂量为3000~6000U。

③控制并解除痉挛：可根据病情交替使用镇静或解痉药；痉挛发作频繁且不易控制者，可用硫喷妥钠0.25~0.5g缓慢静脉注射；新生儿破伤风时慎用镇静解痉药，考虑使用洛贝林、尼可刹米等。

④防治并发症：防治呼吸道并发症：保持呼吸通畅，预防窒息、肺不张、肺部感染等。防治水电解质代谢紊乱和营养不良：给予必要的电解质纠正和全胃肠外营养（TPN）支持。

⑤防治感染：青霉素和甲硝唑对抑制破伤风杆菌最为有效。

2. 气性坏疽的临床表现、诊断、防治

（1）病原菌：梭状芽胞杆菌，主要有产气荚膜杆菌、水肿杆菌等。

（2）临床表现：患者伤肢沉重或疼痛，持续加重，局部肿胀；皮下有积气，可触及捻发音。渗出物涂片染色可发现革兰阳性杆菌。X线片显示软组织间有积气。

（3）诊断：重要依据局部表现。

（4）防治：预防的关键是及早彻底清创。急症清创；首选青霉素；高压氧治疗；全身支持疗法。

第4单元　创伤和战伤

重点提示

本单元考试涉及的考点较少，但考生应重点掌握创伤的急救与处理，了解创伤的各种分类。

考点串讲

一、概论

1. 分类

（1）按致伤原因分类：锐器可致刺伤、切割伤、穿透伤等；钝性暴力可致挫伤、挤压伤等；切线动力可致擦伤、裂伤等；枪弹可致火器伤等。

（2）按受伤部位分类：可分为颅脑、胸腔、腹腔、盆腔、肢体损伤等。

（3）按皮肤完整性分类：分为开放性损伤与闭合性损伤。

2. 创伤的诊断、创口的判断

（1）受伤史：受伤情况、伤后表现及演变过程、伤前情况等。

（2）体格检查。

（3）辅助检查：诊断性腹腔穿刺及灌洗，诊断性腹腔穿刺阳性率可达90%以上；严重腹胀或有肠麻痹者，或既往有腹腔严重感染及做过大手术者应慎重。影像学检查。实验室检查。

3. 急救及治疗　常用的急救技术主要有复苏、通气、止血、包扎、固定和后送等。进一步治疗需判断伤情，呼吸支持，循环支持，镇静镇痛和心理治疗，防止感染，密切观察，支持治疗。

二、火器伤

处理原则：及早清创，除头、面、手、外阴外，一般禁止一期缝合。

1. 全身治疗　积极防治休克，维持呼吸、循环的稳定。

2. 局部治疗　及早清创，清除坏死和失活组织，保持伤口引流通畅3~5d后，行延期缝合。

注意抗感染和支持治疗。

第 5 单元 烧 伤

重点提示

本单元每年必考。考生应重点掌握烧伤面积计算及深度判断，该考点根据公式记忆即可。烧伤的处理主要是液体疗法要重点掌握。

考点串讲

热烧伤

1. 面积计算与深度判定

（1）烧伤深度的判断。

①浅、深度烧伤：一度、浅二度为浅度烧伤，深二度、三度度为深度烧伤。

②一度烧伤：仅伤及表皮层，生发层存在。表现为皮肤灼红，痛觉过敏，干燥无水疱，3～7d愈合，脱屑后初期有色素加深，后渐消退、不留痕迹。

③浅二度烧伤：伤及表皮的生发层和真皮浅层，有大小不一的水疱，疱壁较薄，内含黄色澄清液体，基底潮红湿润，疼痛剧烈，水肿明显。2 周左右愈合，有色素沉着，无瘢痕。

④深二度烧伤：伤及真皮层，可有水疱，疱壁较厚、基底苍白与潮红相间、稍湿，痛觉迟钝，有拔毛痛。3～4 周愈合，留有瘢痕。

⑤三度烧伤：伤及皮肤全层，可达皮下、肌肉或骨骼。创面无水疱，痛觉消失，无弹性，干燥如皮革样或呈蜡白、焦黄，甚至炭化成焦痂，痂下水肿。

⑥轻度烧伤：二度烧伤面积 9%以下。

⑦中度烧伤：二度烧伤面积 10%～29%，或三度烧伤面积不足 10%。

⑧重度烧伤：烧伤总面积 30%～49%，或三度烧伤面积 10%～19%，或二度、三度烧伤面积不足 10%，但已发生休克等并发症、呼吸道烧伤和较重的复合伤。

⑨特重烧伤：烧伤总面积 50%以上，或三度烧伤 20%以上，或有严重并发症。

（2）烧伤面积的估算

①中国九分法：将全身体表面积划分为 11 个 9%的等份，另加 1%，构成 100%。头颈部 1×9%；两上肢 2×9%；躯干 3×9%；双下肢 5×9%+1%。

简记：3、3、3（头面颈），5、6、7（双上肢），13、13（躯干），1（会阴），5、7、13、21（双臀、双下肢）。

②手掌估计法：五指并拢后手掌面积约为全身体表面积的 1%。

2. 现场急救与治疗原则

（1）现场急救：迅速脱离热源；保护受伤部位；维护呼吸道通畅；其他救治，如输液、镇痛等。

（2）治疗原则

①小面积治疗原则：按外科原则，清创、保护创面、自然愈合。

②大面积治疗原则：早期及时补液，保持呼吸道通畅，纠正低血容量休克；深度烧伤组织早期切除，自、异体皮移植覆盖；纠正休克，控制感染，防治多内脏功能障碍；重视形态、功能的恢复。

3. 初期处理与补液方法

（1）早期处理：保护烧伤区，防止或尽量清除外源性污染；防治低血容量和休克；治疗局部和全身感染；促进创面尽早愈合，尽量减少瘢痕所致的功能障碍和畸形；防治多系统功能衰竭。

（2）补液方法

①伤后第 1 个 24h，每 1%烧伤面积，每千克体重应补胶体和电解质液体共 1.5ml，胶体和电解质比例为 0.5：1，另加 5%葡萄糖溶液补充水分 2000ml，总量的一半应于伤后 8h 内输入。

②伤后第 2 个 24h，胶体和电解质为伤后第 1 个 24h 的一半，水分补充仍为 2000ml。

第 6 单元　颈 部 疾 病

═══ 重点提示 ═══

本单元内容虽多，但所占考试比重不大，考生熟悉甲状腺肿瘤的临床表现、甲状腺癌的分型及预后、颈部转移性肿瘤的临床特点。了解颈部分区。

═══ 考点串讲 ═══

一、颈部解剖

1. 颈部分区　颈部分为固有颈部和项部；固有颈部分为颈前区、胸锁乳突肌区和颈外侧区。

2. 颈前区　舌骨为界分舌骨上区、舌骨下区。

3. 颈外侧区　胸锁乳突肌后缘、斜方肌前缘和锁骨中 1/3 上缘之间。

二、甲状腺肿瘤

1. 甲状腺肿瘤的临床表现、诊断与治疗　良性肿瘤，分滤泡状和乳头状囊性腺瘤两种，40 岁以下妇女多见，多为单发，呈圆形或卵圆形，稍硬，表面光滑，无压痛，随吞咽上下移动，生长缓慢，多数患者无任何症状，乳头状囊性腺瘤囊内出血时，肿瘤体积迅速增大，局部肿痛，低热。10%可恶变，20%并发甲状腺功能亢进症。治疗：腺瘤摘除或一侧甲状腺大部分切除，术中快速病理检查，以免误诊。

2. 甲状腺癌的病理类型及其临床特点

（1）乳头状腺癌：占 60%，30～45 岁女性多发，恶性程度低，淋巴转移，预后较好。

（2）滤泡状腺癌：占 20%，50 岁中年人好发，中度恶性，血行转移至肺、肝、骨和中枢神经系统，预后不如乳头状腺瘤。

（3）未分化癌：占 15%，70 岁左右老年人好发，高度恶性，血行和淋巴转移，预后极差。

（4）髓样癌：占 7%，中年多见，中度恶性，淋巴转移，预后较差。

3. 甲状腺癌临床表现　甲状腺癌早期无明显症状，偶尔发现甲状腺肿块，质硬，不光滑，吞咽时活动度低，分化高生长缓慢，分化低迅速增大，压迫症状：吞咽困难，声嘶，呼吸不畅，Horner综合征。颈淋巴结转移率高。

4. 甲状腺结节的鉴别诊断和治疗

（1）鉴别诊断：病史，过去无甲状腺结节，突然出现，并迅速增大，恶性可能性高；男性甲状腺结节更应重视；有家族史者应十分重视，此病有自主显性遗传型。体格检查，明显的孤立结节。血清学检查，甲状腺球蛋白。核素扫描。超声检查。针吸涂片细胞学检查。

（2）治疗

①甲状腺良性结节，可用甲状腺激素治疗，可能消退，如继发甲状腺功能亢进症或恶变者，手术治疗。

②单发结节，若为热结节，放射性核素治疗或手术切除；冷结节，手术治疗；发展快、质地硬、伴颈淋巴结大、儿童或男性的单发结节应及早手术治疗。

③手术时，单个囊性结节，囊肿摘除术。实性结节，结节连同包膜至少 1cm 的正常甲状腺组织整块切除，或直接患侧甲状腺大部切除。术中快速病理检查，如为恶性，患侧腺体和峡部全切及

对侧腺体大部分切除。淋巴结大要进行清扫。

④术后病理诊断为恶性，再次手术，患侧腺体和峡部全切及对侧腺体大部分切除。

三、颈部转移性肿瘤

临床特点：占颈部恶性肿瘤的 3/4，原发灶大部分在头颈部，以鼻咽部和甲状腺癌转移最多见，淋巴结质硬，起初单发，无痛，可推动，后期结节状，固定，放射痛，晚期肿块坏死、溃疡、感染、出血，外观菜花样，恶臭分泌物。不少头颈部恶性肿瘤是以转移灶为就诊原因，后经检查才发现原发灶，应仔细检查，以免漏诊误诊。

第17章 妇产科学

第1单元 女性生殖系统生理

================== **重点提示** ==================

本单元内容较少，不作为考试的重点内容。需重点了解子宫内膜的周期性变化及月经。其他内容一般了解即可。考生在复习时应注意重点。

================== **考点串讲** ==================

一、女性一生各阶段的生理特点

1. **新生儿期** 出生后4周内称新生儿期，新生女婴可出现少量阴道出血，为生理现象，短期自然消退。

2. **儿童期** 从出生4周至12岁称儿童期。在8岁之前，儿童体格持续增长和发育，但生殖器仍为幼稚型。

3. **青春期** 从月经初潮至生殖器官逐渐发育成熟的时期称青春期。世界卫生组织（WHO）规定青春期为10～19岁。生理特点：身高迅速增长，渐达成年人水平。月经来潮是青春期开始的一个重要标志，通常在乳房发育2.5年后。激素水平波动较大。

4. **性成熟期** 一般自18岁左右开始，历时约30年，性成熟期又称生育期。

5. **绝经过渡期** 此期长短不一，卵巢内卵泡自然耗竭，或剩余的卵泡对垂体促性腺激素丧失反应。

6. **绝经后期** 卵巢进一步萎缩，其内分泌功能渐消退。生殖器官萎缩。

二、卵巢功能与卵巢周期性变化

1. **卵巢的功能** 排卵、内分泌。

2. **卵巢周期性变化** 卵泡的发育及成熟、排卵[血促黄体生成素（LH）和促卵泡激素（FSH）峰后24～36h发生排卵]、黄体形成、退化[生成与分泌孕酮（P）及雌二醇（E_2），为接纳孕卵着床及维持早期胚胎发育做准备，未受精卵寿命14d]。

三、子宫内膜周期性变化与月经

增生期、分泌期（对应黄体期，由于孕激素对抗雌激素的促进内膜增生效应，内膜厚度不再增加而维持在10mm左右，孕激素促进腺体细胞分泌活动的出现）、月经期。

四、生殖器其他部位的周期性变化

1. **阴道黏膜的周期性变化** 在月经周期中，阴道黏膜呈现周期性改变，这种改变在阴道上段最明显。细胞内富有糖原，糖原经寄生在阴道内的阴道杆菌分解而成乳酸，使阴道内保持一定酸度，可以防止致病菌的繁殖。排卵后在孕激素的作用下，主要为表层细胞脱落。临床上常借助阴道脱落细胞的变化了解体内雌激素水平和有无排卵。

2. **宫颈黏液的周期性变化** 在卵巢性激素的影响下，宫颈腺细胞分泌黏液，月经净后，体内雌激素水平降低，宫颈管分泌的黏液量很少。雌激素可刺激分泌细胞的分泌功能，随着雌激素水平不断提高，至排卵期黏液分泌量增加，黏液稀薄、透明，拉丝度可达10cm以上。若将黏液做涂片检查，干燥后可见羊齿植物叶状结晶，这种结晶在月经周期第6～7天开始出现，到排卵期最为清晰而典型。排卵后受孕激素影响，黏液分泌量逐渐减少，质地变黏稠而浑浊，拉丝度差，易断裂。

涂片检查时结晶逐步模糊，至月经周期第 22 天左右完全消失，而代之以排列成行的椭圆体。临床上根据宫颈黏液检查，可了解卵巢功能。

3. 输卵管的周期性变化 输卵管的周期性变化包括形态和功能两方面。在雌激素的作用下，输卵管黏膜上皮纤毛细胞生长，体积增大。雌激素还促进输卵管发育及输卵管肌层的节律性收缩。孕激素则能增加输卵管的收缩速度，减少输卵管的收缩频率。孕激素与雌激素间有许多制约的作用，孕激素可抑制输卵管黏膜上皮纤毛细胞的生长，减低分泌细胞分泌黏液的功能。

五、月经周期的调节

下丘脑-垂体-卵巢轴。

第 2 单元 妊 娠 生 理

══ 重点提示 ══

本单元内容虽多，但所占考试比重不大，考生熟悉胎儿的生理特点及胎儿附属物形成和功能。了解妊娠期母体的变化。

══ 考点串讲 ══

一、妊娠概念

妊娠 12 周末以前（≤84d）是早期妊娠；妊娠 28 周及其以后（≥190d）是晚期妊娠；妊娠 13 周开始到 27 周末（满 12 周不满 28 周）（85～190d）中期妊娠；妊娠满 37 周不满 42 周（259～293d）为足月妊娠。

二、受精及受精卵发育、输送与着床

1. 受精卵的形成 获能（宫腔和输卵管腔），受精（输卵管壶腹）。
2. 输送 受精卵借助输卵管蠕动和输卵管上皮纤毛推动向宫腔方向移动。
3. 着床 需经过定位、黏附和穿透 3 个过程。

三、胎儿发育及生理特点

（一）胎儿的发育分期

4 周末：可以辨认出胚盘与体蒂。

8 周末：胚胎初具人形，头大，占整个胎体近一半。能分辨出眼、耳、鼻、口、手指及足趾，各器官正在分化发育。心脏已形成，超声可见心脏搏动。

12 周末：胎儿身长约 9cm，顶臀长 6.1cm，体重约 14g。外生殖器已发育。四肢可活动。

16 周末：胎儿身长约 46cm，顶臀长 12cm，体重约 110g。胎儿已开始出现呼吸运动。部分经产妇已能自觉胎动。

20 周末：胎儿身长约 25cm，顶臀长 16cm，体重约 320g。检查孕妇时能听到胎心音。

24 周末：胎儿身长约 30cm，顶臀长 21cm，体重约 630g。

28 周末：胎儿身长约 35cm，顶臀长 25cm，体重约 1000g。

32 周末：胎儿身长约 40cm，顶臀长 28cm，体重约 1700g。

36 周末：胎儿身长约 45cm，顶臀长 32cm，体重约 2500g。

40 周末：胎儿身长约 50cm，顶臀长 36cm，体重约 3400g。

（二）胎儿的生理特点

1. 循环系统 胎儿体内无纯动脉血，而是动静脉混合血。进入肝、心、头部及上肢的血液含氧量较高及营养较丰富以适应需要。

2．血液系统　胎儿红细胞的生命周期短，仅为成年人的 2/3，需不断生成红细胞。在妊娠前半期均为胎儿血红蛋白，至妊娠最后 4～6 周，成年人血红蛋白增多，至临产时胎儿血红蛋白仅占 25%。妊娠足月时白细胞计数可高达（15～20）×10^9/L。

3．呼吸系统　呼吸运动每分钟 30～70 次，时快时慢，有时也很平稳。

4．消化系统　妊娠 11 周时小肠已有蠕动，至妊娠 16 周胃肠功能基本建立。胎儿肝内缺乏许多酶，不能结合游离胆红素。

5．泌尿系统　妊娠 11～14 周时胎儿肾已有排尿功能。于妊娠 14 周胎儿膀胱内已有尿液。

6．内分泌系统　妊娠 6 周甲状腺开始发育，妊娠 12 周已能合成甲状腺激素。妊娠 12 周胎儿胰腺分泌胰岛素。

7．生殖系统及性腺分化发育　男性胎儿睾丸约在妊娠 9 周开始分化发育，至妊娠 14～18 周形成细精管。女性胎儿卵巢在妊娠 11～12 周开始分化发育，缺乏副中肾管抑制物质使副中肾管系统发育，形成阴道、子宫、输卵管。外阴部缺乏 5α-还原酶。

四、胎儿附属物的形成及其功能

（一）胎盘的形成及其功能

1．胎盘的形成　羊膜、叶状绒毛膜、底蜕膜。羊膜：胎盘的最内层，为附着于绒毛板表面的半透明薄膜，光滑、无血管；叶状绒毛膜：胎盘的胎儿部分，滋养层分裂为内层的细胞滋养细胞（生长细胞）和外层合体滋养细胞（执行功能），胚外中胚层与滋养细胞组成绒毛膜。

2．胎盘的功能
气体交换：氧及二氧化碳简单扩散。
防御功能：屏障作用。
营养物质供应。
合成功能：主要合成绒毛膜促性腺激素、人胎盘生乳素、雌激素、孕激素及缩宫素酶、耐热性碱性磷酸酶。

（二）胎膜的形成及功能

1．组成　绒毛膜及羊膜（内）。
2．功能　含多种酶活性，与甾体激素代谢有关；含多量花生四烯酸的磷脂，与分娩的发动有关。

（三）脐带的形成及功能

连接胎儿与胎盘，脐轮至胎盘的胎儿面，长 30～100cm，直径 0.8～2.0cm，有 1 条静脉，2 条动脉。

（四）羊水的形成及功能

1．羊水的形成　早期，母体血清经胎膜进入羊膜腔的透析液；妊娠中期后，胎尿为羊水的重要来源，此时羊水的渗透压较低，尿素氮（BUN）、肌酐（Cr）、尿酸均渐增高；晚期胎儿肺参与羊水的分泌。

2．羊水的功能
保护胎儿：防止畸形及肢体粘连、维持恒温、宫缩时使宫内压均匀分布。
保护母体：减少胎动带来的不适，羊水冲洗产道防感染。

3．羊水量性状和成分
量：8 周 5～10ml，10 周约 30ml，20 周 400ml，38 周 1000ml，足月 800ml。
性状：足月时，比重 1.007～1.025，中性或弱碱性，pH7.20，早期无色、透明，足月时略浑浊，不透明。妊娠 28 周，羊水内出现肺表面活性物质。

五、妊娠期母体的变化

1．子宫体　增大变软；宫颈充血及组织水肿变软，肥大；阴道伸展性增加，形成软产道。
2．乳房　雌激素（E）促进腺管发育、孕激素（P）促进腺泡发育，脂肪堆积。孕期 E、P 抑制乳汁产生；产后 E、P 减少，催乳激素（PRL）分泌促进泌乳。

3. 循环系统 <u>心率于妊娠晚期每分钟增加 10～15 次；心脏容量从妊娠早期至妊娠末期约增加 10%；心浊音界稍扩大；多数孕妇心尖部可闻及柔和吹风样收缩期杂音；心排血量约自妊娠 10 周开始增加，至妊娠 32～34 周达高峰，此后维持此水平直至分娩。</u>

4. 血液系统 <u>血容量增加，相对稀释。</u>

5. 泌尿系统 肾小球滤过率（GFR）增加 50%；肾糖阈降低；尿频；水、钠潴留明显（平卧后可消失）。

6. 呼吸系统 <u>上呼吸道黏膜水肿充血，易发生感染。</u>

7. 消化系统 <u>平滑肌张力下降，贲门括约肌松弛，反酸、胃烧灼感；胃酶分泌减少，腹胀、食欲缺乏；肠蠕动减弱，易便秘；胆汁黏稠，胆道平滑肌松弛，易发生胆石症。</u>

8. 内分泌系统 腺垂体肥大；醛固酮分泌增加；甲状腺增大。

9. 骨关节 松弛导致腰骶部及肢体疼痛；多次妊娠，不补充钙有引起骨质疏松的可能。

10. 代谢 体重平均增加 12.5kg，每周体重增加<350g；基础代谢率（BMR）增高、血脂增加、正氮平衡。

第 3 单元 妊娠合并内科疾病

重点提示

本单元内容为考试重点，考生应重点掌握妊娠合并心脏病的临床表现与并发症、妊娠合并病毒性肝炎的肝变化及妊娠合并糖尿病诊断与处理。其他内容了解。

考点串讲

一、心脏病

（一）临床表现

1. 妊娠对心血管系统的影响 围生期有三个最危险的时期，分别为妊娠 32～34 周，分娩期（心脏病孕妇极易发生心力衰竭）和产后 3d 内（产褥早期）。

2. 心脏病种类对妊娠的影响

（1）心脏病的种类：先天性心脏病、风湿性心脏病、妊高征性心脏病、围生期心肌病、心肌炎。

（2）对妊娠的影响

①可以妊娠：<u>心脏病变较轻，心功能Ⅰ～Ⅱ级，既往无心力衰竭史，也无其他并发症者可以妊娠。</u>

②不可以妊娠：<u>心脏病变较重，心功能Ⅲ～Ⅳ级，既往有心力衰竭史、有肺动脉高压、右向左分流型先天性心脏病、严重心律失常、风湿热活动期、心脏病并发细菌性心内膜炎、急性心肌炎等，孕期极易发生心力衰竭，不宜妊娠。特别是年龄在 35 岁以上、心脏病病史较长者，发生心力衰竭的可能性很大，不宜妊娠。</u>

3. 对胎儿的影响 与病情严重程度及心脏功能代偿状态等有关。

（二）诊断

妊娠期早期心力衰竭的诊断：轻微活动后出现胸闷、心悸、气短；静息时心率每分钟>110 次、呼吸每分钟>20 次；夜间常因胸闷而坐起；肺底部出现少量持续性湿啰音，咳嗽后不消失。

（三）常见并发症

大出血、感染及心力衰竭等。

（四）处理

<u>主要死因是心力衰竭。</u>

1. 妊娠期　不宜妊娠者终止妊娠应＜12 周，超过妊娠 12 周者应积极治疗心力衰竭，度过妊娠和分娩。

心力衰竭治疗同一般患者，对洋地黄类耐受性差，尽量使用作用时间短而排泄快者，心力衰竭控制后再行剖宫产。

2. 分娩期　胎儿偏大、产道条件不佳、心功能Ⅲ～Ⅳ级者，应择期剖宫产。

第二产程应尽量缩短，如行会阴侧切、胎头吸引、产钳助产，避免屏气增加腹压。

胎儿娩出后腹部放沙袋，防止腹压骤降诱发心力衰竭，防止产后出血禁用麦角新碱。

3. 心脏手术的指征　一般不主张在妊娠期手术，尽可能在幼年、妊娠前或分娩后，非要手术应在妊娠 12 周以前进行。

二、急性病毒性肝炎

1. 妊娠期肝的生理变化　血清碱性磷酸酶（自妊娠 3 周开始轻度升高，产后即恢复）、亮氨酸氨基肽酶、乳酸脱氢酶（随妊娠期增加而显著升高）、甲胎蛋白（多在正常范围）。

2. 临床表现及诊断　消化道症状严重、黄疸迅速加深，胆红素＞171μmol/L（10mg/dl），出现肝臭/肝进行性缩小/酶胆分离/白球倒置、出血倾向、肝性脑病表现，肝肾综合征出现急性肾衰竭。

3. 鉴别诊断　妊娠剧吐导致的肝损害、妊娠高血压综合征导致的肝损害、妊娠急性脂肪肝、药物性肝损害。

4. 产科处理　轻症急性肝炎积极治疗后可继续妊娠，慢性活动性肝炎治疗后应终止妊娠。分娩前肌内注射维生素 K、备血，阴道分娩尽量缩短产程，重症肝炎控制 24h 后行剖宫产迅速终止妊娠。

产褥期给予头孢类抗生素和氨苄西林预防感染。

HBsAg 阳性产妇只要新生儿接受免疫预防则可以哺乳，但 HBeAg 阳性者禁止哺乳，回奶不用有肝损害作用的雌激素。

三、糖尿病

1. 类型

（1）显性：孕妇有临床表现。

（2）潜在：此类孕妇妊娠前均无临床表现，但糖耐量异常，经过一定时间后，可能发展成显性。

（3）妊娠期：妊娠前无临床表现，糖代谢功能正常。妊娠后出现症状和体征，部分孕妇出现并发症（妊娠高血压综合征、巨大儿、死胎及死产等），但在分娩后临床表现均逐渐消失，在以后的妊娠中又出现，分娩后又恢复。这部分患者在数年后可发展为显性（临床）。

（4）前期：这类孕妇有家族史，但孕妇则无明显糖代谢紊乱，可在妊娠后出现类似孕妇的并发症（巨大儿、畸形儿及羊水过多等）。若干年后多数将呈现显性（临床）。

2. 妊娠期糖代谢的特点　空腹低血糖倾向；餐后高血糖倾向；餐后尿糖；酮症或酮症酸中毒倾向；分娩后糖尿病病情改善。

3. 临床表现及诊断

（1）糖尿病合并妊娠的诊断：①空腹血糖≥7.0mmol/L。②糖化血红蛋白≥6.5%。③伴有典型症状，同时任意血糖≥11.1mmol/L。

（2）妊娠期糖尿病（GDM）的诊断：①75g 葡萄糖耐量试验（OGTT），空腹、1h、2h 水平分别为 5.1、10.0、8.5mmol/L，任何一点血糖值达到或超过上述标准即可诊断为妊娠期糖尿病。②妊娠 24～28 周空腹血糖检查，≥5.1mmol/L 者可直接诊断为 GDM。

4. 糖尿病的处理

（1）饮食：控制血糖达正常水平且无饥饿感最理想，否则需加药物治疗。

（2）药物治疗：禁止服用口服降血糖药，三餐前皮下注射胰岛素；妊娠前应用胰岛素控制血糖的患者，妊娠早期需要根据血糖监测情况调整胰岛素用量；妊娠中、晚期的胰岛素需要量常有不同程度增加，妊娠 32～36 周达最高峰，妊娠 36 周后胰岛素用量稍下降。

（3）产科处理：尽可能延长孕周，不能继续妊娠时促胎肺成熟。不是剖宫产的指征。

新生儿血糖<2.2mmol/L（40mg/dl）为低血糖（脐血测血糖）。应喂糖水、早开奶、按照早产儿对待。

第4单元 宫 颈 肿 瘤

重 点 提 示

本单元内容为考试必考内容，考生应重点掌握宫颈癌的病因、临床分期与临床表现、诊断与治疗。了解宫颈癌的病理及转移途径。

考 点 串 讲

本节主要介绍宫颈癌。

一、病因

1. 性生活及分娩次数　性活跃、初次性生活<16 岁、多个性伴侣；分娩次数多，阴道分娩≥4 次。

2. 病毒　高危型 HPV16、18、31、33 主要导致宫颈癌，宫颈鳞状细胞癌以 HPV16 检出率最高、腺癌以 HPV18 最常见，90%以上的宫颈癌伴有高危型 HPV 感染。

3. 其他　应用屏障避孕法者有一定的保护作用，吸烟可增加感染 HPV 效应。

二、组织发生及病理

1. 组织发生和发展　宫颈上皮内瘤变形成后继续发展，突破上皮下基膜浸润间质，形成宫颈浸润癌；宫颈转化区上皮化生过度活跃，并在致癌因素作用下也可形成宫颈浸润癌。

2. 病理

（1）鳞癌：最常见，占宫颈浸润癌的 80%～85%，具有角化、细胞间桥，无腺体分化、黏液分泌。

①巨检：微小浸润癌肉眼观察无明显异常，或类似宫颈柱状上皮异位。可发展成 4 种类型。

外生型：最常见，病灶向外生长呈息肉样、乳头样、菜花样，组织脆、易出血，多累及阴道。

内生型：宫颈肥大变硬呈桶状，常累及宫旁组织。

溃疡型：上述 2 型合并感染，组织坏死脱落后形成，似火山口状，多为晚期。

颈管型：病灶发生于宫颈管内。

②显微镜检：微小浸润癌，癌灶突破基膜，浸润间质，深度≤5mm、宽度≤7mm。浸润癌，超过上述浸润范围，分为高、中、低分化鳞状细胞癌。

（2）腺癌：占宫颈浸润癌 15%～20%。

①巨检：大体形态和鳞状细胞癌相同，常可侵犯宫旁组织，病灶向宫颈管内生长时，宫颈外观可正常，因宫颈管膨大，形如桶状。

②显微镜检：黏液腺癌，最常见，来源于宫颈管状黏液细胞，镜下腺上皮细胞增生呈多层，异型性明显，可见核分裂，分为高、中、低分化腺癌。恶性腺瘤，又称偏腺癌，为高分化宫颈管黏膜腺癌，腺上皮细胞无异型性，常有淋巴结转移。

3. 腺鳞状细胞癌　占 3%～5%，癌组织中含有腺癌和鳞状细胞癌两种成分。

三、转移途径

以直接蔓延和淋巴转移为主。

1. 直接蔓延　最常见，常向下累及阴道壁、极少向上累及宫颈管和宫腔、两侧可累及宫旁组织直到盆壁，晚期可累及直肠、膀胱、输尿管。

2．**淋巴转移**　1级包括宫旁、宫颈旁、闭孔、髂内、髂外、髂总、骶前淋巴结，2级包括腹股沟深浅淋巴结、腹主动脉旁淋巴结。

3．**血行转移**　极少见，晚期可转移至肺、肝或骨骼等。

四、临床分期

采用国际妇产科联盟（FIGO，2009）的临床分期标准（表 17-1）。

表 17-1　国际妇产科联盟有关宫颈癌的临床分期标准

临床分期	标准
Ⅰ 期	肿瘤局限在宫颈（扩展至宫体可以被忽略）
Ⅰ $_A$ 期	镜下浸润癌，间质浸润深度<5mm，宽度≤7mm
Ⅰ $_{A1}$ 期	间质浸润深度≤3mm，宽度≤7mm，早期浸润癌
Ⅰ $_{A2}$ 期	间质浸润深度>3mm 且<5mm，宽度≤7mm
Ⅰ $_B$ 期	临床癌灶局限于宫颈，或显微镜下可见病变>Ⅰ $_A$ 期
Ⅰ $_{B1}$ 期	临床癌灶最大直径≤4cm
Ⅰ $_{B2}$ 期	临床癌灶最大直径>4cm
Ⅱ 期	肿瘤已超出子宫，但未达骨盆壁或未达阴道下 1/3
Ⅱ $_A$ 期	肿瘤侵犯阴道上 2/3，无明显宫旁浸润
Ⅱ $_B$ 期	有明显宫旁组织浸润，但未达盆壁
Ⅲ 期	肿瘤扩展至盆壁和（或）累及阴道已达下 1/3 和（或）导致肾盂积水或肾无功能（非癌所致者除外）
Ⅲ $_A$ 期	肿瘤累及阴道下 1/3，但未达盆壁
Ⅲ $_B$ 期	肿瘤浸润宫旁，已达盆壁或有肾盂积水或肾无功能
Ⅳ 期	肿瘤播散超出真骨盆范围或癌浸润膀胱、直肠黏膜
Ⅳ $_A$ 期	肿瘤侵犯邻近的盆腔器官
Ⅳ $_B$ 期	肿瘤远处转移

五、临床表现

1．**症状**　早期宫颈癌常无症状，中晚期症状明显，主要表现如下。

（1）阴道出血：早期为接触性出血；晚期为不规则的阴道出血，表现为多量出血。

（2）阴道排液：白色或血性，晚期继发感染时呈米汤样、恶臭白带。

（3）晚期症状：压迫输尿管或直肠，尿频、尿急、便秘、下肢肿痛等；输尿管梗阻、肾盂积水、尿毒症；消瘦、发热、全身衰竭。

2．**体征**　宫颈上皮内瘤样病变、微小浸润癌，局部无明显病灶，可有轻度糜烂或宫颈炎表现。随着宫颈浸润癌的生长发展，根据不同的类型（外生型、内生型），局部体征亦不同。两侧宫旁组织增厚，晚期癌组织坏死脱落，形成溃疡或空洞伴恶臭；浸润达盆壁时，形成冰冻骨盆。

六、诊断与鉴别诊断

1．**诊断**　根据病史、临床表现、全身检查、三合诊检查等，可做出初步诊断；可用以下各项辅助检查。

（1）宫颈刮片细胞学检查：筛检宫颈癌的主要方法。

结果分为 5 级：Ⅰ级正常，Ⅱ级炎症引起，Ⅲ级可疑，Ⅳ级可疑阳性，Ⅴ级阳性。Ⅲ、Ⅳ、Ⅴ级涂片必须做进一步检查明确诊断。

（2）宫颈碘试验：碘不染色区说明该处上皮缺乏糖原，可能有病变，应在此区取材活检。

（3）阴道镜检查：在阴道镜检查下，观察宫颈表现有无异型上皮或早期癌变，并选择病变部位进行活检，以便提高诊断的正确率。

（4）<u>宫颈和宫颈管活组织检查：是确诊宫颈癌及其癌前病变最重要的方法。</u>4 点活检或可疑部位取活组织做病理检查；搔刮宫颈管，刮出物送病理检查。

（5）宫颈锥切术：宫颈刮片多次检查为阳性，而宫颈活检为阴性；活检为原位癌，但不能排除浸润癌时，均应做宫颈锥切术。

2．鉴别诊断　主要依据宫颈活组织病理检查，需与宫颈良性病变、良性肿瘤、恶性肿瘤等区别。

七、治疗与预防

1．手术　主要适合于早期宫颈癌患者（$I \sim II_A$ 期，只累及宫颈和阴道上 2/3 者）。

（1）I_{A1} 期：单纯子宫切除术、要求保留生育者可行宫颈锥切术。

（2）I_{A2} 期：选用改良根治性子宫切除术及盆腔淋巴结切除术。

（3）<u>I_B 期～II_A 期：根治性子宫切除术和盆腔淋巴结清扫</u>；年轻患者卵巢正常可保留，对要求保留生育功能者，I_{A1} 期可行宫颈锥切术，I_{A2} 期～I_{B1} 期、肿瘤直径<2cm 者可行根治性宫颈切除术及盆腔淋巴结切除术。

2．放疗　<u>适合于 II_B 期～IV 期患者；全身情况不适宜手术的早期患者；宫颈大块病灶的术前放疗</u>；手术治疗后病理检查发现有高危因素的辅助治疗。早期患者以局部腔内照射为主，体外照射为辅，晚期以体外照射为主，腔内为辅。

3．化疗　用于晚期局部大病灶或复发患者手术、放疗前的治疗；鳞状细胞癌使用 BVP（博来霉素、长春新碱、顺铂）等。

4．预防

（1）普及防癌知识，开展性卫生教育，提倡晚婚少育。

（2）重视高危因素及高危人群，有异常症状者及时就医。

（3）积极治疗性传播疾病，早期发现及诊治宫颈上皮内瘤变（CIN），阻断宫颈浸润癌发生。

（4）健全及发挥妇女防癌保健网的作用，开展宫颈癌筛查，做到早发现、早诊断、早治疗。

（5）启动中国宫颈癌防治工程。

八、预后与随访

1．预后　影响预后的因素：临床分期、病理类型、肿瘤大小、淋巴结转移、宫颈间质浸润程度、生长方式及脉管间隙浸润等。

2．随访　出院后第 1 个月 1 次，以后每 2 个月 1 次；第 2 年每 3～6 个月 1 次，第 3～5 年半年 1 次，第 6 年起每年 1 次。

第 5 单元　生殖内分泌疾病

重点提示

本单元内容较少，虽不是必考内容，但出题的可能性较大。考生应熟悉绝经综合征的临床表现与治疗，了解绝经综合征的诊断内容。

考点串讲

本节主要介绍绝经综合征。

一、概念

绝经是每一妇女生命进程中必然发生的生理过程。绝经提示卵巢功能衰退，生殖能力终止。绝经综合征是妇女绝经前后出现性激素波动或减少所致的一系列躯体及精神-心理症状。

二、内分泌变化

绝经期的最早变化是卵巢功能衰退，然后才表现为下丘脑和垂体功能退化。

1. 卵巢体积缩小，卵巢门血管硬化，动脉分支减少。卵巢皮质变薄，原始卵泡几乎已耗尽，不再排卵。

2. 性激素：雌激素分泌逐渐减少，孕激素分泌停止。

3. 促性腺激素：促卵泡生成素（FSH）较促黄体生成素（LH）升高更为显著，是将要绝经的重要信号。

4. 催乳激素浓度降低。

5. 促性腺激素释放激素分泌增加。

6. 抑制素水平下降，且较雌激素下降早而明显。

三、临床表现

1. 月经紊乱　多为月经周期不规则，持续时间长及月经量增加或减少。

2. 全身症状

（1）潮热：为围绝经期最常见症状。

（2）自主神经失调症状：心悸、眩晕、头痛、失眠、耳鸣。

（3）精神神经症状：注意力不易集中、情绪波动大、记忆力减退。

3. 泌尿生殖道症状　阴道干燥、反复阴道感染、排尿困难、尿失禁、易反复发作尿路感染。

4. 心血管疾病　易发生动脉粥样硬化、心肌缺血、心肌梗死、高血压和脑卒中，脂蛋白增加，而高密度脂蛋白/低密度脂蛋白比率降低。

5. 骨质疏松　绝经后妇女骨质吸收速度快于骨质生成，促使骨质丢失变为疏松。

6. 皮肤和毛发的变化　雌激素不足使皮肤胶原纤维丧失，皮肤皱纹增多加深；皮肤变薄、色素沉着、皮肤营养障碍、毛发分布改变、轻度胡须。

7. 阿尔茨海默病　可能于内源性雌激素水平降低有关。

四、诊断

根据年龄、临床表现不难诊断。需注意除外相关症状的器质性病变，以免误诊，耽误其他病情。抽血检查 FSH 及 E_2 值有助于诊断，另外氯米芬兴奋试验也可以帮助诊断。

五、治疗

1. 一般治疗　心理治疗，镇静、调节自主神经功能、补钙。

2. 激素替代治疗　性激素治疗中以补充雌激素最为关键。雌激素受体分布于全身各重要器官。因此，合理应用雌激素可控制围绝经期症状及疾病。

禁忌证：妊娠、严重肝病、胆汁淤积性疾病、血栓栓塞性疾病、原因不明的子宫出血及雌激素依赖性肿瘤患者应视为禁忌。

3. 其他药物治疗　钙剂、维生素 D、降钙素、双膦酸盐类。

第18章 儿 科 学

第1单元 绪 论

═══════════════ **重点提示** ═══════════════

本单元内容较少，但出题概率较高。考生应掌握小儿年龄分期，了解小儿各期特点。

═══════════════ **考点串讲** ═══════════════

主要介绍年龄分期和各期特点。

1. 胎儿期

（1）定义：从受孕到分娩，约40周（280d）。

（2）特点：胎儿完全依靠母体而生存，易受来自母体各种不利因素的影响而出现各种严重后果。

2. 新生儿期

（1）定义：自出生后脐带结扎起至刚满28d为止。出生后不满7d的阶段称为新生儿早期。

（2）特点：由于其生理调节和适应能力不成熟，因此发病率高，死亡率也高。

3. 婴儿期

（1）定义：从出生到满1周岁以前。

（2）特点：生长发育最迅速的时期（第一生长发育高峰）。对营养和能量的需要量相对较大。母乳喂养十分重要，计划免疫。

4. 幼儿期

（1）定义：1～3周岁。

（2）特点：智力发育较快，语言、思维和交往能力增强，但识别能力和自我保护能力不足，注意防止各种意外创伤和中毒。

5. 学龄前期

（1）定义：3周岁后至6～7岁。

（2）特点：智力发育更趋完善，可塑性强。

6. 学龄期

（1）定义：从入学前（6～7岁）至青春期前（12～13岁）。

（2）特点：除生殖系统外其他器官发育接近成年人水平。注意预防近视和龋齿，端正坐、立、行姿势；安排有规律的生活、学习和锻炼，保证足够的营养和睡眠；防治精神、情绪和行为方面的问题。

7. 青春期

（1）定义：女孩从11～12岁到17～18岁；男孩从13～14岁到19～20岁。

（2）特点：生长发育速度明显加快（第二生长发育高峰）；生殖系统迅速发育并逐渐成熟；心理、行为、精神方面不稳定。

第2单元 生 长 发 育

═══════════════ **重点提示** ═══════════════

本单元为重点单元，出题主要集中在小儿的生长发育规律，体重、身高、头围的测量，囟门的闭合时间及意义。了解骨骼、运动及语言发育。

━━━━━━━━━━━ 考点串讲 ━━━━━━━━━━━

一、小儿生长发育规律

生长发育的一般规律如下。

1. **生长发育的连续性、阶段性**　婴儿期生长最快（为第一个生长高峰），尤其出生后前 3 个月更快；青春期又迅速加快（为第二个生长高峰）。

2. **各系统器官发育的不平衡性**　神经系统最早（先快后慢）、生殖系统最晚（先慢后快），淋巴系统在儿童期迅速生长，青春期前达高峰，以后逐渐下降。其他系统（如心、肝、肾、肌肉）的发育基本与体格生长平衡。

3. **生长发育的顺序性的一般规律**　由上到下（先抬头、抬胸、坐、立），由近到远（运动从臂到手、从腿到脚），由粗到细（抓握到拾取），由简单到复杂（从画直线到画圆圈），由低级到高级（从视听感觉到思维记忆）。

4. **其他**　生长发育的个体差异性。

二、体格生长常用指标

（一）体重

1. **意义**　了解小儿发育营养情况，也为儿科临床给药、输液的重要依据。出生后 1 周内因奶量摄入不足，水分丢失、胎粪排出等因素可出现暂时体重下降，称生理性体重下降。如体重下降幅度超过 10%或至第 10 天还未恢复到出生体重（简称"双 10"），则为病理状态。

2. **计算公式**（单位：kg）

小于 6 个月 = 月龄×0.7+出生体重（出生体重一般默认为 3kg）

6～12 个月 = 月龄×0.25+6

1～12 岁 = 年龄×2+8

（二）身高

1. **意义**　代表体格生长发育水平。

2. **计算公式**　出生时平均为 50cm，1 周岁时约为 75cm，2 周岁时约为 85cm；2～12 岁身高估算公式为：身高（cm）=年龄×7+75。

（三）头围

1. **意义**　较小头围见于脑发育不良，头围过大提示脑积水。

2. **测量方法**　经眉弓上方、枕后结节绕头 1 周的长度。

3. **增长规律**　出生时为 33～34cm，生后第一年前 3 个月=后 9 个月=6cm，1 岁时为 46cm，2 岁为 48cm，2～15 岁头围仅增加 6～7cm。

三、骨骼发育

1. **头颅骨发育**　可根据头围大小、骨缝闭合及前后囟关闭迟早来衡量颅骨发育。

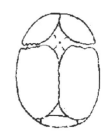

（1）前囟：初生时 1.0～2.0cm（两对边中点连线，图 18-1），于 1～2 岁闭合。

临床意义，早闭见于头小畸形；晚闭见于佝偻病、脑积水；饱满见于颅内压增高；凹陷见于脱水、重度营养不良。

图 18-1　前囟测量法

（2）后囟：出生时后囟很小或已闭合，最迟 6～8 周龄闭合，晚闭一般见于克汀病。

（3）头颅骨缝：3～4 个月闭合。

2. **脊柱发育**　新生儿时仅有轻微后凸，3 个月能抬头时出现颈椎轻微前凸（第一生理弯曲），

6 个月出现胸椎后凸（第二生理弯曲），1 岁能行走时出现腰椎前凸（第三生理弯曲），6～7 岁时以上弯曲有韧带固定。

3. 长骨发育　腕骨骨化中心共 10 个，10 岁出齐。1～9 岁的数目＝年龄＋1，如骨化数目≤年龄－3 可以诊断骨龄落后。

四、运动和语言发育

1. 运动发育　可分为大运动和细运动两大类。运动功能发育一般规律是：由上到下，由近及远，由不协调到协调，由粗到精细、准确、灵巧。

2. 语言发育　必须具备正常的发音器官、听觉和大脑语言中枢。语言的发育要经过发音、理解、表达三个阶段。

小儿运动和语言发育进程见表 18-1。

表 18-1　小儿运动和语言发育进程

年龄	运动发育		语言发育
	粗动作	细动作	
新生儿	无规律、不协调动作	紧握拳	能哭叫
2 月龄	直立及仰卧位能抬头	—	发出和谐的喉音
3 月龄	仰卧位变为侧卧位	用手摸东西	咿呀发音
4 月龄	扶着髋部能坐	手能握持玩具	笑出声
5 月龄	扶腋下能站直	双手各握一玩具	能喃喃发出单音节
6 月龄	能独坐一会	用手摇玩具	—
7 月龄	会翻身，独坐很久	将玩具从一手换入另一手	能无意识发出重复音，如"爸爸""妈妈"
8 月龄	会爬，能扶栏杆站起	会拍手	重复大人所发简单音节
9 月龄	试独站	会从抽屉取出玩具	能懂得几个复杂词语，如"再见"等
10～11 月龄	能独站片刻，能推车走几步	拇、示指对指拿东西	开始用单词，一个单词表示很多意义
1 岁	逐渐会行走	弯腰取东西，会将圆圈套在木棍上	能说出物品及自己名字，认识并指出身体各部位
1.5 岁	会蹲着玩，爬台阶	有目标地扔皮球	
2 岁	双脚跳	用勺子吃饭	用简单语言表达自己的需要，对人、事有喜乐之分
3 岁	会跑	会骑三轮车、洗手等	词汇增多，说话逐渐流利

总的来说，运动发育中的粗动作发育可以总结为：二抬（头）三翻（身）六会坐，七滚八爬周（周岁）会走。

语言发育可以总结为：0～4（月龄）叫，4～5（月龄）笑，5～6（月龄）出音节，7～9（月龄）重复音，10～12（月龄）用单词，1～1.5（岁）说名字，1.5～3（岁）能表达。

第 3 单元　儿 童 保 健

═══════ 重点提示 ═══════

本单元内容较少，但为考试重点。考生应掌握小儿计划免疫的种类和接种时间。

═══ 考点串讲 ═══

主要介绍计划免疫和预防接种。

1. **小儿计划免疫种类**　我国卫生部规定，婴儿必须在 1 岁内完成卡介苗，脊髓灰质炎三价混合疫苗，百日咳、白喉、破伤风类毒素混合制剂（简称百白破混合制剂），麻疹减毒疫苗和乙肝病毒疫苗 5 种疫苗接种的基础免疫（简称五苗防七病）。

2. **预防接种免疫的实施程序**　我国卫生部规定的儿童计划免疫接种程序见表 18-2。

表 18-2　我国卫生部规定的儿童计划免疫接种程序

接种疫苗	年　龄
卡介苗	刚出生
脊髓灰质炎三价混合疫苗	2 月龄，3 月龄，4 月龄；4 岁（复种）
百白破混合制剂	3 月龄，4 月龄，5 月龄；1.5～2 岁（复种第一次），6 岁（复种第二次）
麻疹减毒疫苗	8 月龄；6 岁（复种）
乙肝疫苗	刚出生，1 月龄，6 月龄

第 4 单元　营养和营养障碍疾病

═══ 重点提示 ═══

本单元内容较多，重点主要集中在小儿液体疗法，人工喂养与辅食的添加，维生素 D 缺乏性佝偻病的临床表现、鉴别诊断与治疗。其他内容熟悉了解。

═══ 考点串讲 ═══

一、儿童营养基础

（一）能量代谢

1 岁以内婴儿平均需要能量 95～100 kcal/（kg·d），以后可按每 3 岁减少 10 kcal/（kg·d）推算，到 15 岁时达成年人需要量，为 50～60 kcal/（kg·d）。小儿能量消耗量包括基础代谢、食物的热力作用、生长、活动和排泄 5 个方面。

1. **基础代谢**　婴儿期基础代谢的能量需要一般占总能量的 50%，1 岁以内婴儿约需 55kcal（230.12kJ）/（kg·d），7 岁时为 44kcal（184.10kJ）/（kg·d），12 岁时为 30kcal（125.52 kJ）/（kg·d），成年人时为 25～30kcal（104.6～125.52 kJ）/（kg·d）。

2. **食物热力作用**　蛋白质食物热力作用为本身产生能量的 30%，糖类为 6%，脂肪为 4%。婴儿食物含蛋白质多，食物热力作用占总能量的 7%～8%，年长儿为混合食物，其食物热力作用为 5%。

3. **生长代谢**　属于小儿特有。与儿童生长速度成正比。

4. **活动消耗**　生长代谢和活动所需能量占总能量的 32%～35%。

5. **排泄消耗**　正常情况下占总能量的 10%，腹泻时增加。

（二）营养素（宏量与微量营养素）的需要

1. 宏量营养素

（1）糖类：每克供能约 4kcal。糖类产生的能量应占总能量的 55%～65%，过低或过高都不利于健康。

（2）脂类：每克供能约 9kcal。脂肪产能 6 月龄以下占婴儿总能量的 45%～50%，6 月龄至 2 岁为 35%～40%，2～7 岁为 30%～35%，7 岁以上为 25%～30%。

（3）蛋白质：乳类和蛋类蛋白质具有最适合构成人体蛋白质的氨基酸配比，其生理价值最高。每克供能约 4kcal。蛋白质供能占总能量的 8%～15%。婴幼儿生长旺盛，保证优质蛋白质供给非常重要，优质蛋白应占 50% 以上。

2. 微量营养素

（1）矿物质

①常量元素：每日膳食需要量都在 100mg 以上的称为常量元素，其中含量＞5g 的有钙、磷、镁、钠、氯、钾、硫等 7 种。

②微量元素：某些元素体内含量少，需通过食物摄入，有一定生理功能的为微量元素，其中有必需微量元素（碘、锌、硒、铜、钼、铬、钴、铁 8 种，其中铁、碘、锌为容易缺乏的微量营养素）、可能必需元素（锰、硅、硼、矾、镍 5 种）、有潜在毒性但在低剂量时可能具有人体必需功能的元素（氟、镉、汞、砷、铝、锂、锡 7 种）。

（2）膳食纤维素：具有吸收大肠水分、软化粪便、促进肠蠕动等功能。婴幼儿可从谷类、水果、蔬菜中获得。

（三）水的需要

每 100kcal 热量的混合膳食可产生的内生水约 12ml。婴儿体内水分占体重的 70%～75%。年龄越小相对需水量就越大，婴儿为 150ml/（kg·d），以后每 3 岁减少约 25ml/（kg·d）。

（四）小儿体液平衡特点和液体疗法

1. 小儿体液平衡特点

（1）体液总量及分布：见表 18-3。

表 18-3　不同年龄体液总量及分布（占体重的%）

| 年龄 | 细胞内液量 | 细胞外液量 | | | 体液总量 |
		间质液量	血浆量	合计	
足月新生儿	35	37	6	43	78
1 岁婴儿	40	25	5	30	70
2～14 岁	40	20	5	25	65
成年人	40～45	10～15	5	15～20	55～60

从上表可以看出：年龄越小，体液总量占体重的百分比愈大，间质液比例较高。血浆与细胞内液量比例与成年人相似。

（2）体液的电解质组成：①细胞外液以 Na^+、Cl^-、HCO_3^- 为主；②细胞内液以 K^+、Mg^{2+}、HPO_4^{2-} 和蛋白质等离子为主。

2. 需用溶液配制　见表 18-4。

表 18-4　溶液配制方法

溶液名称	溶液张力	溶液的组成成分
2:1 含钠液	1 张	2 份 0.9%氯化钠，1 份 1.4%碳酸氢钠或 1.87%乳酸钠（2:1 等张含钠液不含葡萄糖液）
4:3:2 含钠液	2/3 张	4 份 0.9%氯化钠，3 份 5%或 10%葡萄糖，2 份 1.4%碳酸氢钠或 1.87%乳酸钠
2:3:1 含钠液	1/2 张	2 份 0.9%氯化钠，3 份 5%或 10%葡萄糖，1 份 1.4%碳酸氢钠或 1.87%乳酸钠
2:6:1 含钠液	1/3 张	2 份 0.9%氯化钠，6 份 5%或 10%葡萄糖，1 份 1.4%碳酸氢钠或 1.87%乳酸钠

溶液名称	溶液张力	溶液的组成成分
1:1 含钠液	1/2 张	1 份 0.9%氯化钠，1 份 5%或 10%葡萄糖（不含碱性溶液）
1:2 含钠液	1/3 张	1 份 0.9%氯化钠，2 份 5%或 10%葡萄糖（不含碱性溶液）
1:4 含钠液	1/5 张	1 份 0.9%氯化钠，4 份 5%或 10%葡萄糖（不含碱性溶液）

3. 液体疗法

（1）口服补液：口服补盐液（溶液张力 2/3 张）用于预防脱水及轻、中度脱水；新生儿及明显呕吐、腹胀及其他严重并发症者。口服液量轻度脱水 50～80ml/kg，中度脱水 80～100ml/kg，8～12h 补足累计损失量。脱水纠正后，需将余量加等量水稀释使用。

（2）静脉补液

①适应对象：中度以上脱水、吐泻重或腹胀者。

②补液原则：先快后慢、先浓后淡、先盐后糖（糖的张力由于氧化而维持不住）、见尿补钾、见痉补钙。

③补液分步：累积损失、继续丢失、生理维持。

④补液三定：定量（脱水程度）、定性（脱水性质）、定时（补液速度）。

⑤补多少、补多久、补什么：见表 18-5、表 18-6。

表 18-5　小儿脱水补液量及补液速度

项目	轻度脱水	中度脱水	重度脱水
第一日补液总量（ml/kg）	90～120	120～150	150～180
累积损失（ml/kg）	50	50～100	100～120
累积损失补液时间(8～12h)[ml/(kg·h)]		8～10	
继续丢失（ml/kg）		10～40	
生理维持（ml/kg）		60～80	
时间（12～16h）[ml/（kg·h）]		5	

表 18-6　小儿脱水补液性质

项目	低渗性脱水	等渗性脱水	高渗性脱水
累积损失	2/3 张液	1/2 张液	1/5～1/3 张液
继续丢失		1/3～1/2 张液	
生理维持		1/5～1/3 张液	

若临床判断脱水性质困难时，先按等渗脱水补液。

重度脱水有明显循环障碍者应立刻快速扩容，20ml/kg 等渗含钠液（2:1 液），30～60min 快速输入。

⑥纠酸：轻度的代谢性酸中毒在补液后可以自己代偿，pH<7.3 给予补液，5%碳酸氢钠毫升数=（−BE）×0.5×体重，因机体可代偿首次补半量。

⑦补钾：见尿补钾（6h 内有尿都可以），静脉补钾浓度<0.3%，氯化钾 200～300mg/（kg·d），补钾时间每日不少于 8h，应持续补钾 4～6d。切忌静脉推注。

⑧补钙、补镁：出现低钙症状（手足搐搦、惊厥），用 10%葡萄糖酸钙 5～10ml 等量稀释后静脉推注。

补钙后症状无改善，考虑低镁，用 25%硫酸镁 0.1ml/kg 肌内注射。

⑨第二天的补液：第一天水、电解质紊乱已经纠正者，补继续丢失量和生理需要量，补钾，供

热量。第一天未纠正水、电解质紊乱者，重新判断脱水程度和性质制定补液计划。

二、婴儿喂养

（一）母乳喂养

1. 人乳特点

（1）营养丰富，比例适当，易于吸收：①酪蛋白与乳清蛋白比例为 1:4，易于消化吸收。②乙型乳糖含量多，利于脑发育，利于双歧杆菌、乳酸杆菌的生长，并产生 B 族维生素以及利于钙吸收。③不饱和脂肪酸含量多，利于脑发育。脂肪酶可使脂肪颗粒易于消化吸收。④铁吸收率高，钙磷比例适宜（2:1）。⑤维生素 D、维生素 K 含量较低。

（2）生物作用：①母乳缓冲力小，对胃酸中和作用弱，有利于消化。②含有不可代替的免疫成分，如 SIgA（初乳含量最高）、乳蛋白等，起到增进婴儿免疫力的作用。③含有生长调节因子，对细胞增殖发育有重要作用。

（3）其他：加快母亲产后子宫复原，减少再次受孕。

2. 人乳成分　①初乳一般指产后 4~5d 的乳汁，含免疫球蛋白多，对新生儿发育和抗感染十分重要。②过渡乳是产后 6~14d 的乳汁，含脂肪最高。③成熟乳为产后 15d 至 9 个月的乳汁，乳汁量最多。④晚乳指产后 9 个月以后的乳汁。

3. 喂养方法　尽早开奶（产后 15min 至 2h 内），按需哺乳，吃饱为度，一般每 2~4 小时 1 次，每次哺乳 15~20min。每次喂养时应吸空一侧乳房，再吸另一侧，下次喂哺则从未吸空一侧开始，轮流交换。4~6 月龄起可开始添加一些辅助食品，12 月龄左右可完全断奶。

（二）人工喂养

牛乳是最常用的代乳品，但成分并不适合婴儿。羊乳成分与牛乳相仿，但叶酸及维生素 B_{12} 含量较少。

1. 牛乳成分　酪蛋白与乳清蛋白比例为 4:1，不易消化。饱和脂肪酸多，脂肪颗粒大，缺乏脂肪酶，乳糖少，主要为甲型乳糖，有利于大肠埃希菌生长，一般需加 5%~8%的糖。矿物质成分较高，不利于新生儿、早产儿及肾功能差的婴儿食用。牛乳含锌、铜较少，铁吸收率仅为人乳的1/5。另外，还缺乏各种免疫因子，这是牛乳与人乳的最大区别。

2. 牛乳制品　①全脂奶粉：按重量 1:8 或体积 1:4 配制。②蒸发乳。③酸奶。④婴儿配方奶粉：以牛乳为基础的改造奶，使宏量营养素成分尽量接近母乳。为 6 月龄以下婴儿人工喂养的首选。一般市售配方奶粉配有统一规格的专用小勺，重量比均为 1:7，如盛 4.4g 奶粉的专用小勺，一勺宜加入 30ml 温开水。⑤甜炼乳、麦乳精等不宜作为婴儿主食。

3. 牛乳量计算法　一般按每日能量需要计算：婴儿每日能量需要 100kcal/kg。

（1）配方奶粉：一般婴儿配方奶粉 1g 供能约 5kcal，故婴儿配方奶粉每日摄入量约为 20g/kg。一般约为每隔 3h 喂养 1 次。

（2）全牛奶：一般 100ml 含 8%糖的全牛奶供能约 100kcal，故婴儿每日需 8%糖牛奶为 100ml/kg。全日奶量可分为 5 次喂哺，全牛奶与水可同时或间隔喂给。

（三）辅助食品添加

1. 添加原则　从少到多；由稀到稠；从细到粗；习惯一种食物后再加另一种；应在婴儿健康、消化功能正常时添加。

2. 添加顺序

（1）1~3 月龄：汁状食物，如水果汁、青菜汤、鱼肝油和钙剂。

（2）4~6 月龄：泥状食物，如米糊、米汤、稀粥、蛋黄、鱼泥、菜泥、豆腐。

（3）7~9 月龄：末状食物，如烂面、粥、肉末、菜末、肝泥、蛋、鱼、饼干等。

（4）10~12 月龄：碎状食物，如软饭（面）、粥、碎肉、碎菜、豆制品等。

为方便记忆，以上可归纳为四个字"支（汁）离（泥）破（末）碎"。

三、维生素 D 缺乏性佝偻病

主要见于 2 岁以下婴幼儿，特别是小婴儿。

（一）病因

日照不足、摄入不足、生长发育过快等。

（二）临床表现

1. 初期　多见于 6 月龄以内，特别<3 月龄的婴儿，主要表现为神经兴奋性增高：易激惹、烦躁、睡眠不安、夜惊、多汗、枕秃、X 线片检查多正常，或仅见临时钙化带稍模糊。血钙浓度下降，血磷浓度降低，钙磷乘积稍低（30～40），碱性磷酸酶增高或正常。

2. 激期　除初期症状外，主要表现为骨骼改变和运动功能发育迟缓。

（1）骨骼改变

①头部：颅骨软化，多见于 3～6 月龄婴儿。方颅，由骨样组织增生所致，多见于 7～8 月龄的小儿。前囟增大及闭合延迟。出牙延迟。

②胸廓：胸廓畸形多发于 1 岁左右小儿。肋骨串珠（好发于 1 岁左右，因骨样堆积所致，在肋骨和肋软骨交界处，可看到钝圆形隆起，以第 7～10 肋最明显）。肋膈沟（赫氏沟）。鸡胸或漏斗胸。

③四肢：腕踝畸形，多见于 6 月龄以上小儿，状似手镯或脚镯；下肢畸形，1 岁左右站立行走后小儿"O"形腿或"X"形腿。

④脊柱后突或侧弯，骨盆畸形。

（2）血生化及骨骼 X 线改变：血清钙稍降低，血磷明显降低，钙磷乘积常低于 30，碱性磷酸酶明显增高。X 线检查干骺端临时钙化带模糊或消失，呈毛刷样，并有杯口状改变；骺软骨明显增宽，骨骺与骺端距离加大；骨质普遍稀疏，密度减低，可有骨干弯曲或骨折。

3. 恢复期　患儿临床症状减轻至消失。血清钙磷数天内恢复，碱性磷酸酶 4～6 周恢复，X 线表现 2～3 周后恢复。

4. 后遗症期　多见于 2 岁以后的儿童，血生化及 X 线检查均正常，仅遗留不同程度的骨骼畸形。

（三）诊断与鉴别诊断

血清 25-（OH）D_3（正常 10～60μg/L）和 1, 25-（OH）$_2D_3$（正常 0.03～0.06μg/L）水平在初期就明显降低，为早期可靠的诊断指标。

1. 低血磷性抗维生素 D 佝偻病　多有遗传病史，由于肾重吸收磷有障碍，导致血磷显著降低，高尿磷，血钙多正常。常规剂量维生素 D 治疗无效，治疗需同时补充磷。

2. 远端肾小管酸中毒　远端小管泌氢障碍，可出现高氯性代谢性酸中毒、高尿磷钙、低血磷钙、低钾、碱性尿等表现。

3. 维生素 D 依赖性佝偻病　为常染色体隐性遗传，可分两型。两型除均出现严重佝偻病症状外，Ⅰ型还有高氨基酸尿症，Ⅱ型有脱发。

4. 肾性佝偻病、肝性佝偻病　有肾病或肝病病史，血钙降低，肾性佝偻病还有血磷高的表现。

（四）治疗

1. 预防　充足的日光浴及维生素 D 的补充是预防的关键。早产儿、低出生体重儿、双胎儿在生后 1 周开始补充维生素 D 每日 800U，生长 3 个月后改预防量每日 400U；足月儿自出生 2 周后开始补充维生素 D 每日 400U。均补充至 2 岁。

2. 治疗

（1）一般治疗：及时添加辅食，多晒太阳，激期勿让患儿多坐、多站，防止骨骼畸形。

（2）维生素 D 制剂

①口服法：给维生素 D 每日 0.2 万～0.4 万 U，或 1, 25-（OH）$_2D_3$（罗钙全）0.5～2μg，4 周后改为预防量。

②突击疗法：肌内注射维生素 D_3 每日 20 万～30 万 U，3 个月后随访若明显好转，改预防量

口服。

（3）补充钙剂：一般无须补充，但 3 月龄内小婴儿或有手足搐搦症病史，肌内注射前先服钙剂 2～3d，肌内注射后再继续服至 2 周。

第 5 单元　呼吸系统疾病

━━ 重点提示 ━━

本单元主要熟悉急性呼吸道感染的病因、临床表现及并发症。了解急性呼吸道感染鉴别诊断。

━━ 考点串讲 ━━

主要介绍急性上呼吸道感染。

（一）病因

90%为病毒感染，主要有鼻病毒、呼吸道合胞病毒等。

（二）临床表现

1. 一般类型　急性起病，鼻塞、流涕、咳嗽、咽痛，发热、烦躁、全身不适、食欲缺乏。可导致高热惊厥，部分患儿有腹痛，咽部充血，扁桃体肿大、颌下淋巴结肿大。病程 3～5d。

2. 两种特殊类型　见表 18-7。

表 18-7　急性呼吸道感染的两种特殊类型

项目	疱疹性咽峡炎	咽-结合膜热
病原体	柯萨奇病毒 A 组病毒	腺病毒 3、7 型
好发季节	夏秋季	春夏季
临床表现	急起高热、咽痛、流涎、厌食、呕吐等；咽部充血；咽腭弓、悬雍垂、软腭处见 2～4mm 大小疱疹，周围有红晕，疱疹破溃后形成小溃疡	以发热、咽炎、结膜炎为特征；多呈高热，咽痛、眼部刺痛，咽部充血，一侧或两侧滤泡性眼结合膜炎；颈部、耳后淋巴结大；有时伴胃肠道症状
病程	1 周	1～2 周

（三）诊断与鉴别诊断

1. 诊断　根据临床症状与体征以及某些特殊临床表现，本病诊断不难。

2. 鉴别诊断　本病应与流行性感冒、急性传染病早期、急性阑尾炎、过敏性鼻炎、手足口病、川崎病等鉴别。

（四）并发症

以婴幼儿多见，病变若向邻近器官组织蔓延可引起中耳炎、鼻窦炎、咽后壁脓肿、扁桃体周围脓肿、颈淋巴结炎、喉炎、支气管炎及肺炎等。年长儿若患 A 组溶血性链球菌咽峡炎，以后可引起急性肾小球肾炎和风湿热，其他病原体也可引起类风湿病等结缔组织病。

（五）治疗

休息、补液、抗病毒、抗生素、对症治疗、中医中药治疗。

第五部分

医学人文综合

第19章 卫生法规

重点提示

　　本章在历年考试所占比例很小，且出题点相当集中，知识点反复考查。不建议考生通读教材，而结合本章内容精要，对历年真题进行透彻的理解，以提高应试效率。

考点串讲

　　• 医师依法取得执业或执业助理医师资格，并在相关医疗机构中注册执业。

　　• 具有高等学校医学专业本科以上学历，在执业医师指导下，在医疗、预防、保健机构中试用期满1年的可以参加执业医师考试。在乡、民族乡镇的医疗、预防、保健机构中工作的执业助理医师，可以根据医疗诊疗的情况和需要独立从事一般的执业活动。

　　• 医师资格考试合格者，可以向所在地县级以上卫生行政部门申请注册，注册主管部门应当自收到注册申请之日起30日内，对申请人提交的申请材料进行审核。审核合格的，予以注册，对不符合注册条件的，注册主管部门应当自收到注册申请之日起30日内，书面通知本人，并说明理由。

　　• 不予执业医师注册的情形：不具有完全行为能力的。因受刑事处罚，自刑罚完毕之日起至申请注册之日止不满两年的。受吊销医师执业证书行政处罚，自处罚决定之日起至申请注册之日止不满2年的。有国务院卫生行政部门规定不宜从事医疗、预防、保健业务的其他情形的。

　　• 医师变更执业地点、执业类别、执业范围等注册事项，应当到准予注册的卫生行政部门依照相关规定办理变更注册手续。

　　• 中止医师执业活动两年以上以及有相关规定情形消失的，申请重新执业，应当由相应机构接受3～6个月的培训，考核合格，并依照相关规定重新注册。

　　• 被注销注册的当事人有异议的，可以自收到注销注册通知之日起15日内，依法申请复议或者向人民法院提起诉讼。

　　• 医师在执业活动中享有权利：①在注册的执业范围内，进行医学诊查、疾病调查、医学处置、出具相应的医学证明文件，选择合理的医疗、预防、保健方案；②按照国务院卫生行政部门规定的标准，获得与本人执业活动相当的医疗设备基本条件；③从事医学研究、学术交流，参加专业学术团体；④参加专业培训，接受继续医学教育；⑤在执业活动中，人格尊严、人身安全不受侵犯；⑥获取工资报酬和津贴，享受国家规定的福利待遇；⑦对所在机构的医疗、预防、保健工作和卫生行政部门的工作提出意见和建议，依法参与所在机构的民主管理等权利。

　　• 医师在执业活动中履行义务：①遵守法律、法规，遵守技术操作规范；②树立敬业精神，遵守职业道德，履行医师职责，尽职尽责为患者服务；③关心、爱护、尊重患者，保护患者的隐私；④努力钻研业务，更新知识，提高专业技术水平；⑤宣传卫生保健知识，对患者进行健康教育等义务。

　　• 医师实施医疗、预防、保健措施，签署有关医学证明文件，必须亲自诊查、调查，并按照规定及时填写医学文书，不得隐匿、伪造或者销毁医学文书及有关资料。医师不得出具与自己执业范围无关或者与执业类别不相符的医学证明文件。

　　• 医师由县级以上人民政府卫生行政部门委托的机构或者组织，按照医师执业标准，对医师的业务水平、工作成绩和职业道德状况进行定期考核。

　　• 医师在执业活动中，违反执业医师法规定，有下列行为（①违反卫生行政规章制度或者技术操作规范，造成严重后果的。②由于不负责任延误急危患者的抢救和诊治，造成严重后果的。③造成医疗责任事故的。④未经亲自诊查、调查，签署诊断、治疗、流行病学等证明文件或者有关出生、死亡等证明文件的。⑤隐匿、伪造或者擅自销毁医学文书及有关资料的。⑥使用未经批准使用的药品、消毒药剂和医疗器械的。⑦不按照规定使用麻醉药品、医疗用毒性药品、精神药品和放射性药品的。⑧未经患者或者其家属同意，对患者进行试验性临床医疗的。⑨泄露患者隐私，造成严重后果的。⑩利用职务之便，索取、非法收受患者财物或者牟取其他不正当利益的。⑪发生自然灾害、传染病流行、突发重大伤亡事故以及其他严重威胁人民生命健康的紧急情况时，不服从卫生行政部门调遣的。⑫发生医疗事故或者发现传染病疫情，患者涉嫌伤害事件或者非正常死亡，不按照规定报告的）之一的，由县级以上人民政府卫生行政部门给予警告或者责令暂停 6 个月以上 1 年以下执业活动；情节严重的，吊销其执业证书；构成犯罪的，依法追究刑事责任。

• 床位不满 100 张的医疗机构，其《医疗机构执业许可证》每年校验 1 次；床位在 100 张以上的医疗机构，其《医疗机构执业许可证》每 3 年校验 1 次。校验由原登记机关办理。

• 未经批准擅自开办医疗机构行医或者非医师行医的，由县级以上人民政府卫生行政部门予以取缔，没收其违法所得及其药品、器械，并处 10 万元以下的罚款；对医师吊销其执业证书；给患者造成损害的，依法承担赔偿责任；构成犯罪的，依法追究刑事责任。

• 医疗机构对危重患者应当立即抢救。对限于设备或者技术条件不能诊治的患者，应当及时转诊。

• 医疗机构施行手术、特殊检查或者特殊治疗时，必须征得患者同意，并应当取得其家属或者关系人同意并签字；无法取得患者意见时，应当取得家属或者关系人同意并签字；无法取得患者意见又无家属或者关系人在场，或者遇到其他特殊情况时，经治医师应当提出医疗处置方案，在取得医疗机构负责人或者被授权负责人员的批准后实施。

• 医疗事故技术鉴定实行二次终结的鉴定制度。地方医学会负责组织医疗事故技术鉴定。设区的市级地方医学会和省、自治区、直辖市直接管辖的县（市）地方医学会负责组织首次医疗事故技术鉴定。省、自治区、直辖市地方医学会负责组织再次医疗事故技术鉴定。

• 卫生行政部门收到医学会出具的医疗事故技术鉴定书后，经审核，对符合规定作出医疗事故鉴定结论，应当作为对发生医疗事故的医疗机构和医务人员作出行政处理及进行医疗事故赔偿调解的依据。

• 患者死亡，医患双方当事人不能确定死因或者对死因有异议的，应当在患者死亡后 48 小时内进行尸检；具备尸体冻存条件的，可以延长至 7 日。尸检应当经死者近亲属同意并签字。

• 医务人员在医疗活动中发生医疗事故，应当立即向所在科室负责人报告，科室负责人应当及时向本医疗机构负责医疗服务质量监控的部门或者专（兼）职人员报告。

• 医务人员在医疗事故中的主观过错属于技术水平欠缺的技术过失。

• 医疗事故分级：一级，造成患者死亡、重度残疾。二级，造成患者中度残疾，器官组织损伤导致严重功能障碍的。三级，造成患者轻度残疾，器官组织损伤导致一般功能障碍的。四级，造成患者明显人身损害的其他后果的。

• 对患有医学上不宜生育的严重遗传性疾病的，医师应当向男女双方说明情况，提出医学意见，经男女双方同意，采取长期避孕措施或者实行结扎手术后，可以结婚，但《婚姻法》规定禁止结婚的除外。

• 婚前医学检查包括对下列疾病的检查：严重遗传性疾病；指定传染病；有关精神病。

• 生育过严重缺陷患儿的妇女再次妊娠前，夫妻双方应当到县级以上医疗保健机构接受医学检查。

• 县级以上地方人民政府可以设立医学技术鉴定组织，负责对婚前医学检查、遗传病诊断和产前诊断结果有异议的进行医学技术鉴定。

• 遗传病诊断、产前诊断的人员，必须经过省、自治区、直辖市人民政府卫生行政部门的考核，并取得相应的合格证书。

- **《母婴保健法》规定全国母婴保健工作由中华人民共和国卫生部主管。**
- **传染病应实行预防为主的方针，防治结合，分类管理。**
- 传染病暴发、流行时，当地政府应当立即组织力量进行防治，切断传染病的传播途径；必要时，报经上一级地方政府决定。可以采取：①限制或者停止集市、集会、影剧院演出或者其他人群聚集的活动。②停工、停业、停课。③临时征用房屋、交通工具。④封闭被传染病病原体污染的公共饮用水源等紧急措施。
- 在自然疫源地和可能是自然疫源地的地区兴办的大型建设项目开工前，建设单位应当申请当地卫生防疫机构对施工环境进行卫生调查。
- **甲类传染病（2 种）：鼠疫、霍乱。**
- **乙类传染病（26 种）：传染性非典型肺炎（严重急性呼吸综合征）、艾滋病、病毒性肝炎、脊髓灰质炎、人感染高致病性禽流感、人感染 H7N9 禽流感、麻疹、流行性出血热、狂犬病、流行性乙型脑炎、登革热、炭疽、细菌性和阿米巴性痢疾、肺结核、伤寒和副伤寒、流行性脑脊髓膜炎、百日咳、白喉、新生儿破伤风、猩红热、布鲁菌病、淋病、梅毒、钩端螺旋体病、血吸虫病、疟疾。**
- **丙类传染病（12 种）：流行性感冒、流行性腮腺炎、风疹、急性出血性结膜炎、麻风病、流行性和地方性斑疹伤寒、黑热病、棘球蚴病（包虫病）、丝虫病、除霍乱、细菌性和阿米巴性痢疾、伤寒和副伤寒以外的感染性腹泻病、手足口病、甲型 H1N1 流感。**
- 对乙类传染病中传染性非典型肺炎和炭疽中的肺炭疽，采取本法所称甲类传染病的预防、控制措施。解除对人感染高致病性禽流感采取的传染病防治法规定的甲类传染病预防、控制措施。
- 医疗保健机构、卫生防疫机构对传染病患者、病原携带者、疑似传染病患者污染的场所、物品和密切接触的人员，实施：①对患者、病原携带者予以隔离治疗，隔离期限根据医学检查结果确定。②对疑似患者，确诊前在指定场所单独隔离治疗。③拒绝隔离治疗或者隔离期未满擅自脱离隔离治疗的，可以由公安机关协助医疗机构采取强制隔离治疗措施。④医疗机构对本单位内被传染病病原体污染的场所、物品以及医疗废物，必须依照法律、法规的规定实施消毒和无害化处置。⑤为了查找传染病病因，医疗机构在必要时可以按照国务院卫生行政部门的规定，对传染病患者尸体或者疑似传染病患者尸体进行解剖查验，并应当告知死者家属等必要的卫生处理和预防措施。
- 血站、单采血浆站应当对采集的人体血液、血浆进行艾滋病检测；不得向医疗机构和血液制品生产单位供应未经艾滋病检测或者艾滋病检测阳性的人体血液、血浆。
- **我国饮用水的卫生标准（GB 5749—85）中规定每毫升饮水中细菌总数不超过 100 个。**
- **《突发公共卫生事件应急条例》规定，医疗卫生机构应当对传染病做到早发现、早报告、早隔离、早治疗。**
- **医疗机构发现发生或者可能发生传染病暴发流行时应当在 2 小时内向所在地县级人民政府卫生行政主管部门报告。**
- 县级以上地方人民政府及其卫生行政主管部门未依照本条例的规定履行报告职责，对突发事件隐瞒、缓报、谎报或者授意他人隐瞒、缓报、谎报的，对政府主要领导人及其卫生行政主管部门主要负责人，依法给予降级或者撤职的行政处分；造成传染病传播、流行或者对社会公众健康造成其他严重危害后果的，依法给予开除的行政处分；构成犯罪的，依法追究刑事责任。
- 药品的生产企业、经营企业、医疗机构在药品购销中暗中给予、收受回扣或者其他利益的，药品的生产企业、经营企业或者其代理人给予使用其药品的医疗机构的负责人、药品采购人员、医师等有关人员以财物或者其他利益的，由工商行政管理部门处 1 万元以上 20 万元以下的罚款，有违法所得的，予以没收；情节严重的，由工商行政管理部门吊销药品生产企业、药品经营企业的营业执照，并通知药品监督管理部门，由药品监督管理部门吊销其《药品生产许可证》《药品经营许可证》；构成犯罪的，依法追究刑事责任。
- **医疗机构的负责人、药品采购人员、医师等有关人员收受药品生产企业、药品经营企业或者**

其代理人给予的财物或者其他利益的，由卫生行政部门或者本单位给予处分，没收违法所得；对违法行为情节严重的执业医师，由卫生行政部门吊销其执业证书；构成犯罪的，依法追究刑事责任。

· 药师应当按照操作规程调剂处方药品：认真审核处方，准确调配药品，正确书写药袋或粘贴标签，注明患者姓名和药品名称、用法、用量、包装；向患者交付药品时，按照药品说明书或者处方用法，进行用药交代与指导，包括每种药品的用法、用量、注意事项等。

· 开具西药、中成药处方，每一种药品应当另起一行，每张处方不得超过 5 种药品。

· 医疗机构中申请配制制剂，有权依法予以批准并发给《医疗机构制剂许可证》的机关是省级药品监督管理部门。

· 医疗机构取得印鉴卡应当具备下列条件：①有专职的麻醉药品和第一类精神药品管理人员；②有获得麻醉药品和第一类精神药品处方资格的执业医师；③有保证麻醉药品和第一类精神药品安全储存的设施和管理制度。

· 医疗机构应当对麻醉药品和精神药品处方进行专册登记，加强管理。麻醉药品处方至少保存 3 年，精神药品处方至少保存 2 年。

· 定点批发企业违反本条例的规定销售麻醉药品和精神药品，或者违反本条例的规定经营麻醉药品原料药和第一类精神药品原料药的，由药品监督管理部门责令限期改正，给予警告，并没收违法所得和违法销售的药品；逾期不改正的，责令停业，并处违法销售药品货值金额 2 倍以上 5 倍以下的罚款；情节严重的，取消其定点批发资格。

· 为保障公民临床急救用血的需要，国家提倡并指导择期手术的患者自身储血，动员家庭、亲友、所在单位以及社会互助献血。

· 医疗机构临床用血应当制定用血计划，遵循合理、科学的原则，不得浪费和滥用血液。

· 受血者配血试验的血标本必须是输血前 3 天之内的。

· 申请输血应由经治医师逐项填写《临床输血申请单》，由主治医师核准签字，连同受血者血样于预定输血日期前送交输血科（血库）备血。

· 血液发出后，受血者和供血者的血样保存于 2～6℃冰箱内，至少 7 天，以便对输血不良反应追查原因。

· 二级以上医院应设置独立的输血科（血库），负责临床用血的技术指导和技术实施，确保贮血、配血和其他科学、合理用血措施的执行。

· 医疗机构用血要求：①国家提倡健康公民自愿献血的年龄是 18～55 岁。②输血过程中应先慢后快，再根据病情和年龄调整输注速度，并严密观察受血者有无输血不良反应，如出现异常情况应及时处理。③输血完毕后，医护人员将输血记录单（交叉配血报告单）贴在病历中，并将血袋送回输血科（血库）至少保存 1 天。④血站是采集、提供临床用血的机构，是不以盈利为目的的公益性组织。设立血站向公民采集血液，必须经国务院卫生行政部门或者省、自治区、直辖市人民政府卫生行政部门批准。血站应当为献血者提供各种安全、卫生、便利的条件。血站的设立条件和管理办法由国务院卫生行政部门制定。⑤血站对献血者每次采集血液量一般为 200ml，最多不得超过 400ml，两次采集间隔期不少于 6 个月。

· 法律责任有：①非法采集血液的；②血站、医疗机构出售无偿献血的血液的；③非法组织他人出卖血液的行为之一的，由县级以上地方人民政府卫生行政部门予以取缔，没收违法所得，可以并处 10 万元以下的罚款；构成犯罪的，依法追究刑事责任。

· 医务人员在诊疗活动中未尽到与当时的医疗水平相应的诊疗义务，造成患者损害的，医疗机构应当承担赔偿责任。

· 医疗机构及其医务人员应当按照规定填写并妥善保管住院志、医嘱单、检验报告、手术及麻醉记录、病理资料、护理记录、医疗费用等病历资料。

· 医疗机构开展放射诊疗工作，应当具备以下基本条件：①具有经核准登记的医学影像科诊疗科目；②具有符合国家相关标准和规定的放射诊疗场所和配套设施；③具有质量控制与安全防护专

（兼）职管理人员和管理制度，并配备必要的防护用品和监测仪器；④产生放射性废气、废液、固体废物的，具有确保放射性废气、废液、固体废物达标排放的处理能力或者可行的处理方案；⑤具有放射事件应急处理预案。

- 医疗机构应当定期对放射诊疗工作场所、放射性核素储存场所和防护设施进行放射防护检测，保证辐射水平符合有关规定或者标准。

- 医疗机构有下列情形之一的，由县级以上卫生行政部门给予警告、责令限期改正，并可以根据情节处以 3000 元以下的罚款；情节严重的，吊销其《医疗机构执业许可证》。①未取得放射诊疗许可从事放射诊疗工作的；②未办理诊疗科目登记或者未按照规定进行校验的；③未经批准擅自变更放射诊疗项目或者超出批准范围从事放射诊疗工作的。

- 医疗机构使用不具备相应资质的人员从事放射诊疗工作的，由县级以上卫生行政部门责令限期改正，并可以处以 5000 元以下的罚款；情节严重的，吊销其《医疗机构执业许可证》。

- 清退或者更换的抗菌药物品种或者品规原则上 12 个月内不得重新进入本机构抗菌药物供应目录。

- 抢救生命垂危的患者等紧急情况，医师可以越级使用抗菌药物。越级使用抗菌药物应当详细记录用药指征，并应当于 24 小时内补办越级使用抗菌药物的必要手续。

- 医疗机构应当对出现抗菌药物超常处方 3 次以上且无正当理由的医师提出警告，限制其特殊使用级和限制使用级抗菌药物处方权。

- 同一患者一天申请备血量少于 800ml 的，由具有中级以上专业技术职务任职资格的医师提出申请，上级医师核准签发后，方可备血。同一患者一天申请备血量在 800～1600ml 的，由具有中级以上专业技术职务任职资格的医师提出申请，经上级医师审核，科室主任核准签发后，方可备血。同一患者一天申请备血量达到或超过 1600ml 的，由具有中级以上专业技术职务任职资格的医师提出申请，科室主任核准签发后，报医务部门批准，方可备血。

- 医疗机构有下列情形之一的，由县级以上人民政府卫生行政部门责令限期改正；逾期不改的，进行通报批评，并予以警告；情节严重或者造成严重后果的，可处 3 万元以下的罚款，对负有责任的主管人员和其他直接责任人员依法给予处分：①未设立临床用血管理委员会或者工作组的；②未拟定临床用血计划或者 1 年内未对计划实施情况进行评估和考核的；③未建立血液发放和输血核对制度的；④未建立临床用血申请管理制度的；⑤未建立医务人员临床用血和无偿献血知识培训制度的；⑥未建立科室和医师临床用血评价及公示制度的；⑦将经济收入作为对输血科或者血库工作的考核指标的；⑧违反本办法的其他行为。

- 精神疾病的诊断应当由精神专科执业医师做出。

- 精神疾病患者或者其监护人对诊断有异议的，可以在接到书面诊断结论后 10 日内向做出诊断的医疗机构提出复诊申请。医疗机构应当在接到申请后 3 日内组织原诊断医师以外的 2 名以上精神专科执业医师进行复诊。

- 医疗机构及其医务人员应当在病历资料中如实记录精神障碍患者的病情、治疗措施、用药情况、实施约束、隔离措施等内容，并如实告知患者或者其监护人。患者及其监护人可以查阅、复制病历资料；但是，患者查阅、复制病历资料可能对其治疗产生不利影响的除外。病历资料保存期限不得少于 30 年。

第 20 章 医学伦理学

第 1 单元 伦理学与医学伦理学

=== 重点提示 ===

本单元几乎每年必考，每年 1~2 道。重点掌握医学伦理学概念（特征、对象及任务等）。了解医学道德范畴的特征、学习医学伦理学的意义和方法等。

=== 考点串讲 ===

一、伦理学

（一）伦理学的概念和类型

1. 概念 伦理学又称道德哲学，是专门、完全以道德作为研究对象的学说体系，即研究道德现象并揭示其起源、本质、作用及其发展规律的学科或科学。如前所述，伦理与道德同义而通用。

2. 类型 现代伦理学的分支学科，主要有描述伦理学、规范伦理学、元伦理学、美德伦理学。

（二）伦理学的研究对象

研究对象为道德现象。

（三）伦理学的基本理论

1. 效果论 其功利论（又称功利主义）与公益论都属于效果论或目的论。

2. 义务论 判断行动是否该做或行动的对错，要看行动本身是否按照规定的义务办，动机论的道德判断标准是产生行为的原则规范本身是否是道义的。

3. 美德论 它主要研究作为人所应该具备的品德、品格等。

二、医学伦理学

（一）医学伦理学的概念

医学伦理学是以医德为研究对象的一门科学，是人类尤其医者认识医德生活的产物；是运用一般伦理学原理和主要准则，在解决医学实践中人们之间、医学与社会之间、医学与生态之间的道德问题而形成的学说体系；是医学与伦理学相互交叉的新兴学科，属于规范伦理学的范畴。医学伦理学的三个具体显著特征：实践性、继承性、时代性。

（二）医学伦理学的历史发展

狭义的医学伦理学诞生于 1803 年，具体标志是英国著名医师托马斯·帕茨瓦尔于 1803 年出版的一本书，即《医学伦理学》。

（三）医学伦理学的研究对象和内容

1. 研究对象 医学领域中医务人员的医德意识和医德活动；医务人员与患者及其家属的关系；医务人员相互之间的关系；医务人员和社会的关系；医务人员和医学科学发展之间的关系。

2. 研究内容 医学伦理学的基本理论；医学伦理学的规范体系；医学伦理学的基本实践；医学伦理学的现实难题。

（四）医学伦理学的基本观点与学科属性

1. 基本观点 生命神圣观、生命质量观与生命价值观、人道观和权力观。

2. 学科属性 医学伦理学是医学与伦理学相互交叉的新兴学科，属于规范伦理学的范畴。

（五）学习医学伦理学的意义和方法

1. 意义　有利于医务人员的自我完善及培养德才兼备的医学人才；有利于医务人员实现技术与伦理的统一及提高医疗、教学、科研、预防、管理的质量；有利于医务人员解决医德难题及促进医学科学的发展；有利于医药卫生单位及社会的精神文明建设。

2. 方法　坚持历史唯物主义的方法；坚持理论联系实际的方法。

第 2 单元　医学伦理学的基本原则和规范

重点提示

本单元内容较多，是考试的重点内容。复习时重点掌握医学伦理学基本原则，多以理解记忆型题为主，考生要在熟练记忆的基础上加强理解分析能力。熟悉医学伦理学的基本范畴。了解医学伦理学的基本规范。

考点串讲

一、医学道德的基本原则

1. 不伤害原则：不伤害不是绝对的，该原则要求对不可避免的伤害一定要控制在最低程度之内，而不可放任。

2. 有利（有益）原则。

3. 尊重原则。

4. 公正原则：公正即公平或正义的意思。公正有程序性公正、回报性公正和分配性公正等，这里主要指分配性公正，它是指收益和负担的合理分配，也包括形式上的公正和实质上的公正。

二、医学伦理学的基本规范

（一）医学伦理学基本规范的含义和本质

1. 医学伦理学规范的含义　指衡量医务人员的医德意识和医德行为善恶的具体标准。

2. 医学伦理学规范的本质　医德规范是医务人员在医学活动中的道德行为和道德关系普遍规律的反映，是社会对医务人员的基本要求，是医德原则的具体体现和补充。

（二）医学伦理学规范的形式和内容

1. 医德规范的形式

（1）总的表述方式：写清"哪些应该做、哪些不应该做"。

（2）具体的表现形式："戒律""宣言""誓言""誓词""法典""守则"等。

2. 医学伦理学规范的内容

（1）中华人民共和国卫生部 2012 年 6 月 26 日颁布的《医疗机构从业人员行为规范》：以人为本，践行宗旨；遵纪守法，依法执业；尊重患者，关爱生命；优质服务，医患和谐；廉洁自律，恪守医德；严谨求实，精益求精；爱岗敬业，团结协作；乐于奉献，热心公益。

（2）中国医学生誓言。

（3）医学道德的基本范畴。

第 3 单元　医疗人际关系伦理

重点提示

本单元内容较多，但考查的知识点较重复，医患关系是信托关系这个知识点多年涉及，必须掌握。其次医患关系中患者的权利及义务、各医患关系模式的特点及适用情况也要重点掌握。了解医务人员之间关系道德原则、意义及道德要求。

━━━━━━━━━━ **考点串讲** ━━━━━━━━━━

一、医患关系伦理

（一）医患关系的含义和特点

1. 医患关系的含义　医患关系是医方与患方在医疗实践活动过程中基于患者健康利益所构成的一种医学人际关系。

2. 医患关系的特点　明确的目的性和目的的高度一致性；利益满足和社会价值实现的统一性；尊严权利上的平等性和医学知识上的不对称性；医患冲突或纠纷的不可避免性。

（二）医患关系的性质

医患关系是以诚信为基础的具有契约性质的信托关系。

（三）医患关系的模式

萨斯-荷伦德医患关系模式：提出了医师与患者关系的 3 种不同的模型，即主动-被动型（昏迷、休克、精神病发病期、低智商儿），指导-合作型（大多数患者、普遍形式）和共同参与型（最理想）。

（四）医患关系中患者的道德权利与道德义务

1. 医患关系中病人的道德权利

（1）基本的医疗权：患者享有平等的基本医疗保健权，即每一例患者都享有基本的合理的诊治、护理的权利，有权得到公正、一视同仁的待遇。

（2）对疾病的认知权。

（3）知情同意权：拒绝治疗是患者知情同意自主权的特殊体现，但这种拒绝首先必须是患者理智的决定。

（4）保护隐私权：患者对于自己生理、心理及其他隐私，有权要求医务人员为其保密。

（5）获得休息和免除社会责任权：患者有获得休息和免除社会责任的权利，但患者免除社会责任权是有限度的。

2. 医患关系中患者的道德义务　如实提供病情和有关信息；在医师指导下积极接受和配合医师诊治；遵守医院规章制度；支持医学学习和医学发展。

（五）和谐医患关系的伦理要求

1. 医患关系民主化趋势对医师的道德要求　医患关系的民主化趋势的增强；医患关系的民主化趋势对医师的道德要求：恪守职业道德，一视同仁。

2. 医患关系法制化趋势对医师道德的要求

（1）医患关系法制化趋势的出现。

（2）医患关系法制化趋势对医师提出了越来越高的道德要求：法律反映着道德进步的要求。法治的力量只有以道德建设为依托、只有同德治力量有机结合起来，才能取得预期的成果。

3. 医患关系物化趋势对医师的道德要求

（1）医患关系物化趋势的形成。

（2）医患关系物化趋势对医师的道德要求，加强职业道德修养，在应用高新技术时强调关心患者、尊重患者、融洽与患者之间的关系，克服"高技术-低情感"现象。

二、医务人员之间关系伦理

（一）医务人员之间关系的含义和特点

指医务人员之间及其与其他医疗活动主体之间在医疗活动中形成的关系。

（二）处理好医务人员之间关系的意义

1. 有利于医学事业的发展

（1）当代医学之综合的特征。

（2）医学综合化趋势的道德要求：不同专业的医务人员之间必须加强协作和互相配合。这种协作和配合主要还是依靠医务人员的医德自律和建立在共同医德基础上的良好的医疗人际关系。

2. 有利于医院整体效应的发挥

（1）医院整体效应。

（2）医院整体效应的道德要求：正确处理医务人员之间的关系。具体说，就是坚持团结协作，合理开展竞争（公开、公平、公正），并且处理好团结与竞争之间的关系。

3. 有利于医务人员成才

（1）医务人员成才的条件：有3项条件，即社会的宏观条件、单位的微观条件、个人的主观条件。其中，人际关系是很重要的宏观与微观的综合条件。

（2）处理医际关系与成才问题的要求：处在医际关系中的每个医务人员都应经常反省自己在其中的表现；组织上也要加强协调并促进人才流动，使医务人员能够健康成长。

4. 有利于建立和谐的医患关系

（1）在医疗实践过程中，医务人员之间的相互联系和交往是以患者为中心进行的。

（2）医务人员之间的相互支持和密切协作，有利于患者的诊治和康复。正确处理医务人员之间关系，有利于医学事业的发展，有利于医院整体效应的发挥，有利于医务人员成才，有利于建立和谐的医患关系。总之，在某种意义上说，医务人员之间的相互关系是医患关系的依存条件；良好的医际关系有助于融洽医患关系的建立，不良的医际关系是引起医患矛盾和纠纷的根源之一。

（三）协调医务人员之间关系的伦理要求

1. 共同维护患者利益和社会公益

（1）维护患者利益：维护患者利益，即"患者利益至上"，是医务人员的共同义务和天职，是医务人员应共同遵守的道德原则，也是建立医务人员之间良好关系的思想基础。

（2）维护社会公益。

2. 彼此平等、互相尊重。

3. 彼此独立、互相支持。

4. 彼此信任、互相协作。

5. 互相学习、共同提高。

第4单元　临床诊疗伦理

=== **重点提示** ===

本单元在考试中所占比重逐年增加，考点主要了解临床诊疗的道德原则及道德要求。

=== **考点串讲** ===

一、临床诊疗的伦理原则

1. 患者至上原则。

2. 最优化原则：就是在选择诊疗措施时，做出以最小代价获得最大效果的决策。

3. 知情同意原则：医务人员在选择和确定疾病的诊疗方案时，需要让患者了解这些方案，让患者在这个基础上进行自由的选择与决定。患者在诊疗过程中，有询问病情、接受或拒绝或选择诊疗方案的自主权。

4. 保密守信原则。

二、临床诊断过程中的伦理要求

（一）询问病史的伦理要求

1．举止端庄、态度热情。

2．全神贯注、语言得当。

3．耐心倾听、正确引导。

（二）体格检查的伦理要求

1．全面系统、认真细致。

2．关心体贴、减少痛苦。

3．尊重患者、心正无私。

（三）辅助检查的伦理要求

在辅助检查中，临床医师应遵循以下道德要求。

1．从诊治需要出发、目的合理。

2．知情同意、尽职尽责。

3．综合分析、切忌片面。

4．密切联系、加强协作。

三、临床治疗过程中的伦理要求

（一）药物治疗工作中的伦理要求

1．对症下药、剂量安全。

2．合理配伍、细致观察。

3．节约费用、公正分配。

4．严守法规、接受监督。

（二）手术治疗工作中的伦理要求

1．术前准备的道德要求

（1）严格掌握手术指征、动机正确。

（2）尊重患者的知情同意权。

（3）认真制定手术方案。

（4）帮助患者做好术前准备。

2．术中的医德要求　严密观察、处理得当；认真操作、一丝不苟；互相支持、团结协作。

3．术后的医德要求　严密观察病情；努力解除患者的不适。

4．手术治疗中的特殊道德问题　患者丧失自主选择能力时，医务人员可以不考虑他的拒绝，通过征得监护人（家属）的同意而进行手术。对于具有自主选择能力的患者，如果拒绝手术治疗，则应视具体情况而定。正确对待"红包"问题。

（三）其他治疗中的伦理要求

1．急救中的道德要求

（1）要争分夺秒、积极抢救患者。

（2）要团结协作、勇担风险。

（3）要满腔热忱，重视心理治疗。

（4）要全面考虑，维护社会公益。

（5）要加强业务学习，提高抢救成功率。

2．心理治疗工作中的道德要求

（1）要运用心理治疗的知识、技巧去开导患者。

（2）要有同情、帮助患者的诚意。

（3）要以健康、稳定的心理状态去影响和感染患者。

（4）要保守患者的秘密、隐私。

3. 康复治疗工作中的道德要求

（1）理解尊重、平等相待。

（2）热情关怀、耐心帮助。

（3）合作密切、加强协作。

（四）临床急救的伦理要求

1. 临床急救工作的特点

（1）病情变化急骤，带有突发性。

（2）病情严重，救治难度大。

（3）病情复杂，工作量较大。

（4）生命所系，责任重大。

2. 临床急救的伦理要求

（1）要争分夺秒、积极抢救患者。

（2）要团结协作、勇担风险。

（3）要满腔热忱，重视心理治疗。

（4）要全面考虑，维护社会公益。

（5）要加强业务学习，提高抢救成功率。

第5单元　临终关怀与死亡的伦理

=== **重点提示** ===

本单元内容较重要，出题的可能性较大。主要掌握临终关怀的伦理要求、安乐死的伦理争议与现状及死亡标准，重点掌握安乐死内容。

=== **考点串讲** ===

一、临终关怀伦理

（一）临终关怀的含义和特点

1967 年，英国桑德斯博士创立了现代临终关怀事业。现代意义上的临终关怀是一种新兴的医疗保健服务，即对临终患者及其家属所提供的一种全面照顾，包括医疗、护理、心理、伦理和社会等方面，目的在于使临终患者的生存质量得到提高，能够在舒适和安宁中走完人生的最后旅程，并使家属得到慰藉和居丧照护。

（二）临终关怀的伦理意义和要求

1. 伦理意义　人道主义的升华；生命神圣、质量与价值的统一；人类文明的进步和生死观念的更新。

2. 伦理要求　认识和理解临终患者；保护临终患者的权利；优化临终患者的生活；关心临终患者的家属。

二、安乐死伦理

1. 现代安乐死的定义　现代意义的安乐死是指，患有不治之症、濒临死亡并且痛苦不堪的患者，因为在目前医学条件下救治无望和病痛无法解除，而由病人本人或其家属经深思熟虑后做出理性决定，运用药物或其他方式，在无痛苦状态下提前结束生命的一种临终处置。

2. 安乐死的伦理争议　主动安乐死争议较大，是立法时主要解决的问题。主动安乐死是否为变相杀人。

3. 国际上安乐死的立法状况

（1）美国。

（2）澳大利亚。

（3）荷兰：2001 年 4 月 10 日，荷兰最终通过有条件的主动安乐死立法，使荷兰成为世界上第一个安乐死合法化的国家。

（4）比利时：2002 年 4 月，比利时成为世界上第二个使安乐死合法化的国家。

三、死亡伦理

人体死亡标准的历史演变和脑死亡标准的道德意义如下。

1. 死亡及其标准 死亡是生命活动和新陈代谢的不可逆终止。迄今为止，判定一个人是否死亡已有两个标准：①以心肺功能不可逆停止为尺度的传统死亡标准；②以脑功能不可逆丧失为尺度的现代死亡标准。

2. 脑死亡哈佛标准 在 1968 年召开的世界第 22 届医学大会上，美国哈佛大学医学院特设委员会提出了"脑功能不可逆性丧失"即脑死亡的新概念，将脑死亡作为确定人死亡的新标准。

哈佛大学医学院提出判断脑死亡的四条具体标准，简称哈佛标准。四条具体标准如下。

（1）对外部刺激和内部需要无接受性和反应性，即患者处于不可逆的深度昏迷，完全丧失了对外界刺激和内部需要的所有感受能力，由此引起的反应性全部消失。

（2）自主的肌肉运动和自主呼吸消失。

（3）诱导反射消失。

（4）脑电图示脑电波平直。

对以上四条标准还要持续 24h 连续观察，反复测试其结果无变化，并排除体温过低（<32.2℃）或刚服用过巴比妥类药等中枢神经系统抑制药的病例，即可宣布患者死亡。

3. 脑死亡标准的伦理意义 有利于科学地确定死亡；维护了死者的尊严；有利于节约卫生资源；有利于器官移植的开展。

第 6 单元 公共卫生伦理

重点提示

本单元不常考。适当了解即可。

考点串讲

一、公共卫生伦理的含义和理论基础

公共卫生伦理的含义；公共卫生伦理的理论基础。

二、公共卫生伦理原则

全社会参与原则；社会公益原则；社会公正原则；互助协同原则；信息公开原则。

三、公共卫生工作伦理要求

1. 疾病控制的道德要求。

2. 职业性损害防治的道德要求：改善工作和学习环境，关怀劳动场所和学校卫生水平。

在职业性损害防制中对医疗卫生保健人员提出以下道德要求。

（1）依法开展卫生管理和监督，对职工的健康和安全负责。

（2）积极开展职业健康教育、卫生监测和健康监护，维护职工的健康。

（3）职业病的诊断要慎重，维护职工、企业和国家的利益。

3．健康教育和健康促进的道德要求。

4．应对突发公共卫生事件的道德要求：科学严谨，实事求是，信息透明公开，尊重民众知情权。给应对突发公共卫生事件的有关人员提出以下道德要求：恪守职责和加强协作，发扬敬畏生命的人道主义精神；树立崇高的职业责任感和科学态度；勇于克服困难，具有献身精神。

第 7 单元　医学科研伦理

重点提示

本单元考查重点内容是人体试验的道德原则，多年考试中反复涉及，应重点掌握，注意要理解记忆。其他内容适当了解即可。

考点串讲

一、医学科研伦理的含义和要求

1．医学科研伦理的含义　医学科研的实践活动中调节科研人员与他人、集体和社会等之间各种关系的行为规范或准则。

2．医学科研中的伦理要求　动机纯正；诚实严谨；有怀疑精神；公平无私；团结协作；关爱动物和受试者；知识公开。

二、涉及人的生物学研究伦理

（一）涉及人的生物学研究的含义和类型

1．含义　人体试验是以健康人或患者作为受试对象，用人为的试验手段有控制地对受试者进行观察和研究，以判断假说之真理性的科学研究及其行为过程。

2．类型　分为天然实验与人为试验两大类型。人为试验又分为自体试验、自愿试验、欺骗试验和强迫试验。

（二）涉及人的生物学研究的伦理原则

根据国际上通行的《纽伦堡法典》和《赫尔辛基宣言》，人体试验必须遵循以下道德原则。

1．有利于医学和社会的发展。

2．受试者知情同意：受试者享有知情同意权，知情同意是人体试验进行的前提。凡是采取欺骗、强迫、经济诱惑等手段使受试者接受的人体试验，都是违背道德或法律的行为。

3．维护受试者利益：是指在人体试验中要保障受试者的身心安全。

4．严谨的科学态度：严谨是科研道德的基本原则，人体试验更强调严谨的科学态度。

（三）涉及人的生物学研究的伦理审查

1．受试者的选择　对受试者的负担和收益要公平分配；特别关照参加试验的弱势人群的权益。

2．资料的保密　对研究资料保密；医师与患者之间的保密；研究者与受试者之间的保密。

3．意外损伤的赔偿　因参加试验而意外受到损伤者有权获得公平的赔偿；死亡者家属有权获得赔偿；可预见的不良反应不在赔偿之列。

4．审查程序　试验之前必须提交伦理委员会审查；获得伦理委员会批准后方可开始进行人体试验；在试验中接受伦理委员会的检查和监督；试验结束后发表论文也要经过伦理委员会审核。

三、动物实验伦理

1．动物实验的概念和特点　指在实验室内，为了获得有关生物学、医学等方面的新知识或解决具体问题而使用动物进行的科学研究。动物实验必须由经过培训的、具备研究学位或专业技术能力的人员进行或在其指导下进行。

2．动物实验的伦理要求　基本出发点是让动物在健康、快乐的状态下生存，也就是为了使动物能够健康、快乐、舒适而采取的一系列行为和给动物提供的相应的外部条件。解除动物的痛苦，让动物享有如下五大自由，是保障动物福利的基本原则：享有不受饥渴的自由；享有生活舒适的自由；享有不受痛苦伤害和疾病的自由；享有生活无恐惧和悲伤感的自由；享有表达天性的自由。

第 8 单元　医学新技术研究与应用的伦理

重点提示

本单元预计今后考试中出题频率还将增高，而考查重点将集中在各项技术（如人类辅助生殖技术、器官移植技术、人胚胎干细胞研究）指导原则或伦理道德原则，要求重点掌握。

考点串讲

一、人类辅助生殖技术伦理

（一）人类辅助生殖技术的含义和分类

1．含义　现代生殖技术又称为人类辅助生殖技术，主要是指代替人类自然生殖过程某一环节或全部环节的技术手段。

2．分类　人类辅助生殖技术分两大类。

（1）人工授精：根据精子的来源，可分为夫精人工授精和供精人工授精。

（2）体外受精——胚胎移植（即试管婴儿）及其衍生技术：包括体外受精/胚胎移植、配子/合子输卵管内移植或宫腔内移植、卵胞浆内单精子注射、植入前胚胎遗传学诊断、卵子赠送、胚胎赠送等。

（二）人工授精和体外受精——胚胎移植引发的伦理问题

1．供精人工授精、体外受精是否破坏婚姻和家庭和睦。

2．供精人工授精和供精的、供卵的、供胚胎的体外受精——胚胎移植生育的孩子之真正父母的认定。

3．人工授精、体外受精——胚胎移植技术所衍生的"代孕母亲"现象是否合乎道德，"代孕母亲"是否可以商业化运作。

4．配子、胚胎是否可以商品化。

5．非在婚姻妇女能否进行供精人工授精。

6．体外受精——胚胎移植后剩余的胚胎能否进行科学研究。

7．单精子显微注射风险很高，是否应该提供这种技术。

8．能否利用胎儿的原始生殖细胞和尸体的生殖细胞进行体外受精。

（三）人类辅助生殖技术和人类精子库的伦理原则

1．知情同意原则。

2．维护供受双方和后代利益的原则。

3．互盲和保密的原则。

4．维护社会公益的原则，一名供精者的精子最多只能供给 5 名妇女受孕。

5．严防商品化的原则。

6．伦理审查的原则。

·490· 第五部分 医学人文综合

二、人体器官移植伦理

（一）人体器官移植的含义和分类

1. **含义** 器官移植指的是通过手术的方式摘取一个身体中有活力的器官，并把它置于自身或者另一个个体体内的某一位置，去替代那些因损伤、病变而失去功能、也无法医治的脏器，以达到拯救生命的一种现代治疗方法。其中，捐出器官的一方称为供者；接受器官的一方成为受者。

2. **分类** 同体移植、同种异体移植、异种移植。

（二）人体器官移植引发的伦理问题

活体器官移植的伦理问题；尸体器官移植的伦理问题；可供移植器官分配的伦理问题；卫生资源配置的伦理问题。

（三）人体器官移植的国际伦理准则

1. **活体器官移植的准则**

（1）只有在找不到合适的尸体捐赠者或有血缘关系的捐赠者时，才可接受无血缘关系者的捐赠。

（2）受者及相关医师应确认捐赠者出于利他的动机，不是为图利，而且应有社会公证人士出面证明捐赠者的"知情同意书"不是在压力下签字的，也应向捐赠者保证，若切除后发生任何问题，均会给予援助。

（3）不能为了个人的利益而向没有血缘关系者恳求，或利诱其捐赠出器官。

（4）捐赠者应已达法定年龄。

（5）活体无血缘关系之捐赠者应与有血缘关系之捐赠者一样，都应符合伦理、医学与心理方面的捐赠标准。

（6）受者本人或其家属、支持捐赠的机构，不可付钱给捐赠者，以免误导人们认为器官是可以买卖的，不过补偿捐赠者在手术与住院期间因无法工作所造成的损失与其他有关捐赠的开支是可以的。

（7）捐赠者与受者的诊断和手术必须在有经验的医院中施行，而且希望义务保护捐赠者权益的公正人士也应是同一医院的成员，但不应是移植小组中的成员。

2. **分配尸体器官的准则**

（1）最优化原则：所捐赠的器官，必须尽可能予以最佳的利用；应依据医学与免疫学的标准，将器官给予最合适移植的患者；决不可以浪费可供使用的器官。

（2）公正分配原则：应成立区域性或全国性的器官分配网，做公平合适的分配，分配器官必须由国家或地区的器官分配网安排；分配器官的优先顺序，不能受政治、礼物、特别给付或对某团体偏爱的影响。

（3）参与器官移植的外科与内科医师，不应在本地、本国或国际上从事宣传。

（4）从事移植的外科医师和小组其他成员，不可以直接或间接地从事牵涉买卖器官或任何使自己及所属医院获益的行为。

（四）我国人体器官移植的伦理准则

1. 开展人体器官移植的医疗机构要向有关单位申请办理人体器官移植诊疗科目登记，已办理登记的医疗机构对移植治疗还应慎重选择；当不再具备应具备的人体器官移植条件或在专家评估时不合格者应停止人体器官移植。

2. 推广应用人体器官移植，国家和社会应积极鼓励公民发扬团结互助精神、死后捐献器官，以利于他人、社会和人类，促进社会和谐。

3. 器官捐赠必须坚持自愿的原则。

4. 在器官捐赠者决定进行捐赠之前，医务人员必须明确告知捐赠的意义、过程和后果，特别是活体捐赠者可能发生的并发症和意外。

5. 在分配捐赠器官时，医务人员必须坚持公正和公平的原则。

6. 在器官移植前，医务人员对捐赠者和接受者的风险/受益要认真评估，尤其要考虑对活体捐赠者可能带来的伤害和接受者的可能受益，努力使风险最小化和受益最大化。

7. 对死后器官的捐赠者，医务人员要尊重其生前对死亡标准的选择权利，并且得到家属或监护人的认可。

8. 在器官移植过程中，医务人员进行手术要努力做到优质、安全和有效。

9. 在器官移植手术后，医务人员对患者和活体器官捐赠者要建立不良反应和不良事件的报告制度，以及跟踪和随访制度。

10. 医务人员对器官捐赠者、接受者和申请人体器官移植的患者的个人信息和病情资料要保密。

11. 从事器官移植的医务人员不能从事有关器官移植的广告宣传。

12. 禁止任何组织、个人买卖器官用于器官移植。

13. 临床开展器官移植要经过伦理委员会审查并随时接受其检查和监督。

三、人的胚胎干细胞与生殖性克隆伦理

1. **人的胚胎干细胞研究与应用的伦理争议**　由于干细胞有多向分化与无限增殖的特点，可以诱导分化为心肌、神经、胰腺、软骨等组织细胞，被认为在医学应用方面具有巨大的价值和广阔的发展前景。

反对人类胚胎试验的观点：胚胎就是人，具有完全的道德地位，胚胎试验不论出于何种目的都是亵渎神圣的，损毁胚胎就是谋杀。

2. **人的胚胎干细胞研究与应用的伦理规范**　谨慎对待胚胎试验；禁止胚胎干细胞研究用于克隆人；支持为医学目的的干细胞功能研究；应用辅助生殖多余的捐献胚胎进行胚胎干细胞研究；应用流产胎儿尸体采集多能干细胞；应用体细胞核移植术创造胚胎进行胚胎干细胞研究；要贯彻知情同意和非商业化原则；要建立和健全生命伦理委员会的审查、监控和评估机制。

3. **生殖性克隆的含义和伦理争论**　生殖性克隆是以人工无性生殖为目的的克隆生物，以克隆人为例，其不是完整的人，是一个丧失自我的人。许多国家立法禁止克隆人，我国也反对克隆人，基于四方面伦理考虑：克隆人是对人权和人的尊严的挑战；克隆人违反生物进化的自然发展规律；克隆人将扰乱社会家庭和正常伦理定位；克隆人的安全性在伦理上也难以确认。

四、基因诊疗的伦理

1. **基因诊断的伦理**

(1) 基因诊断的目的必须明确，不能因其他的目的而诱使其做基因诊断。

(2) 做基因诊断必须是自愿的，并签署知情同意书后方可进行。

(3) 所使用的技术必须是可靠的、安全的、无伤害的。

(4) 基因诊断结果的不确定性应向患者做详细的解释和说明。

(5) 妥善处理在基因诊断过程中可能对胎儿及母亲引发的医学风险及可能提供的预防措施。

(6) 正确告知父母有关基因诊断的信息，对患有先天性遗传病的胎儿如何处置，应由其父母及其家属自主决定，帮助他们对可能有的选择自行做出决定，如怀孕到足月、准备生产和新生儿特殊护理或终止妊娠。

(7) 不应把基因诊断作为倡导流产和计划生育的一种方法，对不需要妊娠的妇女应给予可靠的信息和富有同情心的咨询，医疗卫生系统中任何有关流产的措施，只能按照国家立法程序和国家的相关法律来决定。

(8) 严格保护基因诊断信息的隐私权等。

2. **基因治疗的伦理**　伦理原则：尊重患者；知情同意；有益于患者；保守秘密。

第9单元　医务人员医学伦理素质的养成与行为规范

重点提示

本单元内容较少，历年的出题量并不大，适当了解即可。

考点串讲

一、医学道德修养

（一）医德修养的含义和意义

1. 含义　医德修养是指医务人员在医学道德方面所进行的自我教育、自我锻炼和自我陶冶的过程，以及在此基础上所达到的医德境界。

2. 意义　医德修养与医德教育、医德评价相辅相成，是医务人员养成良好医德品质和实现人格提升的根本途径，是促进医疗卫生保健单位良好医德医风和精神文明建设的重要内容。

（二）医德修养的目标和境界

1. 在为人民服务的实践过程中，做到身体力行，并以此对照自己的言行，克服不足，同时帮助他人纠正不足。

2. 在加强医德修养教育时应该敢于面对旧思想、旧道德和不良医疗作风展开批评斗争。

3. 一个医务工作者有了良好的医德修养，并能达到"慎独"的境界，那么他就可以自觉地按照社会主义医德的内心信念，去为患者服务，不做任何不利于伤病员的事，即使有了某些缺点或错误，自己也会感受到良心责备，能自觉地予以纠正和改进。

（三）医德修养的途径和方法

1. 根本途径和方法　坚持在医疗卫生保健实践中进行修养。

2. 具体途径或方法　坚持自觉地学习医德理论知识，有的放矢，持之以恒，追求慎独等。

二、医学道德评价

（一）医德评价的含义和意义

1. 含义　医德评价是指患者、社会其他成员及医务人员依据一定的医德理论、规范，对医务人员的行为和医疗卫生保健单位的活动之道德价值所做出的善恶评判。依据评价主体的不同，医德评价可分为两种：社会评价和自我评价。

2. 医德评价的意义　医德评价是医务人员行为、医疗卫生保健单位活动的监视器和调节器；是维护医德原则、规范和准则的重要保障；是使医德原则、规范和准则转化为医务人员行为和医疗卫生保健单位活动的中介和桥梁。

（二）医德评价的标准

1. 医德评价标准的概念　医德评价标准是衡量医德行为善恶的尺度。它是道德的善恶评价标准在医疗卫生保健实践活动中的具体化。

2. 医德评价的主要标准

（1）有利：具体看医务人员的行为是否有利于患者疾病的缓解、治愈和患者康复，是否有利于社会人群的健康和社会的可持续发展，是否有利于医学科学的发展。体现了有利则为善，反之则为恶。

（2）互助。

（3）自主：具体看医务人员是否尊重患者的自主权。体现了自主则为善，反之则为恶。

（4）公正：具体看医务人员是否能公平、合理地分配医疗卫生资源，是否能在医疗卫生保健实践中一视同仁、平等地对待每一例患者等。体现了公正则为善，反之则为恶。

（三）医德评价的依据

1. 医德评价依据的概念 在评价医德行为和活动时，用客观标准衡量什么以定善恶。

2. 医德行为和活动中两对主要矛盾 主观动机与客观效果；主观目的与客观手段。

3. 科学的医德评价依据观 医德评价应坚持动机与效果、目的与手段的辩证统一论，防止片面的动机论或效果论、目的论或手段论。

（四）医德评价的方式

1. 三种评价方式 社会舆论、传统习俗和内心信念。

2. 三种方式的关系

（1）相互联系：医德评价应坚持动机与效果、目的与手段的辩证统一论，防止片面的动机论或效果论、目的论或手段论。

（2）相互区别：社会舆论和传统习俗是社会评价方式，是一种客观评价力量；内心信念是一种自我评价方式，是一种主观评价力量。

（五）医学道德评价的方法

1. 定性评价

（1）听取组织领导和社区群众的反映。

（2）听取患者反映。

（3）听取同行的反映。

（4）其他：设立医德医风意见箱、医德医风举报电话、聘请医德医风监督员、实行院长接待日、召开各种座谈会、请新闻媒体监督、问卷调查、走访患者、致社会公众的公开信、医务人员挂牌服务和公开医疗收费价格等。

2. 定量评价

（1）四要素评价法：德、能、勤、绩。

（2）百分制评分法。

（3）模糊综合评价法。

（4）综合指数法。

三、医疗机构从业人员行为规范

1. 医疗机构从业人员基本行为规范

（1）以人为本，践行宗旨。

（2）遵纪守法，依法执业。

（3）尊重患者，关爱生命。

（4）优质服务，医患和谐。

（5）廉洁自律，恪守医德。

（6）严谨求实，精益求精。

（7）爱岗敬业，团结协作。

（8）乐于奉献，热心公益。

2. 医师行为规范

（1）遵循医学科学规律，不断更新医学理念和知识，保证医疗技术应用的科学性、合理性。

（2）规范行医，严格遵循临床诊疗和技术规范，使用适宜诊疗技术和药物，因病施治，合理医疗，不隐瞒、误导或夸大病情，不过度医疗。

（3）认真执行医疗文书书写与管理制度，规范书写、妥善保存病历材料，不隐匿、伪造或违规涂改、销毁医学文书及有关资料，不违规签署医学证明文件。

（4）认真履行医师职责，积极救治，尽职尽责为患者服务，增强责任安全意识，努力防范和控制医疗责任差错事件。

3. **违反行为规范的处理原则**　医疗机构从业人员违反本规范的，由所在单位视情节轻重，给予批评教育、通报批评、取消当年评优评职资格或低聘、缓聘、解职待聘、解聘。其中需要追究党纪、政纪责任的，由有关纪检监察部门按照党纪政纪案件的调查处理程序办理；需要给予行政处罚的，由有关卫生行政部门依法给予相应处罚；涉嫌犯罪的，移送司法机关依法处理。

第21章　医学心理学

第1单元　绪　　论

重点提示

　　本单元内容较少，但考点较重要。经常涉及的考点为医学心理学的概念、研究对象、医学模式转换，所考多为记忆型题，要求考生熟练掌握相关概念。

考点串讲

一、医学心理学的概述

1. 医学心理学的概念与性质

（1）定义：研究心理现象与健康和疾病关系的学科，是根据我国医学教育发展的需要而建立起来的新兴交叉学科，它既关注心理社会因素在健康和疾病中的作用，也重视解决医学领域中的有关健康和疾病的心理或行为问题。

（2）性质：既是自然科学也是社会科学，既是理论科学也是应用科学。

2. 医学心理学在现代医学中的意义　医学心理学在现代医学中占据重要地位：它促进了医学模式的转变、疾病谱的转变，符合临床医疗工作的需要，有利于改善医患关系。

（1）医学模式转变：生物-心理-社会医学模式（1977年美国医学家恩格尔）。

（2）疾病谱的改变：提出心身疾病的概念并重视预防和提倡健康的生活方式。

（3）临床医疗工作需要治疗心理疾病，改善医患关系。

二、医学心理学的任务与观点

1. 医学心理学的任务　将心理学的理论和技术应用于医学领域，以达到防病、治病和增进健康的目的。

2. 医学心理学的基本观点　心身统一的观点；社会对个体影响的观点；认知评价的观点；适应和调节的观点；情绪因素作用的观点；个性特征作用的观点。

三、医学心理学的研究对象与方法

1. 研究对象　它研究和服务的对象是人，是研究在人类健康和疾病相互转化过程中所涉及的各种心理行为问题以及解决这些问题的方法和措施。

2. 研究方法

（1）临床观察法

①优点：资料更接近生活现实。

②缺点：容易受观察者主观因素和观察偶然因素影响。

（2）试验法

①优点：客观、严谨。

②缺点：心理活动复杂，试验设计难度大，不接近自然生活。

（3）心理测量法

①优点：较准确、可定量、无损伤。

②缺点：只能间接反映心理活动。

第 2 单元　医学心理学基础

重点提示

出题重点首先集中在认知过程这一知识点，其中，感觉与知觉的概念与特征方面是重点中的重点，多以理解记忆型为主，要记牢记熟。其次为行为方面，尤其是 A 型行为的知识点，多为理解分析题目。熟悉心理学的相关概念，如心理学的实质内容、心理学的研究对象等。

考点串讲

一、心理学的概述

1．心理学的概念　心理学是研究心理活动和行为规律的科学，其研究对象是人的心理活动和个体行为。

2．心理现象的分类　人的心理分为心理过程和人格两大类：心理过程分为认知过程（感觉、知觉、记忆、注意、思维、想象）、情绪和情感过程、意志过程。人格分为人格倾向（需要、动机、信念）、人格特征（能力、气质、性格）、自我意识系统。心理活动和人格相互关联。

3．心理的实质的内容　心理的实质是人脑对客观现实主观能动的反映。

二、认识过程

（一）感觉与知觉的概念、种类与特征

1．感觉　人脑对直接作用于感觉器官的客观事物的个别属性的反映。分类包括视觉、听觉、嗅觉、味觉、皮肤觉。特征包括感受性与感觉阈限；适应；对比；相互作用；感受性的补偿与发展；联觉。

2．知觉　人脑对直接作用于感觉器官的客观事物的整体属性的反映。分类包括空间、时间、运动知觉。特征包括选择性、整体性、理解性、恒常性。

（二）记忆的概念、种类与过程

记忆是头脑中积累和保持个体经验的心理过程。种类包括形象记忆、逻辑记忆、情绪记忆和运动记忆（内容区分）；感觉记忆、长时记忆和短时记忆（长短区分）。过程为识记、保持、再认和再现。

（三）思维的概念、特征与种类

1．概念　思维是人脑间接地和概括地对客观事物的反映。

2．特征

（1）间接性：借助于一定的媒介和知识经验对客观事物进行间接的反映。

（2）概括性：在大量感性材料的基础上，人们把一类事物的共同特征和规律抽取出来，加以概括。

3．分类

（1）方式：动作思维、形象思维、抽象思维。

（2）指向性：聚合思维和发散思维。

（3）独立程度：常规思维和创造性思维。

三、情绪过程

（一）情绪与情感的概念

1．情绪　人脑对客观事物是否符合自身需要的态度的体验。

2．情感　情绪的高级形式，是人对精神性和社会性需要的态度性体验，是人类特有的。

（二）情绪与情感的分类

1．基本的情绪形式　快乐、愤怒、悲哀、恐惧四类。

2．情绪状态的分类　　情绪状态是指某种事件或情境影响下，在一定时间内所产生的某种情绪。其中，最典型的情绪状态有心境、激情和应激。

3．情感的分类　　人类高级的社会性情感主要包括道德感、理智感和美感。

（三）情绪的作用与调节

情绪是适应生存的工具；激发行为动机；心理活动的组织作用；成为人际交往的手段。

四、意志过程

（一）意志的概念与特征

1．定义　　人能自觉地确立目的，克服困难、调节行为实现目的的心理过程。意志坚定是良好的心理品质，是心理健康的标志。

2．特征

（1）目的性：人类的意志活动是有意识、有目的、有计划的自觉行动。

（2）克服困难：人类的意志活动作为一种有计划、有目的、有意识的主动活动，总是与克服困难的过程相伴随的。意志活动中的困难大致可分为内部和外部两大类。

（3）以随意活动为基础：人类的意志活动是自觉地将主观目的付诸实践，使内部的意识向外部的动作转化的过程。

（二）意志品质

在意志活动的各个阶段中所形成并表现出来的稳定的行为特点，就形成了意志的品质。意志品质包括自觉性、果断性、坚韧性、自制性。

五、需要与动机

（一）需要层次论

马斯洛把人的需要分为五个层次，由低到高排列分别是：生理的需要；安全的需要；归属和爱的需要；尊重的需要；自我实现的需要。

（二）动机定义与分类

1．定义　　动机是为满足需要而产生并维持行动，以达到目的的内部驱动力。

2．分类

根据动机的内容：生理性动机和心理性动机。

根据动机持续的时间：长远性动机和短暂性动机。

根据动机在活动中所起的作用：主导动机和辅助动机。

根据引起动机的原因：内部动机和外部动机。

（三）动机冲突的类型

1．双趋冲突——鱼和熊掌不能兼得。

2．双避冲突——前遇断崖，后有追兵。

3．趋避冲突——既向往，又拒绝。

4．双重趋避冲突。

六、人格

（一）人格的概念

人格是决定一个人的整个精神面貌，具有一定倾向性比较稳定的心理特征的总和。

（二）能力与智力的概念

1．能力　　人顺利地完成某种活动所必备的心理特征。

2．智力　　指认识方面的各种能力的综合，其核心是抽象逻辑思维能力。

（三）气质的概念、类型与意义

1. 定义 人的典型的、稳定的心理特征，与人的生物学素质有关，在行为方式上表现出心理活动的动力特征。

2. 类型

（1）强而不平衡型（兴奋型）：对应胆汁质气质类型。

（2）强而平衡、灵活型（活泼型）：对应多血质气质类型。

（3）强而平衡、不灵活型（安静型）：对应黏液质气质类型。

（4）弱型（抑郁型）：对应抑郁质气质类型。

3. 意义

（1）了解人与人之间不同的气质特征，是因人施治、因材施教，使人尽其才的基础。

（2）我们学习、分析气质，就是要认识气质、把握气质，尽力发挥其积极的一面，克制其消极面，做气质的主人。

（四）性格的概念与分型

1. 定义 个体在生活过程中形成，对客观现实稳固的态度以及与之相适应的习惯了的行为方式。性格是人格的核心部分。

2. 分型 内、外倾向型，中间型；理智型、情感型、意志型。

（五）人格形成的标志与决定因素

自我意识的确立；社会化程度。

七、行为

（一）行为的定义

行为是指机体为了个体生存和种族繁衍而进行的各种活动。

（二）A 型行为、C 型行为与疾病

1. A 型行为 A 型行为特征：以时间紧迫感、竞争性强、充满敌意为特征，极易影响神经内分泌系统的正常功能，导致心血管疾病发生。A 型行为与冠心病等心血管疾病的发病有关。

2. C 型行为 C 型行为特征：过度性格压抑，过分合作，谨慎，社会化程度高、情绪表达障碍。与恶性肿瘤的发生相关。

第3单元 心 理 卫 生

═══ 重点提示 ═══

本单元考试内容涉及较少，但重点是不同年龄阶段的心理卫生，要求重点掌握。多为记忆型题目，要求对概念深刻理解，准确记忆。

═══ 考点串讲 ═══

一、心理卫生概述

1. 心理卫生的概念 依据不同年龄阶段的心理特征，通过各种措施预防心理障碍和各种心身疾病，促进人格的健康发展，对自然和社会环境做出更好的适应。

2. 心理健康的简史 它的起源首先是从改善精神病人的待遇开始的。1792 年，法国精神科医生比奈尔首先提出要使精神病患者从事有益的劳动以利于康复。一般认为，这是心理健康历史的起点。

二、心理健康的研究与标准

（一）心理健康的研究角度

1. 促进人们在学习、工作和生活中保持良好的心理状态。

2. 预防和矫治各种心理障碍、心理疾病。

3. 培养和形成健全的人格。

4. 根据人生各个不同年龄阶段的不同心理特点，制定保持各年龄阶段心理健康的一般心理卫生原则和方法。

5. 要提供人们在生活、工作和劳动的各个领域中进行活动时所要注意的心理卫生的原则和措施。

（二）心理健康的标准

1. 认知过程及治理正常。

2. 情绪稳定、乐观。

3. 生活目标明确，对自己的言行有约束能力。

4. 人格健全，人际关系良好。

5. 要提供人们在生活、工作和劳动的各个领域中进行活动时所要注意的心理卫生的原则和措施。

三、不同年龄阶段的心理卫生

（一）儿童阶段的心理健康常见问题

1. 常见心理问题　不良行为习惯、偏食、肥胖、口吃、场所恐惧、注意力障碍等。

2. 调节方法　优生优育；母爱、拥抱、抚摸儿童；感觉统合训练，促进儿童脑发育（游戏和运动）；抓住"关键期"，语言发育关键期为 1～3 岁，培养儿童自制能力关键期为 2～3 岁，人格发展关键期为 3～7 岁，智力发展关键期为 7 岁之前；提供有关爱的生活环境，端正家长的养育态度。

（二）青少年阶段的心理健康常见问题

1. 常见心理问题　自我拒绝；自我拒绝是自我意识畸形发展的产物；社交障碍；恋爱和性的问题；学习问题。

2. 调节方法　重视青春期发育和性教育；帮助青少年度过"危机期"，促进健康人格形成；确立正确人生观、价值观；尊重他人，学会建立良好的人际关系。

（三）中年人心理健康的常见问题

1. 常见问题　记忆力下降、事业与家庭问题、不良行为、心理压力等。

2. 调节方法　担负好角色，保持家庭稳定和幸福；量力而行，避免过多压力和超负荷工作；矫正不良行为，培养健康行为。

（四）老年人心理健康的常见问题

1. 常见问题　孤独心理；恐惧、抑郁情绪；多疑；权威心理。

2. 调节方法　老有所养，老有所为；保持乐观精神，适当参加活动；保持健康的生活习惯。

第 4 单元　心 身 疾 病

重点提示

本单元医师考试涉及的题量不大，重点掌握心身疾病的定义、诊断标准及治疗原则，其次是人格与心身疾病（A 型、C 型行为与疾病关系）也要掌握。其他适当了解即可。

==================== 考点串讲 ====================

一、心理应激与应对

1．**心理应激定义、原因与反应**　应激时个体对外界刺激和威胁经觉察和认知评价后，所做出的生理、心理行为的适应性反应过程。情绪性应激反应包括焦虑、抑郁、恐惧和愤怒。认知性应激反应包括偏执、灾难化、反复沉思、闪回和闯入。行为性应激反应中积极行为克服困难，战胜挫折；消极行为回避、退缩行为。

2．**心理应激对健康的影响**

（1）适应：促进心身成长，维系健康，是心身健康发展的必要条件。

（2）不适应：持久或过强会造成不同程度的生理、心理和社会功能障碍引起疾病。是维持正常心理和生理功能的必要条件。

3．**应对心理应激的方法**　提高应对能力；学会放松和自我调节；取得社会支持和安慰，利用各种有效的资源。

二、心身疾病的概述

1．**心身疾病的定义**　心理社会因素在疾病的发生、发展、转归、临床特征、诊断、治疗、护理、康复、预防上起重要的作用。我们把这些疾病称之为心身疾病。或称心理生理疾病、心理生理障碍、心身症。

2．**心身疾病的诊断标准**

（1）有明确的临床症状、体征和病理改变，如冠心病动脉粥样硬化改变。

（2）有明确的心理社会因素，与上述改变构成因果关系，且疾病的发生、发展与心理社会因素相平行。

（3）排除神经症、精神病和理化、生物学因素引起的疾病。

（4）用单纯的生物医学的治疗措施收效甚微。

三、心理社会因素与心身疾病

1．**情绪与心身疾病**　积极的情绪对人体的生命活动起良好的促进作用，可以提高体力和脑力劳动的强度和效率，使人保持健康；消极的情绪如愤怒、怨恨、恐惧、焦虑、忧郁和痛苦等，这种情绪的产生一方面是适应环境的一种必要反应，但如果强度过大或持续过久，便可导致神经活动功能失调，对机体器官功能产生不利的影响，最后造成某些器官或系统的疾病。

2．**人格与心身疾病**　人格既可以作为疾病的非特异性因素，在各种疾病中均发挥作用；又可以成为某种疾病的重要条件，与某些疾病有特殊联系，进而影响到心身疾病的发生与发展。

3．**社会环境与心身疾病**　社会环境因素对心身疾病的影响主要是通过影响人们的生活方式来实现的。

4．**几种常见的心身疾病**　原发性高血压、冠心病、支气管哮喘、消化性溃疡、肠易激综合征、类风湿关节炎、全身性肌肉痛、经前期情绪障碍、肿瘤及其心理问题。

第5单元　心理评估

==================== 重点提示 ====================

本单元是心理学考查的重点章节，几乎每年1～3道，重点掌握心理评估的常用方法（多以记忆型考查为主），心理测验的定义、分类及应用原则。

━━━━━━━━ 考 点 串 讲 ━━━━━━━━

一、心理评估概述

1. 心理评估的概念　依据心理学的理论和方法对人的心理品质及水平所做出的鉴定，称心理评估。

2. 心理评估的基本程序和常用方法

（1）基本程序：确定目的→明确问题与方法→了解特殊问题→结果描述与报告。

（2）常用方法

①观察法：是通过被评估者的行为表现直接或间接（通过录像设备等）的观察或观测而进行心理评估的一种方法。

②会谈法：基本形式是主试者与被评估者面对面的语言交流，也是心理评估中最常用的一种基本方法。会谈的形式包括自由式会谈和结构式会谈两种。

③调查法：即当有些资料不可能从当事人那里获得时，就从相关的人或材料那里得到。因此，调查法是一种间接的、迂回的方式。

④作品分析法：所谓"作品"指被评估者所作的日记、书信、图画、工艺等文化性的创作，也包括了他（她）生活和劳动过程中所做的事和东西。通过分析作品（产品）可以有效地评估其心理水平和心理状态，并且可以作为一个客观依据留存。

⑤心理测验法及临床评定量表：心理测验是一种测量的工具。在心理评估中有十分重要的地位。因为测验可对心理现象的某些特定方面进行系统评定，并且测验一般采用标准化、数量化的原则，故得到的结果可以参照常模进行比较，使结果评定更为客观。

3. 对心理评估者的要求　技术要求；心理素质要求；职业道德要求。

二、心理测验的分类

1. 按测验的目的分类　智力测验；人格测验；神经心理学测验；评定量表。

2. 按测验材料的性质分类　文字测验；非文字测验。

3. 按测验方法分类　问卷法；作业法；投射法，洛夏测验。

4. 按测验的组织方式分类　根据一次测验的人数可分为个别测验和团体测验；根据沟通方式可分为言语测验和非言语测验。

三、应用心理测验的一般原则

1. 标准化原则　工具标准，方法标准。

2. 保密原则　是心理测验的一条伦理道德标准。

3. 客观性原则　对结果解释要符合受试者实际情况。

第 6 单元　心 理 治 疗

━━━━━━━━ 重 点 提 示 ━━━━━━━━

本单元是历年考试的重点内容，每年必考。重点掌握心理治疗的主要方法（精神分析疗法、行为主义疗法、人本主义疗法、各疗法的具体操作方式及指导原则，多以理解分析为主，难度颇大，区分不同疗法间的异同）、心理治疗的一般原则（多为记忆题）。

━━━━━━━━ 考 点 串 讲 ━━━━━━━━

一、心理治疗概述

1. 心理治疗的概念与发展状况　心理治疗是以良好的医患关系为桥梁，应用心理学的理论和技术，影响和改变患者的认识、情绪和异常行为，促使其减轻病痛，达到与环境的适应。

2. 心理治疗的性质、区分和适应证

（1）性质：自主性、学习型、实效性。

（2）心理治疗与思想政治工作、心理咨询区分

①心理治疗与思想政治工作的区别：见表21-1。

表21-1　心理治疗与思想政治工作的区别

项目	思想政治工作	心理治疗
目标不同	以团体利益为中心展开工作	解决个人问题
范围不同	政治、哲学、伦理学范畴	心理学范畴
理论和方法不同	政治理论为基础讲解政治观点和基本方法	心理学理论和方法

②心理治疗与心理咨询区别：见表21-2。

表21-2　心理治疗与心理咨询区别

项目	心理咨询	心理治疗
施者	心理学家、社会工作者、教师、思想工作者	医师、医学心理学家及心理治疗家
对象	来访者（正常人）	心理疾病（患者）
解决问题	适应和发展方面的问题	病理心理和病态行为
工作模式	发展性指导	矫正病态
工作情境	学校、社区等心理咨询机构	精神专科医疗单位
手段	晤谈	专门心理治疗技术
治疗时间	短	长

（3）适应证：临床各科患者出现的情绪问题；各种心身疾病；慢性疾病；癌症患者；各种神经症；精神病与抑郁症患者；各种行为问题；社会适应不良；婚恋与家庭问题；学生心理问题。

3. 心理治疗的分类　按治疗方法分类：精神分析、认知疗法、行为疗法、暗示和催眠疗法、森田疗法、家庭治疗、团体心理治疗等。

二、心理治疗的理论基础

1. 精神分析学派　弗洛伊德的精神分析论是人格理论中内容最完整的，他不仅解释了人格的结构和人格的动力，而且详述了人格的发展。其中有精华、也有糟粕。弗洛伊德和冯德被认为是现代心理学史上两位重要的人物。

2. 行为主义学派　行为学习理论涉及范围很广，以各种学习理论为依据的行为治疗方法已成为目前国内外许多心理治疗者的主流方法，通过行为矫正方法以改变各种不良行为、促进对工作和生活环境的适应、协助治疗许多临床疾病，特别是心身疾病。

3. 人本主义学派　人本主义心理学的兴起对心理学的研究和发展具有一定的促进作用。其优点是从研究人的外显行为转为研究人们自身内部心理因素,这对促进心理学科全面发展产生了积极影响。但人本主义心理学过分地强调主观的自我，强调个体的作用，将一切心理障碍归之于自我失调而无视传统的心理疾病分类等缺乏严格的科学性，曾引起人们的争论。

三、心理治疗的主要方法

1. 精神分析的治疗

（1）自由联想：是精神分析疗法的主体。让患者舒适地躺着或坐好，把自己想到的一切都讲出来，治疗者对对方所报告的材料加以分析和解释，从中找到患者无意识的矛盾冲突，借此发掘病结

所在。

（2）梦的分析：通过对梦的分析，把梦的"显像"还原成它的隐意，进而发现潜意识中的动机和愿望。

（3）移情：患者把治疗者当作倾诉或发泄对象，将自己的情绪转移到治疗者身上。

（4）阻抗：患者回避某些敏感问题，有意或无意地使治疗重心偏移，治疗者需要经过长期努力，通过对阻抗产生的原因的分析，帮助患者。

2．行为主义的治疗

（1）系统脱敏法：通过渐进性暴露于恐惧刺激，使已建立的条件反射消失，用以治疗心理或行为障碍。

（2）厌恶疗法：将令患者厌恶的刺激与对他有吸引力的不良刺激相结合，形成条件发射以消退不良刺激对患者的吸引力，使症状消失。

（3）放松训练：按一定的练习程序，学习有意识地控制或调节自身的心理生理活动，以达到降低机体唤醒水平，调节紧张状态。

（4）生物反馈治疗：借助仪器将心理生理过程在体内产生的信息传递给人，人通过学习有意识地控制自己的心理活动，达到调整机体功能、防治疾病的目的。

3．人本主义疗法　以询者为中心，将治疗作为一个转变过程，非指令性治疗的技巧。人本主义心理学的兴起对心理学的研究和发展具有一定的促进作用。其优点是从研究人的外显行为转为研究人们自身内部心理因素，这对促进心理学科全面发展产生了积极影响。但人本主义心理学过分地强调主观的自我，强调个体的作用，将一切心理障碍归之于自我失调而无视传统的心理疾病分类等缺乏严格的科学性，曾引起人们的争论。

4．其他疗法　森田疗法、支持疗法等。

四、心理治疗的原则

1．治疗关系的建立原则

（1）患者对医师要有信任感和权威感，同时医师向患者提出的各种治疗要求也能得到遵守和认真执行。

（2）要求医师从始至终对患者保持尊重、同情、关心、支持的态度，密切与患者的联系，积极主动地与其建立相互信赖的人际关系。

2．心理治疗的原则　良好的医患关系原则，保密、计划性、综合、中立、灵活、回避。

3．心理治疗对治疗师的要求　基本的医学知识，尤其是神经系统疾病与精神病学知识；基本的心理学知识；丰富的人文科学、自然科学知识和生活经验；积极向上的人生态度；热爱心理治疗事业；良好的文学修养、流利的口才表达能力和熟练的文字水平；相对稳定、成熟的人格及健全的心理素质；高尚的道德情操与品质，严格遵守职业道德规范。

五、临床心理咨询

1．临床心理咨询的意义　缓解矛盾紧张与压力；改善心身疾病的状态；促进人们的心理健康。

2．心理咨询的历史　心理咨询兴起于 20 世纪 40～50 年代。

受 3 种力量的推动：①人们对"精神分析"治疗期过长，咨询关系完全像医患关系等日益不满；②由于 20 世纪 20～30 年代崛起的职业咨询运动的推动；③受到了人本主义思潮的启发，由此心理咨询也日趋分化。

我国心理咨询发展分 3 个阶段：启动阶段（1949～1976 年）、空白阶段（1966～1976 年）、准备和发展阶段（1978 年以后）。

3．心理咨询的方式　门诊心理咨询；书信心理咨询；电话心理咨询；互联网咨询；专题咨询；团体心理咨询。

4．心理咨询的手段与内容　倾听的技巧；非言语性技巧；询问的技巧；沉默的处理技巧；多话的处理技巧。

5．心理咨询的基本过程

第一阶段：信息收集。

第二阶段：信息评估。

第三阶段：信息反馈。

第四阶段：咨询协议。

第五阶段：行为改变。

第六阶段：咨询终止。

第7单元　医　患　关　系

重点提示

本单元不常考。重点掌握医患关系模式的具体表现，其他内容适当了解。

考点串讲

一、医患关系的概念

1．医患关系的概念　医患关系是医疗保健活动中的人际关系。是人们在医疗活动相互交往而形成的心理关系，它是个体在医疗活动中寻求满足需要的心理状态的概括，反映了交往双方需要满足的程度。

2．医患关系的重要性

（1）良好的医患关系是医疗活动顺利开展的必要基础。

①医疗服务的特点要求医师掌握患者的综合、连续的信息。

②患者管理方案的制订需要患者及其家庭的密切配合，医师要从患者为中心，家庭为单位的观点出发、考虑每一个患者的客观需要和主观愿望，结合家庭背景确定特定的、切实可行的，并经医患双方都同意的健康目标和健康管理计划。

（2）融洽的医患关系会造就良好的心理气氛和情绪反应。

二、医患交往的两种形式和两个水平

1．医患交往的两种形式

（1）语言交往：语言交往即用语言来传递信息，又称口头信息交流，包括使用文字的书面语言，但以口头为主。

（2）非语言交往。

2．医患交往的两个水平　技术水平；非技术水平。

三、医患交往中存在的问题

1．医患交往时的心理状态　心理应激是影响医患交往最常见的因素之一。在医疗活动中，医师不仅需要对患者做出正确的诊断与治疗，而且要帮助解决某些心理、社会问题。当医师认为自己的能力不足以满足上述的需要时，就会对自己的患者的处理感到忧虑，或担心自己不受患者欢迎，从而造成心理应激和危及医患关系的心理反应。

2．医患沟通的基本方法

（1）选择正确的沟通形式：语言沟通、书面沟通、非语言沟通。

（2）选择恰当的沟通场所：床旁沟通、办公室、专门的接待室或心理治疗室。

（3）沟通技巧：尊重接纳患者；聆听与共情能力；明确沟通目标，围绕沟通目标提问；有效控制沟通中的信息；把握沟通的语言（简练、易懂）、语调和语速；尽可能符合患者的文化背景；确

认彼此是否信任真诚。

3．医患间的交往障碍　信息缺乏或不足；沟通障碍；回忆不良；缺乏同情心和责任感；依从性差。

四、医患关系模式

1．<u>主动-被动型</u>　也可称为支配-服从模式。一般地说，<u>对于昏迷、手术、婴幼儿或精神患者适用于这一模式</u>。由于患者此时没有主动性，完全听任医务人员的处置，医务人员务必以高度的责任感、高尚的道德和娴熟的技术诊治患者，不得给患者以损害。

2．<u>指导-合作型</u>　该模式中的患者有一定意志要求，需要医师帮助，并愿意合作。患者常常把医师置于权威性位置，医师也自觉或不自觉地在防治过程中使用自己的权威，发挥其指导作用。这是目前最常见的医患关系模式。<u>主要适用于急性疾病和外科手术恢复期</u>。

3．<u>共同参与型</u>　这类模式以平等关系为基础，医师和患者都有治好疾病的共同愿望。这种模式是比较正确的医患关系模式。<u>它不但适用于慢性病、心理障碍和心身疾病，也适用于其他疾病</u>。

第 8 单元　患者的心理问题

重点提示

本单元内容不多，题量不大，重点掌握患者角色变化，须牢记概念。其他内容适当了解即可。

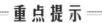

考点串讲

一、患者角色和求医行为

1．患者角色的概念　身感病痛，有求医行为并负担相应医疗责任的人群。

2．患者角色的转化　患者角色的适应不良大致有 5 种类型。

（1）角色行为缺如：<u>否认有病，未能进入患者角色</u>。

（2）角色行为冲突：患者角色与其他角色发生矛盾是，患者产生心理冲突。

（3）角色行为减退：患者从事不应当承担的活动。

（4）角色行为强化：安于患者角色，小病大养，或希望继续享用患者的角色所获得的利益。

（5）角色行为异常：患者受病痛折磨感到悲观失望，不良心境导致行为异常。

3．求医行为　求医行为即求助于医务人员的帮助。

（1）求医行为的类型：主动求医型；被动求医型；强制求医型。

（2）求医行为的原因：躯体原因；心理原因；社会原因。

（3）影响求医行为的因素：个体对疾病的认知程度；个体以往求医经历；个体人格特征；个体承受医疗费用的能力；医疗保健设施的因素；社会经济发达程度。

二、患者的一般心理问题

1．对疾病的认识的态度　人知道自己有病后，会很快把注意力由外部世界转向自身的体验和感受，由于感知觉的指向性、选择性、理解性和范围都受到情绪和性格特征的影响，所以患者往往只关心本身的功能状态，对各种症状的敏感度都会增强。

2．情绪和情感活动　情绪不稳定，易冲动。患者焦虑、愤怒、束手无策、绝望、罪恶、羞愧、厌恶等情绪表现。　当人对涉及本身利害的事物失去了控制能力，恐惧与焦虑都是对危险的恰当反应。疾病从根本上动摇着人们的正常生活，把一些人从社会生活中排斥出去。患者只能落后于同事，并且失去了应有的社会地位和作用。另外，疾病也加重了人们的经济负担，不仅使家庭沉闷，甚至使家庭生活陷入破裂的危险。疾病会使人感到在人生道路上受到很大挫折,悲观与孤独感油然而生。

三、不同年龄阶段患者的心理活动特征

1. **儿童患者的心理**　儿童患者的特点是年龄小，对疾病认识较浅薄，心理活动多随病情而迅速变化。因为他们注意力转移较快，情感表露又比较直率、外露和单纯，不善于掩饰病情，所以只要依据其心理活动特点进行护理，易于引导他们适应新的环境。

2. **青年患者的心理**　青年人正是人生朝气蓬勃的时期，对于自己患病这一事实会感到很大的震惊。他们往往不相信医生的诊断，否认自己得病，直到真正感到不舒服和体力减弱时才逐渐默认。

3. **老年患者的心理**　希望长寿，不服老。老年人一般有慢性疾病，所以当某种疾病较重而就医时，多表现为较悲观，心理上表现为无价值感和孤独感。有时为不顺心的小事而哭泣，为某处照顾不周而生气。

四、特殊患者的心理问题

1. **危重患者的心理问题**　危重患者入院后自然受到特殊的对待，这些特殊对待对于他们的救治是必要的。但也可能向患者提示其疾病的严重程度而引起一些心理问题，表现为焦虑状态、恐惧。

国外对冠心病监护病房（CCU）及加强监护病房（ICU）的患者心理研究说明，这种病房中的患者心理问题除疾病本身的影响外，环境因素也参与其中。

2. **不治之症患者的心理问题**　得知自己身患"绝症"后，患者往往引起巨大的痛苦，这些痛苦本身即可导致死亡。癌症患者的心理变化可以分为四期。

（1）休克-恐惧期：患者初次得知患癌症消息，震惊恐惧，反应强烈。

（2）否认-怀疑期：患者从震惊情绪冷静下来，借助否认机制来应对疾病带来的痛苦。

（3）愤怒-沮丧期：患者的努力并不能改变癌症的诊断时，情绪上易怒，具有攻击性；同时悲哀沮丧油然而生。

（4）接受-适应期：患病事实无法改变，患者进入慢性抑郁和痛苦中。

五、心理护理的概念、原则与程序

1. **心理护理的概念与对象**

（1）心理护理的概念：心理护理是指在护理过程中，根据医护心理学的理论，通过人际交往，影响或改变患者的心理状态和行为，促进其疾病的康复或向健康方向发展。

（2）心理护理的对象：包括所有的护理对象，既可以是身体健康的人也可以是患各种疾病，需要治疗及护理的患者。因此，心理护理既为健康人提供心理保健，也为患病的人提供心理康复护理。

2. **心理护理的原则**　交往性原则；启迪的原则；针对性原则；自我护理原则；主动性原则。

3. **心理护理的目标**　提供良好的心理环境；满足患者的合理需要；消除不良的情绪反应；提高患者适应能力。

4. **心理护理的程序**　广泛收集和分析患者的心理信息；护理诊断；心理护理计划的制订；心理护理执行；心理护理效果评价。